高级卫生专业技术资格考试用书

心血管内科学习题集
（含解析）（第2版）

（副主任医师/主任医师）

主　编　路　岩　李世军　庞占琪
副主编　杨　健
编　者　（按姓氏笔画排序）
李世军　李亚文　杨　健　杨秋燕
范照亮　庞占琪　谢　刚　路　岩

中国协和医科大学出版社
北　京

图书在版编目（CIP）数据

心血管内科学习题集：含解析／路岩，李世军，庞占琪主编．—2 版．—北京：中国协和医科大学出版社，2021. 8（2024.12重印）．

（高级卫生专业技术资格考试用书）

ISBN 978-7-5679-1746-0

Ⅰ．①心…　Ⅱ．①路…②李…③庞…　Ⅲ．①心脏血管疾病-诊疗-资格考试-习题集　Ⅳ．①R54-44

中国版本图书馆 CIP 数据核字（2021）第 104465 号

高级卫生专业技术资格考试用书

心血管内科学习题集（含解析）（第 2 版）

主　　编： 路　岩　李世军　庞占琪
责任编辑： 魏亚萌　张秋艳
封面设计： 邱晓俐
责任校对： 张　麓
责任印制： 黄艳霞

出版发行： 中国协和医科大学出版社
（北京市东城区东单三条 9 号　邮编 100730　电话 010-65260431）
网　　址： www. pumcp. com
经　　销： 新华书店总店北京发行所
印　　刷： 三河市龙大印装有限公司

开　　本： 787mm×1092mm　1/16
印　　张： 42
字　　数： 895 千字
版　　次： 2021 年 8 月第 2 版
印　　次： 2024年12月第2次印刷
定　　价： 138. 00 元

ISBN 978-7-5679-1746-0

前言

为进一步深化卫生专业技术职称改革工作，不断完善卫生专业技术职务聘任制，根据中共中央组织部、人事部、卫生部《关于深化卫生事业单位人事制度改革的实施意见》（人发〔2000〕31号）文件精神和国家有关职称改革的规定，人事部下发《关于加强卫生专业技术职务评聘工作的通知》（人发〔2000〕114号），高级专业技术资格采取考试和评审结合的办法取得。为了更好地帮助广大考生复习备考，编者根据多年的临床实践，结合考试的实际情况，编写了这本《心血管内科学习题集》（第2版）。

本书涵盖高级卫生专业技术资格考试的所有相关内容及考试题型。全书共二十一章，内容包括心脏解剖学、心血管生理学、心脏影像诊断学等。题型包括A1型题、A2型题、A3/A4型题、B型题、X型题、案例分析题。

本书第1版上市后，受到广大读者的一致好评，也帮助众多考生顺利通过高级专业技术资格考试。为了更好地服务读者，提升图书品质，出版了第2版图书，在第1版的基础上，附有详尽的解析，以帮助考生理解及记忆。同时对上一版中存在的不足与疏漏进行了修订与补充。

本书实用性强，可用于考前复习和自测，以便考生顺利通过考试。

尽管力臻完善，书中难免存在疏漏和不足之处，敬请广大读者批评指正，以便进一步修正。

编　者

2021年1月

目 录

第一章 心脏解剖学……1
参考答案与解析……6
第二章 心血管生理学……11
参考答案与解析……18
第三章 心血管疾病分子生物学与基因学……24
参考答案与解析……31
第四章 心脏影像诊断学……36
参考答案与解析……44
第五章 心脏电生理检查及治疗……51
参考答案与解析……66
第六章 心血管疾病常用无创诊断技术……78
参考答案与解析……95
第七章 心血管疾病的创伤性诊断和治疗技术……107
参考答案与解析……126
第八章 心力衰竭……140
参考答案与解析……166
第九章 心律失常……183
参考答案与解析……224
第十章 心搏骤停和心源性猝死……251
参考答案与解析……265
第十一章 高血压病……273
参考答案与解析……304
第十二章 冠状动脉粥样硬化性心脏病……324
参考答案与解析……365

第十三章　心脏瓣膜病······395
参考答案与解析······431
第十四章　心内膜炎······456
参考答案与解析······476
第十五章　心肌病······489
参考答案与解析······519
第十六章　病毒性心肌炎······540
参考答案与解析······547
第十七章　心包炎······553
参考答案与解析······569
第十八章　成人先天性心脏病······581
参考答案与解析······602
第十九章　外周血管病······616
参考答案与解析······631
第二十章　肺动脉栓塞······641
参考答案与解析······649
第二十一章　肺动脉高压······656
参考答案与解析······661

第一章　心脏解剖学

一 A1 型题

1. 以下关于心脏的结构，叙述不正确的是
   A. 由心肌组成的中空器官
   B. 由房间隔、室间隔分为互不相通的左右两半
   C. 同侧心房和心室借房室口相通
   D. 有左心房、左心室、右心房和右心室 4 个心腔
   E. 心室接受静脉血，心房发出动脉血
2. 窦房结和房室结的血液供应大多来自
   A. 左冠状动脉主干
   B. 左冠状动脉旋支
   C. 右冠状动脉
   D. 前降支
   E. 对角支
3. 关于心房的描述，不正确的是
   A. 右心房前部为腔静脉窦，后部为固有心房
   B. 右心房外面以界沟为界分为前、后两部
   C. 左心房为心脏 4 个心腔中最靠后的部分
   D. 右心房腔静脉窦内壁光滑，内有上、下腔静脉口和冠状窦口
   E. 右心房界沟内面正对界嵴，从界嵴向前发出梳状肌
4. 主动脉瓣的瓣叶包括
   A. 左瓣、右瓣
   B. 前瓣、后瓣
   C. 左瓣、前瓣和后瓣
   D. 右瓣、前瓣和后瓣
   E. 左瓣、右瓣和后瓣
5. 动脉段的解剖形态不包括
   A. 主动脉
   B. 肺动脉
   C. 降动脉
   D. 单一动脉干
   E. 共同动脉干
6. 关于心的静脉的叙述，正确的是
   A. 心浅静脉主要注入左心房
   B. 左心室的大部分静脉汇成心浅静脉
   C. 深静脉以回流入左心室居多
   D. 心的大部分静脉经冠状窦回流
   E. 心的全部静脉经冠状窦回流

7. 下列关于右心室的结构的描述，不正确的是
   A. 位于右心房的右下方
   B. 被室上嵴分成右心室流入道和流出道
   C. 右心室流入道位于右心房与右心室之间
   D. 右心室流出道位于右心室前上方
   E. 右心室流出道是胚胎时右心室心球部的残余部分
8. 关于心脏的位置，叙述不正确的是
   A. 心脏位于胸腔的中纵隔内，外面以心包包裹着，整体向左下方倾斜
   B. 整个心脏的1/3位于身体正中线的左侧，2/3位于正中线的右侧
   C. 心脏的位置可因为体型、呼吸和体位的不同而有所改变
   D. 吸气状态下心为垂直位，呼气状态下心为横位
   E. 矮胖体型、仰卧姿势或腹腔胀满（如妊娠）时，心呈横位；高瘦体型或直立姿势时，心多呈垂直位
9. 关于二尖瓣，叙述正确的是
   A. 前瓣位于左房室口与肺动脉口之间　B. 前尖瓣是流入道和流出道的分界标志
   C. 可分为前、外侧两个瓣膜　D. 前后瓣分别借腱索连于肉柱上
   E. 前尖瓣较小，位于前外侧，后尖瓣较大，位于后内侧
10. 下列关于主动脉的结构，叙述不正确的是
   A. 主动脉是体循环的动脉主干
   B. 主动脉起始段为升主动脉
   C. 升主动脉达右侧第2胸肋关节高度移行为主动脉弓
   D. 升主动脉达第2胸椎体下缘处移行为胸主动脉
   E. 主动脉干可分成升主动脉、主动脉弓和降主动脉3个连续的节段
11. 房室连接方式中，腱索附着于对侧心室的是
   A. 开启瓣　B. 闭锁瓣
   C. 共同房室瓣　D. 跨越瓣
   E. 骑跨瓣
12. 下列哪项不是心包的特点
   A. 分为纤维心包和浆膜心包
   B. 纤维心包在内层
   C. 浆膜心包可分为脏、壁两层
   D. 浆膜心包的壁层衬于纤维心包，并与纤维心包裹着
   E. 浆膜心包的脏、壁两层在大血管根部反折移行，围成心包腔，内含少量浆液起润滑作用

13. 下列关于心脏形态、位置的描述，不正确的是

A. 心尖指向左前下方　B. 心的前面位于胸骨和肋骨的后面

C. 心底朝向右后上方　D. 心的下面由心室构成，呈垂直位

E. 心表面有 4 条沟可作为 4 个心腔的表面分界

14. 关于心表面沟的描述，不正确的是

A. 前室间沟为分隔左、右心室的标志（前面）

B. 后房间沟、后室间沟与冠状沟交汇区称房室交点

C. 近心底处有完整的环形浅沟称冠状沟

D. 后室间沟为分隔左、右心室的标志（后面）

E. 冠状沟将右上方的心房和左下方的心室分开

15. 以下关于心室解剖的叙述，不正确的是

A. 心室解剖学上由流入道部、流出道部和肌梁部共同构成

B. 残余心腔由小梁囊和/或输出腔组成

C. 流入道部是心室的必备部分，流出道部是心室的非必备部分

D. 流出道部是病理状况下形态学变化最多的部分

E. 以上三部分缺一不可，否则就成为残余心腔

16. 到达左心房的手术途径中，常用于二尖瓣闭式扩张分离术或心内探查的是

A. 左心耳　B. 左壁（外壁）

C. 房间沟　D. 房间隔

E. 左心房上壁

17. 关于心壁的构成，以下叙述不正确的是

A. 最内层为心内膜　B. 心内膜双层折叠可形成心瓣膜

C. 房间隔只有 1 层心内膜　D. 心内膜和大血管的内膜相互延续

E. 心内膜还与上、下腔静脉及肺静脉的内膜相续

18. 关于心脏的外形和毗邻，叙述不正确的是

A. 心脏分为一尖、一底、两面、三缘，表面有 4 条沟

B. 心尖位置大致在左侧第 5 肋间隙锁骨中线稍内一点

C. 心的前面位于胸骨和肋骨的后面，也称为胸肋面

D. 前、后室间沟在心尖左侧的汇合处稍凹陷，称心尖切迹

E. 后房间沟、后室间沟与冠状沟的相交处称房室交点

19. 下列选项中不属于体循环静脉系的是

A. 上腔静脉系　B. 下腔静脉系

C. 肺静脉系　D. 心静脉系

E. 肝门静脉系

20. 心室大动脉连接类型不包括

A. 一致连接　　B. 不一致连接

C. 双出口心室　　D. 单出口心室

E. 一侧房室无连接

二 B 型题

（1~2 题共用备选答案）

A. 左冠状动脉前降支　　B. 右冠状动脉后降支

C. 左冠状动脉回旋支　　D. 左冠状动脉主干

E. 右冠状动脉右室前支

1. 引起左室前壁和室间隔前部心肌梗死的冠状动脉分支是
2. 引起左室侧壁或隔壁心肌梗死的冠状动脉分支是

（3~6 题共用备选答案）

A. 左心耳　　B. 左壁（外壁）

C. 房间沟　　D. 房间隔

E. 左心房上壁

到达左心房的手术途径中：

3. 左侧开胸，平行左心房室沟距左冠状动脉约 1cm 处切开，前端自左心耳，后端达斜韧带的是
4. 右侧开胸或正中开胸，在右肺静脉前方沿房间沟行纵切口的是
5. 先切开右心房，在房间隔处后缘切开房间隔，通过房间隔切口进入左心房的是
6. 自升主动脉切口显露二尖瓣较困难的是

三 X 型题

1. 形态右心房的解剖标志，叙述正确的有

A. 右心耳外观呈钝而较规则的三角形或梯形，基部开口宽大

B. 右心耳内面的梳状肌扩展到房室前庭全周

C. 右心耳外观呈狭长而不规则的指状或钩状，基部开口窄小

D. 心耳内的梳状肌不扩展到房室前庭，因而有光滑的右房后下壁

E. 当心耳的形态不典型时，可以利用心房内梳状肌的分布辨别形态心房

2. 心室形态右室的特征表现为

A. 肌小梁细小　　B. 肌小梁粗大

C. 流入道是三尖瓣　　D. 流入道是二尖瓣

E. 流出道是有肌性圆锥分隔的半月瓣和房室瓣

3. 右冠状动脉主要分布于

A. 右心室　　B. 室间隔前上 2/3 部

C. 右心房　　D. 部分左心室膈壁

E. 室间隔后 1/3 部

4. 房室连接类型中，属于双心类房室连接的有

A. 房室协调连接　　B. 房室不协调连接

C. 不定位房室连接　　D. 双入口连接

E. 单侧房室无连接

5. 主动脉的冠状动脉窦指的是

A. 左窦　　B. 右窦

C. 后窦　　D. 前窦

E. 左窦和后窦

6. 汇入冠状静脉窦的静脉有

A. 上腔静脉　　B. 左心室后静脉

C. 左缘静脉　　D. 左心房斜静脉

E. 心大静脉

7. 下列关于冠状动脉的结构，叙述正确的有

A. 冠状动脉分为左冠状动脉和右冠状动脉

B. 窦房结供血不足会引起房室传导阻滞

C. 左冠状动脉分为前降支和回旋支

D. 右冠状动脉分为后室间支和左室后支

E. 左冠状动脉和右冠状动脉分别开口于主动脉窦的左窦和右窦内

8. 主动脉窦包括

A. 左窦　　B. 右窦

C. 后窦　　D. 前窦

E. 中窦

9. 房室连接类型中，属于单心室类房室连接的有

A. 房室协调连接　　B. 房室不协调连接

C. 不定位房室连接　　D. 双入口连接

E. 单侧房室无连接

10. 下列关于心脏的描述正确的有

A. 心底主要由左、右心房的后壁构成，朝向右后上方

B. 心的前面大部分由左心耳和左心室构成

C. 心的前面位置相当于第 3~6 肋软骨水平
D. 心的下面由心室构成，几乎呈水平位，坐落在横膈上，也称为膈面
E. 心的下缘介于膈面与胸肋面，主要由右心室前壁的边缘构成，也称锐缘

11. 心室形态左室的特征表现为
A. 肌小梁细小
B. 肌小梁粗大
C. 流入道是三尖瓣
D. 流入道是二尖瓣
E. 流出道有半月瓣和房室瓣纤维延续

12. 形态左心房的解剖标志，叙述正确的有
A. 右心耳外观呈钝而较规则的三角形或梯形，基部开口宽大
B. 右心耳内面的梳状肌扩展到房室前庭全周
C. 左心耳外观呈狭长而不规则的指状或钩状，基部开口窄小
D. 心耳内的梳状肌不扩展到房室前庭，因而有光滑的右房后下壁
E. 当心耳的形态不典型时，可以利用心房内梳状肌的分布辨别形态心房

13. 关于心房左异构，叙述正确的有
A. 两心耳均为左心耳形态
B. 两肺均为 2 叶
C. 两肺均为 3 叶
D. 肝、胃位置居中，无脾
E. 肝、胃位置居中，多脾

14. 关于心房右异构，叙述正确的有
A. 两心耳均为右心耳形态
B. 两肺均为 2 叶
C. 两肺均为 3 叶
D. 肝、胃位置居中，无脾
E. 肝、胃位置居中，多脾

15. 房室连接方式有
A. 开启瓣
B. 闭锁瓣
C. 共同房室瓣
D. 跨越瓣
E. 骑跨瓣

参考答案与解析

一、A1 型题

1. E【解析】心脏是一个由心肌组成的中空器官。正常的心脏由房间隔、室间隔分为互不相通的左右两半，每半又分为心房和心室，故心有左心房、左心室、右心房和右心室 4 个心腔。同侧心房和心室借房室口相通。心房接受静脉血，心室发出动脉血。所以，选项 E 的叙述是不正确的。

2. C【解析】窦房结和房室结的血液供应大多来自右冠状动脉，少数来自左冠状动脉旋支。

3. A【解析】右心房是位于心右上部的稍呈四方形的腔，可分为前、后两部，前部为固有心房，由原始心房衍变而来。后部为腔静脉窦，内壁光滑，内有上、下腔静脉口和冠状窦口，由胚胎时静脉窦的右角发育而成。两部之间以位于上、下腔静脉口前缘间、上下纵行于右心房表面的界沟分界。心房内面与界沟对应处形成的一条纵形的肌肉隆起，称为界嵴。固有心房内面有从界嵴向前发出的平行肌隆起，叫作梳状肌。左心房位于右心房的左后方，是心脏四腔中最靠后的部分。所以，选项 A 的叙述是不正确的。

4. E【解析】主动脉瓣位于左心室出口，有 3 个半月形瓣叶，即后瓣、右瓣和左瓣。

5. C【解析】动脉段有 4 种解剖形态：主动脉、肺动脉、共同动脉干、单一动脉干。不包括选项 C“降动脉”。因此，正确答案为 C。

6. D【解析】心的静脉可分为浅静脉和深静脉两个系统。浅静脉起于心肌各部，在心外膜下汇合成网、干，最后大部分静脉血由冠状窦汇集入右心房。深静脉也起于心肌层，直接汇入心腔，以回流入右心房者居多。所以，选项 D 正确。

7. A【解析】右心室位于右心房的前下方，被一弓形肌性隆起，即室上嵴，室上嵴把右心室分成右心室流入道（窦部）和流出道（漏斗部）。右心室流入道又称固有心腔，入口为右房室口，位于右心房与右心室之间，呈卵圆形，其周围由致密结缔组织构成的三尖瓣环围绕。右心室流出道又称动脉圆锥，位于右心室前上方，内壁光滑无肉柱，呈锥体状，是胚胎时右心室心球部的残余部分，肺动脉干由此处发出。所以，选项 A 的叙述是不正确的。

8. B【解析】心脏位于胸腔的中纵隔内，外面由心包包裹着，整体向左下方倾斜。整个心脏的 1/3 位于身体正中线的右侧，2/3 位于正中线的左侧。心脏的位置可因体型、呼吸和体位的不同而有所改变。吸气状态下，心为垂直位；呼气状态下，心为横位。矮胖体型、仰卧姿势或腹腔胀满（如妊娠）时，心呈横位；高瘦体型或直立姿势时，心多呈垂直位。所以，选项 B 的叙述是不正确的。

9. B【解析】二尖瓣附于左纤维房室环上，是由心内膜的皱褶形成。有前、后两个瓣膜，位于前内侧者为前尖瓣，较大，常称大瓣，是左心室流入道与流出道的分界标志；位于后外侧者为后尖瓣，较小，常称小瓣。瓣膜呈三角形，尖朝向左室腔。两个瓣膜底部边缘常相互融合，有时在两瓣间出现小的副瓣。瓣尖、边缘及其室面有许多腱索连于乳头肌。心室收缩时，二尖瓣即严密关闭房室口，防止血液逆流入左心房。所以，选项 B 是正确的。

10. D【解析】主动脉是体循环的动脉主干。起自左心室的主动脉口，起始段为升主动脉，向前上右侧斜行，达右侧第 2 胸肋关节高度移行为主动脉弓，再弯向左后方，达第 4 胸椎体下缘处，移行为胸主动脉，沿脊柱左侧下行逐渐转至其前方，达第 12 胸椎高度穿膈的主动脉裂孔，移行为腹主动脉，在腹腔内沿脊柱左前方下降，至第 4 腰椎体下缘处分为左、右髂总动脉。主动脉干可分成升主动脉、主动脉弓和降主动脉 3 个连续的节段。所以，选项

D 的叙述是不正确的。

11. E【解析】房室连接方式根据房室瓣本身的形态学差异或不同，有以下 5 种情况：开启瓣、闭锁瓣、共同房室瓣、跨越瓣以及骑跨瓣，其中跨越瓣是指瓣环跨过室间隔，其跨越程度等影响房室连接类型。而骑跨瓣的腱索附着于对侧心室。

12. B【解析】心包是一个包裹心和出入心的大血管根部的圆锥形纤维浆膜囊，分为纤维心包和浆膜心包。①纤维心包：在外层，由坚韧的纤维性结缔组织构成，顶端包裹出入心的大血管的根部，并与大血管根部的外膜相延续；心包底部与膈中心腱融合。②浆膜心包：位于心包囊的内层，可分为脏、壁两层。壁层衬于纤维心包，并与纤维心包裹着。脏层紧贴于心和大血管根部的表面，又称心外膜。浆膜心包的脏、壁两层在大血管根部反折移行，围成心包腔，内含少量浆液起润滑作用。所以，选项 B 的叙述不正确。

13. D【解析】心脏分为一尖、一底、两面、三缘，表面有 4 条沟。①心尖圆钝、游离，由左心室构成，位置相当于前胸壁心尖搏动处，大致在左侧第 5 肋间隙锁骨中线稍内一点，朝向左前下方。②心底主要由左、右心房的后壁构成，朝向右后上方，被出入心的大血管根部和心包反折缘所固定。③心的前面位于胸骨和肋骨的后面，也称为胸肋面。大部分由右心房和右心室构成，一小部分由左心耳和左心室构成，位置相当于第 3~6 肋软骨水平。心的下面由心室构成，几乎呈水平位，坐落在横膈上，也称为膈面。④心的下缘介于膈面与胸肋面，主要由右心室前壁的边缘构成，也称锐缘。⑤心表面有 4 条沟可作为 4 个心腔的表面分界。心房和心室之间有冠状沟分隔，左、右心房有房间隔分隔，前、后室间沟分别在心室的胸肋面和膈面将左、右心室分隔。前、后室间沟在心尖右侧的会合处稍凹陷，称心尖切迹。后房间沟、后室间沟与冠状沟的相交处称房室交点，是左、右心房与左、右心室在心后面相互接近之处，其深面有重要的血管和神经等结构，是心表面的一个重要标志。所以，选项 D 的叙述不正确。

14. C【解析】心脏表面有 3 个浅沟，可作为心脏分界的表面标志。在心底附近有环形的冠状沟，分隔右上方的心房和左下方的心室。心室的前、后面各有一条纵沟，分别叫作前室间沟和后室间沟，是左、右心室表面分界的标志。后房间沟、后室间沟与冠状沟的相交处称房室交点。所以，选项 C 的叙述是不正确的。

15. E【解析】正常心室解剖学上由 3 个部分共同构成，即流入道部、肌梁部和流出道部。①流入道部：是心室的必备部分，缺乏它就不成为形态和功能上完整的心室，而称为残余心腔。残余心腔由小梁囊和/或输出腔组成。②肌梁部：是区别左右心室分化的标识部分。③流出道部：虽然此部分是心室的非必需部分，但它是病理状况下形态学变化最多的部分。所以，选项 E 的叙述是不正确的。

16. A【解析】到达左心房有左心耳、左壁（外壁）、房间沟、房间隔、左心房上壁 5 个手术途径。其中，左心耳常用于二尖瓣闭式扩张分离术或心内探查。

17. C【解析】心壁由心内膜、心肌层和心外膜组成，心肌层是构成心壁的主要部分。

心内膜光滑、透明，是被覆于心腔内面的一层滑润的膜，它和大血管的内膜相互延续，心瓣膜也是由心内膜向心腔折叠而成。房间隔位于左、右心房之间，由两层心内膜夹少量心肌和结缔组织构成。所以，选项 C 的叙述是不正确的。

18. D【解析】前、后室间沟在心尖右侧的会合处稍凹陷，称心尖切迹。所以，选项 D 的叙述是不正确的。参见 A1 型题第 13 题解析。

19. C【解析】体循环的静脉包括上腔静脉系、下腔静脉系（包括肝门静脉系）和心静脉系，是汇集体循环系静脉血返回心脏的管道。体循环静脉系不包括选项 C“肺静脉系”。

20. E【解析】心室大动脉连接共有 4 种类型，分别为一致连接、不一致连接、双出口心室和单出口心室。选项 E“一侧房室无连接”不属于房室连接的类型。因此，正确答案为 E。

二、B 型题

1~2 A、C【解析】左冠状动脉起于主动脉左窦，在肺动脉干和左心耳之间左行，随即分为前降支和回旋支。①前降支走行弯曲，绕心尖切迹至后室间沟，途中向左侧、右侧和深面发出分支分布于左心室前壁、部分右心室前壁和室间隔前 2/3 部（其中有右束支和左束支的左前分支通过）。当前室间支闭塞时，可发生左室前壁和室间隔前部心肌梗死，并可以发生束支传导阻滞。②回旋支走行于冠状沟中，绕过心左缘至左心室膈面，沿途发出分支分布于左心房、左心室侧面和膈面。回旋支闭塞时，常引起左室侧壁或膈壁心肌梗死。

3~6 B、C、D、E【解析】到达左心房有 5 个手术途径。①左心耳：常用于二尖瓣闭式扩张分离术或心内探查。②左壁（外壁）：左侧开胸，平行左心房室沟距左冠状动脉约 1cm 处切开，前端自左心耳，后端达斜韧带。③房间沟：右侧开胸或正中开胸，在右肺静脉前方沿房间沟行纵切口。④房间隔：先切开右心房，在房间隔处后缘切开房间隔，通过房间隔切口进入左心房。⑤左心房上壁：自升主动脉切口显露二尖瓣较困难。

三、X 型题

1. AB【解析】形态右心房的解剖标志：①右心耳外观呈钝而较规则的三角形或梯形，基部开口宽大。②右心耳内面的梳状肌扩展到房室前庭全周。所以，选项 A、B 正确。选项 C、D、E 均属于形态左心房的解剖标志。

2. BCE【解析】心室形态右室的特征：肌小梁粗大，流入道是三尖瓣，流出道是有肌性圆锥分隔的半月瓣和房室瓣。所以，选项 B、C、E 正确。选项 A、D 均属于心室形态左室的特征表现。

3. ACDE【解析】右冠状动脉起于主动脉右窦，在右心耳与肺动脉干根部之间进入冠状沟，绕行至房室交点处分为两支：后室间支和左室后支，主要分布于右心房、右心室、室间隔后 1/3 部（其中有左束支后分支通过）及部分左心室膈壁。

4. ABC【解析】房室连接类型有房室协调连接、房室不协调连接、不定位房室连接、双入口连接和单侧房室无连接 5 种，其中前 3 种为双心类房室连接，后 2 种为单心室类房室连接。所以，正确答案为 A、B、C。

5. AB【解析】主动脉瓣和主动脉壁间的腔隙称为主动脉窦，可分为左窦、右窦和后窦。根据有没有冠状动脉开口分为右冠状窦、左冠状窦和无冠状窦，左右冠状动脉开口常位于左冠状窦和右冠状窦内，大多数位于冠状窦的中央。后窦无冠状开口。所以，正确答案为 A、B。

6. BCDE【解析】冠状静脉大多数汇集到位于心脏膈面左心房与左心室间的房室沟部，形成冠状静脉窦，最后注入右心房。汇入冠状静脉窦的有心大静脉、心中静脉、心小静脉、左心室后静脉、左缘静脉和左心房斜静脉等。所以，正确答案为 B、C、D、E。

7. ACDE【解析】冠状动脉分为左冠状动脉和右冠状动脉，分别开口于主动脉窦的左窦和右窦内。左冠状动脉起于主动脉左窦，在肺动脉干和左心耳之间左行，随即分为前降支和回旋支。右冠状动脉起于主动脉右窦，在右心耳与肺动脉干根部之间进入冠状沟，绕行至房室交点处分为后室间支和左室后支两支。所以，选项 A、C、D、E 均正确。窦房结供血不足会引起病态窦房结综合征，房室结供血不足会引起房室传导阻滞。所以，选项 B 错误。

8. ABC【解析】参见 X 型题第 5 题解析。

9. DE【解析】参见 X 型题第 4 题解析。

10. ACDE【解析】心的前面大部分由右心房和右心室构成，一小部分由左心耳和左心室构成。所以，选项 B 的叙述是错误的，其他选项均是正确的。参见 A1 型题第 13 题解析。

11. ADE【解析】心室形态左室的特征：肌小梁细小，流入道是二尖瓣，流出道有半月瓣和房室瓣纤维延续。所以，正确答案为 A、D、E。选项 B、C 均属于心室形态右室的特征。

12. CDE【解析】形态左心房的解剖标志：①左心耳外观呈狭长而不规则的指状或钩状，基部开口窄小。②心耳内的梳状肌不扩展到房室前庭，因而有光滑的左房后下壁。当心耳的形态不典型时，可以利用心房内梳状肌的分布辨别形态心房。所以，选项 C、D、E 均正确。选项 A、B 均属于形态右心房的解剖标志。

13~14 ABE、ACD【解析】心房异构即心房不定位，有两种情况。①右异构，两心耳均为右心耳形态，在大多数情况下，与之对应的胸腹器官位置：两肺均为 3 叶，肝、胃位置居中，无脾。②左异构，两心耳均为左心耳形态。大多数情况与之相对应的胸腹器官位置：两肺均为 2 叶，肝、胃位置居中，多脾。

15. ABCDE【解析】参见 A1 型题第 11 题解析。

第二章　心血管生理学

一　A1 型题

1. 动脉血压形成的因素中，影响舒张压的最重要因素是
   A. 每搏输出量　　B. 心率
   C. 循环血量和血管系统容量的比例　　D. 主动脉和大动脉的弹性贮器作用
   E. 外周阻力
2. 心肌的特性不包括
   A. 舒张性　　B. 兴奋性
   C. 自律性　　D. 传导性
   E. 收缩性
3. 心动周期中，左室内压升高速率最快的时期在
   A. 快速充盈期　　B. 减慢射血期
   C. 快速射血期　　D. 心房收缩期
   E. 等容收缩期
4. 心肌无传导性的细胞是
   A. 窦房结细胞　　B. 房结区细胞
   C. 心室肌细胞　　D. 心房肌细胞
   E. 房室束细胞
5. 正常情况下，(　　) 的自律性最高，对心脏兴奋起主导作用，是心脏兴奋的正常开始部位，称为正常起搏点
   A. 心房肌细胞　　B. 浦肯野细胞
   C. 房室交界细胞　　D. 窦房结细胞
   E. 心室肌细胞
6. 血液与组织液之间主要的交换方式是
   A. 扩散　　B. 滤过
   C. 重吸收　　D. 吞饮
   E. 分泌
7. 心动周期中，心室血液充盈主要是由于

A. 心房收缩的挤压作用　　B. 心室舒张的抽吸
C. 胸膜腔内负压　　D. 骨骼肌的挤压作用
E. 血液的重力作用

8. 颈动脉窦和主动脉弓压力感受性反射中，感受器在正常平均动脉血压约（　　）时，反应最灵敏
A. 40mmHg　　B. 60mmHg
C. 80mmHg　　D. 100mmHg
E. 120mmHg

9. 降压反射的生理意义是
A. 升高动脉血压　　B. 维持动脉血压相对稳定
C. 减弱心血管活动　　D. 加强心血管活动
E. 降低动脉血压

10. 心室肌细胞动作电位的 2 期复极形成与下列哪种因素有关
A. Ca^{2+}内流与K^+外流　　B. Na^+内流与K^+外流
C. Na^+内流与Ca^{2+}内流　　D. Ca^{2+}内流与Cl^-内流
E. K^+外流与Cl^-内流

11. 血管紧张素Ⅱ不具备的作用是
A. 促进糖皮质激素合成和释放
B. 刺激肾上腺皮质球状带，分泌醛固酮
C. 作用于交感缩血管神经末梢，使去甲肾上腺素释放增加
D. 作用于中枢使交感神经兴奋
E. 使抗利尿激素（ADH）和促肾上腺皮质激素分泌增加

12. 心室肌细胞是否具有兴奋性的前提是Na^+通道处于
A. 备用状态　　B. 失活状态
C. 激活状态　　D. 启动状态
E. 开放状态

13. 能使心肌自律性升高的因素是
A. 4 期除极速度减慢　　B. 阈电位升高
C. 阈电位降低　　D. 最大复极电位绝对值变大
E. 有效不应期延长

14. 影响组织液生成的因素不包括
A. 毛细血管压　　B. 血浆胶体渗透压
C. 毛细血管壁的通透性　　D. 淋巴回流
E. 心脏收缩力量

15. 可引起心肌传导性降低的因素是

A. 邻近未兴奋部位膜的兴奋性增高
B. 0 期除极速度增大
C. 心肌细胞部分去极化
D. 0 期除极幅度增大
E. 细胞长度缩短

16. 下列因素中，与心排血量无关的是

A. 心脏前负荷
B. 心肌收缩力
C. 心率
D. 大动脉血压
E. 心房大小

17. 影响静脉回心血量的因素不包括

A. 大动脉弹性
B. 体循环平均充盈压
C. 呼吸运动
D. 心脏收缩力量
E. 体位改变

18. 心室肌细胞动作电位持续时间长的主要原因是

A. 0 期除极时程长
B. 1 期复极时程长
C. 2 期复极时程长
D. 3 期复极时程长
E. 4 期复极时程长

19. 以下关于影响动脉血压的因素，叙述不正确的是

A. 搏出量增加，收缩压明显升高
B. 心率加快，收缩压明显升高
C. 大动脉硬化，收缩压明显升高
D. 外周阻力增加，舒张压明显升高
E. 血量减少，平均动脉血压降低

20. 心肌兴奋性周期性变化不包括

A. 绝对不应期
B. 低常期
C. 局部反应期
D. 相对不应期
E. 超常期

21. 兴奋在心脏内传导速度最慢的部位是

A. 心室肌
B. 优势传导通路
C. 房室交界
D. 心房肌
E. 房室束、浦肯野纤维网

22. 心室肌有效不应期的长短主要取决于

A. 动作电位 0 期除极速度
B. 动作电位传导速度
C. 动作电位 2 期时程
D. 钠泵功能
E. 阈电位水平高低

23. 引起肾素分泌的原因不包括

A. 肾血流灌注减少时肾素分泌
B. 血 Na^+浓度降低时肾素分泌

C. 肾血流灌注增加时肾素分泌
D. 肾交感神经兴奋时肾素分泌
E. 肾上腺素、去甲肾上腺素分泌增加时肾素分泌

24. 窦房结细胞动作电位的特点不正确的是
A. 最大复极电位与阈电位的绝对值小
B. 0 期去极化的幅度小、时程长
C. 0 期去极化速率较慢
D. 有明显的复极 1 期和 2 期
E. 4 期自动去极化速度快

25. 钙通道阻滞药维拉帕米对浦肯野细胞动作电位的影响是
A. 0 期除极幅度降低
B. 0 期除极速度减慢
C. 1 期复极时程缩短
D. 2 期复极时程缩短
E. 3 期复极时程缩短

26. 在下列器官组织中，缩血管纤维分布最密的是
A. 骨骼肌
B. 肾脏
C. 心脏
D. 脑血管
E. 皮肤

27. 心血管反射活动的基本中枢在
A. 脊髓
B. 大脑
C. 延髓
D. 下丘脑
E. 脑桥

28. 对动脉血压波动性变化比较敏感的感受器位于
A. 颈动脉体和主动脉弓
B. 主动脉弓和主动脉体
C. 颈动脉窦和主动脉弓
D. 心肺压力感受器
E. 延髓

29. 心室肌细胞绝对不应期的产生是由于
A. Na^+通道处于激活状态
B. Na^+通道处于失活状态
C. Ca^{2+}通道处于失活状态
D. Ca^{2+}通道处于激活状态
E. Na^+通道处于备用状态

30. 机体在急性失血时，最早出现的代偿反应是
A. 组织液回流增加
B. 血浆蛋白和红细胞的恢复
C. 迷走神经兴奋
D. 血管紧张素系统作用加强
E. 交感神经兴奋

31. 下列物质中缩血管作用最强的是
A. 肾素
B. 内皮素
C. 血管紧张素Ⅲ
D. 血管紧张素Ⅱ
E. 肾上腺素

32. 引起脑血管舒张的主要因素是

A. 血液 CO_2分压升高
B. 交感神经兴奋
C. 血液 O_2分压升高
D. 迷走神经兴奋
E. 血液 H^+浓度降低

33. 血液与组织液之间的物质交换方式不包括

A. 扩散
B. 滤过
C. 重吸收
D. 吞饮
E. 分泌

34. 心肌不发生完全强直性收缩是因为心肌

A. 缺 Ca^{2+}
B. 有效不应期持续的时间长
C. 有低常期
D. “全或无”收缩特性
E. 心肌的自律性低

35. 心肌细胞内 Ca^{2+}降低的机制与下列哪一项因素无关

A. 肌质网摄取 Ca^{2+}增多
B. 酸中毒
C. 肌质网释放 Ca^{2+}减少
D. 细胞膜钙通道障碍
E. 钙泵功能障碍

36. 心肌自律性高低主要取决于

A. 0 期除极的速度
B. 阈电位水平
C. 4 期自动除极的速度
D. 动作电位的幅度
E. 最大复极电位水平

二 B 型题

（1~3 题共用备选答案）

A. 25 次/分
B. 50 次/分
C. 80 次/分
D. 100 次/分
E. 120 次/分

1. 窦房结自律性的速率为
2. 房室交界自律性的速率为
3. 末梢浦肯野纤维网自律性的速率为

（4~6 题共用备选答案）

A. 去甲肾上腺素
B. 组胺
C. 肾上腺素
D. 血管紧张素

E. 乙酰胆碱

4. 心交感神经末梢释放的递质是
5. 心迷走神经末梢释放的递质是
6. 交感缩血管神经节后纤维释放的递质是

（7~8题共用备选答案）

A. 自律性
B. 兴奋性
C. 传导性
D. 收缩性
E. 有效不应期长

7. 心室肌细胞具有的生理特性不包括
8. 浦肯野细胞具有的生理特性不包括

三 X型题

1. 关于自律组织自律性的速率，叙述正确的是
   A. 窦房结约100次/分
   B. 窦房结约80次/分
   C. 房室交界约50次/分
   D. 房室交界约30次/分
   E. 末梢浦肯野纤维网约25次/分
2. 心脏无收缩性的细胞是
   A. 窦房结细胞
   B. 房结区细胞
   C. 心室肌细胞
   D. 结希区细胞
   E. 浦肯野纤维末梢细胞
3. 动脉血压形成的条件包括
   A. 心脏射血
   B. 外周阻力
   C. 大动脉的弹性作用
   D. 心脏舒张力
   E. 循环系统内血液充盈所形成的平均充盈压
4. 以下能影响心肌细胞兴奋性的因素有
   A. 静息膜电位水平
   B. 阈电位水平
   C. 钠通道的状况
   D. 动作电位0期除极的速度和幅度
   E. 细胞的直径
5. 以下选项中属于血管紧张素Ⅱ的功能的有
   A. 增加渴觉，导致饮水行为
   B. 使交感神经发放冲动增加
   C. 直接使小动脉收缩
   D. 减弱血压升高引起的心率减慢
   E. 刺激肾上腺皮质网状带，使醛固酮分泌增多
6. 颈动脉体和主动脉体化学感受性反射平时不参与动脉血压调节，参与循环功能调节的情

形有

A. 平均动脉血压低于 60mmHg
B. 平均动脉血压低于 80mmHg
C. 窒息
D. 酸中毒
E. 碱中毒

7. 心肌无自律性的细胞是

A. 窦房结细胞
B. 冠状窦口附近细胞
C. 心室肌细胞
D. 心房肌细胞
E. 浦肯野纤维末梢细胞

8. 刺激肾素分泌的因素有

A. 肾血流灌注减少
B. 肾交感神经兴奋
C. 迷走神经兴奋
D. 血 Na^+浓度降低
E. 肾上腺素、去甲肾上腺素分泌增加

9. 心交感神经紧张性增加时

A. 心缩期缩短
B. 收缩期室内压上升速率加大
C. 抑制心肌细胞膜上钙通道开放
D. 室内压峰值增高
E. 心舒早期室内压下降速率加大

10. 有收缩性的心肌细胞是

A. 窦房结细胞
B. 房结区细胞
C. 心室肌细胞
D. 心房肌细胞
E. 房室束细胞

11. 影响血液与组织液扩散的因素有

A. 水溶性
B. 面积
C. 浓度差
D. 通透性
E. 脂溶性

12. 决定和影响传导速度的生理因素有

A. 0 期除极化速度
B. 0 期除极化幅度
C. 细胞直径
D. 缝隙连接
E. 邻近部位处在有效不应期

13. 血管升压素的合成部位主要在

A. 腺垂体
B. 神经垂体
C. 肾上腺
D. 下丘脑室旁核
E. 下丘脑视上核

参考答案与解析

一、A1 型题

1. E【解析】动脉血压形成的影响因素：①每搏输出量。主要影响收缩压。②心率。主要影响舒张压。③外周阻力。主要影响舒张压（影响舒张压的最重要因素）。④主动脉和大动脉的弹性贮器作用。减小脉压。⑤循环血量和血管系统容量的比例。影响平均充盈压。所以，选项 E 符合题意。

2. A【解析】心脏有不同的心肌细胞，心肌的四大特性，即兴奋性、自律性、传导性和收缩性。不包括选项 A“舒张性”。

3. E【解析】在等容收缩期时，左室内压力进一步升高，当超过主动脉压时，主动脉瓣开放。在此期左室内压升高速率最快。所以，选项 E 正确。在快速射血期，左室内压最高。在快速射血期后，即减慢射血期，心室内血液量减少，心室肌收缩也减弱，室内压自峰值逐渐下降，射血速度减慢，主动脉压也随之逐渐下降。

4. A【解析】在 5 个选项的细胞中，只有窦房结细胞心肌无传导性，具体见表 2-1。

表 2-1　不同的心肌细胞具备的特性

	兴奋性	自律性	传导性	收缩性
窦房结	+	+	–	–
心房肌	+	–	+	+
房结区	+	+	+	–
结区	+	–	+	–
结希区	+	+	+	–
房室束	+	–	+	–
浦肯野纤维末梢	+	+	+	–
心室肌	+	–	+	+

5. D【解析】正常情况下，窦房结细胞的自律性最高，对心脏兴奋起主导作用，是心脏兴奋的正常开始部位，称为正常起搏点。

6. A【解析】血液与组织液之间的物质交换方式有扩散、滤过、重吸收和吞饮。其中，扩散为主要的交换方式。

7. B【解析】心脏的解剖结构：人的心脏包括左心房、左心室、右心房、右心室 4 个心腔。心室射血后，心室腔内低压，舒张后压力进一步缩小，直至房室瓣打开，心房内的血液被心室抽吸，充盈心室。

8. D【解析】颈动脉窦和主动脉弓压力感受性反射中，感受器在60~180mmHg范围内对波动性压力变化的刺激敏感，在正常平均动脉血压约100mmHg时，反应最灵敏。

9. B【解析】颈动脉窦和主动脉弓压力感觉反射中，当动脉血压升高时，可引起压力感受性反射，其反射效应是使心率减慢，外周血管阻力降低，血压回降。因此，这一反射曾被称为降压反射。其生理意义是维持动脉血压相对稳定。

10. A【解析】心室肌细胞动作电位的2期复极存在外向电流和内向电流，2期复极的形成与Ca^{2+}内流与K^+外流有关。在2期（平台期）中，IK_1通道的内向整流特性是形成平台期的基础。慢钙通道电流（ICa^{2+}-L）是2期主要的内向电流。细胞外的Ca^{2+}通过L型钙通道流入细胞内，使膜电位再次轻度去极化而形成动作电位。

11. A【解析】血管紧张素Ⅱ有较大的活性，其主要作用：①直接作用于血管平滑肌受体，使全身微动脉收缩，总外周阻力升高，动脉血压升高。②作用于交感缩血管神经末梢，使去甲肾上腺素释放增加。③作用于中枢使交感神经兴奋（交感缩血管神经）。④刺激肾上腺皮质球状带，导致分泌醛固酮。⑤ADH和促肾上腺皮质激素分泌增加。⑥刺激渴觉中枢，引起饮水行为。⑦抑制压力感受性反射，减弱血压升高引起的心率减慢。选项A不属于血管紧张素Ⅱ的作用。

12. A【解析】Na^+通道处于备用状态时，才可能具有兴奋性诱发动作电位。

13. C【解析】能使心肌自律性升高的因素：最大复极电位绝对值减小、阈电位降低、4期自动除极速度增大。所以，选项C正确。

14. E【解析】影响组织液生成的因素：①毛细血管压（急性大失血、右心衰竭）。②血浆胶体渗透压（营养不良性水肿）。③毛细血管壁的通透性（组胺等）。④淋巴回流（正常占总回流量10%左右）。选项E“心脏收缩力量”是静脉回心血量的影响因素。

15. C【解析】邻近未兴奋部位膜的兴奋性降低、0期除极速度减慢、幅度减小、细胞长度延长、心肌细胞部分去极化可引起心肌传导性降低。所以，选项C正确。

16. E【解析】影响心排血量的因素如下。①前负荷的影响：在很大范围内，心脏搏出量和搏功随前负荷增加而增加。②后负荷对搏出量的影响：大动脉血压相当于后负荷。后负荷增加时，心肌收缩时产生的主动张力增加；肌肉的缩短时间延迟、缩短速度及缩短距离减小。由于搏出量减少时余血量增加，前负荷增加，通过代偿性调节，整体条件下后负荷的改变在很大范围内不影响心排血量，但心脏做功量增加。③心肌收缩能力的改变时搏出量的调节：其他因素不变，心肌收缩能力增加时，搏出量增加，心脏做功增加、功率增加。④心率对心泵功能的影响：心排血量=搏出量×心率，若搏出量不变，心率加快则心排血量增多。但快到某种程度则心动周期过短（主要是舒张期缩短）心室充盈量减少，所以搏出量减少，心排血量不会继续增加。选项E“心房大小”与心排血量无关。

17. A【解析】静脉回心血量的影响因素如下。①体循环平均充盈压的改变（血量或血管容积改变）：其他因素不变时，体循环平均充盈压越高，静脉回流量越多。②心脏收缩力量：心脏收缩力量越强，静脉回流量越多。③体位改变（重力作用）：由卧位突然改为直立位时，静脉回流量减少。④骨骼肌的挤压作用（肌肉泵）：骨骼肌交替收缩与舒张促进静脉回流。⑤呼吸运动对静脉回流量的影响：呼吸运动增强则静脉回流量增多。影响静脉回流量的因素不包括选项A“大动脉弹性”。

18. C【解析】在心肌细胞的动作电位相期间，2期和1期之间有一个小的切迹。2期的膜电位水平略正于0mV，持续100~150毫秒，是心室肌细胞动作电位时程比较长的主要原因。

19. B【解析】影响动脉血压的因素如下。①心脏搏出量。如果每搏排血量增大，心缩期射入主动脉的血量增多，使动脉管壁产生的张力增加，在收缩期时收缩压升高明显。②心率：如果心率加快，心舒期由大动脉流至外周的血量就减少，故心舒期末主动脉内存留的血量增多，舒张压就升高。③外周阻力：若总外周阻力加大，则心舒期内血液向外周的流速减慢，心舒期末存留在主动脉中的血量增多，故舒张压升高。④主动脉和大动脉的弹性贮器作用：主动脉和大动脉顺应性降低时，如老年人的动脉管壁硬化，大动脉的弹性贮器作用减弱，心室射血时动脉血管壁可扩张性小，导致收缩压升高；心室舒张时由于弹性回位小，导致舒张压降低，故脉压增大。⑤循环血量和循环系统容积的比值：失血后，循环血量减少，此时如果循环系统的容积改变不大，则体循环平均充盈压必然降低，使动脉血压降低；输血、输液则相反。根据第②点可知，选项B的叙述是不正确的。

20. B【解析】心肌细胞发生兴奋的过程中，兴奋性发生一次周期性变化，分为：有效不应期（包括绝对不应期和局部反应期两个阶段）、相对不应期和超常期。不包括选项B“低常期”。

21. C【解析】心脏内兴奋的传导速度：房室束、浦肯野纤维网（1.5~4.0m/s）>优势传导通路（1m/s）>心室肌（0.5m/s）>心房肌（0.3m/s）>房室交界（房室结结区0.02m/s）。所以选项C“房室交界”是传导速度最慢的部位。

22. C【解析】心室肌细胞一次兴奋过程中，兴奋性发生一系列变化。有效不应期约相当于从动作电位0期到复极至-60mV的时期。该期的大部分时间是动作电位2期占据的。因此，有效不应期的长短主要是由动作电位2期的长短决定的。

23. C【解析】引起肾素分泌的原因如下。①肾血流灌注减少时肾素分泌：动脉血压下降→入球小动脉牵张感受器的刺激减弱；流经致密斑的Na^+下降（或肾小球滤过率下降）；肾动脉狭窄时。②血Na^+浓度降低时肾素分泌。③肾交感神经兴奋时肾素分泌。④肾上腺素、去甲肾上腺素分泌增加时肾素分泌。所以，正确答案为C。

24. D【解析】窦房结细胞的动作电位具有以下特点：①最大复极电位与阈电位的绝对值小。②0期去极化的幅度小、时程长、去极化速率较慢。③没有明显的复极1期和2期。④4期自动去极化速度快。所以，选项D的叙述是不正确的。

25. D【解析】2 期（平台期）存在外向电流和内向电流。内向电流即慢钙通道电流。所以钙通道阻滞药维拉帕米对浦肯野细胞动作电位的影响是 2 期复极时程缩短。1 期（快速复极初期）出现快钠通道失活，3 期（快速复极化末期）出现慢钙通道失活，0 期去极化出现快钠通道少量开放，钠离子顺电-化学势快速内流。因此，正确答案为 D。

26. E【解析】不同部位血管中缩血管纤维分布密度不同，皮肤>骨骼肌>内脏>冠状动脉>脑血管。同一器官中缩血管纤维分布密度不同，小动脉、微动脉密度大，微静脉密度低。所以，皮肤缩血管纤维分布最密。

27~28 C、C【解析】对动脉血压变化较敏感的感受器位于主动脉弓和颈动脉窦。反射的基本中枢在延髓，延髓与高位中枢有往返的联系。通过快速负反馈调节，使动脉血压维持相对稳定。颈动脉体和主动脉体化学感受性反射平时不参与动脉血压调节，在大失血（平均动脉血压低于 60mmHg 时）、窒息、酸中毒时，参与循环功能调节。所以，选项 C 正确。

29. B【解析】心室肌细胞绝对不应期是指从 0 期至复极 3 期-55mV 期间，无论用多强的刺激都不引起兴奋，此时 Na^+通道完全失活。所以，选项 B 正确。

30. E【解析】机体失血时，首先出现的情况是回心血量减少，动脉血压降低。当动脉血压降低时，压力感受器反射减弱，加压效应立即出现，即交感神经的传出冲动增多和心迷走神经的传出冲动减少。皮肤血管收缩和心率明显加快是上述神经冲动变化的结果。所以，选项 E 正确。组织液回流增加，是交感缩血管纤维兴奋引起微动脉收缩导致毛细血管血压明显下降后才出现的。血管紧张素的变化是在肾脏血流减少后通过肾素-血管紧张素系统的变化出现的，在很短时间内显示不出来。

31. B【解析】内皮素具有强烈而持久的缩血管效应和促进细胞增殖及肥大细胞的效应，并参与心血管细胞的凋亡。所以，选项 B 正确。血管紧张素Ⅱ在氨基肽酶或中性内肽酶酶解作用下生成七肽的血管紧张素Ⅲ和六肽的血管紧张素Ⅳ。血管紧张素Ⅲ和血管紧张素Ⅳ作为强烈的缩血管物质及醛固酮分泌的刺激物，调节血压（Ⅲ、Ⅳ比Ⅱ的缩血管更强）。

32. A【解析】血液 CO_2分压升高是使脑血管舒张、血管阻力下降、脑血流量增加的最显著的影响因素。

33. E【解析】参见 A1 型题第 6 题解析。

34. B【解析】心肌细胞一次兴奋过程中兴奋性周期性变化的特点是有效不应期持续的时间长，相当于整个收缩期和舒张早期，因此心肌不发生完全强直性收缩，意义是实现心脏泵血功能。

35. D【解析】心肌细胞内钙的释放主要来源于肌质网，同时，细胞内钙的摄取，肌浆网也占相当比例。酸中毒可使钙离子内流减少。细胞膜上的钙泵与 Na^+-Ca^{2+}交换蛋白相互协同，共同维持心肌在静息状态下的低钙浓度。选项 D“细胞膜钙通道障碍”与心肌细胞内 Ca^{2+}降低的机制无关。因此，本题应选 D。

36. C【解析】自律细胞的自动兴奋是 4 期膜自动除极，使膜电位从最大复极电位达到阈电位而引起的。4 期自动除极速度增快，自律性增高。所以，心肌自律性高低主要取决于 4 期自动除极的速度。

二、B 型题

1~3 D、B、A【解析】自律组织自律性的速率：窦房结约 100 次/分；房室交界约 50 次/分，末梢浦肯野纤维网约 25 次/分。

4. A【解析】心交感神经兴奋时，其节后纤维释放的去甲肾上腺素与心肌细胞膜上的肾上腺素能 β_1受体相结合，可使心率加快，兴奋经房室交界的传导速度加快，心房肌心室肌收缩力加强，结果导致心排血量增加。

5. E【解析】心迷走神经兴奋时，末梢释放乙酰胆碱，与心肌细胞膜上的 M 受体结合，使心脏活动减弱。

6. A【解析】中枢（节前神经元胞体）在胸$_1$至腰$_3$脊髓灰质侧角，节前末梢释放乙酰胆碱（ACh），作用在神经节 N_1受体上，引起神经节细胞兴奋。节后末梢释放去甲肾上腺素（可作用在 α 受体和血管 β_2受体）。α 受体激活时，引起血管平滑肌收缩，β_2受体激活时，引起血管舒张。去甲肾上腺素主要结合 α 受体，对 β_2受体作用弱，所以主要引起缩血管效应。

7~8 A、D【解析】心肌细胞分为两大类：一类是工作细胞，包括心房肌和心室肌，有收缩性、兴奋性（兴奋后有效不应期长）和传导性，没有自律性；另一类是组成特殊传导系统的心肌细胞，主要包括 P 细胞和浦肯野细胞，有兴奋性、自律性和传导性，但没有收缩性。

三、X 型题

1. ACE【解析】参见 B 型题第 1~3 题解析。

2. ABDE【解析】参见 A1 型题第 4 题“表 2-1　不同的心肌细胞具备的特性”。心室肌细胞有收缩性，无自律性。

3. ABCE【解析】动脉血压形成的条件主要包括 4 个方面：循环系统内血液充盈所形成的平均充盈压、心脏射血、外周阻力和大动脉的弹性贮器作用。据此，正确答案应该是 ABCE。

4. ABC【解析】决定和影响心肌细胞兴奋性的因素：①静息膜电位水平。静息电位或最大复极电位水平降低（绝对值减小），则兴奋性升高。②阈电位水平。阈电位水平升高（绝对值减小），则兴奋性降低。③钠通道的状况：钠通道受膜电位影响分为静息状态、失活状态和激活状态。

5. ABCD【解析】参见 A1 型题第 11 题解析。选项 E 是错误的，应为“刺激肾上腺皮质球状带，导致分泌醛固酮”。

6. ACD【解析】参见 A1 型题第 28 题解析。

7. CD【解析】参见 B 型题第 7~8 题解析。参见 A1 型题第 4 题“表 2-1　不同的心肌细胞具备的特性”。

8. ABDE【解析】参见 A1 型题第 23 题解析。

9. ABDE【解析】心交感神经紧张性增加时，心缩期缩短、收缩期室内压上升速率加大、室内压峰值增高、心舒早期室内压下降速率加大。

10. CD【解析】参见 A1 型题第 4 题及 B 型题第 7~8 题解析。

11. BCDE【解析】扩散是血液与组织液之间主要的物质交换方式，影响因素有浓度差、通透性、面积、脂溶性。

12. AB【解析】决定和影响传导速度的因素如下。①结构因素：a. 细胞直径；b. 缝隙连接。②生理因素：0 期除极化速度和幅度（膜反应性）。③邻近未兴奋部位的兴奋性：如邻近部位处在有效不应期。所以，选项 A、B 符合题意。选项 C、D 属于结构因素。选项 E 属于邻近未兴奋部位的兴奋性。

13. DE【解析】血管升压素来源于下丘脑视上核、室旁核，贮存于神经垂体轴突末梢。

第三章　心血管疾病分子生物学与基因学

一 A1 型题

1. 长 QT 间期综合征（LQTS）的染色体中，染色体（　　）位点上的 SCN5A 基因突变干扰钠离子通道的正常失活
   A. 11p15. 5
   B. 7q35-36
   C. 3p21-24
   D. 4p25-27
   E. 5p18-20
2. 心血管疾病的基因治疗策略中，基因治疗最理想的选择和目的的方法是
   A. 基因封闭
   B. 基因替代
   C. 基因校正或置换
   D. “自杀基因”疗法
   E. 非病毒载体介导法
3. 关于蛋白质二级结构的叙述，正确的是
   A. 氨基酸的排列顺序
   B. 每一条氨基酸侧链的空间构象
   C. 局部主链的空间构象
   D. 亚基间相对的空间位置
   E. 每一个原子的相对空间位置
4. 心血管疾病的基因治疗策略不包括
   A. 基因封闭
   B. 基因替代
   C. 基因校正或置换
   D. “自杀基因”疗法
   E. 非病毒载体介导法
5. 心血管疾病的基因治疗方法中，研究最多、比较常用的方法是
   A. 生殖细胞基因治疗
   B. 直接体内疗法
   C. 体细胞基因治疗
   D. 间接体内疗法
   E. 胚胎细胞基因治疗
6. 基因治疗指
   A. DNA 印迹法（Southern blotting）
   B. 蛋白质印迹法（Western blotting）
   C. RNA 印迹法（Northern blotting）
   D. 输入导入了相应外源基因的细胞
   E. 聚合酶链反应（PCR）

7. 检测蛋白质表达水平的技术是

A. Southern 印迹
B. Northern 印迹
C. 聚合酶链反应
D. Western 印迹
E. RT-PCR 反应

8. DNA 碱基的组成规律是

A. [A]=[C],[T]=[G]
B. [A]+[T]=[C]+[G]
C. [A]=[T],[C]=[G]
D. [A]+[T]/([C]+[G])=1
E. [A]=[G]=[T]=[C]

9. 在 DNA 变性与复性的基础上，结合 DNA 的合成，来高效检测目的 DNA 的质与量的方法是

A. 化学合成
B. DNA 合成仪合成
C. 基因克隆
D. 聚合酶链反应
E. 从外周血细胞大量制备

10. 长 QT 间期综合征（LQTS）的致病基因不包括

A. KVLQT-1 基因
B. HERG 基因
C. SCN5A 基因
D. LQT4 基因
E. LQT5 基因

11. DNA 的复制是

A. 半保留复制
B. 全保留复制
C. 弥散式复制
D. 不均一复制
E. 以上都不是

12. 遗传病具备的特点不包括

A. 水平传递
B. 垂直传递
C. 与亲代遗传物质的突变（或染色体畸变）有关
D. 必须是生殖细胞或受精卵的遗传物质改变
E. 引起人体不同程度的病理变化或生理变化

13. 基因治疗选择靶细胞的原则不正确的是

A. 细胞易于从体内取出，在体外能够用常规细胞培养法大量增殖
B. 现有的基因转移技术能高效地将目的基因转染到离体细胞
C. 细胞经过体外基因操作后能够存活下来，并能安全回输体内
D. 回输体内后能高效而持久地表达目的基因
E. 细胞安全、不产生有害的副作用

二 A2型题

1. 患者，女性，60岁。1周前出现心前区剧烈疼痛、心悸、气促，怀疑急性心肌梗死。为确诊最有帮助的血清酶学检查是

A. 肌酸磷酸激酶（CPK）同工酶　　B. 谷草转氨酶（GOT）
C. 肌酸磷酸激酶（CPK）　　D. 乳酸脱氢酶（LDH）
E. 肌钙蛋白T

2. 患儿，男，4岁。胸闷憋气、神疲乏力，时感心前区疼痛，活动后诸症加重。2周前曾患流行腮腺炎。查心电图：二度Ⅱ型房室传导阻滞。为明确诊断，下列最有意义的实验室检查是

A. 血常规　　B. 血培养
C. 血病毒分离　　D. 血肌酶
E. 红细胞沉降率

三 A3/A4型题

（1~4题共用题干）

患者，女性，43岁。2年来间断性胸闷不适，时有黑矇现象，近1周黑矇发作次数增多，伴晕厥1次入院治疗。

1. 休息时心电图正常，为进一步明确晕厥的原因，首选的检查是

A. 心脏电生理　　B. 脑电图
C. 超声心动图　　D. Holter检测
E. 脑CT

2. 如检查后确诊为病态窦房结综合征，治疗的最佳选择是

A. 同步直流电复律　　B. 阿托品
C. 肾上腺皮质激素　　D. 异丙肾上腺素
E. 起搏器治疗

3. 如果心电图显示为QT间期0.86秒，T波宽大，U波明显，诊断为长QT间期综合征，推测其晕厥的原因是

A. 窦性静止6秒　　B. 非阵发性室性心动过速
C. 房室折返性心动过速　　D. 三度房室传导阻滞
E. 尖端扭转型室性心动过速

4. 长QT间期综合征属于

A. 常染色体显性遗传疾病　　B. 常染色体隐性遗传疾病

C. X 连锁显性遗传疾病　　D. X 连锁隐性遗传疾病

E. 非遗传性疾病

四 B 型题

（1~9 题共用备选答案）

A. 常染色体显性遗传心血管病　　B. 常染色体隐性遗传心血管病

C. X 连锁遗传性心血管病　　D. 多基因遗传心血管病

E. 常染色体不全显性遗传心血管病

1. 肥厚型心肌病属于
2. 扩张型心肌病属于
3. 家族性脂蛋白酯酶缺陷属于
4. X 性连锁内脏异位综合征属于
5. 假肥大型肌营养不良症属于
6. 单纯肺动脉口狭窄属于
7. 冠状动脉心脏病属于
8. 原发性Ⅰ型高脂血症属于
9. 家族性 ApoCⅡ缺陷病属于

（10~11 题共用备选答案）

A. 脂蛋白脂酶（LPL）基因缺陷　　B. α-内收蛋白基因缺陷

C. ApoE 基因突变　　D. ACE 基因缺陷

E. 载脂蛋白 CⅡ（Apo-CⅡ）基因缺陷

10. 原发性Ⅰ型高脂血症是由（　　）引起的
11. 家族性Ⅲ型高脂血症是由（　　）引起的

（12~15 题共用备选答案）

A. Ⅰ型　　B. Ⅱ型

C. Ⅲ型　　D. Ⅳ型

E. Ⅴ型

12. 长 QT 间期综合征的染色体异常存在的位置中，位点 11p15. 5 的突变属于
13. 长 QT 间期综合征的染色体异常存在的位置中，位点 7q35-36 的突变属于
14. 长 QT 间期综合征的染色体异常存在的位置中，位点 3p21-24 的突变属于
15. 长 QT 间期综合征的染色体异常存在的位置中，位点 4p25-27 的突变属于

（16~19 题共用备选答案）

A. 一级结构　　B. 二级结构

C. 三级结构　　D. 四级结构

E. 大分子组装

16. 肽链中氨基酸的线性排列结构属于蛋白质的

17. 肽链的 α 螺旋和 β 片层结构属于蛋白质的

18. 一条肽链的三维空间的折叠结构属于蛋白质的

19. 几条肽链（或几个亚基）结合形成的三维空间的折叠结构属于蛋白质的

五 X 型题

1. 下列选项中，属于常染色体显性遗传心血管病的有

A. 马方综合征　　B. 家族性嗜铬细胞瘤

C. 先天性肺动静脉瘘　　D. 家族性原发性肺动脉高压

E. 家族性心脏脂质沉积症

2. 下列选项中，属于多基因遗传心血管病的有

A. 多发性大动脉炎　　B. 室间隔缺损

C. 房间隔缺损　　D. 动脉导管未闭

E. 法洛四联症

3. 对血脂水平有较大影响的基因有

A. 脂蛋白脂酶（LPL）基因　　B. α-内收蛋白基因

C. 载脂蛋白 CⅡ（Apo-CⅡ）基因　　D. ACE 基因

E. ApoE 基因

4. RNA 干扰技术可能机制的步骤有

A. dsRNA 的形成　　B. siRNA 的形成

C. DNA 反转录为 RNA　　D. RNAi 的形成

E. DNA 的复性

5. 长 QT 间期综合征（LQTS）的染色体异常存在的位置有

A. 11p15. 5　　B. 7q35-36

C. 3p21-24　　D. 4p25-27

E. 5p18-20

6. 核苷酸依据其组成中的碱基种类不同，分别称为

A. 腺嘌呤核苷酸　　B. 鸟嘌呤核苷酸

C. 胞嘧啶核苷酸　　D. 胸腺嘧啶核苷酸

E. 胸腺嘌呤核苷酸

7. 长 QT 间期综合征（LQTS）的特征有

A. 心电图 QT 间期延长
B. 有室性心动过速倾向
C. 有室上性心动过速倾向
D. 有窦性心动过速倾向
E. 有猝死倾向

8. DNA 的基本组成成分有

A. 碱基
B. 脱氧核糖
C. 磷酸
D. 脱氧核糖核苷
E. 脱氧核糖核苷酸

9. 依据靶细胞的类型可将基因治疗分为

A. 生殖细胞基因治疗
B. 直接体内疗法
C. 体细胞基因治疗
D. 间接体内疗法
E. 胚胎细胞基因治疗

10. 核酸杂交是指利用互补的核酸单链之间能够特异性地结合，包括

A. Southern 印迹
B. Northern 印迹
C. Western 印迹法
D. Eastern 印迹法
E. RT-PCR

11. 非病毒载体介导法的基因转移方法主要有

A. 裸露 DNA 直接注射法
B. 电穿孔法
C. 脂质体介导法
D. 磷酸钙共沉淀法
E. 显微注射法

12. 关于 RNA 的类别及结构功能，叙述正确的是

A. RNA 分为转运 RNA（tRNA）、信使 RNA（mRNA）和核糖体 RNA（rRNA）
B. tRNA 是运载氨基酸的 RNA
C. mRNA 是翻译蛋白质的模板
D. rRNA 是组成核糖体最主要的成分
E. mRNA 在细胞内含量最多，并且代谢稳定，存活时间较长

六 案例分析题

（1~3 题共用题干）

患者，女性，58 岁。因反复晕厥、抽搐入院。20 小时前因无明显诱因突发晕厥，伴肢体抽搐，持续时间约 10 分钟自行缓解，清醒后感心悸、乏力。此后又发作 1 次，性质同前，发作间歇清醒，家族史有类似病史。查体：体温 36.4℃，脉搏 78 次/分，呼吸 22 次/分，血压 130/90mmHg。其他无明显阳性体征。

1. 为明确诊断患者应进行的紧急检查项目有

A. 血常规　　B. 血生化
C. 心电图　　D. 颅脑 CT
E. 超声心动图　　F. 颈动脉彩超

2. 患者心电图示：①窦性心律。②长 QT 间期（0.48~0.64 秒）。③U 波明显（V_2~V_6导联，U 波振幅达 0.2~0.9mV）。心脏彩色超声+心功能、颈动脉彩色超声检查均无特殊。诊断为长 QT 间期综合征。导致此病发生的基因是
A. ApoCⅡ基因　　B. LQT5 基因
C. SCN5A 基因　　D. KVLQT-1 基因
E. HERG 基因　　F. ACE 基因

3. 对长 QT 间期综合征的基因治疗在探索阶段。要实施基因治疗应具备的条件是
A. 选择、分离出治疗疾病的特异性基因
B. 选择、获得足够数量携带目的基因的载体和/或细胞
C. 通过有效的基因转移途径将目的基因高效转染靶细胞、导入患者个体中
D. 目的基因在体内能产生足够量的产物，稳定表达、治疗疾病
E. 安全、不产生不良反应
F. 细胞易于从体内取出，在体外能够用常规细胞培养法大量增殖

（4~8 题共用题干）

患者，女性，27 岁。间断夜间抽搐 5 年、反复晕厥 12 小时入院。发作时有意识丧失和尿失禁。其兄有类似病史，5 岁时夭折，死因不明。查体：血压 100/60mmHg，心率 48 次/分，律不齐，无杂音；神经系统检查无异常。

4. 为明确诊断，应立即进行的检查项目包括
A. 发作时心电图　　B. 心电图监护
C. Holter 检测　　D. 脑电图
E. 血清电解质　　F. 胸部 X 线检查

5. 入院后患者反复出现意识丧失、四肢抽搐。心电图示：窦性心动过缓（50 次/分），QT 间期 540 毫秒，多形性室性期前收缩。晕厥发作时呈尖端扭转型室性心动过速。血清电解质，肝、肾功能均正常。此病例应尽快进行的处理包括
A. 吸氧
B. 连续心电图监护
C. 应用普萘洛尔 60mg/d
D. 备好心脏复律除颤器
E. 静脉注射利多卡因
F. 持续抽搐、意识丧失不能缓解，非同步电复律

6. 患者入院后吸氧，连续心电图监护。但反复抽搐、意识丧失，最重 1 次持续 19 秒，心前区叩击 2 次无效，非同步电复律（300J）后意识恢复。治疗过程静脉注射利多卡因、硫酸镁、苯妥英钠、普罗帕酮无效。应用普萘洛尔 60mg/d 后病情稳定。脑电图正常，心脏彩色超声正常。入院前未服过任何药物。目前本例可以排除的诊断是

A. 癫痫　　B. Brugada 综合征

C. 血管迷走性晕厥　　D. 癔病性晕厥

E. 原发性长 QT 间期综合征　　F. 心源性晕厥

7. 本例诊断为原发性长 QT 间期综合征，主要依据是

A. 青年人、有猝死家族史

B. 未服过任何药物、血清电解质正常

C. 普萘洛尔治疗有效

D. 脑电图正常

E. 晕厥发作时呈尖端扭转型室性心动过速

F. 心电图 QT 间期 540 毫秒，多形性室性期前收缩

8. 治疗原发性长 QT 间期综合征，可选用的措施是

A. 避免剧烈运动、精神紧张及情绪激动　　B. 大剂量 β 受体阻断药

C. 高危者植入 ICD　　D. 室性心律失常者，射频消融治疗

E. 口服胺碘酮　　F. 左侧交感神经切除术

参考答案与解析

一、A1 型题

1. C【解析】长 QT 间期综合征（LQTS）的染色体异常存在于 11p15.5（长 QT 间期综合征Ⅰ型）、7q35-36（Ⅱ型）、3p21-24（Ⅲ型）和 4p25-27（Ⅳ型）。4 个位点的基因突变使心肌细胞的电压启闭型钾离子通道结构发生不同的缺陷，导致动作电位延长，复极化过程延迟。染色体 3p21-24 位点上的 SCN5A 基因突变干扰钠离子通道的正常失活。

2. C【解析】心血管疾病的基因治疗策略主要包括基因校正或置换、基因替代、基因封闭、“自杀基因”疗法。基因校正或置换是基因治疗最理想的选择和目的。

3. C【解析】局部主链的空间构象（选项 C）称为蛋白质二级结构。选项 A 为一级结构，选项 D 为四级结构，选项 B 和选项 E 指三级结构。

4. E【解析】选项 E 不属于心血管疾病的基因治疗策略，属于心血管疾病的基因转移方法。参见 A1 型题第 2 题解析。

5. D【解析】依据靶细胞的类型可将基因治疗分为生殖细胞或体细胞基因治疗。依据基

因导入人体的方式可将基因治疗分为直接体内疗法和间接体内疗法两种。间接体内疗法又称二步法、回体转移法，是研究最多、比较常用的方法，效果较易控制，但是操作烦琐，技术难度大。

6. D【解析】基因治疗是指将外源正常基因导入靶细胞，以纠正或补偿缺陷和异常基因引起的疾病，以达到治疗目的。

7. D【解析】Western 印迹是检测蛋白质表达水平最常用方法之一。Southern 印迹用于 DNA 的检测，Northern 印迹用于 RNA 的检测。反转录聚合酶链反应（RT-PCR）可以用于检测 RNA 的转录，不可以用于检测蛋白质表达水平。

8. C【解析】DNA 碱基组成有一定的规律，即 DNA 分子中 A 的摩尔数与 T 相等，C 与 G 相等，按摩尔含量计算，DNA 分子中 A=T，G=C，[A] + [G] = [T] + [C]。

9. D【解析】聚合酶链反应是指在 DNA 变性与复性的基础上，结合 DNA 的合成，来高效检测目的 DNA 的质与量。

10. D【解析】长 QT 间期综合征（LQTS）已经确定的致病基因有 KVLQT-1 基因、HERG 基因、SCN5A 基因。此外还有一个影响钾离子通道结构和功能的致病基因尚未最后确定，暂称为 LQT5。“LQT4 基因”不属于长 QT 间期综合征（LQTS）的致病基因。

11. A【解析】DNA 分子复制产生的 DNA 双链中保留了一条亲链，因此，DNA 的复制是“半保留”复制。

12. A【解析】遗传病是指生殖细胞或受精卵的遗传物质（染色体和基因）发生突变（或畸变）所引起的疾病，通常具备以下特点：①垂直传递。②与亲代的遗传物质的突变（或染色体畸变）有关。③必须是生殖细胞或受精卵的遗传物质改变。④引起人体不同程度的病理变化或生理变化。

13. E【解析】基因治疗选择靶细胞的主要原则：①细胞易于从体内取出，在体外能够用常规细胞培养法大量增殖。②现有的基因转移技术能高效地将目的基因转染到离体细胞。③细胞经过体外基因操作后能够存活下来，并能安全回输体内。④回输体内后能高效而持久地表达目的基因。选项 E 不属于选择靶细胞的原则。

二、A2 型题

1. E【解析】肌钙蛋白 I（cTnI）或肌钙蛋白 T（cTnT）是更具有心脏特异性的标志物，在急性心肌梗死（AMI）症状发生后 2~4 小时开始升高，10~24 小时达到峰值，肌钙蛋白超过正常上限结合心肌缺血证据即可诊断 AMI。

2. D【解析】根据胸闷憋气、神疲乏力，时感心前区疼痛，活动后诸症加重以及心电图有明显心律失常和 ST-T 改变，患儿可诊断为小儿病毒性心肌炎。最有意义的实验室检查是血肌酶检查。

三、A3/A4 型题

1. D【解析】休息时心电图正常，为进一步明确晕厥的原因，首选的检查是 Holter 检测。Holter 检测又称动态心电图（AECG），是指连续记录 24 小时或更长时间的心电图，是临床上广泛应用的无创心血管疾病检测方法之一。Holter 检测的最大特点是通过分析连续、长时间、全信息的心电记录，可获得多种心电数据，为临床诊治和科学研究服务。

2. E【解析】如检查后确诊为病态窦房结综合征，治疗的最佳选择是植入人工起搏器。病态窦房结综合征是临床上最为常见的植入起搏器的适应证，植入起搏器前，应仔细评价心律失常与症状的关系。

3. E【解析】心电图诊断为长 QT 间期综合征，此类病变最易引起的心律失常表现为尖端扭转型室性心动过速，临床可出现晕厥等症状。

4. A【解析】长 QT 间期综合征属于常染色体显性遗传心血管病。

四、B 型题

1~9 A、A、B、C、C、D、D、B、B【解析】常见心血管疾病的遗传学分两大类。单基因遗传心血管病：①常染色体显性遗传心血管病，如马方综合征、家族性嗜铬细胞瘤、先天性肺动静脉瘘、家族性原发性肺动脉高压、雷诺综合征、肥厚型心肌病、扩张型心肌病、家族性高脂血症、家族性心律失常、罗马诺-沃德（Romano-Ward）综合征（QT 延长）。②常染色体隐性遗传心血管病，如多发性大动脉炎、X 综合征、家族性心脏脂质沉积症、家族性脂蛋白酯酶缺陷。③X 连锁遗传性心血管病，如脆性 X 染色体综合征（二尖瓣脱垂）、假肥大型肌营养不良症（心肌病变）、X 性连锁内脏异位综合征。多基因遗传心血管病：①室间隔缺损。②房间隔缺损。③动脉导管未闭。④主动脉口狭窄。⑤主动脉缩窄。⑥单纯肺动脉口狭窄。⑦法洛四联症。⑧埃布斯坦（Ebstein）畸形。⑨冠状动脉心脏病。⑩高血压病。⑪心内膜弹力纤维增生症。⑫多基因性高胆固醇血症。

10~11 A、C【解析】家族性 LPL 缺陷引起原发性Ⅰ型高脂血症，为常染色体隐性遗传疾病。Apo E 基因上的突变引起家族性Ⅲ型高脂血症。

12~15 A、B、C、D【解析】参见 A1 型题第 1 题解析。

16~19 A、B、C、D【解析】蛋白质的结构分为 4 级。①一级结构：肽链中氨基酸的线性排列结构。②二级结构：肽链的 α 螺旋和 β 片层结构。③三级结构：一条肽链的三维空间的折叠结构。④四级结构：几条肽链（或几个亚基）结合形成的三维空间的折叠结构。

五、X 型题

1~2 ABCD、BCDE【解析】家族性心脏脂质沉积症、多发性大动脉炎属于常染色体隐性遗传心血管病。参见 B 型题第 1~9 题解析。

3. ACE【解析】对血脂水平有较大影响的基因有脂蛋白脂酶（LPL）基因、载脂蛋白 CⅡ（Apo-CⅡ）基因和 ApoE 基因等。

4. ABD【解析】目前认为 RNA 干扰技术可能机制分为 3 步：①dsRNA 的形成。②siRNA的形成。③RNAi 的形成。

5. ABCD【解析】参见 A1 型题第 1 题解析。

6. ABCD【解析】脱氧核糖核苷分子中的糖分子与磷酸分子结合，构成脱氧核糖核苷酸，核苷酸依据其组成中的碱基种类不同，分别称为腺嘌呤核苷酸（A）、鸟嘌呤核苷酸（G）、胞嘧啶核苷酸（C）和胸腺嘧啶核苷酸（T）。

7. ABE【解析】长 QT 间期综合征（LQTS）的特征是心电图 QT 间期延长（QTc≥0.44 秒），有室性心动过速倾向和猝死倾向。

8. ABC【解析】DNA 的基本的组成成分是碱基、脱氧核糖和磷酸。

9. AC【解析】参见 A1 型题第 5 题解析。

10. AB【解析】核酸杂交是指利用互补的核酸单链之间能够特异性地结合，包括 Southern 印迹（DNA 的检测）和 Northern 印迹（RNA 的检测）。Western 印迹是检测蛋白质表达水平最常用方法之一。反转录聚合酶链反应（RT-PCR）用于检测 RNA 的转录。

11. ABCD【解析】非病毒载体介导法的基因转移主要有裸露 DNA 直接注射、电穿孔、脂质体介导、磷酸钙共沉淀等方法。

12. ABCD【解析】RNA 分为转运 RNA（tRNA）、信使 RNA（mRNA）和核糖体 RNA（rRNA）三类，它们各有独特的结构和功能。①mRNA 是翻译蛋白质的模板，具有寿命短、含量较少等特点。②tRNA 是运载氨基酸的 RNA，具有含量较多、代谢稳定、种类较固定等特点；另外，tRNA 含有较高比例的稀有碱基，具有典型的三叶草式构型。③rRNA 是组成核糖体最主要的成分，而核糖体是蛋白质合成的场所；rRNA 在细胞内含量最多，并且代谢稳定，存活时间较长。

六、案例分析题

1. ABCD【解析】为明确诊断患者应进行的紧急检查项目有血常规、血生化、心电图和颅脑 CT。严重贫血可导致心悸、乏力及晕厥，严重电解质异常，尤其是高钾或低钾可导致恶性心律失常，出现心悸及晕厥。心电图可发现 QT 间期异常、心室预激、缺血等。颅脑 CT 可发现颅内占位、出血等引起意识丧失的疾病。

2. BCDE【解析】参见 A1 型题第 10 题解析。

3. ABCDE【解析】实施基因治疗应具备：①选择、分离出治疗疾病的特异性基因。②选择、获得足够数量携带目的基因的载体和/或细胞。③通过有效的基因转移途径将目的基因高效转染靶细胞、导入患者个体中。④目的基因在体内能产生足够量的产物，稳定表达、治疗疾病。⑤安全、不产生有害的副作用。所以，正确答案为 ABCDE。选项 F 属于基因治疗选择靶细胞的原则。

4. ABCE【解析】青年女性，有猝死家族史，神经系统查体阴性，应首先考虑心源性晕厥，需完善发作时心电图、心电图监护、Holter 检测等检查，同时查电解质以明确是否由电解质异常诱发恶性心律失常。

5. ABCDF【解析】QT 间期 540 毫秒，多形性室性期前收缩，晕厥发作时呈尖端扭转型室性心动过速提示该病为长 QT 间期综合征，需要给予吸氧及心电监护，普萘洛尔治疗有效，需备好除颤器，以便严重室性心动过速发作时予以电复律。

6. ABCD【解析】汇总信息诊断首先考虑长 QT 间期综合征、心源性晕厥。故可排除选项 ABCD。

7. ABCEF【解析】长 QT 间期综合征的诊断如下。①病史：凡出现发作性晕厥和猝死者均应怀疑为长 QT 间期综合征，尤其是由运动、情绪激动诱发的晕厥更提示可能存在长 QT 间期综合征。病史中询问发病年龄，发病前的诱因，对有否运动情绪激动，抑或使用奎尼丁、丙吡胺等抗心律失常药物，或房室传导阻滞等心脏病史等方面应详细了解。②心电图：主要的诊断依据：男性 QTc≥0.47 秒，女性 QTc≥0.48 秒可作出独立的诊断。若 QTc 介于 0.41~0.46 秒，应进一步结合病史及其他诊断指标。

8. ABCF【解析】原发性长 QT 间期综合征的治疗如下。①避免剧烈体力活动及精神刺激，以免诱发 Tdp 发作。②β 受体阻断药：β 受体阻断药是药物治疗的首选药物，预防晕厥发作的有效率 75%~80%。最常用的是普萘洛尔。③外科治疗：20%~25%的长 QT 间期综合征患者在接受全剂量 β 受体阻断药后仍有晕厥发作，则可行外科治疗，行左侧星状神经节切除术或左侧交感神经切除术，不仅可缩短 QT 间期，而且可消除 Tdp，显著提高心室颤动（室颤）阈值。④人工心脏起搏治疗：有报道人工心脏起搏对部分长 QT 间期综合征有效，尤其对那些在 Tdp 发作前后有明显心动过缓或长间歇者最有效。现发现对中间型长 QT 间期综合征者用 β 受体阻断药和用人工心脏起搏的效果好。

第四章　心脏影像诊断学

一 A1 型题

1. 经胸超声心动图检查常规技术不包括
   A. M 型超声心动图　B. 二维超声心动图
   C. 经食管超声心动图　D. 脉冲多普勒超声心动图
   E. 连续多普勒超声心动图
2. 心脏左前斜位片主要是观察
   A. 右无名静脉　B. 相反搏动点
   C. 右心房　D. 胸主动脉、左房室、右房室
   E. 以上全不是
3. 心肌灌注显像中异常的图像不包括
   A. 可逆性缺损　B. 部分可逆性缺损
   C. 固定缺损　D. 反向再分布
   E. 固定的“热区”
4. 新生儿应进行超声心动图检查的情况不包括
   A. 染色体畸形或主要心血管畸形者　B. 早产儿心肺功能改善不明显者
   C. 与心脏遗传疾病有关的综合征　D. 爷爷、奶奶有先天性心脏病者
   E. 发绀、呼吸窘迫、充血性心力衰竭或动脉搏动异常
5. 反映心室收缩功能的参数不包括
   A. 左心室或右心室射血分数（EF）　B. 心排血量（CO）
   C. 高峰充盈率（PFR）　D. 每搏容量（SV）
   E. 高峰射血率（PER）
6. 对于临床怀疑冠心病的患者，可以用于冠状动脉病变诊断的是
   A. 心脏 X 线平片　B. 超声心动图
   C. CT 检查　D. MRI 检查
   E. 核医学
7. 左心室声学造影的适应证不包括
   A. 确定心内膜边界　B. 判断室壁瘤的大小和范围

C. 鉴别心内的附壁血栓　　D. 增加负荷超声心动图的敏感性
E. 室间隔缺损轻度的右向左分流的诊断

8. 用于冠状动脉钙化积分测量的心脏影像诊断学方法是
A. 心脏 X 线平片　　B. 超声心动图
C. 心血管造影　　D. 心脏 CT 检查
E. 心脏 MRI 检查

9. 心肌灌注显像剂不包括
A. ^{99m}Tc-MIBI　　B. ^{201}Tl
C. ^{18}F-FDG　　D. ^{13}N-NH_3
E. ^{15}O-H_2O

10. 对于冠心病评价而言，CT 与 MRI 相比具有的优势是
A. 心脏各房室形态结构的评价　　B. 心肌活力的评价
C. 心肌灌注的评价　　D. 冠状动脉病变的诊断
E. 心脏功能的评价

11. 诊断主动脉疾病和肺动脉栓塞的一线影像学检查方法是
A. 心脏 X 线平片　　B. 超声心动图
C. 心血管造影　　D. MRI 检查
E. 多层螺旋 CT

12. 右心室收缩期压力（RVSP）的计算公式为
A. RVSP（mmHg）= 2×(TR 峰值速度)^2+RAP
B. RVSP（mmHg）= 3×(TR 峰值速度)^3+RAP
C. RVSP（mmHg）= 4×(TR 峰值速度)^2+RAP
D. RVSP（mmHg）= 4×(PR 舒张末期速度)^2+RAP
E. RVSP（mmHg）= 3×(PR 舒张末期速度)^3+RAP

13. 在没有右心室流出道梗阻的情况下，SPAP 等于
A. RAP　　B. RVSP
C. PAEDP　　D. LAP
E. PCWP

14. 心脏右前斜位片主要是观察
A. 右心房、主动脉窗　　B. 气管分叉
C. 左心房、肺动脉主干和右心室　　D. 左心室、主动脉弓的全貌
E. 以上全不是

15. 反映心室舒张功能的参数不包括
A. 1/3 射血分数（1/3EF）　　B. 1/3 充盈分数（1/3FF）

C. 高峰充盈率（PFR）
D. 高峰充盈率时间（TPFR）
E. 1/3 充盈率（1/3FR）

16. 心肌灌注显像检查出现可逆性缺损现象常常提示
A. 陈旧性心肌梗死
B. 急性心肌梗死
C. 心肌可逆性缺血
D. X 综合征
E. 心力衰竭

17. 心肌灌注显像中反向再分布现象为
A. 在负荷影像存在有缺损，而静息或延迟显像又出现显像剂分布或充填
B. 负荷试验显像呈现放射性缺损，而静息或再分布显像时心肌缺损区明显缩小或显像剂摄取有增加，但没有完全恢复到正常
C. 在运动和静息（或延迟）影像都存在缺损而没有变化，通常提示心肌梗死或瘢痕组织
D. 心肌负荷显像为正常分布，而静息或延迟显像显示出新的放射性减低
E. 左心室在运动负荷后较静息时明显增大

18. 诊断二尖瓣关闭不全最可靠的检查方法是
A. 二维超声心动图
B. 多普勒超声心动图
C. A 型超声诊断法
D. 听诊
E. M 型超声心动图

19. 超声心动图检查二尖瓣狭窄的最早期表现为
A. 二尖瓣振幅增加
B. 二尖瓣回声增强，无二尖瓣后叶的异向运动
C. 二尖瓣回声增强
D. 二尖瓣回声增强，二尖瓣振幅增加
E. 二尖瓣回声增强，二尖瓣振幅增加，无二尖瓣后叶的异向运动

20. 下列心肌灌注显像剂中，存在再分布显像的是
A. ^{201}TlCl
B. ^{99m}Tc-sestamibi
C. ^{99m}Tc-CPI
D. ^{99m}Tc-TBI
E. ^{99m}Tc-tetrofosmin

二 A2 型题

1. 患者，女性，48 岁。既往有关节疼痛病史，因劳累近 2 周自感胸闷、心慌和气短，伴头晕、头痛，心脏听诊心率为 110 次/分，二尖瓣听诊区可闻及舒张期开瓣音，为明确诊断应首先选择的检查是
A. 心电图
B. 胸部 X 线检查
C. 超声心动图
D. 心脏磁共振成像
E. 颅脑 CT

2. 患者，女性，63 岁。高血压 1 级，伴有心动过速和轻度充血性心力衰竭症状，有气喘和痛风史。患者首选的治疗药物为

A. α 受体阻断药
B. β 受体阻断药
C. 血管紧张素转换酶抑制药
D. 中枢抗交感神经药
E. 血管扩张药

3. 患者，男性，66 岁。有高血压病史，早晨突发血压下降，出现频发室性期前收缩，心尖区闻及 3 级收缩期杂音及喀喇音，以下对及时诊断治疗最有意义的检查是

A. 心脏 B 超
B. CPK 测定
C. 胸部 X 线检查
D. 心电图
E. 心功能测定

4. 患者，男性，32 岁。有心脏杂音史 2 年，以下哪项改变对明确风湿性心脏病的诊断最有价值

A. 超声心动图示三尖瓣少量反流
B. 超声心动图示主动脉瓣回声偏强
C. 超声心动图示肺动脉瓣少量反流
D. 超声心动图示二尖瓣少量反流
E. 超声心动图示二尖瓣前叶曲线呈城墙样

三 A3/A4 型题

（1~4 题共用题干）

患者，男性，51 岁。反复发作心前区痛，心电图检查提示为期前收缩。静息时 ^{99m}Tc-MIBI 心肌灌注断层显像，心肌血流灌注未见明显缺损。

1. 为了明确诊断还需要进一步做的检查为

A. 心功能测定
B. 负荷试验心肌灌注显像
C. ^{18}F-FDG PET 显像
D. 心肌活检
E. 心肌酶谱分析

2. 如果负荷试验心肌灌注显像见前壁和前间壁心肌缺损，最可能的诊断是

A. 心肌梗死
B. 心力衰竭
C. 心肌病
D. 心肌瘢痕组织
E. 冠心病可逆性心肌缺血

3. 如果静息和负荷试验心肌灌注显像均为放射性分布缺损，则最可能的诊断是

A. 心肌梗死
B. 心力衰竭
C. 心肌病
D. 冠心病可逆性心肌缺血
E. 心肌炎

4. 如果静息和负荷心肌显像提示有固定的分布缺损，冠状动脉造影提示有>90%的狭窄，临床准备考虑行冠状动脉旁路移植或冠状动脉成形术时，还需要做的检查是

A. ^{18}F-FDG PET 心肌代谢显像
B. ^{201}Tl 负荷心肌显像
C. CT 冠状动脉造影
D. 运动心电图
E. 核素心血池显像

（5~7 题共用题干）

患者，男性，31 岁。咳嗽、咳痰半年，发热伴乏力 20 余天入院。查体：心前区无隆起，心尖搏动位于第 5 肋间左锁骨中线外 1cm，可触及抬举样心尖搏动，胸骨左缘第 2 肋间可闻及震颤，心界位于第 5 肋间左锁骨中线外 1cm，心率 96 次/分，心律齐，心音有力，肺动脉听诊区可闻及粗糙的连续性杂音，二尖瓣听诊区可闻及 3/6 级收缩期杂音，未闻及心包摩擦音，无水冲脉、奇脉、枪击音。

5. 患者首选的实验室检查是
A. 心电图检查
B. 胸部 X 线检查
C. 血培养检查
D. 超声心动图
E. 胸部 CT

6. 超声心动图显示降主动脉与肺动脉之间存在交通支，血流多普勒可显示连续的左向右分流。患者最可能的诊断是
A. 动静脉瘘
B. 房间隔缺损
C. 动脉导管未闭
D. 乏氏窦瘤破裂
E. 主动脉狭窄并关闭不全

7. 如果血培养阴性，临床高度怀疑感染性心内膜炎，经胸超声心动图未明确显示赘生物，为明确诊断需进一步进行的检查是
A. 心脏多排 CT
B. 心脏磁共振成像
C. 心血池扫描显像
D. 经胸实时三维超声心动图
E. 经食管超声心动图

四 B 型题

（1~4 题共用备选答案）
A. 后前位
B. 左前斜位
C. 右前斜位
D. 侧位
E. 右后斜位

1. 观察心脏大血管疾病的基本体位是
2. 观察胸主动脉和分析左、右房室增大的重要体位是
3. 用于食管服钡摄片，主要用于观察左房增大对食管的压移情况，也有助于观察肺动脉段突出和右室漏斗部增大等征象的体位是

4. 兼有左、右斜位的作用，还可用于测量心脏和胸廓前后径的体位是

（5～10 题共用备选答案）

A. 前后位+足头位 20°与侧位
B. 前后位+足头位 20°
C. 左前斜位 45°～60°或侧位
D. 右前斜 30°和左前斜 60°
E. 左前斜 50°～60°+足头位 10°～20°

5. 右心房、右心室（包括肺动脉）系统进行心血管造影采用的投照体位是
6. 左心房、左心室系统进行心血管造影采用的投照体位是
7. 肺动脉造影采取的投照体位是
8. 主动脉造影采取的投照体位是
9. 冠心病尤其怀疑室壁瘤形成者采取的投照体位是
10. 左冠状动脉的常用投照体位是

五 X 型题

1. 肺部疾病患者的超声心动图指征为
A. 怀疑肺动脉高压的患者
B. 肺动脉高压患者治疗后的随访
C. 心源性与非心源性呼吸困难病因的鉴别
D. 伴有原发性肺疾病的肝硬化患者
E. 肺栓塞并怀疑在肺动脉、右心房、右心室有血栓者
2. 急性冠脉综合征患者超声心动图的适应证有
A. 怀疑急性缺血或用标准方法没有证实的梗死
B. 左心室功能的评估
C. 下壁梗死合并右心室梗死的患者
D. 再血管化前，存活心肌的评估
E. 缺血的定位和严重程度的评估
3. 成人先天性心脏病超声心动图的适应证有
A. 临床怀疑先天性心脏病
B. 血流动力学不稳定患者
C. 已知有先心病，但诊断不明确
D. 已知有先心病，必须进行肺动脉压随访
E. 已知有先心病，心室功能和房室瓣反流需要随访
4. 有助于评价心力衰竭和严重的收缩功能减低患者合理治疗后心室大小的变化的参数有
A. 收缩末期容积（ESV）
B. 舒张末期容积（EDV）
C. 高峰充盈率（PFR）
D. 心排血量（CO）
E. 高峰射血率（PER）

5. 心脏磁共振成像（MRI）的优点包括
A. 无放射性和无须使用含碘对比剂
B. 可以任意方位断层
C. 空间分辨率明显高于心脏超声
D. 可以多参数成像
E. 对钙化灶信号敏感

6. 大血管疾病的超声心动图的作用有
A. 明确主动脉夹层的诊断、分型以及并发症，帮助临床治疗决策
B. 明确主动脉瘤的部位，大小
C. 明确主动脉破裂的部位
D. 明确马方综合征或其他结缔组织疾病所致的主动脉根部扩张
E. 难治性心包积液或诊断早期缩窄的随访

7. 在没有肺高压的情况下，肺动脉舒张末期压（PAEDP）等于
A. RAP
B. RVSP
C. SPAP
D. LAP
E. PCWP

8. 心脏磁共振成像（MRI）的优点有
A. 无须使用造影剂
B. 能无创进行心脏动态和血流速度分析
C. 不使用碘对比剂
D. 心脏和大血管形态学评价
E. 能评价心肌代谢、心肌灌注和确定冠状动脉起源和路径

9. 对于先心病的评价而言，MRI 与 CT 相比具有的优势
A. 心脏和大血管血流动力学的评价
B. 心房-心室连接关系的评价
C. 心脏和大血管形态学评价
D. 心室-大血管连接关系的评价
E. 适用于先心病术后随访

10. 心内杂音产生的因素有
A. 通过狭窄血管的血流
B. 通过病变瓣膜的前向血流
C. 瓣膜口扩大
D. 心腔或血管之间存在异常交通
E. 正常瓣膜的血流速度高或流量较大

11. 超声心动图可用于慢性缺血性心脏病的情况有
A. 机械并发症和附壁血栓的检测
B. 有症状的患者心肌缺血的诊断
C. 静息状态下，整体心功能的评估
D. 再血管化前，存活心肌的评估
E. 再血管化后，伴典型症状患者的再狭窄的评价

12. 心血管核医学所包含的内容中，最常用的显像是
A. 急性心肌梗死显像
B. 心肌灌注显像

C. 心肌代谢显像　　D. 心脏神经受体显像

E. 心脏、大血管血池显像

13. 心脏 X 线平片投照体位一般采用的组合方式为

A. 后前位和左、右前斜位　　B. 左侧位和右前斜位

C. 左侧位和左、右前斜位　　D. 后前位和左侧位

E. 左前斜位和右前斜位

14. 冠状动脉 CT 检查可以评价

A. 冠状动脉血流速度　　B. 冠状动脉狭窄

C. 冠状动脉血流类型　　D. 冠状动脉起源异常

E. 冠状动脉扩张

15. 心脏 X 线平片检查要求

A. 立位吸气下屏气摄片　　B. X 线球管焦点至胶片距离为 1.8~2.0m

C. 心影放大率不超过 5%　　D. 心影放大率不少于 5%

E. X 线球管焦点至胶片距离为 2m 以上

16. 心脏 X 线平片的常规投照体位有

A. 后前位　　B. 左前斜位

C. 右前斜位　　D. 侧位

E. 右后斜位

17. 在心肌灌注显像中，提示患者心功能障碍，预后较差的是

A. 负荷后肺摄取增加　　B. 呈局限性固定缺损

C. 可逆性缺损　　D. 反向再分布

E. 负荷后伴有暂时性左心室扩张

18. 心脏 X 线平片的显影异常改变包括

A. 早期或短路显影　　B. 延迟显影

C. 不显影　　D. 再显影

E. 反向显影

19. 对先心病诊断而言，MSCT 的应用范围包括

A. 分析心室肌小梁形态结构以确定左心室或右心室

B. 分析心房-心室-大血管连接关系异常以及位置和排列关系

C. 分析肺静脉或体静脉与左心房或右心房连接关系异常

D. 分析肺动脉发育不良、肺血管畸形以及体肺侧支血管的来源和供血情况

E. 评价体循环和肺循环各部位血管疾病的形态学改变

20. 心血管核医学所包含的内容中，心肌显像包括

A. 心肌灌注显像　　B. 心肌代谢显像

C. 急性心肌梗死显像
D. 心脏、大血管血池显像
E. 心脏神经受体显像

六 案例分析题

（1~2 题共用题干）

患者，男性，37 岁。因反复胸闷、气短伴咳嗽 20 余天入院。查体：体温 36.6℃，脉搏 120 次/分，呼吸 18 次/分，血压 120/70mmHg，神志清楚，端坐体位，查体合作，问答切题，言语断续不连贯。眼睑无水肿，口唇发绀明显，气管不偏，颈静脉怒张，肝颈静脉回流征阳性，吸气三凹征不明显，左肺呼吸音清，右下肺呼吸音低，双肺未闻及干、湿啰音，心尖搏动位于左侧第 5 肋间锁骨中线外侧 1.5cm 处，心界叩诊向左扩大，心率 120 次/分，心律不齐，可闻及期前收缩，7 个/分，二尖瓣及三尖瓣可闻及收缩期吹风样 3/6 级杂音，余各瓣膜听诊区未闻及杂音，无心包摩擦音。

1. 为明确诊断应紧急检查的项目包括
A. 血常规
B. 动脉血气分析
C. 胸部 X 线检查
D. DIC 全项
E. 肺功能检查
F. 超声心动图

2. 超声心动图显示：全心扩大，左心功能减退，二尖瓣及三尖瓣关闭不全（中度），肺动脉高压（轻度）。心肌核素扫描：左心室扩大，心肌多节段缺血改变伴运动幅度减低。用螺内酯 40mg，1 次/天；葡醛内酯 100mg，3 次/天；非洛地平缓释片 5mg，1 次/天；地高辛 0.25mg，隔日 1 次；美托洛尔 37.5mg，2 次/天；头孢呋辛 500mg，2 次/天；呋塞米 40mg，1 次/天。治疗 1 周后，患者无明显胸闷、气短，夜间可平卧，无夜间阵发性呼吸困难，肺部感染治愈，心功能Ⅱ级，超声心动图射血分数由入院时 29%提高到 40%，心尖部变薄，运动消失，余室壁运动代偿性增强。导致心脏扩大的原因可能为
A. 肺部感染继发心力衰竭
B. 肺动脉栓塞
C. 扩张型心肌病
D. 心肌炎
E. 冠心病合并全心衰竭
F. 风湿性心脏病二尖瓣狭窄

参考答案与解析

一、A1 型题

1. C【解析】经胸超声心动图检查常规技术包括 M 型超声心动图、二维超声心动图、多普勒超声心动图（包括脉冲多普勒和连续多普勒）。所以，选项 C 错误。

2. D【解析】心脏左前斜位（常规 60°）是观察胸主动脉和分析左、右房室增大的重要体位。

3. E【解析】根据放射性分布缺损的类型不同，心肌灌注显像在临床上常分为可逆性缺损、部分可逆性缺损、固定缺损、反向再分布和其他异常表现（如负荷后肺摄取增加、暂时性左室扩张）等几种类型。心肌灌注显像中异常的图像不包括选项 E。

4. D【解析】当新生儿存在下列情况，应进行超声心动图检查：①发绀、呼吸窘迫、充血性心力衰竭或动脉搏动异常。②染色体畸形或主要心血管畸形者。③早产儿心肺功能改善不明显者。④与心脏遗传疾病有关的综合征。⑤心脏杂音和心脏体征异常者。⑥一级亲属（父母，兄弟，姐妹）有先天性心脏病，或胎儿心脏超声心动图怀疑有先天性心脏病。选项 D 不符合题意。

5. C【解析】反映心室收缩功能的参数：左心室或右心室射血分数（EF），心排血量（CO）、每搏容量（SV）、高峰射血率（PER）、1/3 射血分数（1/3 EF）等。选项 C“高峰充盈率（PFR）”属于反映心室舒张功能的参数。

6. C【解析】静脉注射造影剂后行增强 CT 检查，可评价冠状动脉病变。

7. E【解析】左心室声学造影适用于下列情况：①确定心内膜边界。②判断室壁瘤的大小和范围。③鉴别心内的附壁血栓。④增加负荷超声心动图的敏感性（美国超声心动图学会建议负荷超声心动图在非造影剂影像条件下，≥2 个连续心肌节段显示不清者，可以进行左室声学造影）。⑤选择性心肌声学造影有助于指导梗阻性肥厚型心肌病的介入治疗。选项 E 属于右心室声学造影的适应证。

8. D【解析】心脏多层螺旋 CT（MSCT）主要用于心脏解剖结构评价和冠状动脉以及中心和外周血管成像，有时也用于冠状动脉钙化积分和心脏功能的定量评价。

9. C【解析】心肌灌注显像剂即核素标记化合物有^{201}Tl、^{99m}Tc-MIBI、^{13}N-NH_3、^{15}O-H_2O、^{82}Rb等。不包括选项 C“^{18}F-FDG”。

10. D【解析】对于冠心病评价而言，CT 与 MRI 相比具有的优势是 CT 可以进行冠状动脉病变的诊断。

11. E【解析】目前，多层螺旋 CT（MSCT）是诊断主动脉疾病和肺动脉栓塞的一线影像学检查方法。

12. C【解析】右心室收缩期压力（RVSP）的计算公式：RVSP（mmHg）= 4×（TR 峰值速度）^{2}+RAP。肺动脉舒张末期压力（PAEDP）的计算公式：PAEDP（mmHg）= 4×（PR 舒张末期速度）^{2}+RAP。

13. B【解析】在没有右心室流出道梗阻的情况下，收缩期肺动脉压力（SPAP）等于右心室收缩期压力（RVSP）。

14. C【解析】心脏右前斜位（常规 45°）片即食管服钡摄片，主要用于观察左房增大对食管的压移情况，也有助于观察肺动脉段突出和右室漏斗部增大等征象。

15. A【解析】心室舒张功能的参数：高峰充盈率（PFR）、高峰充盈率时间（TPFR）、1/3 充盈率（1/3FR）和 1/3 充盈分数（1/3FF）等。选项 A“1/3 射血分数（1/3EF）”属于反映心室收缩功能的参数。

16. C【解析】可逆性缺损是指在负荷影像存在有缺损，而静息或延迟显像又出现显像剂分布或充填（恢复到正常）。应用^{201}Tl 显像时，这种随时间的改善称为“再分布”，这种情况常提示心肌可逆性缺血。

17. D【解析】心肌灌注显像中反向再分布的图像：心肌负荷显像为正常分布，而静息或延迟显像显示出新的放射性减低；或者负荷心肌显像出现放射性分布减低，静息或再分布显像时更严重。

18. B【解析】多普勒超声心动图是诊断和评估二尖瓣关闭不全最精确、最可靠的无创检查方法。

19. C【解析】二尖瓣狭窄的超声心动图表现：M 型超声示二尖瓣曲线的正常双峰消失，二尖瓣前叶 EF 斜率减慢，二尖瓣后叶于舒张期与前叶呈同向运动，即“城墙样改变”；二维超声心动图示二尖瓣瓣膜增厚粘连、反射增强，舒张期二尖瓣口开放受限，伴左心房扩大、右心室肥大；彩色多普勒超声可探及二尖瓣狭窄舒张期湍流频谱。

20. A【解析】再分布是指正常心肌细胞清除^{201}Tl 的速度较缺血心肌快，随着时间延长，二者的放射性浓度差别越来越小，甚至消失（一般在 3~4 小时），在延迟显像图上可见到放射性“充填”现象，核医学称为“再分布”。在心肌显像中只有^{201}Tl 有这种现象。

二、A2 型题

1. C【解析】二尖瓣开瓣音是二尖瓣狭窄听诊的特征性改变。患者可诊断为二尖瓣狭窄。超声心动图检查是确诊二尖瓣狭窄的首选无创性检查，并为二尖瓣狭窄的诊断和功能评估提供定性和定量的客观依据。

2. C【解析】心衰首选血管紧张素转换酶抑制药和 β 受体阻断药，但患者有气喘和痛风为 β 受体阻断药和利尿药的禁忌证。所以，正确答案为 C。

3. D【解析】患者突发低血压，有高血压病史，要考虑心肌梗死的可能，频发室性期前收缩提示前壁心梗，心尖区闻及 3 级收缩期杂音及喀喇音提示同时伴有乳头肌断裂，二尖瓣关闭不全。心脏超声诊断结构变化，不能诊断原因；CPK 测定时间太短，未到阳性结果时间窗；胸部 X 线检查和心功能测定均不适宜。所以，对及时诊断治疗最有意义的检查是选项 D 心电图。

4. E【解析】风湿性心脏病最常累及二尖瓣，导致二尖瓣狭窄。超声呈现“城墙样”改变为二尖瓣狭窄的特征性改变。

三、A3/A4 型题

1. B【解析】为了明确诊断还需要进一步做的检查为负荷试验心肌灌注显像。心肌灌注显像是早期诊断冠心病心肌缺血简便、准确、无创伤性的方法，其灵敏度和特异性可达到90%以上。

2. E【解析】心肌缺血的典型表现是负荷试验心肌灌注影像出现显像剂分布稀疏或缺损，而静息或再分布影像呈正常或明显充填，提示为可逆性心肌缺血。

3. A【解析】部分可逆性缺损在负荷试验显像中呈现放射性缺损，而静息或再分布显像时心肌缺损区明显缩小或显像剂摄取有增加，但没有完全恢复到正常，提示存在部分心肌可逆性缺血或心肌梗死伴有缺血。

4. A【解析】PET心肌显像可以显示心肌坏死/存活分布的情况。

5. D【解析】根据患者的症状，患者首选的实验室检查是超声心动图。

6. C【解析】患者最可能的诊断是动脉导管未闭。超声心动图检查可见：左心房、左心室增大，肺动脉增宽；如存在肺动脉高压，右心室亦可增大，在主动脉与肺动脉分叉之间可见异常的管道交通；彩色多普勒显示降主动脉至肺动脉的高速双期分流；连续多普勒可测得双期连续高速血流频谱。

7. E【解析】经食管超声心动图是经胸超声心动图的补充，常用于经胸超声心动图成像效果较差的患者，如肥胖、胸廓畸形、肺气肿、机械通气状态下的患者。对中度或高概率的感染性心内膜炎患者进行诊断和处理，适用经食管超声心动图。

四、B型题

1~4 A、B、C、D【解析】心脏X线平片的常规投照体位：①后前位。观察心脏大血管疾病的基本体位，除了能显示心脏和人血管整体形态、大小和位置外，还可了解胸部包括双肺尤其肺循环的改变。②左前斜位（常规60°）。观察胸主动脉和分析左、右房室增大的重要体位。③右前斜位（常规45°）。食管服钡摄片，主要用于观察左房增大对食管的压移情况，也有助于观察肺动脉段突出和右室漏斗部增大等征象。④侧位。一般采用左侧位食管服钡摄片，兼有左、右斜位的作用，还可用于测量心脏和胸廓前后径。

5. A【解析】右心房、右心室（包括肺动脉）系统进行心血管造影一般采用的投照体位是前后位+足头位20°与侧位，可较全面地显示心脏各房室以及主动脉、肺动脉（肺动脉主干及分支）的大小、形态、位置排列和连接关系、体-肺动脉侧支血管以及动脉导管未闭的部位。

6. A【解析】左心房、左心室系统进行心血管造影一般采用的投照体位是前后位+足头位20°与侧位，在心脏复杂畸形（如大动脉错位）用于显示心房、心室及两大动脉的连接和空间排列关系。

7. B【解析】肺动脉造影采取的投照体位是前后位+足头位20°，适于显示主动脉与肺动脉、分叉部以及左右分支，用于肺动脉及分支病变诊断。

8. C【解析】主动脉造影采取的投照体位是左前斜位45°~60°或侧位，用于显示胸主动脉包括主动脉弓部的分支血管近段。

9. D【解析】左室造影主要用于冠心病尤其怀疑室壁瘤形成者，多采用右前斜30°和左前斜60°，观察左室壁运动情况以及二尖瓣功能，为手术适应证以及术式选择提供依据。

10. E【解析】左冠状动脉的常用投照体位有左前斜50°～60°、左前斜50°～60°+足头10°～20°、左前斜50°～60°+头足10°～20°、右前斜20°～30°、右前斜20°～30°+头足10°～20°、右前斜20°～30°+足头10°～20°。

五、X型题

1. ABCE【解析】肺部疾病患者的超声心动图指征：①怀疑肺动脉高压的患者。②肺栓塞并怀疑在肺动脉、右心房、右心室有血栓者。③肺动脉高压患者治疗后的随访。④心源性与非心源性呼吸困难病因的鉴别。⑤肺部疾病伴有心脏受累患者。所以，正确答案为A、B、C、E。

2. ABCE【解析】急性冠脉综合征患者超声心动图的适应证：①怀疑急性缺血或用标准方法没有证实的梗死。②左心室功能的评估。③下壁梗死合并右心室梗死的患者。④机械并发症和附壁血栓的检测。⑤缺血的定位和严重程度的评估。选项D属于慢性缺血性心脏病患者超声心动图的适应证。

3. ACDE【解析】成人先天性心脏病超声心动图的适应证：①临床怀疑先天性心脏病。②已知先心病，临床特征有变化。③已知有先心病，但诊断不明确。④已知有先心病，心室功能和房室瓣反流需要随访。⑤已知有先心病，必须进行肺动脉压随访。⑥手术修补后随访。⑦瓣膜成形术或换瓣后患者的随访。选项B属于严重外伤患者的超声心动图适应证。

4. AB【解析】反映心室容量负荷的参数，如收缩末期容积（ESV）和舒张末期容积（EDV），有助于评价心力衰竭和严重的收缩功能减低患者合理治疗后心室大小的变化。

5. ABCD【解析】心脏磁共振成像（MRI）的优点：①MRI无放射性和无须使用含碘对比剂。②MRI可以任意方位断层。③MRI空间分辨率明显高于心脏超声，尽管尚低于心脏CT，但随着图像重建技术的进步，MRI的空间分辨率已逐渐接近CT。④MRI可以多参数成像，尤其是在诊断心肌病、确定纤维化或脂肪变等组织病理学特征方面具有独特优势。无须使用造影剂，利用“流空效应”，心脏和大血管而显示为低信号，利用“流入增强效应”和流动引起的相位改变，MRI能无创进行心脏动态和血流速度分析。此外MRI尚能评价心肌代谢、心肌灌注和确定冠状动脉起源和路径。选项E是错误的。对钙化灶信号不敏感是MRI的缺点。因此，正确答案为A、B、C、D。

6. ABCD【解析】大血管疾病的超声心动图的作用：①明确主动脉夹层的诊断、分型以及并发症，帮助临床治疗决策。②明确主动脉瘤的部位，大小。③明确主动脉破裂的部位。④马方综合征或其他结缔组织疾病所致的主动脉根部扩张。⑤主动脉夹层修补术后的随访。选项E属于心包疾病的超声心动图的临床价值。因此，正确答案为A、B、C、D。

7. DE【解析】在没有肺高压的情况下，肺动脉舒张末期压（PAEDP）等于左心房压（LAP）或肺动脉楔压（PCWP），需在有PR的条件下测定。

8. ABCE【解析】参见 X 型题第 5 题解析。

9. AE【解析】MRI 在先心病诊断方面主要用于心脏复杂畸形的评价。与 CT 相比，MRI 的优势是能提供心脏和血管血流动力学信息（如主动脉缩窄的压力梯度测量，通过显示缺损形成的涡流诊断房间隔或室间隔小缺损)，无放射损伤，适用于先心病术后随访。

10. ABDE【解析】心内血流的湍流导致杂音产生，主要与以下因素有关：①正常瓣膜的血流速度高或流量较大。②通过病变瓣膜的前向血流。③瓣膜的反流。④血流分流（心腔或血管之间存在异常交通)。⑤通过狭窄血管的血流。所以，正确答案为 A、B、D、E。

11. BCDE【解析】超声心动图可用于慢性缺血性心脏病的情况：①有症状的患者心肌缺血的诊断。②静息状态下，整体心功能的评估。③再血管化前，存活心肌的评估。④再血管化后，伴典型症状患者的再狭窄的评价。选项 A 属于急性冠脉综合征患者超声心动图的适应证。所以，正确答案为 B、C、D、E。

12. BC【解析】心血管核医学所包含的内容可分为两个方面：①心肌显像，包括心肌灌注显像、心肌代谢显像、急性心肌梗死显像和心脏神经受体显像等。②心脏、大血管血池显像及心室功能测定等。目前以心肌灌注显像和心肌代谢显像最常用。

13. AD【解析】心脏 X 线平片检查一般采用以下两种组合方式：①后前位和左、右前斜位。②后前位和左侧位。

14. BDE【解析】冠状动脉 CT 检查可以评价冠状动脉狭窄、冠状动脉起源异常及冠状动脉扩张。不能动态显示和定量评价冠状动脉血流，不易区分局限性重度狭窄（狭窄程度 90%~99%）与完全闭塞。

15. ABC【解析】心脏 X 线平片检查要求立位吸气下屏气摄片，X 线球管焦点至胶片距离为 1.8~2.0m，心影放大率不超过 5%。

16. ABCD【解析】参见 B 型题第 1~4 题解析。

17. AE【解析】心肌灌注显像的其他异常表现：①负荷后肺摄取增加。正常肺与心肌摄取比值<0.5（^{201}Tl）和<0.45（^{99m}Tc-MIBI)，摄取比值增高反映运动诱发左室功能障碍。②暂时性左室扩张。左心室在运动负荷后较静息时明显增大也提示运动诱发心室功能障碍或存在大量危险心肌的标志，其比值与同期的左心室射血分数存在负相关关系。所以，选项 AE 提示患者心功能障碍，预后较差。

18. ABCDE【解析】心脏 X 线平片的显影异常改变包括早期或短路显影、延迟显影、不显影、再显影和反向显影等。

19. ABCD【解析】对先心病诊断而言，MSCT 能准确评价心脏各房室和大血管大小、形态，结构（如房间隔、室间隔以及心脏瓣膜等异常)、位置改变以及相互关系，能为临床提供丰富的诊断信息，主要用于心脏复杂畸形诊断和鉴别：①分析心室肌小梁形态结构以确定左或右心室。②心房-心室-大血管连接关系异常（如大动脉错位为主动脉、肺动脉与左、右心室异位连接）以及位置和排列关系。③肺静脉或体静脉与左心房或右心房连接关系异常（如肺静脉异位引流入右心房）。④肺动脉发育不良、肺血管畸形以及体肺侧支血管的来源和供血情况。⑤主动脉发育异常（主动脉缩窄或闭锁以及侧支循环情况）及其分支血管畸形。⑥冠状动脉变异和畸形。⑦肝、脾和胃腔位置以及肺和支气管形态，有助于内脏和心房位置判断。所以，正确答案为 A、B、C、D。选项 E 属于 CT 在心脏以外的血管疾病的应用。

20. ABCE【解析】参见 X 型题第 12 题解析。

六、案例分析题

1. ABCDF【解析】为明确诊断应紧急检查的项目：血常规、动脉血气分析、胸部 X 线检查、DIC 全项、超声心动图。患者吸气三凹征不明显，左肺呼吸音清，右下肺呼吸音低，双肺未闻及干、湿啰音，说明无肺部感染，不需进行肺功能检查。

2. ACDE【解析】根据题干可以判断患者存在心脏扩大及心力衰竭、扩张型心肌病、心肌炎、冠心病合并全心衰竭。呼吸道感染是诱发心衰加重的最常见诱因。肺动脉栓塞及风湿性心脏病二尖瓣狭窄不符合题干给出的治疗效果及心脏彩超表现。

心电图

第五章　心脏电生理检查及治疗

一 A1 型题

1. 室颤患者首选的治疗方式为
   A. 非同步直流电除颤　　B. 抗心律失常起搏（ATP）
   C. 低能量直流电同步复律　　D. 同步直流电除颤
   E. 心内注射利多卡因
2. 右心室流出道起搏手术中，必须应用的电极导线是
   A. 直形被动固定电极　　B. “J”形被动固定电极
   C. 螺旋形电动固定电极　　D. 直形主动螺旋电极
   E. “J”形主动固定电极
3. 正常人群 AH 的数值范围为
   A. 20~40 毫秒　　B. 40~60 毫秒
   C. 60~130 毫秒　　D. 80~150 毫秒
   E. 100~180 毫秒
4. 对 VVIRV 起搏器编码描述正确的是
   A. 心室抑制型起搏，有频率应答，无多部位心室起搏
   B. 心室抑制型起搏，无频率应答，有多部位心室起搏
   C. 心室抑制型起搏，无频率应答和多部位心室起搏
   D. 心室抑制型起搏，有频率应答和多部位心室起搏
   E. 心房抑制型起搏，无频率应答和多部位心室起搏
5. 影响 HV 间期的药物是
   A. 普鲁卡因胺　　B. 洋地黄
   C. 阿托品　　D. 苯妥英钠
   E. 利多卡因
6. 人工心脏起搏系统的组成部分不包括
   A. 起搏器　　B. 导线系统
   C. 导线界面　　D. 程控器
   E. 控制单元

7. 房颤消融最常见的并发症是
A. 脑卒中
B. 食管-左房瘘
C. 肺静脉狭窄
D. 心包积液/心脏压塞
E. 膈神经损伤
8. 左心室心内膜激动的形式呈现特定的方式，最早激动的部位是
A. 室间隔中部的下缘
B. 游离壁的基底部上方
C. 心尖部心肌
D. 下后壁的基底部
E. 心室其他部位
9. 临时心脏起搏器植入术最常见的并发症是
A. 导管移位
B. 穿刺并发症
C. 心肌穿孔
D. 膈肌刺激
E. 导管断裂
10. 正常人群 HV 的数值范围为
A. 25~35 毫秒
B. 35~55 毫秒
C. 45~65 毫秒
D. 55~75 毫秒
E. 65~85 毫秒
11. 右心耳起搏时最常选用的电极导线是
A. 直形被动固定电极
B. "J"形被动固定电极
C. "J"形主动螺旋电极
D. 直形主动螺旋电极
E. "J"形主动固定电极
12. 股静脉穿刺的部位在股三角区，位于
A. 股神经和股动脉内侧
B. 股神经和股动脉外侧
C. 股神经和股动脉之间
D. 股神经内侧
E. 股神经外侧
13. 行股静脉穿刺见到有鲜红色的血由针孔喷出时应该
A. 送入导丝及鞘管
B. 立刻通知外科处理
C. 退出穿刺针，立刻重新穿刺
D. 接上注射器，冲入肝素氯化钠溶液
E. 撤出导管后用手指压迫穿刺处 10~20 分钟
14. 不宜应用电复律的情况为
A. 心房颤动（房颤）病史在 1 年以内，无明显心力衰竭，心胸比率<55%者
B. 心房颤动伴有心衰、心绞痛或心室率过快，药物难以控制者
C. 引起房颤的诱因基本控制后，仍有心房颤动者
D. 二尖瓣分离术、球囊扩张术或人工瓣膜置换术后 2~3 个月，心房颤动依然存在者
E. 洋地黄中毒引起的室性心动过速

15. 电复律的禁忌证不包括

A. 病程长达数年的慢性心房颤动，特别是心脏明显增大的二尖瓣病患者

B. 心房颤动或心房扑动伴有窦房结功能障碍者

C. 心房颤动或心房扑动伴缓慢心室率（<60 次/分）或完全性房室传导阻滞者

D. 不能耐受长期抗心律失常药物治疗的患者

E. 急性心肌梗死、急性心肌缺血、心脏外科手术后的室性心动过速

16. 正常人群对心室期前刺激最常见的心室重复激动是

A. 旁道折返激动　　B. 束支折返激动

C. 浦氏系统内折返激动　　D. 心室内折返激动

E. 房室结内折返性激动

17. 电生理检查所需的仪器设备中，用于生命体征监测的不包括

A. 体表心电图　　B. 自动测定血压的袖件

C. 程序刺激器　　D. 脉搏血氧计

E. 凝血时间监测器

18. 心脏起搏器手术可引起的并发症不包括

A. 心肌穿孔　　B. 局部出血或血肿

C. 导线移位　　D. 血胸、气胸或血气胸

E. 起搏阈值增加

19. 关于特发性室性心动过速的叙述，正确的是

A. 通常无器质性心脏病　　B. 多见于各种器质性心脏病

C. 多见于扩张型心肌病　　D. 通常激动沿右束支前传，左束支逆传

E. 少数情况下激动可反向传导

20. 儿童、青少年和先天性心脏病患者起搏治疗的Ⅰ类适应证不包括

A. 二度或三度房室传导阻滞合并有症状的心动过缓、心功能不全或低心排血量

B. 有窦房结功能不全症状，窦房结功能不全表现为与年龄不相称的窦性心动过缓

C. 术后二度或三度房室传导阻滞持续>7 天，预计不能恢复

D. 婴儿先天性三度房室传导阻滞，心室率<50 次/分

E. 长 QT 间期综合征合并 2∶1 二度房室传导阻滞或三度房室传导阻滞

21. 短 QT 间期综合征首选的治疗方法为

A. 基因治疗　　B. 抗心律失常药物治疗

C. 导管射频消融　　D. 植入心脏复律除颤器

E. 手术治疗

22. 一般起搏器出厂时心搏频率设定为

A. 40 次/分　　B. 50 次/分

C. 60次/分　　D. 70次/分
E. 80次/分

23. 临时心脏起搏的方法中，多数采用的是
A. 经皮起搏　　B. 经静脉起搏
C. 经食管心脏起搏　　D. 经胸心脏起搏
E. 经动脉起搏

24. 情况紧急且患者在抢救室内应首选的临时心脏起搏方法为
A. 经皮起搏　　B. 经静脉起搏
C. 经食管心脏起搏　　D. 经胸心脏起搏
E. 经动脉起搏

25. 通常采用下肢静脉穿刺的方式将记录电极经下腔静脉系统放置在右心房内。右心房内最常用的记录和刺激部位是
A. 右心房侧壁中部
B. 冠状静脉窦口
C. 右心房后侧壁高部与上腔静脉交界处
D. 右心房侧壁下部与下腔静脉交界处
E. 卵圆孔边缘处的房间隔

26. 植入型自动除颤复律器（ICD）植入技术的并发症不包括
A. 高血压　　B. 呼吸抑制
C. 心功能不全　　D. 心律失常
E. 脑栓塞

27. 适用于房室传导功能正常的窦性心动过缓患者的心脏起搏系统类型为
A. VDD型　　B. DDD型
C. AAI型　　D. VVI型
E. VVT型

28. 消融术中在房间穿刺前给予肝素100~150U/kg，其后每小时追加1000U，建议每15分钟监测ACT，使ACT保持在
A. 100~200秒　　B. 250~300秒
C. 350~450秒　　D. 450~500秒
E. 500~600秒

29. 预防心脏起搏器手术出现局部出血或血肿的措施为术前评价凝血功能，患者在术前停用氯吡格雷的时间为
A. 1~2天　　B. 3~4天
C. 4~5天　　D. 5~7天

E. 不用停药

30. 下列不适用于电复律的心房颤动是

A. 阵发性心房颤动
B. 持续性心房颤动
C. 急性心房颤动
D. 孤立性心房颤动
E. 永久性心房颤动

31. 以下不属于房室结折返性心动过速慢-快型电生理特点的是

A. 心动过速可被期前收缩诱发或终止
B. 心房和心室表现为 2∶1 房室传导阻滞
C. 多伴有 AH 间期的突然延长
D. 逆传心室激动顺序异常
E. 心房程序电刺激时存在“跳跃现象”

32. 正常的心房逆向激动最早为

A. 房室结相邻的心房
B. 相邻的右心房
C. 冠状静脉窦
D. 高位右心房
E. 高位左心房

33. 窦性心律时，心房激动的顺序依次为

A. 高位右心房、中位右心房、低位右心房及冠状静脉窦的近、中、远端邻近的心房
B. 低位右心房、中位右心房、高位右心房及冠状静脉窦的近、中、远端邻近的心房
C. 中位右心房、高位右心房、低位右心房及冠状静脉窦的近、中、远端邻近的心房
D. 中位右心房、低位右心房、高位右心房及冠状静脉窦的近、中、远端邻近的心房
E. 冠状静脉窦的近、中、远端邻近的心房，高位右心房、中位右心房、低位右心房

34. 洋地黄中毒时心室率小于 40 次/分应采用的治疗措施为

A. 苯妥英钠
B. 利多卡因
C. 电复律
D. 静脉滴注氯化钾
E. 临时性人工心脏起搏器治疗

35. 为了预防心脏起搏器手术出现局部出血或血肿，在病情允许的情况下需要停服华法林 1~3天并调整 INR 为

A. 1.5~1.8
B. <2.0
C. <2.5
D. <3.0
E. <4.0

36. 心电生理检查确定的适应证不包括

A. 病因不明的晕厥，且可能是心脏性原因所致
B. 评定抗心律失常器械对心动过速的识别和终止的功能
C. 频发的有症状的室上性心动过速，尤其药物治疗无效而拟做导管消融术时
D. 心房扑动而可能进行导管消融治疗
E. 无症状的束支阻滞

37. 不能被心房程序电刺激所诱发与终止的心动过速是
A. 心房内折返性心动过速
B. 房室折返性心动过速
C. 房室结折返性心动过速
D. 非阵发性交界性心动过速
E. 窦房结折返性心动过速

38. 导管射频消融治疗的适用范围不包括
A. 三度房室传导阻滞
B. 阵发性室上性心动过速
C. 室性心动过速
D. 心房扑动
E. 心房内折返性心动过速

39. 下面哪项情况不适合进行电复律的治疗
A. 心室颤动
B. 药物治疗无效的室性心动过速
C. 持续性心房扑动而药物治疗效果不满意者
D. 低血钾或洋地黄中毒的心律失常
E. 应用刺激迷走神经手法和药物治疗无效且发作时间长并出现并发症者

40. 非洋地黄中毒引起的阵发性室性心动过速，用药物治疗无效时应采用的方法是
A. 苯妥英钠
B. 射频消融术
C. 安装人工心脏起搏器
D. 非同步直流电复律
E. 同步直流电复律

二 A2型题

1. 患者，女性，58岁。因病态窦房结综合征植入SSI起搏器，术后3个月程控，患者诉活动时起搏器植入部位肌肉跳动。查体：心率70次/分。心电图示心室起搏心律。此时可尝试程控的内容有
A. 降低感知灵敏度
B. 缩短不应期
C. 将起搏模式改变为AOO
D. 提高起搏频率
E. 关闭滞后功能

2. 患者，男性，60岁。心前区阵发性疼痛1个月，多在夜间发作，与活动无关，每次发作15分钟，发作时心电图Ⅱ、Ⅲ、aVF导联ST段抬高。首选的治疗药物是
A. 硝酸酯类
B. β受体阻断药
C. 钙离子通道阻滞药
D. 洋地黄类
E. 胺碘酮

3. 患者，女性，40岁。心悸胸闷5个月，1个月前晕厥2次，来院时心率50次/分，阿托品治疗后症状未见改善，心电图示三度房室传导阻滞、交界性逸搏节律。最好选用的治疗方法为

A. 异丙肾上腺素滴注　　B. 阿托品静脉滴注
C. 麻黄碱　　D. 安装永久性起搏器
E. 安装临时起搏器

4. 患者，男性，70 岁。突然晕厥。查体：血压 90/60mmHg，心率 38 次/分，神志淡漠，四肢湿冷。心电图示急性下壁心肌梗死及三度房室传导阻滞。首选的治疗方法是
A. 异丙肾上腺素静脉滴注　　B. 安装临时心脏起搏器
C. 阿托品静脉滴注　　D. 安装永久性心脏起搏器
E. 肾上腺糖皮质激素

5. 患者，女性，68 岁。高血压病史 20 年，持续剧烈胸痛 1 小时，出冷汗，口服硝酸甘油不缓解。查体：血压 180/100mmHg，心率 80 次/分，心电图示“左心室肥厚，V_3~V_5导联 T 波增高而两肢不对称”。以下处理措施不正确的是
A. 尽早开始溶栓治疗　　B. 口服 β 受体阻断药
C. 超声心动检查有无主动脉夹层　　D. 系列心电图检查
E. 测量双侧肢体血压看是否一致，听心脏杂音

三 A3/A4 型题

（1~2 题共用题干）

患者，女性，56 岁。有 20 年发作性心悸、心慌史。3 天前因心悸、心慌加重伴晕厥 1 次入院。查体：血压 150/100mmHg，其余未见明显异常。心电图发现 B 型预激综合征。超声心动图提示轻度二尖瓣狭窄。

1. 患者发生晕厥的最可能原因是
A. 心脏排血受阻（二尖瓣狭窄）　　B. 阵发性室上性心动过速
C. 室性心动过速　　D. 阵发性房室传导阻滞
E. 心房颤动伴旁道前传

2. 患者治疗晕厥最佳的方法是
A. 口服普罗帕酮　　B. 继续观察
C. 口服美托洛尔　　D. 安置植入性除颤起搏器（ICD）
E. 电生理检查准备导管射频消融

（3~5 题共用题干）

患者，女性，28 岁。2 年来阵发心悸，1 天前无明显诱因再次发作，伴头晕，乏力，胸闷，无胸痛，无黑矇晕厥。查体：血压 96/53mmHg，脉搏 120 次/分，双肺音清，心律齐，未闻及杂音。

3. 首选检查为

A. 心电图　　B. 动态心电图
C. 经食管调搏　　D. 肝胆脾彩超
E. 心脏超声

4. 若心电图显示为预激综合征伴室上性心动过速，应立即采取的措施是
A. 电复律　　B. 毛花苷 C 缓慢静脉推注
C. 美托洛尔口服　　D. 维拉帕米静脉推注
E. 胺碘酮静脉推注

5. 对该患者实施的根治方法为
A. 电复律　　B. 长期口服普罗帕酮维持
C. 长期口服美托洛尔维持　　D. 行射频消融手术治疗
E. 无须给予长期维持治疗，发作心律失常时临时给药

四 B 型题

（1~2 题共用备选答案）
A. 奎尼丁　　B. 洋地黄
C. 异丙肾上腺素　　D. 苯妥英钠
E. 利多卡因

1. 会延长 HV 间期的药物是
2. 会缩短 HV 间期的药物是

（3~6 题共用备选答案）
A. Ⅰ类适应证　　B. Ⅱa 类适应证
C. Ⅱb 类适应证　　D. Ⅲ类适应证
E. Ⅳ类适应证

3. QRS 波时限≥120 毫秒伴有心脏运动不同步是充血性心力衰竭心脏再同步化治疗（CRT）技术的
4. 充分药物治疗后 NYHA 心功能分级好转至Ⅱ级，并符合Ⅰ类适应证的其他条件是充血性心力衰竭心脏再同步化治疗（CRT）技术的
5. 常规心脏起搏并心室起搏依赖患者，起搏治疗后出现心脏扩大及 NYAHⅢ级及以上是充血性心力衰竭心脏再同步化治疗（CRT）技术的
6. 心功能正常，不存在室内传导阻滞者是充血性心力衰竭心脏再同步化治疗（CRT）技术的

（7~11 题共用备选答案）
A. AAI 起搏器　　B. VDD 起搏器

C. DDD 起搏器　　D. VVI 起搏器

E. 频率应答自适应起搏器

7. 窦房结功能障碍，房室传导功能正常（文氏点>130 次/分）及无明显房性心律失常者，选择

8. 房室传导阻滞或三束支传导阻滞，窦房结功能正常，选择

9. 窦房结与房室传导功能均有障碍，无房颤的患者选择

10. 房颤及房性心律失常伴房室传导障碍者选用

11. 心脏变时性功能障碍、体力活动量较大的患者，应选择

（12~16 题共用备选答案）

A. 50~150J　　B. 120~200J

C. 200~300J　　D. 2~4J/kg

E. 4J/kg

电复律常用电击能量的选择中，首次电击时，选用的电击能量：

12. 心房扑动、阵发性室上性心动过速、室性心动过速选用

13. 心房颤动选用

14. 心室扑动、心室颤动选用

15. 儿童除颤可以使用的初始除颤能量为

16. 儿童除颤可以使用的后续除颤能量应至少为

五 X 型题

1. 充血性心力衰竭心脏再同步化治疗（CRT）技术的Ⅰ类适应证包括

A. 缺血性或非缺血性心肌病　　B. 窦性心律

C. 左心室射血分数≤45%　　D. 左心室舒张末期内径≥55mm

E. 充分抗心力衰竭药物治疗后，NYHA 心功能分级仍在Ⅲ级或不必卧床的Ⅳ级

2. 引起室性心动过速或心室颤动的原因可有

A. 同步装置不良　　B. 心肌本身病变

C. 高血钾　　D. 放电量不足

E. 洋地黄过量

3. 心电生理检查的禁忌证有

A. 未控制的感染性心内膜炎或其他部位有感染性疾病的患者

B. 有出血倾向和血小板低的患者

C. 严重水、电解质、酸碱失衡的患者

D. 急性心肌梗死、心肌炎患者

E. 心房扑动而可能进行导管消融治疗

4. 下列关于束支折返性室性心动过速的描述，正确的有

A. 多见于扩张型心肌病
B. 确诊需要进行心内电生理检查
C. 多数情况下激动可反向传导
D. 通常激动沿左束支前传
E. 通常只需消融右束支即可

5. 电生理检查所需的仪器设备中，用于资料记录的有

A. 电生理记录仪系统
B. 12 导联心电图仪
C. 程序刺激器
D. 脉搏血氧计
E. X 线机

6. 心脏起搏系统的类型中，起搏频率一经设定，即不再改变的有

A. VVI 型
B. AAI 型
C. DDD 型
D. VDD 型
E. 频率应答型起搏器

7. 心电生理检查确定的适应证有

A. 原因不明的宽 QRS 波心动过速
B. 三度房室阻滞或二度Ⅱ型房室阻滞者
C. 二度房室阻滞而阻滞的部位不肯定者
D. 无症状的窦性心动过缓者
E. 有症状的 WPW 综合征，尤其拟进行导管消融术者

8. 临时心脏起搏电极植入静脉途径中，最常用的静脉入路有

A. 锁骨下静脉
B. 颈内静脉
C. 颈外静脉
D. 股静脉
E. 肱静脉

9. 电复律并发心肌损伤的表现有

A. ST 段降低
B. ST 段升高
C. T 波倒置
D. 血液中 CPK-MB 升高
E. Q 波异常

10. 快速室性心动过速患者可采取的治疗方式为

A. 非同步直流电除颤
B. 抗心律失常起搏（ATP）
C. 低能量直流电同步复律
D. 同步直流电除颤
E. 心内注射利多卡因

11. 引起室性心动过速或心室颤动时，应予以静脉注射（　　），后立即再行复律

A. 毛花苷 C
B. β 受体阻断药
C. 普罗帕酮
D. 利多卡因
E. 5%碳酸氢钠

12. 下列选项中，关于起搏器综合征的叙述，正确的是

A. 起搏器功能正常而反复发生晕厥或充血性心力衰竭
B. 改用生理性起搏的方式可避免此现象
C. 仅见于 VVI 起搏方式
D. 可有精神不振、头晕、疲乏、胸闷及血压降低等表现
E. 是心脏起搏后心房、心室收缩不协调，引起心搏量下降所致

13. 心电生理检查时通常把电极导管分别放置在
A. 右心房侧壁中部　　B. 右心房侧壁上部和下部
C. 右心室心尖部　　D. 冠状静脉窦
E. 希氏束区域

14. 拖带标测中影响心动过速拖带的因素有
A. 电流强度　　B. 可激动间隙的大小
C. 心动过速的周期值　　D. 刺激部位心肌的不应期
E. 刺激脉冲从起搏刺激部位到心动过速折返环的距离

15. 充血性心力衰竭心脏再同步化治疗（CRT）技术的Ⅱa 类适应证包括
A. QRS 时限<120 毫秒并符合Ⅰ类适应证的其他条件
B. 符合常规心脏起搏适应证并心室起搏依赖的患者，合并器质性心脏病或 NYHA 心功能Ⅲ级及以上
C. 充分抗心力衰竭药物治疗后，NYHA 心功能分级仍在Ⅲ级或不必卧床的Ⅳ级
D. 充分药物治疗后 NYHA 心功能分级好转至Ⅱ级，并符合Ⅰ类适应证的其他条件
E. 慢性心房颤动患者，符合Ⅰ类适应证的其他条件，可结合房室结射频消融行 CRT 治疗，以保证夺获双心室

16. 电生理检查所需的仪器设备中，用于急救的有
A. 配有监视器的除颤器 2 台　　B. 临时起搏器
C. 静脉输液泵　　D. 电生理记录仪系统
E. 运送患者时的监视器

17. 希氏束波（电位）与右束支波（电位）的鉴别方法有
A. 右束支波的时限长于希氏束波的时限
B. 希氏束波到心室波的时间长于右束支波到心室波的时间
C. 记录希氏束波的导管位置偏于房侧，而右束支的导管位置偏于心室侧
D. 心房起搏方法观察记录的激动波与心室波的间期变化
E. 希氏束起搏方法观察刺激信号到心室波间期的变化

18. 电生理检查有争议的适应证有
A. 持续性室性心动过速　　B. 无症状的 WPW 综合征
C. 频发室性异位搏动　　D. 任何室上性心动过速

E. 无症状的窦性心动过缓

19. 心房颤动射频消融术后的注意事项有

A. 穿刺肢体制动 12~24 小时
B. 患者当晚禁食流质或液体
C. 术后 1 个月进软食和偏凉食物
D. 必要时胃酸抑制药和胃黏膜保护药 1 个月
E. 普罗帕酮或胺碘酮 2~3 个月，定期随访，根据病情调整用药

20. 射频消融治疗心房颤动时可导致的并发症有

A. 心脏压塞
B. 血栓/气栓、出血
C. 败血症
D. 肺静脉狭窄
E. 食管-左心房瘘

21. 植入型自动除颤复律器（ICD）的Ⅰ类适应证有

A. 有晕厥或心搏骤停史的 Brugada 综合征患者
B. 心肌梗死所致 LVEF<35%，且心肌梗死后 40 天以上，NYHA 心功能Ⅱ级或Ⅲ级
C. 非可逆性原因引起的室性心室颤动或血流动力学不稳定的持续性室性心动过速导致的心搏骤停
D. 器质性心脏病的自发持续性室性心动过速，无论血流动力学是否稳定
E. 原因不明的晕厥，在心电生理检查时能诱发有显著血流动力学改变的持续性室性心动过速或室性心室颤动

22. 电生理检查的适应证是

A. 持续性室性心动过速
B. 原因不明性晕厥
C. 无症状性窦性心动过缓
D. 三度房室传导阻滞
E. 心房颤动

23. 植入临时性起搏器治疗性起搏的适应证有

A. 缓慢性心律失常
B. 各种原因引起 QT 间期延长，并发尖端扭转型室性心动过速
C. 阵发性室上性心动过速需行超速抑制治疗终止时
D. 有慢性心脏传导系统功能障碍者进行外科手术、妊娠分娩、心导管检查时
E. 冠心病者行 PTCA 或瓣膜病患者行球囊扩张瓣膜成形术时

24. 迷走反射的预防措施有

A. 避免空腹时间太长
B. 补充足够的血容量
C. 应用升压药物多巴胺
D. 静脉注射阿托品 1~2mg
E. 避免疼痛

25. ICD 植入技术需要的人员配置有

A. 心内科护士
B. 心导管室护士
C. 放射科技术员
D. 麻醉医师

E. 从事心脏起搏及电生理检查和治疗具有丰富经验的专科医师

26. 诱发室性心动过速或室颤的方法目前临床上根据不同厂家的ICD有4种常用方法，包括

A. T波电击　　B. 50Hz直流电诱发

C. 短阵（或猝发性）快速心室刺激　　D. 100Hz交流电诱发

E. 程序电刺激（S_1S_2）

27. 起搏标测的制约因素有

A. 电流强度　　B. 阳极夺获

C. 患者性别　　D. 大面积夺获或部分夺获

E. 起搏周长和室性心动过速自身周长差异过大（>80毫秒）

28. 植入型自动除颤复律器（ICD）的Ⅲ类适应证有

A. 无休止的室性心动过速或心室颤动

B. 外科手术或导管消融可治疗的室性心动过速或心室颤动

C. 晕厥合并进展型器质性心脏病，病因难以确定

D. 明显的精神性疾病，可能被器械植入术所加重或不能进行系统的随访

E. 预期生存期≤6个月的终末性疾病

29. 左心室导管术的适应证有

A. 确定左心室的激动形态顺序

B. 确定不应性和恢复时间的离散

C. 为左侧心房室旁路的标测定位和消融

D. 室上性心动过速和室性心动过速的诱发和终止

E. 右心室起搏（刺激）未能诱发的室性心动过速

30. 程序期前收缩刺激的适用情况有

A. 心脏不应期测定

B. 室上性心动过速和室性心动过速的诱发和终止

C. 阐明房室结双径路现象

D. 诊断预激综合征

E. 阐明裂隙现象的机制和分型

31. 心脏电生理检查中，导致股静脉和股动脉穿刺部位出血的原因有

A. 局部压迫不够　　B. 肥胖

C. 较强抗栓治疗　　D. 穿刺和压迫技巧欠佳

E. 局部压迫过紧

32. 电复律的术前准备，正确的是

A. 正确选择病例，严格掌握适应证

B. 术前当天停用洋地黄类药物和利尿药

C. 术前1~2天可加用抗心律失常药物

D. 术前4~8小时禁饮食

E. 检查除颤器工作性能是否完好

33. 成人获得性房室传导阻滞的Ⅱa类适应证有

A. 成人无症状的持续性三度AVB，逸搏，心率<40次/分但不伴有心脏增大

B. 电生理检查发现在希氏束内或以下水平的无症状性二度AVB

C. 一度或二度AVB伴有类似起搏器综合征的血流动力学表现

D. 无症状的二度Ⅱ型AVB，且为窄QRS波者

E. 二度Ⅱ型AVB伴有宽QRS波者，包括右束支阻滞

34. 慢性室内双束支和三束支传导阻滞的Ⅰ类适应证有

A. 双束支或三束支传导阻滞伴间歇性三度房室传导阻滞

B. 双束支或三束支传导阻滞伴二度Ⅱ型房室传导阻滞

C. 交替性双侧支传导阻滞

D. 电生理检查时，由心房起搏诱发的希氏束以下非生理性传导阻滞

E. 束支传导阻滞无症状或不伴有房室传导阻滞

35. 心房起搏电生理检查应符合的标准有

A. 心房调搏文氏点80次/分　　B. 心房调搏文氏点130次/分

C. 希氏束电图HV在正常范围内　　D. 无巨大的右心房及静止心房

E. 体表心电图无房室传导阻滞及束支传导阻滞

六 案例分析题

（1~3题共用题干）

患者，男性，66岁。3年来一直反复气喘、心慌，2天前病情加重伴晕厥入院。有30年吸烟史，20支/天。查体：血压150/92mmHg，呼吸18次/分。神志清楚，一般情况好，平卧位，颈静脉稍充盈，双肺呼吸音稍粗，啰音不明显，心尖搏动向左下移位。心脏听诊：心率54次/分，律齐，心前区可闻及3/6级收缩期杂音。腹平软，肝脏、脾脏无明显肿大。双下肢轻度水肿。心电图示PR间期0.21秒，左束支传导阻滞，部分ST-T改变。

1. 为了明确病因诊断，患者需要进行的检查有

A. 尿常规　　B. 超声心动图

C. 动态心电图　　D. 冠状动脉造影

E. 心脏电生理

2. 引起患者晕厥可能性最大的原因是

A. 窦性心动过缓　　B. 间歇性完全性房室传导阻滞

C. 阵发性室上性心动过速　　D. 室性心动过速

E. 心房颤动

3. 为了明确患者晕厥的病因，以下检查有意义的是

A. 胸部 X 线检查
B. 超声心动图
C. 动态心电图
D. 冠状动脉造影
E. 心脏电生理检查

（4~6 题共用题干）

患者，男性，59 岁。因“间断性心悸、头晕、黑矇 1 年半，晕厥 1 次”入院。心率 46 次/分，心电图示窦性心动过缓；Holter 示阵发性心房颤动，最长 RR 间歇 5.3 秒，偶发房性期前收缩，短阵型房性心动过速；X 线心脏摄影示心脏扩大；心脏彩色超声示心脏扩大，左心房直径 40mm，左心室舒张期直径 54mm，射血分数（EF）67%。

4. 该患者应当首先采用的治疗是

A. 普罗帕酮
B. 胺碘酮
C. 维拉帕米
D. 射频消融治疗
E. 安装永久性心脏起搏器
F. 地高辛

5. 患者植入双腔起搏器后可选择的起搏方式为

A. AAI
B. DDD
C. DVI
D. VVI
E. DDI
F. VAT

6. 患者安装起搏器后心房颤动仍有发作，2~3 次/周，每次发作持续 1 分钟至 2 小时，心电图示心室起搏心律。此时应当考虑的治疗方式为

A. 转复窦性心律
B. 控制心室率
C. 射频消融治疗
D. 药物维持窦性心律
E. 不做任何治疗
F. 可程控起搏器改变参数设置

（7~11 题共用题干）

患者，女性，51 岁。胸闷、气短及下肢水肿 2 年，阵发性心悸 1 年。2 天前因病情加重就诊。2 年前，经超声和心电图等检查诊断为风湿性心脏病，二尖瓣狭窄并关闭不全及主动脉瓣关闭不全，心房颤动，左心房、左心室增大，心功能Ⅲ级。1 年前接受了主动脉瓣和二尖瓣机械瓣置换术后一直口服胺碘酮、华法林。近 3 个月再发心悸，夜间阵发性呼吸困难伴下肢水肿。查体：血压 120/70mmHg，心率 150 次/分。

7. 该患者首先应进行的检查是

A. CT
B. 血生化
C. 胸部 X 线检查
D. 12 导联心电图

E. 超声心动图

8. 若患者的心电图显示Ⅱ、Ⅲ、aVF 导联可见向下的锯齿波，而 V_1 锯齿波则向上。超声心动图提示左心房前后径 45mm，左心室舒张期末径 60mm，机械瓣未见瓣周漏。该患者应该诊断为

A. 心房颤动
B. 房性心动过速
C. 室上性心动过速
D. Ⅰ型心房扑动
E. 室性心动过速

9. 若患者 X 线片示肺淤血，夜间不能平卧，下肢水肿，应采取的主要处理措施是

A. 电复律
B. 利尿及补钾
C. ACEI
D. 静脉注射洋地黄
E. 建议患者接受射频消融并做术前准备

10. 鉴于患者的情况，目前可能被Ⅰ型心房扑动掩盖，但消融成功后则可能会出现的心律失常是

A. 心房颤动
B. 室性心动过速
C. 房室结折返性心动过速
D. 房室折返性心动过速
E. 右房手术瘢痕性房性心动过速

11. 术前应该告知患者，进行电生理检查和射频消融可能出现的结果包括

A. Ⅰ型心房扑动消融成功且无其他心律失常
B. Ⅰ型心房扑动、瘢痕性房性心动过速均消融成功
C. Ⅰ型心房扑动、瘢痕性房性心动过速均消融成功，均无复发且患者不出现心房颤动
D. Ⅰ型心房扑动、瘢痕性房性心动过速均消融成功，无复发但患者出现心房颤动
E. 即使出现心房颤动也可消融，但成功率较低而风险较大

参考答案与解析

一、A1 型题

1. A【解析】对于室颤患者应首选非同步直流电除颤，这是迅速恢复有效心律的首选方法。

2. C【解析】右心室流出道起搏手术中，电极导线的进路与一般右心室心尖部起搏相同，但必须应用螺旋形电动固定电极。

3. C【解析】AH 间期是指自房间隔的下部通过房室结至房室束的传导时间。AH 间期是大致的房室结传导时间。AH 间期的正常值大致为 60~130 毫秒。

4. D【解析】VVIRV 起搏器编码的意义：心室抑制型起搏，有频率应答和多部位心室

起搏（双室起搏或单室多部位起搏）。

5. A【解析】许多常用的药物，如洋地黄、β受体阻断药、苯妥英钠、利多卡因和阿托品等，一般不影响HV间期。但奎尼丁和普鲁卡因胺延长HV间期，而异丙肾上腺素缩短HV间期。

6. E【解析】人工心脏起搏系统由4部分组成：①起搏器（脉冲发生器和电池）。②导线系统。③心内膜和/或导线界面。④程控器。人工心脏起搏系统的组成部分不包括控制单元。

7. D【解析】房颤消融的并发症有心包积液/心脏压塞、卒中（血栓/气栓、出血）、肺静脉狭窄、食管-左房瘘、膈神经损伤。心包积液/心脏压塞是房颤消融最常见的并发症，主要和术者经验、患者心房病理情况、消融术式和能量等因素有关。

8. A【解析】左心室心内膜激动的形式呈现特定的方式。室间隔中部的下缘是左心室心内膜的最早激动部位，而游离壁的基底部上方是心内膜第二个最早激动点。然后激动从这些突破点呈放射状向心室其他部位传导，而心尖部心肌较晚激动，下后壁的基底部最后激动。左心室心内膜的最早激动点与第二最早激动点不相邻者占67%。

9. A【解析】临时心脏起搏并发症的发生与术者的技术水平、起搏器电极的留置时间及术后的护理状况密切相关。最常见的并发症是导管移位，其次是穿刺并发症、心律失常、膈肌刺激、感染、导管断裂、心肌穿孔等。

10. B【解析】HV间期是指自希氏束近段至心室肌的传导时间，也就是冲动在希氏-浦肯野系统内的传导时间。HV间期的正常值为35~55毫秒。

11. B【解析】选择右心耳进行起搏时，最常用的是“J”形被动固定电极，只有少数心耳电极难以固定的情况下，可选用“J”形主动螺旋电极或借用“J”形导引钢丝固定的直螺旋电极。

12. A【解析】股静脉穿刺的部位位于股三角区，在股神经和股动脉内侧，位于股动脉内侧0.5cm处。

13. E【解析】行股静脉穿刺时，如见到有鲜红色的血由针孔喷出时，提示穿刺进入了股动脉，应该立即拔出针头，撤出导管后用手指压迫穿刺处10~20分钟。如局部无明显淤血，可继续行深静脉穿刺。

14. E【解析】下列情况下考虑应用电复律：①心房颤动病史在1年以内，无明显心力衰竭，心脏扩大不显著（心胸比率<55%）者。②心房颤动伴有心衰、心绞痛或心室率过快，药物难以控制者。③引起房颤的诱因（如甲亢、心肌梗死、肺炎等）基本控制后，仍有心房颤动者。④二尖瓣分离术、球囊扩张术或人工瓣膜置换术后2~3个月，心房颤动依然存在者。⑤预激综合征合并房颤者。洋地黄中毒引起的室性心动过速不宜应用电复律。所以，答案为E。

15. E【解析】电复律的禁忌证：①病程长达数年的慢性心房颤动，特别是心脏（尤其是左心房）明显增大的二尖瓣病患者。②心房颤动或心房扑动伴有窦房结功能障碍者。③心房颤动或心房扑动伴缓慢心室率（<60次/分）或完全性房室传导阻滞者。④不能耐受长期抗心律失常药物治疗的患者。⑤低血钾和洋地黄中毒者。⑥有风湿活动：中毒性心肌炎或心肌病伴发房颤者。对于急性心肌梗死、急性心肌缺血、心脏外科手术后的室性心动过速，应尽早应用电复律治疗。所以，选项E符合题意。

16. B【解析】对期前心室刺激的反应形式中，束支折返激动是心室重复反应中最常见的一种，也称为“V_3现象”。本质是利用希氏-浦肯野系统和心室肌而形成的大折返激动。

17. C【解析】电生理检查所需的仪器设备中，用于生命体征监测的如下：①体表心电图（电生理记录仪）。②动脉内压力（电生理记录仪）。③自动测定血压的袖件（无创性）。④脉搏血氧计。⑤凝血时间监测器（如果用肝素）。选项C“程序刺激器”属于用于资料记录的仪器设备。

18. E【解析】心脏起搏器手术可引起的并发症有局部出血或血肿，导线移位，血胸、气胸或血气胸，心肌穿孔，心脏压塞，导线损伤，感染，静脉血栓形成。选项E“起搏阈值增加”属于起搏系统起搏障碍引起的并发症。

19. A【解析】特发性室性心动过速比较多见，通常无器质性心脏病。瘢痕相关性室性心动过速多见于各种器质性心脏病。束支折返性室性心动过速是一种特殊类型的室性心动过速，多见于扩张型心肌病，非常少见。通常激动沿右束支前传，左束支逆传，少数情况下激动可反向传导。确诊需要进行心内电生理检查，通常只需消融右束支即可。所以，选项A正确。

20. E【解析】儿童、青少年和先天性心脏病患者起搏治疗的Ⅰ类适应证：①二度或三度房室传导阻滞合并有症状的心动过缓、心功能不全或低心排血量。②有窦房结功能不全症状，窦房结功能不全表现为与年龄不相称的窦性心动过缓。③术后二度或三度房室传导阻滞持续>7天，预计不能恢复。④先天性三度房室传导阻滞合并宽QRS波逸搏心律、复杂室性期前收缩及心功能不全。⑤婴儿先天性三度房室传导阻滞，心室率<50次/分，或合并先天性心脏病，心室率<70次/分。⑥心动过缓依赖性持续性室性心动过速，可合并或无长QT间期，起搏治疗证明有效。选项E属于Ⅱa类适应证。

21. D【解析】安装植入式自动复律除颤器（ICD）是短QT间期综合征首选的治疗方法，尤适于那些发生心源性猝死后被救回或有晕厥病史的患者。植入式自动复律除颤器是唯一有效地治疗和预防猝死的手段。

22. C【解析】起搏频率是指起搏器的工作频率，也就是心脏活动的下限频率，当心脏自身心律低于此频率时，起搏器即开始工作。一般起搏器出厂时心搏频率设定为60次/分。对于双腔起搏器或频率应答起搏器，还需要设定上限频率，避免在心房率过快或剧烈运动时起搏心率过于明显地增加。

23~24 B、A【解析】临时心脏起搏的方法有经皮起搏、经静脉起搏、经食管心脏起搏和经胸心脏起搏，多数采用经静脉起搏。但起搏方法的选择取决于当时的情况，情况紧急且患者在抢救室内，应首选经皮起搏，一旦稳定则改用经静脉起搏。

25. C【解析】通常采用下肢静脉穿刺的方式将记录电极经下腔静脉系统放置在右心房内。右心房后侧壁高部与上腔静脉交界处（窦房结区域）是最常用的记录和刺激部位。其他可辨认并可重复的部位如下：①右心房侧壁中部（在窦房结区域之下 2~3cm 处）。②右心房侧壁下部与下腔静脉交界处。③冠状静脉窦口。④卵圆孔边缘处的房间隔。⑤心房附件（右心耳）。⑥三尖瓣处的房室交界区。

26. A【解析】植入型自动除颤复律器（ICD）植入技术的并发症有低血压、呼吸抑制、心功能不全、心律失常、脑栓塞和死亡。所以，选项 A 错误。

27. C【解析】AAI 型心脏起搏器是单腔起搏器，起搏心房、感知心房活动，P 波抑制型按需起搏器，是价格较低的生理性起搏器。适用于房室传导功能正常的窦性心动过缓患者。若有房颤、房性心动过速等房性心律失常者则不能使用。VDD 型心脏起搏器可用于窦性心律正常的房室传导阻滞患者，属较新的生理性起搏器。DDD 型心脏起搏器适用于房室传导阻滞患者，但房性心律失常如房颤及房性心动过速患者不宜使用。VVI 型心脏起搏器是我国目前应用最多的起搏器类型。由于非生理性起搏，有些病态窦房结综合征患者可能发生起搏器综合征。

28. C【解析】消融术中在房间穿刺前给予肝素 100~150U/kg，其后每小时追加 1000U，建议每 15 分钟监测 ACT，使 ACT 保持在 350~450 秒，对于房间隔穿刺经验缺乏者，心脏压塞风险较高者，可在房间隔穿刺后确认较安全时给予肝素，但须注意操作时间应在数分钟内，而且须密切关注和回抽鞘管和导管内液体。

29. D【解析】预防心脏起搏器手术出现局部出血或血肿的措施为术前评价凝血功能，若病情允许，术前停服氯吡格雷 5~7 天，停服低分子肝素 12 小时，停服华法林 1~3 天并调整 INR 在 1.5~1.8。出血风险高危患者阿司匹林片停用 5~7 天；术中注意止血，术后局部加压包扎。

30. E【解析】病程长达数年的慢性心房颤动患者是电复律的禁忌证。所以，永久性心房颤动不适合进行电复律治疗。

31. D【解析】①房室结折返性心动过速（AVNRT）慢-快型表现心动过速可由心房程序电刺激引发期前收缩反复诱发和终止；心动过速发作时多伴有 AH 间期的突然延长；心房程序刺激时有房室传导的“跳跃现象”，表明存在房室结双径路；由于折返环路位于房室结内，心房和心室本身并不参与折返环路形成，因此心动过速时心房和心室可表现为 2：1 房室传导阻滞；心室刺激显示逆行激动顺序正常，逆传的最早心房电活动位于房室结和希氏束区域。②快-慢型 AVNRT 在心内电生理检查时表现为房室结逆传跳跃现象，RP 间期大于 PR 间期，这时需要与房性心动过速以及慢旁路参与的房室折返性心动过速相鉴别。所以，选项 D 错误。

32. A【解析】心室激动（期前收缩或心室刺激）经房室传导系统逆向传导后，引起心房逆向激动。正常的心房逆向激动最早为房室结相邻（房室交界区）的心房，呈放射状同步向右心房其他部位与左心房传导。

33. A【解析】窦性心律时，心房激动的顺序依次为高位右心房、中位右心房，低位右心房及冠状静脉窦的近、中、远端邻近的心房。

34. E【解析】洋地黄中毒时心室率小于 40 次/分，提示室性心动过速过缓，需进行临时性人工心脏起搏器治疗。

35. A【解析】参见 A1 型题第 29 题解析。

36. E【解析】心电生理检查确定的适应证：①持续性室性心动过速或心搏骤停，发生在无急性心肌梗死、抗心律失常药物中毒或电解质紊乱者，尤其基础室性异位搏动的数目太少不足以用心电图监测来评估抗心律失常药功效。②病因不明的晕厥，且可能是心脏性原因所致。③原因不明的宽 QRS 波心动过速。④评定抗心律失常器械对心动过速的识别和终止的功能。⑤有症状的 WPW 综合征，尤其拟进行导管消融术者。⑥频发的有症状的室上性心动过速，尤其在药物治疗无效而拟做导管消融术时。⑦二度房室阻滞而阻滞的部位不肯定者。⑧心房扑动而可能进行导管消融治疗。选项 E 属于心电生理检查的非适应证。因此，答案为 E。

37. D【解析】非阵发性交界性心动过速无起止突然的规律，不能被心房程序电刺激所诱发与终止。

38. A【解析】三度房室传导阻滞适合起搏器治疗，不适合导管消融。选项 B、C、D、E 均适合导管消融。

39. D【解析】低血钾和洋地黄中毒的心律失常是电复律的禁忌证。所以，低血钾或洋地黄中毒的心律失常不适合进行电复律治疗。对于药物治疗无效的室性心动过速，或室性心动过速伴有低血压、无尿、心力衰竭、晕厥等情况时，应尽早应用电复律治疗。应用刺激迷走神经的方法和药物治疗无效且发作时间长并出现并发症者应考虑电复律治疗。对持续性心房扑动而药物治疗效果不满意者，可电复律治疗。

40. E【解析】对于非洋地黄中毒引起的阵发性室性心动过速，用药物治疗无效时应采用的方法是同步直流电复律。

二、A2 型题

1. A【解析】患者可能是发生了起搏系统并发症中的感知功能障碍——感知过度。发生原因可能为起搏器感知灵敏度设置过度、T 波高大而起搏器对波形斜率判断能力差，以及感知不应期调控过短所引起。一般可以程控降低感知灵敏度，延长不应期等方法解决。

2. C【解析】该老年男性患者心前区疼痛的特点是多在夜间发作，与活动无关，疼痛呈发作性，且发作时心电图相关导联 ST 段抬高，符合典型的变异型心绞痛，是冠状动脉痉挛所致，该类心绞痛的首选治疗药物是钙离子通道阻滞药，可以扩张冠状动脉，解除冠状动脉痉挛，改善心肌血液供应。

3. D【解析】患者病史长，晕厥 2 次，药物治疗无效，心电图提示为三度房室阻滞，符合安装起搏器适应证。由于患者药物治疗效果不佳，且病史较长恢复的可能性不大，应安装永久起搏器。

4. B【解析】三度房室传导阻滞患者可出现晕厥，甚至猝死。该患者因急性下壁心梗出现三度房室传导阻滞，应首先安装临时心脏起搏器避免晕厥，待阻滞消除后撤除。

5. A【解析】急性心肌梗死超急期 T 波两肢不对称，注意主动脉夹层的可能性。应超声心动检查有无主动脉夹层，进行系列心电图检查，测量双侧肢体血压是否一致，听心脏杂音。对急性胸部的患者，如果怀疑有主动脉夹层的可能，不要急于溶栓治疗。溶栓治疗可促成主动脉夹层患者的主动脉破裂出血。对怀疑有主动脉夹层可能时，应避免单独使用正性肌力作用的药物，应使用足量 β 受体阻断药后再用。所以，选项 A 不正确。

三、A3/A4 型题

1. E【解析】预激综合征本身并无症状，但可导致房室折返性心动过速、房扑与房颤等快速性室上性心律失常发作。并发房室折返性心动过速时，可呈发作性心悸。并发房颤与房扑时，若冲动经旁道下传，由于旁道前传不应期短，且不似房室结有减慢传导的特性，故可产生极快的心室率，可快达 220~360 次/分，甚至变为室颤，发生休克、晕厥与猝死。

2. E【解析】预激综合征合并房颤并快速心室率者，或者发生 AVRT 者，建议行导管消融治疗。

3. A【解析】脉搏 120 次/分提示心动过速，须行心电图检查，明确心动过速的类型。

4. D【解析】当预激综合征伴室上性心动过速时，首先尝试迷走神经刺激，无效时选用维拉帕米、普萘洛尔等。这些药物选择性作用于房室结，延长房室结传导时间或不应期，对旁道传导性无直接影响。

5. D【解析】射频消融术消融房室旁道，打断折返环路，已成为预激综合征首选的根治方法。

四、B 型题

1~2 A、C【解析】参见 A1 型题第 5 题解析。

3. A【解析】充血性心力衰竭心脏再同步化治疗（CRT）技术的 Ⅰ 类适应证如下。同时满足以下条件者为此适应证：①缺血性或非缺血性心肌病。②抗心力衰竭药物充分治疗后，NYHA 心功能分级仍在 Ⅲ 级或不必卧床的 Ⅳ 级。③窦性心律。④左心室射血分数≤35%。⑤左心室舒张末期内径≥55mm。⑥QRS 波时限≥120 毫秒伴有心脏运动不同步。

4. B【解析】充血性心力衰竭心脏再同步化治疗（CRT）技术的 Ⅱa 类适应证：①充分药物治疗后 NYHA 心功能分级好转至 Ⅱ 级，并符合 Ⅰ 类适应证的其他条件。②慢性心房颤动患者，符合 Ⅰ 类适应证的其他条件，可结合房室结射频消融行 CRT 治疗，以保证夺获双心室。

5. C【解析】充血性心力衰竭心脏再同步化治疗（CRT）技术的Ⅱb 类适应证：①符合常规心脏起搏适应证并心室起搏依赖的患者，合并器质性心脏病或 NYHA 心功能Ⅲ级及以上。②常规心脏起搏并心室起搏依赖患者，起搏治疗后出现心脏扩大及 NYAH Ⅲ级及以上。③QRS 时限<120 毫秒并符合Ⅰ类适应证的其他条件，经超声心动图或组织多普勒（TDI）检查，符合下列不同步条件任意两条者：a. 左心室射血前时间（又称主动脉射血时前时间）延长，≥140 毫秒；b. 心室间机械收缩延迟，左心室射血前时间较右心室延迟≥40 毫秒；c. 左心室后外侧壁激动延迟。

6. D【解析】充血性心力衰竭心脏再同步化治疗（CRT）技术的Ⅲ类适应证：心功能正常，不存在室内传导阻滞者。

7~11 A、B、C、D、E【解析】各类心脏起搏器的选择原则：①窦房结功能障碍，房室传导功能正常（文氏点>130 次/分）及无明显房性心律失常者，选择 AAI 起搏。②房室传导阻滞或三束支传导阻滞，窦房结功能正常，选择 VDD 起搏器。③窦房结与房室传导功能均有障碍，无房颤的患者选择 DDD 起搏。④房颤及房性心律失常伴房室传导障碍者选用 VVI 起搏器。⑤心脏变时性功能障碍、体力活动量较大的患者，应选择频率应答自答自适应起搏器。

12~16 A、B、C、D、E【解析】电复律常用电击能量的选择：首次电击时，心房扑动、阵发性室上性心动过速、室性心动过速，选用 50~150J；心房颤动用 120~200J，心室扑动、心室颤动选用 200~300J，儿童除颤可以使用 2~4J/kg 作为初始除颤能量，后续能量级别应至少为 4J/kg，并可以考虑使用更高能量级别，但不超过 10J/kg 或成人最大剂量。对于心脏较大、心功能差或病史较长者，可能需要能量较大，首次电击未成功，可再次或加大能量电击。选择性电复律两次放电时间间隔应在 5 分钟以上，一次治疗过程中不宜反复电击超过 4 次，以免造成严重心肌损伤。

五、X 型题

1. ABDE【解析】参见 B 型题第 3 题解析。

2. ABDE【解析】室性心动过速或心室颤动可因同步装置不良、心肌本身病变、低血钾、酸中毒、洋地黄过量或放电量不足引起，应予以静脉注射利多卡因和 5%碳酸氢钠，立即再行复律。

3. ABCD【解析】心电生理检查的禁忌证如下。①感染。未控制的感染性心内膜炎或其他部位有感染性疾病的患者。②出血：有出血倾向和血小板低的患者。③严重水、电解质、酸碱失衡的患者。④急性心肌梗死、心肌炎患者。⑤严重肝肾功能不全的患者。⑥血管（四肢、腔静脉）有静脉血栓栓塞症；超声心动图确诊心脏内部有血栓的患者。⑦患者或家属拒绝心脏介入治疗的患者。选项 E 属于心电生理检查的确定的适应证。

4. ABE【解析】参见 A1 型题第 19 题解析。

5. ABCE【解析】电生理检查所需的仪器设备中，用于资料记录的如下：①电生理记录仪系统。②12 导联心电图仪。③程序刺激器。④X 线机。⑤计算机。选项 D“脉搏血氧计”属于用于生命体征监测的设备。因此，正确答案为 A、B、C、E。

6. ABCD【解析】心脏起搏系统的类型有 VVI 型、AAI 型、DDD 型、VDD 型和频率应答型起搏器。以上 4 种心脏起搏器的起搏频率一经设定，即不再改变。频率应答型起搏器的起搏率可以根据人体活动情况、中心静脉血液温度、呼吸频率或心电图 QT 间期等变化自动进行调整，以适应人体在各种生理情况下的需要。因此，正确答案为 A、B、C、D。

7. ACE【解析】参见 A1 型题第 36 题解析。选项 B、D 属于心电生理检查的非适应证。因此，正确答案为 A、C、E。

8. ABD【解析】临时心脏起搏电极植入静脉途径包括锁骨下静脉，颈内、外静脉，股静脉及肱静脉。其中，股静脉、颈内静脉及锁骨下静脉是最常用的静脉入路。

9. BCD【解析】电复律并发心肌损伤在心电图上表现为 ST 段升高或 T 波倒置，血液中 CPK-MB 升高，多为电击能量较大或反复电击所致。所以，正确答案为 B、C、D。

10. ABC【解析】快速室性心动过速（FVT）患者可采取的治疗方式：①抗心律失常起搏。②低能量直流电同步复律。③非同步直流电除颤。

11. DE【解析】参见 X 型题第 2 题解析。

12. ABDE【解析】起搏器综合征是指植入了永久心室抑制型起搏（VVI）后，由于心室起搏引起血流动力学不正常产生的心血管和神经系统症状和体征。患者安置了 VVI 起搏器以后，出现精神不振、头晕、疲乏、胸闷及血压降低等表现，是心脏起搏后心房、心室收缩不协调，引起心搏量下降所致。可表现为起搏器功能正常而反复发生晕厥或充血性心力衰竭。改用生理性起搏的方式可避免此现象。一般起搏器综合征由 VVI 起搏所引起，但亦可发生于 AAI（抑制型按需心房起搏）或频率适应性心房起搏（AAIR）。所以，选项 C 不正确。正确答案为 A、B、D、E。

13. BCDE【解析】心电生理检查时通常把电极导管分别放置在右心房侧壁上部和下部，右心室心尖部，冠状静脉窦和希氏束区域。

14. BCDE【解析】拖带标测中，心动过速是否能被拖带的决定因素：①心动过速的周期值。②可激动间隙的大小。③刺激部位心肌的不应期。④刺激脉冲从起搏刺激部位到心动过速折返环的距离。

15. DE【解析】参见 B 型题第 4 题解析。

16. AB【解析】电生理检查所需的仪器设备中，用于急救的如下：①配有监视器的除颤器2 台。②临时起搏器。选项 C、E 属于电生理检查所需的其他设备。选项 D 属于电生理检查用于资料记录的设备。因此，正确答案为 A、B。

17. BCDE【解析】希氏束波与右束支波的鉴别：①希氏束波时限为 15~25 毫秒，右束支波的时限约为 10 毫秒，希氏束波的时限比右束支波的长。所以，选项 A 的叙述是错误的。②从希氏束波至心室波（V 波）起始处的时间即 HV 间期，在成年人不应短于 35 毫秒。心脏手术过程中测定的 HV 间期表明，在无心室预激存在的情况下，自希氏束近端除极至心室除极开始的时间为 35～55 毫秒；而右束支电位总是发生在心室激动之前 30 毫秒或不到 30 毫秒。所以，希氏束波到心室波的时间长于右束支波到心室波的时间。因此，选项 B 正确。③观察记录到希氏束波时电极导管的位置可以进行鉴别。即使记录到一个大的希氏束波但伴随的却是小的心房波，必须回撤电极导管以获得伴以较大的心房电图的希氏束波。所以，选项 C 正确。④用心房起搏方法来区别真正的希氏束波与多个组成部分的心房波。真的希氏束波，当心房起搏频率加快时 AH 间期应当延长而 HV 间期无明显变化。所以，选项 D、E 正确。因此，本题的正确答案为 B、C、D、E。

18. BCD【解析】电生理检查有争议的适应证：①无症状的 WPW 综合征。②心肌梗死后。③非持续性室性心动过速。④心肌病。⑤频发室性异位搏动。⑥任何室上性心动过速。选项 A 属于确定的适应证。选项 E 属于非适应证。因此，正确答案为 B、C、D。

19. ACDE【解析】心房颤动射频消融术后的注意事项：①穿刺肢体制动 12～24 小时。②交代患者当晚少量流质或液体（术后 4 小时无胸痛、气促和低血压者）。③术后 1 个月进软食和偏凉食物。④必要时胃酸抑制药和胃黏膜保护药 1 个月。⑤普罗帕酮或胺碘酮2～3 个月，定期随访，根据病情调整用药。⑥使用抗凝药物 3 个月，口服华法林者定期监测 INR，目标值 2.0～3.0，3 个月后再评价是否须继续口服抗凝药。所以，选项 B 是错误的。因此，正确答案为 A、C、D、E。

20. ABDE【解析】射频消融治疗心房颤动时可导致的并发症参见 A1 型题第 7 题解析。

21. BCDE【解析】植入型自动除颤复律器（ICD）的 I 类适应证：①非可逆性原因引起的室颤或血流动力学不稳定的持续性室性心动过速导致的心搏骤停。②器质性心脏病的自发持续性室性心动过速，无论血流动力学是否稳定。③原因不明的晕厥，在心电生理检查时能诱发有显著血流动力学改变的持续性室性心动过速或室颤。④心肌梗死所致 LVEF <35%，且心肌梗死后 40 天以上，NYHA 心功能Ⅱ级或Ⅲ级。⑤NYHA 心功能Ⅱ级或Ⅲ级，LVEF≤35%的非缺血性心肌病患者。⑥心肌梗死所致 LVEF<30%，且心肌梗死 40 天以上，NYHA 心功能I级。⑦心肌梗死后非持续室性心动过速，LVEF<40%，且心电生理检查能诱发出室颤或持续室性心动过速。选项 A 属于植入型自动除颤复律器（ICD）的Ⅱa 类适应证。

22. AB【解析】参见 A1 型题第 36 题解析。

23. ABC【解析】植入临时性起搏器治疗性起搏的适应证如下。①缓慢性心律失常：各种原因引起的房室传导阻滞、严重窦性心动过缓、窦性停搏伴阿-斯综合征发作或近乎晕厥者。②各种原因引起 QT 间期延长，并发尖端扭转型室性心动过速。③阵发性室上性心动过速需行超速抑制治疗终止时。所以，选项 A、B、C 符合题意。选项 D、E 均属于保护性起搏的适应证。

24. ABE【解析】迷走反射可发生在心脏电检查中或检查后，表现为意识模糊、血压低、心率慢，甚至会有心脏搏动消失，严重者会有呼吸、心搏骤停。万一发生迷走反射应静脉注射阿托品 1~2mg，补充血容量、应用升压药物如多巴胺。预防措施：①避免空腹时间太长。②补充足够的血容量，空腹时间较长者可在结束检查之前快速补充生理盐水 500ml。③避免疼痛。所以，正确答案为 A、B、E。选项 C、D 属于处理措施。

25. ABCDE【解析】ICD 植入技术需要一组从事心脏起搏及电生理检查和治疗并有丰富经验的专科医师；还要配备有经验的护理人员，包括心内科护士及心导管室护士；放射科技术员，麻醉医师；另外 ICD 厂家专业技术支持人员。

26. ABCE【解析】诱发室性心动过速或室颤的方法目前临床上根据不同厂家的 ICD 有 4 种常用方法，即 T 波电击、50Hz 直流电诱发、短阵（或猝发性）快速心室刺激、程序电刺激（S_1S_2）。

27. ABDE【解析】电流强度、阳极夺获、大面积夺获或部分夺获、起搏周长和室性心动过速自身周长差异过大（>80 毫秒）均对起搏标测的结果有影响。

28. ABDE【解析】植入型自动除颤复律器（ICD）的Ⅲ类适应证：①原因不明的晕厥，没有可诱发的室性快速心律失常，也无器质性心脏病。②无休止的室性心动过速或室颤。③外科手术或导管消融可治疗的室性心动过速或室颤，例如伴预激综合征的房性心律失常、右心室流出道室性心动过速、特发性左心室室性心动过速或束支折返性室性心动过速。④一过性或可逆性病症（如急性心肌梗死、电解质紊乱、药物、创伤）所致的室性快速心律失常，而上述病症能被纠正使危险性降低。⑤明显的精神性疾病，可能被器械植入术所加重或不能进行系统的随访。⑥预期生存期≤6 个月的终末性疾病。⑦有左心室功能障碍和 QRS 波群时限延长而无自发的或可诱发的持续性或非持续性室性心动过速的、准备进行紧急冠状动脉旁路手术的冠心病患者。⑧NYHAⅣ级的、非等候心脏移植术的药物难治性充血性心力衰竭患者。选项 C 属于 ICD 的Ⅱb 类适应证。因此，正确答案为 A、B、D、E。

29. ABCE【解析】左心室导管术应用于：①确定左心室的激动形态顺序。②少数有或可能有室性心动过速的患者，右心室起搏（刺激）未能诱发这种心动过速，而用左心室刺激可能诱发。③为确定不应性和恢复时间的离散，需进行左心室标测和刺激。④为左侧心房室旁路的标测定位和消融。

30. ABCDE【解析】程序期前收缩刺激的适用情况：①心脏不应期测定。包括有效不应期（ERP）、相对不应期（RRP）、功能不应期。②室上性心动过速和室性心动过速的诱发和终止。③阐明房室结双径路现象。④诊断预激综合征。⑤阐明裂隙现象的机制和分型。

31. ABCD【解析】心脏电生理检查中，股静脉和股动脉穿刺均可引起出血。通常与局部压迫不够有关，肥胖、较强抗栓治疗、穿刺和压迫技巧欠佳时出血风险增加。

32. ACDE【解析】对于发生室性心动过速、室颤导致心脏停搏者，应立即进行电复律，并同时开始心肺复苏有关操作步骤。对择期复律的患者，应做好术前准备。具体如下：①正确选择病例，严格掌握适应证。②做好患者及家属的心理疏导工作，以取得同意和配合，签署治疗同意书。③纠正心力衰竭和电解质紊乱。术前 1~2 天应停用洋地黄类药物和利尿药。必要时加用相应的抗心律失常药物。④术前患者应适当休息，避免精神紧张，术前 4~8 小时禁饮食，以免麻醉时反流吸入呼吸道。⑤检查除颤器工作性能是否完好，准备好心肺复苏的各种抢救药品和器械，一般应有麻醉师在场，以备紧急时气管插管。选项 B 是错误的。因此，正确答案为 A、C、D、E。

33. ABCD【解析】成人获得性房室传导阻滞的Ⅱa 类适应证：①成人无症状的持续性三度房室传导阻滞（AVB），逸搏，心率<40 次/分但不伴有心脏增大。②电生理检查发现在希氏束内或以下水平的无症状性二度 AVB。（证据级别：B）③一度或二度 AVB 伴有类似起搏器综合征的血流动力学表现。（证据级别：B）④无症状的二度Ⅱ型 AVB，且为窄 QRS 波者。但当二度Ⅱ型 AVB 伴有宽 QRS 波者，包括右束支阻滞，则适应证升级为Ⅰ类。（证据级别：B）

34. ABC【解析】慢性室内双束支和三束支传导阻滞的Ⅰ类适应证：①双束支或三束支传导阻滞伴间歇性三度房室传导阻滞。②双束支或三束支传导阻滞伴二度Ⅱ型房室传导阻滞。③交替性双侧支传导阻滞。选项 D 属于Ⅱa 类适应证，选项 E 属于Ⅲ类适应证。因此，正确答案为 A、B、C。

35. BCDE【解析】心房起搏的适应证主要是房室传导正常的病窦综合征患者，有不同程度的心源性脑缺血综合征的症状。电生理检查应符合以下标准：①心房调搏文氏点 130 次/分。②希氏束电图 H-V 在正常范围内。③体表心电图无房室传导阻滞及束支传导阻滞。④间断但不频繁的阵发性房扑、房颤及阵发性室上性心动过速并可用药物控制者。⑤无巨大的右心房及静止心房。

六、案例分析题

1. BCDE【解析】为了明确病因诊断，患者需要进行超声心动图、动态心电图、冠状动脉造影和心脏电生理检查。这些检查有助于明确心功能、心律，是否有缺血、心脏传导功能等情况。

2. B【解析】ECG 提示 PR 间期延长及左束支传导阻滞，容易发生完全性房室传导阻滞，引起患者晕厥。

3. CE【解析】动态心电图及心脏电生理检查有助于评价房室传导功能及晕厥的病因。

4. E【解析】反复黑矇、晕厥，心电图提示心动过缓及长 RR 间歇，应首选起搏器治疗。

5. CDF【解析】患者植入双腔起搏器后，功能程控调整后也可以在 DVI、VDD、VAT 及 VVI 模式下工作。

6. ADF【解析】房颤反复发作应转复并维持窦性心律，可程控起搏器以更好的工作。

7. D【解析】心衰合并心动过速，心率 150 次/分，应首先查心电图明确为何种类型的心动过速。

8. D【解析】Ⅱ、Ⅲ、aVF 导联锯齿波向下，V_1锯齿波向上，提示Ⅰ型心房扑动。

9. BCE【解析】利尿并预防性补钾以及应用 ACEI 可改善心衰症状，射频消融治疗Ⅰ型心房扑动效果较好，治愈率较高。

10. BE【解析】患者在右房消融Ⅰ型房扑，术后可出现右房手术瘢痕性房性心动过速。患者心衰，左室增大，容易发作室性心动过速。

11. ABDE【解析】进行电生理检查和射频消融可能出现的结果包括：Ⅰ型心房扑动消融成功且无其他心律失常；Ⅰ型心房扑动、瘢痕性房性心动过速均消融成功；Ⅰ型心房扑动、瘢痕性房性心动过速均消融成功，无复发但患者出现心房颤动；即使出现心房颤动也可消融，但成功率较低而风险较大。

第六章　心血管疾病常用无创诊断技术

一 A1 型题

1. 下列选项符合二度Ⅰ型窦房阻滞的心电图特征的是
   A. 窦性 PP 间期逐渐延长，最后发生房搏脱漏
   B. P 波脱漏后出现长 PP 间期，其长度等于其前连续 2 个 PP 间期之和
   C. P 波脱漏后出现长 PP 间期，其长度等于任何 2 个 PP 间期之和
   D. 窦性 PP 间期逐渐缩短，之后出现 1 个长的 PP 间期
   E. P 波脱漏后出现长 PP 间期，其长度等于任何 2 个短的 PP 间期之和
2. 下列选项中不符合心脏压塞体格检查的是
   A. 奇脉　　B. 心动过速
   C. 高血压　　D. 心包摩擦音
   E. “x” 波下降支显著，“y” 波下降支减小或消失
3. 通常只在儿童或青少年可听到的心音是
   A. 第一心音　　B. 第二心音
   C. 第三心音　　D. 第四心音
   E. 额外心音
4. 下列疾病中不出现奇脉的是
   A. 慢性肺疾病　　B. 急性哮喘发作
   C. 缩窄性心包炎　　D. 心脏压塞
   E. 冠心病
5. 极量负荷量最大心率的粗略计算法为
   A. 200-年龄　　B. 240-年龄
   C. 195-年龄　　D. 210-年龄
   E. 220-年龄
6. 代表自心房开始除极至心室开始除极的时间指的是
   A. QT 间期　　B. ST 段
   C. P 波　　D. PR 间期
   E. U 波

7. 房室旁路参与的房室折返性心动过速的心电图表现不正确的是
A. 心电图可有预激波或正常
B. 逆行 P 波位于 QRS 波群之前
C. QRS 波群形态、时限均正常，可呈束支阻滞型
D. RP′<P′R，RP′>0.07 秒
E. 节律规整，频率在 150~250 次/分，多数≥180 次/分
8. 主动脉瓣第 1 听诊区位于
A. 胸骨右缘第 2 肋间处
B. 心尖区
C. 胸骨左缘第 2 肋间处
D. 胸骨左缘第 3~4 肋间处
E. 胸骨体下端近剑突稍偏右或稍偏左处
9. 用鼓型听件在胸骨左缘和右缘的第 2 肋间听诊最为清晰的心音是
A. 第一心音
B. 第二心音
C. 第三心音
D. 第四心音
E. 第五心音
10. 关于健康人的血压波动规律，叙述不正确的是
A. 正常人血压波动呈双峰一谷
B. 夜间血压波动范围大于日间
C. 血压波动呈“长柄勺”型
D. 凌晨 2：00~3：00 时处于血压低谷
E. 双峰分别在上午 8：00~9：00 时及下午 5：00~6：00 时
11. QRS 波群的起点至 T 波终点代表心室肌除极和复极全过程所需的时间是指
A. QT 间期
B. ST 段
C. P 波
D. PR 间期
E. U 波
12. 仰卧位和左侧卧位听诊最清晰的心音是
A. 第一心音
B. 第二心音
C. 第三心音
D. 第四心音
E. 第五心音
13. 区别主动脉狭窄（AS）和肥厚型心肌病（HCM）的体格检查中正确的是
A. 应用硝酸甘油后 AS 杂音减弱，HCM 的杂音增强
B. 室性期前收缩后 HCM 及 AS 的杂音减弱
C. 站立时 AS 的杂音和 HCM 的杂音减弱
D. Valsava 动作时，AS 和 HCM 的杂音减弱
E. 站立时 AS 的杂音减弱，HCM 的杂音增强
14. 运动终止的绝对指征不包括
A. 出现典型心绞痛
B. 急性心肌梗死

C. ST 段水平型或下斜型压低≥0.2mV　D. 出现心室内传导阻滞
E. 出现室性心动过速、心室扑动或心室颤动

15. 心外膜下或透壁性心肌缺血的心电图改变是
A. ST 段抬高　B. ST 段压低
C. T 波平行　D. 病理性 Q 波
E. T 波高耸

16. 心肌梗死超急性期的心电图特征是
A. T 波高尖，ST 段抬高，急性损伤阻滞
B. T 波高尖，ST 段延长
C. T 波高尖，ST 段下降，出现异常 Q 波
D. T 波高尖，出现异常 Q 波
E. T 波高尖，QT 间期延长

17. 运动试验的绝对禁忌证不包括
A. 急性心肌梗死或心肌梗死合并室壁瘤　B. 高危不稳定型心绞痛
C. 急性心肌炎或心包炎　D. 快速性或缓慢性心律失常
E. 急性主动脉夹层分离

18. 最常见的逸搏心律是
A. 房性逸搏心律　B. 交界性逸搏心律
C. 室性逸搏心律　D. 反复心律
E. 以上均是

19. 经典型预激综合征指的是
A. WPW 综合征　B. 短 PR 综合征
C. Mahaim 型预激综合征　D. LGL 综合征
E. 早期复极综合征

20. 电轴不确定时的心电轴应为
A. >-45°　B. <-45°
C. <- 60°　D. -90°～+180°
E. <-90°

21. 下列描述不符合经典型预激综合征心电图表现的是
A. QRS 波群增宽，时限≥0.12 秒　B. QRS 波起始部有预激波（δ 波）
C. PR 间期<0.12 秒　D. PJ 间期不正常（>0.27 秒）;
E. 继发性 ST-T 改变

22. 构成动态心电图系统的结构不包括
A. 记录器　B. 电极

C. 导联线　　D. 活动平板

E. 回放分析系统

23. 双峰脉最常见的原因为

A. 梗阻性肥厚型心肌病　　B. 动脉导管未闭

C. 动静脉瘘　　D. 心包积液

E. 严重的主动脉瓣关闭不全伴或不伴主动脉狭窄

24. 测量颈静脉脉搏的基本原则不包括

A. 同时测量压力和波形

B. 调整头和躯干的位置，直到能够清楚地观察到静脉搏动，通常约为45°

C. 观察颈静脉时颈内静脉优于颈外静脉，右侧优于左侧

D. 观察颈静脉时颈外静脉优于颈内静脉，左侧优于右侧

E. 正常人的颈静脉脉搏吸气时下降

25. 心内膜下心肌缺血时，可表现为ST段下移。ST段下移不包括

A. J点型　　B. 上斜型

C. 水平型　　D. 下垂型

E. 鱼钩型

26. 心率变异性分析的时域分析指标不包括

A. SDNN（NN间期标准差）　　B. SDANN（NN平均值的标准差）

C. 心率变异性三角指数　　D. 超低频（ULF）功率

E. r-MSSD（相邻NN间期差值的均方根）

27. 吸气时可能增强、坐位或立位可减弱或消失的心音是

A. 第一心音　　B. 第二心音

C. 第三心音　　D. 第四心音

E. 第五心音

28. 目前应用最广泛的运动试验方法是（　　），此方法是引起心肌耗氧量最高的运动方式

A. 直立倾斜试验　　B. 踏车运动试验

C. 平板运动试验　　D. 握力计试验

E. 二级梯运动试验

29. 运动试验的相对禁忌证不包括

A. 左冠状动脉主干狭窄　　B. 中、重度狭窄的瓣膜性心脏病

C. 电解质异常　　D. 急性肺栓塞或肺梗死

E. 肥厚型心肌病或其他原因的心室流出道梗阻

30. 非Q波型心肌梗死的心电图改变，叙述不正确的是

A. ST段压低持续存在　　B. ST段可抬高

C. T波倒置 D. 起病早期均有高尖T波

E. 与病变相应导联上的R波电压进行性降低

31. 急性心肌炎的心电图表现不包括

A. 心前区R波递增不良 B. 心脏传导障碍

C. QRS低电压 D. 病理性Q波

E. ST-T改变

32. 急性心肌梗死时一般不出现病理性Q波的情况是

A. 心肌梗死的厚度5~7mm B. 心肌梗死的直径20~25mm

C. 心肌梗死发生在基底部 D. 心肌梗死发生在下壁

E. 心肌梗死发生在前壁

33. 室性逸搏心律多见于

A. 一度房室传导阻滞 B. 二度房室传导阻滞

C. 三度房室传导阻滞 D. 窦性传导阻滞

E. 窦性心动过缓

34. 目前中国高血压指南推荐的正常值标准，叙述不正确的是

A. 24小时动态血压均值<130/80mmHg B. 白昼均值<135/85mmHg

C. 夜间均值<125/75mmHg D. 白昼均值<120/60mmHg

E. 夜间血压下降率10%~15%

35. 预测左室功能不全的指征是

A. 收缩压及舒张压负荷>20% B. 收缩压及舒张压负荷>30%

C. 收缩压及舒张压负荷>40% D. 收缩压及舒张压负荷>50%

E. 收缩压及舒张压负荷>60%

36. 限制型心肌病的体格检查表现不包括

A. 颈静脉压升高，迅速下降的“y”波 B. 库斯莫尔（Kussmaul）征

C. 脉压变窄 D. 房室瓣反流杂音

E. 心包摩擦音

37. 缩窄性心包炎的体格检查表现不包括

A. 颈静脉压升高 B. 奇脉

C. 库斯莫尔（Kussmaul）征 D. 收缩期心尖搏动回缩

E. “x”波升支和“y”波降支陡峭

38. 主动脉瓣重度反流引起高排血量的脉搏异常体征不包括

A. Hill征 B. Traube征

C. Corrigan脉 D. Duroziez征

E. Musset征

二 A2 型题

1. 患者，女性，20 岁。平时描记心电图为正常心电图，有反复发作性心悸多年，心动过速发作时为窄 QRS 波群心动过速，RP 间期为 0. 11 秒。心动过速时最可能的心电图诊断为
   A. 显性预激综合征合并室上性心动过速
   B. 窦性心动过速
   C. 隐匿性预激综合征合并室上性心动过速
   D. 阵发性房性心动过速
   E. 房室结双径路合并室上性心动过速
2. 患者，女性，20 岁。1 小时前突发心悸，过去有类似发作史，可自行终止。查体：甲状腺不大，心界不大，心率 180 次/分，律齐，未闻及杂音。为明确诊断应立即进行的检查是
   A. 心电图检查　　B. 心脏 X 线检查
   C. 心向量图检查　　D. 超声心动图检查
   E. T_3、T_4检查
3. 患者，男性，35 岁。反复心悸 10 余年，突发突止。发作时查体：心率 180 次/分，节律规整，心电图示 QRS 波群形态和时限正常。最可能的诊断为
   A. 室性心动过速　　B. 室性心动过缓
   C. 阵发心房颤动　　D. 阵发性心房颤动伴差异性传导
   E. 阵发性室上性心动过速

三 A3/A4 型题

（1~5 题共用题干）

患者，男性，48 岁。健康体检时发现心率 41 次/分，律齐。

1. 为了初步判断属于生理性还是病理性，应在嘱患者（　　）后再测心率
   A. 休息 30 分钟　　B. Valsalva 动作
   C. 深呼气　　D. 深吸气
   E. 短时间快速蹲立运动
2. 门诊心电图检查示窦性心动过缓，心室率 41 次/分。下一步应进行的检查是
   A. 直立倾斜试验　　B. 阿托品试验
   C. 活动平板运动试验　　D. 普萘洛尔试验
   E. 双嘧达莫试验
3. 如果患者快速蹲立运动 30 次后即刻心室率突然增至 164 次/分，休息片刻后又回复至 41 次/分，推测可能是

A. 窦性心动过速　　B. 心房颤动
C. 心房扑动　　D. 阵发性室性心动过速
E. 阵发性室上性心动过速

4. 持续性房扑大多发生在各种器质性心脏病，其中最主要病因是
A. 甲亢　　B. 二尖瓣关闭不全
C. 二尖瓣狭窄　　D. 洋地黄过量
E. 酒精中毒

5. 房扑伴极快心室率、血流动力学障碍者首选的治疗方法是
A. 直流电复律　　B. 药物转复
C. 射频消融　　D. 静点利多卡因
E. 心房调搏心房快速起搏

（6~10 题共用题干）

患者，男性，62 岁。头晕、乏力、心悸数月，近 1 周发生 2 次晕厥入院。查体：血压 170/85mmHg，心率 50 次/分，节律规律，心尖区闻及 2/6 级收缩期吹风样杂音。心电图检查为窦性心动过缓。

6. 为进一步明确晕厥的原因，首选的检查方法为
A. 脑 CT　　B. 脑电图
C. 超声心动图　　D. 食管心房调搏
E. 动态心电图

7. 进一步的检查发现心电图中发生 3 次长间歇，分别为 4.5 秒、4.8 秒、6.0 秒，长间歇内无 P 波存在。该患者发生晕厥的最可能原因为
A. 窦性心动过缓　　B. 窦性传导阻滞
C. 窦性停搏　　D. 二度房室传导阻滞
E. 三度房室传导阻滞

8. 为防止再次发生晕厥，最佳的治疗措施是
A. 阿托品　　B. 异丙肾上腺素
C. 安置 AAI 心脏起搏器　　D. 安置 VVI 心脏起搏器
E. 安置 VDD 心脏起搏器

9. 如患者突然伴发快速性心房颤动，心率达 190 次/分，同时伴血压下降，应进行的处理为
A. 毛花苷 C 静脉注射　　B. 维拉帕米静脉注射
C. 同步电复律　　D. 紧急植入临时心脏起搏器
E. 紧急植入临时心脏起搏器+同步电复律

10. 如患者心电图监测发现窦性心动过缓伴一过性二度房室传导阻滞，此时的最佳治疗方

案为

A. 阿托品
B. 异丙肾上腺素
C. AAI 心脏起搏器
D. VVI 心脏起搏器
E. DDD 心脏起搏器

四 B 型题

（1~4 题共用备选答案）

A. QRS 波群时限≥0.12 秒，$V_{1\sim2}$导联 QRS 波群呈 rsR′型或 M 形，Ⅰ、$V_{5\sim6}$导联 S 波增宽而有切迹
B. QRS 波群时限≥0.12 秒，$V_{1\sim2}$导联呈宽大而深的 QS 或 rS 波，Ⅰ、$V_{5\sim6}$导联呈宽大 R 波，R 波粗钝有切迹
C. QRS 波群时限≥0.12 秒，$V_{1\sim2}$导联 QRS 波群呈 rsR′型，Ⅰ、$V_{5\sim6}$导联 R 波增宽伴有切迹
D. QRS 波群时限<0.12 秒，电轴右偏+90°~+180°，Ⅰ、aVL 导联呈 rS 型，Ⅱ、Ⅲ、aVF 导联呈 qR 型
E. ORS 波群时限<0.12 秒，电轴左偏达−30°~−90°，Ⅰ、aVL 导联呈 qR 型，Ⅱ、Ⅲ、aVF 导联呈 rS 型

1. 完全性右束支传导阻滞的心电图特点是
2. 完全性左束支传导阻滞的心电图特点是
3. 左前分支传导阻滞的心电图特点是
4. 左后分支传导阻滞的心电图特点是

（5~8 题共用备选答案）

A. 0°~+90°
B. 0°~−30°
C. −30°~−90°
D. +90°~+180°
E. −90°~+180°

5. 正常额面 QRS 心电轴在
6. 垂位心及 6 个月以下婴儿的心电轴在
7. 左心室肌萎缩或梗死的心电轴在
8. 右心室肥大并束支阻滞的心电轴在

（9~11 题共用备选答案）

A. 20~40 次/分
B. 40~60 次/分
C. 50~60 次/分
D. 80~100 次/分

E. >100次/分

9. 房性逸搏心律的心房率通常是
10. 交界性逸搏心律QRS波群的频率为
11. 室性逸搏心律QRS波群的频率为

（12~16题共用备选答案）

A. 心室颤动　　B. 心室扑动
C. 心房扑动　　D. 心房颤动
E. 房内阻滞

12. QRS波与T波完全消失，代之以形态不同、大小各异、极不匀齐的颤动波（F波）为（　　）的心电图表现
13. P波消失，代之以形态不同、振幅大小不等、波间无等电位线的f波为（　　）的心电图表现
14. P波消失，代之以波形相同、波幅相等、间期匀齐、波间无等电位线的锯齿状波为（　　）的心电图表现
15. 规则的、振幅相等的连续波形，不能区分出QRS波与ST段和T波。每个扑动波由圆钝的上升段和下降段组成，形态似正弦波为（　　）的心电图表现
16. P波增宽≥0.12秒，出现双峰，切迹间距≥0.04秒为（　　）的心电图表现

（17~19题共用备选答案）

A. 141±39毫秒　　B. 127±35毫秒
C. 27±12毫秒　　D. 35±10毫秒
E. 130±28毫秒

17. 心率变异性分析的时域分析指标中，SDNN（NN间期标准差）的正常值为
18. 心率变异性分析的时域分析指标中，SDANN（NN平均值的标准差）的正常值为
19. 心率变异性分析的时域分析指标中，r-MSSD的正常值为

（20~23题共用备选答案）

A. 主动脉瓣和肺动脉瓣关闭产生
B. 充盈早期血流突然减速
C. 心室充盈阻抗增加、血流减速和心室顺应性下降导致心房收缩瓣膜震动
D. 二尖瓣或三尖瓣狭窄时瓣膜在舒张早期突然开放
E. 瓣膜活动性差或同时合并二尖瓣关闭不全

20. 第二心音出现在心室收缩末期，形成原因为

21. 第三心音的形成原因为
22. 第四心音的形成原因为
23. 舒张期开瓣音病理性杂音的形成原因为

五 X 型题

1. 心脏压塞的体格检查表现中，贝克（Beck）三联征是指
   A. 心动过速　　B. 颈静脉压升高
   C. 高血压　　D. 心音遥远
   E. 低血压
2. 急性心肌梗死超急性期的心电图主要表现为
   A. T 波对称直立高耸　　B. 导联 ST 段斜形升高
   C. 病理性 Q 波　　D. QRS 波幅增加
   E. 完全性左束支阻滞
3. 通常分裂在吸气和呼气时均存在但不固定。P_2延迟是原因之一，见于
   A. 右束支传导阻滞　　B. 肺动脉高压
   C. 右心功能不全　　D. 肺动脉瓣狭窄
   E. 重度二尖瓣反流
4. 关于动态血压监测的临床意义，叙述正确的有
   A. 指导降压治疗和评价药物疗效　　B. 诊断特殊类型高血压
   C. 预测靶器官损害　　D. 疗效指标评定
   E. 诊断日常类型高血压
5. 左室高电压的传统诊断为
   A. R_{v5}>2.5mV　　B. $R_{v5}+S_{v1}$>2.5mV（女）
   C. $R_{v5}+S_{v1}$>3.5mV（男）　　D. R_{I}>1.5mV 或 $R_{I}+S_{III}$>2.5mV
   E. R_{aVL}>1.2mV 或 R_{aVF}>2.0mV
6. 引起运动试验假阴性的心脏病变有
   A. 二尖瓣脱垂　　B. 单支冠脉病变
   C. 陈旧性心肌梗死　　D. 主动脉瓣严重狭窄
   E. 心肌病、心包炎
7. 诊断心肌缺血的标准是
   A. 心率>120/分　　B. 2 次发作间隔时间≥3.0 分钟
   C. 2 次发作间隔时间≥5.0 分钟　　D. ST 段呈水平或下斜型压低持续≥1.0 分钟
   E. ST 段呈水平或下斜型压低≥1.0mV（1.0mm）

8. 第一心音（S_1）强度的影响因素有
A. 二尖瓣反流时是否关闭
B. 左心室压力搏动上升的速度
C. 二尖瓣结构是否受损
D. 心室收缩开始时二尖瓣瓣叶的位置
E. 在心脏和听诊器之间存在的组织、空气和液体的量

9. 通常分裂在吸气和呼气时均存在但不固定。A_2提前是原因之一，见于
A. 重度二尖瓣反流
B. 肺动脉扩张
C. 室间隔缺损
D. 左室预激
E. 右束支传导阻滞

10. 关于 Holter 记录的双极模拟导联，叙述正确的有
A. CM_1导联 P 波清晰，利于识别室上性心律失常或伴室内差异性传导及室性心律失常
B. CM_1导联对心室激动起源或传导异常的观察较好
C. CM_5导联对 QRS 波群和 ST 段变化，尤其 ST 段压低较敏感
D. M_{aVF}导联反映下壁心肌缺血
E. CM_2导联 P 波清晰，有助于鉴别室上性心律失常与室性心律失常

11. 第一心音增强可见于
A. 二尖瓣狭窄
B. 完全性房室传导阻滞
C. PR 间期缩短
D. 心动过速或心室收缩力加强
E. PR 间期变长

12. 交替脉的特点表现有
A. 通过升支、波峰和波形描述
B. 触诊为节律规整而强弱交替的脉搏
C. 反映心肌功能不全
D. 动脉收缩时上升支产生首个波峰
E. 由于前、后负荷及心肌收缩力改变的失代偿表现

13. 低血钾时心电图典型的特征性变化为
A. T 波平坦或倒置
B. U 波显著
C. ST 段轻度压低
D. P 波振幅和宽度增加
E. PR 间期延长

14. 双峰脉高动力循环状态可见于
A. 右冠状动脉窦-右心房的分流
B. 动静脉瘘
C. 梗阻性肥厚型心肌病
D. 动脉导管未闭
E. 主动脉瓣重度狭窄

15. 动脉导管未闭的体格检查表现为
A. 水冲脉
B. 心尖搏动移位，弥散
C. 左锁骨处连续性机械样杂音
D. 反向分流时发生发绀或杵状指
E. 杂音的收缩期成分在发生反向分流时增强

16. 第二心音分裂中的固定分裂见于

A. 左心功能不全　　B. 房间隔缺损

C. 室间隔缺损　　D. 肺动脉狭窄

E. 右心衰竭

17. 左心室肥厚“逆钟向转位”的过渡区波形出现在

A. V_1导联　　B. V_2导联

C. V_3导联　　D. V_4导联

E. V_6导联

18. 室性心律失常药物治疗有效的标准有

A. 室性期前收缩动减少≥70%　　B. 成对室性期前收缩减少≥80%

C. 短阵室性心动过速消失≥90%　　D. 成对室性期前收缩减少≥50%

E. 15 次以上室性心动过速及运动时≥5 次的室性心动过速完全消失

19. 三度房室传导阻滞的心电图特点正确的有

A. P 波与 QRS 波群无关　　B. P 波频率晚于 QRS 波群频率

C. PR 间期固定　　D. 心房率快于心室率

E. QRS 波群形态取决于心室起搏点位置的高低

20. 运动试验阳性的标准有

A. 运动中或运动后 ST 段弓背向上型抬高≥0. 1mV

B. 出现典型心绞痛

C. T 波变为倒置或双向

D. 运动中收缩压较运动前或前一级运动时下降≥10mmHg

E. 运动中或运动后以 R 波为主的导联 J 点后 80 毫秒处 ST 段水平型或下斜型压低较运动前增加≥0. 1mV，持续时间>1 分钟

21. 目前在国内普遍应用的是模拟常规导联的双极导联，最常用的导联有

A. 同步记录 CM_1导联　　B. 同步记录 CM_2导联

C. 同步记录 CM_5导联　　D. 同步记录 CM_8导联

E. 同步记录 M_{aVF}导联

22. 心电图检查能够发现的异常有

A. 心脏的瓣膜异常　　B. 心律失常

C. 心脏左、右心室不同步　　D. 心肌缺血

E. 心肌收缩力减弱

23. 右心室肥厚“顺钟向转位”的过渡区波形出现在

A. V_1导联　　B. V_2导联

C. V_3导联　　D. V_5导联

E. V_6导联

24. 急性心肌梗死的体格检查表现为

A. 心动过速
B. S_1减弱
C. S_3反常分裂
D. S_2奔马律
E. 二尖瓣反流的收缩期杂音

25. 第一心音的心音分裂出现在

A. 右束支传导阻滞
B. 左心室起搏
C. 左心室预激
D. Ebstein 异常
E. 左束支传导阻滞

26. 迟微脉的特点不包括

A. 升支上升缓慢和波幅低平
B. 最常见于主动脉瓣狭窄
C. 只表现在升支波上
D. 可以观察到两个明显的波
E. 第 2 个波峰出现在舒张期

27. 急性非 Q 波型心肌梗死主要表现为 ST-T 改变，包括的类型有

A. ST 段抬高型
B. ST 段下移型
C. T 波倒置型
D. T 波低平型
E. 病理性 Q 波型

28. 下列关于二尖瓣型 P 波心电图的特点，叙述正确的是

A. P 波有明显切迹，双峰距≥0.04 秒
B. PR 间期>0.20 秒
C. 呈双峰型
D. P 波增宽，时限≥0.11 秒
E. 多表现在Ⅰ、Ⅱ、aVL、$V_4 \sim V_6$导联

29. 电轴右偏可见于

A. 右心室肥大
B. 左心室肥大
C. 右束支阻滞
D. 左后分支阻滞
E. 左前分支阻滞

30. 电轴轻度左偏可见于

A. 右心室肥大
B. 右心室梗死
C. 左心室肥大
D. 左束支阻滞
E. 左前分支阻滞

31. PR 间期缩短可见于下列哪些情况

A. 冠状窦结性心律
B. 室间隔缺损
C. 交感神经兴奋
D. 心内膜缺血
E. 预激综合征

32. 洋地黄效应的心电图表现有

A. ST 段下垂型压低
B. T 波低平、双向或倒置
C. QT 间期缩短
D. aVR 导联倒置
E. ST-T 呈“鱼钩型”

33. 急性心肌梗死亚急性期的心电图主要表现为
A. R 波振幅下降
B. 巨大高耸 T 波
C. 病理性 Q 波增深增宽
D. ST 段弓背抬高
E. T 波倒置逐渐增深再缓慢恢复

34. 心电图表现 P 波数目多于 QRS 波群数目可见于
A. 高度房室传导阻滞
B. 三度房室传导阻滞
C. 二度房室传导阻滞
D. 一度房室传导阻滞
E. 室内传导阻滞

35. 引起运动试验假阳性的药物有
A. 洋地黄类药
B. 抗心绞痛药
C. 排钾利尿药
D. 雌激素
E. 降压药

36. 以下属于加压单极肢体导联的有
A. aVR 导联
B. aVL 导联
C. aVF 导联
D. V_{4R}导联
E. V_{5R}导联

37. 房间隔缺损的体格检查表现为
A. 巨大“v”波
B. 收缩中期喷射性杂音
C. S_3固定分裂
D. 肺动脉喷射音
E. 右心室收缩期强有力的抬举样搏动

38. 正常脉搏的特点表现为
A. 通过升支、波峰和波形描述
B. 由叩击波和潮汐波组成
C. 分为 0~4 级
D. 动脉扩张时上升支产生首个波峰
E. 当舒张期主动脉瓣关闭时，下降支会产生第 2 个波峰

39. 房室结双径路引起的房室结折返性心动过速的心电图表现为
A. 节律规整，频率在 150~210 次/分，平均 170 次/分
B. QRS 波群形态、时限正常，也可呈束支阻滞型
C. 逆行 P 波与 QRS 波群部分重叠
D. 逆行 P 波位于 QRS 波群之后
E. RP′<P′R，RP′<0. 07 秒

40. 肱-股动脉脉搏延迟征的表现正确的有

A. 一般情况下，肱动脉和股动脉的脉搏波几乎同时出现
B. 一般情况下，肱动脉的脉搏波出现早于股动脉的脉搏波
C. 当血管狭窄导致血流受阻，股动脉脉搏可能延迟出现
D. 当处于仰卧位时，上肢血压低于下肢血压
E. 当处于仰卧位时，下肢血压低于上肢血压

41. 引起双上肢血压、脉搏不等（收缩压>10mmHg）的情况有
A. 动脉硬化、栓塞及动脉炎引起的主动脉、无名动脉和锁骨下动脉阻塞
B. 颈肋综合征或前斜角肌综合征
C. 胸腔出口综合征
D. 锁骨下动脉盗血综合征
E. 瓣上型主动脉口狭窄或主动脉夹层

42. 颈静脉脉搏的病理表现有
A. 心房颤动
B. 完全性心脏阻滞或房室分离
C. 三尖瓣狭窄
D. 重度三尖瓣反流（TR）或房间隔缺损
E. 限制型心肌病

43. 关于主动脉瓣狭窄的收缩期心脏杂音，叙述正确的有
A. 利用鼓型听件在胸骨右侧或左侧第2肋间最清楚
B. 主要为递增/递减性质粗糙音
C. 在老年患者可能向心尖部传导，有时会超过心尖部
D. 与血流及早高峰相关
E. 主动脉瓣狭窄杂音可在做Valsalva动作时减弱，室性期前收缩后增强

44. 右室梗死的体格检查表现正确的有
A. “a”波增强
B. Kussmaul征，高血压
C. S_3，S_4
D. 三尖瓣收缩期杂音
E. 有肺部啰音

45. 扩张型心肌病的体格检查表现正确的有
A. 颈静脉压力降低，“a”“v”波减弱
B. 血压降低，脉压减小，交替脉
C. 心尖搏动侧移，通常弥散
D. 心动过速时出现S_4、S_3或重叠奔马律
E. 二尖瓣、三尖瓣反流杂音

46. 房性心动过速的心电图表现正确的是
A. P波形态与窦性相同
B. 频率>100次/分，最高可达250次/分

C. PR 间期绝对不齐

D. PR 间期正常或延长

E. PP′过快时可出现 2∶1 或 3∶1 传导

47. 运动试验的适应证有

A. 对不典型胸痛或可疑冠心病患者进行诊断和鉴别诊断

B. 评估冠心病患者的心脏负荷能力

C. 评价冠心病的药物治疗、介入治疗效果

D. 进行冠心病易患人群流行病学调查筛选试验

E. 心电图显示有预激图形、左束支阻滞、起搏心律的患者

48. 运动试验可疑阳性标准正确的有

A. U 波倒置

B. 运动中或运动后 ST 段弓背向上型抬高≥0.1mV

C. T 波变为倒置或双向

D. 运动中收缩压较运动前或前一级运动时下降≥10mmHg

E. 运动中或运动后以 R 波为主的导联 J 点后 80ms 处 ST 段水平型或下斜型压低较运动前增加 0.05～0.10mV，持续时间≥1 分钟

六 案例分析题

（1～3 题共用题干）

患者，女性，46 岁。有 20 余年活动后心悸、气短，腹胀史。10 天前因病情加重伴下肢水肿入院。临床诊断为风湿性心脏病、二尖瓣狭窄合并关闭不全，右心衰竭。心电图示 P 波消失，代之以不规则的频率 510 次/分的小 f 波，RR 间期不规则，心室率 146 次/分。

1. 心电图诊断为

A. 心房扑动　　B. 心房颤动

C. 窦性心律不齐　　D. 房性心动过速

E. 交界性心动过速

2. 患者给予地高辛治疗 2 周，复查心电图，f 波频率 530 次/分，RR 间期不规则，心室率 86 次/分，以 R 波为主的Ⅰ、Ⅱ、aVF、V_3～V_4导联 ST 段下斜 0.05～0.10mV，ST-T 改变呈鱼钩状，QT 间期 0.30 秒。心电图改变符合

A. 洋地黄效应　　B. 洋地黄毒性反应

C. 低钾血症心电图改变　　D. 低钙血症心电图改变

E. 心肌缺血

3. 患者继续应用洋地黄至第 28 天，腹胀减轻，下肢水肿消失，f 波更为明显，RR 间期匀齐，QRS 形态呈室上型，心室率 46 次/分。心电图可诊断为

A. 心房扑动、交界性逸搏心律
B. 心房颤动、二度房室传导阻滞、交界性逸搏心律
C. 心房颤动、高度房室传导阻滞、交界性逸搏心律
D. 心房颤动、几乎完全性房室传导阻滞、交界性逸搏心律
E. 心房颤动、三度房室传导阻滞、交界性逸搏心律

（4~8 题共用题干）

患者，男性，71 岁。3 小时前突发胸闷、胸痛入院。胸痛位于心前区胸骨后，为持续性闷痛，伴大汗，面色苍白，呼吸困难。心电图示窦性心律，心率 108 次/分，胸前导联广泛 ST 段抬高 0.4mV。

4. 该患者查体可能发现的体征是
A. 心动过速
B. S_1减弱
C. S_2奔马律
D. S_3反常分裂
E. ST 段呈斜直形或弓形抬高
F. Kussmaul 征

5. 急诊应首先予以的处理包括
A. 查心肌酶谱
B. 查凝血
C. 查血常规
D. 吸氧
E. 心包穿刺引流
F. 抗血小板治疗

6. 该患者可考虑的诊断有
A. 急性心肌梗死
B. 急性肺栓塞
C. 主动脉夹层
D. 急性心包炎
E. 急性心肌炎

7. 若患者在入院第 3 天，呼吸困难突然加重，此时体格检查可能出现
A. 心包摩擦音
B. 心尖区闻及 4/6 级收缩期吹风样杂音
C. Beck 三联征
D. 脉压变大
E. 胸骨左缘第 3、4 肋间闻及 4/6 级收缩期吹风样杂音
F. 奇脉

8. 此时首先应该进行的检查是
A. 脑钠肽（BNP）
B. D-二聚体
C. 超声心动图
D. 血气分析
E. 冠状动脉造影
F. 磁共振成像

参考答案与解析

一、A1型题

1. D【解析】二度Ⅰ型窦房阻滞的心电图：窦性PP间期逐渐缩短，之后出现一个长的PP间期，此后重复该现象。长的PP间期小于基本窦性PP间期的2倍。

2. C【解析】心脏压塞的体格检查表现：①颈静脉压升高。②低血压（贝克三联征：颈静脉压升高、心音遥远和低血压）。③心动过速。④奇脉。⑤“x”波下降支显著，“y”波下降支减小或消失。⑥可有心包摩擦音。

3. C【解析】儿童或青少年心脏发育未臻完善，在心室舒张早期，快速充盈期血流冲击心室壁及乳头肌腱索产生的振动比成人大，故儿童及青少年可闻及第三心音，而成人则听不到。一旦出现通常是病理性的，多数来自左心室，可见于任何年龄的心衰患者。

4. E【解析】奇脉是指平静吸气时脉搏明显减弱或消失，是心包腔受压导致舒张充盈受限所致。病因包括心脏压塞，慢性肺疾病、急性哮喘发作，大块肺栓塞，右室梗死，心功能衰竭，张力性气胸，妊娠，肥胖以及少见的缩窄性心包炎。冠心病不会出现奇脉。

5. E【解析】极量负荷量是指心率达到人体的生理极限的负荷量。这种极限运动量一般多采用统计所得的各年龄组的预计最大心率为指标。最大心率的粗略计算法为：220-年龄数。

6. D【解析】PR间期代表自心房开始除极至心室开始除极的时间。QT间期是指从QRS波群的起点至T波终点代表心室肌除极和复极全过程所需的时间。自QRS波群终点至T波起点的线段称为ST段，为心室除极结束后缓慢复极的一段短暂时间。P波是由左右心房除极产生，其时限0.08~0.11秒。U波是在T波后0.02~0.04秒出现的圆钝状低平波，方向与T波相同。

7. B【解析】房室旁路参与的房室折返性心动过速，心动过速可被期前收缩诱发或终止，心电图表现：①节律规整，频率在150~250次/分，多数≥180次/分。②QRS波群形态、时限均正常，也可呈束支阻滞型。③逆行P波位于QRS波群之后。④RP′<P′R，RP′>0.07秒。心电图可有预激波或正常。

8. A【解析】主动脉瓣第1听诊区是在胸骨右缘第2肋间处；主动脉瓣第2听诊区是在胸骨左缘第3、4肋间处。

9. B【解析】第二心音用鼓型听件在胸骨左缘和右缘的第2肋间听诊最为清晰。

10. B【解析】健康人血压波动呈“长柄勺”型，凌晨2：00~3：00处于血压低谷，清晨起床后血压急剧上升，在8：00~9：00达第一峰值，下午17：00~18：00可略高些，此为第二峰值，从18：00开始缓慢下降，呈双峰一谷。收缩压波动范围大于舒张压，日间血压波动范围大于夜间。

11. A【解析】QT间期是指从QRS波群的起点至T波终点代表心室肌除极和复极全过程所需的时间。参见A1型题第6题解析。

12. C【解析】心尖区听诊最清晰的心音是第一心音。心底部听诊最清晰的心音是第二心音。仰卧位和左侧卧位听诊最清晰的心音是第三心音。高抬下肢可增强，坐位或立位可减弱或消失的心音是第三心音。

13. E【解析】收缩力和血管阻力的血流动力学改变所引起的杂音变化有助于肥厚型心肌病（HCM）与主动脉狭窄（AS）鉴别。站立时AS杂音减弱，而HCM增强；Valsalva（用力时）HCM杂音增强，而AS杂音减弱或不变；硝酸酯类药物使HCM及AS杂音增强；室性期前收缩后HCM及AS的杂音增强。

14. D【解析】运动终止的绝对指征：①受试者要求。②出现典型心绞痛。③急性心肌梗死。④ST段水平型或下斜型压低≥0.2mV。⑤无病理性Q波导联ST段抬高≥0.1mV（V_1及aVR除外）。⑥运动负荷增加出现血压及心率降低，收缩压较基础血压下降超过10mmHg，并伴有其他心肌缺血的征象。⑦严重的心律失常：室性心动过速、心室扑动或心室颤动。⑧明显的症状和体征：极度体力衰竭、发绀、面色苍白、皮肤湿冷、共济失调、头晕、眼花、黑矇、缺血性跛行等。选项D属于运动终止的相对指征。

15. A【解析】心外膜下或透壁心肌缺血时，心电图表现为对称性深倒置的T波，ST段抬高。心内膜下心肌缺血时，可表现为ST段下移，T波高耸。急性心肌梗死心电图表现为病理性Q波。

16. A【解析】超急性期见于急性心肌梗死的极早期（数分钟或数小时）。急性损伤性阻滞可造成心室激动时间延长，QRS波幅增加，面向损伤面的导联ST段斜形升高，T波对称直立高耸。

17. D【解析】运动试验的绝对禁忌证：①急性心肌梗死或心肌梗死合并室壁瘤。②高危不稳定型心绞痛（5天内反复发作）。③未控制的、伴有症状或血流动力学障碍的心律失常。④未控制的有症状的心力衰竭。⑤有症状的严重主动脉狭窄。⑥急性肺栓塞或肺梗死。⑦急性心肌炎或心包炎。⑧急性主动脉夹层分离。⑨任何急性或严重疾病，或运动引起加重的非心源性疾病（如多种感染性疾病、肾功能不全、甲状腺功能亢进症等）。⑩患者拒绝或运动能力障碍者。选项D属于运动试验的相对禁忌证。

18. B【解析】逸搏心律有房性逸搏心律、交界性逸搏心律和室性逸搏心律。交界性逸搏心律是最常见的逸搏心律，见于窦性停搏以及三度房室阻滞等。

19. A【解析】WPW综合征即经典型预激综合征，属显性房室旁路。

20. D【解析】-90°~+180°为“电轴不确定”。正常额面QRS心电轴在0°~+90°。心电轴0°~-30°为“轻度左偏”，-30°~-90°为“电轴左偏”，心电轴+90°~+180°为“电轴右偏”。

21. D【解析】经典型预激综合征的心电图表现：①PR 间期<0.12 秒。②QRS 波群增宽，时限≥0.12 秒。③QRS 波起始部有预激波（δ 波）。④PJ 间期一般正常（≤0.27 秒）。⑤继发性 ST-T 改变。

22. D【解析】动态心电图系统包括记录器、电极、导联线和回放分析系统。记录器是核心部分，是通过导联线与受检者相连的、随身携带的心电信息采集和存储设备。构成动态心电图系统的结构不包括选项 D“活动平板”。

23. E【解析】双峰脉最常见的原因为严重的主动脉瓣关闭不全（AR、重搏脉）伴或不伴主动脉狭窄（AS），也可见于梗阻性肥厚型心肌病（HOCM、双峰脉，“尖顶-穹隆状”脉），高动力循环状态（如动脉导管未闭、动静脉瘘）。

24. D【解析】测量颈静脉脉搏的基本原则：①应同时测量压力和波形。②调整头和躯干的位置，直到能够清楚地观察到静脉搏动，通常约为 45°。③观察颈静脉时颈内静脉优于颈外静脉，右侧优于左侧。④正常人的颈静脉脉搏吸气时下降。

25. E【解析】心内膜下心肌缺血时，可表现为 ST 段下移。ST 段下移可以分为 J 点型、上斜型、水平型和下垂型四种。不包括选项 E“鱼钩型”。

26. D【解析】心率变异性分析的时域分析指标包括 SDNN（NN 间期标准差）、SDANN（NN 平均值的标准差）、r-MSSD（相邻 NN 间期差值的均方根）和心率变异性三角指数。选项 D“超低频（ULF）功率”属于频域分析指标。

27. C【解析】第三心音音调低钝而重浊；持续时间短（约 0.04 秒）而强度弱，在心尖部及其内上方听诊较清楚；侧卧位或仰卧位较清楚，吸气时可能增强，抬高下肢可增强，坐位或立位时减弱至消失；一般在呼吸末较清楚。正常情况只在儿童和青少年中听到。

28. C【解析】平板运动试验是目前应用最广泛的运动试验方法，是引起心肌耗氧量最高的运动方式。

29. D【解析】运动试验的相对禁忌证：①左冠状动脉主干狭窄。②中、重度狭窄的瓣膜性心脏病。③电解质异常。④严重的高血压（收缩压>200mmHg 和/或舒张压>110mmHg）或显著低血压。⑤肥厚型心肌病或其他原因的心室流出道梗阻。⑥快速性或缓慢性心律失常。⑦高度房室传导阻滞。⑧严重贫血。⑨精神或身体异常不能充分进行运动。⑩年老（>70 岁）或体弱难以胜任运动负荷者。选项 D 属于运动试验的绝对禁忌证。

30. D【解析】非 Q 波型心肌梗死的心电图表现为与冠状动脉支配区一致的导联 ST 段压低或抬高达 0.1mV、伴或不伴 T 波倒置、ST-T 变化至少持续 24 小时、心电图无病理性 Q 波形成、可有 R 波进行性减低等。所以选项 A、B、C、E 均正确，本题应选 D。

31. A【解析】急性心肌炎的心电图表现：心肌细胞发生弥漫性炎性浸润，心肌细胞变性、溶解和坏死，并累及起搏及传导系统，引起 QRS 低电压、病理性 Q 波、ST-T 改变、心脏传导障碍和各种心律失常。选项 A 属于扩张型心肌病的心电图表现。

32. C【解析】临床上，约有 10%的心肌梗死发生在基底部，该部位的除极化过程发生在心肌除极的终末 40 毫秒，故引起 QRS 波群终末 40 毫秒部分的改变，一般不出现病理性 Q 波。

33. C【解析】室性逸搏心律多见于双结病变或发生在束支水平的三度房室传导阻滞。

34. D【解析】目前中国高血压指南推荐如下正常值标准：24 小时动态血压均值<130/80mmHg，白昼均值<135/85mmHg，夜间均值<125/75mmHg，夜间血压下降率 10%~15%。

35. C【解析】收缩压或舒张压负荷程度>30%时，可有显著的心室舒张功能降低。24 小时血压负荷与左室重量指数呈正相关，与左室充盈率呈负相关，收缩压及舒张压负荷>40%是预测左室功能不全的指征。

36. E【解析】限制型心肌病的体格检查表现：①颈静脉压升高，迅速下降的“y”波。②库斯莫尔（Kussmaul）征。③脉压变窄。④S_3或 S_4。⑤房室瓣反流杂音。⑥肝大、水肿、腹水。选项 E 为心脏压塞的体格检查表现。

37. B【解析】缩窄性心包炎的体格检查表现：①颈静脉压升高。②“x”波升支和“y”波降支陡峭。③库斯莫尔（Kussmaul）征。④收缩期心尖搏动回缩。⑤心包叩击音。⑥肝大、水肿、腹水。选项 B 属于心脏压塞的体格检查表现。

38. E【解析】主动脉瓣重度反流引起高排血量的脉搏异常体征有 Hill 征、Traube 征、Corrigan 脉和 Duroziez 征，不包括选项 E“Musset 征”。

二、A2 型题

1. C【解析】窄 QRS 波群心动过速泛指各种机制引起的心率>100 次/分，QRS 波群时限≤0. 11 秒的心动过速，通常指阵发性室上性心动过速。有些室上性心动过速患者，心电图不表现有心室预激，但电生理检查发现有只能够逆向传导的房室旁道，无前向传导能力，称为隐匿性预激综合征。隐匿性旁路虽在心电图上始终不出现预激图形，但却能引起室上性心动过速。题中患者平时描记心电图为正常心电图，但也可引起室上性心动过速。故其心动过速时最可能的心电图诊断为隐匿性预激综合征合并室上性心动过速。

2. A【解析】结合病史，患者有反复性发作史，提示阵发性心动过速的可能，心电图为最有价值的诊断工具。

3. E【解析】中年男性患者，反复心悸、突发突止（突发突止的心悸是阵发性室上性心动过速的典型特点），心率 180 次/分（阵发性室上性心动过速心率为 150~250 次/分），节律规整（阵发性室上性心动过速心律绝对规则），心电图示 QRS 波群形态和时限正常（阵发性室上性心动过速的心电图表现）。综合患者的病史、心电图查体结果，最可能的诊断是阵发性室上性心动过速（E 对）。室性心动过速（A 错）心室率通常为 100~250 次/分，QRS 波形态畸形，时限超过 0. 12 秒。室性心动过缓（B 错）心率一般低于 60 次/分。阵发性心房颤动（C 错）P 波消失，出现 f 波，心室率极不规则。阵发性心房颤动伴差异性传导（D 错）QRS 波增宽变形。

三、A3/A4 型题

1. E【解析】心室率慢、律齐在正常健康人中常可见到。最简单的判断此种心动过缓是否有病理意义，可采用令患者做短时间快速运动后再观察其心率。一般正常人在运动后可使心率上升。而采用深吸气、深呼气、Valsalva 动作等辅助方法对心室率的影响不大。

2. B【解析】患者已知为窦性心动过缓，心室率仅为 41 次/分。此时必须要除外因病理性疾患所致的心动过缓。最简单的方法是做阿托品试验。直立倾斜试验、普萘洛尔试验、双嘧达莫试验不是检查心动过缓的相关实验。活动平板运动试验虽然对诊断可作一定提示，但不是常规项目。

3. C【解析】患者在运动中心室率突然增加，从 41 次/分突增至 164 次/分。在休息片刻后又突然恢复至 41 次/分。从心率变化的规律看到其增加的心率数值高的与低的之比正好是 4 倍。临床上具有这种变化特点的心律失常是阵发性心房扑动。其他类型的心律失常一般不具有此种心率按一定比例变化的特点。

4. C【解析】持续性房扑大多发生在各种器质性心脏病，其中最主要病因是风湿性心脏病（二尖瓣狭窄）与冠心病。心外病因包括甲亢、洋地黄等药物过量及酒精中毒等。

5. A【解析】房扑伴极快心室率、血流动力学障碍者，首选的治疗方法是直流电复律，终止房扑安全、有效。

6. E【解析】为进一步明确晕厥的原因，首选的检查方法为动态心电图。动态心电图判断临床症状与心脏电活动的关系，如心悸、胸痛、晕厥等症状是否与心脏相关。

7. C【解析】该患者发生晕厥的最可能原因为窦性停搏。窦性停搏的心电图特点：①窦性心律中有一段停顿，停顿的 PP 间期与基本窦性的 PP 间期无倍数关系，但常超过基本窦性周期的 1.5 倍。②停顿长的 PP 间歇内无 P 波发生，或 P 波与 QRS 波群均不出现。③长间歇后可出现房室交界性或室性逸搏，如窦性停搏时间过长，可出现房室交界性或室性逸搏心律。

8. C【解析】为防止再次发生晕厥，最佳的治疗措施是安置 AAI 心脏起搏器。AAI 型心脏起搏器是单腔起搏器，起搏心房、感知心房活动，P 波抑制型按需起搏器，是价格较低的生理性起搏器。适用于房室传导功能正常的窦性心动过缓患者。

9. E【解析】快速性心房颤动，室性心动过速伴血压下降应进行的处理为紧急植入临时心脏起搏器+同步电复律。

10. E【解析】如患者心电图监测发现窦性心动过缓伴一过性二度房室传导阻滞，此时的最佳治疗方案为 DDD 心脏起搏器。DDD 心脏起搏器能够顺序起搏心房和心室，又能感知心房和心室的自身心律按需工作，使心脏的活动接近生理状态。适用于房室传导阻滞患者，但房性心律失常如房颤及房性心动过速患者不宜使用。

四、B 型题

1. A【解析】完全性右束支传导阻滞的心电图特点：①QRS 波群时限≥0.12 秒。

②$V_{1\sim2}$导联 QRS 波呈 rsR′型或 M 形，Ⅰ、$V_{5\sim6}$导联 S 波增宽而有切迹，其时限≥0.04 秒。aVR 导联呈 QR 型，其 R 波宽而有切迹。③$V_{1\sim2}$导联 ST 段轻度压低，T 波倒置；Ⅰ、$V_{5\sim6}$导联 T 波方向一般与终末 S 波方向相反，仍为直立。

2. B【解析】完全性左束支传导阻滞的心电图特点：①QRS 波群时限≥0.12 秒。②Ⅰ、$V_{5\sim6}$导联呈宽大 R 波，R 波粗钝有切迹，无小 q 波及 S 波，$V_{1\sim2}$导联呈宽大而深的 QS 或 rS 波（其 r 波极为低小）。③ST-T 方向与 QRS 波主波方向相反。

3. E【解析】左前分支传导阻滞的心电图特点：①心电轴明显左偏达−30°~−90°；②Ⅱ、Ⅲ、aVF 导联呈 rS 型，$S_{Ⅲ}>S_{Ⅱ}$，Ⅰ、aVL 导联呈 qR 型，$R_{aVL}>R_{Ⅰ}$。③QRS 波群时限<0.12 秒。

4. D【解析】左后分支传导阻滞的心电图特点：①电轴右偏+90°~+180°。②Ⅰ、aVL 导联呈 rS 型，Ⅱ，Ⅲ、aVF 导联呈 qR 型（q 波时限<0.025 秒），$R_{Ⅲ}>R_{Ⅱ}$。③QRS 时限<0.12秒。

5. A【解析】参见 A1 型题第 20 题解析。

6~7 D、D【解析】心电轴+90°~+180°为“电轴右偏”，见于：①垂位心及 6 个月以下的婴儿。②心脏右移。③右心室肥大。④右束支阻滞。⑤左后分支阻滞。⑥左心室肌萎缩或梗死等。

8. E【解析】-90°~+180°为“电轴不确定”，见于严重的右心室肥大，$S_{Ⅰ}S_{Ⅱ}S_{Ⅲ}$综合征，右心室肥大并束支阻滞等。

9. C【解析】房性逸搏心律的心电图表现：P 波的形态不同于窦性，心房率为 50~60 次/分，PR 间期>0.12 秒。

10. B【解析】交界性逸搏心律的心电图表现：QRS 波群形态与窦性下传的 QRS 波群一致；P 波位于 QRS 波群前时，PR 间期小于 0.10 秒；或在 QRS 波群附近（前、中、后）出现逆行 P 波，其在Ⅰ、Ⅱ、aVF 导联倒置，aVR 导联直立，P′R 间期<0.12 秒，RP 间期<0.20秒；QRS 频率为 40~60 次/分，慢而规则。

11. A【解析】室性逸搏心律的 QRS 波群呈室性波形，频率一般为 20~40 次/分，可以不规则。

12. A【解析】心室颤动的心电图表现：QRS 波与 T 波完全消失，代之以形态不同、大小各异、极不匀齐的颤动波（F 波），频率在 250~500 次/分。

13. D【解析】心房颤动的心电图表现为 P 波消失，代之以形态不同、振幅大小不等、波间无等电位线的 f 波，频率为 350~600 次/分；RR 间期绝对不齐。

14. C【解析】心房扑动的心电图表现：P 波消失，代之以波形相同、波幅相等、间期匀齐、波间无等电位线的锯齿状波（F 波），F 波频率为 240~430 次/分；房室传导可呈不同比例（2∶1 和 4∶1 下传最常见）；QRS 波群形态、时限正常，也可呈束支阻滞型。

15. B【解析】心室扑动的心电图表现为规则的、振幅相等的连续波形，不能区分出

QRS 波与 ST 段和 T 波。每个扑动波由圆钝的上升段和下降段组成，形态似正弦波，频率为 180~250 次/分。

16. E【解析】房内阻滞的心电图表现为 P 波增宽≥0.12 秒，出现双峰，切迹间距≥0.04秒。

17~19 A、B、C【解析】心率变异性分析的时域分析指标。①SDNN（NN 间期标准差）：是指检测时间内全部 NN 间期的标准差，正常值为（141±39）毫秒，SDNN<100 毫秒为心率变异性轻度降低，SDNN<50 毫秒为明显降低。②SDANN（NN 平均值的标准差）：指每 5 分钟内 NN 间期平均值的标准差，正常值约（127±35）毫秒。③r-MSSD：指相邻 NN 间期差值的均方根，正常值（27±12）毫秒。④心率变异性三角指数：指 NN 间期的总心搏数除以 NN 间期直方图（以 1/128 秒即 7.8125 毫秒为间隔绘制）最高点的心搏数，<20 为降低，<15 为明显降低。

20~23 A、B、C、D【解析】①第二心音出现在心室收缩末期，为主动脉瓣（第一成分）和肺动脉瓣（第二成分）关闭产生。②第三心音由充盈早期血流突然减速形成。③第四心音因心室充盈阻抗增加、血流减速和心室顺应性下降导致心房收缩瓣膜震动所产生。④舒张期开瓣音病理性杂音由二尖瓣或三尖瓣狭窄时瓣膜在舒张早期突然开放产生。如果瓣膜活动性差或同时合并二尖瓣关闭不全，可以不出现开瓣音。

五、X 型题

1. BDE【解析】心脏压塞的体格检查表现参见 A1 型题第 2 题解析。贝克（Beck）三联征是指颈静脉压升高、心音遥远和低血压。

2. ABD【解析】参见 A1 型题第 16 题解析。选项 C 和选项 E 为急性期的心电图表现。

3. ABCD【解析】通常分裂为正常分裂时距的延长，贯穿于整个呼吸周期，分裂在吸气和呼气时均存在但不固定。原因为 P_2 延迟，见于右束支传导阻滞（RBBB）、肺动脉高压、右心功能不全、肺动脉瓣狭窄、肺动脉扩张；A_2 提前，见于重度二尖瓣反流、室间隔缺损（VSD）、左室预激（WPW）。

4. ABCD【解析】24 小时动态血压监测的临床意义：①诊断患者有无高血压，有助于筛选临界高血压及轻度高血压。②诊断“白大衣高血压”。③预测高血压患者有无靶器官损害。④评价高血压患者降压治疗的疗效，指导降压药物的合理选择。动态血压监测过程中的仪器噪音虽已得到显著改善，但对患者的日常生活，尤其是夜间睡眠仍有影响，从而影响到血压水平。所以，动态血压监测无法诊断日常类型高血压。

5. ADE【解析】左室高电压的传统诊断：①$R_{v5}>2.5mV$ 或 $R_{v5}+S_{v1}>3.5mV$（女），>4.0mV（男）。②$R_{I}>1.5mV$ 或 $R_{I}+S_{III}>2.5mV$。③$R_{aVL}>1.2mV$ 或 $R_{aVF}>2.0mV$。

6. BC【解析】引起运动试验假阴性的心脏病变有单支冠脉病变、陈旧性心肌梗死等。

7. CDE【解析】诊断心肌缺血的标准：ST 段呈水平或下斜型压低≥1.0mV（1.0mm），持续≥1.0 分钟，2 次发作间隔时间≥5.0 分钟。

8. BCDE【解析】第一心音（S_1）的强度受以下 4 个方面的影响：①心室收缩开始时二尖瓣瓣叶的位置。②左心室压力搏动上升的速度。③二尖瓣结构是否受损。④在心脏和听诊器之间存在的组织、空气和液体的量。

9. ACD【解析】参见 X 型题第 3 题解析。

10. ACD【解析】动态心电图（Holter）的导联系统中，目前在国内普遍应用的是模拟常规导联的双极导联，最常用的是同步记录 CM_1、CM_5和 M_{aVF}3 个导联。①CM_1导联 P 波清晰，利于识别室上性心律失常或伴室内差异性传导及室性心律失常。②CM_5导联对 QRS 波群和 ST 段变化，尤其 ST 段压低较敏感。对心室激动起源或传导异常的观察较好。③M_{aVF}导联反映下壁心肌缺血。

11. ABCD【解析】第一心音增强可见于：①二尖瓣狭窄时，此时较强的第一心音常提示此瓣膜是柔软可活动的。②完全性房室传导阻滞时，出现房室分离现象。当心房和心室同时收缩，则第一心音强度明显增加，称为“大炮音”。③PR 间期缩短、心动过速或心室收缩力加强时，S_1可以增强。选项 E“PR 间期变长”见于第一心音减弱。

12. BC【解析】交替脉的特点：①触诊为节律规整而强弱交替的脉搏。②反映心肌功能不全，但未必是由于前、后负荷及心肌收缩力改变的失代偿表现。

13. AB【解析】低血钾时心电图的表现：T 波平坦或倒置；U 波显著；ST 段轻度压低；P 波振幅和宽度增加；PR 间期延长；QTc 间期延长；期前收缩及各种心动过速。T 波和U 波的振幅变化是其典型的特征性变化。

14. BD【解析】参见 A1 型题第 23 题解析。

15. ABCD【解析】动脉导管未闭的体格检查表现：①水冲脉。②心尖搏动移位，弥散。③S_2被杂音掩盖，但通常正常。④S_3。⑤左锁骨处连续性机械样杂音，杂音高峰在 S_2附近。⑥杂音的收缩期成分在发生反向分流时消失。⑦“差异性发绀”，即反向分流时发生发绀或杵状指。

16. BDE【解析】由于右心容量在吸气和呼气时变化微小，第二心音分裂中的固定分裂在分裂时不受呼吸影响。见于房间隔缺损、肺动脉狭窄、右心衰竭。选项 A“左心功能不全”在反常分裂中可见；选项 C“室间隔缺损”在通常分裂中可见。

17. AB【解析】从心尖部向心底部观察，可设想心脏循其长轴作顺钟向转位或逆钟向转位。正常心电图中左右心室过渡区波形（QRS 波群正负波形振幅相当）出现在 V_3、V_4导联。若过渡区波形出现在 V_5、V_6导联，为“顺钟向转位”，可见于右心室肥厚。若过渡区波形出现在 V_1、V_2导联，为“逆钟向转位”，可见于左心室肥厚。

18. ABCE【解析】患者治疗前后自身对照，达到以下标准才能判定室性心律失常药物治疗有效：①室性期前收缩减少≥70%。②成对室性期前收缩减少≥80%。③短阵室性心动过速消失≥90%，15 次以上室性心动过速及运动时≥5 次的室性心动过速完全消失。

19. ADE【解析】三度房室阻滞又称完全性房室阻滞。P 波与 QRS 波群无关（PR 间期不固定），心房率快于心室率。QRS 波群形态取决于心室起搏点位置的高低。

20. ABE【解析】运动试验阳性标准：①运动中或运动后以 R 波为主的导联 J 点后 80ms 处 ST 段水平型或下斜型压低较运动前增加≥0. 1mV，持续时间>1 分钟。②运动中或运动后 ST 段弓背向上型抬高≥0. 1mV。③出现典型心绞痛。选项 C、D 为运动试验可疑阳性标准。

21. ACE【解析】参见 X 型题第 10 题解析。

22. BCD【解析】心电图是一种检查心血管疾病的主要手段，能够检查出心脏疾病，能够反映心律失常、冠状动脉供血不足、心肌梗死这些疾病，也能够显示左心室和右心室的优势、心房的肥大，因而有助于多种心血管疾病的诊断。心电图可以对心脏疾病有提示作用，但不能完全查出心脏疾病有些心脏瓣膜问题，不能发现心肌收缩力减弱。

23. DE【解析】参见 X 型题第 17 题解析。

24. ABE【解析】急性心肌梗死的体格检查表现：①心动过速。②S_1减弱。③S_2反常分裂。④S_3奔马律。⑤S_4（心肌缺血时左室顺应性下降）。⑥二尖瓣反流的收缩期杂音（乳头肌功能不全或左室扩张）。

25. ABCD【解析】第一心音的心音分裂出现在右束支传导阻滞（RBBB）（通常是S_2分裂）、左心室起搏、预激或 Ebstein 异常。选项 E 是S_1逆分裂的原因。

26. DE【解析】迟微脉的特点：①升支上升缓慢和波幅低平。②最常见于主动脉瓣狭窄，但伴颈动脉硬化的老年人即使有严重的主动脉瓣狭窄也可能不出现。③只表现在升支波上。所以，选项 ABC 属于迟微脉的特点。选项 D 属于升支波脉的特点。选项 E 属于复脉的特点。

27. ABC【解析】参见 A1 型题第 30 题解析。

28. ACDE【解析】二尖瓣型 P 波心电图表现：P 波增宽，其时限≥0. 11 秒，P 波有明显切迹，常呈双峰型，两峰间距≥0. 04 秒，多表现在Ⅰ、Ⅱ、aVL、V_4~V_6导联。

29. ACD【解析】参见 B 型题第 6~7 题解析。选项 BE 在心电轴“轻度左偏”中可见。

30. BCDE【解析】心电轴 0°~-30°为“轻度左偏”，-30°~-90°为“电轴左偏”，见于：①横位心或横膈高位。②心脏左移。③左心室肥大。④左束支阻滞。⑤左前分支阻滞。⑥右心室梗死等。选项 A 在“电轴右偏”中可见。

31. ACE【解析】PR 间期小于 0. 12 秒称为 PR 间期缩短。临床上常见于以下 5 种情况：①激动传导如交感神经亢进、神经血循环衰竭及应用皮质激素时。②传导途径缩短如冠状窦结性心律、低位房性心律及结性心律时。③预激综合征即窦房结发出的激动，部分通过附属旁道下传，预先激动心室。④正常变异。⑤干扰。

32. ABCE【解析】洋地黄效应是指洋地黄直接作用于心室肌，使动作电位时相缩短以至消失，并减少时相幅度，心电图表现：①ST 段下垂型压低。②T 波低平、双向或倒置，双向 T 波初始部分倒置，终末部分直立变窄，ST-T 呈“鱼钩型”。③QT 间期缩短。选项 D 属于正常窦性心律的心电图表现。

33. ACE【解析】急性心肌梗死的亚急性期（稳定演变期）出现于梗死后数周到数月。心电图表现为病理性Q波增深增宽或其后R波振幅下降，或保持不变，ST段逐渐下降至基线；T波倒置逐渐增深再缓慢恢复，或长期保持倒置。

34. ABC【解析】高度、三度、二度房室传导阻滞均可使P波部分或完全不能下传心室，导致P波数目多于QRS波群数目。

35. ACDE【解析】引起运动试验假阳性的药物有洋地黄类、排钾利尿药、降压药、镇静药、雌激素。选项B属于引起运动试验假阴性的药物。

36. ABC【解析】肢体导联包括标准导联和加压肢体导联。①标准导联为双极肢体导联，包括Ⅰ、Ⅱ、Ⅲ导联。②加压单极肢体导联与单极肢体导联相似，只是在记录某一肢体的电压时，将该处电极与中心电端断开，包括aVR、aVL、aVF导联。选项D、E属于胸导联。

37. ABDE【解析】房间隔缺损的体格检查表现：①巨大“v”波。②右心室收缩期强有力的抬举样搏动。③P_2增强。④S_2固定分裂。⑤肺动脉喷射音。⑥收缩中期喷射性杂音。⑦舒张期三尖瓣区低调隆隆样杂音。⑧肺动脉瓣关闭不全。⑨手-心综合征（Holt-Oran综合征）。⑩卢滕巴赫（Lutembacher）综合征：房间隔继发孔缺损合并二尖瓣狭窄。

38. ABCE【解析】正常脉搏的特点：①通过升支、波峰和波形描述。②由叩击波（左室射血产生）和潮汐波（从外周血管反流形成）组成。③分为0~4级。④正常脉压为30~40mmHg（即收缩压与舒张压的差值）。⑤动脉收缩时上升支产生首个波峰。⑥当舒张期主动脉瓣关闭时，下降支会产生第2个波峰称为重搏波。

39. ABCE【解析】房室结双径路引起的房室结折返性心动过速，可被期前收缩诱发或终止，心电图表现：①节律规整，频率在150~210次/分，平均170次/分。②QRS波群形态、时限正常，也可呈束支阻滞型。③逆行P波与QRS波群部分重叠。④RP′<P′R，RP′<0.07秒。选项D是房室折返性心动过速的心电图表现。

40. ACE【解析】肱-股动脉脉搏延迟征的表现：①一般情况下，肱动脉和股动脉的脉搏波几乎同时出现（股动脉稍早）。②当血管狭窄导致血流受阻，股动脉脉搏可能延迟出现。③当处于仰卧位时，下肢血压低于上肢血压。

41. ABCDE【解析】双上肢血压、脉搏不等（收缩压>10mmHg）由动脉硬化、栓塞及动脉炎引起的主动脉、无名动脉和锁骨下动脉阻塞所致；也见于颈肋综合征或前斜角肌综合征、胸腔出口综合征、锁骨下动脉盗血综合征、瓣上型主动脉口狭窄或主动脉夹层。

42. ABCDE【解析】颈静脉脉搏的病理状态及表现：心房颤动、完全性心脏阻滞或房室分离、三尖瓣狭窄、重度三尖瓣反流（TR）或房间隔缺损、缩窄性心包炎、限制型心肌病、心脏压塞、下腔静脉（svc）阻塞。

43. ABE【解析】主动脉瓣狭窄的收缩期心脏杂音：①位置。利用鼓型听件在胸骨右侧或左侧第2肋间最清楚。②性质。主要为递增/递减性质粗糙音；老年患者为一高调乐音并向心尖部传导（Gallavardin 音）。③传导。向颈部和颈动脉传导，有时在老年患者中可能表现为向心尖部传导，但不会超过心尖部。④强度。与血流量相关，可能不反映狭窄的严重度。⑤严重度。射血时间延长提示重度主动脉瓣狭窄（期限延长高峰延迟）。⑥影响因素：主动脉瓣狭窄杂音可在做 Valsalva 动作时减弱，室性期前收缩后增强。根据第③条可知，选项 C 是错误的。根据第④条可知，选项 D 是错误的。

44. ACD【解析】右室梗死的体格检查表现：①“a”波增强。②Kussmaul 征（由于右室顺应性降低，吸气时颈静脉压增加），低血压。③S_3，S_4。④三尖瓣收缩期杂音（乳头肌功能不全）。⑤无肺部啰音。

45. BCDE【解析】扩张型心肌病的体格检查表现：①颈静脉压力升高，“a”“v”波增强。②血压降低，脉压减小，交替脉。③心尖搏动侧移，通常弥散。④合并左束支传导阻滞或左室射血时间延长时，出现 S_2反常分裂，肺动脉高压时 S_2（P_2）亢进。⑤心动过速时出现 S_4、S_3或重叠奔马律。⑥二尖瓣、三尖瓣反流杂音。

46. BDE【解析】房性心动过速的心电图表现：P 波形态与窦性不同；频率>100 次/分，最高可达 250 次/分；PR 间期正常或延长，PP′过快时可出现 2∶1 或 3∶1 传导。

47. ABCD【解析】运动试验的适应证：①对不典型胸痛或可疑冠心病患者进行诊断和鉴别诊断。②评估冠心病患者的心脏负荷能力。③评价冠心病的药物治疗、介入治疗效果。④进行冠心病易患人群流行病学调查筛选试验。心电图显示有预激图形、左束支阻滞、起搏心律的患者不适宜采用该项检查。

48. ACDE【解析】运动试验可疑阳性标准：①运动中或运动后以 R 波为主的导联 J 点后 80ms 处 ST 段水平型或下斜型压低较运动前增加 0. 05～0. 1mV，持续时间≥1 分钟。②运动中或运动后以 R 波为主的导联，ST 段上斜型压低在 J 点后 60ms 处≥0. 15mV 或 ST 段斜率<1mV/s（25mm/s 走纸速度），持续≥1 分钟。③U 波倒置。④出现严重的心律失常，如室性心动过速、房室传导阻滞、窦房阻滞、束支传导阻滞等。⑤T 波变为倒置或双向。⑥运动中收缩压较运动前或前一级运动时下降≥10mmHg。

六、案例分析题

1. B【解析】根据心电图表现可诊断为心房颤动。心房颤动的心电图表现参见 B 型题第 13 题解析。

2. A【解析】心电图改变符合洋地黄效应。洋地黄效应参见 X 型题第 32 题解析。

3. E【解析】房颤患者服用洋地黄类药物过程中，出现 RR 间期匀齐，心室率 46 次/分，考虑洋地黄过量导致的三度房室传导阻滞。QRS 形态呈室上型，提示为交界性逸搏心律，而非室性逸搏心律。

4. AB【解析】症状及心电图提示前壁大面积急性 ST 段抬高型心肌梗死。查体可出现 S_1减弱。心电图提示心率 108 次/分，查体可见心动过速。所以选项 AB 正确。选项 E ST 段抬高属于心电图表现，不属于查体。

5. ABCDF【解析】因患者急性胸痛时间为 3 小时，有急诊静脉溶栓或急诊介入治疗指征，选项 ABCD 是静脉溶栓或急诊介入前检查项目，F 是急性心梗处理中实施项目，所以 ABCDF 均属于急诊应首先予以的处理。心包穿刺引流用于大量心包积液患者，急性心梗患者不一定合并有大量心包积液，故选项 E“心包穿刺引流”不属于急性心梗急诊处理。

6. ADE【解析】该患者可考虑的诊断有急性心肌梗死、急性心包炎和急性心肌炎。

7. ABCEF【解析】若患者在入院第3天，呼吸困难突然加重，提示可能出现了室壁穿孔、室间隔穿孔、二尖瓣关闭不全、腱索断裂等机械并发症。体格检查可能出现的体征有心包摩擦音（急性心包炎的体征）、心尖区闻及4/6级收缩期吹风样杂音（可能是由于心肌梗死导致的乳头肌功能障碍或断裂）、Beck三联征（心包积液引起心脏压塞）、胸骨左缘3~4肋间闻及4/6级收缩期吹风样杂音（表明室间隔缺损的发生，特别是在心肌壁广泛受损的情况下）、奇脉（心脏压塞的表现）。大量心包积液可使收缩压降低，而舒张压变化不大，故脉压变小。所以选项D排除。

8. ABCD【解析】此时首先应该进行的检查是 BNP、D-二聚体、超声心动图和血气分析。BNP 水平高低有助于评价心功能情况。D-二聚体水平高低有助于评价血栓形成及溶解情况。心脏超声心动图有助于评价心功能及机械并发症的情况。血气分析有助于分析心功能及是否有呼吸衰竭等情况。

心包穿刺及引流术

第七章　心血管疾病的创伤性诊断和治疗技术

一 A1 型题

1. 目前，诊断冠状动脉粥样硬化性心脏病的“金指标”是
   A. 心腔内心音图检查　　B. 心腔内电生理检查
   C. 选择性冠状动脉造影术　　D. 心腔内心电图检查
   E. 心内膜心肌活组织检查
2. 主动脉缩窄球囊扩张术最好的适应证是
   A. 局限性主动脉缩窄　　B. 有严重的心肺功能不全，不能耐受外科开胸手术
   C. 主动脉缩窄外科手术后再狭窄　　D. 其他严重的全身疾病，不能耐受外科开胸手术
   E. 未经手术的非局限性主动脉缩窄
3. 左心导管术适用于心肌病，特别是
   A. 扩张型心肌病　　B. 梗阻性肥厚型心肌病
   C. 限制型心肌病　　D. 药物性心肌病
   E. 风湿性心肌炎
4. 以下先天性心脏病不能采用介入治疗方法达到根治的是
   A. 房间隔缺损　　B. 室间隔缺损
   C. 动脉导管未闭　　D. 法洛四联症
   E. 肺动脉瓣狭窄
5. 以下瓣膜介入术预后最佳的是
   A. 二尖瓣球囊扩张术　　B. 肺动脉瓣球囊成形术
   C. 主动脉瓣球囊扩张术　　D. 三尖瓣球囊扩张术
   E. 经皮人工主动脉瓣支架植入术
6. 与支架内血栓形成有关的因素不包括
   A. 过早停用抗血小板药物　　B. 支架贴壁不良
   C. 糖尿病（肾功能不全）　　D. 急性冠状动脉综合征
   E. 内皮延迟愈合和内皮覆盖不全
7. 目前主张第一代药物洗脱支架术后，阿司匹林和氯吡格雷双重抗血小板治疗
   A. 1 个月　　B. 3 个月

C. 6个月　　D. 9个月

E. 12个月或以上

8. 在前降支桥血管的首选材料为

A. 大隐静脉　　B. 左乳内动脉

C. 桡动脉　　D. 胃网膜右动脉

E. 右乳内动脉

9. X综合征患者冠状动脉造影结果应为

A. 3支血管病变　　B. 冠状动脉造影正常

C. 左冠状动脉主干病变　　D. 右冠状动脉主干病变

E. 麦角新碱试验显示冠状动脉痉挛

10. 心包穿刺及引流术的适应证不包括

A. 心脏压塞　　B. 心脏压塞伴左心室功能衰竭

C. 需要心包内注入药物　　D. 原因不明的心包积液

E. 积液量少，位于心脏后部，已被分隔的心包积液

11. 诊断心绞痛型冠心病最有价值的检查是

A. 心绞痛发作时ST段压低0.1mV以上

B. 静息时心电图表现房室或束支传导阻滞

C. 运动负荷试验，心电图水平或下斜型压低0.1mV以上，持续1分钟

D. 动态心电图检查发现ST-T改变和各种心律失常

E. 冠状动脉造影示管腔缩小70%~75%

12. 首选桡动脉途径冠脉造影的情况不包括

A. 股动脉狭窄、闭塞　　B. 肥胖并股动脉搏动较弱

C. 腰部疾病术后不能长时间卧床者　　D. 身材矮小、肥胖的老年女性

E. 髂动脉或腹主动脉严重纡曲、狭窄、闭塞及夹层

13. 临床最早开展的先天性心脏病介入治疗技术是

A. 室间隔缺损封堵术　　B. 房间隔缺损封堵术

C. 动脉导管未闭封堵术　　D. PBPV术

E. 房间隔造口术

14. 经导管动脉导管未闭封堵术弹簧栓子法的适应证不包括

A. PDA最窄直径≥2.0mm　　B. 外科术后残余分流

C. PDA最窄直径≤2.0mm　　D. 年龄通常≥6个月，体重≥4kg

E. 左向右分流不合并需外科手术的心脏畸形的PDA

15. 颈内静脉穿刺的特点，叙述不正确的是

A. 解剖位置固定，变异较少　　B. 穿刺部位因年龄，胖瘦而改变

C. 到右房的距离短，途径直　　D. 并发症的发生率较锁骨下静脉途径少

E. 气胸、血胸、臂丛神经，胸导管损伤较少发生

16. 主动脉内气囊反搏术最常用的插管途径是

A. 股动脉途径　　B. 升主动脉途径

C. 腋动脉途径　　D. 锁骨下动脉途径

E. 颈动脉途径

17. 经皮穿刺肺动脉瓣球囊成形术（PBPV）的绝对适应证为单纯肺动脉瓣狭窄，跨肺动脉瓣收缩压差

A. ≥25mmHg　　B. ≥35mmHg

C. ≥40mmHg　　D. ≥50mmHg

E. ≥65mmHg

18. 不推荐行心内膜心肌活检术的情况是

A. 心脏肿瘤的诊断

B. 各类心肌疾病的病因诊断

C. 心脏显著扩大伴发严重左心功能不全者

D. 心脏同种异体移植术后观察患者排斥反应的早期征象

E. 急慢性心肌炎的诊断、严重程度判断和监测疗效

19. 术后需要口服阿司匹林的先天性心脏病介入手术是

A. 经皮穿刺肺动脉瓣球囊成形术　　B. 房间隔造口术

C. 房间隔缺损封堵术　　D. 动脉导管未闭封堵术

E. 主动脉缩窄球囊成形术

20. 心内膜心肌活检术的导管进入途径不包括

A. 经皮穿刺活检　　B. 颈内静脉途径

C. 股静脉途径　　D. 股动脉途径

E. 肱动脉途径

21. 非 ST 段抬高型急性冠状动脉综合征使用的抗凝药物不包括

A. 阿司匹林　　B. 普通肝素

C. 低分子肝素　　D. 磺达肝癸钠

E. 比伐卢定

22. 桡动脉搏动易摸认的部位是

A. 掌长肌腱的内侧　　B. 桡骨茎突近端 1cm 处

C. 肱桡肌腱的外侧　　D. 拇长伸肌腱的外侧

E. 腕部桡侧腕屈肌肌腱和掌长肌肌腱之间

23. 选择性冠状动脉造影的适应证不包括

A. 有不典型的心绞痛症状，临床疑诊冠心病
B. Holter 检测、运动试验提示有客观缺血证据而无临床症状
C. 不明原因的心脏增大、心功能不全或室性心律失常
D. 未控制的充血性心力衰竭或急性左心衰竭
E. 从事特殊职业者（如飞行员或高空作业人员）的健康检查

24. 高危病变（C 型病变）的特征不包括
A. 近段极度扭曲
B. 极度成角（>90°）
C. 无法保护重要的侧支
D. 长病变，长度>1cm
E. >3 个月的慢性闭塞病变和/或桥侧支形成

25. 符合 AHA/ACC C 型病变标准的任意一项，且血管为闭塞的符合 PCI 病变分类中的
A. Ⅰ型病变
B. Ⅱ型病变
C. Ⅲ型病变
D. Ⅳ型病变
E. Ⅴ型病变

26. 选择性冠状动脉造影中使用最广泛的心导管是
A. 普通型端孔心导管
B. Swan-Ganz 导管
C. 猪尾导管
D. 漂浮导管
E. Judkins 冠脉造影管

27. 球囊房间隔造口术（BAS）的手术最佳年龄为
A. 婴儿年龄<6 周
B. 婴儿年龄<5 个月
C. 儿童学龄前期
D. 儿童学龄期
E. 儿童小学前

28. 主动脉内球囊反搏（IABP）的血管并发症不包括
A. 出血
B. 主动脉穿孔
C. 血栓栓塞
D. 血小板减少
E. 假性动脉瘤

29. 在右心导管检查中不常见的心律失常是
A. 室性期前收缩
B. 室性心动过速
C. 房性期前收缩
D. 房性心动过速
E. 房室传导阻滞

30. 对于不稳定型心绞痛及非 ST 段抬高心肌梗死患者，PCI 的 Ⅰ 类适应证不包括
A. 持续性的室性心动过速
B. 经强化抗缺血治疗后仍反复发作心肌缺血
C. 肌钙蛋白水平升高
D. 血流动力学不稳定
E. 正在接受药物治疗的 2 或 3 支血管病变合并前降支近段明显病变且为正在接受治疗的糖尿病患者或左心室功能不全的患者

31. 导管检查时，考虑有主动脉狭窄时的左心室与主动脉收缩压差大于

A. 10mmHg
B. 15mmHg
C. 20mmHg
D. 25mmHg
E. 30mmHg

32. 预防对比剂肾病最有效的方法是

A. 静脉滴注多巴胺
B. 应用低渗性对比剂
C. 术前充分水化
D. 利尿药治疗
E. 术前充分碱化

33. 冠心病一级预防时，常用的抗血小板药物是

A. 阿司匹林
B. 氯吡格雷
C. 血小板 GP Ⅱb/Ⅲa 受体阻断药
D. 西洛他唑
E. 双嘧达莫

34. 主动脉内球囊反搏术合并房颤者采用的触发方式是

A. R 波触发
B. 压力触发
C. 房颤触发
D. P 波触发
E. 自动触发

35. 心包穿刺及引流术的绝对禁忌证是

A. 心脏压塞
B. 化脓性心包炎
C. 肿瘤性心包炎
D. 急性心包炎
E. 主动脉夹层

36. 右心导管检查的绝对禁忌证是

A. 神志清楚的患者拒绝
B. 活动性风湿疾病
C. 严重心功能不全
D. 出血性疾病或尚在服用抗凝药过程中
E. 严重肝肾功能不全

二 A2 型题

1. 患者，男性，60 岁。因糖尿病、不稳定型心绞痛反复发作而住院治疗。患者平素未服用抗血小板药物。此时使用的最佳治疗药物是

A. 阿司匹林
B. 氯吡格雷
C. 阿司匹林、氯吡格雷
D. 阿司匹林、氯吡格雷、替罗非班
E. 阿司匹林、氯吡格雷、肝素

2. 患者，女性，25 岁。低热、心悸、气促 2 天，呼吸困难突然加重，发绀。查体：血压 80/70mmHg，吸气时脉搏减弱，心界扩大，心音低钝，心率 120 次/分，颈静脉怒张。患者首选的治疗是

A. 心包穿刺
B. 硝普钠
C. 哌替啶
D. 硝酸甘油
E. 毛花苷 C

三 A3/A4 型题

（1~3 题共用题干）

患者，男性，51 岁。4 小时前因胸骨后剧烈疼痛，伴大汗淋漓入院。查体：血压 80/60mmHg，心率 134 次/分。面色苍白，四肢冰冷。心电图示急性广泛前壁心肌梗死。

1. 患者血压低的原因是
A. 血容量不足
B. 合并右心室梗死
C. 舒张期充盈不足
D. 心源性休克
E. 疼痛性休克

2. 对指导治疗最有帮助的辅助检查是
A. 心电图和血压监测
B. 心肌酶谱监测
C. 漂浮导管血流动力学监测
D. 超声心动图
E. 胸部 X 线检查

3. 对该患者最有效的治疗措施是
A. 毛花苷 C 强心
B. 多巴胺升压
C. 尿激酶溶栓
D. 主动脉内球囊反搏术
E. 直接 PTCA 术

（4~6 题共用题干）

患者，女性，75 岁。反复胸闷、胸痛 3 年，多于情绪激动和劳累时发作，近 1 周来发作频繁。查冠状动脉造影提示：3 支病变，左主干正常，前降支中远段狭窄长病变，最狭窄处 95%，对角支中段狭窄 90%，回旋支中远段狭窄 80%~90%，右冠状动脉中段次全闭，狭窄 80%~95%。心脏超声提示 EF 47%，患糖尿病 10 年，平时口服降糖药，血糖控制理想。

4. 该患者应首选的治疗手段是
A. 急诊 PCI
B. 内科保守治疗
C. 急诊 CABG
D. 不予特殊治疗
E. 药物控制心绞痛，积极术前准备后即行 CABG

5. 术前应停用的口服药物是
A. β 受体阻断药
B. 钙离子通道阻滞药
C. ACEI 类药
D. 硝酸酯类药

E. 抗血小板类药

6. CABG 术中不需要重点监测的项目是

A. 心电图（ECG） B. 中心静脉压（CVP）

C. 呼气末正压通气（PEEP） D. 激活凝血酶时间（ACT）

E. 经食管心脏超声心动图（TEE）

（7~8 题共用题干）

患者，女性，75 岁。2 年前外院诊断 ST 段抬高性心肌梗死（前间壁），现于门诊随诊。患者诉加大体力活动时心前区闷痛，休息 3 分钟缓解。既往糖尿病史 10 年，高脂血症 2 年。UCG LVEF 45%。

7. 对此患者进一步评估的方法应首先考虑

A. 冠状动脉造影 B. 负荷核素心肌显像

C. 冠状动脉 CT D. Holter 检测

E. 心脏电生理检查

8. 如此患者近期心绞痛发作频繁，且用药效果不佳，则对此患者进一步评估的方法应首先考虑

A. 冠状动脉造影 B. 负荷核素心肌显像

C. 冠状动脉 CT D. Holter 检测

E. 心脏电生理检查

（9~11 题共用题干）

患者，男性，68 岁。2 周来反复胸痛，发作与劳累及情绪有关，休息可以缓解。3 小时前出现持续性疼痛，进行性加剧，并气促，不能平卧，血压 110/70mmHg，心率 120 次/分，律齐，心尖部可闻及 3 级收缩期杂音，双肺散在哮鸣音及湿啰音。

9. 根据上述临床表现，该患者最可能诊断为

A. 风心病二尖瓣关闭不全 B. 扩张型心肌病

C. 支气管哮喘 D. 支气管肺炎

E. 急性心肌梗死并发左心衰竭

10. 应首选的检查是

A. 胸部 X 线检查 B. 心电图

C. 超声心动图 D. 血清心肌酶

E. 心肌核素扫描

11. 下列治疗方案中应首选的是

A. β 受体阻断药预防室性心律失常 B. 抗生素控制感染

C. 洋地黄类药物治疗
D. 肾上腺皮质激素减轻支气管痉挛
E. IABP 支持下急诊 PTCA+PCI

（12~13 题共用题干）

患者，男性，52 岁。因胸闷 3 小时急诊入院。查体：呼吸 30 次/分，血压 71/40mmHg。颈静脉怒张，心率 110 次/分，律齐。四肢湿冷。ECG 示窦性心动过速。入院诊断急性前壁心肌梗死并心源性休克。

12. 下一步应采取的措施为
A. 应用呋塞米
B. 应用多巴胺
C. 应用硝酸甘油
D. 植入左心室辅助装置
E. 植入 IABP

13. 本患者使用 IABP 的禁忌证不包括
A. 严重主动脉瓣反流
B. 心肌梗死并发症
C. 腹主动脉或主动脉瘤
D. 严重钙化性主动脉-髂动脉病变
E. 严重主动脉夹层

（14~17 题共用题干）

患者，男性，21 岁。体重 48kg。活动后心慌、胸闷 4 年。查体：口唇轻度发绀，心率 100 次/分，律齐，$P_2>A_2$，三尖瓣区可闻 2/6 级收缩期杂音，无杵状指、趾。超声心动图示直径约 8mm 的管型 PDA，重度肺动脉高压，三尖瓣中度反流。家属要求行介入治疗。

14. 对判定是否能行 PDA 介入治疗帮助最大的检查是
A. 血常规
B. 尿常规
C. 红细胞沉降率
D. 血气分析
E. 血生化指标

15. 最后确定能否行 PDA 介入治疗的确诊依据为
A. 超声心动图
B. 心电图
C. 胸部 CT 检查
D. 胸部 X 线检查
E. 右心导管检查+吸氧试验

16. 行 PDA 封堵术后造影示少量残余分流，患者最有可能发生的并发症是
A. 心律失常
B. 左肺动脉狭窄
C. 溶血
D. 降主动脉狭窄
E. 封堵器移位

17. 治疗溶血并发症的处理措施不包括
A. 使用激素
B. 使用止血药

C. 使用碳酸氢钠
D. 使用氢化可的松
E. 再植入单个或多个封堵器封堵残余缺口

（18~21 题共用题干）

患儿，男，4 岁。体重 18kg，因活动后气促来医院就诊。超声心动图提示肺动脉瓣狭窄（中度），家属要求行介入治疗。

18. 符合患儿病情的体检及临床表现不包括
A. 口唇发绀
B. 胸部 X 线检查示双侧肺血不对称
C. ECG 示右心室肥厚
D. 胸部 X 线检查示肺动脉段凸出
E. $P_2<A_2$

19. 患儿若行经皮穿刺肺动脉瓣球囊成形术（PBPV），不可选择的器材有
A. 端孔导管
B. 猪尾造影导管
C. 交换导丝
D. 聚乙烯单球囊
E. Inoue 球囊导管

20. 经皮穿刺肺动脉瓣球囊成形术的常见并发症为
A. 暂时性低血压及心动过缓
B. 肺动脉损伤、穿孔
C. 肺动脉瓣关闭不全
D. 主动脉瓣关闭不全
E. 重度三尖瓣关闭不全

21. 球囊扩张后右心室-肺动脉收缩压差下降不满意，可能的原因不包括
A. 肺血管发育不良
B. 球囊直径不够大
C. 反应性漏斗部狭窄
D. 瓣环或瓣膜发育不良
E. 扩张部位不准

四 B 型题

（1~3 题共用备选答案）
A. 10mm
B. 20mm
C. 30mm
D. 30~40mm
E. 50mm

1. 球囊长度是影响球囊扩张疗效的因素之一，仅用于婴儿的球囊长度为
2. 球囊长度是影响球囊扩张疗效的因素之一，应用于儿童的球囊长度为
3. 球囊长度是影响球囊扩张疗效的因素之一，应用于成人的球囊长度为

五 X 型题

1. 主动脉内球囊反搏术的适应证有

A. 左心室泵衰竭
B. 心肌缺血引发的顽固心律失常
C. 顽固的不稳定型心绞痛
D. 严重主动脉瓣关闭不全和主动脉夹层
E. 二尖瓣反流及乳头肌撕裂

2. 主动脉内球囊反搏术的应用指征有
A. 中心静脉压>11mmHg
B. 心脏指数（CI）<2.2L/(m^2·min)
C. 平均动脉压<60mmHg
D. 左心房压>10mmHg
E. 联合使用两种以上的升压药，而多巴胺剂量>20μg/(kg·min)

3. 右心导管检查常见的并发症包括
A. 心律失常
B. 静脉痉挛
C. 导管打结
D. 静脉炎和静脉血栓形成
E. 动脉内膜撕裂和夹层血肿形成

4. 对完全性大动脉转位、右室流出道梗阻性先天性心脏病新生儿进行球囊房间隔造口术（BAS）时，需要进行的术前准备有
A. 超声心动图
B. 静脉滴注前列腺素E
C. 改善低氧血症
D. 纠正酸中毒
E. 胸部X线检查

5. Inoue球囊导管法适用于
A. 年龄大于10岁
B. 年龄2~4岁
C. 体重30kg以上
D. 体重20kg以上、30kg以下
E. 体重20kg以下

6. 动脉导管未闭封堵术的并发症有
A. 心律失常
B. 封堵器脱落
C. 溶血
D. 残余分流
E. 降主动脉或左肺动脉狭窄

7. 心内膜心肌活检术的禁忌证有
A. 出血性疾病，严重血小板减少症及正在接受抗凝治疗者
B. 急性心肌梗死、有心室内附壁血栓或室壁瘤形成者
C. 心脏显著扩大伴发严重左心功能不全者
D. 近期有急性感染者
E. 心脏肿瘤的诊断

8. 室间隔缺损封堵术的并发症有
A. 心律失常
B. 封堵器移位或脱落
C. 主动脉瓣反流
D. 残余分流
E. 降主动脉或左肺动脉狭窄

9. 判断 PBAV 术成功的指标有
A. 主动脉-左心室收缩压差减少 20%以上或<10mmHg
B. 主动脉瓣口面积增加 25%以上
C. 左心室射血分数居正常范围，右心压力无明显升高
D. 无重要并发症
E. 主动脉瓣区收缩期杂音明显减弱，舒张期杂音无明显增加，心功能提高 1 级以上
10. 经皮穿刺二尖瓣球囊成形术（PBMV）的Ⅱa 类适应证有
A. 心功能Ⅲ~Ⅳ级的中度、重度二尖瓣狭窄患者
B. 瓣膜僵硬钙化患者
C. 外科手术风险高或妊娠的患者（证据等级 C）
D. 轻度二尖瓣狭窄患者
E. 合并左心房血栓或中度、重度二尖瓣反流者（证据等级 C）
11. 药物洗脱支架后，晚期血栓形成的相关因素有
A. 未正规使用抗血小板药物
B. 支架内皮化延迟
C. 晚期支架贴壁不良
D. 阿司匹林/氯吡格雷抵抗
E. 小血管或分叉病变介入治疗
12. 影响对比剂肾病发生的因素是
A. 糖尿病
B. 合并应用肾毒性药物
C. 高龄
D. 心肌梗死
E. 基础肾功能中度、重度减退
13. 经皮冠状动脉介入治疗经桡动脉路径的禁忌证有
A. 穿刺侧无桡动脉搏动
B. 艾伦（Allen）试验阳性
C. 用 6F 或 7F 鞘管不能完成的治疗
D. 既往有大血管异常的病史
E. 穿刺侧存在肾透析用的动静脉短路
14. PCI 的病变分类中，Ⅰ型病变的表现为
A. 不符合 C 型病变标准
B. 血管为开通的
C. 弥漫，长度>2cm
D. 极度成角，角度>90°
E. 血管为闭塞的
15. 主动脉内球囊反搏术的禁忌证有
A. 腹主动脉或主动脉瘤
B. 体外循环脱机困难
C. 急性心肌梗死
D. 室间隔穿孔
E. 严重钙化性主动脉-髂动脉病变或外周血管病变
16. 经导管房间隔缺损封堵术的禁忌证有
A. 封堵器安置处有血栓存在，导管插入处有静脉血栓形成

B. 房间隔的直径大于所选用封堵伞左房侧的直径

C. 心内膜炎及出血性疾患

D. 原发孔型房间隔缺损患者

E. 伴有与 ASD 无关的严重心肌疾患或瓣膜疾病

17. 关于 PCI 围手术期的抗血小板药物治疗，叙述不正确的是

A. 术前已经接受长期阿司匹林治疗的患者应在 PCI 前服用 100~300mg 阿司匹林

B. 以往未服用阿司匹林的患者应在 PCI 术前至少 2 小时，最好 12 小时前给予 300mg 阿司匹林口服

C. 无阿司匹林过敏或高出血风险的患者在 PCI 术后口服 100~300mg/d 的阿司匹林

D. 对于担心出血风险者，可在支架术后的初始阶段给予 200mg/d 的低剂量阿司匹林治疗

E. 氯吡格雷的负荷剂量应根据其术后恢复的情况来确定

18. 右心导管检查的目的有

A. 测定肺动脉压力和计算肺动脉阻力，判断有无肺动脉高压以及肺动脉高压的程度和性质，为手术或药物治疗提供依据

B. 协助超声心动图完成先天性心脏病的诊断和鉴别诊断，了解其分流水平、分流量及心功能状态

C. 测定肺毛细血管楔压，结合左心室压测量等判断心功能状况

D. 测定主动脉压力

E. 先天性心脏病介入治疗术前提供血流动力学依据和术后治疗效果评价

19. 心包穿刺及引流术通常选择的途径为

A. 胸骨左缘第 5 肋间，心浊音界内 1~2cm，针尖指向后内侧脊柱方向

B. 胸骨剑突与左肋缘夹角处，肋缘下 1.5cm，穿刺针与皮肤呈 30°~40°，指向左肩

C. 右第 4 肋间处、心脏浊音界内侧约 1cm 处

D. 背部左第 7 或第 8 肋间，肩胛骨中线处，患者左臂高举

E. 胸骨剑突与右肋缘形成角度处

20. 心包穿刺及引流术的禁忌证有

A. 主动脉夹层

B. 癌性心包积液

C. 感染性心包积液

D. 积液量少，位于心脏后部

E. 正在接受抗凝治疗、血小板计数 $30\times10^9/L$

21. PCI 的病变分类中，Ⅱ型病变的表现为

A. 近端极度扭曲

B. 不符合 C 型病变的标准

C. 退化的静脉桥伴脆弱病变

D. 极度成角，角度>90°

E. 血管为闭塞的

22. 关于 IABP 的血流动力学效应，下列描述正确的是
A. 全身重要器官血流灌注增加
B. 左心室收缩压和舒张末压下降
C. 主动脉收缩压和舒张压下降
D. 心脏前负荷和后负荷下降
E. 左心室室壁张力和每搏功下降
23. 右心导管检查的禁忌证包括
A. 未经控制的室性快速心律失常
B. 感染性疾病期间
C. 电解质紊乱，如严重高钾血症
D. 严重心功能不全
E. 严重肝肾功能不全
24. 针对二尖瓣关闭不全的介入治疗有
A. 经皮二尖瓣修补术
B. 经皮人工肺动脉瓣支架植入术
C. 经皮二尖瓣瓣环成形术
D. 经皮二尖瓣球囊扩张术
E. 经皮穿刺肺动脉瓣球囊成形术（PBPV）
25. 介入治疗术中需要超声心动图监测的是
A. 球囊房间隔造口术
B. 肺动静脉瘘栓塞术
C. 经导管房间隔缺损封堵术
D. 经导管室间隔缺损封堵术
E. 动脉导管未闭封堵术
26. 影响球囊扩张疗效的因素有
A. 球囊直径
B. 球囊长度
C. 球囊扩张的压力、时间及次数
D. 球囊材料
E. 发育不良型肺动脉瓣狭窄
27. 主动脉内球囊反搏术的球囊导管有关并发症有
A. 中度溶血
B. 球囊导管固定
C. 球囊渗漏
D. 主动脉穿孔
E. 假性动脉瘤
28. 主动脉内气囊反搏术采用的触发方式有
A. R 波触发
B. 压力触发
C. 房颤触发
D. P 波触发
E. 自动触发
29. Judkins 法提示导管处于楔嵌位的指征有
A. 压力波形出现衰减或心室化
B. 心电图示 ST 段上抬或下移，T 波改变
C. 导管进入冠状动脉口后回抽血困难
D. 试注造影剂后造影剂消失
E. 胸痛、胸闷发作

30. 经桡动脉途径冠脉造影的绝对禁忌证有
A. Allen 试验阳性
B. Allen 试验阴性
C. 桡动脉搏动弱或者无搏动
D. 桡动脉-静脉短路
E. 桡动脉严重纡曲或变异

31. 冠状动脉造影术后的并发症中，常见的有
A. 心动过缓
B. 心动过速
C. 传导阻滞
D. 室性期前收缩
E. 室颤

32. 预防冠状动脉造影时发生心肌梗死的措施有
A. 行冠状动脉内溶栓治疗
B. 术前肝素化
C. 及时追加肝素
D. 操作轻柔
E. 尽量减少导丝在体内停留时间

33. 造影结果分析错误的常见原因有
A. 投照体位不全或投照角度不妥
B. 显影不佳
C. 超选择性注射
D. 位于血管起始处的完全闭塞性病变
E. 导管刺激引起的冠状动脉痉挛

34. 关于 PCI 的术前准备，叙述不正确的有
A. 术前 1 日晚服用 300mg 氯吡格雷
B. 如患者已连续服用氯吡格雷 3 日以上，也需要继续加用负荷剂量的氯吡格雷
C. 正在使用肝素或低分子肝素患者，手术前日晚停用
D. 糖尿病患者如安排在上午手术，手术当日晨停用降糖药物及胰岛素
E. 既往曾对造影剂过敏者术前 3 日开始服用泼尼松 30mg/d 或术前给予地塞米松 5mg

35. 理想的药物洗脱支架应具有的特征有
A. 具有明显的抑制内膜增殖的作用，将再狭窄率降低至 10%以下
B. 植入支架后能快速内皮化而且无或只有轻微新生内皮形成
C. 不增加早期及晚期血栓形成的风险
D. 无边缘增生效应
E. 无晚期动脉瘤形成、延迟再狭窄现象，不促进动脉粥样硬化反应

36. 药物洗脱支架的并发症中，急性/亚急性血栓形成的因素有
A. 支架未能完全覆盖病变或内膜撕裂
B. 支架膨胀不全/未完全贴壁
C. 支架远端血流缓慢

D. 支架内皮化延迟

E. 血管异常重塑

37. PBMV 妊娠期手术操作的注意事项，叙述正确的有

A. 术前 1 天用黄体酮肌内注射

B. PBMV 过程用铅衣保护孕妇腹部及胎儿

C. 术中减少不必要的透视，不要成像

D. 操作敏捷、准确、二尖瓣瓣口扩张够大

E. 尽可能在妊娠 18 周后进行

38. PBMV 成功的标准有

A. 球囊完全充盈“凹征”消失　　B. 患者胸闷等症状明显减轻

C. 杂音明显减轻或消失　　D. 左心房压明显下降>1/3 或近正常

E. 二尖瓣口面积增加 10%以上

39. 临床已开展的先心病治疗技术有

A. 心内缺损封堵术　　B. 瓣膜球囊成形术

C. 血管球囊成形术　　D. 血管栓塞术

E. 房间隔造口开窗术

六 案例分析题

（1~6 题共用题干）

患者，女性，74 岁。因“间断胸痛 20 余年，加重 2 个月”入院。5 年前行冠状动脉造影检查示右冠状动脉完全闭塞，前降支弥漫病变，于前降支近中段植入支架 3 枚。此后患者仍偶有胸痛发作。2 个月前，开始出现活动中胸痛，以饱餐后明显，且症状逐渐加重，活动耐量逐渐降低。既往有原发性高血压史 10 余年，糖尿病史 4 年。查体：血压 140/70mmHg；双肺呼吸音清，未闻及干、湿啰音；心界不大，心律不齐，可闻及期前收缩约 5 次/分；肝、脾肋下未及；双踝部轻度可凹性水肿。心电图检查：房性期前收缩二联律。

1. 为进一步评估应进行的检查项目有

A. 超声心动图（UCG）　　B. 冠状动脉造影

C. 肾功能　　D. 冠状动脉 CT

E. Holter 检测　　F. 心肌损伤标志物

2. 入院后 UCG 检查：左心室肥厚，舒张功能减低；左心房扩大；左心室射血分数（LVEF）61%。主要实验室检查结果：CK-MB 0.6ng/ml，cTnI 0.01ng/ml，Scr 133μmol/L。冠状动脉造影结果：左冠状动脉。前降支（LAD）中段原支架内狭窄 50%~60%，左回旋支（LCX）近段狭窄 70%~80%；右冠状动脉：近段弥漫病变，自中段完全闭塞。对于此患者适当的治疗策略是

A. PCI　　B. CABG
C. 强化药物治疗　　D. PCI+强化药物治疗
E. 左冠状动脉 PCI+右冠状动脉 CABG　　F. 右冠状动脉 PCI+左冠状动脉 CABG

3. 如选择 PCI，考虑介入治疗的靶血管为
A. LAD　　B. LCX
C. RCA　　D. LAD+LCX
E. LCX+RCA　　F. LAD+RCA

4. 介入治疗方法考虑
A. 单纯 PTCA　　B. 预扩张后植入 DES
C. 直接植入 DES　　D. 预扩张后植入 BMS
E. 直接植入 BMS　　F. 旋磨后植入 DES

5. 患者术后接受了双重抗血小板治疗，术后第 3 天发现粪便颜色黑，查粪便隐血阳性，血常规示血红蛋白较术前无明显变化。当前适当的处理包括
A. 停用阿司匹林　　B. 停用氯吡格雷
C. 输血　　D. 应用抑酸药
E. 应用胃黏膜保护药　　F. 禁食

6. 经过上述处理患者粪便隐血转为阴性，出院前应常规评估
A. 肾小球滤过率（GFR）　　B. 糖化血红蛋白
C. 血脂　　D. 负荷试验
E. 同型半胱氨酸（HCY）　　F. 血常规

（7~10 题共用题干）

患者，男性，57 岁。主因劳力性胸闷 2 年，加重 2 天入院。既往有原发性高血压史 10 年，2 型糖尿病 3 年。查体：血压 150/100mmHg，心率 80 次/分，心界叩诊向左下扩大，听诊心音有力，无杂音，双肺呼吸音清，双下肢轻度可凹性水肿。发作时心电图示 $V_4 \sim V_6$、Ⅰ和 aVL 导联 ST 段压低 0.1~0.2mV。

7. 患者最可能的诊断是
A. 充血性心力衰竭　　B. 急性肺栓塞
C. 糖尿病心肌病　　D. 扩张型心肌病
E. 非 ST 段抬高型急性冠状动脉综合征

8. 最需要进行的检查是
A. 超声心动图　　B. 心肌酶
C. 动脉血气分析　　D. 胸部 X 线检查
E. TnI 或 TnT

9. 患者若进行经皮冠状动脉介入治疗，极高危临床特征有
   A. 胸痛持续时间长、无明显间歇或持续时间超过 30 分钟，濒临心肌梗死表现
   B. 心肌生物标志物显著升高和/或心电图示 ST 段显著压低（≥2mm）持续不恢复或范围扩大
   C. 有明显血流动力学变化，严重低血压、心力衰竭或心源性休克表现
   D. 严重恶性心律失常室性心动过速、心室颤动
   E. 就诊时间距离发病时间超过了 3 小时，且转运导致的延误不超过 90 分钟
10. 下列可以使用的药物有
   A. 美托洛尔　　B. 地高辛
   C. 替罗非班　　D. 硝酸甘油
   E. 阿托伐他汀

（11~14 题共用题干）

患者，男性，30 岁。因查体发现心脏杂音，经胸超声心动图提示为直径 20mm 的 ASD，下腔静脉边缘薄，距缺损边缘约 7mm。局麻下行封堵术成功，术中因封堵器大小不合适，更换封堵器 2 次，术后即刻复查超声示封堵器形态、位置良好。返回病房后 4 小时，患者渐感胸闷、憋气，伴大汗，心电监测示心率 120 次/分，律齐，血压 90/60mmHg，听诊心前区无明显杂音。

11. 发生这种情况应首先考虑为
   A. 穿刺部位出血　　B. 心脏压塞
   C. 封堵器脱落　　D. 冠状动脉空气栓塞
   E. 心肌梗死
12. 此时最优先的紧急检查手段是
   A. 床旁超声心动图　　B. 床旁胸部 X 线检查
   C. CT 检查　　D. MRI 检查
   E. 心肌酶谱
13. 最及时和有效的处理方式是
   A. 急诊心外科手术　　B. 心包穿刺引流
   C. 心外按压　　D. 吗啡、氨茶碱静脉注射
   E. 紧急溶栓术
14. 经导管房间隔缺损封堵术的适应证有
   A. 年龄通常≥3 岁
   B. 严重肺动脉高压导致右向左分流
   C. 房间隔的直径大于所选用封堵伞左房侧的直径

D. 缺损边缘至冠状静脉窦，上、下腔静脉及肺静脉的距离≥5mm，至房室瓣≥7mm
E. 直径≥5mm，伴右心容量负荷增加，≤36mm 的继发孔型左向右分流 ASD

（15~18 题共用题干）

患者，男性，68 岁。4 小时前因持续性胸痛急诊入院，既往有高血压、糖尿病史 20 年。ECG 示广泛前壁心肌梗死；心肌酶 CK-MB、CTn 增高。

15. 患者需要进行的紧急处理措施有
A. 冠状动脉造影
B. 急诊 PCI
C. 急诊溶栓
D. 继续急诊留观
E. 急诊 CABG
F. 正性肌力药物、扩血管药物及抗血小板药物治疗

16. 冠状动脉造影显示：左主干、回旋支及右冠状动脉正常，前降支中远端狭窄 95%，植入支架 1 枚，远端 TIMI 血流 2 级，24 小时后心前区闻及粗糙全收缩期杂音，急性肺水肿加重。患者需要进一步的检查和治疗有
A. 床旁超声心动图
B. 床旁胸部 X 线检查
C. 放射性核素检查
D. 强心、利尿、维护心功能等药物治疗
E. 植入 IABP
F. 继续观察，无须进行其他检查

17. 超声心动图检查示左心室前壁、室间隔、心尖段膨出，无收缩，室间隔见回声中断 6mm，胸部 X 线检查示双肺血增多。目前考虑的诊断有
A. 急性前壁心肌梗死
B. 心源性休克
C. 室间隔穿孔
D. 左心室室壁瘤形成
E. 急性二尖瓣关闭不全
F. 心脏压塞

18. 经 IABP 和大量血管活性药物治疗，急性肺水肿加重，心源性休克无明显改善。患者目前应采取的治疗方案有
A. 冠状动脉旁路移植术
B. 室间隔穿孔修补术
C. 室壁瘤切除术
D. 积极抗休克治疗的同时行急诊手术治疗
E. 再次 PCI
F. 向患者及家属交代手术风险并行术前准备

（19~24 题共用题干）

患者，男性，65 岁。3 小时前因突发胸痛伴出冷汗入院。既往有高血压、糖尿病史。查体：血压 160/100mmHg，心率 65 次/分，律齐，无杂音；两肺未闻及干、湿啰音。心电图诊断为急性心肌梗死。

19. 患者应进一步做的检查有

A. 血常规
B. 肌红蛋白测定
C. 血清淀粉酶测定
D. 肌钙蛋白测定
E. 凝血 4 项检查
F. 心肌酶学测定

20. 为解除患者的胸痛，采用的常用药物有

A. 可待因
B. 哌替啶
C. 罂粟碱
D. 硝酸甘油
E. 美托洛尔
F. 吗啡

21. 患者入院 24 小时突然意识丧失、抽搐，心电图显示如下图。此时的诊断是

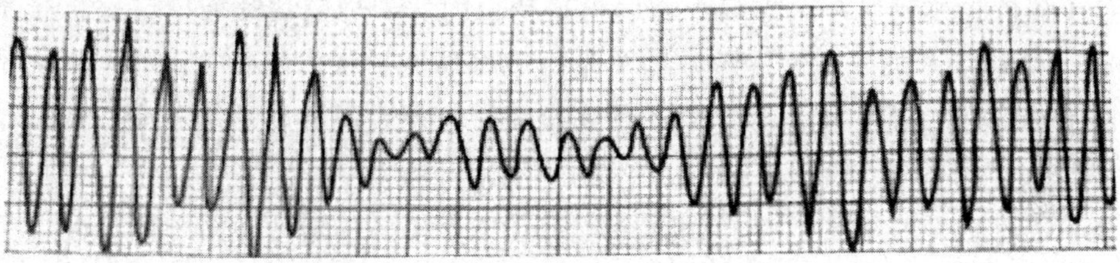

A. 心房颤动
B. 心室颤动
C. 心室扑动
D. 室上性心动过速
E. 尖端扭转型室性心动过速
F. 预激综合征伴心房颤动

22. 此时患者应进行的处理措施有

A. 扩血管药
B. 抗凝治疗
C. 电复律
D. 异丙肾上腺素
E. 安装临时起搏器
F. 补充钾盐和镁盐

23. 患者入院后第 4 天又突发胸痛气促。查体：血压 110/60mmHg，心率 110 次/分，两肺满布湿啰音，心尖部出现响亮收缩期杂音，无震颤。超声心动图见二尖瓣连枷样改变。此时最可能的诊断是

A. 二尖瓣脱垂
B. 乳头肌断裂
C. 乳头肌功能不全
D. 心力衰竭
E. 室间隔孔
F. 二尖瓣关闭不全

24. 患者此时的紧急处理措施有

A. 主动脉内球囊反搏
B. 急诊冠状动脉造影
C. 急性经皮冠状动脉介入治疗（PCI）
D. 急诊心脏外科手术
E. 应用硝普钠
F. 静脉注射美托洛尔以减慢心室率

参考答案与解析

一、A1 型题

1. C【解析】选择性冠状动脉造影术是用特制的心导管经外周动脉逆行插管至主动脉根部的冠状动脉口，将造影剂注射入冠状动脉内以显示冠状动脉的形态及血流情况，来判断有无冠状动脉形态及功能异常的一种左心导管技术，临床应用较广，是目前诊断冠状动脉粥样硬化性心脏病的“金指标”。

2. C【解析】主动脉缩窄外科手术后再狭窄目前认为是主动脉缩窄球囊扩张术最好的适应证。未经外科手术的先天性主动脉缩窄是否选用球囊扩张术尚有争论，但以下情况可考虑为球囊扩张术的适应证：①局限性主动脉缩窄。②有严重的心肺功能不全，或其他严重的全身疾病不能耐受外科开胸手术。未经手术的非局限性主动脉缩窄是禁忌证。

3. B【解析】左心导管术是经动脉途径插入导管获得左侧循环系统信息的导管技术，包括选择性及非选择性冠状动脉造影术。左心室造影术及主动脉造影术适用于心肌病，特别是梗阻性肥厚型心肌病。

4. D【解析】先心病的介入治疗是经皮穿刺外周血管，在 X 线透视引导和超声心动图的辅助下，将导管推送至心脏病变的相应部位进行治疗的方法。根据病变的治疗类型分类，包括球囊扩张术（适用于肺动脉狭窄、主动脉狭窄、肺动脉瓣狭窄等）和经导管封堵术（适用于房间隔缺损、室间隔缺损、动脉导管未闭等）两种。法洛四联症不能采用介入治疗方法达到根治。

5. B【解析】经皮肺动脉瓣球囊成形术是利用球囊扩张的机械力量使粘连的肺动脉瓣叶交界处分离，以缓解瓣口狭窄程度，为治疗中重度肺动脉瓣狭窄的首选方法。术后压力阶差明显下降者达 75%，并发症<6%，总死亡率<0. 5%，预后最佳。

6. D【解析】支架内血栓形成主要原因：①与支架植入相关的因素。多发生于早期支架内血栓，常见于支架贴壁不良、支架扩张不全、支架过长（>30mm）、植入多个串联支架、支架植入术后残余狭窄。支架贴壁不良是发生支架内血栓的最常见因素。②内皮延迟愈合和内皮覆盖不全。药物洗脱支架（DES）延迟内皮化是潜在的增加血栓形成的因素。③过早停用抗血小板药、抗凝药或抗血小板药使用不充分。这是导致晚期支架内血栓的主要原因之一。④患者因素。包括合并糖尿病、合并肾衰竭、合并心功能不全、过早停用“双重”抗血小板治疗、基因多态性导致的阿司匹林和氯吡格雷无反应者、患有恶性肿瘤。与支架内血栓形成有关的因素不包括选项 D。

7. E【解析】目前国内外指南一致规定：药物洗脱支架（DES）植入后，如无明显禁忌，阿司匹林长期服用、氯吡格雷至少服用 1 年。所以，阿司匹林和氯吡格雷双重抗血小板治疗时间为 12 个月或以上。

8. B【解析】乳内动脉是目前通畅率最高的桥血管，采用乳内动脉桥血管 10 年的通畅率远远高于大隐静脉桥血管。因此，乳内动脉目前是左前降支桥血管的首选材料。目前最常用的是左乳内动脉搭至左前降支，而左乳内动脉或右乳内动脉吻合在对角支或回旋支上的效果均略差。

9. B【解析】X 综合征患者冠状动脉造影（CAG）正常或未发现有意义的狭窄，麦角新碱激发试验阴性。左心室造影未见异常，无心脏扩大或心肌肥厚征象，左心室舒张末压一般正常。

10. E【解析】心包穿刺及引流术的适应证：①心脏压塞。②心脏压塞伴左心室功能衰竭。③需要心包内注入药物。④虽经特殊治疗，心包积液仍进行性增长或持续不缓解。⑤原因不明的心包积液。选项 E 属于心包穿刺及引流术的相对禁忌证。

11. E【解析】冠状动脉造影是冠心病诊断的金标准。所以，诊断心绞痛型冠心病最有价值的检查是冠状动脉造影。

12. D【解析】有以下情况可首选桡动脉途径冠脉造影：①股动脉狭窄、闭塞。②髂动脉或腹主动脉严重纡曲、狭窄、闭塞及夹层。③下肢静脉严重曲张合并深静脉血栓形成或有肺动脉栓塞史。④肥胖并股动脉搏动较弱。⑤降主动脉瘤或腹主动脉瘤，经股动脉途径操作导管有较大风险者。⑥腰部疾病术后不能长时间卧床者。⑦心功能不全或其他原因不能平卧的患者。⑧术后需要远距离搬动、转运，下肢不易固定，致使压迫止血困难。选项 D 属于经桡动脉途径冠脉造影的相对禁忌证。

13. E【解析】早在 1966 年国外学者采用球囊导管扩张卵圆孔，行房间隔造口术作为完全性大血管错位的姑息疗法。从此开始了介入治疗先天性心脏病（先心病）的新途径。

14. A【解析】经导管动脉导管未闭封堵术弹簧栓子法适应证：左向右分流不合并需外科手术的心脏畸形的动脉导管未闭（PDA）；PDA 最窄直径≤2.0mm；年龄通常≥6 个月，体重≥4kg；外科术后残余分流。所以，适应证不包括选项 A。

15. B【解析】颈内静脉穿刺的主要优点：①解剖位置固定，变异较少。②穿刺部位不会因年龄、胖瘦而改变。③到右房的距离短，途径直。④并发症的发生率较锁骨下静脉途径少，如气胸、血胸、臂丛神经，胸导管损伤较少发生，因此采用较多。

16. A【解析】股动脉是主动脉内球囊反搏术（IABP）最常用的插管途径。对于经股动脉途径失败的患者，可经升主动脉途径开胸置入 IABP。

17. D【解析】经皮穿刺肺动脉瓣球囊成形术（PBPV）的绝对适应证：单纯肺动脉瓣狭窄，跨肺动脉瓣收缩压差≥50mmHg；最佳年龄 2~4 岁，其余各年龄均可施行。

18. C【解析】心内膜心肌活检术的适应证：①各类心肌疾病的病因诊断。②急慢性心肌炎的诊断、严重程度判断和监测疗效。③心脏同种异体移植术后观察患者排斥反应的早期征象。④心脏肿瘤的诊断。⑤其他可能引起心肌病变的全身性疾病。选项 C 是心内膜心肌活检术的禁忌证。

19. C【解析】房间隔缺损封堵术、室间隔缺损封堵术和冠状动脉瘘介入治疗的术后需要口服阿司匹林，小儿 3~5mg/（kg·d），成人 100~150mg/d，共 6 个月。

20. A【解析】右心内膜心肌活检可选颈内静脉或股静脉，左心内膜心肌活检可选肱动脉或股动脉，主要取决于基础疾病和所使用的活检钳。心内膜心肌活检术的导管进入途径不包括经皮穿刺活检。

21. A【解析】抗凝治疗用于中危和高危的非 ST 段抬高型急性冠脉综合征。常用的抗凝药有低分子肝素、磺达肝癸钠、普通肝素、比伐卢定。阿司匹林用于非 ST 段抬高型急性冠脉综合征的抗血小板治疗。

22. B【解析】桡动脉搏动最强、走行直的部位在桡骨茎突近端 1cm 处，此部位为桡动脉搏动易摸认的部位。

23. D【解析】选择性冠状动脉造影的适应证：①临床已确诊为冠心病，拟行冠状动脉旁路移植术（习称冠状动脉搭桥术）或经皮冠状动脉介入治疗（PCI）。②有不典型的心绞痛症状，临床疑诊冠心病。③有不典型的胸痛症状需排除冠心病。④Holter 检测、运动试验提示有客观缺血证据而无临床症状。⑤不明原因的心脏增大、心功能不全或室性心律失常。⑥冠状动脉搭桥术后或经皮冠状动脉腔内成形术（PTCA）术后再发心绞痛，需除外再狭窄或搭桥血管的病变或新生血管病变。⑦从事特殊职业者（如飞行员或高空作业人员）的健康检查。⑧当急性心肌梗死出现情况或并发症时应考虑急诊冠状动脉造影。⑨不稳定型心绞痛，经常规药物系统治疗仍不能控制症状，宜早期行冠状动脉造影明确病变严重程度，以选择 PCI 或冠状动脉搭桥术。⑩非冠状动脉病变重大手术前的冠状动脉造影，用以评估手术风险。选项 D 属于选择性冠状动脉造影的禁忌证。

24. D【解析】高危病变（C 型病变）的特征见表 7-1。

表 7-1　高危病变（C 型病变）特征

弥漫，长度>2cm	超过 3 个月的慢性闭塞病变和/或桥侧支形成*
近段极度扭曲	无法保护重要的侧支
极度成角，角度>90°	退化的静脉桥伴脆弱病变*

注：*高危指技术上失败及再狭窄。

25. D【解析】PCI 病变分类中，Ⅳ型病变如下。①符合 AHA/ACC C 型病变标准的任意一项：a. 弥漫，长度>2cm；b. 近端极度扭曲；c. 极度成角，角度>90°；d. >3 个月的慢性闭塞病变和/或桥侧支形成；e. 退化的静脉桥伴脆弱病变。②血管为闭塞的。

26. E【解析】普通型端孔心导管、漂浮导管（Swan-Ganz 导管）、猪尾导管和 Judkins 冠脉造影管均是选择性冠状动脉造影中使用的心导管。其中，Judkins 冠脉造影管是选择性冠状动脉造影中使用最广泛的一种类型，分左、右冠脉造影导管两种。

27. A【解析】球囊房间隔造口术（BAS）中，婴儿年龄<6 周手术最为有效。

28. D【解析】主动脉内球囊反搏（IABP）的并发症：①血管并发症。包括穿刺部位并发症（如出血、血肿、假性动脉瘤等）、主动脉穿孔、肢体缺血与血栓栓塞等，严重者可能需要输血、手术处理或截肢，部分患者甚至可导致死亡。②球囊导管有关并发症。包括球囊导管固定、球囊渗漏等。③其他。中度溶血和血小板减少较常发生，但是出现血小板计数 $<50\times10^9$ 者很少见。所以，选项 D“血小板减少”不属于 IABP 的血管并发症。

29. E【解析】右心导管检查中的心律失常有室性期前收缩、室性心动过速、房性期前收缩、房性心动过速、房颤及交界性心律等，多是导管碰撞心内结构所致，如遇频发室性期前收缩或室性心动过速，可将导管稍后撤或暂停操作，多能自行消失。

30. E【解析】对于不稳定型心绞痛及非 ST 段抬高心肌梗死患者，PCI 的Ⅰ类适应证：①经强化抗缺血治疗后仍反复发作心肌缺血。②肌钙蛋白水平升高。③新出现的 ST 段压低。④心衰症状或新出现的及加重的二尖瓣反流。⑤左室收缩功能降低。⑥血流动力学不稳定。⑦持续性的室性心动过速。⑧6 个月内曾接受 PCI 治疗。⑨既往曾接受 CABG。选项 E 属于 PCI 的Ⅱb 类适应证。

31. C【解析】导管检查显示左心室与主动脉收缩压差大于 20mmHg 即可诊断主动脉狭窄，压差与瓣膜狭窄的程度成正比。

32. C【解析】对比剂肾病与应用较大剂量对比剂明显相关，为了预防对比剂肾病，对慢性肾病患者行心血管造影和 PCI 时，应根据临床情况综合考虑对比剂类型、用量等因素，并在术前和术后采取防治措施（包括水化、碱化、透析疗法）。在采取的预防措施中，最有效的方法是术前充分水化、维持有效循环血容量。

33. A【解析】抗血小板药物阿司匹林常用于冠心病的一级预防。

34. C【解析】主动脉内球囊反搏术最好采用压力触发，如果压力很低也可以选择 R 波图形好的导联进行 R 波触发。合并房颤者用房颤触发模式。

35. E【解析】主动脉夹层是心血管疾病的灾难性危重急症，如不及时诊治，48 小时内死亡率可高达 50%。主要致死原因为主动脉夹层动脉瘤破裂至胸、腹腔或者心包腔，进行性纵隔、腹膜后出血，以及急性心力衰竭或者肾衰竭，此时做心包穿刺及引流术不但不能解决心脏压塞症状，反而会造成出血，因此主动脉夹层是心包穿刺及引流术的绝对禁忌证。

36. A【解析】心导管检查的唯一绝对禁忌证为神志清楚的患者拒绝接受该检查，下列均为相对禁忌证：①感染性疾病期间。②未经控制的室性快速心律失常。③电解质紊乱，如严重低钾血症。④严重心功能不全。⑤严重肝肾功能不全，不宜做心血管造影。⑥活动性风湿疾病。⑦出血性疾病或尚在服用抗凝药过程中。

二、A2 型题

1. E【解析】目前对于不稳定型心绞痛患者和接受介入治疗的患者多主张强化血小板治疗，即二联抗血小板治疗，在常规服用阿司匹林的基础上立即给予氯吡格雷治疗至少 1 个月，亦可延长至 9 个月。低分子肝素与阿司匹林联合使用疗效优于单用阿司匹林。因此，此时使用的最佳治疗药物是阿司匹林、氯吡格雷、肝素。

2. A【解析】有以下情况应怀疑心脏压塞：低血压、颈静脉扩张、奇脉、心动过速、呼吸急促/严重呼吸困难。此外，QRS 波群电压较高，电交替和 X 线心脏轮廓增加。一旦确诊心脏压塞，如患者有血流动力学休克，应立即进行心包穿刺及引流术以挽救生命。

三、A3/A4 型题

1. D【解析】胸骨后剧烈疼痛、大汗淋漓、血压下降、心率增快、面色苍白、四肢冰冷。心电图示急性广泛前壁心肌梗死。考虑为广泛前壁心梗引起心排血量急剧下降，导致心源性休克。

2. C【解析】对指导患者心肌梗死治疗最有帮助的辅助检查是漂流导管血流动力学监测。漂浮导管可测定左室舒张末压增高为休克提供证据。

3. E【解析】患者急性广泛前壁心肌梗死，心排血量急剧下降导致心源性休克，表现为大汗淋漓，血压下降，心率 134 次/分。面色苍白，四肢冰冷；起病 3~6 小时内，再灌注心肌是最理想有效的治疗措施。SHOCK 试验表明，对急性心肌梗死（AMI）并发心源性休克患者，直接 PCI 与药物治疗（包括主动脉内球囊反搏和溶栓治疗）比较，可明显降低 6 个月病死率，故首选直接 PTCA 术。

4. E【解析】冠状动脉多支血管病变，尤其是合并糖尿病的患者是冠状动脉旁路手术（CABG）的适应证。该患者应首选的治疗手段是药物控制心绞痛，积极术前准备后即行 CABG。

5. E【解析】抗血小板药物会抑制血小板激活，这种抑制作用是不可逆的过程。一般情况下术前需要停药 1 周。

6. E【解析】CABG 术中需要重点监测心电图（ECG）、中心静脉压（CVP）、呼吸末正压通气（PEEP）、激活凝血时间（ACT）项目，不需要重点监测经试管心脏超声心动图（TEE）。

7. B【解析】针对稳定型心绞痛或不稳定胸痛治疗后稳定，前期心梗，介入或搭桥手术后可疑冠心病患者，无须荷试验禁忌证者可选择负荷核素心肌显像，有重要地位和独特价值。

8. A【解析】不稳定型心绞痛，心绞痛发作频繁，经常规药物系统治疗仍不能控制症状，宜早期行冠状动脉造影明确病变严重程度，以选择 PCI 或冠状动脉搭桥术。

9. E【解析】患者反复胸痛，发作与劳累及情绪有关，休息可以缓解，为典型心绞痛症状。3 小时前出现持续性疼痛，进行性加剧，应考虑急性心肌梗死。气促、不能平卧、双肺散在哮鸣音及湿啰音为左心衰竭的表现，心尖部可闻及 3 级收缩期杂音为二尖瓣乳头肌功能失调。

10. B【解析】心电图对急性心肌梗死的诊断、定位、定范围、估计病情演变和预后都有帮助，且价格便宜，操作方便，因此应作为该患者首选检查。所以，选项 B 正确。胸部 X 线检查（选项 A）对急性心肌梗死并无特异的诊断意义，仅有助于了解其他心肺疾病的情况，如有无心脏增大、充血性心力衰竭等。超声心动图（选项 C）多用于了解心室壁的运动和左心室功能，诊断室壁瘤和乳头肌功能失调，检测心包积液及室间隔穿孔等并发症，对急性心肌梗死的诊断意义不大。血清心肌酶（选项 D）包括肌酸激酶、天冬氨酸氨基转移酶以及乳酸脱氢酶，其特异性及敏感性均远不如上述心肌坏死标志物，已不再用于诊断急性心肌梗死。心肌核素扫描（选项 E）主要用于观察心肌梗死后心肌的存活性，目前临床已很少应用。

11. E【解析】急性心梗合并心衰、心源性休克时在主动脉内球囊反搏（IABP）支持下行经皮冠状动脉成形术 PTCA 及 PCI 治疗，对保证休克患者成功完成再灌注非常重要，可降低心源性休克死亡率，改善术后心功能。

12. B【解析】患者血压低，诊断为急性前壁心肌梗死并心源性休克，下一步应采取的措施为应用多巴胺升高血压。

13. B【解析】使用 IABP 的禁忌证：①严重主动脉瓣关闭不全和主动脉夹层：在主动脉瓣反流时，主动脉内球囊反搏可以增加左室舒张压，加重主动脉瓣反流，甚至造成心脏破裂或心肌梗死后的假性室壁瘤形成。主动脉夹层患者有潜在的将主动脉球囊误入假腔的风险，球囊反搏时造成主动脉穿孔。②腹主动脉或主动脉瘤。③严重钙化性主动脉-髂动脉病变或外周血管病变。④严重肥胖或腹股沟瘢痕患者采用无鞘方式植入。

14~15 D、E【解析】患者行动脉导管未闭封堵术前需经体检、心电图、胸部 X 线检查及超声心动图检查，明确诊断，对于重度肺动脉高压的 PDA 患者需查血气分析以明确外周血氧是否饱和，帮助判定分流方向。局麻或全麻下穿刺股静脉行右心导管检查，穿刺股动脉行降主动脉左侧位造影，测量 PDA 直径，了解其形态及位置。对于重度肺动脉高压的患者还需行右心导管检查附加试验（吸氧试验），以判定肺动脉高压的性质，一般来说动力型肺动脉高压封堵效果良好，阻力型肺动脉高压则效果不佳，且封堵有风险。

16~17 C、D【解析】溶血是动脉导管未闭封堵术的术后并发症，主要与术后残余分流过大或封堵器过多突入主动脉腔内有关。处理措施是使用激素、止血药、碳酸氢钠等药物碱化尿液，保护肾功能，多数患者可自愈。残余量较大，内科药物控制无效者，可再植入一个或多个封堵器（常用弹簧圈）封堵残余缺口。若经治疗后患者病情不能缓解，出现持续发热、溶血性贫血及黄疸加重等，应及时请外科处理。

18. A【解析】轻度肺动脉瓣狭窄患者一般无症状，重度狭窄者可有头晕或剧烈运动后昏厥发作，晚期病例出现颈静脉怒张、肝大和下肢水肿等右心衰竭的症状，如并存房间隔缺损或卵圆窝未闭，可见口唇或末梢指（趾）端发绀和杵状指（趾）。所以选项 A 不属于肺动脉瓣狭窄（中度）的表现。肺动脉瓣狭窄体征表现为肺动脉区第二心音（P_2）减弱，$P_2<A_2$。故选项 E 正确。轻度肺动脉瓣狭窄患者心电图在正常范围，中度狭窄以上则示电轴右偏、右心室肥大、劳损和 T 波倒置等改变，重度狭窄病例可出现心房肥大的高而尖的 P 波。所以选项 C 正确。轻度肺动脉瓣狭窄胸部 X 线检查可无异常表现，中、重度狭窄病例则显示心影轻度或中度扩大，以右室和右房肥大为主，心尖因右室肥大呈球形向上抬起。肺动脉瓣狭窄病例扩大的肺动脉段呈圆隆状向外突出，肺门血管阴影减少，肺野血管细小，肺野清晰。

19. E【解析】行经皮穿刺肺动脉瓣球囊成形术（PBPV），术前需要置换猪尾导管（选项 B）行右室造影，正侧位投照。术前需要准备必要器械，如右心导管术相关设备，6~7F 端孔导管（选项 A），直径 24~28mm 的 Inoue 球囊导管，以及 260cm 交换导丝备用（选项 C）。20kg 以下的患儿可用聚乙烯单球囊法（选项 D），大龄儿童及成人可用Inoue球囊导管法（选项E）。题中患儿为4岁小儿，所以不可选择 Inoue 球囊导管。

20. A【解析】经皮穿刺肺动脉瓣球囊成形术（PBPV）的并发症一般较少，常见的包括暂时性低血压及心动过缓，偶尔有肺动脉损伤、穿孔或引起肺动脉瓣关闭不全。严重并发症有死亡（心搏骤停）、重度三尖瓣关闭不全、肺动脉瓣关闭不全、严重心律失常等。

21. A【解析】PBPV 效果直接与球囊/瓣环直径比值有关，采用小球囊可安全扩张肺动脉瓣，但效果差；过大球囊可引起瓣环或瓣膜损伤。所以，选项 B 正确。发育不良型肺动脉瓣狭窄，瓣叶增厚、坚硬、高低不平，瓣环发育不良，瓣叶交界可能融合，这些解剖特征直接影响球囊扩张效果。所以，选项 D 正确。反应性漏斗部狭窄、扩张部位不准均可引起右心室-肺动脉收缩压差下降不满意。

四、B 型题

1~3 B、C、D【解析】只有狭窄的瓣口跨于球囊中央，扩张时方能产生最好的效果，球囊过短不易固定，而产生上下滑动，球囊过长可损伤三尖瓣及房室交界处。长度 20mm 的球囊仅用于婴儿，长度 30mm 的球囊应用于儿童，长度 30~40mm 的球囊应用于成人。

五、X 型题

1. ABCE【解析】主动脉内球囊反搏术（IABP）的适应证：左心室泵衰竭、心源性休克、顽固的不稳定型心绞痛、急性心肌梗死、心肌梗死并发症（室间隔穿孔、二尖瓣反流及乳头肌撕裂）、心肌缺血引发的顽固心律失常、在高危外科手术或 PTCA 手术前使用对患者心肌进行保护、感染性休克、体外循环脱机困难、冠状动脉搭桥/换瓣手术或 PTCA 术中或术后发生意外的患者。选项 D 属于 IABP 的禁忌证。

2. ABE【解析】IABP 的应用指征：①CI<2.2L/(m^2·min)。②平均动脉压<50mmHg。

③联合使用两种以上的升压药，而多巴胺剂量>20μg/(kg·min)。④不能停止体外循环或停止循环后心脏收缩无力。⑤左心房压（或肺小动脉嵌入压）>20mmHg，中心静脉压>11mmHg，尿量<0.5ml/(kg·h)。⑥严重的心律失常。⑦周围循环不良。

3. ABCD【解析】右心导管检查的并发症有心律失常、静脉痉挛、导管打结、静脉炎和静脉血栓形成。选项E属于左心导管术的并发症。

4. ABCDE【解析】球囊房间隔造口术（BAS）术前需要常规进行心电图，胸部X线检查、超声心动图、血气分析及相关检查等以评价心脏畸形；维持正常体温、水电解质平衡、改善心功能不全。对于完全性大动脉转位、右室流出道梗阻性新生儿先天性心脏病等静脉滴注前列腺素E，改善低氧血症及纠正酸中毒。

5. AC【解析】Inoue球囊导管法适用于年龄大于10岁或体重大于30kg的患者。

6. BCDE【解析】动脉导管未闭封堵术的并发症有封堵器脱落、溶血、残余分流以及降主动脉或左肺动脉狭窄。

7. ABCD【解析】心内膜心肌活检术的禁忌证：①出血性疾病，严重血小板减少症及正在接受抗凝治疗者。②急性心肌梗死、有心室内附壁血栓或室壁瘤形成者，禁忌左心室活检。③心脏显著扩大伴发严重左心功能不全者。④近期有急性感染者。⑤不能很好配合的患者。⑥分流缺损是相对禁忌证，应避免做右心室活检，以免引起矛盾性体循环栓塞。选项E属于心内膜心肌活检术的适应证。

8. ABCD【解析】室间隔缺损封堵术的并发症有心律失常、封堵器移位或脱落、主动脉瓣反流以及残余分流。选项E属于动脉导管未闭封堵术的并发症。

9. BCDE【解析】判断PBAV术成功的指标：①主动脉瓣区收缩期杂音明显减弱，舒张期杂音无明显增加，心功能提高1级以上。②主动脉-左心室收缩压差减少50%以上或<30mmHg，主动脉瓣口面积增加25%以上（成人>0.7cm^{2}为良，>1.0cm^{2}为优）。③左心室射血分数居正常范围，右心压力无明显升高。④无重要并发症。所以，选项A错误。

10. ABC【解析】经皮穿刺二尖瓣球囊成形术（PBMV）的Ⅱa类适应证：心功能Ⅲ~Ⅳ级的中度、重度二尖瓣狭窄，瓣膜僵硬钙化，外科手术风险高或妊娠的患者（证据等级C）。选项D、E均属于PBMV的Ⅲ类适应证。

11. ABCD【解析】药物洗脱支架后，晚期血栓形成大多与未正规使用抗血小板药物、阿司匹林/氯吡格雷抵抗，以及支架内皮化延迟、晚期支架贴壁不良、涂层聚合物导致的炎症反应等有关。与小血管或分叉病变介入治疗无关。

12. ABCE【解析】对比剂肾病是指对比剂引起的急性肾功能损害，是医院内获得性肾衰竭的重要原因。表现为PCI后血清肌酐较术前增高44.2μmol/L（0.5mg/dl）或25%。许多临床因素包括基础肾功能中度、重度减退，高龄，糖尿病，合并应用肾毒性药物等促使对比剂肾病的发生。

13. ACDE【解析】经皮冠状动脉介入治疗（PCI）经桡动脉路径的禁忌证有绝对和相对

两类。绝对禁忌证：①穿刺侧无桡动脉搏动。②Allen 试验阴性，提示掌弓侧支循环不好。③穿刺侧存在肾透析用的动静脉短路。相对禁忌证：①桡动脉搏动差或细小，尤其是身材矮小老年妇女。②既往有大血管异常的病史（如锁骨下动脉异常）。③用 6F 或 7F 鞘管不能完成的治疗。④不能用右桡动脉行右位心冠状动脉造影或左内乳动脉的介入治疗，也不能用左桡动脉行右内乳动脉的介入治疗。选项 B 的叙述是错误的。

14. AB【解析】PCI 的病变分类中，Ⅰ型病变是指预测成功率高而危险性低的病变。表现：①不符合 C 型病变标准。②血管为开通的。所以，选项 A、B 符合题意。选项 C、D 均属于Ⅱ型病变的表现。选项 E 属于Ⅲ型病变的表现。

15. AE【解析】主动脉内球囊反搏术的禁忌证参见 A3/A4 型题第 13 题解析。选项 B、C、D 均属于 IABP 的适应证。

16. ACDE【解析】经导管房间隔缺损封堵术的禁忌证：①原发孔型房间隔缺损（ASD）患者、冠状静脉窦型 ASD、下腔静脉型 ASD。②心内膜炎及出血性疾患。③封堵器安置处有血栓存在，导管插入处有静脉血栓形成。④严重肺动脉高压导致右向左分流。⑤伴有与 ASD 无关的严重心肌疾患或瓣膜疾病。选项 B 属于经导管房间隔缺损封堵术的适应证。

17. BDE【解析】PCI 术前已经接受长期阿司匹林治疗的患者应在 PCI 前服用 100～300mg 阿司匹林，以往未服用阿司匹林的患者应在 PCI 术前至少 2 小时，最好 24 小时前给予 300mg 阿司匹林口服。PCI 术后对于无阿司匹林过敏或高出血风险的患者，口服 100～300mg/d 的阿司匹林；对于担心出血风险者，可在支架术后的初始阶段给予 100mg/d 的低剂量阿司匹林治疗。氯吡格雷的负荷剂量应根据其术前服用的时间来确定。对于术前 6 小时或更早服用者，通常给予 300mg 负荷剂量，而术前 6 小时以内服用者，可给予 600mg 负荷剂量。

18. ABCE【解析】右心导管检查的目的：①测定肺动脉压力和计算肺动脉阻力，判断有无肺动脉高压以及肺动脉高压的程度和性质，为手术或药物治疗提供依据。②协助超声心动图完成先天性心脏病的诊断和鉴别诊断，了解其分流水平、分流量及心功能状态。③测定肺毛细血管楔压，结合左心室压测量等判断心功能状况。④先天性心脏病介入治疗术前提供血流动力学依据和术后治疗效果评价。

19. AB【解析】心包穿刺及引流术的穿刺定位包括通常选择和其他穿刺途径。通常选择：①心尖途径。胸骨左缘第 5 肋间，心浊音界内 1～2cm，针尖指向后内侧脊柱方向。注意避开肋骨下缘，以免损伤肋间动脉。②剑突下途径。胸骨剑突与左肋缘夹角处，肋缘下 1.5cm，穿刺针与皮肤成夹角 30°～40°，指向左肩。其他穿刺途径：①右第 4 肋间处、心脏浊音界内侧约 1cm 处。②背部左第 7 或第 8 肋间，肩胛骨中线处，患者左臂高举。③胸骨剑突与右肋缘形成角度处。④剑突的正下方处。⑤左第 4 肋间处，仅在疑为左侧包裹性心包积液时应用。⑥右第 5 肋间，心脏浊音界内侧 1～2cm 处。但均需超声引导，心包积液量大，或常规途径不能达到时根据临床情况选择。

20. ADE【解析】心包穿刺及引流术的绝对禁忌证：主动脉夹层。相对禁忌证：①患者不能配合，不能保证安全操作。②未纠正的凝血障碍、正在接受抗凝治疗、血小板计数 $<50\times10^9/L$。③积液量少，位于心脏后部，已被分隔的心包积液。所以，选项 A、D、E 符合题意。癌性心包积液和感染性心包积液可以进行心包穿刺及引流。

21. ACD【解析】PCI 的病变分类中，Ⅱ型病变符合 AHA/ACC C 型病变标准的任意一项：①弥漫，长度>2cm。②近端极度扭曲（选项 A）。③极度成角，角度>90°（选项 D）。④>3 个月的慢性闭塞病变和/或桥侧支形成。⑤退化的静脉桥伴脆弱病变（选项 C）。所以，选项 A、C、D 符合题意。选项 B、E 是Ⅲ型病变的表现。

22. ABDE【解析】IABP 的血流动力学效应见表 7-2。

表 7-2　IABP 的血流动力学效应

主动脉压	心脏负荷	血流量	左室压	左心室
收缩压下降	后负荷下降	冠脉血流增加	收缩压下降	容量下降
舒张压升高	前负荷下降	心排血量增加	舒张末压下降	每搏功下降
		肾血流量增加		室壁张力下降

23. ABDE【解析】参见 A1 型题第 36 题解析。

24. AC【解析】针对二尖瓣关闭不全的介入治疗有经皮二尖瓣修补术、经皮二尖瓣瓣环成形术。经皮人工肺动脉瓣支架植入术较理想的适应证应为复杂先天性心脏病外科手术后有明显血流动力学意义的肺动脉瓣关闭不全或右室-肺动脉带瓣外管道的瓣膜关闭不全。经皮二尖瓣球囊扩张术治疗以二尖瓣狭窄为主的疾病。经皮穿刺肺动脉瓣球囊成形术（PBPV）治疗单纯肺动脉瓣狭窄。

25. ACD【解析】超声心动图监测在珠囊房间隔造口术、经导管房间隔缺损封堵术、经导管室间隔缺损封堵术中发挥非常重要的作用。

26. ABCE【解析】影响球囊扩张疗效的因素有球囊直径，球囊长度，球囊扩张的压力、时间及次数，发育不良型肺动脉瓣狭窄。球囊材料对球囊扩张疗效没有影响。

27. BC【解析】参见 A1 型题第 28 题解析。

28. ABC【解析】参见 A1 型题第 34 题解析。

29. ABCE【解析】Judkins 法中，下述情况预示导管处于楔嵌位：①压力波形出现衰减或心室化。②心电图示 ST 段上抬或下移，T 波改变，心动过缓，甚至心电静止。③导管进入冠状动脉口后回抽血困难（排除管尖顶住血管壁），或试注造影剂后造影剂不易消失。④胸痛、胸闷发作。

30. BCDE【解析】经桡动脉途径冠脉造影的绝对禁忌证：①Allen 试验阴性。②桡动脉搏动弱或者无搏动。③桡动脉-静脉短路。④桡动脉严重纡曲或变异。

31. ACDE【解析】冠状动脉造影术后的并发症中，常见的有心动过缓、传导阻滞、室性期前收缩、室性心动过速、室颤等。

32. BCDE【解析】术前肝素化，及时追加肝素，操作轻柔，尽量减少导丝在体内停留时间等，是预防冠状动脉造影时发生心肌梗死的措施。一旦发生心肌梗死，应尽快明确病因并积极治疗，给予冠状动脉内硝酸甘油200~300μg或硝苯地平10mg以解除冠状动脉痉挛，冠状动脉内溶栓治疗或行急诊介入性治疗及外科手术治疗；若梗死范围不大，血流动力学稳定，也可在严密观察下保守治疗。

33. ABCDE【解析】造影结果分析错误的常见原因如下。①投照体位不全或投照角度不妥。未能把冠状动脉树的重要血管支完全分开，血管的重叠和缩短影响了病变的显示和判断，尤其是血管分叉处的病变。②显影不佳：包括注射压力、剂量、速度的不足，造成血管显影不佳致使判断错误。③超选择性注射：导管插入过深进入分支内行超选择性造影，经验不足的术者将未能显影的血管误认为完全闭塞。④位于血管起始处的完全闭塞性病变：如看不到残干，则易被误诊。⑤导管刺激引起的冠状动脉痉挛：导管刺激引起的冠状动脉痉挛易被误诊为狭窄，用痉挛消除试验有助于诊断。⑥心肌桥压迫。⑦冠状动脉起源和分布的先天性异常。

34. BC【解析】PCI的术前准备：术前1日晚服用300mg氯吡格雷，如患者已连续服用氯吡格雷（75mg/d）3日以上，可以不再加用负荷剂量的氯吡格雷。所以，选项A正确，选项B错误。正在使用肝素或低分子肝素患者，手术当日上午停用1次。所以，选项C错误。糖尿病患者如安排在上午手术，则手术当日晨停用降糖药物及胰岛素。正在服用二甲双胍者需连续48小时停用该药。所以，选项D正确。过敏体质或既往曾对造影剂过敏者建议术前3日开始服用泼尼松30mg/d或术前给予地塞米松5mg。所以，选项E正确。

35. ABCDE【解析】理想的药物洗脱支架应具有以下特征：①具有明显的抑制内膜增殖的作用，将再狭窄率降低至10%以下，作用途径可能是抗血栓形成、抗感染反应、抗增殖效应。②不影响靶血管局部正常的损伤修复过程，植入支架后能快速内皮化而且无或只有轻微新生内皮形成。③不增加早期及晚期血栓形成的风险。④无边缘增生效应。⑤无晚期动脉瘤形成、延迟再狭窄现象，不促进动脉粥样硬化反应。⑥具有生物相容性，无毒性。

36. ABC【解析】药物洗脱支架的并发症中，急性/亚急性血栓形成主要与介入治疗本身相关，如支架未能完全覆盖病变或内膜撕裂、支架膨胀不全/未完全贴壁、支架远端血流缓慢等。

37. BCD【解析】对于适合行PBMV的二尖瓣狭窄，妊娠期（20周以后）手术是安全的。操作注意事项：①术前3天用黄体酮肌内注射，预防流产。②PBMV过程用铅衣保护孕妇腹部及胎儿。③术中减少不必要的透视，不要成像。④操作要求敏捷、准确、二尖瓣瓣口扩张够大。⑤尽可能在妊娠20周后进行，此时胎儿主要器官已基本发育成形。

38. ABCD【解析】PBMV成功的标准：①球囊完全充盈“凹征”消失，球囊70%充盈状态，可以在二尖瓣口通过。②患者胸闷等症状明显减轻。③杂音明显减轻或消失。④左心房压明显下降>1/3或近正常。⑤二尖瓣口面积增加25%以上。符合其中3项便可判定成功。

39. ABCDE【解析】临床已开展的先心病治疗技术有心内缺损封堵术、瓣膜球囊成形术、血管球囊成形术、血管栓塞术、房间隔造口开窗术。

六、案例分析题

1. ABCD【解析】为进一步评估应进行的检查项目有UCG、冠状动脉造影、肾功能、冠状动脉CT。

2. D【解析】该患者冠状动脉造影结果提示新发病变为LCX近段狭窄70%~80%，LAD原支架内狭窄50%~60%，可进一步干预LCX，原LAD暂不予干预，同时须加强抗血小板为稳定斑块等药物治疗。

3. B【解析】患者LCX近段狭窄70%~80%，有靶病变，如选择PCI，考虑介入治疗的靶血管为LCX。

4. C【解析】患者LCX单纯狭窄未见弥漫性改变，可直接植入药物洗脱支架（DES）。

5. ADE【解析】患者粪便隐血阳性提示消化道出血；血红蛋白无明显变化无血便，提示出血不重，可停阿司匹林。如抑酸，胃黏膜保护药，进流食或软食。若似有血便或出血加重须复查血常规进一步停氯吡格雷，禁食甚至输血。

6. ABC【解析】经过上述处理患者粪便隐血转为阴性，出院前应常规评估GFR、糖化血红蛋白、血脂。

7. E【解析】该患者有冠心病易患因素包括高血压、糖尿病，发作时可见ST的缺血改变，故考虑为急性冠脉病变，如非ST段抬高型急性冠状动脉综合征。

8. E【解析】所有患者，一旦怀疑非ST段抬高型心肌梗死（NSTEMI），应即刻检测肌酸激酶同工酶（CK-MB）、TnT或TnI。通常，非ST段抬高心肌梗死发病后48~72小时肌钙蛋白水平会升高。

9. ABCD【解析】非ST段抬高型急性冠状动脉综合征需要紧急（2小时内）进行经皮冠状动脉介入治疗的极高危临床特征：①胸痛持续时间长、无明显间歇或持续时间超过30分钟，濒临心肌梗死表现。②心肌生物标志物显著升高和/或心电图示ST段显著压低（≥2mm）持续不恢复或范围扩大。③有明显血流动力学变化，严重低血压、心力衰竭或心源性休克表现。④严重恶性心律失常室性心动过速、心室颤动。

10. ACDE【解析】患者可以使用美托洛、替罗非班、硝酸甘油、阿托伐他汀，不可以使用选项B“地高辛”。因地高辛可加强心肌收缩力，易发生心脏破裂，故不可使用。急性心肌梗死时常用的药物为β受体阻断药。

11. B【解析】发生这种情况应首先考虑为心脏压塞。心脏压塞为经导管房间隔缺损封堵术的并发症。心脏压塞的体格检查表现：①颈静脉压升高。②低血压（Beck 三联征：颈静脉压升高、心音遥远和低血压）。③心动过速。④奇脉。⑤“x”波下降支显著，“y”波下降支减小或消失。⑥可有心包摩擦音。

12. A【解析】此时最优先的紧急检查手段是床旁超声心动图。超声心动图检查可以明确心脏的大小、瓣膜情况、室壁运动、心脏收缩及舒张功能。

13. B【解析】发现心脏压塞最及时和有效的处理方式是迅速行心包穿刺引流。

14. ACDE【解析】经导管房间隔缺损封堵术的适应证：①年龄通常≥3 岁。②直径≥5mm，伴右心容量负荷增加，≤36mm 的继发孔型左向右分流 ASD。③缺损边缘至冠状静脉窦，上、下腔静脉及肺静脉的距离≥5mm，至房室瓣≥7mm。④房间隔的直径大于所选用封堵伞左房侧的直径；不合并必须外科手术的其他心脏畸形。选项 B 属于经导管房间隔缺损封堵术的禁忌证。

15. ABC【解析】心肌梗死患者需要进行的紧急处理措施有冠状动脉造影、急诊 PCI、急诊溶栓。

16. ABDE【解析】急性心肌梗死后心脏破裂为其严重并发症之一，偶可见心室间隔破裂造成穿孔，可闻及胸骨左缘收缩期杂音常伴震颤，引起急性心衰，进一步检查和治疗以查心脏超声进行明显诊断，床旁胸部 X 线检查了解胸腔积液，严重时须植入动脉球囊反搏增加冠脉血流，并合用药物治疗心衰。

17. ACD【解析】根据病史及检查提示急性前壁心肌梗死、室间隔缺损、左心室室壁瘤形成。超声心动图不能提示心源性休克，故选项 B 不应选。超声心动图未见二尖瓣关闭不全和心脏压塞，E 和 F 不是正确选项。

18. ABCDF【解析】室间隔穿孔为急性心肌梗死患者严重并发症之一，常伴循环功能急剧衰竭，治疗棘手，病死率高，预后极差。随着技术提高，目前介入封堵术是其有的办法之一，进一步冠脉治疗须行 CABG，并行室壁瘤切除，但须病情进一步平稳，并向患者及家属交代病情、手术风险，征得同意行术前准备。

19. ABDEF【解析】急性心肌梗死患者应进一步做的检查有血常规、肌红蛋白测定、肌钙蛋白测定、凝血 4 项检查、心肌酶学测定，不需要做血清淀粉酶测定。

20. BDEF【解析】为解除患者的胸痛，采用的常用药物有哌替啶、硝酸甘油、美托洛尔和吗啡。

21. E【解析】尖端扭转型室性心动过速表现为心动过速发作前 QT 间期延长，心动过速发作时 QRS 波沿着一基线上下扭转。

22. DEF【解析】先天性或获得性 QT 延长的尖端扭转型室性心动过速（Tdp）发作时，可考虑使用镁剂，硫酸镁 1~2g 稀释后 5~20 分钟静脉注射。如果 Tdp 发作与心动过缓的长间歇和 QT 延长有关，如果无禁忌可试用异丙肾上腺素静脉滴注提高心率，或者应用临时起搏器提高心率。预防发作主要应用大剂量 β 受体阻断药治疗。

23. BF【解析】此时最可能的诊断是乳头肌断裂、二尖瓣关闭不全。二尖瓣关闭不全二维超声心动图上可见二尖瓣前后叶反射增强，变厚，瓣口在收缩期关闭对合不佳；腱索断裂时，二尖瓣可呈连枷样改变，在左心室长轴面上可见瓣叶在收缩期呈鹅颈样钩向左心房，舒张期呈挥鞭样漂向左心室。AMI 早期，10%~50%的患者发生乳头肌功能不全，心尖区可闻及收缩中晚期喀喇音和吹风样收缩期杂音，杂音较少超过 3~4 级，第一心音可不减弱或增强。临床症状不多，缺血缓解后可消失。少数患者（3%~4%）可发生乳头肌断裂，突然出现严重的二尖瓣关闭不全及左心功能衰竭、急性肺水肿或心源性休克。下壁心肌梗死引起的后中乳头肌断裂较为多见。

24. ABCDE【解析】乳头肌断裂应尽早使用血管扩张药（选项 E），降低体循环阻力，必要时植入 IABP（选项 A）。血流动力学稳定者可先内科治疗，择期手术（选项 D）；病情不稳定或恶化者则应尽快行外科手术，包括瓣膜置换（成形）术和冠状动脉旁路手术（CABG）。选项 F 是处理急性心肌梗死的措施，患者此时应紧急处理乳头肌断裂和二尖瓣关闭不全的问题。因此，选项 F 不应选择。患者出现上述不良事件的基础病因是急性心梗，应急诊冠脉造影及急诊 PCI 术进行治疗，故选 B 和 C。

慢性心力衰竭

第八章 心力衰竭

一 A1型题

1. 洋地黄中毒的特征性表现为
   A. 恶心、呕吐
   B. 黄视
   C. 疲乏
   D. 视物模糊
   E. 快速房性心律失常伴有传导阻滞
2. 急性心力衰竭的发病原因不包括
   A. 急性冠脉综合征
   B. 急性心肌梗死机械并发症
   C. 低钾血症
   D. 右心室梗死
   E. 围生期心肌病
3. 以体循环淤血为表现的是
   A. 左心衰竭
   B. 右心衰竭
   C. 二尖瓣狭窄
   D. 全心衰竭
   E. 肺动脉高压
4. 呼吸困难是左心衰的主要表现之一，随着心力衰竭程度的加重，依次表现为
   A. 劳力性呼吸困难、端坐呼吸、夜间阵发性呼吸困难、静息呼吸困难和急性肺水肿
   B. 劳力性呼吸困难、夜间阵发性呼吸困难、端坐呼吸、静息呼吸困难和急性肺水肿
   C. 夜间阵发性呼吸困难、劳力性呼吸困难、端坐呼吸、静息呼吸困难和急性肺水肿
   D. 夜间阵发性呼吸困难、端坐呼吸、劳力性呼吸困难、静息呼吸困难和急性肺水肿
   E. 端坐呼吸、劳力性呼吸困难、夜间阵发性呼吸困难、静息呼吸困难和急性肺水肿
5. 左心衰竭时肺部啰音的特点是
   A. 固定性局限性肺部湿啰音
   B. 两肺满布干、湿啰音
   C. 两肺散在干、湿啰音
   D. 以哮鸣音为主
   E. 湿啰音常出现在双侧肺底，并随体位变化而变化
6. 右心衰竭和肝硬化的主要鉴别点是
   A. 肝大
   B. 水肿
   C. 黄疸
   D. 腹水
   E. 颈静脉怒张，肝颈回流征（+）

7. 左心功能不全时发生呼吸困难的主要机制是
   A. 低血压
   B. 肺淤血、肺水肿
   C. 心肌缺血缺氧
   D. 体循环淤血，回心血量减少
   E. 支气管平滑肌敏感性增高
8. 不属于舒张性心力衰竭特点的是
   A. 心室充盈压升高
   B. 左心室射血明显异常
   C. 肺静脉淤血
   D. 体循环静脉淤血
   E. 心脏收缩功能相对正常
9. 下述情况中，最适合使用洋地黄制剂的是
   A. 房颤，心室率 60 次/分
   B. 预激综合征并心房颤动
   C. 病态窦房结综合征
   D. 二度 I 型房室传导阻滞
   E. 房扑，2∶1 房室传导阻滞，心室率为 150 次/分
10. 进行慢性心力衰竭临床评估的第一步是
    A. 明确有无心衰的症状和体征
    B. 判断是否存在心脏重构的客观依据
    C. 判断是否存在功能异常的客观依据
    D. 明确具体心脏病病因
    E. 明确特殊病理生理机制和本次心衰发作的诱因
11. 洋地黄中毒的临床表现不包括
    A. 恶心
    B. 黄视
    C. 多饮
    D. 视物模糊
    E. 快速房性心律失常伴有传导阻滞
12. 具有心脏扩大体征的患者为
    A. 急性心力衰竭患者
    B. 慢性心力衰竭患者
    C. 限制型心肌病患者
    D. 慢性缩窄性心包炎患者
    E. 单纯舒张期心力衰竭患者
13. 治疗急性左心衰竭时的利尿药最好选用
    A. 螺内酯
    B. 呋塞米
    C. 氨苯蝶啶
    D. 氢氯噻嗪
    E. 阿米洛利
14. 慢性心衰伴有明确动脉粥样硬化疾病如冠心病或心肌梗死，糖尿病和脑卒中等有二级预防适应证的患者必须应用
    A. 阿司匹林
    B. 华法林
    C. 噻氯匹定
    D. 尼莫地平
    E. 噻氯匹定加双嘧达莫
15. 慢性心力衰竭患者首选的治疗药物为

A. 利尿药　　B. β受体阻断药
C. 地高辛　　D. 血管紧张素转换酶抑制药（ACEI）
E. 钙通道阻滞药

16. 左心功能不全的主要症状为
A. 咯血　　B. 胸痛
C. 呼吸困难　　D. 少尿
E. 咳嗽、咳痰

17. 主动脉内球囊反搏术的适应证不包括
A. 心肌梗死伴发机械并发症　　B. 急性严重病毒性心肌炎伴心衰
C. 高危心脏病患者手术中预防性应用　　D. 主动脉瓣关闭不全
E. 心脏术后难以控制的低心排血量综合征

18. 慢性心力衰竭的基础病因不包括
A. 长期心脏压力负荷过重　　B. 长期心脏容量负荷过重
C. 心室舒张充盈受限　　D. 原发性心肌损害
E. 循环血量不足

19. 心力衰竭的基本用药不包括
A. 利尿药　　B. 血管扩张药
C. 洋地黄制剂　　D. 钙通道阻滞药
E. 血管紧张素转换酶抑制药

20. 最常用的非选择性醛固酮受体拮抗药是
A. 氢氯噻嗪　　B. 依普利酮
C. 螺内酯　　D. 呋塞米
E. 氨苯蝶啶

21. 呼气性呼吸困难见于
A. 支气管哮喘　　B. 心源性哮喘
C. 气管肿瘤　　D. 喉头水肿
E. 白喉

22. 心力衰竭早期的代偿机制不包括
A. 弗兰克-斯塔林（Frank-Starling）机制
B. 心率加快
C. 血红蛋白增高
D. 心肌肥厚
E. 神经内分泌激活

23. 对有气短、呼吸困难、焦虑和胸痛的急性心衰患者早期应给予

A. 吗啡
B. 哌替啶
C. 氯丙嗪
D. 地西泮
E. 异丙嗪

24. 有助于判断心衰的预后和存活的临床参数不包括
A. LVEF 下降
B. NYHA 分级恶化
C. 低钠血症的程度
D. 运动峰耗氧量减少
E. 血细胞比容升高

25. 正性肌力药仅用于收缩压低或伴有低灌注或肺淤血体征的低心排血量心衰患者。低灌注体征不包括
A. 皮肤潮湿
B. 神志异常
C. 四肢冰冷
D. 肝肾功能异常
E. 肺淤血减轻

26. 鉴别心源性哮喘和支气管性哮喘最有意义的指征是前者表现为
A. 端坐呼吸
B. 咳粉红色泡沫痰
C. 喘鸣
D. 夜间呼吸困难
E. 冬春季发病多见

27. 依普利酮是选择性醛固酮受体拮抗药，它只作用于
A. 盐皮质激素受体
B. 雌激素受体
C. 孕酮受体
D. 雄激素受体
E. 糖皮质激素受体

28. 右心衰竭最常见的症状是
A. 少尿
B. 心悸、乏力
C. 咳嗽、咳痰
D. 劳力性呼吸困难
E. 腹胀、食欲缺乏

29. 心脏重构的启动阶段指的是
A. 心力衰竭易患阶段
B. 无症状心力衰竭阶段
C. 有症状心力衰竭阶段
D. 顽固性心力衰竭阶段
E. 终末期心力衰竭阶段

30. 左心衰竭最早出现的表现是
A. 咯血
B. 肝大
C. 肺水肿
D. 发绀
E. 劳力性呼吸困难

31. 心力衰竭发生发展的基本机制是
A. 心肌重构
B. 压力负荷过重

C. 心肌肥厚　　D. 容量负荷过重

E. 弗兰克-斯塔林（Frank-Starling）机制

32. 临床上最常见的心力衰竭是

A. 右心衰竭　　B. 左心衰竭

C. 全心衰竭　　D. 左心衰继发右心衰竭

E. 右心衰继发左心衰竭

33. 洋地黄中毒时，适用补充钾及镁盐的情况为

A. 肾衰竭　　B. 高血钾

C. 窦房阻滞　　D. 窦性停搏

E. 一度房室传导阻滞

34. 急性心力衰竭的体征表现不包括

A. 双肺布满湿啰音　　B. 双肺布满哮鸣音

C. 心尖部闻及舒张期奔马律　　D. 心率快，脉搏可呈交替脉

E. 严重者可出现肺源性休克

35. 右心衰竭引起呼吸困难的原因为

A. 代谢产物减少刺激呼吸中枢

B. 腹水通过膈肌兴奋呼吸中枢

C. 胸腔积液通过膈肌兴奋呼吸中枢

D. 淤血性肝大等使运动受限而减少肺交换面积

E. 右心房压力升高刺激化学感受器而兴奋呼吸中枢

36. 心力衰竭引起的发绀属于

A. 肺性发绀　　B. 混合性发绀

C. 心性混合性发绀　　D. 缺血性周围发绀

E. 淤血性周围发绀

37. 洋地黄制剂的禁忌证不包括

A. 单纯性左心室舒张功能障碍性心力衰竭

B. 一度房室传导阻滞

C. 窦性心律的单纯二尖瓣狭窄

D. 旁道下传的预激综合征合并快速型室上性心动过速

E. 病态窦房结综合征，尤其是在老年患者，又无起搏器保护者

38. 血管紧张素转换酶抑制药（ACEI）用于心力衰竭的主要作用是

A. 利尿　　B. 降低血压

C. 抑制交感神经兴奋　　D. 增强心脏收缩力

E. 改善延缓心室重构

39. 适用于所有慢性左心衰分级的药物是
A. ACEI
B. 利尿药
C. 螺内酯
D. β 受体阻断药
E. 钙通道阻滞药

40. 左心衰竭时心脏听诊特点是
A. 收缩期喷射音
B. 舒张晚期奔马律
C. 舒张早期奔马律
D. 收缩中期喀喇音
E. 主动脉瓣区第二心音亢进

41. 在治疗急性心力衰竭时，下列药物中不可以使用的是
A. 呋塞米
B. 布美他尼
C. 托拉塞米
D. 美托拉宗
E. 普萘洛尔

42. 急性左心衰竭的紧急处理不包括
A. 高流量的氧气吸入
B. 加快静脉补液速度
C. 皮下注射吗啡
D. 静脉注射呋塞米
E. 静脉注射毛花苷 C

43. 慢性心力衰竭左心衰至少中度以上的特征性体征为
A. 伴有粉红色泡沫痰
B. 肝颈静脉反流征阳性
C. 肺底满布湿啰音
D. 肝大
E. 对称性水肿

44. 改善急性左心衰竭症状最有效的药物是
A. 血管紧张素转换酶抑制药
B. 洋地黄
C. 钙通道阻滞药
D. β 受体阻断药
E. 利尿药

45. 对于左心衰竭患者可使患者症状缓解的措施不包括
A. 坐位
B. 利尿药
C. 强心药
D. 平卧位
E. 降压

46. 心力衰竭的特征为
A. β_1 和 β_2 受体密度下调
B. 压力感受器功能完整
C. G 蛋白、β_1 和 β_2 受体下调
D. 心肌去甲肾上腺素储备增加
E. 主要是 β_1 受体密度的下调，β_2 受体变化少

47. 慢性心力衰竭肾功能不全，当尿蛋白>1g/d 时，血压目标应控制在
A. <130/80mmHg
B. <140/90mmHg

C. <125/75mmHg　　D. <125/80mmHg
E. <120/80mmHg

48. 评估右心结构和功能最好的影像学检查方法是
A. 放射性核素心室显影　　B. 心脏磁共振显像
C. 核素心肌灌注显像　　D. 冠状动脉造影
E. 心内膜活检

49. 治疗急性心力衰竭的基本用药不包括
A. 利尿药　　B. 血管扩张药
C. 正性肌力药　　D. 镇静、镇痛药
E. 血管紧张素转换酶抑制药

50. 治疗急性心力衰竭时，血管扩张药的使用方法，叙述不正确的是
A. 初始硝酸甘油静脉推荐剂量 10～20μg/min
B. 注意监测血压，避免收缩压过度降低
C. 慎用硝普钠，起始剂量 0.3μg/（kg・min）
D. 推荐与其他扩血管药联用
E. 奈西立肽先按 2μg/kg 静脉注射后，再以 0.01～0.03μg/（kg・min）的速度静脉滴注

51. 心室辅助装置的禁忌证不包括
A. 严重感染，败血症　　B. 恶性肿瘤
C. HIV 阳性　　D. HIV 阴性
E. 除心脏外伴有不可逆终末器官功能衰竭如肾衰竭，不可逆神经系统损伤等

52. 体循环淤血的标志性体征为
A. 颈静脉怒张　　B. 肝大及压痛
C. 胸腔积液、腹水　　D. 双下肢水肿
E. 静脉压升高

53. 左心衰竭患者新近出现右心衰竭，会表现出
A. 肺淤血、水肿加重　　B. 肺淤血加重、体循环淤血减轻
C. 肺淤血、体循环淤血均加重　　D. 肺淤血、体循环淤血均减轻
E. 肺淤血、水肿减轻

54. 风湿性心脏病心力衰竭患者使用洋地黄和利尿药治疗时，出现厌食、恶心、呕吐、疲乏、失眠、视物模糊、黄视等症状，心电图为室性期前收缩二联律。应首先考虑是
A. 洋地黄剂量不足　　B. 低钾血症
C. 洋地黄中毒　　D. 风湿活动
E. 心衰加重

55. 对未经治疗的患者，以下检查项目，结果正常时能够排除心力衰竭的是

A. 心电图　B. 胸部 X 线检查
C. 冠状动脉造影　D. 血浆心钠肽水平
E. 血浆肌钙蛋白水平

56. 硝酸酯类药物治疗心功能不全的主要机制为
A. 减低心肌耗氧　B. 减慢心率
C. 改善心肌供血　D. 降低心脏的前、后负荷
E. 增强心肌收缩力

57. 洋地黄的适用证为
A. 预激综合征合并心房颤动　B. 梗阻性肥厚型心肌病
C. 心衰，快速心房颤动　D. 高度房室传导阻滞
E. 急性心肌梗死

58. 当左心衰后并发右心衰时，下列症状可以有所缓解的是
A. 阵发性呼吸困难　B. 腹水
C. 食欲缺乏　D. 少尿
E. 肝大

59. 慢性左心功能不全常见的症状和体征不包括
A. 第三心音奔马律　B. 双肺底湿啰音
C. 夜间阵发性呼吸困难　D. 咳粉红色泡沫痰
E. 双下肢水肿

60. 洋地黄治疗中出现室性期前收缩二联律，首选治疗是
A. 毛花苷 C　B. 体外同步直流电复律
C. 维拉帕米　D. 利多卡因
E. 苯妥英钠

61. 下列哪项引起右室压力负荷过重
A. 三尖瓣关闭不全　B. 肺动脉瓣关闭不全
C. 静脉回流量增高　D. 肺动脉高压
E. 严重贫血

62. 肺源性哮喘的临床表现是
A. 夜间阵发性呼吸困难，不能平卧，咳泡沫痰
B. 夜间阵发性呼吸困难，能平卧，咳白黏痰
C. 下垂性双下肢对称性水肿
D. 晨起面部水肿
E. 颈静脉怒张，肝颈回流征阳性

二、A2 型题

1. 患者，男性，58 岁。3 小时前突发呼吸困难，端坐呼吸，频繁咳嗽，咳粉红色泡沫状痰。曾有 10 年冠心病及糖尿病史。查体：极度烦躁不安，面色青灰，口唇发绀，心尖区舒张期奔马律。该患者出现的奔马律是
   A. 收缩前期奔马律　　B. 舒张晚期奔马律
   C. 舒张早期奔马律　　D. 房性奔马律
   E. 重叠奔马律
2. 患者，女性，65 岁。曾有 10 年冠心病史，并有夜间阵发性呼吸困难发作。2 天前因幽门窦癌手术后快速补液 300ml，突发呼吸困难而端坐。查体：心率 132 次/分，两肺底闻及湿啰音。患者最可能诊断为
   A. 肺梗死　　B. 自发性气胸
   C. 感染性心包炎　　D. 术后肺部感染
   E. 急性左心衰竭
3. 患者，男性，19 岁。病毒性心肌炎导致全心衰竭，服用地高辛 0.25mg/d，1 周后检查心电图出现洋地黄中毒。其诊断的主要依据是
   A. ST-T“鱼钩样”下移　　B. 出现 U 波
   C. QT 间期缩短　　D. PP 间期延长
   E. 房速伴 2∶1 传导阻滞
4. 患者，女性，56 岁。1 个月来休息时感心悸、气短，下肢水肿不能平卧，咳白色泡沫痰。查体：血压 150/70mmHg，皮肤黏膜发绀，双肺底少量小水泡音，颈静脉怒张，心尖部及胸骨左缘第 3、4 肋间可闻及舒张期奔马律，肝触诊不满意，双下肢水肿。患者可诊断为
   A. 心功能Ⅳ级，全心衰竭　　B. 心功能Ⅲ级，左心衰竭
   C. 心功能Ⅱ级，右心衰竭　　D. 心功能Ⅱ级，左心衰竭
   E. 心功能Ⅰ级，右心衰竭
5. 患者，男性，30 岁。服用地高辛 0.25mg/d，共 2 周。出现下列何种情况应予停药
   A. 血钾降低　　B. 心率 40 次/分，心尖区闻大炮音
   C. 心尖区收缩期杂音增强　　D. 血肌酐升高
   E. 房颤心率由 120 次/分降为 80 次/分
6. 患者，男性，62 岁。有 15 年慢性咳嗽、咳痰史，合并喘息 5 年，间断双下肢水肿 1 年，近来出现全身水肿。该患者临床诊断首先考虑为
   A. 风心病　　B. 甲亢性心脏病
   C. 动脉导管未闭　　D. 肺心病合并右心衰

E. 主动脉瓣关闭不全

7. 患者，女性，60 岁。既往风湿性关节炎病史 30 年，劳累后心悸、气促 5 年，近来加重，夜间不能平卧，咳粉红色泡沫样痰。查体：心尖部舒张期隆隆样杂音，肺底可听到细小水泡音，腹胀，双下肢水肿。该患者心功能不全的类型为

A. 左心衰竭
B. 右心衰竭
C. 全心衰竭
D. 右心衰竭伴肺部感染
E. 左心衰竭伴肾功能不全

8. 患者，男性，68 岁。因胸痛、呼吸困难以急性广泛前壁心肌梗死合并急性肺水肿入院。下列药物应作为首选的是

A. 毛花苷 C
B. 吗啡
C. 硝酸甘油
D. 呋塞米
E. 硝普钠

9. 患者，女性，43 岁。风湿性心脏病 3 年，慢性左心衰 2 个月，应用地高辛及氢氯噻嗪治疗 5 天，气促加重。心电图示室性期前收缩二联律。下列治疗不正确的是

A. 停用地高辛
B. 补钾
C. 加用利多卡因
D. 加用血管扩张药
E. 加用呋塞米

10. 患者，男性，71 岁。因突发胸闷、气促、烦躁不安入院。查体：血压 198/102mmHg，呼吸 30 次/分，脉搏 140 次/分，肺底有干、湿啰音，心律齐。最可能诊断为

A. 右心衰
B. 左心衰
C. 全心衰
D. 呼吸衰竭
E. 高血压脑病

11. 患者，男性，50 岁。高血压心脏病史 10 年，1 天前因上呼吸道感染在门诊静脉滴注抗生素，速度较快，2 小时后出现呼吸困难。患者出现呼吸困难最可能的原因是

A. 肺炎
B. 肺梗死
C. 急性心包积液
D. 急性左心衰竭
E. 急性心肌梗死

12. 患者，男性，73 岁。风湿性心脏病，心力衰竭，服用地高辛及氢氯噻嗪等药物治疗。心电图示：室性期前收缩二联律，心率 120 次/分。血钾 2.78mmol/L，地高辛浓度未测，下列处理最合适的是

A. 吸氧
B. 普萘洛尔
C. 雷米普利
D. 氯化钾
E. 利多卡因

13. 患者，女性，63 岁。患急性心肌梗死，在起病后 18 小时发生急性左心衰竭。查体：血

压82/51mmHg，左心室充盈压20mmHg。经硝普钠滴注血压仍未上升，此时宜使用的治疗方法为

A. 加用多巴胺
B. 加用间羟胺
C. 补充血容量
D. 加用呋塞米
E. 静脉注射毛花苷C

三 A3/A4型题

（1~3题共用题干）

患者，男性，62岁。2~3年来劳累时心慌气短，有时夜间憋醒，咳嗽。1年来腹胀，胃堵，尿少，水肿。一直服用呋塞米（速尿）与地高辛治疗，1周来上呼吸道感染后症状加重，心悸、食欲缺乏。查体：血压130/80mmHg。心界扩大，心尖区舒张期雷鸣样杂音与3/6级收缩期吹风样杂音，心率68次/分，期前收缩，二联律，双肺底少许湿啰音，颈静脉怒张，肝肋下3cm，脾未及，双下肢水肿。

1. 患者的临床诊断为

A. 冠心病
B. 扩张型心肌病
C. 先天性心脏病
D. 风湿性心脏病
E. 老年退行性心脏瓣膜病

2. 心电图检查示室性期前收缩二联律，该例心律失常最可能的原因是

A. 心肌缺血
B. 电解质紊乱
C. 心力衰竭
D. 洋地黄中毒
E. 感染

3. 该患者应采取的治疗措施是

A. 继续上述治疗，静脉滴注利多卡因
B. 继续上述治疗，加用美托洛尔
C. 继续使用洋地黄，停利尿药
D. 停用洋地黄，补充钾盐
E. 继续上述治疗，加强抗感染

（4~6题共用题干）

患者，男性，54岁。有6年高血压史，胸闷、胸痛间歇发作2年。经诊断为“高血压病，冠心病”，给予美托洛尔12.5mg，1天3次。2天前突发胸闷、气急，咳泡沫痰。查体：端坐体位，心率110次/分，双肺底部闻及湿啰音，双下肢无水肿。

4. 患者目前可诊断为

A. 全心衰竭
B. 急性心肌梗死
C. 急性左心衰竭
D. 变异型心绞痛
E. 急性支气管肺炎

5. 目前疾病的诱发因素最可能为

A. 过劳　B. 心动过缓

C. 电解质失衡　D. 急性呼吸道感染

E. 应用抑制心肌收缩力的药物

6. 以下处理措施中，最适合的是

A. 吸氧、氨茶碱、地高辛　B. 吗啡、地塞米松、氢氯噻嗪

C. 呋塞米、毛花苷 C、硝酸甘油　D. 哌替啶、呋塞米、阿替洛尔

E. 坐位、多巴酚丁胺、普萘洛尔

（7~12 题共用题干）

患者，男性，40 岁。8 年来劳累后心悸、气短、食欲缺乏、水肿，2 周前上感后症状加重入院。查体：血压 120/70mmHg，心大、心尖区闻及舒张期雷鸣样杂音，心率 120 次/分，心律不齐，心音强弱不等，颈静脉怒张，双肺底闻及湿啰音，肝肋下 3cm，压痛（+），脾未及，下肢水肿（+），脉率 80 次/分。

7. 该患者的心律不齐是

A. 心房颤动　B. 室上性心动过速

C. 室性心动过速　D. 心房扑动

E. 频繁期前收缩

8. 该患者临床表现为

A. 右心功能不全　B. 左心功能不全

C. 肺部感染　D. 全心功能不全

E. 肝炎

9. 对该患者的心律失常治疗应首选

A. 电复律　B. 奎尼丁转复

C. 静点利多卡因　D. 用胺碘酮转复

E. 洋地黄减慢心室率

10. 为减轻心脏前负荷，哪一项措施最合适

A. 利尿药　B. 补充血浆蛋白

C. 维生素 C　D. 甘露醇

E. 扩张小动脉的血管扩张药

11. 进一步检测发现患者眼底Ⅲ级。并出现左心室肥厚，较理想的用药是

A. β 受体阻断药　B. 利尿药

C. 血管紧张素转换酶抑制药　D. α+β 受体阻断药

E. α 受体阻断药

12. 若该患者出现吞咽困难，可诊断为左心房显著扩大压迫
A. 喉上神经　　B. 左喉返神经
C. 食管　　D. 气管
E. 交感神经

（13~15 题共用题干）

患者，男性，51 岁。因劳力性胸闷、气促 2 年入院。既往有高血压史 10 年，吸烟，有高胆固醇血症史。查体：血压 160/100mmHg，颈静脉不充盈，肺底湿啰音，心率 92 次/分，律齐，二尖瓣区可闻 2/6 级收缩期杂音，无双下肢水肿。

13. 临床应怀疑的疾病不包括
A. 原发性高血压　　B. 高血压心脏病
C. 冠心病　　D. 心力衰竭
E. 慢性支气管炎

14. 下列检查不属于必需的是
A. 超声心动图　　B. 心电图
C. 运动试验　　D. 胸部 X 线检查
E. 冠状动脉血管造影

15. 下列实验室检查必须申请的是
A. 肝功能　　B. 肾功能
C. 血糖、血脂　　D. C 反应蛋白
E. A+B+C

（16~17 题共用题干）

患者，男性，36 岁。慢性心房颤动，患者应用洋地黄过程中，心室率突然转为绝对规整，55 次/分。

16. 患者可能发生了
A. 心房颤动已转变为窦性心律　　B. 洋地黄中毒
C. 为继续使用洋地黄的指征　　D. 已达洋地黄化
E. 已转复为心房扑动伴 2∶1 传导

17. 此患者最有效的治疗措施是
A. 利多卡因　　B. 阿托品
C. 苯妥英钠　　D. 普萘洛尔
E. 呋塞米

（18～19 题共用题干）

患者，女性，40 岁。风心病 7 年，超声心动图检查示二尖瓣中度狭窄。2 个月前曾患感冒，服用感冒药后症状消失。近 1 个月工作较劳累，经常出现夜间阵发性呼吸困难。目前体温 37℃，血、尿常规无异常。

18. 患者首先应考虑的诊断是

A. 亚急性细菌性心内膜炎　　B. 风心病合并左心衰

C. 急性细菌性心内膜炎　　D. 风心病合并右心衰

E. 风心病合并肺部感染

19. 若诊断明确，应首选的治疗药物是

A. 洋地黄类药物　　B. 抗生素

C. β 受体阻断药　　D. 钙通道阻滞药

E. 利尿药

（20～23 题共用题干）

患者，男性，54 岁。高血压病史 5 年，近 1 个月出现喘憋，夜间憋醒，双下肢水肿，听诊双肺满布湿啰音。心电图提示陈旧性前壁心肌梗死，胸部 X 线检查提示心影增大，急性肺水肿表现。

20. 患者最可能诊断为

A. 高血压收缩性心力衰竭　　B. 高血压舒张性心力衰竭

C. 冠心病全心衰　　D. 冠心病右心衰

E. 冠心病左心衰

21. 对此患者预后最有价值的实验室检查是

A. 血清心肌酶　　B. 肾功能

C. 肝功能　　D. 脑钠肽

E. 血电解质

22. 对此患者最有意义的影像学检查

A. 胸部 CT　　B. 肝、肾 B 超

C. 冠脉造影　　D. 心脏核素检查

E. 超声心动图

23. 关于该患者急性肺水肿典型的 X 线表现，叙述正确的是

A. 右下肺动脉段增宽

B. 肺野模糊

C. 肺门呈蝴蝶状，肺野可见大片融合阴影

D. Kerley B 线

E. 肺门血管影增强，下肺高于上肺

四 B 型题

（1~4 题共用备选答案）

A. Ⅰ级
B. Ⅱ级
C. Ⅲ级
D. Ⅳ级
E. Ⅴ级

1. 纽约心脏协会（NYHA）心功能分级中，体力活动不受限。平常体力活动不引起过度气促、疲乏或心悸的属于
2. 纽约心脏协会（NYHA）心功能分级中，体力活动轻度受限。静息时舒适，但平常体力活动引起过度气促、疲乏或心悸的属于
3. 纽约心脏协会（NYHA）心功能分级中，体力活动显著受限。静息时舒适，但比平常轻的体力活动引起过度气促、疲乏或心悸的属于
4. 纽约心脏协会（NYHA）心功能分级中，不能没有不适地进行任何体力活动。静息时也存在症状。进行任何体力活动便增加不适的属于

（5~7 题共用备选答案）

A. 心力衰竭易患阶段
B. 无症状心力衰竭阶段
C. 有症状心力衰竭阶段
D. 顽固性心力衰竭阶段
E. 终末期心力衰竭阶段

5. 治疗原则或目标为控制或消除各种导致心力衰竭和心脏重构的危险因素，早期阻断心室重构的始动环节，预防心室重构的发生，属于
6. 治疗原则或目标为逆转或减缓心脏重构的进展，治疗心脏病的病因，防止进展到有症状心力衰竭，减少不良事件，属于
7. 治疗原则或目标为改善或消除心衰的症状和体征，逆转或减缓心脏重构，降低心衰的病死率或致残率，属于

（8~11 题共用备选答案）

A. 平卧时加重，坐起或站立后减轻，咳泡沫痰
B. 发作前有咳嗽、喷嚏先兆，呈呼气性呼吸困难，可有肺气肿征
C. 水肿发展迅速，多从眼睑开始，自上而下，伴有肾脏疾病的其他征象
D. 逐渐形成水肿，水肿开始部位呈上行性，伴有心力衰竭的其他征象
E. 颈静脉怒张，肝颈回流征阳性

8. 心源性哮喘的临床表现为

9. 支气管哮喘的临床表现为
10. 心源性水肿的临床表现为
11. 肾源性水肿的临床表现为

（12~16 题共用备选答案）
A. 抗血小板聚集或抗凝，抗 RAS 系统，推荐阿司匹林和血管紧张素转换酶抑制药
B. 控制血压，使用 β 受体阻断药
C. 调脂治疗，戒烟以及不暴露在吸烟环境
D. 健康饮食，治疗糖尿病
E. 运动和健康教育
12. 动脉粥样硬化的 ABCDE 治疗方案中，A 方案是指
13. 动脉粥样硬化的 ABCDE 治疗方案中，B 方案是指
14. 动脉粥样硬化的 ABCDE 治疗方案中，C 方案是指
15. 动脉粥样硬化的 ABCDE 治疗方案中，D 方案是指
16. 动脉粥样硬化的 ABCDE 治疗方案中，E 方案是指

（17~19 题共用备选答案）
A. PR 间期延长，左心室充盈减少　　B. QRS 时限缩短（<60 毫秒）
C. QRS 时限延长（>120 毫秒）　　D. PR 间期缩短，左心室充盈增加
E. 左束支传导阻滞，右心室收缩早于左心室
17. 心衰常并发心脏电生理传导异常，导致房室，室间或室内运动不同步（不协调），房室不协调的心电图表现为
18. 心衰常并发心脏电生理传导异常，导致房室，室间或室内运动不同步（不协调），左右心室间不同步的心电图表现为
19. 心衰常并发心脏电生理传导异常，导致房室，室间或室内运动不同步（不协调），室内传导阻滞的心电图表现为（　　）。

（20~23 题共用备选答案）
A. LDL-C<2. 07mmol/L　　B. LDL-C<2. 6mmol/L
C. LDL-C<3. 41mmol/L　　D. LDL-C<4. 14mmol/L
E. LDL-C<5. 6mmol/L
20. 慢性心衰极高危患者的调脂治疗目标为
21. 慢性心衰高危患者的调脂治疗目标为
22. 慢性心衰中危患者的调脂治疗目标为

23. 慢性心衰低危患者的调脂治疗目标为

（24~25题共用备选答案）

A. 血管紧张素转换酶抑制药
B. β受体阻断药
C. 利尿药
D. 洋地黄
E. 钙通道阻滞药

24. 患者，女性，59岁。慢性心力衰竭5年，不规律药物治疗，近4天无明显诱因出现厌食、恶心、呕吐、疲乏、失眠、视物模糊、黄视，可能与之有关的药物是

25. 患者，女性，71岁。慢性心力衰竭3年，不规律药物治疗，自行停药2周后再次开始服药治疗，3天后出现低血压、液体潴留和心衰恶化，有时有心动过缓和房室传导阻滞，可能与之有关的药物是

（26~27题共用备选答案）

A. 右心室容量负荷过重
B. 心脏舒张受限
C. 左心室容量负荷过重
D. 右心室压力负荷过重
E. 机械性肺淤血状态

26. 患者，女性，20岁。活动后感心悸，气短。查体发现肺动脉瓣区可扪及收缩期震颤，闻及收缩期吹风样杂音4级，向左上胸部传导。P_2几乎消失。考虑该病与下列哪项机制有关

27. 患儿，女，12岁。自幼发现心脏杂音来诊。查体：胸骨左缘第2肋间收缩期杂音2级，呈吹风样，P_2亢进伴分裂，并可闻及收缩期喷射音。心电图示右束支传导阻滞。考虑该病发生心力衰竭时属于的机制是

五 X型题

1. 急性心力衰竭的常见原因有

A. 缺血性心脏病
B. 瓣膜性心脏病
C. 心肌疾病
D. 急性胰腺炎
E. 高血压

2. 舒张性心力衰竭的诊断标准有

A. 排除其他的心脏结构异常
B. 存在典型心衰的症状和体征
C. 左心室舒张末期容积增大
D. 超声心动图存在左心室舒张功能异常的证据
E. 左心室射血正常或轻度异常，LVEF≥45%，左室舒张末期容积不大

3. 慢性心力衰竭根据左心室射血分数可分为

A. 左心衰竭
B. HFrEF或收缩性心力衰竭

C. HFnEF 或舒张性心力衰竭　　D. 右心衰竭

E. 全心衰竭

4. 收缩性心衰（HFrEF）的诊断标准有

A. 存在心衰的症状和体征　　B. LVEF≥45%

C. LVEF<45%　　D. 左心室舒张末期容积不增加

E. 左心室舒张末期容积增大

5. 洋地黄类药物中毒易发生在

A. 治疗剂量和中毒剂量接近时　　B. 高血钾时

C. 心肌严重受损时　　D. 严重缺氧或肝肾功能减退时

E. 老年人使用时

6. 收缩压>110mmHg 的急性心衰患者推荐静脉应用

A. 硝普钠　　B. 硝酸甘油

C. 哌唑嗪　　D. 卡托普利

E. 硝苯地平

7. 急性心力衰竭暂缓紧急情况（在医院）的措施有

A. 稳定病情和制定最佳治疗方案　　B. 启动改善预后的药物治疗

C. 选择合适患者进行器械治疗　　D. 缩短住院日

E. 改善器官灌注和血流动力学

8. 无创通气可能的不良反应有

A. 急性左心衰竭　　B. 高碳酸血症

C. 焦虑　　D. 气胸

E. 抽吸

9. ACEI 的绝对禁忌证有

A. 双侧肾动脉狭窄　　B. 血管神经性水肿

C. 无尿性肾衰竭　　D. 妊娠妇女

E. 血肌酐>225μmol/L

10. 治疗慢性心力衰竭应避免使用的药物有

A. 非甾体抗炎药　　B. COX-2 抑制药

C. 甲状腺激素　　D. Ⅰ类抗心律失常药物

E. β 受体阻断药

11. 主动脉内球囊反搏术（IABP）的适应证有

A. 心源性休克　　B. 主动脉夹层分离

C. 高危心脏病患者手术中预防性应用　　D. 急性严重病毒性心肌炎伴心衰

E. 冠心病顽固性心绞痛，心肌缺血引起的顽固性严重心律失常

12. 属于急性心力衰竭的检查方法的有
    A. 心电图
    B. 胸部X线检查
    C. 肺功能检查
    D. 动脉血气分析
    E. NT-proBNP
13. 无症状心力衰竭阶段的慢性心力衰竭患者，推荐使用（　　），逆转心脏重构，延缓无症状心功能不全进展到有症状心衰
    A. 利尿药
    B. 血管紧张素受体阻断药（ARB）
    C. α受体阻断药
    D. 血管紧张素转换酶抑制药（ACEI）
    E. β受体阻断药
14. 舒张性心力衰竭的临床表现正确的有
    A. 上肢水肿
    B. 劳力性呼吸困难
    C. 夜间阵发性呼吸困难
    D. 颈静脉怒张
    E. 淤血性肝大
15. 急性心衰患者预后不良的征象有
    A. 肌钙蛋白轻度升高
    B. 低钠
    C. 肌酐水平高
    D. 高钾
    E. 低氯
16. 急性心力衰竭的处理原则正确的有
    A. 慢性心衰失代偿推荐使用袢利尿药联用血管扩张药
    B. 吗啡用于肺水肿，尤其是有疼痛和焦虑伴随的呼吸困难
    C. 高血压性心衰患者推荐使用血管扩张药，同时密切监测血压
    D. 收缩压<90mmHg同时伴有持续器官低灌注体征的患者使用去甲肾上腺素
    E. 右心衰竭补充液体无效时，使用机械通气
17. 下列属于排钾利尿药的有
    A. 氨苯蝶啶
    B. 阿米洛利
    C. 螺内酯
    D. 氢氯噻嗪
    E. 呋塞米
18. 依普利酮禁止使用的情况有
    A. 正在补钾的患者
    B. 使用保钾利尿药的患者
    C. 低血钾患者
    D. 伴有蛋白尿的2型糖尿病
    E. 使用强细胞色素P450 3A4抑制药的患者
19. 治疗慢性心力衰竭时，可能引发高血钾的药物是
    A. 依普利酮
    B. 螺内酯
    C. β受体阻断药
    D. 利尿药

E. 洋地黄

20. 下列适合应用血管扩张药的情况有

A. 急性冠状动脉综合征患者
B. 二尖瓣狭窄引起急性肺水肿
C. 收缩压>110mmHg 的急性心力衰竭
D. 高血压心脏病伴左心衰竭
E. 收缩压在 90~110mmHg 的急性心力衰竭

21. 慢性心力衰竭使用β受体阻断药获益来自

A. 正性肌力
B. 减少心室重构
C. 减少水钠潴留
D. 抑制交感神经系统
E. 抑制肾素-血管紧张素-醛固酮系统

22. 可导致慢性心力衰竭患者血压显著下降的药物不包括

A. 洋地黄
B. 利尿药
C. 螺内酯
D. β受体阻断药
E. 血管紧张素转换酶抑制药

23. 治疗慢性心力衰竭的β受体阻断药的常用制剂有

A. 美托洛尔
B. 比索洛尔
C. 卡维地洛
D. 氢氯噻嗪
E. 维拉帕米

24. 属于心力衰竭患者特征性体征的是

A. 心脏扩大
B. 肺部啰音
C. 颈静脉怒张
D. 低垂性水肿
E. 第三心音奔马律

25. 慢性心力衰竭的治疗原则或目标正确的有

A. 提高患者生存质量，降低心衰住院率
B. 短期血流动力学稳定
C. 早期阻断心室重构的始动环节，预防心室重构的发生
D. 逆转或减缓心脏重构的进展，治疗心脏病的病因，防止进展到有症状心力衰竭
E. 改善或消除心衰的症状和体征，逆转或减缓心脏重构，降低心衰的病死率或致残率

26. 与β受体阻断药相比，盐酸伊伐布雷定的特点有

A. 不影响性欲
B. 不引起呼吸道收缩或痉挛
C. 不引起心动过缓
D. 引起反跳现象
E. 可引起心动过缓

27. 慢性心力衰竭的常规治疗包括

A. 利尿药
B. β受体阻断药
C. COX-2 阻断药
D. 非甾体抗炎药

E. 血管紧张素转换酶抑制药

28. 心力衰竭患者初诊临床评估的一级推荐内容包括
  A. 采集完整的病史和进行全面体格检查
  B. 仔细询问饮酒史、违禁药物或化疗药物应用史
  C. 评估心衰患者耐受日常生活和运动的能力
  D. 有心绞痛和心肌缺血的患者行冠脉造影检查
  E. 容量负荷状况并测量体重

29. 慢性心力衰竭患者的影像学常规检查项目包括
  A. 超声心动图　　B. 心电图
  C. 心内膜活检　　D. 冠状动脉造影
  E. 胸部X线检查

30. 左心室射血分数正常的心力衰竭的诊断需具有
  A. 左心室射血分数>45%　　B. 存在心力衰竭的症状和体征
  C. 原发性肺动脉高压伴右心衰竭　　D. 超声心动图存在舒张功能异常的征象
  E. 排除瓣膜性、先天性心脏病和心包疾病

31. 以下属于左心衰竭临床表现的是
  A. 劳力性呼吸困难　　B. 夜间阵发性呼吸困难
  C. 端坐呼吸　　D. 便秘
  E. 胃部气胀感、餐后不适

32. 关于β受体阻断药治疗慢性心力衰竭的注意事项，以下叙述正确的是
  A. 起始治疗前患者体重恒定，无液体潴留，利尿药已维持在最合适剂量，血流动力学状态稳定
  B. 必须从极小剂量开始，逐渐增加，达最大耐受量或目标剂量后长期维持
  C. 以目标心率为准，即清晨静息心率为70次/分
  D. 使用药物期间应密切观察药物的副作用
  E. 注意监测有无低血压、液体潴留和心衰恶化、心动过缓和房室传导阻滞等

33. 引起心力衰竭患者运动耐量下降的因素包括
  A. 静息时射血分数降低　　B. 骨骼肌萎缩
  C. 外周血管内皮功能紊乱　　D. 运动时每搏量不能相应增加
  E. 运动时心率不能相应增加

34. 心力衰竭患者首诊的常规检查有
  A. 血、尿常规　　B. 肝肾功能
  C. 18导联心电图　　D. 胸部X线检查
  E. 二维和多普勒超声心动图

35. 慢性心力衰竭患者随诊时应常规监测的实验室检查项目有
A. 血、尿常规
B. 血清电解质（钙、镁）
C. 肾功能（BUN、Cr）
D. 空腹血糖（糖化血红蛋白）
E. 甲状腺功能

36. 洋地黄制剂的禁忌证包括
A. 急性心肌梗死
B. 已出现洋地黄中毒表现者
C. 窦性心律的单纯二尖瓣狭窄
D. 二度或高度房室传导阻滞
E. 单纯性左心室舒张功能障碍性心力衰竭

37. 关于洋地黄的评价，正确的是
A. 缩短并消失动作电位的时相
B. 增加时相幅度
C. 降低急性心衰患者充盈压
D. 轻微增加急性心衰患者心排血量
E. 仅用于心室率快的心房颤动患者

38. 我国心脏同步化治疗的适应证有
A. QRS 间期≥6 毫秒伴有心脏运动同步
B. 缺血性或非缺血性心肌病
C. 窦性心律
D. 左室舒张末直径≥55mm
E. 左室射血分数≤35%

39. 主动脉内球囊反搏术（IABP）的绝对禁忌证有
A. 主动脉夹层分离
B. 主动脉瓣关闭不全
C. 腹主动脉瘤
D. 降主动脉瘤
E. 髂动脉或股动脉钙化

40. 洋地黄治疗心功能不全时，在下列什么情况下宜采用小剂量
A. 急性心肌炎
B. 肺源性心脏病
C. 严重终末期心力衰竭
D. 急性心肌梗死
E. 肾功能减退

41. 在治疗急性左心衰竭时可以使用的药物有
A. 呋塞米
B. 吗啡
C. 地西泮
D. 氨茶碱
E. 普萘洛尔

42. 一开始即表现为左心衰或右心衰的疾病常见于
A. 肺心病
B. 冠心病
C. 心肌炎
D. 心肌病
E. 甲亢

43. 患者，男性，70岁。患高血压20年，进行性心慌、气短。以下对慢性心力衰竭左心功能不全诊断有帮助的是

A. 主动脉瓣区第二心音亢进
B. 右肺部散在干、湿啰音
C. 阵发性夜间呼吸困难
D. 双下肢水肿
E. 心尖区奔马律

44. 对于无收缩功能障碍的舒张性心力衰竭的治疗主要措施包括

A. β受体阻断药
B. 钙通道阻滞药
C. 维持窦性心律
D. 血管紧张素转换酶抑制药
E. 正性肌力药物

45. 严重贫血所致的心功能不全为

A. 左室前负荷增加
B. 右室前负荷增加
C. 左室后负荷增加
D. 体循环血容量增加
E. 右心后负荷增加

六 案例分析题

（1~7题共用题干）

患者，男性，29岁。因劳累后呼吸困难1周入院。既往有心脏病史。查体：心脏向左下扩大，心率120次/分，心律不齐，心音强弱不等，胸骨左缘第3、4肋间可闻及3/6级舒张期哈气性递减型杂音，心尖部闻及3/6级舒张期隆隆样杂音。

1. 下列不属于左心功能不全的临床表现的是

A. 交替脉
B. 呼吸困难
C. 心尖部舒张期奔马律
D. 颈静脉怒张
E. 夜间阵发性呼吸困难
F. 肝大
G. 双下肢水肿
H. 两下肺湿啰音

2. 心源性哮喘和支气管哮喘的鉴别诊断中，支持支气管哮喘的诊断有

A. 哮鸣音
B. 呼气性呼吸困难
C. 无肺气肿征
D. 奔马律
E. 肺野清晰
F. 对支气管扩张药有效
G. 有肺气肿征
H. 肺淤血

3. 急性左心衰治疗措施中，最主要的是

A. 强心药
B. 利尿药
C. 扩血管药
D. 平喘药
E. 肾上腺素
F. 麻黄素
G. 补钾
H. 阿司匹林

4. 患者进一步的检查有

A. 红细胞沉降率　　B. 超声心动图

C. 胸部 X 线检查　　D. 血电解质测定

E. 抗链“O”　　F. 心电图

G. 抗 DNA 酶 B　　H. 运动平板

5. 患者在使用洋地黄治疗后，出现室上性心动过速伴房室传导阻滞，心率为 140 次/分，此时应进行的处理措施有

A. 加大洋地黄用量以控制心室率　　B. 停用洋地黄，加用钾盐

C. 减少洋地黄用量，加用钾盐　　D. 改用毛花苷 C 静脉注射

E. 给予普罗帕酮　　F. 给予美托洛尔

G. 1,6 二磷酸果糖　　H. 特异性地高辛抗体

6. 患者应考虑的诊断为

A. 先天性心脏病　　B. 风湿性心脏病

C. 肺源性心脏病　　D. 心动过速

E. 心房颤动　　F. 主动脉瓣关闭不全

G. 二尖瓣狭窄　　H. 心包积液

7. 患者使用洋地黄 3 天，并加用呋塞米治疗，心电图示 ST-T 鱼钩样改变。此类心电图改变是

A. 洋地黄效应　　B. 洋地黄中毒

C. 低钾　　D. 高钾

E. 高钠　　F. 洋地黄用量不足

G. 心肌缺血　　H. 心肌劳损

（8～10 题共用题干）

患者，女性，41 岁。既往有游走性关节病疼痛史，常有咽部疼痛，扁桃体肿大，近 3 年来出现劳累性呼吸困难，1 天前因受凉出现发热、咳嗽，咳粉红色泡沫样痰，不能平卧入院。查体：半卧位，口唇发绀，两肺大量水泡音及哮鸣音，心界无明显扩大，心率 130 次/分，律不齐，二尖瓣听诊区可听到舒张期隆隆样杂音。心电图示心房颤动，心室率 150 次/分。

8. 患者最可能诊断为

A. 肺栓塞　　B. 急性心肌炎

C. 急性心包炎　　D. 支气管哮喘

E. 大叶性肺炎　　F. 急性左心衰竭

9. 患者发病的病因是

A. 心肌病　　B. 先心病

C. 感染性心内膜炎　　D. 二尖瓣狭窄

E. 心律失常　　F. 心包炎

10. 可以选用的治疗药物有

A. 吗啡　　B. 硝普钠

C. 呋塞米　　D. 阿替洛尔

E. 硝酸甘油　　F. 毛花苷C

（11~14题共用题干）

患者，男性，58岁。有6年心肌梗死病史。因反复发作劳累性呼吸困难2年，加重1周来诊。查体：血压120/70mmHg，颈静脉充盈，双肺下野可闻及小水泡音，肝大，双下肢水肿。

11. 患者体液因子水平的变化，正确的是

A. 缓激肽降低　　B. 心钠肽升高

C. 血管升压素升高　　D. 醛固酮升高

E. 去甲肾上腺素降低　　F. 血管紧张素Ⅱ增高

12. 题中引发心力衰竭的诱因有

A. 贫血　　B. 妊娠

C. 呼吸道感染　　D. 心律失常

E. 限制液体入量　　F. 应用降压药物

13. 关于利尿药治疗此类疾病，描述不正确的是

A. 提高心肌收缩力　　B. 使心排血量增加

C. 减轻水肿　　D. 减轻心脏前负荷

E. 可缓解淤血症状　　F. 所有心衰患者都应该应用

14. 关于血管紧张素转换酶抑制药治疗心衰的叙述，正确的是

A. 可引起高血钾　　B. 根据症状调整剂量

C. 对肾功能有保护作用　　D. 无症状心衰也需应用

E. 病情好转后以最小剂量维持　　F. 重症心衰应用时从小剂量起始

（15~17题共用题干）

患者，男性，71岁。6年前患急性前壁心肌梗死，1年前诊断为慢性心力衰竭，左心室射血分数为33%，患者平时无症状。

15. 患者可以长期服用的药物不包括

A. 螺内酯　　B. 钙通道阻滞药

C. 阿司匹林　　D. β受体阻断药

E. 血管紧张素转换酶抑制药

16. 治疗慢性心力衰竭时，需要从小剂量开始，逐渐加大剂量的药物有

A. 血管紧张素转换酶抑制药　　B. 螺内酯

C. β 受体阻断药　　D. 利尿药

E. 洋地黄

17. 关于心力衰竭中利尿药的应用，叙述正确的是

A. 间断用药

B. 主张单独大剂量使用

C. 使用利尿剂的过程中需注意水、电解质情况

D. 低血容量时禁用

E. 以上均是

（18~22 题共用题干）

患者，男性，58 岁。2 小时前突发呼吸困难入院。过去病史不详。查体：血压 180/110mmHg，两肺闻及大量哮鸣音，心率快，听不清有无杂音。

18. 此时可以进行治疗的药物有

A. 麻黄碱　　B. 氨茶碱

C. 肾上腺素　　D. 洋地黄

E. 洛贝林

19. 心源性哮喘和支气管哮喘的鉴别诊断中，只支持心源性哮喘的有

A. 无肺气肿征　　B. 奔马律

C. 咳粉红色泡沫样痰　　D. 心脏常增大，肺淤血

E. 使用吗啡后病情加重

20. 鉴别心源性哮喘和支气管哮喘最有价值的项目是

A. BNP 测定　　B. ECG

C. 超声心动图　　D. 血电解质测定

E. 血气分析

21. 下列关于心源性哮喘的叙述，正确的是

A. 有过敏史或长期哮喘史　　B. 有引起急性肺淤血的基础心脏病

C. 平卧时加重，坐起或站立后减轻　　D. 发作前有咳嗽、喷嚏先兆

E. 心脏正常，双肺满布哮鸣音

22. 患者为明确病因应进一步检查的项目有

A. 心脏彩超　　B. 心电图

C. 胸部 X 线检查　　D. 心脏 CT 检查

E. 心肌核素

23. 若心脏彩超示：LV 50mm，LA 32mm，RV 20mm，RA 40mm×35mm，室壁无增厚，各瓣膜未见异常血流束。BNP 测定值，明显高于正常。患者应考虑诊断的疾病是

A. 冠心病　　B. 高血压心脏病

C. 肾动脉狭窄　　D. 原发性高血压

E. 氮质血症

参考答案与解析

一、A1 型题

1. E【解析】洋地黄中毒的临床表现：①心外表现，主要为胃肠道症状和神经精神症状，如厌食、恶心、呕吐、疲乏、失眠、视物模糊、黄视等。②心脏表现，主要为心力衰竭的加重和出现各种类型的心律失常。快速房性心律失常又伴有传导阻滞，是洋地黄中毒的特征性表现。

2. C【解析】急性冠脉综合征、急性心肌梗死机械并发症、右心室梗死、围生期心肌病均是急性心力衰竭的发病原因。低钾血症不是急性心力衰竭的发病原因。因此，选项 C 符合题意。

3. B【解析】体循环淤血为右心衰竭相关的症状，表现为淤血性肝大伴随的不适，如腹胀、腹部钝痛、右上腹沉重感等。以及胃肠道淤血的症状，如食欲下降、恶心、胃部气胀感、餐后不适及便秘等，还有呼吸困难，如果是影响了肾脏还可以出现少尿情况。左心衰竭表现为肺循环淤血。

4. A【解析】呼吸困难是左心衰竭的主要表现之一，随着心力衰竭程度的加重，依次表现为劳力性呼吸困难、端坐呼吸、夜间阵发性呼吸困难、静息呼吸困难和急性肺水肿。

5. E【解析】肺底满布湿啰音是左心衰竭至少中度以上的特征性体征，通常出现在双侧肺底，如果单侧出现，则以右侧常见，可能与一侧的胸膜渗出有关。左心衰时，啰音是可以根据体位改变的。左心衰时湿啰音随着病情的由轻到重，肺部啰音可从局限于肺底部直至全肺。患者如取侧卧位则下垂的一侧啰音较多。固定性局限性肺部湿啰音是肺部局限性病变的表现。

6. E【解析】肝大、水肿、腹水、黄疸在肝硬化和右心衰竭，特别是重症右心衰竭晚期均可出现。但颈静脉怒张及肝颈静脉回流征是体静脉系统淤血的典型体征，在右心衰竭时可以出现。而肝硬化属门静脉系统高压，一般不直接影响体循环，故不出现该体征。临床上可以此体征作为鉴别。所以，右心衰竭和肝硬化的主要鉴别点是颈静脉怒张，肝颈回流征（+）。

7. B【解析】左心功能不全造成的呼吸困难主要原因是肺淤血导致的肺循环毛细血管压升高，组织液聚集在肺泡和肺组织间隙中，而形成肺水肿。肺水肿影响肺泡壁毛细血管的气体交换，妨碍肺的扩张和收缩，引起通气和换气功能的异常，致使肺泡内氧分压降低和二氧化碳分压升高，刺激和兴奋呼吸中枢，患者感觉呼吸困难。

8. B【解析】舒张性心力衰竭是指左心室松弛和充盈异常导致心室接受血液的能力受损，表现为心室充盈压升高，肺静脉或体循环静脉淤血，而心脏收缩功能相对正常，尚能维持适当的每搏量的一组临床综合征。舒张性心力衰竭左心室射血正常或轻度异常。

9. E【解析】洋地黄制剂可明显抑制房室交界区，从而较好地减慢房扑的心室律。选项A、B、C、D 均属于洋地黄制剂的禁忌证。

10. A【解析】慢性心力衰竭的临床评估：第一步是明确有无心衰的症状和体征；第二步判断是否存在心脏重构和功能异常的客观依据；第三步是明确具体心脏病病因及特殊病理生理机制和本次心衰发作的诱因。

11. C【解析】参见 A1 型题第 1 题解析。

12. B【解析】心脏扩大见于大多数慢性收缩性心衰的患者，但此体征无特异性，一部分患者，如单纯舒张期心衰、慢性缩窄性心包炎或限制型心肌病、急性心衰的患者等没有此体征。

13. B【解析】急性左心衰竭时，需迅速利尿，首选的利尿药是呋塞米，除可减轻容量负荷外，还有静脉扩张作用，有利于肺水肿缓解，可纠正左心衰竭，是主要的治疗方法。

14. A【解析】慢性心衰伴有明确动脉粥样硬化疾病如冠心病或心肌梗死，糖尿病和脑卒中等有二级预防适应证的患者必须应用阿司匹林，其剂量应在每天 75~150mg。

15. D【解析】慢性心力衰竭的治疗药物包括血管紧张素转换酶抑制药（ACEI）、利尿药、β 受体阻断药、醛固酮抑制药、强心苷、血管扩张药、正性肌力药物、抗凝药、抗心律失常药等。目前国际上推荐的慢性心力衰竭药物治疗是首先使用 ACEI，并滴定到靶剂量，然后加用 β 受体阻断药，滴定到靶剂量。所以，慢性心力衰竭患者首选的治疗药物为 ACEI。

16. C【解析】左心功能不全主要表现为肺循环淤血。常见的表现为呼吸困难，最早出现的是劳力性呼吸困难，经休息后缓解；最典型的是阵发性夜间呼吸困难，严重者可发生急性肺水肿；晚期出现端坐呼吸。

17. D【解析】主动脉内球囊反搏术的适应证如下。①心源性休克：急性心肌梗死，心肌梗死伴发机械并发症，二尖瓣反流或室间隔穿孔等。②心脏术后脱离体外循环困难和/或心脏术后难以控制的低心排血量综合征。③高危心脏病患者手术中预防性应用。④高危患者行冠脉造影、PTCA、冠脉内溶栓以及非心脏外科手术前后的辅助。⑤冠心病顽固性心绞痛，心肌缺血引起的顽固性严重心律失常。⑥心脏移植或心室辅助装置植入前后的辅助。⑦急性严重病毒性心肌炎伴心衰。选项 D 属于主动脉内球囊反搏术的绝对禁忌证。

18. E【解析】慢性心力衰竭的基础病因如下。①原发性心肌损害。a. 节段性或弥漫性心肌损害，如心肌梗死；b. 原发或继发性心肌代谢障碍，如糖尿病等。②心室负荷过重。心室负荷分为前负荷和后负荷。a. 前负荷：即心室舒张期所承受的容量负荷。心瓣膜关闭不全、先天性心脏病所致的左右心室、左右心房间的分流以及甲亢、贫血导致的全身血容量增加等情况，均可造成心室前负荷过重。b. 后负荷：也称为压力负荷，是心肌开始收缩时，心室所克服的排血阻力。心室后负荷过重可见于高血压病、主动脉瓣狭窄、肺动脉高压、肺动脉瓣狭窄等。③心室舒张充盈受限。如二尖瓣狭窄、心脏压塞、缩窄性心包炎等情况下，心室舒张期充盈量减少，进而影响心排血量。选项E不正确。

19. D【解析】钙通道阻滞药具有负性肌力作用，一般不列为常规治疗心力衰竭的药物。

20. C【解析】螺内酯是非选择性醛固酮受体拮抗药，是最常用的醛固酮受体拮抗药。依普利酮是选择性醛固酮受体拮抗药。氢氯噻嗪、呋塞米、氨苯蝶啶均属于利尿药。

21. A【解析】呼气性呼吸困难常见于慢性细支气管炎喘息型、支气管哮喘、慢性阻塞性肺气肿、弥漫性泛细支气管炎等。其特点是呼气费力，呼气时间明显延长而缓慢，伴有哮鸣音。

22. C【解析】心力衰竭早期的代偿机制：①心脏本身的代偿。a. 心率加快（选项B）。b. 心泵功能的自身调节，它可分为：通过心泵功能的自身调节 Frank-Starling 机制（选项A）（异常调节）使搏出量增加。还有通过心肌收缩力增强（等长调节）使搏出量增加。②心肌改建。a. 心肌肥大（选项D）。b. 细胞表型的改变。c. 心肌间质网络重建，神经内分泌系统的代偿性激活（选项E）。所以，选项C不属于心力衰竭早期的代偿机制。

23. A【解析】对有气短、呼吸困难、焦虑和胸痛的急性心衰患者早期应给予吗啡。静脉给予吗啡2.5~5mg，可重复使用，要监测呼吸情况。

24. E【解析】有助于判断心衰的预后和存活的临床参数：LVEF下降、NYHA分级恶化、低钠血症的程度、运动峰耗氧量减少［<10~14ml/(kg·s)］、血细胞比容降低、心电图12导联QRS增宽、慢性低血压、静息心动过速、肾功能不全（血肌酐升高、cGFR降低）、不能耐受常规治疗，以及难治性容量超负荷。选项E是错误的。

25. E【解析】正性肌力药仅用于收缩压低或伴有低灌注或肺淤血体征的低心排血量心衰患者。低灌注体征包括四肢冰冷，皮肤潮湿，肝肾功能异常，神志异常。如果需要，正性肌力药要尽早使用。一旦器官灌注得到恢复或肺淤血减轻要立即停用。

26. B【解析】鉴别心源性哮喘和支气管性哮喘最有意义的指征是前者表现为咳粉红色泡沫痰。心源性哮喘平卧时加重，坐起或站立后减轻，痰为泡沫样，尤其是粉红色泡沫样痰；支气管哮喘多见于年轻人或从青少年时起病，发作前有咳嗽、喷嚏先兆。

27. A【解析】依普利酮是选择性醛固酮受体拮抗药，它只作用于盐皮质激素受体，而不作用于雄激素和孕酮受体。

28. E【解析】参见A1型题第3题解析。

29. A【解析】心力衰竭易患阶段即前心力衰竭阶段，此阶段存在发生心脏病和心力衰竭的高危因素，没有明显的心脏结构异常，没有心力衰竭的症状和体征，这些高危因素造成心脏初始损伤，也可称为心脏重构的启动阶段。

30. E【解析】劳力性呼吸困难是左心衰竭最早出现，也是最轻的表现，在体力活动时发生或加重，休息即缓解。

31. A【解析】心力衰竭是心肌梗死、心肌病、血流动力学负荷过重、炎症等任何原因引起的心肌损伤，造成心肌结构和功能的变化，最后导致心室泵血或充盈功能低下。导致心力衰竭发生发展的基本机制是心肌重构。心肌重构是一系列复杂的分子和细胞学机制造成心肌结构、功能和表型的变化。

32. B【解析】心力衰竭简称心衰，是指心脏的收缩功能和/或舒张功能发生障碍，不能将静脉回心血量充分排出心脏，导致静脉系统血液淤积，动脉系统血液灌注不足，从而引起心脏循环障碍，此种障碍集中表现为肺淤血、腔静脉淤血。心力衰竭并不是一个独立的疾病，而是心脏疾病发展的终末阶段。其中绝大多数的心力衰竭都是以左心衰竭开始的，即首先表现为肺循环淤血。

33. E【解析】洋地黄中毒时，可补充钾及镁盐以解毒中毒情况，但对肾衰竭、高血钾、窦房阻滞、窦性停搏、二度至三度房室传导阻滞者禁用，可适用于一度房室传导阻滞。

34. E【解析】急性心力衰竭的典型体征为双肺布满湿啰音和哮鸣音，心尖部闻及舒张期奔马律，心率快，脉搏可呈交替脉，早期可有血压升高，严重者可出现心源性休克，甚至心搏骤停。

35. D【解析】右心衰竭时呼吸困难主要是体循环淤血所致。其发生机制：①右心房与上腔静脉压升高，刺激压力感受器反射地兴奋呼吸中枢。②血氧含量减少，以及乳酸、丙酮酸等酸性代谢产物增多，刺激呼吸中枢。③淤血性肝大、腹水和胸腔积液，使呼吸运动受限，肺受压气体交换面积减少。

36. B【解析】心力衰竭引起的发绀是混合性发绀。既表现为黏膜和躯干的发绀（中心性发绀），也表现为肢体末梢与下垂部位的发绀（周围性发绀）。

37. B【解析】洋地黄制剂的禁忌证：①旁道下传的预激综合征合并快速型室上性心动过速、心房扑动、心房颤动。②已出现洋地黄中毒表现者。③窦性心律的单纯二尖瓣狭窄。④二度或高度房室传导阻滞。⑤病态窦房结综合征，尤其是在老年患者，又无起搏器保护者。⑥单纯性左心室舒张功能障碍性心力衰竭。一度房室传导阻滞可以使用洋地黄制剂。

38. E【解析】血管紧张素转换酶抑制药（ACEI）是第一个被证实能够改变慢性心力衰竭自然进程的药物。应用血管紧张素转换酶抑制药治疗心力衰竭的目的在于逆转或延缓心室重构，降低心衰病死率和心衰住院率。

39. A【解析】ACEI 是肾素-血管紧张素系统（RAS）抑制药，RAS 抑制药在心力衰竭发生发展中有重要作用，因此 ACEI 能用于心力衰竭各个期。

40. C【解析】左心衰竭除原有心脏病体征外，心尖区可有舒张早期奔马律，肺动脉瓣听诊区第二心音亢进，两肺底部可听到散在湿啰音，重症者两肺满布湿啰音并伴有哮鸣音，常出现交替脉。

41. E【解析】普萘洛尔又名心得安，是最早应用于临床的β受体阻断药。它可以用于高血压、心绞痛、甲亢、心律失常的治疗。但用药时机体β受体被阻断，使α受体相对占优势，严重时导致支气管痉挛、呼吸困难，外周循环障碍，因此禁用于心功能不全、外周血管功能不良者。

42. B【解析】急性左心衰竭输液时应控制输液量和输液速度，不可加快静脉补液速度。选项 ACDE 均为抢救措施。

43. C【解析】参见 A1 型题第 5 题解析。

44. E【解析】改善急性左心衰竭症状最有效的药物是利尿药。利尿药是治疗心力衰竭最常用的药物，通过排钠、排水，对缓解肺淤血症状，减轻水肿有十分显著的效果。

45. D【解析】急性左心衰竭时立即让患者取坐位或半坐位，两腿下垂或放低，可减轻肺水肿。也可使用利尿药、强心药和采取降压措施缓解患者的症状。所以，选项 D 错误。

46. E【解析】心力衰竭时儿茶酚胺水平上升，肾上腺素能亢进，同时伴β受体对儿茶酚胺的反应性下降，这种反应为β受体的减敏，包括数量或功能的下降，即β受体与 G 蛋白及效应酶的脱偶联，β_1受体数量及功能下调，β_2受体数量无明显改变，β_3受体数量及 G 蛋白表达的增加。

47. C【解析】慢性心力衰竭的降压目标：一级目标血压<140/90mmHg；高危人群（糖尿病、肾功能不全、脑卒中/TIA 史）血压<130/80mmHg；肾功能不全，尿蛋白>1g/d，血压<125/75mmHg。

48. B【解析】心脏磁共振显像是评估右心结构和功能最好的方法，需要操作者手动选取多重切面，解剖节段的截取需要人工编辑。

49. E【解析】治疗急性心力衰竭的常见药物有吗啡、抗凝药物、血管扩张药、血管紧张素转换酶抑制药、利尿药、β受体阻断药、正性肌力药、支气管扩张药。不包括镇静、镇痛药。

50. D【解析】血管扩张药的使用方法：①初始硝酸甘油静脉推荐剂量 10～20μg/min，如果需要，每 3～5 分钟按 5～10μg/min 增加剂量。注意监测血压，避免收缩压过度降低。②慎用硝普钠，起始剂量 0.3μg/(kg·min)，逐步滴定到 5μg/(kg·min)，要建立动脉通路。③奈西立肽静脉使用速度可先按 2μg/kg 静脉注射后，再以 0.01～0.03μg/(kg·min) 的速度静脉滴注。要严密监测血压，不推荐与其他扩血管药联用。

51. D【解析】心室辅助装置的禁忌证：①除心脏外伴有不可逆终末器官功能衰竭如肾衰竭，不可逆神经系统损伤等。②严重感染，败血症。③恶性肿瘤和 HIV 阳性。HIV 阴性不属于心室辅助装置的禁忌证。

52. E【解析】体循环淤血见于右心衰竭及全心衰竭，主要表现为体循环静脉系统的过度充盈、静脉压升高、内脏充血和水肿等。按压肝脏后颈静脉异常充盈，称为肝颈静脉反流征阳性，表现为静脉淤血和静脉压升高，是体循环淤血的标志性体征。

53. E【解析】单纯右心衰竭时通常不存在肺淤血，气喘没有左心衰竭明显。在左心衰竭基础上或二尖瓣狭窄发生右心衰竭时，因肺淤血、水肿减轻，故呼吸困难较左心衰竭时减轻。

54. C【解析】患者用洋地黄和利尿药后，出现厌食、恶心、呕吐、疲乏、失眠、视物模糊、黄视等症状，心电图示室性期前收缩呈二联律，这是洋地黄中毒的表现。

55. D【解析】血浆心钠肽主要存在于心房和心室肌内，心力衰竭时，心房、室壁张力增加，心钠肽分泌增加，二者增高的程度与心衰的严重程度呈正相关。因此，血浆心钠肽水平可作为评定心衰进程和判断预后的指标。对未经治疗的患者，血浆心钠肽结果正常时能够排除心力衰竭。

56. D【解析】硝酸酯类药物能够释放一氧化氮（NO），NO 通过激活鸟苷酸环化酶增加细胞内的环鸟苷酸（cGMP）含量、降低 Ca^{2+}浓度等途径产生各种药理作用。其治疗心功能不全的作用机制：①小剂量扩张静脉系统，减轻心脏负荷，降低心肌耗氧量。②中等剂量扩张传输动脉、冠状动脉，缓解冠状动脉痉挛，增加血流量和侧支循环。③大剂量扩张阻力小动脉，降低血压，减轻心脏后负荷。④当冠状动脉狭窄>90%时，通过扩张侧支增加缺血区血流量。⑤抑制血管平滑肌的增生与肥厚，延缓心室肥厚及心室腔扩张，改善心室结构。所以，硝酸酯类药物治疗心功能不全的主要机制为降低心脏的前、后负荷。

57. C【解析】洋地黄的主要适应证：①急性或慢性充血性心力衰竭。②阵发性室上性心动过速。③心房颤动尤其是快速心房颤动。④心房扑动。

58. A【解析】参见 A1 型题第 53 题解析。

59. E【解析】左心衰竭主要表现：肺循环淤血（呼吸困难、咳嗽、咯血）和心排血量降低的综合征。体征除了单纯舒张性心力衰竭外，一般均有心脏增大，并伴原有心脏病的体征，同时两肺底可闻及对称性的湿啰音。右心衰竭主要表现：体循环静脉过度充盈，压力增高，各脏器淤血、水肿及由此产生的各种以体循环淤血为主的综合征。所以，双下肢水肿是右心功能不全的体征。

60. D【解析】洋地黄中毒快速性心律失常的治疗，可用苯妥英钠或利多卡因，但首选治疗药物为利多卡因。利多卡因适用于急性心肌梗死、外科手术、洋地黄中毒及心脏导管等所致的急性室性心律失常，包括室性期前收缩、室性心动过速及室颤。

61. D【解析】肺动脉高压可引起右心室射血时压力明显增高，也是很多肺部疾病的最终结局。三尖瓣关闭不全主要是引起右心房的压力负荷加重，但是长期的治疗不佳时也会引起右心室肥厚。肺动脉瓣关闭不全引起右室容量过度负荷，如无肺动脉高压，可耐受多年；如有肺动脉高压，则加速右室衰竭发生。静脉回流增加主要还是引起右心房的容量负荷加大，但是对于右心室的压力负荷影响不大。循环系统在轻度贫血时，循环系统变化不大。中度贫血患者常表现为窦性心动过速、心搏亢进、脉搏充实、脉压增宽、循环时间加速及心排血量增多等。

62. B【解析】肺源性哮喘多是肺部感染、支气管痉挛等造成，常在呼吸困难同时伴有咳嗽，咳白色黏液性痰。部分患者感呼吸困难，呼吸加快，但仍能平卧。

二、A2型题

1. C【解析】根据患者表现，可考虑患者为急性心力衰竭引起的急性肺水肿。急性肺水肿表现为突发呼吸困难，端坐呼吸，频繁咳嗽，咳粉红色泡沫样痰，烦躁大汗，面色青灰，口唇发绀。心尖部闻及舒张期奔马律。急性心力衰竭患者出现的奔马律是舒张早期奔马律。

2. E【解析】患者最可能诊断为急性左心衰竭。急性左心衰竭肺水肿表现为突发呼吸困难，端坐呼吸，频繁咳嗽，咳粉红色泡沫样痰。典型体征为双肺布满湿啰音和哮鸣音，心尖部闻及舒张期奔马律，心率快，脉搏可呈交替脉，早期可有血压升高，严重者可出现心源性休克，甚至心搏骤停。

3. E【解析】快速房性心律失常又伴有传导阻滞是洋地黄中毒的特征性表现。洋地黄中毒的心电图改变不特异。

4. A【解析】患者表现为肺循环淤血症状和体循环淤血症状，可诊断为全心衰竭。患者休息时感心悸、气短，不能平卧，符合心功能Ⅳ级的表现。心功能Ⅳ级表现：体力活动重度受限制，患者不能从事任何活动，即使在休息时也可出现心衰的各种症状和体征。因此，患者可诊断为心功能Ⅳ级，全心衰竭。

5. B【解析】心率40次/分，心尖区闻大炮音提示房颤合并三度房室传导阻滞，为洋地黄过量的表现，应予停药。

6. D【解析】患者表现为长年肺部疾病，并出现体循环表现的右心衰竭，首先考虑肺心病合并右心衰。

7. C【解析】参见A2型题第4题解析。

8. B【解析】患者是急性心肌梗死合并急性肺水肿，应首选吗啡镇痛，减轻心肌氧耗，其他各项也是治疗急性肺水肿的药物，但非首选。

9. E【解析】患者应用地高辛及氢氯噻嗪治疗5天，出现气促加重。心电图示室性期前收缩二联律，考虑为洋地黄中毒。处理：①立即停药。②补充钾及镁盐。③快速性心律失常的治疗，可用苯妥英钠或利多卡因。④缓慢性心律失常的治疗，用血管扩张药治疗心衰。⑤特异性地高辛抗体的应用。心力衰竭患者长期服用呋塞米容易发生低血钾。

10. B【解析】患者最可能诊断为左心衰。呼吸困难是左心衰的主要表现之一，肺底满布湿啰音是左心衰至少中度以上的特征性体征，通常出现在双侧肺底。

11. D【解析】高血压是心力衰竭的主要原因之一，长期高血压可引起心脏病理生理性变化，除左室肥厚外，引起一系列神经内分泌因子的激活，加重和促进心肌重构，导致心脏负荷增加。快速静脉滴注液体心脏容量负荷增加，感染等，可诱发加重左心衰，严重表现为急性肺水肿，进一步恶化可发展为心源性休克。

12. D【解析】发生洋地黄中毒时，在停药的基础上，对于快速性心律失常者，如血钾浓度低则可以静脉补钾，如血钾不低可用利多卡因或苯妥英钠。

13. A【解析】多巴胺具有强心和升压作用，与扩血管药物（硝普钠）联合应用对严重心力衰竭有时能起到很好的疗效。

三、A3/A4 型题

1. D【解析】在心尖部听到典型的舒张期雷鸣样杂音是诊断风湿性心脏病二尖瓣狭窄的重要依据。所以，患者临床可诊断为风湿性心脏病。

2. D【解析】从病史上可以了解到，患者长期服用利尿药，且心力衰竭导致食欲缺乏，临床上已出现有腹胀等症状，应该考虑到有低钾的可能。加之患者一直使用洋地黄制剂，在低钾的条件下更容易发生洋地黄中毒反应。因此，患者出现室性期前收缩二联律的直接原因最可能是洋地黄中毒，而电解质紊乱是重要的诱发因素。其他心肌缺血、感染、心力衰竭等都有可能成为促使因素。

3. D【解析】考虑低血钾及洋地黄中毒反应，在治疗上应停用洋地黄制剂，立即补充钾盐。单纯使用利多卡因、加用美托洛尔或仅停用利尿药对洋地黄中毒所致心律失常的处理方法是不正确的。继续加强抗感染治疗对心律失常是无效的。

4. C【解析】根据呼吸性困难及双下肢无水肿可诊断患者目前为急性左心衰竭。参见A2 型题第 2 题解析。

5. E【解析】不恰当应用抑制心肌收缩力的药物，如美托洛尔可诱发急性左心衰竭。

6. C【解析】急性左心衰竭的临床抢救措施：①患者取坐位，双腿下垂，以减少静脉回流。②高流量氧气吸入。③吗啡静脉注射，对治疗急性肺水肿极为有效。颅内出血、神志障碍、慢性肺功能不全者禁用。年老体弱者减量。④呋塞米静脉注射。⑤应用血管扩张药，可选用硝普钠或硝酸甘油静脉滴注。⑥毛花苷 C 静脉注射，适用于心房颤动伴快速心室率或已知有心脏增大伴左心室收缩功能不全者，禁用于重度二尖瓣狭窄伴窦性心律者。⑦氨茶碱可解除支气管痉挛，同时有正性肌力作用，及扩张外周血管和利尿作用。⑧四肢轮流结扎降低前负荷。

7. A【解析】患者心率 120 次/分，但脉率为 80 次/分，显示为脉短绌；同时，听诊心律不齐、心音强弱不等。以上表现符合典型的心房颤动的临床特点。

8. D【解析】本例应考虑为全心衰竭。其诊断依据：患者心尖部位可闻舒张期雷鸣样杂音，可确诊为风湿性心脏病二尖瓣狭窄。目前有劳累后心悸、气短，双肺底可闻及湿啰音，显示有左心功能不全存在。同时患者食欲缺乏、水肿、颈静脉怒张、肝大，显示有右心功能不全。故以全心衰竭诊断为妥。

9. E【解析】由于患者为慢性风湿性心脏病，心悸、气短已有 8 年以上的病史，估计心房颤动已经持续了相当长的时期。在目前心功能很差、二尖瓣狭窄所致的机械性梗阻继续存在的条件下，通过药物或任何其他方法进行心律转复都是不适宜的。因此，最佳选择的治疗方案是采用洋地黄类药物，减慢心室率，同时可以改善心功能。静脉给予利多卡因是无效的。

10. A【解析】本例患者主要是积极控制改善心脏功能。患者为二尖瓣狭窄，因此在使用扩张小动脉的血管扩张药时应慎重，以免出现外周动脉压下降。依据目前病情，采用利尿药来减轻心脏前负荷是最合适的。补充血浆蛋白、增加心肌营养等都属于辅助措施。对心力衰竭患者不采用甘露醇来利尿，因为在静脉输入甘露醇时可加重心脏的负荷，不利于心力衰竭的治疗。

11. C【解析】血管紧张素转换酶抑制药（ACEI）主要通过抑制 ACE 而阻断血管紧张素Ⅰ转化为血管紧张素Ⅱ，长期服用，总外周动脉阻力降低，不伴钠和液体潴留或反射性心动过速，扩张血管，恢复大动脉弹性并降低左室肥厚，降低总外周血管阻力，降低左室和右室充盈压。

12. C【解析】左心房扩大和左肺动脉扩张压迫左喉返神经，可引起声音嘶哑；左心房显著扩大压迫食管，可引起吞咽困难。

13. E【解析】患者患有原发性高血压，具有劳力性呼吸困难、吸烟及高胆固醇血症史等冠心病易患因素，血压控制欠佳、肺底啰音考虑心力衰竭，原因为高血压心脏病。二尖瓣区收缩期杂音考虑左室负荷增加，左室心肌相对应的肥厚所致。

14. C【解析】患者目前有心衰症状暂不适宜行运动试验。

15. E【解析】高血压性心脏病及心力衰竭须完善入院常规肝功能、肾功能、血糖、血脂检查。高血压患者长期血管内压力增高，蛋白漏出进入尿液，致滤网系统破坏，出现肾功能不全。心力衰竭时肝肾处于低灌注同样可致肾衰竭，而右心衰致肝淤血和相应缺氧状态致肝脏功能破坏，监测血脂、血糖进一步评估冠心病易患因素。

16. B【解析】参见 A1 型题第 1 题解析。

17. B【解析】严重缓慢性心律失常，如窦性心动过缓（窦缓）、窦房传导阻滞、窦性停搏、高度或完全性房室传导阻滞，可给予阿托品，必要时可予临时心脏起搏治疗。

18. B【解析】患者有风心病 7 年，近 1 个月工作较劳累，经常出现夜间阵发性呼吸困难，符合左心衰的临床表现。故患者首先应考虑的诊断是风心病合并左心衰。

19. E【解析】患者首选治疗心衰的药物。风湿性心脏病二尖瓣中度狭窄目前考虑左心功能不全，无心率增快，纠正心功能首选利尿药治疗减轻心脏负荷。

20. C【解析】患者有高血压病史，心电图提示陈旧性前壁心肌梗死首先考虑为冠心病。近期出现憋醒肺部啰音提示左心衰，双下肢水肿提示右心衰，故患者符合全心衰症状。

21. D【解析】心衰诊断化验预后最有价值的实验室检查是脑钠肽（BNP）。N 末端脑钠肽前体水平与心室扩张程度及心室泵血功能异常呈正相关，因此该指标对于心力衰竭患者评估心肌细胞受损情况等心衰程度及判断预后具有重要的指导意义。

22. E【解析】评价心功能及心脏射血分数、心肌运动情况最有意义的影像学检查为心脏超声心动图。

23. C【解析】早期肺静脉压增高时表现为肺门血管影增强，上肺血管影增多甚至多于下肺野；肺间质水肿使肺野模糊，可见 Kerley B 线；急性肺泡性肺水肿见于急性左心衰竭，典型的 X 线表现为肺门呈蝴蝶状，肺野呈大片融合的阴影；两肺纹理增加见于慢性支气管炎；肺透明度增加见于肺气肿。

四、B 型题

1~4 A、B、C、D【解析】美国纽约心脏病协会（NYHA）心功能分级如下。Ⅰ级：体力活动不受限。平常体力活动不引起过度气促、疲乏或心悸。Ⅱ级：体力活动轻度受限。静息时舒适，但平常体力活动引起过度气促、疲乏或心悸。Ⅲ级：体力活动显著受限。静息时舒适，但比平常轻的体力活动引起过度气促、疲乏或心悸。Ⅳ级：不能从事任何体力活动，休息时亦有充血性心衰或心绞痛症状，任何体力活动后加重。

5~7 A、B、C【解析】根据慢性心衰发生发展的 4 个阶段，治疗原则或目标分别有所不同。①心力衰竭易患阶段：控制或消除各种导致心力衰竭和心脏重构的危险因素，早期阻断心室重构的始动环节，预防心室重构的发生。②无症状心力衰竭阶段：逆转或减缓心脏重构的进展，治疗心脏病的病因，防止进展到有症状心力衰竭，减少不良事件。③有症状心力衰竭阶段：改善或消除心衰的症状和体征，逆转或减缓心脏重构，降低心衰的病死率或致残率。④顽固性或终末期心力衰竭阶段：提高患者生存质量，降低心衰住院率。

8. A【解析】参见 A1 型题第 26 题解析。

9. B【解析】支气管哮喘心脏正常，双肺满布哮鸣音，呈呼气性呼吸困难，可有肺气肿征；心源性哮喘可有各种相应心脏体征，尤其是奔马律，无肺气肿征。

10~11 D、C【解析】心源性水肿与肾源性水肿：前者逐渐形成水肿，后者则发展迅速。水肿开始部位，前者呈上行性，后者则多从眼睑开始，自上而下。前者伴有心力衰竭的其他征象，如心脏扩大、心脏杂音、静脉压增高等，而后者伴有肾脏疾病的其他征象，如蛋白尿、血尿、管型尿等。

12~16 A、B、C、D、E【解析】一旦肯定冠心病的诊断和存在外周动脉粥样硬化的依据，推荐抗动脉粥样硬化的治疗，建议采用 ABCDE 方案。①A：抗血小板聚集或抗凝，抗 RAS 系统，推荐阿司匹林和血管紧张素转换酶抑制药（ACEI），不能耐受 ACEI 的患者选用血管紧张素受体阻断药（ARB），心梗后患者加用醛固酮受体拮抗药，特殊情况选用其他抗血小板聚集药物或抗凝。②B：控制血压，使用 β 受体阻断药。③C：调脂治疗，戒烟以及不暴露在吸烟环境。④D：健康饮食，治疗糖尿病。⑤E：运动和健康教育。

17~19 A、E、C【解析】心衰常并发心脏电生理传导异常，导致房室，室间或室内运动不同步（不协调），房室不协调表现为心电图中 PR 间期延长，使左心室充盈减少；左右心室间不同步表现为左束支传导阻滞，使右心室收缩早于左心室；室内传导阻滞在心电图上表现为QRS时限延长（>120ms）。

20~23 A、B、C、D【解析】积极的调脂治疗将减少冠心病和动脉粥样硬化的发生，慢性心衰患者的调脂治疗目标如下。①极高危人群：LDL-C<2.07mmol/L。②高危人群：LDL-C<2.6mmol/L。③中危人群：LDL-C<3.41mmol/L。④低危人群：LDL-C<4.14mmol/L。

24. D【解析】患者发生了厌食、恶心、呕吐、疲乏、失眠、视物模糊、黄视等症状，可诊断为洋地黄中毒，可能与之有关的药物是洋地黄。

25. B【解析】使用β受体阻断药期间（包括调整剂量），应密切观察药物的副作用，注意监测有无低血压、液体潴留和心衰恶化、心动过缓和房室传导阻滞等。

26. D【解析】肺动脉瓣狭窄发病年龄多在10~20岁，主要表现为劳动后乏力、心悸、气急等，主要体征为胸骨左缘第2肋骨处Ⅲ~Ⅳ级响亮粗糙喷射性吹风样收缩期杂音，自左颈或左锁骨下区传导，杂音最响处可触及收缩期震颤，肺动脉瓣区第二心音常减弱分裂，右心室压力负荷加重，右室肥大。

27. A【解析】本例的体征为典型先天性心脏病房间隔缺损的体征，发病机制属于右心室容量负荷过重。

五、X型题

1. ABCE【解析】急性心力衰竭的常见原因如下。①缺血性心脏病。a. 急性冠脉综合征；b. 急性心肌梗死机械并发症；c. 右心室梗死。②瓣膜性心脏病。a. 瓣膜狭窄；b. 瓣膜关闭不全；c. 心内膜炎。③心肌疾病：a. 围生期心肌病；b. 急性心肌炎。④高血压/心律失常：a. 高血压；b. 急性心律失常。⑤循环衰竭：a. 败血症；b. 甲状腺毒症；c. 贫血；d. 分流；e. 心脏压塞；f. 肺动脉栓塞。⑥慢性心衰失代偿：a. 缺乏依从性；b. 容量过负荷；c. 感染，尤其是肺炎；d. 脑血管损害；e. 外科手术；f. 肾功能异常；g. 哮喘、慢性阻塞性肺疾病（COPD）；h. 滥用药物。急性胰腺炎不属于急性心力衰竭的常见原因。

2. ABDE【解析】舒张性心力衰竭（DHF）也称为左室射血分数正常的心力衰竭（HFnEF）。HFnEF的诊断标准：①存在典型心衰的症状和体征。②左心室射血正常或轻度异常，LVEF≥45%，左室舒张末期容积不大。③超声心动图存在左心室舒张功能异常的证据。④排除其他的心脏结构异常，例如心瓣膜疾病、心包疾病、先天性心脏病，原发性肺动脉高压合并右心衰。

3. BC【解析】慢性心力衰竭有症状心力衰竭阶段可以分为左心衰、右心衰和全心衰。根据左心室射血分数（LVEF小于或大于45%）又可以分为LVEF下降的心力衰竭（HFrEF或收缩性心衰）和LVEF正常或代偿的心力衰竭（HFnEF或舒张性心力衰竭）。

4. ACE【解析】收缩性心衰（HFrEF）的诊断标准：①存在心衰的症状和体征。②LVEF<45%。③左心室舒张末期容积增大。

5. ACDE【解析】洋地黄类药物中毒更易发生在老年人，易发生在治疗剂量和中毒剂量接近时，心肌严重受损如急性心肌梗死、急性心肌炎时，低血钾、严重缺氧、肝肾功能受损时。所以，选项 B 错误。

6. AB【解析】收缩压>110mmHg 的急性心衰患者推荐静脉应用硝酸甘油和硝普钠。收缩压在 90~110mmHg 的患者要慎用。

7. ABCD【解析】急性心力衰竭暂缓紧急情况（在医院）的措施：①稳定病情和制定最佳治疗方案。②启动改善预后的药物治疗。③选择合适患者进行器械治疗。④缩短住院日。选项 E 属于立即急诊科/ICU/CCU 的措施。

8. BCDE【解析】无创通气可能的不良反应：①右心衰竭严重恶化。②高碳酸血症。③焦虑。④气胸。⑤抽吸。

9. BCD【解析】对 ACEI 有致命性不良反应，如血管神经性水肿、无尿性肾衰竭或妊娠妇女，属绝对禁忌证。以下情况需慎用：双侧肾动脉狭窄，血肌酐>225μmol/L，高钾血症(>5.5mol/L) 和低钾血症。

10. ABCD【解析】治疗慢性心力衰竭时，下列药物可加重心衰症状，应尽量避免使用。①非甾体抗炎药和 COX-2 抑制药：可引起钠潴留、外周血管收缩，减弱利尿药和 ACEI 的疗效，并增加其毒性。②糖皮质激素，生长激素或甲状腺激素等激素疗法。③Ⅰ类抗心律失常药物。④大多数钙通道阻滞药（CCB），包括地尔硫䓬、维拉帕米、短效二氢吡啶类制剂。⑤“心肌营养”药，这类药物包括辅酶 Q_{10}、牛磺酸、抗氧化药等，因疗效尚不确定，且和治疗心衰的药物之间可能有相互作用，不推荐使用。β 受体阻断药属于治疗慢性心力衰竭的常用药物。

11. ACDE【解析】参见 A1 型题第 17 题解析。

12. ABDE【解析】急性心力衰竭的检查方法有实验室检查、动脉血气分析、脑钠肽(BNP 和 NT-proBNP)、心电图、胸部 X 线以及超声心动图。检查方法不包括肺功能检查。

13. DE【解析】无症状心力衰竭阶段患者，除非存在禁忌证，推荐使用血管紧张素转换酶抑制药（ACEI）和 β 受体阻断药，逆转心脏重构，延缓无症状心功能不全进展到有症状心衰。不能耐受 ACEI 者，可选用 ARB。

14. BCDE【解析】舒张性心力衰竭的临床表现主要为肺循环淤血和体循环淤血的症状和体征，如劳动耐力下降，劳力性呼吸困难，夜间阵发性呼吸困难，颈静脉怒张，淤血性肝大和下肢水肿等。

15. BC【解析】低钠和肌酐水平高是急性心衰患者预后不良的征象。

16. ABC【解析】急性心力衰竭的处理原则：①慢性心衰失代偿推荐袢利尿药联用血管扩张药。②吗啡用于肺水肿，尤其是有疼痛和焦虑伴随的呼吸困难。③高血压性心衰，推荐用血管扩张药，但必须密切监测血压。如果患者有容量过负荷或肺水肿时要用小剂量利尿药治疗。④心源性休克，收缩压<90mmHg 的患者建议用正性肌力药。如收缩压仍不能恢复同时伴有持续器官低灌注体征的，必须慎用去甲肾上腺素。⑤右心衰竭，补充液体一般无效，

避免机械通气。当有器官低灌注体征时要使用正性肌力药物。

17. DE【解析】氢氯噻嗪和呋塞米属于排钾利尿药。氨苯蝶啶、阿米洛利和螺内酯均属于保钾利尿药。

18. ABDE【解析】依普利酮是选择性醛固酮受体拮抗药，它只作用于盐皮质激素受体，而不作用于雄激素和孕酮受体。因为其可能引发高钾血症，有高血钾（>5.5mmol/L）、伴有蛋白尿的 2 型糖尿病、肾病的患者不能使用。此药同时禁止用于正在补钾、使用利尿药（如阿米洛利、螺内酯、氨苯蝶啶）或强细胞色素 P450 3A4 抑制药（如酮康唑或伊曲康唑）的患者。

19. AB【解析】依普利酮和螺内酯均有拮抗醛固酮作用，具有保钾功能。故在治疗慢性心力衰竭时，两者均可能引发高血钾。

20. BCD【解析】二尖瓣狭窄引起急性肺水肿、收缩压>110mmHg 的急性心衰、高血压心脏病伴左心衰竭适合应用血管扩张药治疗。收缩压在 90~110mmHg 的急性心衰患者要慎用血管扩张药。因血管扩张药可引起低血压，故急性冠状动脉综合征患者应慎用。因此，正确答案为 BCD。

21. BDE【解析】β 受体阻断药抑制交感神经系统，进而又抑制肾素-血管紧张素-醛固酮系统，从而减少心室重构。β 受体阻断药可加重水钠潴留，并有负性肌力作用。

22. AC【解析】任何负性肌力或负性传导作用的药物，都可以导致慢性心力衰竭患者血压下降。在应用利尿药后出现循环血量、血容量明显减少，患者可表现为血压明显下降。β 受体阻断药具有负性传导作用，可导致患者血压显著下降。血管紧张素转换酶抑制药也会导致患者血压显著下降。洋地黄和螺内酯对血压影响不大。

23. ABC【解析】治疗慢性心力衰竭的 β 受体阻断药的常用制剂：①选择性 β_1 受体阻断药，美托洛尔、比索洛尔。②兼有 β_1、β_2 和 α_1 受体阻断作用的制剂，卡维地洛。氢氯噻嗪属于利尿药。维拉帕米属于钙离子通道阻滞药。

24. CDE【解析】心脏扩大见于大多数慢性收缩性心衰的患者，但此体征无特异性。肺底满布湿啰音是左心衰至少中度以上的特征性体征，也不具有特异性。其余三项均是心力衰竭患者的特征性体征。

25. ACDE【解析】参见 B 型题第 5~7 题解析。

26. ABC【解析】盐酸伊伐布雷定是一种窦房结 I_f 电流选择特异性抑制剂。与 β 受体阻断药相比，不影响性欲，不引起呼吸道收缩或痉挛、心动过缓等不良反应或反跳现象。

27. ABE【解析】慢性心力衰竭的常规治疗包括利尿药、β 受体阻断药和血管紧张素转换酶抑制药。非甾体抗炎药和 COX-2 抑制药，可引起钠潴留、外周血管收缩，减弱利尿药和 ACEI 的疗效，并增加其毒性，在治疗过程中应尽量避免使用。

28. ABCD【解析】心衰患者初诊临床评估的一级推荐内容：①采集完整的病史和进行全面体格检查，以评价导致心衰发生和发展的心源性和非心源性疾病或诱因。②仔细询问饮酒史、违禁药物或化疗药物应用史。③评估心衰患者耐受日常生活和运动的能力。④所有患者检测血和尿常规、肝肾功能、血清电解质、空腹血糖、血脂，检查甲状腺功能、12 导联心电图及胸部 X 线检查。⑤所有患者行二维和多普勒超声心动图检查，评价心脏大小、室壁厚度、LVEF 和瓣膜功能。⑥有心绞痛和心肌缺血的患者行冠脉造影检查。选项 E 属于随访时的临床评价内容。

29. ABE【解析】慢性心力衰竭（CHF）患者的影像学常规检查项目有心电图、胸部 X 线检查、超声心动图和多普勒超声心动图。选项 C、D 均属于 CHF 的影像学选择性应用检查项目。

30. ABDE【解析】参见 X 型题第 2 题解析。

31. ABC【解析】参见 A1 型题第 4 题解析。选项 D、E 属于右心衰竭的临床表现。

32. ABDE【解析】β 受体阻断药治疗慢性心力衰竭的注意事项：①起始治疗前患者体重恒定，无液体潴留，利尿药已维持在最合适剂量，血流动力学状态稳定。②β 受体阻断药必须从极小剂量开始，逐渐增加，达最大耐受量或目标剂量后长期维持，即达到 β 受体有效阻断的剂量，以目标心率为准，即清晨静息心率 55~60 次/分。③使用 β 受体阻断药期间（包括调整剂量），应密切观察药物的副作用，注意监测有无低血压、液体潴留和心衰恶化、心动过缓和房室传导阻滞等。所以，选项 C 的叙述是不正确的。

33. BCDE【解析】心力衰竭患者因为肾素-血管紧张素-醛固酮系统（RAAS）的激活，外周血液重新分布，体液因子改变，血管内皮功能紊乱，心脏每搏输出量及运动时心率不能相应调节或增加代偿，因部分肌肉供血供氧不能代偿出现肌肉萎缩。慢性心力衰竭患者存在明显神经体液及骨骼肌改变，骨骼肌氧代谢能力降低及骨骼肌本身舒张功能障碍是运动耐量降低的主要原因。

34. ABDE【解析】参见 X 型题第 28 题解析。

35. BC【解析】实验室检查可证实导致或加重慢性心力衰竭的病因和诱因，初诊心衰患者应当完成血常规、尿常规、血清电解质（钙、镁）、肾功能（BUN、Cr）、空腹血糖（糖化血红蛋白）、血脂、肝功能和甲状腺功能的测定。随诊时应常规监测血清电解质和肾功能。

36. BCDE【解析】参见 A1 型题第 37 题解析。

37. ACDE【解析】洋地黄类药物的主要适应证是房颤伴快速心室率（>110 次/分）的急性心衰患者，可轻度增加心排血量、降低左心室充盈压和改善症状、缩短并消失动作电位的时相。

38. BCDE【解析】我国心脏同步化治疗的适应证如下。①Ⅰ类适应证：缺血性或非缺血性心肌病。②尽管优化药物治疗，心功能仍为 NYHA 分级Ⅲ级或可以走动的Ⅳ级。③窦性心律。④左室射血分数≤35%。⑤左室舒张末直径≥55mm。⑥QRS 间期≥120ms 伴有心脏运动不同步。选项 A 是错误的。

39. AB【解析】主动脉内球囊反搏术（IABP）的禁忌证如下。①绝对禁忌证：包括主动脉瓣关闭不全和主动脉夹层分离。②相对禁忌证：包括腹主动脉瘤；降主动脉瘤；严重周围血管疾病如髂动脉或股动脉钙化；近期同侧腹股沟切口；病态肥胖等。

40. ABCDE【解析】急性心肌炎、急性心肌梗死应用洋地黄容易诱发心律失常，肺源性心脏病缺氧容易导致洋地黄中毒，肾功能减退则容易导致洋地黄在体内蓄积中毒。严重终末期心力衰竭往往心脏扩大明显，对洋地黄敏感易中毒。

41. ABCD【解析】在治疗急性左心衰竭时，可以使用呋塞米、吗啡、地西泮、氨茶碱。普萘洛尔会加重心力衰竭，故在治疗急性左心衰竭时不宜使用。

42. AB【解析】肺心病开始表现为右心衰，冠心病开始多数表现为左心衰，其他则常为全心衰。

43. CE【解析】选项 C、E 为左心衰常见的体征和症状。选项 A 仅仅是高血压的表现，选项 D“双下肢水肿”则是右心衰表现。左心衰常常表现为两侧肺底啰音。所以，选项 B 也不符合题意。

44. ABCD【解析】舒张性心力衰竭的治疗主要措施是针对病因治疗，β 受体阻断药、钙通道阻滞药、ACEI 类药物能有效控制高血压，改善心脏缺血，抑制心肌细胞内钙超载等，可以使用。维持窦性心律对心脏充盈，维持舒张功能非常重要。

45. ABD【解析】贫血导致心脏循环加速，并且血容量增加，使心脏前负荷增加。

六、案例分析题

1. DFG【解析】左心功能不全时主要表现为肺循环淤血和心排量减低。肺淤血可引起各种呼吸困难，如劳力性呼吸困难、夜间阵发性呼吸困难、端坐呼吸等。左心功能不全可有舒张期奔马律、交替脉、两下肺湿啰音。颈静脉怒张（选项 D）、肝大（选项 F）和双下肢水肿（选项 G）是右心功能不全时出现的体静脉淤血的征象。

2. ABEFG【解析】①心源性哮喘可有各种相应心脏体征，尤其是奔马律，无肺气肿征；支气管哮喘心脏正常，双肺满布哮鸣音，呈呼气性呼吸困难，可有肺气肿征。②X 线检查中，心源性哮喘心脏常增大，肺淤血；支气管哮喘心影正常，肺野清晰或有肺气肿征。③心源性哮喘使用洋地黄、快速利尿药、吗啡常有效；支气管哮喘用吗啡后病情加重，对支气管扩张药有效。

3. ABC【解析】急性左心衰表现为发病急，患者突然出现呼吸困难、烦躁不安、口唇发绀、大汗淋漓、心率加快、两肺广泛湿啰音及哮鸣音、心尖部奔马律。治疗措施中，最主要的是让患者取半卧位或坐位、高浓度给氧、快速利尿、强心、扩血管。

4. ABCDEFG【解析】患者进一步检查化验包括红细胞沉降率（ESR）、抗链“O”(ASO)、抗 DNA 酶 B、胸部 X 线检查、超声心动图、心电图及生化电解质监测血钾、镁。因患者有劳累后呼吸困难不适宜行运动平板检查。

5. BH【解析】快速房性心律失常伴有传导阻滞，是洋地黄中毒的特征性表现。处理参见 A2 型题第 9 题解析。

6. BEFG【解析】心电图提示心房颤动，心电图及查体提示风湿性心脏病、主动脉瓣关闭不全、二尖瓣狭窄。风心病二尖瓣狭窄杂音为心尖区舒张中晚期低调的隆隆样杂音，呈递增型，局限，左侧卧位明显，运动或吸气增强，严重肺动脉高压时，胸骨左缘第 2 肋间可闻及递减高调叹气样舒张早期杂音（Graham Steell 杂音）。慢性风湿性心脏病 2/3 患者可出现主动脉瓣关闭不全多合并主动脉瓣狭窄和二尖瓣病变，表现为主动脉瓣舒张期高调递减叹气样杂音。

7. A【解析】洋地黄效应的心电图表现：①ST 段下垂型压低。②T 波低平、双向或倒置，双向 T 波初始部分倒置，终末部分直立变窄，ST-T 呈"鱼钩型"。③QT 间期缩短。

8. F【解析】游走性关节病疼痛史，劳力性呼吸困难，咳嗽、咳粉红色泡沫样痰，半卧位，口唇发绀，两肺可闻及大量水泡音及哮鸣音，以上症状和体征为急性左心衰竭的典型表现。

9. D【解析】心尖区舒张期隆隆样杂音，是二尖瓣狭窄最具特征性的体征。二尖瓣狭窄是引起急性左心衰竭的常见病因。

10. ACEF【解析】参见 A3/A4 型题第 6 题解析。虽然硝酸酯类药物与硝普钠作为血管扩张剂均为控制急性左心衰竭的首选药物之一，但不建议硝普钠用于冠心病所致心力衰竭。

11. BCDF【解析】患者可诊断为心力衰竭。心衰时，由于心排量不足，交感神经系统及肾素-血管紧张素系统被激活，使去甲肾上腺素（选项 E）、血管升压素（抗利尿激素 ADH）（选项 C）、醛固酮（选项 D）、心钠肽（选项 B）、缓激肽（选项 A）等分泌增多。RAAS 系统类似于一个链条，肾素将血管紧张素转化为血管紧张素Ⅰ，在血管紧张素转换酶作用下转为血管紧张素Ⅱ。心力衰竭时，肾血流量减少，激活 RAAS 系统参与心脏血管重塑，加重心肌损伤和心功能恶化。所以血管紧张素Ⅱ降低（选项 F）。故本题的正确答案为 BCDF。

12. ACD【解析】题中引发心力衰竭的诱因有贫血、呼吸道感染、心律失常。

13. A【解析】利尿药是治疗心力衰竭最常用的药物，所有心衰患者都应该应用。利尿药通过抑制肾小管不同部位 Na^+ 重吸收，或增加肾小球 Na^+ 滤过，增加水、Na^+ 排出，减少血容量，减轻周围组织和内脏水肿，减轻心脏前负荷和肺淤血。利尿后大量排出 Na^+，使血管壁张力降低，减轻心脏后负荷，增加心排血量，从而改善心功能。所以，选项 A 是错误的。

14. ACDF【解析】血管紧张素转换酶抑制剂（ACEI）适用于所有级别的左心功能不全患者，包括有症状及无症状的心力衰竭患者。所以选项 D 正确。ACEI 对各种慢性肾功能不全患者有肾功能保护作用。所以选项 C 正确。用法：从小剂量开始，逐渐增至最大耐受量或靶剂量，不按症状改善调整剂量，不良反应为一过性高血钾。所以选项 B、E 错误，选项 A、F 正确。

15. B【解析】参见 A1 型题第 19 题解析。

16. AC【解析】心力衰竭患者代偿能力差，又多用利尿治疗，有效血容量偏低。血管紧张素转换酶抑制药（ACEI）容易导致低血压，β 受体阻断药抑制心肌，剂量过大容易引起心力衰竭症状加重。故两者在治疗慢性心力衰竭时，需要从小剂量开始，逐渐加大剂量。

17. ACD【解析】心力衰竭患者使用利尿药时，应特别注意观察水、电解质的变化，因为利尿药的使用效果很强大，容易导致发生电解质混乱，体内微量元素例如钠等流失的概率较大。长时间使用利尿药容易导致明显的低钾血症，故应间断用药。大剂量使用利尿药会导致血容量不足，发生低血压、肾功能不全和电解质紊乱。故低血容量时禁用。大剂量单独使用利尿药容易出现副作用，效果也没有联合使用好。所以，选项 B 错误。

18. BD【解析】根据呼吸困难，两肺闻及大量哮鸣音，心率快可判断为急性左心衰竭。急性左心衰可选择氨茶碱缓解气管痉挛，选择洋地黄类药物增强心肌收缩力。

19. ABCD【解析】心源性哮喘平卧时加重，坐起或站立后减轻，痰为泡沫样，尤其是粉红色泡沫样痰；支气管哮喘多见于年轻人或从青少年时起病，发作前有咳嗽、喷嚏先兆。参见案例分析题第 2 题解析。选项 A、B、C、D 只支持心源性哮喘的诊断，选项 E 支持支气管哮喘的诊断。

20. A【解析】测定血浆 BNP 水平对鉴别心源性哮喘和支气管性哮喘有较大的参考价值。

21. BC【解析】心源性哮喘有引起急性肺淤血的基础心脏病；支气管哮喘部分病例有过敏史或长期哮喘史。参见案例分析题第 19 题解析。

22. ACE【解析】患者为明确病因应进一步进行的检查有心脏彩超、胸部 X 线检查和心肌核素。

23. ACD【解析】患者，男性，58 岁。突发急性左心衰，不除外急性冠状动脉缺血为病因，故选项 A“冠心病”应考虑诊断。患者血压明显高于正常，原发性高血压和继发性高血压需要鉴别，故选项 C 和选项 D 应选择。心脏超声未提示左心室肥厚，不能诊断高血压心脏病，故选项 B 不选。题干中未提及肾功能，故选项 E 不选。

快速性心律失常-窦性心动过速

快速性心律失常-过早搏动

快速性心律失常-室上性心动过速

心房扑动

心房颤动

第九章　心律失常

一、A1 型题

1. 进行非同步直流电除颤的功率是
   A. 100~200W　　B. 200~300W
   C. 300~400W　　D. 400~500W
   E. 500~1000W
2. 正常自律性心脏的基本起搏点在
   A. 窦房结　　B. 结间束
   C. 房室结　　D. 希氏束
   E. 左右束支
3. 关于典型心房扑动，以下描述中不正确的是
   A. 也被称为峡部依赖性房扑
   B. 折返环位于右心房
   C. 心房波可在Ⅱ、Ⅲ、aVF 和 V_1 导联均正向
   D. 心房波可在Ⅱ、Ⅲ、aVF 导联正向，在 V_1 导联负向
   E. 心房波可在Ⅱ、Ⅲ、aVF 导联负向，在 V_1 导联正向
4. 窦性心动过速的心率为
   A. 40 次/分以上　　B. 60 次/分以上
   C. 80 次/分以上　　D. 100 次/分以上
   E. 120 次/分以上
5. 在治疗量时不可能降低窦性心律的药物是
   A. 美托洛尔　　B. 胺碘酮
   C. 奎尼丁　　D. 普罗帕酮
   E. 维拉帕米
6. 完全性房室传导阻滞伴阵发性室性心动过速，首选的治疗方法是
   A. 心室起搏　　B. 阿托品
   C. 利多卡因　　D. 电复律
   E. 心房起搏

7. 完全性房室传导阻滞伴有血流动力学障碍者选择的治疗方法是
   A. 静脉滴注异丙肾上腺素　　B. 静脉注射阿托品
   C. 静脉滴注利多卡因　　D. 静脉滴注普鲁卡因胺
   E. 心房起搏
8. 心律失常心电图检查无法确立的诊断是
   A. 室性心动过速　　B. 窦性心律不齐
   C. 三度房室传导阻滞　　D. 一度窦房传导阻滞
   E. 窦性停搏
9. 下列不属于房室结折返性心动过速心电图和心电生理检查表现的是
   A. 心动过速能被期前刺激诱发和终止
   B. QRS 频率 100~250 次/分，节律规则
   C. 有束支传导阻滞时，QRS 波群可宽大畸形
   D. 房室交界区存在单径路现象
   E. 可见逆行 P′波，常重叠于 QRS 波群内或位于其终末部
10. 表现为心动过缓-心动过速综合征的病态窦房结综合征患者，最好选用
   A. 无须治疗　　B. 静脉注射阿托品
   C. 口服氨茶碱　　D. 静脉滴注异丙肾上腺素
   E. 安置按需型人工心脏起搏器
11. 慢性阻塞性肺疾病患者经常发生的心律失常是
   A. 窦性心动过速　　B. 期前收缩
   C. 室上性心动过速　　D. 心房颤动
   E. 心室扑动及颤动
12. 期前收缩按发生部位分类中，最常见也最为重要的是
   A. 窦性期前收缩　　B. 房性期前收缩
   C. 交界性期前收缩　　D. 室性期前收缩
   E. 多源性期前收缩
13. 对阵发性心房颤动，发作时心室率不快且无症状患者，治疗考虑可采用
   A. 暂不予以治疗　　B. 口服地高辛
   C. 同步直流电复律　　D. 静脉注射利多卡因
   E. 口服 β 受体阻断药
14. 非洋地黄中毒引起的自律性房性心动过速药物治疗无效时，宜采用
   A. 非同步直流电复律　　B. 植入式心脏复律除颤器
   C. 导管射频消融治疗　　D. 抗心动过速起搏器
   E. 外科 Maze 手术

15. 房室交界区折返性心动过速的折返环路为

A. 快径路、慢径路、希氏束
B. 快径路、慢径路、心房
C. 快径路、慢径路、心室
D. 快径路、慢径路、心房、心室
E. 快径路、慢径路

16. 在风湿性二尖瓣狭窄中最常见的心律失常是

A. 心房颤动
B. 房室传导阻滞
C. 房性期前收缩
D. 室性期前收缩
E. 室上性心动过速

17. 下列选项中可以鉴别室性心动过速与室上性心动过速伴差异性传导的是

A. 心率 160 次/分
B. 心电图有心室夺获及室性融合波
C. QRS 波群宽大畸形
D. 既往有室性期前收缩史
E. 维拉帕米可终止心动过速

18. 治疗快速心房颤动，使心室率减慢应首选

A. 洋地黄
B. 奎尼丁
C. 利多卡因
D. 苯妥英钠
E. 普鲁卡因胺

19. 窦性心动过缓很少见于下列哪种临床情况

A. 贫血
B. 运动员
C. 颅内压增高
D. 甲状腺功能减退症
E. 窦房结病变

20. 下述选项中，符合莫氏Ⅱ型窦房传导阻滞的心电图特征的是

A. 窦性 PP 间期逐渐延长，最后发生房性期前收缩脱漏
B. 长的 PP 间期与短的 PP 间期之间有成整倍数的关系
C. PP 间期不等
D. 长的 PP 间期与短的 PP 间期之间不成倍数的关系
E. 窦性 PP 间期逐渐缩短，最后发生房性期前收缩脱漏

21. 对判断室性心动过速严重程度及预测猝死的危险程度具有重要意义的检查方法是

A. 超声心动图检查
B. 左心室造影
C. 动态心电图检查
D. 心内电生理检查
E. 冠状动脉造影

22. 窦性心动过速的心率范围通常是

A. 60~80 次/分
B. 80~100 次/分
C. 100~180 次/分
D. 180~200 次/分
E. 200~220 次/分

23. 洋地黄治疗心房扑动，减慢房扑心室率的最主要机制是
A. 直接延长房室结的不应期
B. 加重房室传导阻滞
C. 减慢心房的传导
D. 降低心房自律性
E. 降低窦房结自律性

24. 特发性房速首选的治疗方法是
A. β受体阻断药
B. 普罗帕酮
C. 导管消融治疗
D. 胺碘酮
E. 电复律

25. 关于心房颤动的治疗原则，下列不正确的是
A. 持续性心房颤动不能自发转复窦性心律的应至少给予患者1次复律机会
B. 48小时内新发生者，应尽快复律，无须抗凝
C. 经转复及维持治疗均无效，心房颤动持续时间1年以上者，治疗目的为控制心室率，预防心力衰竭
D. 对心房颤动持续时间超过48小时者应在有效抗凝治疗后再复律
E. 对合并心功能不全的心房颤动患者，应首选普罗帕酮控制心室率，防止心功能进一步恶化

26. 高血钾可使下列哪项洋地黄所致的心律失常加重
A. 室性期前收缩、二联律
B. 室性心动过速
C. 心室率快的心房颤动
D. 完全性心脏传导阻滞
E. 非阵发性房室交界性心动过速

27. 治疗高度房室传导阻滞不宜用
A. 洋地黄
B. 普鲁卡因胺
C. 胺碘酮
D. 普罗帕酮
E. 奎尼丁

28. 洋地黄制剂不宜应用的情况是
A. 二尖瓣狭窄合并快心室率心房颤动
B. 急性心肌梗死伴快速室上性心律失常
C. 心力衰竭伴心房颤动
D. 有症状心力衰竭伴窦性心动过速
E. 预激综合征合并心房颤动

29. 刺激迷走神经可以终止心动过速的心律失常是
A. 心房扑动
B. 心房颤动
C. 窦性心律不齐
D. 阵发性室性心动过速
E. 阵发性室上性心动过速

30. 窦性停搏的功能性原因是
A. 迷走神经张力降低
B. 颈动脉窦过敏

C. 窦房结病变
D. 脑血管意外
E. 应用洋地黄

31. 窦性停搏与二度Ⅱ型窦房传导阻滞的心电图鉴别诊断要点为
A. 二度Ⅱ型窦房传导阻滞时的长 PP 间期不是基本窦性 PP 间期的简单倍数
B. 二度Ⅱ型窦房传导阻滞时的长 PP 间期是基本窦性 PP 间期的简单倍数
C. 窦性停搏时的长 PP 间期是二度Ⅱ型窦房传导阻滞时的长 PP 间期的简单倍数
D. 二度Ⅱ型窦房传导阻滞时的长 PP 间期是窦性停搏时的长 PP 间期的简单倍数
E. 窦性停搏时的长 PP 间期与二度Ⅱ型窦房传导阻滞时的长 PP 间期均为基本窦性 PP 间期的简单倍数

32. 房室传导阻滞的生理性原因为
A. 急性风湿热
B. 药物中毒
C. 迷走神经张力增高
D. 电解质紊乱
E. 原发性传导束退行性变

33. 静脉注射腺苷治疗阵发性室上性心动过速时，以下禁用的情况是
A. 高血压
B. 低钾血症
C. 心力衰竭
D. 病窦综合征
E. 冠心病心绞痛

34. 2012 年 ESC 心房颤动诊疗指南中的房颤类型不包括
A. 首次诊断的心房颤动
B. 阵发性心房颤动
C. 持续性心房颤动
D. 永久性心房颤动
E. 紊乱性心房颤动

35. 目前我国引起心房颤动最常见的病因是
A. 风湿性心脏病二尖瓣狭窄
B. 甲状腺功能亢进症
C. 急性心肌梗死
D. 高血压心脏病
E. 缩窄性心包炎

36. 冲动传导异常在临床上常表现为各种传导阻滞，不包括
A. 窦房传导阻滞
B. 房内传导阻滞
C. 室内阻滞
D. 室外阻滞
E. 房室传导阻滞

37. 属于房室间传导途径异常的心律失常是
A. 房内传导阻滞
B. 房室传导阻滞
C. 预激综合征
D. 窦房传导阻滞
E. 窦性心动过速

38. 关于预激综合征合并心房颤动的治疗，下列叙述不正确的是

A. 禁用洋地黄类药物　　B. 禁用钙通道阻滞药
C. 禁用β受体阻断药　　D. 可使用Ⅰc类抗心律失常药物
E. 可联合应用钙通道阻滞药与β受体阻断药

39. 病态窦房结综合征是由于
A. 心肌细胞自律性升高　　B. 单纯窦房结传导功能障碍
C. 窦房结冲动传导延缓　　D. 单纯窦房结起搏功能障碍
E. 窦房结起搏功能、传导功能均有障碍

40. 窦性心动过缓时出现黑矇、晕厥等心脑供血不足的症状可使用的治疗药物为
A. 胺碘酮　　B. 洋地黄
C. 多巴胺　　D. 维拉帕米
E. 阿托品

41. 窦性心动过缓患者，心率为50次/分，常采用的措施是
A. 不需治疗　　B. 口服氨茶碱
C. 皮下注射阿托品　　D. 含服异丙肾上腺素
E. 静脉滴注去甲肾上腺素

42. 逆向型房室折返性心动过速的折返环路顺序依次为
A. 心室、房室结、心房、房室结、心室
B. 心房、房室结+心室+房室旁路、心房
C. 心室、房室旁路、心房、房室结、心室
D. 心房、房室结、心室+房室结+心房
E. 心房、房室旁路、心室、房室结、心房

43. 对情绪激动或焦虑所致的症状性窦速和慢性心衰所致的窦速均有效的治疗药物是
A. 血管紧张素转换酶抑制药　　B. 血管紧张素受体阻断药
C. 钙通道阻滞药　　D. 利尿药
E. β受体阻断药

44. 室扑和室颤患者首选的治疗措施为
A. 使用利多卡因静脉注射　　B. 使用苯妥英钠静脉注射
C. 直流电复律和除颤　　D. 使用普鲁卡因胺药物除颤
E. 4%~5%碳酸氢钠静脉滴注

45. 对迷走神经诱发的心房颤动患者宜采用的治疗药物为
A. 丙吡胺　　B. 普罗帕酮
C. 维拉帕米　　D. 地尔硫䓬
E. 洋地黄

46. 有关室性期前收缩，下列叙述不正确的是

A. 冠心病、扩张型心肌病90%以上患者可出现室性期前收缩
B. 二尖瓣脱垂患者常见频发和复杂的室性期前收缩
C. 绝大部分室性期前收缩具有完全的代偿间歇
D. 在心电图上的特征表现是提前出现的宽大畸形 QRS 波
E. QRS 波前有相关 P 波

47. 以下心电图表现为心室律绝对不规则的是
A. 心房扑动
B. 心房颤动
C. 室性心动过速
D. 交界性心动过速
E. 窦性心动过速

48. 心房颤动的房颤波表现为
A. V_1导联上 F 波形态、振幅、间距绝对不规则，频率为 350~600 次/分
B. Ⅱ、Ⅲ、aVF 导联上 F 波形态、振幅、间距规则，频率在 250~350 次/分
C. V_1导联上 F 波形态、振幅、间距规则，频率在 250~350 次/分
D. Ⅱ、Ⅲ、aVF 导联上 F 波形态、振幅、间距绝对不规则，频率在 200~300 次/分
E. 以上均不对

49. 下列选项中，符合文氏型窦房阻滞的心电图特征的是
A. 窦性 PP 间期逐渐延长，最后发生房搏脱漏
B. P 波脱漏后出现长 PP 间期，其长度等于其前连续 2 个 PP 间期之和
C. P 波脱漏后出现长 PP 间期，其长度等于任何两个短的 PP 间期之和
D. PP 间期依次逐渐缩短，直至发生一次 P 波脱漏，而出现长的 PP 间期
E. P 波脱漏后出现长 PP 间期，其长度等于任何两个 PP 间期之和

50. 心室率在正常范围的阵发性心房扑动，治疗应是
A. 奎尼丁复律
B. 静脉注射毛花苷 C
C. 静脉注射甲氧明
D. 暂不予治疗
E. 直流电同步电复律

51. 可缩短房室结不应期，使心室率加速的情况不包括
A. 儿茶酚胺类药物
B. 运动
C. 发热
D. 甲亢
E. 洋地黄药物

52. 洋地黄中毒所致双向性室性心动过速的机制是
A. 折返激动
B. 触发活动
C. 自律性升高
D. 传导障碍
E. 自律性降低

53. 心房颤动发作>48 小时或发作时间不明者，应在复律前 3 周与复律后 4 周口服华法林，

调整剂量控制 INR 值在

A. 1.0~2.0　　B. 1.8~2.5

C. 2.0~3.0　　D. 3.0~3.5

E. 3.5~4.0

54. 阵发性心房颤动症状明显、室率快，首选治疗是

A. 口服胺碘酮　　B. 静脉注射毛花苷 C

C. 同步直流电复律　　D. 暂不予治疗

E. 奎尼丁转复

55. 非同步直流电除颤用于

A. 心房颤动　　B. 心室颤动

C. 心房扑动　　D. 室上性心动过速

E. 阵发性室性心动过速

56. 预激综合征最常伴发的心律失常是

A. 心房颤动　　B. 心房扑动

C. 心房内折返性心动过速　　D. 房室折返性心动过速

E. 房室结折返性心动过速

57. 心功能不全并发心房扑动最好的治疗是

A. 地西泮　　B. 奎尼丁

C. 利多卡因　　D. 快速洋地黄制剂

E. 普萘洛尔

58. 关于心房颤动的治疗原则，下列叙述正确的是

A. 所有房颤均应转为窦性心律

B. 所有心房颤动均用电击复律

C. 所有心房颤动均可选用普萘洛尔

D. 所有房颤均可应用洋地黄

E. 所有慢性心房颤动转复后，在一定时间内应服用药物以维持窦性心律

59. 对于房性期前收缩的治疗，主要采用

A. 奎尼丁　　B. 普鲁卡因胺

C. 胺碘酮　　D. 针对病因和诱因的治疗方法

E. 普罗帕酮

60. 下列选项中，符合二度Ⅰ型房室传导阻滞的心电图表现的是

A. PP 间期及 RR 间期均不等

B. 相邻的 PP 间期进行性缩短

C. 发生心室脱漏时的长 RR 间期短于任何两个短 RR 间期之和

D. 发生心室脱漏时的长 RR 间期等于短 RR 间期的 2 倍或整倍数

E. 受阻 P 波前的一个 PR 间期延长

61. 关于心房扑动，下列叙述不正确的是

A. 心房扑动可发生于无器质性心脏病者

B. 少数为持续性，可持续数月或数年

C. 传导比例以奇数多见，偶数少见

D. 出现室内差异传导，QRS 波群增宽、畸形

E. 按摩颈动脉窦能增加房室传导阻滞，使房扑的心室率减慢

62. 窦房结恢复时间的正常值为

A. <800 毫秒　　B. <1000 毫秒

C. <1500 毫秒　　D. <2000 毫秒

E. <2500 毫秒

63. 心房颤动发作与预激有关者可达到根治目的使用的治疗方法为

A. 射频消融　　B. 外科心房迷宫手术

C. 植入式心房自动除颤器　　D. 心房起搏治疗

E. 导管消融治疗

64. 与 3 相阻滞有关的心律失常不包括

A. 窦房干扰现象　　B. 房室干扰现象

C. 隐匿性传导　　D. 房室传导裂隙现象

E. 阵发性房室传导阻滞

65. 洋地黄过量引起非阵发性房室交界性心动过速的首选治疗是

A. 注射阿替洛尔　　B. 注射利多卡因

C. 电复律　　D. 立即停药，补充钾盐

E. 口服奎尼丁

66. 室性期前收缩宽大畸形的 QRS 波群前为

A. 无窦性 P 波　　B. 有窦性 P 波

C. 有逆行性的 P 波　　D. 有提早出现的 P 波

E. 无相关的 P 波或提早出现的 P 波

67. 以按压颈动脉窦法治疗室上性心动过速，以下不正确的是

A. 左、右两侧轮流按压　　B. 左、右两侧同时按压

C. 听到心率减慢立即停压　　D. 每次按压时间不超过 10~15 秒

E. 取胸锁乳突肌前缘平甲状软骨上缘搏动处按压

68. 房室折返性心动过速和房室结折返性心动过速常发生于

A. 低血钾患者　　B. 洋地黄中毒患者

C. 急性心肌梗死患者
D. 无器质性心脏病患者
E. 甲状腺功能亢进患者

69. 引起室性期前收缩最多见的心脏原因为
A. 动脉导管未闭
B. 房间隔缺损
C. 主动脉口狭窄
D. 主动脉缩窄
E. 法洛四联症

70. 导致心源性猝死的严重心律失常是
A. 心房扑动
B. 心房颤动
C. 心室颤动
D. 室上性心动过速
E. 室性心动过速

71. 窦房结折返性心动过速的诊断依据不包括
A. P 波形态和窦性 P 波相同
B. 心动过速和相关症状呈阵发性
C. 刺激迷走神经或腺苷可终止发作
D. 心内心房激动顺序和窦性心律时相同
E. 心律失常的诱发与房内或房室结传导时间有关

72. 心律正常而整齐的心律失常是
A. 心房颤动
B. 室性期前收缩
C. 房性期前收缩
D. 一度房室传导阻滞
E. 伴有 2∶1 和 3∶1 房室传导比例的心房扑动

73. 冠心病患者发生室性心动过速的机制主要为
A. 触发活动
B. 折返
C. 迷走神经张力增高
D. 房室交界区组织自律性增高
E. 电解质紊乱

74. 最容易引起房室传导阻滞的情况是
A. 心包积液
B. 预激综合征
C. 肥厚型心肌病
D. 扩张型心肌病
E. 急性下壁心肌梗死

75. 与窦性停搏在心电图上不能鉴别的心律失常是
A. 心房扑动
B. 预激综合征
C. 心房颤动
D. 三度窦房传导阻滞
E. 病态窦房综合征

76. 属于心律失常中冲动传导异常的是
A. 窦性心动过速
B. 阵发性心动过速
C. 窦性心律不齐
D. 逸搏心律
E. 房室传导阻滞

77. 关于房室交界区的组织与构成，叙述不正确的是

A. 致密部分是房室结传导缓慢的解剖基础

B. 希氏束为索状结构，与主动脉瓣瓣环和三尖瓣瓣环相邻

C. 冠状动脉前、后降支都有分支供应肌部室间隔的上方

D. 房结区（AN）相当于节后部位的过渡细胞带，具有传导性和潜在自律性

E. 85%~90%心脏的房室结由右冠状动脉间隔支供血，部分来自左前降支的分支

78. 病态窦房结综合征的临床表现不包括

A. 失眠、易激动

B. 血压升高

C. 头晕、乏力

D. 短暂黑矇、近乎晕厥

E. 记忆力差、反应迟钝

79. 房性紊乱性心动过速的心电图和心电生理检查表现不正确的是

A. P′波形态相同

B. P′波之间有等电位线

C. 房性P′波频率为100~130次/分

D. P′-P′、P′-R、R-R间距不规则，部分P′波不能下传心室

E. 心电生理检查时，房性期前刺激不能诱发或终止

80. 关于房性期前收缩的表现，叙述不正确的是

A. 可无症状或主诉心悸、漏搏

B. 在基本心律间夹有提前搏动，其后有一较长间歇

C. S_1增强，S_2减弱

D. 脉搏减弱或消失，形成漏脉

E. 提早出现的房性P′波，形态与窦性P波相同

81. 关于心房颤动的临床表现，以下叙述不正确的是

A. f波频率多在350~600次/分

B. 心房利钠肽的分泌增多可引起多尿

C. 症状性心房颤动和无症状性心房颤动不可同时发生

D. 发作时听诊第一心音强度变化不定，心律极不规整

E. 当心室率过快时，表现为脉搏短绌

82. 反复发作的房室结折返性心动过速（AVNRT）和房室折返性心动过速（AVRT）患者首选的治疗方法是

A. 导管消融治疗

B. 应用洋地黄者

C. 刺激迷走神经

D. 使用Ⅰa类抗心律失常药物

E. Ⅲ类抗心律失常药物

83. 房性自律性心动过速（AAT）的心电图和心电生理检查表现不正确的是

A. 房性P′波频率100~200次/分
B. 发作初期频率渐趋稳定
C. P′波与窦性P波形态相同
D. 发生房室阻滞时不能终止房速发作
E. QRS形态和时限多与窦性相同

84. 房室折返性心动过速和房室结折返性心动过速的临床表现，叙述不正确的是
A. 心悸、焦虑、紧张、乏力
B. 心绞痛、心功能不全
C. 晕厥或休克
D. 心率100~250次/分，节律不规则
E. 突然发作、突然终止，持续时间长短不一

85. 完全性房室传导阻滞是
A. 一度房室传导阻滞
B. 二度房室传导阻滞
C. 三度房室传导阻滞
D. 四度房室传导阻滞
E. 五度房室传导阻滞

86. Brugada综合征的致病基因是
A. KCNQ1
B. SCN4B
C. SCN5A
D. hRYR2
E. ANK2

87. 心房颤动最可靠的诊断根据是
A. 第一心音强弱不等
B. 心律绝对不齐
C. 脉搏短绌
D. 超声心动图
E. 心电图

88. 风湿性心脏病二尖瓣狭窄合并心房颤动长期的抗凝选择是
A. 阿司匹林
B. 阿司匹林联合氯吡格雷
C. 低分子肝素
D. 华法林
E. 肝素

89. 逆钟向典型心房扑动心电图的特点不包括
A. Ⅱ导联正向F波
B. Ⅲ导联正向F波
C. aVF导联正向F波
D. V_1导联正向F波
E. V_1导联负向F波

90. 正常心脏传导系统中自律性最高的为
A. 窦房结
B. 房室结
C. 希氏束
D. 浦肯野纤维
E. 心房肌

91. 隐匿性传导最常见的部位为
A. 窦房交接区
B. 房室交接区
C. 房室束及左右束支
D. 浦肯野纤维

E. 房室旁路

92. 阵发性室上性心动过速最重要的机制为

A. 自律性增加　　B. 激动传导异常

C. 触发活动　　D. 折返机制

E. 自主神经调节

93. 不属于窦性心律失常的是

A. 窦性心动过速　　B. 窦性心动过缓

C. 窦性心律不齐　　D. 窦房传导阻滞

E. 窦性停搏

94. 预激综合征的病因一般不包括

A. 二尖瓣脱垂　　B. 三尖瓣下移畸形

C. 心肌病　　D. 心肌梗死

E. 可无器质性心脏病

95. 终止阵发性室上性心动过速的方法不包括

A. 刺激咽部　　B. 按压眼球

C. 压迫眼眶　　D. 颈动脉窦按摩

E. Valsalva 动作

96. 终止心室颤动最有效的方法是

A. 胺碘酮　　B. 利多卡因

C. 胸外拳击复律　　D. 阿托品

E. 直流电除颤

97. 急性心肌梗死伴频发室性期前收缩呈二联律应首选的治疗药物是

A. 普罗帕酮　　B. 美托洛尔

C. 胺碘酮　　D. 利多卡因

E. 奎尼丁

98. 窦房结功能障碍植入起搏器治疗的Ⅱb 类适应证为

A. 清醒状态下心率长期低于 40 次/分，但症状轻微

B. 虽有心动过缓症状，但已经证实并非由窦性心动过缓引起者

C. 无症状的窦房结功能障碍

D. 非必须应用的药物引起的症状性心动过缓

E. 有不明原因的晕厥，且临床上发现或电生理检查诱发窦房结功能不全者

99. 室性心动过速伴严重血流动力学障碍时，终止发作首选

A. 利多卡因　　B. 普鲁卡因胺

C. 美西律　　D. 直流电复律

E. 人工起搏超速抑制

100. 心室扑动及颤动可出现的临床表现为

A. 尤尔特（Ewart）征
B. 罗奇（Rotch）征
C. 奥斯勒（Osler）结节
D. 詹韦（Janeway）损害
E. 阿-斯（Adams-Stokes）综合征

101. 诊断室性心动过速最有力的心电图证据是

A. 心率140~200次/分
B. RR>PP（房室分离）
C. QRS波群增宽>0.12秒
D. 节律整齐或轻度不齐
E. 出现心室夺获或室性融合波

102. 临床上最常见的持续性心律失常是

A. 心房扑动
B. 心室颤动
C. 心室扑动
D. 室上性心动过速
E. 心房颤动

103. 反复性室性心动过速临床表现特点，下列符合的是

A. 多见于器质性心脏病患者
B. 症状渐发渐止
C. 在30秒内自行终止
D. 心率≥100次/分
E. 呈短阵发作方式，与窦性心律交替出现

104. 心室颤动时脉搏触诊的特点是

A. 快而规则
B. 快而不规则
C. 不规则，与心率不一致
D. 无法测出
E. 可测出，不规则

二 A2型题

1. 患者，女性，65岁。急性下壁、正后壁心肌梗死。病发当晚意识突然丧失，抽搐，遂送入院。心电图发现有窦性停搏和三度房室传导阻滞，首先应考虑的治疗措施为

A. 扩血管药物
B. 异丙肾上腺素
C. 阿托品
D. 安装临时心脏起搏器
E. 抗凝治疗

2. 患者，男性，68岁。阵发心房颤动3年，平时窦性心律，心率50次/分，运动或注射阿托品后，心率无明显加快，口服地高辛0.25mg/d，2周后出现一过性晕厥又来就诊，心率35次/分，血清地高辛浓度正常，此时最为合适的治疗方法是

A. 停服地高辛，给氯化钾
B. 停服地高辛，给苯妥英钠
C. 继续服地高辛，加用阿托品
D. 停用地高辛，给奎尼丁
E. 安置临时心脏起搏器

3. 患者，女性，45 岁。阵发性心房颤动 3 年，每年发作 2~3 次，无器质性心脏病，目前的药物治疗选择

A. 口服阿替洛尔　　B. 口服地高辛
C. 口服阿司匹林　　D. 口服胺碘酮
E. 口服普罗帕酮

4. 患者，女性，45 岁。反复晕厥，抽搐 3 天。查体：心率 38 次/分，律齐，心尖区第一心音强弱不等，血压 108/80mmHg。晕厥的原因最可能为

A. 心动过缓，窦性停搏　　B. 二度Ⅱ型房室传导阻滞（3：2 下传）
C. 二度Ⅰ型房室传导阻滞　　D. 三度房室传导阻滞
E. 心房颤动

5. 患者，女性，66 岁。间断心悸、胸闷、乏力，2 年来多次做心电图检查，结果为窦性心动过缓，心率多在 50 次/分以下，近 3 个月有阵发性心动过速发作，未经心电图证实为何种心律失常。查体：心率 46 次/分，律齐，心界不大。患者可考虑诊断为

A. 窦性心动过缓　　B. 窦性心动过速
C. 病态窦房结综合征　　D. 非阵发性交界性心动过速
E. 阵发性室上性心动过速

6. 患者，男性，61 岁。有 10 年冠心病史。2 天前突感心悸、胸闷入院。查体：血压 90/60mmHg，心率 150 次/分，心尖部第一心音强弱不等。ECG 示心房率慢于心室率，二者无固定关系，QRS 波群增宽至 0.12 秒，可见心室夺获和室性融合波。此患者可诊断为

A. 心房扑动　　B. 阵发性室上性心动过速
C. 心室颤动　　D. 频发室性期前收缩
E. 阵发性室性心动过速

7. 患者，男性，72 岁。心肌梗死后反复出现频发室性期前收缩，3 天来反复发作胸骨后疼痛伴晕厥。晕厥最可能的原因是

A. 阵发性心房扑动　　B. 阵发性心房颤动
C. 阵发性室上性心动过速　　D. 阵发性房性心动过速
E. 阵发性室性心动过速

8. 患者，男性，51 岁。近期常感胸部不适，与活动关系不大，每次持续 2 小时左右，服用硝酸甘油后 30 分钟左右缓解，心电图示胸前导联普遍的 ST 段抬高 0.2mV 左右，T 波直立而两肢对称，QT 间期 0.20 秒。患者最可能的诊断应该是

A. 早期复极综合征　　B. 正常的 ST 抬高
C. 变异型心绞痛　　D. 心脏神经症
E. 急性心肌梗死

9. 患者，男性，26 岁。对奎尼丁过敏，房颤复律后适宜选用的预防复发的药物是

A. 普萘洛尔　　B. 维拉帕米
C. 胺碘酮　　D. 地高辛
E. 普鲁卡因胺

10. 患者，男性，32岁。频发房性期前收缩，自觉心悸不适，心率90次/分。可选用的治疗药物为
A. 美西律　　B. 普萘洛尔
C. 地西泮　　D. 地高辛
E. 奎尼丁

11. 患者，男性，42岁。患心房扑动，经药物治疗无效，3天前发生了充血性心力衰竭，此时最好的治疗方法是
A. 胺碘酮　　B. 维拉帕米
C. 奎尼丁　　D. 洋地黄
E. 直流电复律

12. 患者，男性，65岁。3天前突发胸骨后剧痛，晕厥3次入院。查体：心率40次/分，律齐。心电图：P波与QRS波无关，P波数目多于QRS波，QRS时限0.14秒。此时应采取的最佳措施是
A. 静脉注射阿托品　　B. 静脉滴注异丙基肾上腺素
C. 静脉滴注氨茶碱　　D. 静脉注射麻黄素
E. 安置临时人工心脏起搏器

13. 患者，男性，25岁。突发心悸5分钟来诊，血压100/70mmHg，心电图示阵发性室上性心动过速，心率176次/分，患者应首选的治疗方法为
A. 腺苷6mg静脉注射　　B. 硫酸阿托品1mg静脉注射
C. 普罗帕酮10mg静脉注射　　D. 胺碘酮15mg静脉注射
E. 利多卡因25mg静脉注射

14. 患者，女性，26岁。无症状，查体：心界正常，心率80次/分，期前收缩1~3次/分，心音正常，无杂音，心电图示室性期前收缩。处理措施是
A. 美托洛尔　　B. 美西律
C. 胺碘酮　　D. 乙吗噻嗪
E. 不予药物治疗，以后复查

15. 患者，男性，36岁。心电图表现：快速而规则的室性异位心律，但不能辨认QRS波及ST段和T波。患者可诊断为
A. 心室颤动　　B. 心室扑动
C. 室上性心动过速　　D. 室性心动过速
E. 尖端扭转型室性心动过速

16. 患者，女性，41 岁。经常发生晕厥，心脏检查证实心界不大，心音有力，各瓣膜区均未闻及杂音，冠状动脉造影检查结果正常，常规心电图检查未见异常，Holter 的记录发现有阵发性室性心动过速。在室性心动过速的心电图诊断中，以下最有诊断价值的是

A. QRS 波群宽大畸形　　B. 心室夺获

C. QRS 波群前可有 P 波　　D. RR 间期不完全绝对规则

E. 以上均不是

17. 患者，男性，40 岁。黑矇 2 年，伴胸闷乏力 1 年，近 1 个月加重。查体：心界不大，心率 45 次/分，节律不齐，双肺无啰音，下肢无水肿。心电图示 PP 间期显著延长，达 2.6 秒，其间无 P 波及 QRS 波，长 PP 间期与基本窦性 PP 间期无倍数关系，可能是

A. 窦性停搏　　B. 窦性心动过缓

C. 一度窦房传导阻滞　　D. 二度窦房传导阻滞

E. 窦性心动不齐

18. 患者，女性，23 岁。风湿性心脏病二尖瓣狭窄合并心房颤动，有活动性气短。查体：心界增大，心率 130 次/分，心律绝对不齐，双下肢水肿。ECG 示快速心房颤动，最佳的治疗是

A. 阿替洛尔　　B. 口服地高辛

C. 静脉注射毛花苷 C　　D. 口服胺碘酮

E. 静脉注射美托洛尔

19. 患者，男性，58 岁。有 2 年心前区不适史。2 天前感到心悸入院。心电图检查：QRS>0.12 秒，节律整齐，连续出现。诊断可能为

A. 窦性心动过速　　B. 房性阵发性心动过速

C. 结性阵发性心动过速　　D. 室性阵发性心动过速

E. 心房扑动

20. 患者，男性，41 岁。阵发性心房颤动 2 年，1 个月发作 2 次，症状明显，有夜间阵发性睡眠呼吸困难，目前的抗心律失常药物治疗应选择

A. 口服阿替洛尔　　B. 口服索他洛尔

C. 口服华法林　　D. 口服胺碘酮

E. 口服普罗帕酮

21. 患者，男性，70 岁。胸痛伴呕吐 16 小时入院，心电图下壁导联和右胸导联 ST 段抬高 0.1~0.3mV，经补液后血压 90/60mmHg，但患者出现头晕，神志模糊，心电图心率 40 次/分，为窦性心律，经给异丙肾上腺素后心率 48 次/分，但出现频发室性期前收缩，患者症状无明显缓解，最恰当的处理是

A. 静脉给阿托品　　B. 静脉给多巴胺

C. 静脉给多巴酚丁胺　　D. 静脉给硝普钠

E. 安装临时起搏器治疗

22. 患者，男性，69岁。冠心病，时感心悸、呼吸困难、胸痛、胸闷。心电图表现为P波消失，代之以F波，频率平均为380次/分，以V_1导联最为明显，QRS波群振幅不一致。根据心电图可诊断为

A. 心室颤动　　B. 心室扑动

C. 心房颤动　　D. 心房扑动

E. 阵发性室性心动过速

23. 患者，男性，26岁。足球运动员，因感冒就医。查体：心率50次/分，心电图窦性心律，为明确心律失常为功能性还是器质性，应进行的检查为

A. 冠状动脉造影　　B. 阿托品试验

C. 普萘洛尔实验　　D. 心肌活检

E. 检验心肌酶

24. 患者，女性，32岁。心电图表现：提前出现的QRS波群，逆行性P′波位于QRS波群之前时，P′R间期<0.12秒，位于QRS波群之中时，P′波不可见，位于QRS波群之后时，RP′间期<0.20秒。患者可诊断为

A. 房室交界性期前收缩　　B. 窦性心律

C. 室性期前收缩　　D. 房性期前收缩

E. 预激综合征

25. 患者，女性，23岁。阵发性心慌2年，每次心慌突然发生，持续0.5~2小时不等。本次发作时心律齐，200次/分，按摩颈动脉窦心率能突然减慢至正常；心电图QRS波形态正常，P波不明显。患者可诊断为

A. 心房扑动　　B. 心房颤动

C. 窦性心动过速　　D. 阵发性室性心动过速

E. 阵发性室上性心动过速

26. 患者，男性，36岁。因阵发性心动过速住院，既往健康，无心电图记录。入院时血压100/60mmHg，心率170次/分，心电图示宽QRS心动过速。可采取的治疗措施不包括

A. 用毛花苷C静脉推注　　B. 普罗帕酮静脉推注

C. 胺碘酮静脉推注　　D. 可予食管调搏行超速抑制

E. 必要时可用100~150W直流电复律

27. 患者，男性，29岁。确诊病毒性心肌炎。Holter检测结果为：夜间出现间歇性二度Ⅰ型房室传导阻滞，心率为56次/分。此时最佳的处理是

A. 人工心脏起搏　　B. 异丙肾上腺素静脉滴注

C. 继续观察　　D. 干扰素治疗

E. 激素治疗

28. 患者，男性，40 岁。因患原发性扩张型心肌病入院，治疗后病情好转，1 小时前突感心悸，胸闷、头晕。查体：心率 180 次/分，血压 110/70mmHg。心电图示阵发性室上性心动过速。患者治疗应首选的药物为

A. 毛花苷 C　　B. 利多卡因

C. 维拉帕米　　D. 胺碘酮

E. 肾上腺素

29. 患者，女性，63 岁。因心肌梗死后反复出现心律不齐服用阿替洛尔治疗，1 周来反复发作，心前区疼痛伴晕厥，高血压病病史 15 年，糖尿病病史 6 年。晕厥最可能的原因是

A. 心房颤动　　B. 心房扑动

C. 阵发性室上性心动过速　　D. 阵发性室性心动过速

E. 二度 Ⅰ 型房室传导阻滞

三　A3/A4 型题

（1~3 题共用题干）

患者，女性，68 岁。间断性头晕、黑矇 4 年。查体：心率 51 次/分，心电图示二度 Ⅰ 型房室传导阻滞，Holter 示间歇性二度 Ⅰ 型房室传导阻滞，窦性停搏，最长 RR 间歇 3.1 秒，室性逸搏心律。超声心动图、X 线片示心脏轻度扩大，左心房直径 37mm，左心室舒张期直径 52mm。

1. 下列选项中符合二度 Ⅰ 型房室传导阻滞心电图特点的是

A. 相邻 PR 间期进行性缩短，直到 1 个 P 波不能下传心室

B. 每个窦性 P 波后均随之相关的 QRS-T 波群

C. PR 间期依次逐渐延长，直到 P 波不能下传心室

D. PR 间期相等

E. 发生心室脱漏时的长 RR 间期等于短 RR 间期的 2 倍或整倍数

2. 患者首选的治疗方法为

A. 静脉注射阿托品　　B. 口服麻黄素

C. 静脉滴注肾上腺素　　D. 静脉滴注乳酸钠

E. 安置永久性人工心脏起搏器

3. 电生理检查示患者窦房结变性时反应不良，该患者最适合安装的起搏器型号为

A. AAIR　　B. VVI

C. DDDR　　D. DVI

E. VAT

（4~8 题共用题干）

患者，男性，61 岁。冠心病心绞痛伴左心衰竭入院，应用洋地黄后出现频发多源性室

性期前收缩。

4. 患者心律失常发生原因应首先考虑是由于

A. 心肌缺血
B. 并发急性心肌梗死
C. 电解质紊乱
D. 心力衰竭
E. 洋地黄过量或中毒

5. 根据病情应选用的最合适的药物是

A. 普鲁卡因胺
B. 丙吡胺
C. 美托洛尔
D. 普罗帕酮
E. 苯妥英钠

6. 停用洋地黄10天后，双肺底湿啰音增多，频发多源室性期前收缩再发，治疗应首选

A. 静脉注射利多卡因
B. 静脉注射普罗帕酮
C. 静脉注射胺碘酮
D. 静脉注射普鲁卡因胺
E. 静脉注射维拉帕米

7. 经过治疗后，患者仍有心绞痛发作，不能平卧，食欲差，加用噻嗪类利尿药5天，1小时前心电示波发现阵发室性心动过速，其病情变化应考虑的原因不包括

A. 心肌缺血加重
B. 抗心律失常药物副作用
C. 低蛋白血症
D. 心衰加重
E. 电解质紊乱

8. 根据上述病情最重要的检查应选择

A. 查血清钾浓度
B. 做全导心电图
C. 查血糖及尿酮体
D. 做超声心动图
E. 查心肌酶谱

（9~11题共用题干）

患者，男性，48岁。阵发性心房颤动，显性旁路。1小时前因再发心悸、胸闷至急诊室就医。查体：心电图（ECG）示宽QRS心动过速，RR间期绝对不齐，心率194次/分，血压75/40mmHg。

9. 该患者最可能的诊断是

A. 心室颤动
B. 室性心动过速
C. 心房颤动伴预激前传
D. 阵发性室上性心动过速
E. 不适当窦性心动过速

10. 在急诊室应采取的治疗措施是

A. 电复律
B. 静脉注射毛花苷C
C. 静脉注射地尔硫䓬控制心率
D. 多巴胺升压

E. 食管调搏

11. 该患者进一步的治疗措施是

A. 服用胺碘酮预防复发
B. 植入心脏自动转复器
C. 导管消融旁路
D. 服用普罗帕酮预防复发
E. 房室结改良

(12～14 题共用题干)

患者，男性，21 岁。健康体检时，心电图示心室率 65 次/分，PR 间期为 0.26 秒，QRS-T 波群未见异常。

12. 心电图的诊断为

A. 一度房室传导阻滞
B. 窦性心动过缓
C. 二度Ⅰ型窦房传导阻滞
D. 三度房室传导阻滞
E. 二度Ⅰ型房室传导阻滞

13. 患者正确的处理措施为

A. 阿托品
B. 植入临时心室起搏器
C. 经食管心房起搏
D. 不需要治疗
E. 持续静脉滴注异丙肾上腺素

14. 应与之鉴别的是

A. 交界性期前收缩
B. 室性期前收缩
C. 二度窦房传导阻滞
D. 一度窦房传导阻滞
E. 房室结双径路

(15～18 题共用题干)

患者，男性，28 岁。阵发性心悸 2 年，每次突然发生，持续 30 分钟至 1 小时不等。查体：心率 200 次/分，心律齐，心电图示 QRS 波形正常，P 波不能明确观察到。

15. 最可能的诊断为

A. 心房颤动
B. 心房扑动
C. 窦性心动过速
D. 阵发性窦性心动过速
E. 阵发性室上性心动过速

16. 下列哪项有利于该心律失常与室性心动过速的鉴别

A. 心室率 160 次/分
B. 心电图 QRS 波宽大畸形
C. 过去发现室性期前收缩
D. 心脏增大
E. 心电图有心室夺获及室性融合波

17. 诊断阵发性室上性心动过速最有意义的是

A. 心率>160 次/分
B. 颈动脉窦按摩能增加房室传导阻滞
C. 颈动脉窦按摩使心率突然减慢
D. 颈动脉窦按摩时心率逐渐减慢，停止后心率复原
E. 心律绝对规则

18. 首选治疗药物为
A. 毛花苷 C　B. 普萘洛尔
C. 维拉帕米　D. 甲氧明
E. 胺碘酮

（19~21 题共用题干）

患者，女性，17 岁。8 岁时因老师发问首次突然昏倒，17 岁时因频繁晕厥、抽搐 4 年入院。查体：无明显阳性体征。心电图（ECG）示窦性心律，QT 间期 460 毫秒，T 波电交替。

19. 患者应首先考虑为
A. 血管迷走神经性晕厥　B. 儿茶酚胺敏感性室性心动过速
C. 先天性长 Q-T 综合征　D. 获得性长 Q-T 综合征
E. 癫痫

20. 对明确诊断无意义的检查是
A. 家族成员有早发猝死史　B. 运动试验
C. 动态 ECG　D. Valsalva 试验
E. 颅脑 CT

21. 下列治疗中不必要的是
A. β 受体阻断药　B. 心脏起搏
C. 植入 ICD　D. 口服苯妥英钠
E. 避免使用延长 QT 间期的药物

（22~23 题共用题干）

患者，女性，60 岁。典型心房扑动史 3 年，发作频繁，症状明显。

22. 患者首选的治疗措施是
A. 三尖瓣环峡部导管消融　B. 胺碘酮
C. 普罗帕酮　D. 索他洛尔
E. 房室结改良

23. 如果进行了选择的治疗方法，应进一步完善的检查是
A. 冠状动脉造影　B. 经食管超声

C. 心肌核素检查
D. 运动平板试验
E. 心脏磁共振成像

（24~26 题共用题干）

患者，男性，40 岁。5 年前开始经常心悸发作，最近发作频繁，持续时间较前延长，药物治疗效果不佳。心电图显示心律齐，QRS 波形增宽，起始部有 δ 波。

24. 体检时可能发现
A. 血压 180/100mmHg
B. 心尖部 4/6 级收缩期杂音
C. 甲状腺增大
D. 心脏彩超示舒张期左房内径 49mm
E. 胸部 X 线片示心胸比值 62%

25. 患者的心电图诊断为
A. QT 间期延长综合征
B. 房性心动过速
C. 阵发性室性心动过速
D. 预激综合征伴快速心房颤动
E. 预激综合征伴阵发性室上性心动过速

26. 最确切的治疗为
A. 植入心脏永久起搏器
B. 植入埋藏式心脏复律除颤器
C. 切断 His 束
D. 切断旁路传导
E. 切除心室内膜

（27~28 题共用题干）

患者，女性，62 岁。2 天前因腹泻入院，主诉心悸。既往有 3 次类似心悸症状，均在腹泻后发生。无高血压或其他心血管疾病史。心电图：提前出现的宽大畸形 QRS 波，其前无相关 P 波；ST-T 波段与 QRS 波群主波相反。发生频率≥30 次/小时。

27. 患者根据心电图的表现可诊断为
A. 频发房性期前收缩
B. 频发室性期前收缩
C. 频发房性期前收缩伴差异传导
D. 多形性室性期前收缩
E. 多源性室性期前收缩

28. 针对该患者，考虑其心律失常最可能的直接原因为
A. 老年退行性心瓣膜病
B. 冠心病
C. 特发性期前收缩
D. 心肌炎
E. 酸碱失衡、电解质紊乱

（29~30 题共用题干）

患者，男性，58 岁。5 小时前因突发持续性胸痛入院。心电图确诊为广泛前壁心肌梗

死，入院后出现三度房室传导阻滞，QRS波群宽大畸形，心率为40次/分。

29. 阻滞部位可能在

A. 房室结以上　　B. 房室结

C. 左束支　　D. 右束支

E. 希氏束

30. 患者三度房室传导阻滞的转归

A. 为一过性　　B. 为持续性

C. 急诊PCI后阻滞可能改善　　D. 溶栓后阻滞可能改善

E. 如该患者存活，不需安装永久起搏器

（31～33题共用题干）

患者，男性，47岁。冠心病冠状动脉搭桥术（CABG）术后半年，突然胸闷、出汗、心悸20分钟来院。查体：神志清楚，面色苍白，四肢湿冷，血压70/50mmHg。心电图如下。

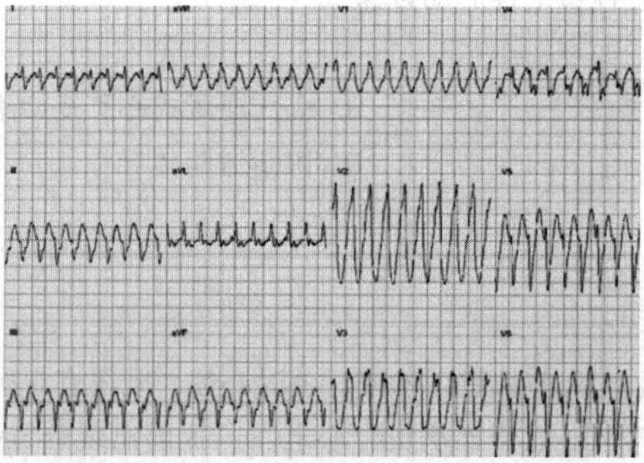

31. 患者目前心律失常的诊断是

A. 单形性室性心动过速　　B. 多形性室性心动过速

C. 双向性室性心动过速　　D. 并行性室性心动过速

E. 紊乱型室性心动过速

32. 目前紧急采取的措施应首选

A. 普罗帕酮70mg静脉注射　　B. 胺碘酮150mg静脉注射

C. 立即电复律　　D. 经静脉心室程序刺激终止心动过速

E. 急诊冠状动脉造影，必要时急诊介入治疗

33. 治疗过程中排除了急性心肌梗死。今后为预防上述情况复发，疗效最理想的治疗措施是

A. 胺碘酮长期口服　　B. 索他洛尔长期口服

C. ICD植入　　D. 导管消融

E. 普罗帕酮长期口服

(34~35 题共用题干)

患者，男性，55 岁。2 小时前因突发剧烈胸痛入院，心电图提示急性广泛前壁心肌梗死。

34. 心电监测中，出现何种情况预示有心室颤动发生的危险

A. 频发室性期前收缩　　B. 频发房性期前收缩

C. 窦性心动过缓　　D. 房室传导阻滞

E. 窦性停搏

35. 患者应采取的措施为

A. 放置起搏器　　B. CAG+PCI

C. 胺碘酮静脉推注后必要时口服维持　　D. 普罗帕酮口服

E. 普罗帕酮静脉推注

(36~38 题共用题干)

患者，女性，33 岁。反复发作阵发性心悸 10 年，发作时心电图诊为“心动过速”，心率 188 次/分，静脉推注维拉帕米后症状很快缓解，今天患者因再发心悸 30 分钟，伴乏力、尿频感来诊。心电图示：心率 180 次/分，节律规整，QRS 波群形态及时限均正常，未见明显 ST-T 改变。

36. 该患者最可能诊断为

A. 心房扑动　　B. 房性心动过速

C. 室上性心动过速　　D. 室性心动过速

E. 窦性心动过速

37. 患者最有意义的检查是

A. 心电图　　B. 心电生理检查

C. 动态心电图　　D. 心脏彩超

E. 阿托品试验

38. 患者最佳的治疗方法是

A. 冠状动脉内支架治疗　　B. 化学消融手术

C. 射频消融手术　　D. 口服药物维持

E. 不需长期用药，有症状发作时临时给予维拉帕米等药物静脉推注

(39~43 题共用题干)

患者，女性，38 岁。患风心病 15 年，心房颤动 3 年。服用地高辛 0.25mg，每天 1 次，

共12天，突然心室律变为规整，心率55次/分。

39. 此时心电图检查最可能的诊断为

A. 二度房室传导阻滞
B. 窦性心动过缓
C. 窦性心动过速
D. 窦性非阵发性心动过速
E. 完全性房室传导阻滞结性逸搏心律

40. 出现以上心电图变化最可能的原因为

A. 心衰控制
B. 洋地黄中毒
C. 洋地黄剂量合适
D. 洋地黄剂量不足
E. 未用利尿药

41. 如进行地高辛浓度测定，患者可能出现的情况为

A. 地高辛浓度在0.5~2.0ng/ml
B. 地高辛浓度≤1.5ng/ml
C. 地高辛浓度>2.0ng/ml
D. 地高辛浓度<0.5ng/ml
E. 地高辛浓度=1.5ng/ml

42. 纠正中毒采取的措施不包括

A. 停药
B. 阿托品
C. 特异性地高辛抗体
D. 利多卡因
E. 纠正电解质紊乱

43. 为治疗房颤，患者需应用口服华法林治疗，应使凝血酶原时间国际正常化比值（INR）维持在

A. 1.5~2.5
B. 2.0~3.0
C. 2.5~3.5
D. 1.0~2.0
E. 2.5~3.0

四 B型题

（1~5题共用备选答案）

A. 普罗帕酮
B. 奎尼丁
C. 利多卡因
D. 普萘洛尔
E. 胺碘酮

1. 下述药物中，属于Ⅰa类抗心律失常药物的是
2. 下述药物中，属于Ⅰc类抗心律失常药物的是
3. 下述药物中，属于Ⅲ类抗心律失常药物的是
4. 有缺血性心脏病或充血性心衰患者应避免应用的抗心律失常药物是
5. 有心功能不全的心房颤动患者首选的抗心律失常药物是

（6~9 题共用备选答案）

A. 一般不能明确诊断
B. P 波消失，出现逸搏心律
C. PP 间期逐渐缩短
D. 长 PP 间期短于 PP 间期的 2 倍
E. 长 PP 间期等于短 PP 间期的 2 倍或整倍数

6. 符合一度窦房阻滞心电图特征的是
7. 符合二度Ⅰ型窦房阻滞心电图特征的是
8. 符合二度Ⅱ型窦房阻滞心电图特征的是
9. 符合三度窦房阻滞心电图特征的是

（10~13 题共用备选答案）

A. 心室颤动
B. 期前收缩
C. 心房扑动
D. 心房颤动
E. 尖端扭转型室性心动过速

10. 心电图表现为 QRS 波群与 T 波完全消失，代之以形态大小不等、频率不规则的颤动波的是
11. 心电图表现为 P 波消失，代之以形态、振幅、间距绝对不规则的 F 波的是
12. 心电图表现为宽阔畸形的 QRS 波群围绕基线不断扭转其主波的正负方向的是
13. 心电图表现为 P 波消失，代以形态、振幅、间距规则的 F 波的是

（14~16 题共用备选答案）

A. 节后部位的过渡细胞带
B. 光镜下见到的房室结
C. 房室结和希氏束之间
D. 房间隔的右后下部
C. 房室束穿隔部

14. 根据电生理特性，房室结被分成房结区（AN）、结区（N）和结希区（NH）。AN 区相当于
15. 根据电生理特性，房室结被分成房结区（AN）、结区（N）和结希区（NH）。N 区为
16. 根据电生理特性，房室结被分成房结区（AN）、结区（N）和结希区（NH）。NH 区为结下部束支起始部前，位于

（17~19 题共用备选答案）

A. 地尔硫䓬
B. 洋地黄
C. 胺碘酮
D. 维拉帕米
E. 华法林

17. 预激综合征合并快速房颤患者宜选择的治疗药物是

18. 急性心肌梗死合并心力衰竭患者控制心室率首选的治疗药物是
19. 甲亢合并心房颤动患者抗凝宜选择的治疗药物是

（20~24题共用备选答案）

A. 窦性心动过速
B. 心房扑动
C. 阵发性室上性心动过速
D. 阵发性室性心动过速
E. 心房颤动

20. 对血流动力学影响最大的是
21. 心室率可快可慢，可规则也可不规则的是
22. 多在正常人运动时发生的是
23. 突发突止，心律整齐，刺激迷走可终止的是
24. 心律绝对不齐，心音强弱不等，脉搏短绌的是

（25~26题共用备选答案）

A. 无室性期前收缩
B. R波落在T波上（RonT）现象
C. 连续的≥3次的室性期前收缩
D. 频发，多形室性期前收缩
E. 连续的成对室性期前收缩

25. Lown分级目前认为对急性心肌梗死时室性期前收缩的预后判断有一定使用价值，4B级的标准为
26. Lown分级目前认为对急性心肌梗死时室性期前收缩的预后判断有一定使用价值，5级的标准为

（27~30题共用备选答案）

A. 左心室
B. 右心室
C. 流出道或基底部
D. 膈面或心尖部
E. 左心房

27. QRS波呈右束支阻滞者，心动过速起源于
28. QRS波呈左束支阻滞者，心动过速起源于
29. Ⅱ、Ⅲ、aVF导联以R′波为主者，心动过速多起源于
30. Ⅱ、Ⅲ、aVF导联以S波为主者，心动过速多起源于

（31~35题共用备选答案）

A. 无室性期前收缩
B. 偶发，单一形态室性期前收缩<30次/小时

C. 频发，单一形态室性期的收缩≥30 次/小时
D. 频发，多形室性期前收缩
E. 连续的成对室性期前收缩

31. Lown 分级目前认为对急性心肌梗死时室性期前收缩的预后判断有一定使用价值，0 级的标准为
32. Lown 分级目前认为对急性心肌梗死时室性期前收缩的预后判断有一定使用价值，1 级的标准为
33. Lown 分级目前认为对急性心肌梗死时室性期前收缩的预后判断有一定使用价值，2 级的标准为
34. Lown 分级目前认为对急性心肌梗死时室性期前收缩的预后判断有一定使用价值，3 级的标准为
35. Lown 分级目前认为对急性心肌梗死时室性期前收缩的预后判断有一定使用价值，4A 级的标准为

五 X 型题

1. 二度Ⅱ型和高度以上房室传导阻滞伴（　　）者，应及时进行临时性或永久性心脏起搏治疗
A. 心房率过慢　　B. 心室率过慢
C. 血流动力学障碍　　D. 阻滞部位较高
E. 阿-斯综合征
2. 非阵发性房室交界性心动过速的发生机制是
A. 触发活动　　B. 折返
C. 迷走神经张力增高　　D. 房室交界区组织自律性增高
E. 电解质紊乱
3. 窦房结由不同类型的细胞组成，主要的组成细胞有
A. P（起搏）细胞　　B. 普通心肌细胞
C. 浦肯野细胞　　D. T（移行）细胞
E. 传导纤维
4. 室上性心动过速包括
A. 房性心动过速　　B. 心房扑动
C. 房室折返性心动过速　　D. 房室结折返性心动过速
E. 左心室特发性心动过速
5. 洋地黄中毒引起的下列心律失常中，可应用钾盐治疗的是
A. 室性心动过速　　B. 多源性室性期前收缩

C. 非阵发性房室交界性心动过速
D. 阵发性室上性心动过速
E. 房室传导阻滞

6. 可见于无器质性心脏病者的心律失常包括
A. 心房扑动
B. 心房颤动
C. 心室颤动
D. 房室结折返性心动过速
E. 房室折返性心动过速

7. 房性心动过速按发生机制可分为
A. 房内折返性心动过速
B. 房性自律性心动过速
C. 房性紊乱性心动过速
D. 房室折返性心动过速
E. 房室结折返性心动过速

8. 患者，男性，76岁。原发性高血压史5年，心房扑动史2年，每月发作多次，发作时伴胸闷，未规律治疗，可以选择的一线治疗方案是
A. 导管消融
B. 胺碘酮
C. 阿司匹林
D. 华法林
E. 电复律

9. 关于心律失常的治疗组合，叙述正确的有
A. 三度房室传导阻滞伴短暂阵发性室性心动过速——心内膜心室起搏
B. 预激伴心房颤动——毛花苷C静脉注射
C. 频发多源室性期前收缩成对出现或RonT——利多卡因静脉注射
D. 伴有严重血流动力学障碍的室性心动过速——同步直流电复律
E. 窦性心动过缓伴室性期前收缩——阿托品

10. 房室结双径路是指
A. 慢径路传导速度慢而不应期长
B. 快径路传导速度快而不应期短
C. 正常窦性冲动沿快径路下传
D. 慢径路传导速度快而不应期短
E. 快径路传导速度快而不应期长

11. 与4相阻滞有关的心律失常包括
A. 室上性期前收缩
B. 慢心率依赖性束支传导阻滞
C. 并行心律的传出阻滞
D. 4相阻滞引起的折返激动
E. 隐匿性传导

12. 下列在治疗量内降低窦性心律的药物有
A. 奎尼丁
B. 胺碘酮
C. 美托洛尔
D. 普罗帕酮
E. 维拉帕米

13. 用于控制房颤心室率的药物包括

A. Ⅰa类抗心律失常药物　　B. β受体阻断药
C. Ⅰc类抗心律失常药物　　D. 非二氢吡啶类钙离子通道阻滞药
E. 洋地黄类药物

14. 窦房结功能障碍植入起搏器治疗的Ⅰ类适应证包括
A. 因窦房结变时性不良而引起症状者
B. 窦房结功能障碍表现为症状性心动过缓，包括频发的有症状的窦性停搏
C. 不明原因晕厥，若合并窦房结功能不全或经电生理检查发现有窦房结功能不全
D. 清醒状态下心率长期低于40次/分，但症状轻微
E. 由于某些疾病必须使用某些类型和剂量的药物治疗，而这些药物又可引起或加重窦性心动过缓并产生症状者

15. 病态窦房结综合征的病因包括
A. 累及窦房结本身的病变　　B. 窦房结动脉的阻塞
C. 交感神经张力增高　　D. 窦房结的功能性障碍
E. 窦房结周围神经与神经节或心房肌的病变

16. 可能与器质性心脏病有关，常提示为病理性房性期前收缩的有
A. 偶发的房性期前收缩　　B. 成对的房性期前收缩
C. 多形性或多源性房性期前收缩　　D. 房性期前收缩二联律或三联律
E. 洋地黄应用过程中出现房性期前收缩

17. 心房颤动患者的心室律变得规则，应考虑的可能性有
A. 转复窦性心律　　B. 房性心动过速
C. 房扑伴固定的房室传导比率　　D. 房室交界性心动过速
E. 心房颤动

18. 急性心肌梗死早期出现的室性期前收缩可使用的药物有
A. 美西律　　B. 普罗帕酮
C. 利多卡因　　D. 胺碘酮
E. 莫雷西嗪

19. 关于非阵发性房室交界性心动过速，叙述正确的是
A. 无起止突然的规律
B. 发作后出现较长的代偿间歇
C. 发作开始与终止时，心率呈逐渐变化
D. 心律通常规则，QRS波群正常
E. 由洋地黄过量引起者可使心室律变得规则

20. 室性心动过速的治疗原则为
A. 努力预防室性心动过速的发作　　B. 尽力消除诱发室性心动过速的诱因

C. 积极治疗原发病　　D. 注意防治心源性猝死
E. 努力预防室性心动过速复发

21. 冲动传导异常在临床上常表现为各种传导阻滞，其中较为多见的是
A. 窦房结性阻滞　　B. 房室阻滞
C. 室内阻滞　　D. 房性阻滞
E. 室外阻滞

22. 对转复房扑和预防复发有一定的成功率的药物有
A. 胺碘酮　　B. 索他洛尔
C. 奎尼丁　　D. 普罗帕酮
E. 多非利特

23. 室性心动过速根据心动过速的发作时间分类可分为
A. 持续性室性心动过速　　B. 非持续性室性心动过速
C. 反复性室性心动过速　　D. 潜在恶性室性心动过速
E. 恶性室性心动过速

24. 病态窦房结综合征的常规心电图表现正确的有
A. 右束支传导阻滞　　B. 窦性停搏
C. 窦房传导阻滞　　D. 房室传导阻滞
E. 连续而显著的窦性心动过缓（<50 次/分）

25. 可引起窦性心动过速的原因有
A. 情绪激动　　B. 饮酒
C. 发热　　D. 应用肾上腺素
E. 甲状腺功能减退

26. 关于生理性窦速的治疗，叙述正确的有
A. 首先要寻找病因，针对病因治疗
B. 情绪激动或焦虑所致的症状性窦速使用 β 受体阻断药
C. 治疗 AMI 后的窦速并改善预后使用 β 受体阻断药
D. 对症状性甲亢患者应联合使用 β 受体阻断药和抗甲亢药物
E. 伴有症状的甲亢患者对 β 受体阻断药禁忌时，可用二氢吡啶类钙离子通道阻滞药替代

27. 以下房性期前收缩的心电图特点，叙述正确的是
A. 多数 P′波后的 QRS 波群宽大畸形　　B. 代偿间歇不完全
C. 有提早出现的房性 P′波　　D. P′R 间期≥0.12 秒
E. 房性期前收缩下传的 QRS 波群形态多与窦性心律相同

28. 经典型预激综合征患者发生猝死的高危因素有

A. 用普鲁卡因胺后预激波消失　　B. 症状性心动过速病史
C. 多旁路　　D. 家族性 WPW 综合征
E. 心房颤动时最短的旁路前传的 RR 间期<250 毫秒

29. 房性心动过速多见于器质性心脏病患者伴（　）等患者
A. 心房肥大　　B. 慢性阻塞性肺疾病
C. 心肌梗死　　D. 高血钾
E. 洋地黄中毒

30. 室性心动过速的治疗措施有
A. 毛花苷 C　　B. 直流电复律
C. 利多卡因　　D. 胺碘酮
E. 索他洛尔

31. 房室折返性心动过速（AVRT）的心电图和心电生理检查表现正确的有
A. QRS 频率 150~250 次/分，节律规则
B. 可见逆行 P′波，RP′间期一般>110~115 毫秒
C. 心电生理检查时，心动过速能被期前刺激诱发和终止
D. 房室正路顺传型 AVRT 时，QRS 波群宽大畸形和有 δ 波
E. 房室正路逆传型 AVRT 时，QRS 波群形态与时限均正常

32. 房室正路逆传型 AVRT 患者应避免使用的治疗方法有
A. 刺激迷走神经　　B. 静脉注射洋地黄
C. 静脉注射 β 受体阻断药　　D. 静脉注射胺碘酮
E. 静脉注射普罗帕酮

33. 可以引起室性心动过速的药物有
A. 洋地黄　　B. 奎尼丁
C. 罂粟碱　　D. 二环抗抑郁药
E. 普罗帕酮

34. 心房颤动患者应立即电复律的情况有
A. 心房颤动经房室旁道下传时　　B. 二尖瓣狭窄尚未纠正
C. 低血压　　D. 心绞痛恶化
E. 急性心衰

35. 成人获得性完全性房室传导阻滞永久性起搏治疗的Ⅲ类适应证有
A. 无症状的一度房室传导阻滞
B. 无心肌缺血情况下运动时的二度或三度房室传导阻滞
C. 任何阻滞部位和类型的二度房室传导阻滞产生的症状性心动过缓
D. 预期可以恢复且不再复发的房室传导阻滞

E. 发生于希氏束以上以及未确定阻滞部位是在希氏束还是以下的二度Ⅰ型房室传导阻滞

36. 终止房室结折返性心动过速的方法包括

A. 刺激咽喉　　B. 压迫眼眶

C. Valsalva动作　　D. 颈动脉窦按摩

E. 将面部浸没于冷水

37. 关于室性期前收缩，以下叙述正确的有

A. 具有完全的代偿间歇　　B. ST-T波段与QRS波群主波相反

C. 提前出现的宽大畸形QRS波　　D. QRS波前有相关P波

E. 室性期前收缩显著变形增宽，QRS>160毫秒，常强烈提示存在器质性心脏病

38. 关于室性心动过速的病因，叙述正确的有

A. 心包炎、心脏肿瘤等均可发生室性心动过速

B. 青霉素过敏可引起室性心动过速

C. 可发展为心室颤动

D. 低钾血症、高钾血症、低镁血症及碱中毒等为室性心动过速的原因

E. 长QT综合征、Brugada征等是室性心动过速的常见症状，是心脏性猝死的高危病因

39. 下列关于心脏传导系统的描述正确的有

A. 包括窦房结、结间束、房室结、希氏束、左右束支以及浦肯野纤维网

B. 心脏传导系统接受迷走和交感神经支配

C. 结间束连接窦房结与房室结，分成前、中与后结间束

D. 窦房结是心脏正常窦性心律的起搏点

E. 希氏束又称房室束，起自窦房结前端

40. 完全性房室传导阻滞的心电图特点包括

A. PP间期和RR间期有各自的规律性

B. P波与QRS波群有传导关系

C. P波频率较QRS波群频率为快

D. 室性逸搏心律的QRS波群宽大畸形

E. 房室交界区逸搏心律的QRS波群形态与实性QRS波群相同

41. 下列关于抗缓慢性心律失常药物治疗的叙述，正确的是

A. 阻滞部位较低者可以静脉注射阿托品（0.5~2.0mg）

B. 阿-斯综合征发作者应及早给予临时性或永久性心脏起搏治疗

C. 阿-斯综合征发作者应给予异丙肾上腺素（1~4μg/min）静脉滴注

D. 一度和二度Ⅰ型房室传导阻滞一般无须应用抗心律失常药物

E. 二度Ⅱ型与三度房室传导阻滞如心室率不慢、无症状者可不急诊处理

42. 可延长旁路不应期的药物有

A. 普鲁卡因
B. 普罗帕酮
C. 胺碘酮
D. 伊布利特
E. 钙通道阻滞药

43. 通常用于减慢房室结传导的药物有

A. 洋地黄
B. Ⅰa 类抗心律失常药物
C. 钙通道阻滞药
D. Ⅰc 类抗心律失常药物
E. β 受体阻断药

44. 预激综合征的长期治疗包括

A. 导管消融治疗
B. Ⅲ类抗心律失常药物治疗
C. β 受体阻断药治疗
D. 洋地黄药物治疗
E. 钙通道阻滞药（CCB）治疗

45. 房性心动过速主要的发病机制是

A. 触发活动异常
B. 自律性
C. 阻断及干扰
D. 折返机制
E. 冲动形成异常

46. 心房颤动患者合并下列哪些情况需要服用华法林

A. CHF/LV 功能障碍
B. 年龄≥75 岁
C. 卒中/TIA/栓塞史
D. 血管疾病
E. 年龄 60~65 岁

47. 产生折返的基本条件有

A. 传导异常，当心脏存在两个或多个部位的传导性与不应期各不相同的传导路径，相互连接形成一个闭合环
B. 其中一条通道发生单向传导阻断
C. 另一通道传导缓慢，使原先发生阻断的通道有足够时间恢复兴奋性
D. 原先阻断的通道再次激动，从而完成一次折返激动
E. 迷走神经和交感神经张力的改变产生了电不稳定

48. 常见的折返性心动过速有

A. 窦房结区域折返性心动过速
B. 房室交界区折返性心动过速
C. 心房内折返性心动过速
D. 房室折返性心动过速
E. 心室内折返性传导阻滞

49. 传导障碍包括

A. 传导减慢
B. 传导阻滞
C. 递减性传导
D. 双向阻滞

E. 不均匀传导

50. 下列各种心律失常中，可以使用洋地黄进行治疗的有

A. 房性自律性心动过速　　B. 房性期前收缩

C. 房室结折返性心动过速　　D. 心室颤动

E. 心房扑动

51. 心律失常的定义是指

A. 心脏冲动的频率、节律异常　　B. 心脏的心肌细胞坏死

C. 心脏冲动的起源部位异常　　D. 心脏冲动的传导速度异常

E. 心脏冲动的激动次序异常

52. 下列室上性心动过速治疗的组合，叙述正确的有

A. 合并心肌病心衰者——胺碘酮静脉注射

B. 合并预激综合征旁路前传——维拉帕米静脉注射

C. 合并洋地黄中毒——电复律

D. 合并休克——普鲁卡因静脉注射

E. 合并冠心病心绞痛——普萘洛尔静脉注射

53. 下列哪些抗心律失常药物可以引起心室有效不应期延长

A. 美西律　　B. 索他洛尔

C. 胺碘酮　　D. 利多卡因

E. 丙吡胺

54. 窦房结功能障碍植入起搏器治疗的Ⅲ类适应证有

A. 无症状的窦房结功能障碍者

B. 因窦房结变时性不良而引起症状者

C. 非必须应用的药物引起的症状性心动过缓

D. 虽有类似心动过缓的症状，但是该症状并非由窦性心动过缓引起

E. 自发或药物诱发的窦房结功能不全，心率<40 次/分，虽有心动过缓的症状，但是症状与所发生的心动过缓有关

六 案例分析题

（1~3 题共用题干）

患者，女性，61 岁。2 天前因呼吸困难入院，住院期间突发晕厥，自述 2 年前曾有广泛前壁心肌梗死病史。

1. 患者晕厥的最可能原因为

A. 一度房室传导阻滞　　B. 二度房室传导阻滞

C. 三度房室传导阻滞　　D. 室性心动过速

E. 心室颤动　　F. 心脏破裂

2. 在没有其他检查的情况下，对该患者最有效的处理为

A. 电除颤　　B. 气管插管

C. 心脏按压　　D. 口对口人工呼吸

E. 静脉给多巴胺　　F. 静脉给肾上腺素

3. 该患者经处理病情稳定，为防止再次晕厥，应进行的检查有

A. 心电图　　B. 24 小时心电监测（Holter）

C. 超声心动图　　D. 心室晚电位

E. 冠状动脉造影　　F. 化验心肌酶

（4~8 题共用题干）

患者，男性，32 岁。因发作晕厥 1 次入院。查体无明显阳性体征。心电图示窦性心律，右束支传导阻滞，$V_{1\sim3}$ 导联 J 点抬高 2mm，ST 段下斜型抬高。经检查诊断为 Brugada 综合征。

4. Brugada 综合征的特征包括

A. 右胸导联 $V_{1\sim3}$ ST 段抬高、多变　　B. 心脏结构无明显异常

C. 多形性室性心动过速　　D. 发作性左束支阻滞

E. 心室颤动与晕厥的反复发作以及猝死

5. Brugada 综合征中，钠离子通道基因（SCN5A）突变是（　　）性疾病

A. 常染色体显性遗传　　B. 常染色体隐性遗传

C. X 连锁显性遗传　　D. X 连锁隐性遗传

E. 非遗传

6. Brugada 综合征的 ECG 特点是

A. 发作性左束支阻滞　　B. 发作性右束支阻滞

C. $V_{1\sim3}$导联 ST 段抬高　　D. $V_{1\sim3}$导联 ST 段降低

E. 左前分支阻滞

7. 下列对明确诊断意义不大的是

A. 脑电图　　B. 心电图特征性改变

C. 家族心脏猝死史　　D. 超声心动图有无异常发现

E. 家族成员有典型 ECG 改变

8. 下列药物可以应用的是

A. 奎尼丁　　B. 西洛他唑

C. 普鲁卡因　　D. 异丙肾上腺素

E. 普罗帕酮

（9~12题共用题干）

患者，男性，50岁。1小时前描记心电图诊断为心房扑动，心律规则，心室率150次/分，给予静脉注射毛花苷C 0.4mg。现在心脏听诊心率为75次/分，心律规则。

9. 确定诊断时，最可靠的诊断依据是

A. 心电图
B. 颈静脉搏动图
C. 颈动脉搏动图
D. 心电图运动试验
E. 心电图信号平均技术

10. 该患者经治疗后，心律最可能转变为

A. 恢复窦性心律
B. 心房扑动仍存在，治疗后发生2∶1传导
C. 心房扑动仍存在，治疗后发生3∶1传导
D. 心房扑动仍存在，治疗后发生4∶1传导
E. 心房扑动仍存在，治疗后发生不规则传导

11. 该患者可用于减慢房扑之心室率的β受体阻断药有

A. 普萘洛尔
B. 阿替洛尔
C. 美托洛尔
D. 艾司洛尔
E. 维拉帕米

12. 该患者考虑心率转复的情形有

A. 患者抗凝指标INR值1.0~2.0
B. 患者抗凝指标INR值2.0~3.0
C. 房扑持续时间少于48小时
D. 房扑持续时间少于72小时
E. 经食管超声未发现心房血栓

（13~16题共用题干）

患者，男性，39岁。反复阵发性心动过速史10余年，每次心动过速突然发作，持续数十分钟至数小时，无明显诱因，可通过按压眼球或刺激咽部终止，无晕厥史。此次心动过速发作1小时而来医院就诊。查体：血压100/70mmHg，心脏无扩大，心率200次/分，节律规则。

13. 该患者最可能诊断为

A. 阵发性室上性心动过速
B. 窦性心动过速
C. 心肌炎
D. 低血糖状态
E. 甲状腺功能亢进

14. 本疾病主要的发病机制是

A. 折返机制
B. 自律性
C. 触发活动异常
D. 阻滞及干扰

E. 冲动形成异常

15. 确诊需要进行的检查是

A. 超声心动图　　B. 甲状腺功能检查

C. 运动平板试验　　D. 血糖测试

E. 发作时描记心电图或进行食管电生理检查诱发

16. 该患者若通过按压眼球或刺激咽部无法终止症状，可采取的治疗方法是

A. 静脉注射维拉帕米　　B. 静脉注射地尔硫䓬

C. 静脉注射普罗帕酮　　D. 静脉注射腺苷

E. 行电复律

（17~19 题共用题干）

患者，男性，22 岁。因发作性晕厥入院。入院后突发意识丧失。家族中有猝死史。查体：心率 188 次/分，血压 70/40mmHg。心律不齐，余无阳性发现。ECG 示尖端扭转型室性心动过速。

17. 应尽快做的处理不包括

A. 迅速直流电复律　　B. 静脉注射硫酸镁

C. 静脉补钾　　D. 利多卡因静脉滴注

E. 胺碘酮静脉滴注　　F. 心脏临时起搏

18. 经抢救后患者意识恢复，心电图示窦性心律，QT 间期为 580 毫秒。为明确诊断可参考的检查有

A. 超声心动图　　B. Holter 检测

C. 运动试验　　D. 冠状动脉造影

E. 基因检测　　F. 心脏 MRI

19. 患者的长期治疗方案包括

A. β 受体阻断药　　B. 永久起搏器

C. ICD　　D. 奎尼丁

E. 普罗帕酮　　F. 胺碘酮

（20~26 题共用题干）

患者，男性，65 岁。阵发性心房颤动病史 3 年，服用“胺碘酮”，近半年来发作较前频繁，每月均有发作。3 天因心悸发作持续就诊。既往有 8 年原发性高血压史，1 年短暂性脑缺血发作病史。查体：血压 150/80mmHg，双肺无干、湿啰音，心界不大，心率 125 次/分，心律绝对不齐，未及杂音。

20. 为明确诊断应检查的项目为

A. 冠状动脉造影　　B. 超声心动图
C. 心电图　　D. 动态心电图
E. 心肌酶

21. 该患者既往未进行抗凝治疗，可采用的治疗措施有
A. 电复律　　B. 静脉注射毛花苷 C
C. 静脉注射胺碘酮　　D. 口服华法林
E. 低分子肝素抗凝

22. 患者症状明显，心室率难以控制，欲即刻行复律治疗，应进一步完善的检查为
A. 冠状动脉造影　　B. 经食管超声
C. 心脏磁共振成像　　D. 心肌核素检查
E. 运动平板试验

23. 经食管超声检查发现左心耳血栓，服用华法林（INR 2.0~3.0），复查经食管超声血栓未溶解，可选择的治疗措施为
A. 外科切除左心耳，行外科消融
B. 华法林无效，停用
C. 调整华法林治疗目标 INR 为 3.0~3.5
D. 联合应用华法林、阿司匹林、氯吡格雷
E. 尿激酶溶栓

24. 复查甲状腺功能发现严重的甲状腺功能亢进，患者可采取的措施是
A. 停用胺碘酮　　B. 请内分泌科会诊
C. 将胺碘酮减量　　D. 行放射性碘治疗
E. 甲状腺半切

25. 患者因服用胺碘酮无效，维持窦性心律应选择的治疗是
A. 外科 Maze 手术　　B. 导管消融行肺静脉隔离
C. 胸腔镜辅助下微创外科　　D. 联合应用胺碘酮和普罗帕酮
E. 房室结消融

26. 患者行肺静脉电隔离，围手术期抗栓治疗策略是
A. 低分子肝素替代华法林　　B. 术中普通肝素抗凝
C. 术后不需要抗栓治疗　　D. 术后长期应用华法林
E. 术后联合应用低分子肝素和华法林，直至 INR 达标

（27~33 题共用题干）

患者，女性，62 岁。因反复活动后气促 1 年余，加重伴咳嗽 2 周入院。否认高血压、高血脂、糖尿病等病史。查体：体温 36.8℃，血压 136/80mmHg，呼吸 22 次/分；半卧位时

颈静脉充盈，双中下肺散在湿啰音；心界左下扩大，心率 90 次/分，律齐；肝界右侧肋缘下 4cm，软，轻微触痛；双下肢轻度凹陷性水肿。

27. 根据患者症状可初步诊断为

A. 急性左心功能不全　　B. 慢性充血性心力衰竭
C. 心肌病　　D. 病毒性心肌炎
E. 缺血性心脏病　　F. 肺部感染

28. 急诊胸部 X 线片提示肺淤血，心影增大。血常规提示白细胞计数正常，轻度贫血。给予呋塞米 20mg 静脉注射后症状有所缓解。为进一步明确诊断，应完善的检查有

A. 心电图　　B. 心脏 B 型超声
C. 心肌酶、肌钙蛋白　　D. 冠状动脉造影术
E. 纤维支气管镜检查　　F. 活动平板运动心电图

29. 冠状动脉造影检查提示冠状动脉无狭窄。心脏 B 型超声提示为扩张型心肌病，二尖瓣重度反流，左心室舒张末内径 62mm，左心室射血分数 35%。心肌酶正常。心电图示完全性左束支传导阻滞，频发室性期前收缩。目前进一步治疗的药物是

A. 卡维地洛　　B. 贝那普利
C. 呋塞米　　D. 螺内脂
E. 地高辛　　F. 普罗帕酮

30. 患者住院过程中，在大便后突然倒地、抽搐，立即行心电图检查，诊断为右心室单形性室性心动过速，此时紧急处理措施为

A. 立即电复律　　B. 胺碘酮 150mg 静脉注射
C. 普罗帕酮 70mg 静脉注射　　D. 美托洛尔 15mg 静脉注射
E. 吗啡 3mg 静脉注射　　F. ICD 植入

31. 患者经抢救后病情恢复平稳。查血电解质正常，地高辛浓度正常低限。为进一步预防上述心律失常，应选择的治疗措施

A. ICD 植入　　B. 心脏再同步化治疗（CRT）
C. CRT-D　　D. 若经济条件差，口服胺碘酮
E. 若经济条件差，口服索他洛尔　　F. 若经济条件差，口服普罗帕酮

32. 患者不同意器械治疗，要求口服抗心律失常药物。出院后约半年时复诊，诉疲劳，双下肢乏力，无明显胸闷、气短，无水肿，可平卧，食欲差，精神差。根据患者的症状，应考虑为

A. 心律失常（心动过缓）　　B. 甲状腺功能异常
C. 心力衰竭加重　　D. 肝功能减退
E. 电解质紊乱　　F. 药物引起的常见反应

33. 经 Holter 检测排除心动过缓。甲状腺功能检查提示 T_3、T_4降低，TSH 升高。肝、肾功能

正常，血电解质正常。以下治疗措施调整方案中正确的是

A. 停用胺碘酮，换用索他洛尔　　B. 停用胺碘酮，卡维地洛逐渐加量

C. 小剂量甲状腺素替代治疗　　D. 建议患者接受器械治疗

E. 停用地高辛　　F. 停用卡维地洛

参考答案与解析

一、A1 型题

1. C【解析】直流电复律和除颤是治疗室扑和室颤的首选措施，应争取在短时间内（1~2 分钟）给予非同步直流电除颤，一般用 300~400W。

2. A【解析】正常自律性心脏的基本起搏点在窦房结，自律性的产生源于窦房结细胞的 4 期自动去极化。

3. C【解析】典型房扑即峡部依赖性房扑，折返环位于右心房，心房率常在 240~350 次/分，依照激动的传导方向又分为顺钟向房扑和逆钟向房扑。顺钟向房扑心电图表现为Ⅱ、Ⅲ、aVF 导联负向 F 波和 V_1 导联正向 F 波；逆钟向房扑心电图表现与之相反。

4. D【解析】窦性心动过速是指成人的窦性心律在 100 次/分以上时的状况。

5. C【解析】奎尼丁在治疗量应用时一般不降低窦性心律，甚至可出现反射性心率加快。胺碘酮、美托洛尔、普罗帕酮、维拉帕米等在使用治疗量时都可对窦性心律有不同程度的影响，以美托洛尔、维拉帕米最为明显。

6. A【解析】完全性房室传导阻滞合并频发室性期前收缩或阵发性室性心动过速，为便于使用抗心律失常药物，可安装预防性心室临时起搏器。

7. A【解析】二度Ⅱ型与三度房室传导阻滞（完全性房室传导阻滞）如心室率不慢、无症状者可不急诊处理；如心室率过慢，伴有血流动力学障碍，甚至有阿-斯综合征发作者，应给予异丙肾上腺素（1~4μg/min）静脉滴注，维持心室律，并及早给予临时性或永久性心脏起搏治疗。阿托品（0.5~2.0mg）静脉注射仅适用于阻滞位于房室结者，对阻滞部位较低者无效。

8. D【解析】窦房传导阻滞按阻滞程度的轻重可分为一度、二度和三度窦房传导阻滞，但由于体表心电图不能显示窦房结电位，故不能明确诊断一度窦房传导阻滞。

9. D【解析】房室结折返性心动过速（AVNRT）的心电图和心电生理检查表现：①QRS 频率 100~250 次/分，节律规则。②QRS 波群形态与时限均正常，但如心室率过快发生室内差异传导或窦性激动时，即有束支传导阻滞时，QRS 波群可宽大畸形。③可见逆行 P′波，常重叠于 QRS 波群内或位于其终末部。④心电生理检查时，心动过速能被期前刺激诱发和终止，RP′间期<60~70 毫秒，房室交界区存在双径路现象。后者表现为房室传导曲线中断，

相同或相近速率（<10 毫秒）期前刺激时，出现长短两种 SR 间期，互差>50 毫秒。所以，选项 D 错误。

10. E【解析】心动过缓-心动过速综合征简称慢-快综合征。表现为心动过缓-心动过速综合征的病态窦房结综合征患者，最好选用安置按需型人工心脏起搏器。异丙肾上腺素、阿托品、氨茶碱等药物可作为安置心脏起搏器前的过渡治疗，长期应用效果不佳。

11. D【解析】房颤是慢性阻塞性肺疾病患者经常发生的心律失常，此时应注意纠正低氧、酸中毒、电解质紊乱，可应用非二氢吡啶类钙通道阻滞药控制心室率，如果房颤所致血流动力学不稳定可采用电复律。

12. D【解析】期前收缩按发生部位分为窦性、房性、交界性和室性四大类。其中室性期前收缩（简称室早）最常见也最为重要，房性和交界性次之，窦性期前收缩极为罕见。

13. A【解析】发作时心室率不快且无症状的阵发性心房颤动患者，可以暂不予以治疗。发作时心室率快的，宜按心率增快和影响循环功能的程度，选用 β 受体阻断药、维拉帕米或洋地黄制剂。

14. C【解析】自律性房性心动过速可通过导管消融心动过速的起源点达到根治的目的。

15. E【解析】房室交界区折返性心动过速中，房室结可功能性地纵向分离为快径和慢径，称为房室结双径路（有时甚至可分离为多径路），一般快径路的特征为传导速度快而不应期长，慢径路的特征为传导速度慢而不应期短，两者在匹配适当时，可组成折返径路而形成折返性心动过速。

16. A【解析】风湿性心脏病二尖瓣狭窄血流动力学障碍的结果是左心房扩大，右心室肥厚扩大，左房压升高，故最常发生的是房性心律失常，尤以心房颤动最常见。

17. B【解析】室性心动过速和室上性心动过速伴差异性传导鉴别较难，出现下列心电图表现支持室性心动过速的诊断：①室性融合波。②心室夺获。③室房分离。④全部心前区导联 QRS 波主波方向呈同向性。

18. A【解析】快速心房颤动宜首选洋地黄，它可减慢心率，抑制窦房结和房室传导，反射性提高迷走神经活性，使窦性心率减慢，舒张期延长，静脉回流、增加，在增加心排血量的同时，降低静脉压。此外，洋地黄还可减慢房室传导，因而可减慢室上性快速性心律失常的心室率。

19. A【解析】窦性心动过缓常发生于健康的青年人、运动员、体力劳动者及睡眠时。心内外疾患如颅内压增高、低温、甲状腺功能减退症、黄疸、窦房结病变、冠心病等以及应用洋地黄、β 受体阻断药与利血平等药物也可引起窦性心动过缓。贫血时多见正常心率或窦性心动过速。

20. B【解析】二度Ⅱ型窦房传导阻滞即莫氏Ⅱ型窦房阻滞，其特点为一系列连续出现的 P 波中，多数 PP 间期相等，但间歇性发生 P 波脱漏，而出现长的 PP 间期。其长 PP 间期等于短 PP 间期的 2 倍或整倍数。

21. D【解析】室性心动过速的电生理检查的临床应用可以明确诊断，阐述室性心动过速的机制，终止心动过速，并可以确定心动过速起源点，指导导管消融治疗。心内电生理检查对判断室性心动过速严重程度及预测猝死的危险程度具有重要意义。

22. C【解析】窦性心动过速通常是逐渐开始与逐渐终止的，频率大多在100～180次/分，偶尔超过200次/分，容易有暂时的波动。

23. B【解析】洋地黄的可加重房室传导阻滞以减慢房扑心室率。若单独应用洋地黄未能奏效，可联合应用β受体阻断药或钙通道阻滞药控制心室率。

24. C【解析】特发性房速首选导管消融治疗，消融无效时可选用β受体阻断药、普罗帕酮或胺碘酮。

25. E【解析】无器质性心脏病的房颤患者，口服或静脉应用普罗帕酮比较安全和有效，但对有缺血性心脏病或充血性心衰患者应避免应用。因普罗帕酮可加重心力衰竭，故不适用于合并心功能不全的心房颤动患者。如有心功能不全，首选Ⅲ类药物中的胺碘酮。

26. D【解析】心律失常是洋地黄中毒的主要心脏表现，当发生快速性心律失常而无传导阻滞时，如室性期前收缩、心动过速等可给予氯化钾静脉滴注作为治疗手段。高血钾可加重完全性心脏传导阻滞，甚至出现心脏停搏。

27. A【解析】洋地黄的不良反应有房室传导阻滞，不宜用于治疗高度房室传导阻滞。

28. E【解析】由于洋地黄制剂在发挥强心作用的同时可对房室交界区传导起负性作用，同时可缩短房室间旁路的不应期，使心室率加快，因此在预激综合征伴有心房颤动时使用洋地黄制剂，可使患者的心室率加快，故不宜选用。所以，选项E符合题意。对快速心房颤动，特别是伴有心力衰竭的窦性心动过速、快速心房颤动，洋地黄制剂可列为首选药物。急性心肌梗死伴有快速室上性心动过速在其他药物治疗效果不佳时，洋地黄类制剂仍为选用药物之一，但应适当控制剂量。

29. E【解析】阵发性室上性心动过速的心率通常在150～250次/分，节律规整；突然发作突然终止；刺激迷走神经（如颈动脉窦按摩、按压眼球、咽喉刺激、屏气等）可终止阵发性室上性心动过速。

30. B【解析】窦性停搏的功能性原因如迷走神经张力增高或颈动脉窦过敏等。选项C、D、E均属于窦性停搏的器质性原因。

31. B【解析】窦性停搏主要与二度Ⅱ型窦房传导阻滞鉴别，后者所致的长PP间期是基本窦性PP间期的简单倍数。

32. C【解析】房室传导阻滞的生理性原因：一度和二度Ⅰ型房室传导阻滞可见于健康人，与迷走神经张力增高有关。病理性原因，如冠心病、心肌炎、心肌病、急性风湿热、药物中毒、手术损伤、电解质紊乱、结缔组织病和原发性传导束退行性变等。

33. D【解析】腺苷对窦房结和房室结均有明显抑制作用，对经房室交界区折返的阵发性室上性心动过速有效。该药半衰期很短，仅有30秒，故若无效，3～5分钟后可重复静脉注射。为防止严重窦性静止、房室传导阻滞，可与阿托品联合静脉推注。老年人及病窦综合征者禁用。

34. E【解析】2012 年 ESC 心房颤动诊疗指南将房颤分为以下 5 种。①首次诊断的房颤：首次出现房颤的每位患者都视为首次诊断的房颤患者，无论房颤的持续时间或是否存在房颤相关症状及严重程度。②阵发性房颤：能够自发终止的房颤，通常房颤持续发作≤1 周。③持续性房颤：房颤持续超过 7 天或需要药物或直流电复律转复的房颤。④长期持续性房颤：房颤需采取控制策略时已超过 1 年或更长时间。⑤永久性房颤：经药物或电复律治疗难于复律或即使复律但难以维持窦性心律的房颤。房颤类型不包括紊乱性房颤。

35. A【解析】引起心房颤动的原因有很多，历史上，风湿性心脏病和甲状腺功能亢进是导致心房颤动的主要因素，很多不发达国家仍然如此。在我国，风湿性心脏病二尖瓣狭窄是最常见的病因。

36. D【解析】冲动传导异常根据病理性可分为各种传导阻滞，包括：①窦房传导阻滞。②房内传导阻滞。③房室传导阻滞。④束支或分支阻滞（左、右束支及左束支分支传导阻滞）或室内阻滞。不包括选项 D“室外阻滞”。

37. C【解析】预激综合征是房室间传导途径异常的心律失常，是指心房的冲动使整个心室或心室的某一部分提前激动，或心室的冲动使整个心房或心房的某一部分提前激动。选项 A、B、D 均属于冲动传导异常的心律失常。

38. E【解析】预激综合征患者发作经旁道前传的房扑与房颤，可伴极快的心室率而导致严重血流动力学障碍，应立即行电复律给予电除颤治疗。药物宜选择延长旁路不应期的药物，如Ⅰa（普鲁卡因）、Ⅰc（普罗帕酮）或Ⅲ类（胺碘酮、伊布利特）等。洋地黄、钙通道阻滞药和 β 受体阻断药等通常用于减慢房室结传导的药物，并不能阻断旁道传导，甚至可加速旁道传导，从而加速预激综合征合并房颤的心室率，甚至诱发室颤，因而不主张应用。

39. E【解析】病态窦房结综合征（SSS）简称病窦综合征，也称为窦房结功能不全，是由窦房结及其邻近组织病变引起窦房结起搏功能和/或窦房传导功能障碍，从而产生多种心律失常和临床症状的一组综合征。当合并快速性心律失常反复发作时，称心动过缓-心动过速综合征，简称慢-快综合征。

40. E【解析】窦性心动过缓正常变异者不需治疗。有基础病因者应予以纠正。出现黑朦、晕厥等心脑供血不足的症状时，可给予药物治疗，如阿托品（0.3～0.6mg，3～4 次/日）、氨茶碱（0.1g，3 次/日）或异丙肾上腺素（0.5～2.0mg 加入 500ml 液体中，浓度1～4μg/ml，起始 1～2μg/min 并根据心率调整滴速），但长期应用效果不确定。

41. A【解析】患者心率<60 次/分，符合窦性心动过缓的临床表现。窦性心动过缓正常变异者无须治疗。

42. E【解析】显性预激综合征发作室上性心动过速时，折返回路与顺向型者恰好相反，经旁路通道前向传导、房室结逆向传导，即逆向型房室折返性心动过速。逆向型房室折返性心动过速的折返环路顺序依次为心房、房室旁路、心室、房室结、心房。

43. E【解析】β 受体阻断药用于情绪激动或焦虑所致的症状性窦速十分有效，用于治疗急性心肌梗死（AMI）后的窦速可改善预后，也可用于慢性心衰所致的窦速，以改善症状和预后。

44. C【解析】参见 A1 型题第 1 题解析。其他四项也是室扑和室颤的治疗措施，但不是首选治疗措施。

45. A【解析】对迷走神经诱发的心房颤动，抗迷走神经性药物（如丙吡胺）较为有效，此类患者不宜使用普罗帕酮。

46. E【解析】冠心病、扩张型心肌病 90%以上患者可出现室性期前收缩。二尖瓣脱垂患者常见频发和复杂的室性期前收缩。室性期前收缩在心电图上的特征表现是提前出现的宽大畸形 QRS 波，时限>120 毫秒；其前无相关 P 波；ST-T 波段与 QRS 波群主波相反。绝大部分室性期前收缩具有完全的代偿间歇。室性期前收缩显著变形增宽，QRS>160 毫秒，常强烈提示存在器质性心脏病。

47~48 B、A【解析】心房颤动的心电图表现：①P 波消失，代之以形态、振幅、间距绝对不规则的房颤波（F 波），频率为 350~600 次/分，以 V_1 导联最为明显。②QRS 波群通常形态正常，但振幅并不一致；伴室内差异性传导、束支传导阻滞或预激综合征时，QRS 波群增宽、畸形。③心室律绝对不规则。

49. D【解析】参见 B 型题第 6~9 题解析。

50. D【解析】阵发性心房扑动，心室率在正常范围者，可暂不予治疗。

51. E【解析】儿茶酚胺类药物、运动、发热、甲亢等均可缩短房室结不应期，使心室率加速；相反，洋地黄延长房室不应期，减慢心室率。

52. B【解析】洋地黄中毒所致双向性室性心动过速的机制是触发活动。当心肌细胞内钙超载引起延迟后除极时（如洋地黄中毒、CPVT 等），心室壁内、外 3 层心肌均能成为室性异位激动的起源点（主要源自外层心肌），外层和内层心肌的异位起搏点常交替发放冲动，使其激动心室壁的顺序相反，心电图则表现为 QRS 波主波方向相反的交替。

53. C【解析】房颤发作>48 小时或发作时间不明者，应遵循“前三后四”的抗凝方案，即复律前 3 周与复律后 4 周口服华法林，调整剂量控制 INR 值在 2.0~3.0。

54. B【解析】参见 A1 型题第 13 题解析。毛花苷 C 是洋地黄制剂，在心房颤动伴快速心室率时静脉注射毛花苷 C，可以减慢心室率。

55. B【解析】非同步直流电除颤术的适应证包括心搏骤停、心室颤动的抢救治疗。

56. D【解析】预激综合征容易发生阵发性室上性心动过速，折返环包括心房、房室结、心室和旁道，因此称为房室折返性心动过速。

57. D【解析】洋地黄因缩短心房的有效不应期，可使心房扑动变为心房颤动，更容易增加隐匿性传导而减慢心室率，故心功能不全并发心房扑动时最好的治疗是快速洋地黄制剂。

58. E【解析】房颤治疗原则为转复窦律、维持窦律、减慢心室率和抗凝治疗。但不同类型的房颤治疗目的不同，如慢性房颤主要是控制心室率、抗凝治疗，不一定都转为窦性心律。所以，选项A错误。并不是所有心房颤动均用电击复律，只有当房颤伴有血流动力学异常时才用电复律。所以，选项B错误。并不是所有的房颤均可以选用普萘洛尔，如房颤伴有低血压时不可选用普萘洛尔。因此，选项C错误。预激综合征合并房颤不能用洋地黄。所以，选项D错误。所有慢性心房颤动转复后，在一定时间内应服用药物以维持窦性心律。

59. D【解析】房性期前收缩一般不需治疗，应去除诱因与病因。伴有缺血或心衰的房性期前收缩，随着原发因素的控制往往能够好转。

60. C【解析】二度Ⅰ型房室传导阻滞也称莫氏Ⅰ型或文氏型房室传导阻滞。其特点：①一系列规则出现的窦性P波后，PR间期依次逐渐延长，直到P波不能下传心室，即P波后未随之QRS波群，发生心室脱漏。在心室脱漏后的第一个PR间期又恢复至初始的时限，然后再次逐渐延长，这种周而复始的现象称为文氏现象。②PR间期延长的增量逐次递减，使RP间期进行性缩短，直到心电图脱漏时出现明显变长的RR间期。③发生心室脱漏时的长RR间期短于任何两个短RR间期之和。所以，选项C符合题意。选项D符合二度Ⅱ型房室传导阻滞的心电图表现。

61. C【解析】心房扑动（AFL）简称房扑，是一种常见的快速性房性心律失常，多为阵发性，每次发作历时数分钟至数小时，有不稳定的倾向，可恢复至窦性心律或发展为房颤。少数为持续性，可持续数月或数年。阵发性房扑可发生于无器质性心脏病者。持续性房扑大多发生在各种器质性心脏病，其中最主要病因是风湿性心脏病（二尖瓣狭窄）与冠心病。按摩颈动脉窦能增加房室传导阻滞，使房扑的心室率突然减慢；停止按摩后又恢复至原先心室率水平。心电图表现为QRS波群形态正常，伴室内差异性传导、束支传导阻滞或预激综合征时，QRS波群增宽、畸形。传导比例以偶数多见，奇数少见。

62. C【解析】测定最后一次起搏的心房激动到第一次自发的窦性恢复引起心房激动的间期称为窦房结恢复时间（SNRT）。因为自发性窦性心律影响SNRT，故从测定的SNRT减去起搏前窦性周期时限得到校正的SNRT（CSNRT）。正常值SNRT<1500毫秒，CSNRT<500毫秒。

63. A【解析】心房颤动发作与预激有关者，射频消融可达到根治目的。对有显著症状而药物治疗无效者，可以采用房室交界区改良或消融术造成房室传导阻滞，然后植入永久性起搏器（如VVI或VVIR）。其他治疗方法包括外科心房迷宫手术、植入式心房自动除颤器（IAD）、心房起搏治疗和导管消融治疗等。

64. E【解析】与3相阻滞有关的心律失常：室上性期前收缩和室上性心动过速伴室内差传、窦房干扰现象、房室干扰现象、隐匿性传导、房室传导裂隙现象、文氏现象和折返激动的形成等。与 3 相阻滞有关的心律失常不包括阵发性房室传导阻滞。

65. D【解析】非阵发性房室交界性心动过速通常能自行消失，假如患者耐受性良好，仅需密切观察和治疗原发疾病。治疗基础疾病后心动过速仍反复发作并伴有明显症状者，可选用 β 受体阻断药。洋地黄过量所致者应立即停药，补充钾盐以及给予利多卡因、苯妥英钠或 β 受体阻断药治疗。不应施行电复律。

66. E【解析】参见 A1 型题第 46 题解析。

67. B【解析】按压颈动脉窦法治疗室上性心动过速时应注意：取胸锁乳突肌前缘平甲状软骨上缘搏动处按压；左、右两侧轮流，不可同时按压；每次按压时间 5～10 秒；听到心率减慢立即停压；老年人不能用此法。

68. D【解析】房室结折返性心动过速（AVNRT）和房室折返性心动过速（AVRT）常发生于无器质性心脏病患者，少数可由心脏疾病或药物诱发。房速多见于器质性心脏病患者伴心房肥大、慢性阻塞性肺疾病、心肌病、心肌梗死、低血钾及洋地黄中毒等患者。

69. E【解析】先天性心脏病的室性期前收缩可产生于原发的心脏损害或心脏手术损伤，报道较多的是法洛四联症。

70. C【解析】室颤是导致心源性猝死的严重心律失常，也是临终前循环衰竭的心律改变。

71. E【解析】窦房结折返性心动过速的诊断：①心动过速和相关症状呈阵发性。②P 波形态和窦性 P 波相同。③心内心房激动顺序和窦性心律时相同。④房性期前收缩刺激可诱发和/或终止心动过速。⑤刺激迷走神经或腺苷可终止发作。⑥心律失常的诱发与房内或房室结传导时间无关。

72. D【解析】一度房室传导阻滞时，心律正常而整齐，从二度以上房室传导阻滞开始出现心律不齐，甚至心搏脱漏。

73. B【解析】冠心病患者发生室性心动过速的机制主要为折返。折返激动可发生于心脏任何部位，是形成快速性心律失常的最重要的机制。绝大多数的室上性心动过速、多数的室性心动过速和期前收缩都是折返引起的。

74. E【解析】急性下壁心肌梗死最容易引起房室传导阻滞。急性下壁心肌梗死可使房室传导通路中断而引起房室传导阻滞。

75. D【解析】三度窦房传导阻滞的心电图上不出现 P 波，难于与窦性停搏相区别，也无法作出诊断。这些就只能借助窦房结电图的直接描记才能诊断。

76. E【解析】参见 A1 型题第 36 题解析。选项 A、B、C、D 均属于冲动形成异常的类型。

77. A【解析】房室交界区是指心房肌纤维和希氏束之间的纤维复合体，根据组织学观察可分为以下 3 种不同的特殊组织。①过渡细胞带：位于房室结的后方，过渡细胞间相互集合，错综交织成迷路样结构，与致密部分相连接。这是房室结传导缓慢的解剖基础。②致密部分：即房室结本身，位于房间隔的右后下部、冠状窦开口前、三尖瓣附着部的上方。根据电生理特性，房室结被分成房结区（AN）、结区（N）和结希区（NH）。AN 区相当于节后部位的过渡细胞带，具有传导性和潜在自律性。N 区为光镜下见到的房室结，有传导性及自律性。NH 区为结下部束支起始部前，位于房室结和希氏束之间，具有传导性和潜在自律性。85%~90%心脏的房室结由右冠状动脉间隔支供血，部分来自左前降支的分支。③希氏束：为索状结构，与房室结致密部分远端相连，穿过中央纤维体，通过肌部室间隔，与主动脉瓣瓣环和三尖瓣瓣环相邻。冠状动脉前、后降支都有分支供应肌部室间隔的上方。根据第①点可知，选项 A 的叙述是不正确的。

78. B【解析】病态窦房结综合征的临床表现轻重不一，可呈间歇性发作。多以心率缓慢所致脑、心、肾等脏器供血不足症状为主要症状。轻者表现为乏力、头晕、眼花、失眠、记忆力差、反应迟钝或易激动等，严重者可引起短暂黑矇、近乎晕厥或阿-斯综合征发作。部分患者合并短阵室上性快速心律失常发作，又称慢-快综合征。血压升高不是病态窦房结综合征的临床表现。

79. A【解析】房性紊乱性心动过速（CAT）又称多源性房性心动过速，其心电图和心电生理检查表现：①房性 P′波频率 100~130 次/分。②有 3 种或 3 种以上形态不同的 P′波，且 P′波之间有等电位线。③P′P′、P′R、RR 间距不规则，部分 P′波不能下传心室。④心电生理检查时，房性期前刺激不能诱发或终止。

80. E【解析】房性期前收缩的表现：①症状。可无症状或主诉心悸、漏搏。②体征。可发现在基本心律间夹有提前搏动，其后有一较长间歇。期前收缩的 S_1 可增强，S_2 减弱。期前收缩的脉搏减弱或消失，形成漏脉，这是由于心室充盈和搏血量减少。提早出现的房性 P′波，形态与窦性 P 波不同是房性期前收缩的心电图表现。

81. C【解析】心房颤动的 f 波频率多在 350~600 次/分。心房颤动的临床表现：①症状。心房颤动的症状取决于发作时的心室率、心功能、伴随的疾病、房颤持续时间以及患者感知症状的敏感性等多种因素。大多数患者有心悸、呼吸困难、胸痛、疲乏、头晕和黑矇等症状，心房利钠肽的分泌增多还可引起多尿。部分房颤患者无任何症状，而在偶然的机会或者当出现房颤的严重并发症如卒中、栓塞或心力衰竭时才被发现。同一患者即可存在症状性房颤发作也可发生无症状性房颤。②体征。心房颤动发作时听诊第一心音强度变化不定，心律极不规整，具有一定的特征性，但心房颤动的听诊特点也可见于频发多源房性期前收缩。当心室率过快时，心室搏动减弱以致未能开启主动脉瓣，或因动脉血压波太小，未能传导至外周动脉而表现为脉搏短绌。所以，选项 C 的叙述是不正确的。

82. A【解析】对于反复发作的 AVNRT 和 AVRT 患者，目前不推荐长期药物治疗。导管消融治疗 AVNRT 和 AVRT 因其创伤小、见效快、根治率高而成为这类心律失常的首选治疗方法。Ⅰa 类、Ⅰc 类和Ⅲ类抗心律失常药物能有效减少 AVNRT 和 AVRT 的发作，部分经济条件有限而不能接受导管消融治疗的患者如果频繁发作，可选用这些药物预防心动过速复发。

83. C【解析】房性自律性心动过速（AAT）的心电图和心电生理检查表现：①房性P′波频率100～200次/分，发作初期频率渐趋稳定（温醒现象）。②P′波与窦性P波形态不同，取决于异位兴奋灶的部位。③P′R间期≥120毫秒，发生房室阻滞时不能终止房速发作。④QRS形态和时限多与窦性相同。⑤心电生理检查时，房性期前刺激不能诱发或终止AAT。

84. D【解析】房室折返性心动过速和房室结折返性心动过速均表现为突然发作、突然终止，持续时间长短不一，短则几秒钟，长则数小时、甚至数天。发作时症状有心悸、焦虑、紧张、乏力，甚至诱发心绞痛、心功能不全，少数可发生晕厥或休克。症状轻重取决于发作时心室率快慢、持续时间长短和有无心脏病变等。体检时心率100～250次/分，节律规则。

85. C【解析】三度房室传导阻滞也称完全性房室传导阻滞。

86. C【解析】Brugada综合征呈常染色体显性遗传。到目前为止，已发现8个Brugada综合征的致病基因，分别是编码心脏钠通道α、β亚单位的SCN5A、SCN1b和SCN3b，钠通道调节因子GPD1L，编码钙通道的α、β亚单位的CACNA1C和CACNB2B，编码Ito通道的KCNE3基因，编码Ikr通道的KCNH2基因。

87. E【解析】心房颤动诊断并不困难，根据临床症状和体征可以初步诊断，房颤发作时的心电图是确诊的依据。如果发作频繁持续时间短暂者可进行动态心电图检查确诊。

88. D【解析】华法林是风湿性心脏病二尖瓣狭窄合并心房颤动的长期的抗凝选择。

89. D【解析】参见A1型题第3题解析。

90. A【解析】心脏的传导系统由负责正常冲动的形成与传导的特殊心肌细胞构成，包括窦房结、结间束、房室结、希氏束、左右束支以及浦肯野纤维网。正常情况下，窦房结细胞的自律性最高，对心脏兴奋起主导作用。冲动在窦房结形成后，由结间束和普通心房肌传递，抵达房室结及右心房。冲动在房室结内传导速度极为缓慢，抵达希氏束后传导再度加速。束支与浦肯野纤维的传导速度均极快，使全部心室肌几乎同时被激动。最后，冲动抵达心外膜，完成一次心动周期。

91. B【解析】隐匿性传导是心律失常中常见现象之一，它可发生于心脏传导组织的任何部位，如窦房交接区、房内、房室交接区、房室束及左右束支、浦肯野纤维和房室旁路等，但房室交接区的隐匿性传导是最常见的部位。

92. D【解析】折返机制和自律性与触发活动异常是室上性心动过速主要的发病机制，绝大多数室上性心动过速的机制为折返机制。而房速则以自律性或触发活动机制多见。

93. D【解析】窦性心律失常包括窦性心动过速、窦性心动过缓、窦性心律不齐、窦性停搏。选项D“窦房传导阻滞”属于冲动传导异常的类型。

94. D【解析】预激综合征多无器质性心脏病，少数伴发于先天性心脏病，如三尖瓣下移畸形、二尖瓣脱垂与心肌病等。所以，预激综合征的病因一般不包括心肌梗死。

95. C【解析】阵发性室上性心动过速发作时可首先采用刺激迷走的方法使房室结传导减慢而终止室上性心动过速发作，常用的手法包括刺激咽部、按压眼球、颈动脉窦按摩和瓦尔萨尔瓦（Valsalva）动作，但压迫眼眶无迷走刺激的作用。

96. E【解析】参见 A1 型题第 1 题解析。

97. D【解析】急性心肌梗死后最常见的心律失常为室性心律失常，包括室性期前收缩、室性心动过速，两者容易演变为心室颤动。因此，一旦出现上述心律失常，应立即使用抗心律失常药物，首选利多卡因静脉注射。

98. A【解析】窦房结功能障碍植入起搏器治疗的Ⅱb 类适应证：清醒状态下心率长期低于 40 次/分，但症状轻微。所以，选项 A 符合题意。选项 B、C、D 均属于Ⅲ类适应证。选项 E 属于Ⅱa 类适应证。

99. D【解析】未引起血流动力学障碍的室性心动过速可静脉应用利多卡因或普鲁卡因胺等药物治疗，无效时可采用直流电复律。但当出现血流动力学障碍时应迅速进行直流电复律。

100. E【解析】心室扑动及颤动一旦发生，患者迅速出现阿-斯（Adams-Stokes）综合征，表现为意识丧失、抽搐、呼吸停顿继而死亡，体检发现心音消失，脉搏触不到，血压测不出。如不及时抢救，随之呼吸、心脏停搏。

101. E【解析】室性心动过速发作时少数室上性冲动可下传心室，产生心室夺获，表现为 P 波后提前发生一次正常的 QRS 波群。当心室被部分夺获时，即可产生室性融合波，表现为 QRS 波群形态介于窦性与异位心室搏动之间。心室夺获与室性融合波的存在是确立室性心动过速诊断的最有力的心电图证据。

102. E【解析】心房颤动（AF）简称房颤，是临床上最常见的持续性心律失常，60 岁以上人群中发生率为 1%，且随年龄而增加。

103. E【解析】反复性室性心动过速常由室性期前收缩激发，是以室性反复搏动开始而形成的连续折返，常呈短阵发作方式，与窦性心律交替出现。

104. D【解析】参见 A1 型题第 100 题解析。

二、A2 型题

1. D【解析】窦性停搏和三度房室传导阻滞适宜安装临时或永久性心脏起搏器。

2. E【解析】患者有阵发心房颤动及窦性心动过缓，阿托品试验心率无增快，临床应考虑有病态窦房结综合征（慢-快综合征），此类患者不应服用洋地黄制剂。本次患者来诊出现晕厥，虽然血清地高辛浓度正常，但患者心室率仅 35 次/分，不能排除洋地黄毒性反应，加之原发病为病态窦房结综合征，故在处理上应积极采取安置临时心脏起搏器。

3. E【解析】此患者为 45 岁女性，无器质性心脏病，且为阵发房颤，应行抗心律失常药物治疗。普罗帕酮是无器质性心脏病患者Ⅰa 类推荐用药，普罗帕酮和胺碘酮推荐应用于不同的心脏病病史房颤患者，胺碘酮适用于合并器质性心脏病的病患且不良反应明显。阿司匹林对房颤患者预防栓塞作用无效。阿替洛尔及地高辛为控制心率的药物，该患者不适合。

4. D【解析】此患者心率38次/分，心音强弱不等，律齐，并伴随有晕厥等症状，考虑为三度房室传导阻滞。

5. C【解析】患者可考虑诊断为病态窦房结综合征。症状表现参见A1型题第78题解析。体征表现为持久的窦性心动过缓，心率低于50次/分。

6. E【解析】患者可诊断为阵发性室性心动过速。室性心动过速的心电图特征：①3个或以上的室性期前收缩连续出现。②QRS波群时限超过0.12秒，ST-T波方向与QRS波群主波方向相反。③心室率通常为100~250次/分，心律规则，但亦可略不规则。④房室分离。⑤心室夺获与心室融合波。心室夺获与室性融合波的存在对确立室性心动过速诊断提供重要依据。室性心动过速有的症状不明显，有的可出现心悸、胸闷、胸痛、黑矇、晕厥。节律多较规则，也有的不绝对规则，第一心音强弱不等。动态心电图可以记录短阵室性心动过速发作，尤其对反复晕厥的患者更有重要意义。

7. E【解析】患者有心肌梗死史，胸骨后疼痛伴晕厥应考虑是心肌缺血导致电不稳定所致阵发性室性心动过速，从而导致低心排血量、脑缺血，从而发生晕厥。

8. A【解析】患者胸痛表现及持续时间与心绞痛不符，服用硝酸甘油后缓解时间过长，心电图胸前导联普遍的ST段抬高0.2mV左右，T波直立而两肢对称，表现符合早期复极综合征。

9. C【解析】房颤复律后预防复发的药物有奎尼丁、普罗帕酮、索他洛尔、胺碘酮等，在药物选择时应考虑到患者的基础心脏病。冠心病患者首选胺碘酮和索他洛尔；高血压病而没有左心室肥厚者首选普罗帕酮，胺碘酮为二线用药，当有明显的左心室肥厚时胺碘酮则成为一线药物；心衰患者用胺碘酮和多非特是安全的。综上，在未知患者基础疾病时，用胺碘酮是安全的。

10. B【解析】普萘洛尔是β受体阻断药，临床上用于治疗多种原因所致的心律失常，如房性及室性期前收缩（效果较好）、窦性及室上性心动过速、心房颤动等，但室性心动过速宜慎用。

11. E【解析】房扑伴极快心室率、血流动力学障碍者，首选直流电复律，终止房扑安全、有效。已知患者药物治疗无效，故最好的治疗方法是直流电复律。

12. E【解析】从病历资料分析，患者极可能是急性心肌梗死（或急性心肌缺血疾病），伴有完全性房室传导阻滞（从心电图特点可明确诊断），且心室起搏点位置偏低（因QRS波时限>0.12秒）。因此，患者出现严重心搏血量不足而导致晕厥。治疗的原则是应尽快提高心室率，保证心脏有足够的搏血量。阿托品、麻黄素、异丙基肾上腺素能提高心室率，但在心肌缺血没有解除外，其作用的稳定性较差。氨茶碱几乎没有此作用。因此采用安置临时人工心脏起搏器是最佳选择。

13. A【解析】该患者为心律失常室上性心动过速患者，首选的治疗方法为腺苷6~12mg

静脉注射，起效快，半衰期短，不良反应持续时间短。腺苷无效可选用钙通道阻滞药。

14. E【解析】无器质性心脏病也无症状的室性期前收缩，不必使用抗心律失常药物治疗，以后复查。

15. B【解析】快速而规则的室性异位心律，但不能辨认 QRS 波及 ST 段和 T 波是心室扑动的心电图特征。

16. B【解析】参见 A2 型题第 6 题解析。

17. A【解析】患者可诊断为窦性停搏。窦性停搏可出现黑矇，伴胸闷乏力症状。心电图表现：窦性心律中有一段停顿，停顿的 PP 间期与基本窦性的 PP 间期无倍数关系，但常超过基本窦性周期的 1.5 倍。停顿长的 PP 间歇内无 P 波发生，或 P 波与 QRS 波群均不出现。

18. C【解析】该患者为风湿性心脏病二尖瓣狭窄合并心房颤动，根据题目所述，目前合并心功能不全，心率快。因房颤发作时间不明且合并心功能不全，β 受体阻断药与Ⅲ类抗心律失常药物显然不适宜应用，治疗应以控制心率为主。该患者目前心率较快，静脉应用毛花苷 C 较口服地高辛更为合适。

19. D【解析】患者的诊断可能为室性阵发性心动过速。该疾病可出现心悸、胸闷、胸痛、黑矇、晕厥的症状。心电图检查 QRS 波形态为宽大畸形，时限超过 0.12 秒，节律整齐，连续出现。

20. D【解析】心房颤动合并心力衰竭时首选胺碘酮控制心室率，必要时可有选择地应用洋地黄控制心室率。禁止应用Ⅰc 类抗心律失常药物（普罗帕酮）。

21. E【解析】心梗患者安装临时起搏器指征：①二度或三度房室传导阻滞，QRS 波明显增宽。②二度或三度房室传导阻滞，心率<50 次/分，药物治疗效果不佳。③二度或三度房室传导阻滞，频发室性心律失常。

22. C【解析】根据心电图可诊断为心房颤动。心房颤动的心电图表现参见 A1 型题第 48 题解析。

23. B【解析】为明确心律失常为功能性还是器质性，应进行阿托品试验。阿托品试验用于窦房结功能测定。如窦性心律不能增快到 90 次/分和/或出现窦房阻滞、交界区性心律、室上性心动过速为阳性；如窦性心律大于 90 次/分为阴性，多为迷走神经功能亢进所致。

24. A【解析】患者可诊断为房室交界性期前收缩。房室交界性期前收缩的心电图表现：①提前出现的 QRS 波群，形态与窦性心律相同，或因伴室内差异传导而增宽、畸形。②P′波为逆行型（P 波在Ⅱ、Ⅲ、aVF 导联倒置），可位于 QRS 波群之前（P′R 间期<0.12 秒）、之中（P′波不可见）或之后（RP′间期<0.20 秒）。③代偿间期多数为完全性。

25. E【解析】患者可诊断为阵发性室上性心动过速。参见 A1 型题第 29 题解析。心电图 QRS 波形态正常，P 波不明显。

26. A【解析】宽 QRS 波心动过速分为室性心动过速、室上性心动过速伴差传、逆向型房室折返性心动过速（A-AVRT）三种情况。对于心电图诊断不明确或患者伴有血流动力学不稳定者，应用Ⅰc类、Ⅲ类抗心律失常药物，电复律或食管调搏行超速抑制明确处理，切忌应用阻断房室结药物（如毛花苷 C）治疗。

27. C【解析】参见 A1 型题第 7 题解析。

28. D【解析】对于扩张型心肌病合并室上性心动过速，胺碘酮治疗相对合适，无禁忌。钙通道阻滞药对于射血分数（EF）值小于 30%的患者有害。Ⅰb类药物对于缺血性心肌病合并室性心动过速更为有效，本患者不适合。肾上腺素为抢救心源性猝死的心肺复苏药物。洋地黄类药物也有阻断房室结传导并终止 AVNRT、AVRT 等作用，本患者室上性心动过速类型未明确，不适合。

29. D【解析】心前区疼痛伴晕厥考虑是由于心肌缺血电不稳定发生心律失常，而室性心动过速更易导致低心排血量、脑缺血发生晕厥。

三、A3/A4 型题

1. C【解析】二度Ⅰ型房室传导阻滞的心电图特点参见 A1 型题第 60 题解析。

2. E【解析】心律失常室性停搏>3 秒为安装永久性人工心脏起搏器的ⅠA类指征。

3. C【解析】电生理检查示患者窦房结变性时反应不良，该患者最适合安装的起搏器型号为 DDDR。DDDR 起搏器的起搏主要是指心房和心室同时感知和起搏功能，可以通过感知使自身的心房或者心室的信号，自身的心房以及心室信号被感知后，抑制或者触发起搏器，且可以根据患者的自身情况，随时进行调整。该起搏器特点是更接近于生理性的起搏，适合于双结病变或房室传导阻滞的患者，更适合于从事中至重体力活动的劳动者。

4. E【解析】患者心律失常发生原因应首先考虑是洋地黄过量或中毒。洋地黄中毒可以出现各种心律失常，如频发性及多源性室性期前收缩、室性心动过速（特别是双向性室性心动过速）甚至室颤。

5. E【解析】苯妥英钠是治疗洋地黄中毒引起各种快速型心律失常最安全和最有效的首选药物，作用迅速，对室性期前收缩和快速心律失常有效，也可用于伴传导阻滞的室上性和室性心律失常。

6. C【解析】对于冠心病心肌缺血相关室性心律失常，如无长 QT 间期、低钾等药物治疗禁忌，胺碘酮静脉注射为首选方法。

7. C【解析】单纯低蛋白血症诱发临床有意义室性心动过速目前无报道。

8. A【解析】患者因加用噻嗪类利尿药，引起低钾血症，出现阵发室性心动过速。故最重要的检查应选择查血清钾浓度。

9. C【解析】心房颤动合并预激患者少数未经有效治疗且房室旁道传导能力强，存在因旁道无法传导特性导致极快心室率并发恶性心律失常猝死可能。根据题目所述，应首先考虑心房颤动伴预激前传。

10. A【解析】参见 A1 型题第 38 题解析。

11. C【解析】预激综合征合并房颤并快速心室率者，建议行导管消融治疗。射频消融术消融房室旁道，打断折返环路，已成为预激综合征首选的根治方法。

12. A【解析】患者心电图的诊断为一度房室传导阻滞。一度房室传导阻滞是指房室传导时间延长的房室传导阻滞，其特点：①每个窦性 P 波后均随之相关的 QRS-T 波群。②PR 间期：成人>20 毫秒，老年人>21 毫秒，儿童>18 毫秒。

13. D【解析】房室传导阻滞的治疗为病因治疗。一度房室传导阻滞常无症状，故无须进行病因治疗，也无须应用抗心律失常药物。

14. E【解析】一度房室传导阻滞有时需要与房室结双径路传导所引起的 PR 间期延长进行鉴别。有时在窦性心律时出现的“一过性”一度房室传导阻滞，实际上是房室结双径路的表现。此时 PR（AH）间期的延长是房室结内快径路的阻滞、慢径路的传导所致。有时窦性心律这次是通过房室结内快径路传导，下一次是通过房室结内慢径路传导。在心电图上则表现为短的和长的 PR 间期交替出现。

15. E【解析】症状突发突止，心电图 QRS 波群正常，P 波不明显，心率 200 次/分，心律齐，考虑为阵发性室上性心动过速。

16. E【解析】参见 A1 型题第 17 题解析。

17. C【解析】颈动脉窦按摩的方法对于心律失常有着非常重要的诊断价值。它是通过按摩单侧的颈动脉窦引起迷走神经兴奋，提高迷走神经的张力，引起迷走神经兴奋，减慢窦房结发放冲动的频率和延长房室结传导的时间。对于阵发性室上性心动过速，它对颈动脉窦按摩的反应是心动过速突然的终止，心率突然减慢。

18. C【解析】维拉帕米为钙通道阻滞药，对激活态和失活态的 L-型钙通道均有抑制作用，对 Ikr 钾通道也有抑制作用，是阵发性室上性心动过速的首选药。

19. C【解析】先天性长 QT 间期综合征是指心电图上 QT 间期延长，伴有 T 波和/或 U 波形态异常，临床上表现为室性心律失常、晕厥和猝死的一组综合征。大多数患者的症状发生在运动、情绪紧张、激动时。本例患者 8 岁时因老师发问（情绪紧张）首次突然昏倒，无服用药物及其他慢性疾病史，4 年来频繁晕厥、抽搐，ECG 示 QT 间期 460 毫秒，T 波电交替，诊断应首先考虑为先天性长 QT 间期综合征。

20. E【解析】家族成员有早发猝死史，运动试验，动态 ECG，Valsalva 试验等对鉴别诊断及诊断先天性长 QT 间期综合征有帮助，颅脑 CT 检查对先天性长 QT 间期综合征的明确诊断无意义。

21. D【解析】先天性长 QT 间期综合征是一种复杂而严重的心律失常，尤其在尖端扭转型室性心动过速发作时，可频发晕厥甚至猝死。治疗包括避免使用延长 QT 间期的药物，心脏起搏提高基础心率，植入 ICD（心律转复除颤器）防止心源性猝死的发生，使用 β 受体阻断药。治疗先天性长 QT 间期综合征口服苯妥英钠是不必要的。

22. A【解析】三尖瓣环峡部连续解剖线性消融是典型心房扑动的常规治疗方法。典型心房扑动（Ⅰ型心房扑动峡部依赖性心房扑动）的消融成功率在 90%以上，复发率为 10%左右。消融靶点在下腔静脉开口和三尖瓣环之间的峡部，即是心房扑动折返环的解剖关键部位，行线性消融。

23. B【解析】如果进行了选择的治疗方法，应进一步行经食管超声检查发现心房血栓。

24. B【解析】预激综合征是一种先天性心脏发育异常，多数患者合并二尖瓣脱垂、心肌病、先天性心脏病、埃布斯坦（Ebstein）畸形等体检时可能发现心尖部 4/6 级收缩期杂音。

25. E【解析】根据心电图检查，应考虑患者为预激综合征可能性大。典型预激综合征的心电图特征：PR 间期<0. 12 秒；QRS 波群起始部有 δ 波，QRS 波群增宽；PJ 间期一般正常（<0. 27 秒）；大多有继发性 ST-T 改变。根据频发心悸病史及发作频繁，持续时间长，可考虑为阵发性室上性心动过速。预激综合征最重要的临床意义在于易患阵发性室上性心动过速。

26. D【解析】射频消融术是根治预激综合征的有效方法，成功率高，为一线治疗方法。无论顺向型房室折返性心动过速（V-AVRT）还是逆向型房室折返性心动过速（A-AVRT），均为折返机制，切断旁路传导为最确切方法。

27. B【解析】根据心电图的表现可诊断为室性期前收缩，再根据既往有 3 次类似心悸症状，患者可诊断为频发室性期前收缩。室性期前收缩在心电图上的特征表现参见 A1 型题第 46 题解析。

28. E【解析】患者在腹泻后发生类似心悸症状，是腹泻引起酸碱失衡、电解质紊乱，导致心律失常。

29. E【解析】三度房室传导阻滞的阻滞部位可位于房室结、希氏束和双侧束支水平。当来自房室交界区以上的激动完全不能通过阻滞部位时，在阻滞部位以下的潜在起搏点就会发放激动，出现交界性逸搏心律（QRS 波群形态正常，频率一般为 40~60 次/分）或室性逸搏心律（QRS 波群宽大畸形，频率一般为 20~40 次/分），以交界性逸搏心律多见。如出现室性逸搏心律，往往提示发生阻滞的部位较低。题中患者出现了室性逸搏心律，说明发生阻滞的部位较低，即阻滞部位可能在希氏束。

30. B【解析】患者三度房室传导阻滞的转归为持续性。三度房室传导阻滞患者如伴有过缓的室性逸搏心律，提示逸搏心律的自律性低，有发展为心室停搏的可能。

31. A【解析】患者目前心律失常的诊断是单形性室性心动过速。单形室性心动过速有时短阵发作（非持续性），有时呈持续性，发作时心电图同一导联上 QRS 波形态只有 1 种。双向性室性心动过速是指室性心动过速发作时，心电图的同一导联上 QRS 主波方向交替发生正负相反的改变。多形室性心动过速指的是心动过速发作时，在心电图的同一导联上出现 3 种或 3 种以上形态的 QRS 波。并行性室性心动过速进一步分为 2 种亚型：①加速的室性心动过速自主心律，频率 75~120 次/分，多见于急性心肌梗死。②阵发性并行性室速，频率 140~220 次/分，属于期前收缩性室性心动过速。紊乱型室性心动过速的特征是心电图同一导联上有多种形态的 QRS 波，且 P 间期极不匀齐。

32. C【解析】对持续性单形室性心动过速伴有血流动力学不稳定时，立即同步直流电复律；如果心室率过快，QRS 波过宽，则需非同步直流电复律；持续性单形室性心动过速如血流动力学尚稳定，可首选药物治疗。题中患者为持续性单形室性心动过速伴有血流动力学不稳定，故应首选同步直流电复律。

33. C【解析】作为心脏性猝死（SCD）患者，ICD 植入应为猝死Ⅱ级预防首选。

34. A【解析】急性心肌梗死的各种心律失常中以室性心律失常最多，尤其是室性期前收缩，如室性期前收缩频发（每分钟 5 次以上）、成对出现或呈短暂室性心动过速、多源性或落在前一心搏的易损期时（R 波落在 T 波上），常为心室颤动的先兆。所以，选项 A 正确。

35. B【解析】该患者应立即行急诊冠脉造影（CAG）+PCI 术治疗。

36. C【解析】该患者最可能诊断为室上性心动过速。室上性心动过速心电图表现为节律规整，QRS 波群形态及时限正常，未见明显 ST-T 改变。

37. B【解析】患者最有意义的检查是心电生理检查。心电生理检查能确定室上性心动过速的发病机制，并为射频消融手术提供依据。

38. C【解析】射频消融手术是室上性心动过速的最佳治疗方法。导管消融对室上性心动过速 95%以上能够根治疗，成功率很高。

39~40 B、B【解析】此时心电图检查最可能的诊断为窦性心动过缓。洋地黄中毒可引起窦性心动过缓。表现为心室律规整，心率<60 次/分。

41. C【解析】在治疗剂量下，地高辛血浓度为 1.0~2.0ng/ml，研究认为如血清地高辛浓度>2.0ng/ml 时，临床应考虑洋地黄中毒。

42. D【解析】对怀疑或已诊断为洋地黄中毒者，首先应停服洋地黄（选项 A）。中毒症状重者应采取如下处理。①严重缓慢性心律失常：如窦性心动过缓（窦缓）、窦房传导阻滞、窦性停搏、高度或完全性房室传导阻滞，可给予阿托品（选项 B），必要时可予临时心脏起搏治疗。②频发期前收缩及快速心律失常：a. 补钾，静脉给予或口服氯化钾。补钾的同时还可以补镁，以纠正电解质紊乱（选项 E）。b. 苯妥英钠及利多卡因（选项 D）的应用，洋地黄中毒伴快速心律失常时可选用。c. 洋地黄特异抗体的应用，特异性地高辛抗体（选项 C）可以和已与 Na^+-K^+-ATP 酶结合的洋地黄结合，并消除其作用。d. 在治疗洋地黄中毒时，应测定血清中洋地黄浓度，及时修正诊断并查找中毒诱因。e. 忌用电除颤，因洋地黄中毒时心肌细胞兴奋性增高，直流电除颤易引起室颤。题中患者为窦性心动过缓，应使用阿托品治疗，不宜使用利多卡因治疗。

43. B【解析】为治疗房颤，患者需应用口服华法林治疗，应使凝血酶原时间国际正常化比值（INR）维持在 2.0~3.0。

四、B型题

1~3 B、A、E【解析】抗心律失常药分为四类：Ⅰ类为钠通道阻滞药，根据阻滞程度又分为三类。Ⅰa类适度阻滞钠通道：奎尼丁、普鲁卡因胺和丙吡胺等。Ⅰb类轻度阻滞钠通道：利多卡因、苯妥英钠、美西律、妥卡尼。Ⅰc类明显阻滞钠通道：氟卡尼、普罗帕酮。Ⅱ类为β受体阻断药，如普萘洛尔。Ⅲ类为选择性延长复极的药物，如胺碘酮。Ⅳ类为钙通道阻滞药，如维拉帕米。

4~5 A、E【解析】参见A1型题第25题解析。

6~9 A、D、E、B【解析】窦房传导阻滞按阻滞程度的轻重可分为一度、二度和三度窦房阻滞，但由于体表心电图不能显示窦房结电位，不能明确诊断一度窦房阻滞。二度窦房阻滞可分为两种类型：①二度Ⅰ型窦房阻滞：即莫氏Ⅰ型或文氏型窦房阻滞。其特点为一系列连续出现的P波中，PP间期依次逐渐缩短，直至发生一次P波脱漏，而出现长的PP间期，如此周而复始。其长PP间期短于PP间期的2倍。②二度Ⅱ型窦房阻滞：即莫氏Ⅱ型窦房阻滞。其特点为一系列连续出现的P波中，多数PP间期相等，但间歇性发生P波脱漏，而出现长的PP间期。其长PP间期等于短PP间期的2倍或整倍数。三度窦房阻滞时的心电图特点为：P波消失，出现逸搏心律。

10. A【解析】心室颤动心电图特征：QRS波群与T波完全消失，代之以形态大小不等、频率不规则的颤动波，频率150~500次/分。

11. D【解析】心房颤动的电图表现参见A1型题第48题解析。

12. E【解析】室性心动过速的心电图中连续出现3个或3个以上宽大畸形的QRS波群，频率高于100次/分，RR间期可匀齐，但相差很少超过0.03秒。若宽阔畸形的QRS波群围绕基线不断扭转其主波的正负方向，通常每隔3~10个同向波之后就会发生扭转翻向对侧，这种特殊类型的室性心动过速称为尖端扭转型室性心动过速。

13. C【解析】心房扑动的心电图表现为P波消失，代以形态、振幅、间距规则的锯齿状房扑波（F波），F波在Ⅱ、Ⅲ、aVF或V_1导联最明显，频率在250~350次/分，等电位线消失。

14~16 A、B、C【解析】参见A1型题第77题解析。

17. C【解析】预激综合征合并快速心房颤动时伴有晕厥或低血压，应立即电复律。治疗药物宜选用延长房室旁路不应期的药物。胺碘酮（选项C）为Ⅲ类抗心律失常药，可阻断钾通道与延长复极，从而延长房室旁路不应期，可用于预激综合征合并快速心房颤动的治疗。其他治疗药物还包括普鲁卡因胺和普罗帕酮。地尔硫䓬（选项A）和维拉帕米（选项D）会加速预激综合征合并心房颤动患者的心室率，禁用于预激综合征合并房颤者。洋地黄（选项B）可缩短旁路不应期使心室率加快，也不能用于预激综合征合并房颤者。

18. C【解析】急性心肌梗死患者无心力衰竭、气管痉挛，房室传导阻滞时可应用β受体阻断药或非二氢吡啶类钙通道阻滞药控制心室率，如果合并心力衰竭首选应用胺碘酮控制心室率，必要时可有选择地应用洋地黄控制心室率。禁止应用Ⅰc类抗心律失常药物。

19. E【解析】甲亢若未纠正，采用控制心室率的策略，首选β受体阻断药控制心室率，如果没有β受体阻断药，则选择非二氢吡啶类钙通道阻滞药，甲亢合并房颤应用华法林抗凝（INR2.0~3.0），甲亢纠正后，根据危险分层应用抗凝药。

20. D【解析】阵发性室性心动过速对血流动力学影响最大。室性心动过速伴有明显血流动力学障碍，如低血压、休克、心力衰竭或脑心供血不足等症状。

21. B【解析】心房扑动的症状主要取决于心室率的快慢。心室率不快且规则者，患者可无症状。心室率快或不规则时可致心悸、乏力、呼吸困难或胸痛的表现。

22. A【解析】窦性心动过速由生理（如运动、情绪激动、饮酒或喝咖啡等）或病理（如发热、贫血、甲亢、缺氧、休克、心力衰竭、药物等）因素引起，多在正常人运动时发生。

23. C【解析】参见A1型题第29题解析。

24. E【解析】心律绝对不齐、心音强弱不等、脉搏短绌是心房颤动的特异性体征。

25~26 C、B【解析】Lown分级对急性心肌梗死时室性期前收缩的预后判断有一定使用价值，其标准：①0级，无室性期前收缩。②1级，偶发，单一形态室性期前收缩<30次/小时。③2级，频发，单一形态室性期的收缩≥30次/小时。④3级，频发，多形室性期前收缩。⑤4A级，连续的成对室性期前收缩。4B级，连续的≥3次的室性期前收缩。⑥5级，R波落在T波上（RonT）现象。

27~30 A、B、C、D【解析】心电图不仅对室性心动过速有定性价值，而且可以根据QRS波的形态特征大致判断其起源部位，如QRS波呈右束支阻滞者，心动过速起源于左心室，QRS波呈左束支阻滞者，心动过速起源于右心室；Ⅱ、Ⅲ、aVF导联以R′波为主者，心动过速多起源于流出道或基底部；Ⅱ、Ⅲ、aVF导联以S波为主者，心动过速多起源于膈面或心尖部。

31~35 A、B、C、D、E【解析】参见B型题第25~26题解析。

五、X型题

1. BCE【解析】二度Ⅱ型和高度以上房室传导阻滞伴心室率过慢、血流动力学障碍，甚至阿-斯综合征者，应及时进行临时性或永久性心脏起搏治疗。

2. AD【解析】非阵发性房室交界性心动过速是房室交界区组织自律性增高或触发活动所致。

3. AD【解析】窦房结是心脏正常窦性心律的起搏点，人类窦房结呈扁椭圆形结构，位于上腔静脉入口与有心房交界处界沟的长轴心外膜下约1mm处，长10~20mm，宽5mm，厚1.5~2.0mm。主要由P（起搏）细胞与T（移行）细胞组成。

4. ACD【解析】室上性心动过速包括房室折返性心动过速（AVRT）、房室结折返性心动过速（AVNRT）和房性心动过速（简称房速）。

5. ABCD【解析】洋地黄中毒引起的心律失常可以补充钾及镁盐，但对肾衰竭、高血钾、窦房阻滞、窦性停搏、二度至三度房室传导阻滞者禁用。所以，选项 E 不正确。

6. ABCDE【解析】房室折返性心动过速和房室结折返性心动过速常发生于无器质性心脏病患者，少数可由心脏疾病或药物诱发。阵发性房扑可发生于无器质性心脏病者，持续性房扑大多发生在各种器质性心脏病。心房颤动可见于所有的器质性心脏病患者，在无器质性心脏病患者也可发生房颤。各种器质性心脏病及其他疾病引起的缺血、缺氧、电解质紊乱、药物中毒及理化因素等均可导致心室扑动和心室颤动。也可见于心脏病并不很严重，或原来并无明显心脏病，甚至心脏无器质性病变依据者，突然发生心室扑动或心室颤动导致心脏停搏者。

7. ABC【解析】房性心动过速按发生机制可分为房内折返性心动过速（IART），房性自律性心动过速（AAT）和房性紊乱性心动过速（CAT）。

8. AD【解析】房扑反复发作且伴胸闷，即使转律也难以维持，宜选用导管消融根治。所以，选项 A 正确。根据 $CHADS_2$ 评分：年龄>75 岁（1 分）、高血压（1 分），需使用华法林抗凝治疗。所以，选项 D 正确。

9. ACDE【解析】三度房室传导阻滞伴短暂阵发性室性心动过速，首选心内膜心室起搏。所以，选项 A 正确。预激伴房颤者可用胺碘酮静脉注射或直流电除颤，不可使用毛花苷 C 静脉注射。所以，选项 B 错误。频发多源室性期前收缩、出现 RonT 现象时，首选利多卡因静脉注射。所以，选项 C 正确。在伴有严重血流动力学障碍的室性心动过速时，应积极给予转复心律，如采用直流电转复。所以，选项 D 正确。窦性心动过缓伴有室性期前收缩可选用阿托品，当心室率加快后，部分患者的室性期前收缩可自行消失。

10. CDE【解析】参见 A1 型题第 15 题解析。正常时窦性冲动沿快径路下传，PR 间期正常。

11. BCD【解析】与 4 相阻滞有关的心律失常：①慢心率依赖性束支传导阻滞。②阵发性房室传导阻滞。③并行心律的传出阻滞。④4 相阻滞引起的折返激动。

12. BCDE【解析】参见 A1 型题第 5 题解析。

13. BDE【解析】用于控制房颤心室率的药物包括 β 受体阻断药、非二氢吡啶类钙通道阻滞药（维拉帕米和地尔硫䓬）以及洋地黄类药物。它们作用于房室结，延长房室结不应期，增加隐匿传导。

14. ABE【解析】窦房结功能障碍植入起搏器治疗的 I 类适应证：①窦房结功能障碍表现为症状性心动过缓，包括频发的有症状的窦性停搏。②因窦房结变时性不良而引起症状者。③由于某些疾病必须使用某些类型和剂量的药物治疗，而这些药物又可引起或加重窦性心动过缓并产生症状者。所以，选项 A、B、E 均正确。选项 C 属于Ⅱa 类适应证。选项 D 属于Ⅱb 类适应证。

15. ABDE【解析】病态窦房结综合征的病因有两种。①窦房结的器质性损害。a. 累及窦房结本身的病变，如淀粉样变性、感染与炎症、纤维化与脂肪浸润、硬化与退行性病变等。b. 窦房结周围神经与神经节或心房肌的病变。c. 窦房结动脉的阻塞，多见于下壁心肌梗死。当器质性损害同时累及窦房结和房室结时，形成双结病变。②窦房结的功能性障碍：迷走神经张力增高、某些抗心律失常药物能导致可逆性窦房结的功能抑制。急性下壁心肌梗死可引起暂时性窦房结功能不全，急性期过后多消失。

16. BCDE【解析】以下房性期前收缩可能与器质性心脏病有关，常提示为病理性房性期前收缩：①频发持续存在的房性期前收缩。②成对的房性期前收缩。③多形性或多源性房性期前收缩。④房性期前收缩二联律或三联律。⑤运动之后房性期前收缩增多。⑥洋地黄应用过程中出现房性期前收缩。

17. ABCD【解析】房室传导正常时，房颤的心室律不规则且速率较快。当房颤患者的心室律变得规则，应考虑以下可能性：①转复窦性心律。②房速。③房扑伴固定的房室传导比率。④房室交界性心动过速。⑤室性心动过速。⑥如心室律变为慢而规则（30~60 次/分），提示可能出现完全性房室传导阻滞。

18. CD【解析】急性心肌梗死早期出现的室性期前收缩可静脉使用利多卡因、胺碘酮。

19. ACD【解析】非阵发性房室交界性心动过速与阵发性心动过速的区别在于无起止突然的规律、发作后不出现较长的代偿间歇等。心电图表现：①心动过速发作开始与终止时，心率呈逐渐变化，有别于阵发性心动过速，心房率多在 70~130 次/分。②QRS 波群多正常，少数因伴室内差异传导而增宽、畸形。③QRS 波群前或后可见逆行 P′波，P′R 间期<0. 12 秒或 RP′间期<0. 20 秒。④常伴房室分离，心房激动由窦房结或异位心房起搏点控制，心室激动由房室交界区起搏点控制。⑤心律经短暂温醒现象而变规则，但由洋地黄过量引起者，可因合并房室交界区起搏点的文氏型传出阻滞，使心室律变得不规则。

20. BCDE【解析】室性心动过速的治疗原则：①立即终止室性心动过速的发作。②尽力消除诱发室性心动过速的诱因。③积极治疗原发病。④努力预防室性心动过速复发。⑤注意防治心脏性猝死。

21. BC【解析】冲动传导异常在临床上常表现为各种传导阻滞，分为窦房结性、房性、房室性及室内性阻滞。其中以房室和室内阻滞较为多见。

22. ACD【解析】Ⅰa 类（如奎尼丁）或Ⅰc 类（如普罗帕酮）药物对转复房扑和预防复发有一定的成功率。但如单独使用，可能由于减慢心房率和对抗迷走神经作用，使房室传导阻滞消失而形成 1∶1 传导，反而导致心室率加快。因而应用Ⅰ类药物前，应以洋地黄、钙通道阻滞药或 β 受体阻断药减慢心室率。Ⅲ类药物也能有效转复房扑，口服胺碘酮（200mg/d，5 天/周）对预防房扑复发有良效。

23. ABC【解析】室性心动过速根据发作的时间可分为持续性室性心动过速、非持续性室性心动过速和反复性室性心动过速。潜在恶性室性心动过速和恶性室性心动过速是室性心动过速根据发作的血流动力学和预后进行的分类。所以，正确答案为 ABC。

24. BCDE【解析】病态窦房结综合征的常规心电图表现：①连续而显著的窦性心动过缓（<50 次/分）。②窦性停搏或窦房传导阻滞。③同时出现窦房传导阻滞和房室传导阻滞。④同时出现上述心动过缓与心动过速，后者常为房颤、房扑或房速。⑤同时出现窦性心动过缓、窦房阻滞、房室传导阻滞和室内传导阻滞。

25. ABCD【解析】窦性心动过速的病因如下。①生理性原因：正常人在运动、情绪激动、饮酒或喝咖啡等时可出现短暂的窦性心动过速。②病理性原因：发热、甲状腺功能亢进、贫血、失血、炎症、休克、心力衰竭和心肌缺血等。③药物性影响：应用肾上腺素、阿托品、异丙肾上腺素等药物。

26. ABCD【解析】生理性窦速的治疗首先要寻找病因，针对病因治疗。β 受体阻断药用于情绪激动或焦虑所致的症状性窦速十分有效，用于治疗 AMI 后的窦速可改善预后，也可用于慢性心衰所致的窦速，以改善症状和预后；对症状性甲亢患者应联合使用 β 受体阻断药和抗甲亢药物。伴有症状的甲亢患者对 β 受体阻断药禁忌时，可用非二氢吡啶类钙通道阻滞药如地尔硫䓬或维拉帕米替代。所以，选项 E 的叙述是不正确的。

27. BCDE【解析】房性期前收缩（简称房早）的心电图表现如下。①提早出现的房性 P′波，形态与窦性 P 波不同；P′R 间期≥0. 12 秒。②房早下传的 QRS 波群形态多与窦性心律相同；如房早出现较早，落于前次搏动的相对不应期，则 QRS 波群稍增宽或畸形，称为房早伴室内差异性传导，需与室性期前收缩（室早）鉴别；如房早出现更早，落于前次搏动的绝对不应期，则 P′波之后无 QRS 波出现，称为房早未下传。③代偿间歇多不完全。

28. BCDE【解析】经典型预激综合征（WPW 综合征）患者发生猝死的高危因素：①心房颤动时最短的旁路前传的 RR 间期<250 毫秒。②症状性心动过速病史。③多旁路。④埃布斯坦（Ebstein）畸形。⑤家族性 WPW 综合征。选项 A 属于 WPW 综合征患者发生猝死的低危因素。

29. ABCE【解析】房性心动过速多见于器质性心脏病患者伴心房肥大、慢性阻塞性肺疾病、心肌病、心肌梗死、低血钾及洋地黄中毒等患者，少数房速是病窦综合征（慢-快综合征）的表现之一。特发性房速少见，常发生于儿童和青少年。

30. BCDE【解析】抗心律失常药物是目前治疗室性心动过速的主要措施。用于预防室性心动过速复发或长期给药时，宜用Ⅲ类抗心律失常药物如胺碘酮、索他洛尔等。室性心动过速患者有血流动力学障碍时应立即给予直流电复律。如果患者心功能正常，也可应用索他洛尔或利多卡因静脉注射。毛花苷 C 可引起房颤，故不宜用于室性心动过速的治疗。

31. ABC【解析】房室折返性心动过速（AVRT）的心电图和心电生理检查表现：①QRS频率 150~250 次/分，节律规则。②QRS 波群形态与时限均正常时，为房室正路顺传型 AVRT。QRS 波群宽大畸形和有 δ 波时，为房室正路逆传型 AVRT。③可见逆行 P′波，RP′间期一般>110~115 毫秒。④心电生理检查时，心动过速能被期前刺激诱发和终止，RP′

间期常>110~115 毫秒。

32. ABC【解析】房室正路逆传型 AVRT 应避免使用刺激迷走神经的方法，也不能选用洋地黄、β 受体阻断药、维拉帕米等药物，因它们可使房室结不应期延长，而旁道不应期不变或反而缩短，当发展至房扑、房颤时易诱发致命性室性心律失常。可选用普罗帕酮或胺碘酮静脉注射，症状严重者立即行电复律治疗。

33. ABCD【解析】室性心动过速的病因如下。①心血管疾病：包括原发性心肌病、冠心病、心肌炎、二尖瓣脱垂综合征、高血压心脏病、心脏瓣膜病、先天性心脏病，另外，其他各种原因引起的心脏病如心包炎、心脏肿瘤等均可发生室性心动过速（VT，简称室速）。②药物和毒物作用：许多室速是药物或毒物引起的，如洋地黄类药物，抗心律失常药物尤其是Ⅰ类和Ⅲ类抗心律失常药物如奎尼丁，拟交感胺药物，罂粟碱，二环抗抑郁药，锑剂，青霉素过敏等，均可发生室速。③电解质紊乱和酸碱平衡失调：低钾血症、高钾血症、低镁血症及酸中毒等常常成为室速的原因，即使无明显器质性心脏病的患者也常常诱发室速，在有器质性心脏病的患者更易发生室速。④其他：长 QT 间期综合征、Brugada 征等是室速的常见症状，是心脏性猝死的高危病因。⑤特发性室性心动过速。

34. ACDE【解析】房颤患者理论上均应考虑转复窦性心律。但在房颤持续多年、左心房明显扩大、基础病因（如二尖瓣狭窄）尚未纠正或疑为病窦综合征者，复律成功率很小且难以维持窦性心律，故不宜强行复律。当房颤伴有极快心室率（尤其是房颤经房室旁道下传时），或严重血流动力学障碍（如低血压、急性心衰、心绞痛恶化、心肌梗死等）时应立即电复律。

35. ADE【解析】成人获得性完全性房室传导阻滞永久性起搏治疗的Ⅲ类适应证包括：①无症状的一度房室传导阻滞。②发生于希氏束以上以及未确定阻滞部位是在希氏束还是以下的二度Ⅰ型房室传导阻滞。③预期可以恢复且不再复发的房室传导阻滞。所以，选项 A、D、E 符合题意。选项 B、C 均属于成人获得性完全性房室传导阻滞永久性起搏治疗的Ⅰ类适应证。

36. ACDE【解析】多数房室结折返性心动过速患者呈短暂发作后能自行终止或用刺激迷走神经的方法后终止。常用的刺激迷走神经方法有颈动脉窦按摩（切忌双侧同时按摩）、Valsalva 动作、刺激咽喉、将面部浸没于冷水等。压迫眼眶无迷走刺激的作用。

37. ABCE【解析】参见 A1 型题第 46 题解析。

38. ABCE【解析】参见 X 型题第 33 题解析。

39. ABCD【解析】心脏的传导系统由负责正常冲动的形成与传导的特殊心肌细胞构成，包括窦房结、结间束、房室结、希氏束、左右束支以及浦肯野纤维网。窦房结是心脏正常窦性心律的起搏点。结间束连接窦房结与房室结，分成前、中与后结间束。前结间束始于窦房结前缘。心脏传导系统接受迷走和交感神经支配。所以，选项 E 错误。

40. ACDE【解析】三度房室传导阻滞也称完全性房室传导阻滞。其心电图特点：①PP

间期和RR间期有各自的规律性，P波与QRS波群无关（无传导关系）。若基本心律为房扑或房颤，则F波或f波与QRS波群无关。②P波频率较QRS波群频率为快。③在整帧常规12导联心电图中，QRS波群缓慢而规则，为被动出现的逸搏心律。若房室传导阻滞水平较高，逸搏起搏点位于房室束分叉以上，则为房室交界区逸搏心律，QRS波群形态与实性QRS波群相同，频率35~50次/分；若房室传导阻滞水平较低，逸搏起搏点位于房室束分叉以下，则为室性逸搏心律，QRS波群宽大畸形，频率<35次/分。

41. BCDE【解析】抗缓慢性心律失常药物治疗：一度和二度Ⅰ型房室传导阻滞一般无须应用抗心律失常药物。二度Ⅱ型与三度房室传导阻滞（完全性房室传导阻滞）参见A1型题第7题解析。

42. ABCD【解析】参见A1型题第38题解析。

43. ACE【解析】参见A1型题第38题解析。

44. AB【解析】射频消融术消融房室旁道，打断折返环路，已成为预激综合征首选的根治方法。所有旁路患者只要患者同意均可做导管消融治疗。患者坚决拒绝导管消融且发作频繁，症状重时才考虑长期药物治疗，可选Ⅰc类或Ⅲ类抗心律失常药物（Ⅱb类适应证），不宜选β受体阻断药、CCB和洋地黄（Ⅲ类适应证）。

45. AB【解析】参见A1型题第92题解析。

46. ABCD【解析】华法林及新型口服抗凝药（NOAC，如达比加群）均可用于房颤的抗凝治疗。具体方案的选择视评估的血栓风险而定。CHA_2DS_2-VASc评分是目前验证最好且最具临床实用性的模式（表9-1）。CHA_2DS_2-VASc积分0分的患者无须抗凝，CHA_2DS_2-VASc积分≥1分的患者推荐实用华法林或新型口服抗凝药。

表9-1 CHA_2DS_2-VASc评分

危险因素	CHA_2DS_2-VASc
CHF/LV功能障碍（C）	1
高血压（H）	1
年龄≥75岁（A）	2
糖尿病（D）	1
卒中/TIA/栓塞史（S）	2
血管疾病（V）	1
年龄65~74（A）	1
性别（女性）（Sc）	1
总积分	9

47. ABCD【解析】形成折返需要三个基本条件，称为折返发生的机制。①激动折返的

径路——折返环。②一条径路单向阻滞。③另一条径路存在缓慢传导。产生折返的基本条件是传导异常，当心脏存在两个或多个部位的传导性与不应期各不相同的传导路径，相互连接形成一个闭合环；其中一条通道发生单向传导阻滞；另一通道传导缓慢，使原先发生阻滞的通道有足够时间恢复兴奋性；原先阻滞的通道再次激动，从而完成一次折返激动。

48. ABCD【解析】根据折返环形运动的位置分类，常见的折返性心动过速：窦房结区域折返性心动过速、心房内折返性心动过速、房室交界区折返性心动过速、房室折返性心动过速、心室内折返性心动过速。

49. ABCE【解析】生理或病理的原因心脏传导系统本身的病变或外来因素的影响均可引起冲动传播过程中出现传导缓慢或传导中断，与许多心律失常的产生密切相关。其中传导障碍包括传导减慢、传导阻滞、递减性传导、单向阻滞、单向传导和不均匀传导。

50. ABCE【解析】房性自律性心动过速、房性期前收缩、房室结折返性心动过速和心房扑动均可以使用洋地黄进行治疗。心室颤动不可以使用洋地黄进行治疗，因为洋地黄中毒可引起室颤。

51. ACDE【解析】心律失常是指心脏冲动的频率、节律、起源部位、传导速度或激动次序的异常。心律失常的心脏心肌细胞没有坏死。故选项 B 错误。

52. AE【解析】维拉帕米可以加快旁路前传，增加心室率，故不适用于旁路前传的房室折返性心动过速或房颤。所以，选项 B 错误。合并洋地黄中毒时电复律易引起窦性停搏。所以，选项 C 错误。普鲁卡因胺可以抑制心肌收缩力，引起低血压，故合并休克时不宜使用。所以，选项 D 错误。所以，胺碘酮属于Ⅲ类抗心律失常药物，对心功能没有不良影响，可以用于治疗室上性心动过速合并心肌病心衰者；静脉注射普萘洛尔可降低心肌耗氧量缓解冠心病心绞痛。

53. BCE【解析】索他洛尔、胺碘酮、丙吡胺可以延长动作电位时间，故可以引起心室有效不应期延长。

54. ACD【解析】窦房结功能障碍植入起搏器治疗的Ⅲ类适应证：①无症状的窦房结功能障碍者。②虽有类似心动过缓的症状，但是该症状并非由窦性心动过缓引起。③非必须应用的药物引起的症状性心动过缓。选项 B 属于Ⅰ类适应证。选项 E 属于Ⅱa 类适应证。

六、案例分析题

1. E【解析】本例陈旧性心梗，现又出现呼吸困难，提示可能再发心梗；突然晕厥，最可能为心梗后出现室颤。急性心梗在起病 1~2 天内（以 24 小时内最多见）最常出现心律失常，可伴有乏力、头晕、晕厥等症状，各种心律失常以室性心律失常最多，尤其是室性期前收缩。室颤是 AMI 早期，特别是入院前主要的死因。

2. A【解析】一旦考虑室颤，应立即给予电除颤，电除颤可以迅速恢复有效心律，挽救生命，安全有效。除颤器设有同步和非同步装置，非同步主要用于室颤，同步主要用于除室颤以外的快速型心律失常 。

3. BCDE【解析】选项B，患者有广泛前壁心梗和晕厥史，极其危险，应进行24小时心电监测（Holter）；选项C，超声心动图可以显示室壁运动功能；选项E，冠状动脉造影可以直接显示冠脉梗阻的部位和程度，是心梗最有价值的检查；选项D，心室晚电位指发生在心电图上QRS波终末部并延伸到ST段内的延迟的心电活动，与心肌缺血性损伤有关，有助于了解心肌缺血的程度。

4. ABCE【解析】Brugada综合征（BrS）是一种离子通道基因突变的原发性心电疾病，是以右胸导联$V_{1\sim3}$ ST段抬高、多变，心脏结构无明显异常、多形性室性心动过速或室颤与晕厥的反复发作以及猝死为特征的综合征。Brugada综合征的ECG特点是发作性右束支阻滞、$V_{1\sim3}$导联ST段抬高。

5. A【解析】Brugada综合征是编码心肌离子通道的基因突变引起离子通道功能异常所致。其中已经明确的一种遗传变异的类型是LQT3等位基因——钠离子通道基因（SCN5A）突变，是一种常染色体显性遗传性疾病。

6. BC【解析】Brugada综合征的ECG特点参见案例分析题第4题解析。

7. A【解析】心电图特征性改变、家族心脏猝死史、超声心动图有无异常发现、家族成员有典型ECG改变对明确诊断有意义，脑电图对明确诊断意义不大。

8. ABD【解析】Ⅰ类抗心律失常的药物能够抑制钠离子内流，使Ito电流相对增加，因此对Brugada综合征患者禁用，包括普鲁卡因、氟卡尼、普罗帕酮、丙吡胺等药。所以，选项C、E不符合题意。瞬时外向钾电流（Ito电流）的过强是Brugada综合征患者的根本机制，从理论上推导，心脏选择性，特异的Ito阻滞药应当治疗有效，但直到目前这类药物尚未广泛应用于临床上。目前临床应用的唯一能显著阻断Ito电流的药物是奎尼丁。奎尼丁是一个特殊的Ⅰ类抗心律失常的药物，其兼有Na^+通道阻滞作用及Ito阻滞的作用。除奎尼丁外，还可应用异丙肾上腺素，其可增强经L型钙通道的钙内流（ICa），使患者抬高的ST段恢复正常。另一个可以增强ICa的药物为西洛他唑，是一种磷酸二酯酶抑制药，其增加ICa电流后，可使患者抬高的ST段恢复正常。

9. A【解析】心电图是确诊心房扑动最可靠的诊断依据。

10. D【解析】心房扑动心房率250~350次/分，多数为300次/分，常以2∶1比例传导心率，心室率150次/分。洋地黄药物治疗进一步影响房室结传导功能，且为75次/分，律齐，考虑为心房扑动仍存在，4∶1等比例传导。

11. ABCD【解析】β受体阻断药，如普萘洛尔、阿替洛尔、美托洛尔和艾司洛尔等可用于减慢房扑之心室率。维拉帕米属于钙通道阻滞药。因此，正确答案为ABCD。

12. BCE【解析】只有下列情况下才考虑心率转复（包括电复律、药物复律或导管消融）：患者抗凝指标达标（INR 2.0~3.0）、房扑持续时间少于48小时或经食管超声未发现心房血栓。

13. A【解析】根据阵发性心动过速史，突然发作、突然终止、持续时间长短不一，通过按压眼球或刺激咽部可终止症状，该患者最可能诊断为阵发性室上性心动过速。

14. ABC【解析】参见 A1 型题第 92 题解析。

15. E【解析】阵发性室上性心动过速通常容易经程序刺激诱发和终止，如果不能记录到患者发作时的体表心电图，可行食管电生理检查。

16. ABCD【解析】患者若通过按压眼球或刺激咽部无法终止症状，可选用药物维拉帕米、地尔硫䓬、普罗帕酮、腺苷或洋地黄等静脉注射。少数患者在心动过速时诱发心绞痛、心功能不全、晕厥或休克等严重症状或上述方法仍不能终止心动过速时应立即行电复律。

17. E【解析】尖端扭转型室性心动过速应停止使用可致 QT 延长的药物、纠正电解质紊乱。也可采用静脉注射镁剂、临时起搏、β 受体阻断药和利多卡因。对上述药物治疗无效的持续性发作者可采用直流电复律或安装永久性起搏器。尖端扭转型室性心动过速发作时，可试用Ⅰb 类抗心律失常药物如利多卡因、苯妥英钠，但禁用Ⅰa、Ⅰc 类和Ⅲ类抗心律失常药。胺碘酮属于Ⅲ类抗心律失常药，故应禁用。

18. ABCE【解析】该患者考虑为离子通道疾病长 QT 间期综合征（LQTS）可能，须完善相关检查，明确分型。不考虑冠心病、心肌病，可暂不予冠状动脉造影和心脏 MRI 检查。

19. ABC【解析】β 受体阻断药能够减少 LQTS 不良事件。心源性猝死（SCD）患者行 ICD 预防猝死事件合理。对于伴有显著心动过缓或窦性停搏的 LQTS 患者，可植入心脏永久起搏器。

20. 【解析】患者有阵发性心房颤动病史，为明确诊断，首先应进行心电图检查。心电图除可以明确诊断外，还能了解阵发性心房颤动时心室率的快慢，对治疗有指导意义。

21. BDE【解析】该患者既往未进行抗凝治疗，可采用的抗凝治疗措施有静脉注射毛花苷 C、口服华法林以及使用低分子肝素抗凝。

22. B【解析】电复律与药物复律均应给予抗凝治疗。患者症状明显，心室率难以控制，可在未抗凝治疗下直接复律，但应进一步进行经食管超声检查。经食管超声检测到左心房血栓者，在复律前应延长抗凝时间，直至复查时血栓消失方可复律。

23. AC【解析】患者存在动脉栓塞风险，可考虑行华法林治疗。经低强度抗凝治疗（INR 2.0~3.0）后，血栓未溶解，可能发生栓塞，应该增加抗凝强度最大目标值，即将华法林治疗目标 INR 调整为 3.0~3.5，而不是加用抗血小板药物。如不能长期规范抗凝，可考虑行左心耳封堵治疗。阵发性房颤存在房颤相关症状，药物治疗效果不佳，可行 AF 射频消融治疗。

24. AB【解析】复查甲状腺功能检查发现严重的甲状腺功能亢进，可采取的措施是暂停影响甲状腺功能的药物胺碘酮，并针对甲亢完善内分泌科会诊意见。切忌于疾病诊治明确前行相关治疗决策。

25. B【解析】因服用胺碘酮无效，心律失常阵发房颤应行导管消融行肺静脉隔离治疗。

26. ABDE【解析】患者行肺静脉电隔离治疗时，术前因华林 INR 未达标，可以用低分子肝素替代华法林进行抗凝治疗。术中 ACT 监测下普通肝素抗凝治疗合理。术后因须长期抗凝治疗，须长期应用华法林。由于华法林起效需 3～5 天，且 INR 不稳定，术后低分子肝素和华法林联合应用，直至 INR 达标。

27. BCDEF【解析】①根据活动后气促病史 1 年余，结合颈静脉怒张、下肢水肿，须考虑为慢性充血性心力衰竭。②根据心界左下扩大的体征，须考虑为心肌病、缺血性心脏病（左心大，EF 值低）。③根据近期咳嗽须考虑为病毒性心肌炎。④根据双中下肺散在湿啰音肺部感染不能除外。

28. ABCD【解析】行相关辅助检查除外缺血性心脏病、心肌炎等疾病。患者为急性期心衰，活动平板运动心电图及侵入性检查（纤维支气管镜检查）不适合且无指征。

29. ABCDE【解析】有扩张型心肌病、心功能不全、液体潴留体征，须行 ACEI（贝那普利）、β 受体阻断药（卡维地洛）、强心药（地高辛）、醛固酮受体阻断药改善心室重构治疗并行利尿治疗（呋塞米、螺内酯）。强心治疗指征不确切。

30. AB【解析】对持续性单形室性心动过速伴有血流动力学不稳定时，立即同步直流电复律；持续性单形室性心动过速如血流动力学尚稳定，可应用胺碘酮，150mg 于 10 分钟左右静脉注射，必要时可重复，然后 1～2mg/min 静脉滴注 6 小时，再减量维持。如果患者心功能正常，也可应用索他洛尔或利多卡因静脉注射。但如果心功能降低，推荐静脉应用胺碘酮，其后应用胺碘酮口服。

31. C【解析】扩张型心肌病 EF 值 35%，心电图示完全性左束支传导阻滞，行 CRT-D 为Ⅰ A 类指征，CRT-D 为具有除颤功能的三腔起搏器。经济条件不佳，可使用药物治疗，换用沙库巴曲/缬沙坦、伊伐布雷定等药物治疗。胺碘酮抑制室性心律失常有效，预防猝死事件证据不足。

32. ABDE【解析】食欲差、疲乏、无力须考虑为心动过缓、低钾、甲减、肝功能减退（药物不良反应引起）。

33. BCD【解析】患者发现甲状腺功能减退，应暂停影响甲状腺功能的药物胺碘酮，根据心率、血压卡维地洛逐渐加量进行改善心室重构药物治疗。针对甲减采取小剂量甲状腺素替代治疗。建议患者接受器械治疗，如 CRT-D 治疗。

第十章　心搏骤停和心源性猝死

一 A1 型题

1. 心脏性猝死的危险因素在以下人群中猝死率最高的是
   A. 具有导致首次冠脉事件多重危险因素的人群
   B. 有任何冠脉事件史者
   C. 左室射血分数（LVEF）≤30%或心力衰竭者
   D. 心搏骤停复苏者
   E. 心肌梗死（MI）后室性心律失常者
2. 血流动力学稳定的室性心动过速有心功能不好的患者首先使用的药物为
   A. 毛花苷 C　　B. 普鲁卡因胺
   C. 索他洛尔　　D. 利多卡因
   E. 胺碘酮
3. 心脏性猝死的死亡发生在
   A. 症状出现后 30 分钟内　　B. 症状出现后 1 小时内
   C. 症状出现后 2 小时内　　D. 症状出现后 6 小时内
   E. 症状出现后 12 小时内
4. 心搏骤停发生时最常见的心电图表现为
   A. 室性停搏　　B. 窦性停搏
   C. 心室颤动　　D. 无脉电活动
   E. 心房颤动
5. 成人心肺复苏时胸外按压的深度为
   A. 胸廓前、后径的一半　　B. 1~2cm
   C. 2~3cm　　D. 3~4cm
   E. 4~5cm
6. 心搏骤停的预后主要影响的因素不包括
   A. 基础病　　B. 心功能
   C. 抗心律失常药物　　D. 心电活动的类型
   E. 心搏骤停至复苏开始的时间

7. 心肺复苏中胸部按压的部位为
   A. 胸部正中胸骨下部，乳头之间　B. 心尖部
   C. 胸骨中段　D. 胸骨左缘第5肋间
   E. 心脏前方的胸壁
8. 进行心肺复苏时，胸外按压和人工辅助通气对心搏骤停患者的意义为
   A. 心肺复苏降低了冠状动脉旁路需要　B. 心肺复苏迫使室颤变为正常节律
   C. 心肺复苏对生还无效　D. 辅助通气降低机体对氧的需求
   E. 迅速的心肺复苏为心脏提供了富含氧的血流为除颤争取了时间
9. 心脏性猝死的主要原因为
   A. 无脉性电活动　B. 心脏破裂
   C. 急性心脏压塞　D. 致命性快速心律失常和心室停顿
   E. 心脏流入和流出道的急性阻塞
10. 下列选项中，不属于高级心肺复苏措施的是
    A. 人工呼吸　B. 气管插管
    C. 除颤　D. 建立静脉通路
    E. 动脉血气分析
11. 引起心脏性猝死的最常见心源性疾病为
    A. 心肌缺血/梗死　B. 主动脉狭窄
    C. 长QT间期综合征　D. 特发性室性心动过速
    E. 主动脉破裂
12. 心肺复苏成功后死亡的最常见原因是
    A. 中枢神经系统的损伤　B. 脊髓神经的损伤
    C. 低心排血量　D. 恶性心律失常
    E. 周围神经系统的损伤
13. 循环骤停者的"生存链"环节中，挽救患者生命最关键的环节是
    A. 早期识别急诊情况　B. 启动急救医疗服务系统
    C. 早期现场心肺复苏　D. 早期电除颤
    E. 早期由专业人员实行高级心肺复苏和复苏后处理
14. 心搏骤停早期诊断的最佳指标为
    A. 瞳孔明显散大　B. 测不到血压
    C. 呼吸停止　D. 颈动脉和股动脉搏动消失
    E. 昏迷
15. 2位抢救者进行儿童和婴儿心肺复苏可以使用的胸部按压-通气比率为
    A. 30：2　B. 15：2

C. 10∶2　　D. 5∶2

E. 3∶2

16. 心源性猝死的预防最关键是

A. 减肥　　B. 降压

C. 降糖　　D. 识别高危人群

E. 戒烟

17. 对于意识不清的患者，如果专业救援人员在10秒内不能确定是否有脉搏，接下来救援者应该

A. 寻找或等待除颤器　　B. 使用听诊器检查有无心音

C. 检查心电图，确认心电活动情况　　D. 立即胸外按压

E. 仔细检查各处大动脉，确定是否有脉搏

18. 心源性猝死患者应最先选择的药物是

A. 利多卡因　　B. 肾上腺素

C. 阿托品　　D. 碳酸氢钙

E. 胺碘酮

19. 胸外按压的频率为

A. 70次/分　　B. 80次/分

C. 90次/分　　D. 100次/分

E. 120次/分

20. 目前在成人心肺复苏中肾上腺素的推荐剂量为

A. 1mg　　B. 1.5mg

C. 2mg　　D. 2.5mg

E. 3mg

21. 在成人心肺复苏中，推荐的潮气量为

A. 300~400ml　　B. 400~500ml

C. 500~600ml　　D. 600~700ml

E. 800~1000ml

22. 在高级心肺复苏时考虑使用碳酸氢钠的情况不包括

A. 除颤后　　B. 心脏按压后

C. 插管后　　D. 通气后

E. 2次以上的肾上腺素注射

23. 成人进行口对口人工呼吸时吹气时间至少为

A. 1秒　　B. 2秒

C. 3秒　　D. 4秒

E. 5秒

24. 胸外心脏按压抢救心搏骤停，下列哪项表现最常提示治疗有效

A. 神志恢复　　B. 心音清晰规则

C. 瞳孔变小　　D. 上肢血压达60mmHg

E. 触及颈动脉搏动

25. 复苏后预后差的指标不包括

A. 24小时没有角膜反射　　B. 24小时没有瞳孔对光反射

C. 12小时对疼痛刺激没有躲避反应　　D. 24小时没有运动反应

E. 72小时没有运动反应

26. 猝死抢救时，最先进行的基础心肺复苏为

A. 气管插管　　B. 胸外按压

C. 除颤复律　　D. 心脏起搏

E. 建立静脉通路

27. 室颤或无脉搏室性心动过速的双相波除颤的建议能量为

A. 50~100J　　B. 100~150J

C. 150~200J　　D. 200~250J

E. 250~300J

28. 心脏病的猝死中一半以上由（　　）引起

A. 心肌炎　　B. 冠心病

C. 高血压心脏病　　D. 扩张型心脏病

E. 肥厚型心脏病

29. 在路旁发现有人躺在地上时，首先应该

A. 评估其意识状况　　B. 拨打“120”求救

C. 拨打“110”报警　　D. 马上施行CPR

E. 马上设法将其送到就近医院的急诊科

30. 导致心搏骤停的病理生理机制最常见的是

A. 心室颤动　　B. 无脉搏性电活动

C. 心房颤动　　D. 心室停顿

E. 缓慢性心律失常

31. 脑复苏时降温措施，体温宜维持

A. 33~34℃　　B. 34~35℃

C. 33~35℃　　D. 34~36℃

E. 35~36℃

32. 属于胸外按压最确切指征的征象是

A. 发现无循环体征，立即进行
B. 再次评价了患者的呼吸后
C. 2 次通气后
D. 只要发现无意识，即进行
E. 电复律后

33. 碱性药物近年趋于不用或晚用的原因不包括
A. 动物试验中未能增加除颤成功率或提高生存率
B. 细胞外碱中毒，改变血氧饱和度曲线，抑制氧释放
C. 血液低渗、低钠血症
D. 加重中心静脉酸中毒
E. 可使同时输入的儿茶酚胺失活

34. 目前认为对冠心病猝死有预防价值的药物是
A. 利多卡因
B. 阿司匹林
C. 胺碘酮
D. 美托洛尔
E. 维拉帕米

35. 对被电击的短暂心室颤动患者的最佳处理措施为
A. 先行 5 个周期的 CPR 后再行除颤
B. 立即进行电除颤
C. 先给予静脉注射胺碘酮再除颤
D. 先给予静脉注射肾上腺素再除颤
E. 立即进行人工呼吸和胸外按压，同时准备除颤

36. 心肺复苏时，心脏按压与人工呼吸之比应为
A. 4：1
B. 5：1
C. 10：2
D. 15：2
E. 30：2

37. 硝酸甘油用于心肺复苏时可引起的并发症不包括
A. 低血压
B. 心动过速
C. 低氧血症
D. 头痛
E. 高血压

38. 心肌梗死后心脏性猝死的一级预防中，常用的抗血小板药物是
A. 阿司匹林
B. 氯吡格雷
C. 双嘧达莫
D. 西洛他唑
E. 血小板 GP Ⅱb/Ⅲa 受体阻断药

39. 心搏骤停期最先出现的症状体征为
A. 意识突然丧失或伴有短阵抽搐
B. 脉搏扪不到、血压测不出
C. 心音消失
D. 呼吸断续，呈叹息样，以后即停止
E. 瞳孔散大

40. 对除颤、CPR 和血管活性药物无反应的无脉性室性心动过速患者，可考虑应用

A. 经皮心脏起搏　　B. 经静脉心脏起搏
C. 给予静脉注射钙剂　　D. 给予静脉注射镁剂
E. 给予静脉注射胺碘酮

41. 心肺复苏早期出现肾衰竭的最多见原因是
A. 急性感染　　B. 急性肾缺血
C. 急性酸中毒　　D. 急性肾血管损伤
E. 急性高颅压

42. 救援者对有脉搏的成人患者只进行人工呼吸而不需要胸外按压，则人工呼吸的频率为
A. 6~8 次/分　　B. 8~10 次/分
C. 10~12 次/分　　D. 12~16 次/分
E. 10~20 次/分

43. 进行胸部按压操作时，专业抢救者可以尽量少地中断心肺复苏，中断时间不应超过
A. 5 秒　　B. 10 秒
C. 15 秒　　D. 20 秒
E. 30 秒

44. 在心搏骤停患者的复苏中，有关成人肾上腺素的用法为
A. 推荐 1mg 静脉注射或骨内给药，每 3~5 分钟可重复
B. 推荐 1mg、3mg、5mg 静脉注射，每 3~5 分钟递增
C. 对自主心律恢复后出现症状性心动过缓的患者，肾上腺素是最有效的
D. 对肾上腺素治疗无效的症状性心动过缓可用阿托品治疗
E. 大剂量或递增高剂量肾上腺素不能增加初期自主循环恢复和早期存活率，但可以改善患者的存活出院率或神经功能

45. 心肺复苏时急救者在电击除颤后应
A. 立即进行心电图检查，如果仍为心室颤动，予以再次除颤
B. 立即进行心电图检查，根据情况决定使用何种抗心律失常药物
C. 立即检查心跳或脉搏，根据情况决定是否需要再次除颤或继续心肺复苏
D. 立即进行心电图检查，如果仍为心室颤动，予以静脉注射肾上腺素后再次除颤
E. 继续胸外按压和人工通气，5 个周期的心肺复苏（约 2 分钟）后再分析心律，必要时再次除颤

46. 心脏性猝死患者因急性高钾血症而触发难治性室颤时，可选用的治疗药物是
A. 利多卡因　　B. 胺碘酮
C. 碳酸氢钠　　D. 普鲁卡因胺
E. 葡萄糖酸钙

47. 心脏性猝死最主要的病因是

A. 二尖瓣脱垂　　B. 心肌病
C. 主动脉瓣狭窄　　D. 冠心病及其并发症
E. 急性心肌炎

48. 心搏呼吸骤停紧急处理原则错误的是
A. 首先必须心电图确诊，然后处理
B. 进行迅速有效的人工呼吸
C. 立即进行有效的胸外按压
D. 开通气道
E. 电除颤

二 A2 型题

1. 患者，男性，59 岁。因 30 分钟前突发剧烈胸痛、急性呼吸困难来诊。查体：意识丧失、皮肤发绀、瞳孔散大、二便失禁。心电图示室性心动过速。患者首先考虑的诊断为
A. 急性心力衰竭　　B. 急性心肌梗死
C. 心脏性猝死　　D. 室性心动过速
E. 心室颤动

2. 患儿，男，3 岁。在儿童床上没有反应，无外伤体征，为患儿开放气道的方法为
A. 仰头举颏　　B. 提升下颌
C. 使头部偏斜，抬起下颌　　D. 向前拉出舌头
E. 把手指放进嘴里，提拉下颌

3. 患者，男性，28 岁。有 2 年急性心肌梗死病史。2 天前突然意识丧失，抽搐，呼吸困难，对该患者应首先采取的措施为
A. 静脉注射呼吸兴奋药　　B. 气管插管
C. 紧急电除颤　　D. 静脉注射阿托品，肾上腺素
E. 临时心脏起搏

4. 患者，男性，33 岁。因少尿，发生完全性房室传导阻滞后，立即心搏骤停。心电图见心房波很快呈直线。下列抢救药物不宜使用的是
A. 肾上腺素　　B. 利多卡因
C. 甲氧明　　D. 阿托品
E. 碳酸氢钠

5. 患者，女性，39 岁。突然大量呕吐、腹泻，突然晕厥，抽搐，颈动脉搏动消失。抢救首选的方法为
A. 静脉注射肾上腺素　　B. 静脉注射利多卡因
C. 急速叩击心脏　　D. 胸外心脏按压

E. 人工呼吸

6. 患者，女性，70 岁。意识丧失，没有呼吸。在进行口对口人工呼吸时，下述叙述能最好的解释此挽救呼吸行为的正面效果的是

A. 帮助克服气道阻塞
B. 维持正常的动脉血氧浓度
C. 有助于心脏除颤
D. 快速有效的为患者提供氧气
E. 有助于维持血压

三 A3/A4 型题

（1~3 题共用题干）

患者，男性，55 岁。1 小时前因胸骨后压榨样疼痛并经心电图诊断为急性心肌梗死而入院。在监护治疗过程中突然发生抽搐，意识不清，心电监护显示形态、振幅各异的不规则波动，频率为 310 次/分，QRS-T 波群消失。

1. 此时患者最可能诊断为

A. 尖端扭转型室性心动过速
B. 室上性心动过速伴差异性传导
C. 预激综合征合并心房颤动
D. 心室扑动
E. 心室颤动

2. 此时最佳的处理措施是

A. 立即静脉注射地西泮控制抽搐
B. 立即静脉注射胺碘酮控制心律失常
C. 立即静脉注射肾上腺素
D. 立即电除颤
E. 立即给予胸外按压和人工呼吸进行心肺复苏

3. 如果该患者大量出汗，且胸部带有植入性抗高血压药补片，在需要除颤时，下列处置不当的是

A. 在连接电极板和试图除颤前迅速将患者胸部擦干
B. 连接电极板之前移去治疗性补片并将此处擦拭干净
C. 电极板放在经皮植入的治疗性补片的上方
D. 如果使用单相波进行电除颤首剂量应为 360J
E. 如果采用双相波进行电除颤首剂量应为 120~200J

（4~6 题共用题干）

患者，女性，65 岁。约 5 分钟前与人吵架时突然摔倒、呼之不应。医生恰好路过。

4. 医生首先要做的是

A. 立即电除颤
B. 立即进行心肺复苏
C. 立即进行心电图检查
D. 立即评估患者意识、呼吸和大动脉搏动
E. 立即给患者吸氧、心电监护和建立静脉通路

5. 如果患者没有反应，有呼吸、脉搏，现场无抢救的药品和设备，在等待“120”到达之前，应该采取的措施为

A. 给予人工呼吸 8~10 次/分

B. 按 30：2 的比例给予胸外按压和人工通气

C. 按 15：2 的比例给予胸外按压和人工通气

D. 置患者于侧卧位并监测呼吸和脉搏

E. 置患者于仰卧位并用“仰头举颏法”保持呼吸道通畅

6. “120”到达后，如果患者仍然没有反应，同时没有呼吸、脉搏。心电图显示：P 波消失，QRS 波宽大畸形，节律不规则，频率 8~14 次/分。医生和相关救援人员应该采取的措施为

A. 立即电除颤　　B. 先做 5 个周期 CPR 然后电除颤

C. 继续 CPR，不进行除颤　　D. 停止 CPR，给患者安装起搏器

E. 先除颤 3 次，如果无效，继续 CPR 的同时安装起搏器

（7~8 题共用题干）

患者，男性，75 岁。行走时突然跌倒，不省人事，即送来急诊，呼之不应，呼吸停止，颈动脉搏动消失，心音未能闻及。

7. 可以确定的诊断是

A. 脑卒中　　B. 心搏骤停

C. 癫痫大发作　　D. 夹层动脉瘤破裂

E. 大面积肺栓塞

8. 一旦确诊心搏骤停应立即采取的措施为

A. 找上级医师　　B. 鼻导管给氧

C. 安装人工起搏器　　D. 做心前区捶击

E. 开放静脉

（9~12 题共用题干）

患者，男性，68 岁。2 小时前因突发心前区压榨性疼痛入院。体检时患者突然意识不清，口唇发绀、抽搐。初诊为患者发生了心搏骤停。

9. 证实患者发生了心搏骤停的主要依据是

A. 颈动脉搏动消失　　B. 呼吸停止

C. 周身发绀　　D. 血压测不出

E. 瞳孔散大

10. 确立心搏骤停后给予的最基本的生命支持方法是

A. 阿托品
B. 冰帽
C. 人工心脏起搏
D. 人工呼吸，胸外心脏按压
E. 气管插管

11. 捶击复律可用于以下哪种心律失常
A. 心房颤动
B. 室性心动过速
C. 心室颤动
D. 心房扑动
E. 尖端扭转型室性心动过速

12. 预防猝死的方法不包括
A. β 受体阻断药
B. 硝酸甘油
C. 埋藏式心脏复律除颤器
D. PTCA 支架术
E. 冠状动脉搭桥手术

四 B 型题

（1~5 题共用备选答案）
A. 肾上腺素
B. 去甲肾上腺素
C. 多巴胺
D. 硝酸甘油
E. 硝普钠

1. 用于改善血流动力学的药物中，有益作用主要是其 α 肾上腺素能刺激作用的是
2. 用于改善血流动力学的药物中，只适用于严重低血压及周围血管阻力低的患者的是
3. 用于改善血流动力学的药物中，兼有 α、β 及多巴胺受体刺激作用，其药理作用呈剂量依赖性的是
4. 用于改善血流动力学的药物中，用于急性冠状动脉综合征，高血压急症及与心肌梗死有关的心衰的是
5. 用于改善血流动力学的药物中，急性心肌梗死或充血性心力衰竭合并高血压时，单用硝酸甘油控制不满意时，可加用

（6~7 题共用备选答案）
A. 第 1 个月
B. 第 2 个月
C. 第 3 个月
D. 3~6 个月
E. 6~18 个月

6. 院外心搏骤停、新发心力衰竭、不稳定型心绞痛及近期心肌梗死（MI）后的高危患者，严重心血管事件在发生后（　　）心脏性猝死的危险性最高
7. LVEF<30%的急性心肌梗死患者在梗死后（　　）的病死率最高

（8~12 题共用备选答案）

A. 1~3μg/（kg·min）　　B. 2~4μg/（kg·min）

C. 5~10μg/（kg·min）　　D. 10~20μg/（kg·min）

E. 20μg/（kg·min）以上

8. 多巴胺作用于多巴胺受体，扩张肾及肠系膜动脉，有利尿作用时的剂量为

9. 多巴胺主要为 β 受体刺激作用，有正性肌力作用，心排血量增加时的剂量为

10. 多巴胺具有 5-羟色胺及多巴胺介导的静脉血管收缩作用，而无明显肺动脉压升高的剂量为

11. 多巴胺为 α 受体刺激作用，使周围血管收缩压和肺动脉压明显升高的剂量为

12. 多巴胺用于维持症状性心动过缓的低血压或自然循环恢复之后的低血压的剂量为

五 X 型题

1. 无脉性电活动的常见疾病有

A. 急性心肌梗死　　B. 大面积肺梗死

C. 高血压病　　D. 心脏破裂

E. 急性心肌梗死伴心源性休克

2. 血流动力学稳定的室性心动过速可首先应用的药物包括

A. 毛花苷 C　　B. 普鲁卡因胺

C. 索他洛尔　　D. 利多卡因

E. 胺碘酮

3. 心律失常性猝死的临床表现为

A. 发病前无循环功能受损　　B. 发病前有轻度充血性心力衰竭

C. 发病前有中、重度充血性心力衰竭　　D. 周围循环衰竭

E. 心肌衰竭

4. 进行修改后的心肺复苏的程序及方法主要包括

A. 外周静脉通路给药　　B. 提倡早期除颤

C. 有效、不间断的胸外心脏按压　　D. 有效人工呼吸

E. 建立紧急医疗服务系统（EMS）

5. 人工胸外按压时，以下操作正确的有

A. 患者应置于水平位　　B. 正确部位是胸骨中下 1/3 交界处

C. 按压频率应是 75 次/分　　D. 下压的时间比放松的时间长

E. 下压胸骨 4~5cm，然后使胸部完全回弹

6. 下列有关人工呼吸的说法正确的是

A. 缓慢吹气，持续时间>1 秒　　B. 有效通气的指标是胸廓有起伏

C. 通气量越大越好
D. 心脏每按压30次，吹气2次
E. 建立人工气道后，通气频率8~10次/分

7. 初级心肺复苏的内容包括
A. 气管插管建立人工气道
B. 呼救
C. 心肺复苏（CPR）
D. 利用体外自动除颤器除颤（AED）
E. 对心源性猝死、心肌梗死、卒中和气道异物梗阻的识别

8. 中心静脉通路给药途径中，可选择的静脉有
A. 颈内静脉
B. 锁骨下静脉
C. 肱静脉
D. 股静脉
E. 颈外静脉

9. 血流动力学稳定的宽QRS心动过速在无法明确诊断时可经验性使用的药物有
A. 毛花苷C
B. 胺碘酮
C. 普鲁卡因胺
D. 利多卡因
E. 索他洛尔

10. 高级心肺复苏的给药途径包括
A. 外周静脉通路给药
B. 骨内（IO）给药
C. 中心静脉通路给药
D. 气管插管内给药
E. 肌内给药

11. 碱性药物用于高级心肺复苏的应用原则为
A. 宜小不宜大
B. 宜早不宜晚
C. 宜晚不宜早
D. 宜慢不宜快
E. 宜快不宜慢

12. 成人心肺复苏“生存链”的组成有
A. 早期识别急诊情况并启动急救医疗服务系统
B. 早期现场心肺复苏
C. 早期建立人工气道和静脉通路
D. 早期除颤
E. 早期由专业人员实行高级心肺复苏和复苏后处理

13. 心肺复苏时早期电除颤的原因有
A. 心搏骤停最常见和最初发生的心律失常是心室颤动
B. 电除颤是终止心室颤动最有效的方法
C. 随着时间的推移，成功除颤的机会迅速下降
D. 电除颤也可使心脏停搏与无脉性电活动患者获益
E. 临床和流行病学研究证实，早期电除颤是挽救患者生命最关键的环节

14. 下列有关冠心病猝死的叙述正确的有
    A. 半数患者心搏骤停前无症状
    B. 冬季为好发季节，患者年龄多不太大
    C. 实施非同步电击除颤前，不必常规做心电图检查
    D. 现场第一个抢救措施是立即用非同步电击除颤
    E. 心搏骤停是在动脉粥样硬化的基础上，发生冠脉痉挛或微循环栓塞，导致心肌急性缺血，引起室颤等恶性心律失常所致
15. 心脏性猝死的临床经过可分为
    A. 前驱期　　B. 无脉期
    C. 发病期　　D. 心搏骤停期
    E. 生物学死亡期
16. 循环衰竭性猝死的临床表现为
    A. 发病前无循环功能受损　　B. 发病前有轻度充血性心力衰竭
    C. 发病前有中、重度充血性心力衰竭　　D. 周围循环衰竭
    E. 心肌衰竭
17. 心肺复苏中进行人工呼吸时的注意事项有
    A. 每次人工呼吸时间不应超过 1 秒
    B. 每次人工呼吸潮气量足够，能够观察到胸廓起伏
    C. 避免迅速而强力的人工呼吸
    D. 如果已经有人工气道，并且有 2 人进行心肺复苏，则每分钟通气 8~10 次，呼吸与胸外按压需要同步
    E. 如果已经有人工气道，并且有 2 人进行心肺复苏，在人工呼吸时应停止胸外按压以利通气
18. 初级心肺复苏中，救生呼吸的方法有
    A. 口对口呼吸　　B. 口对隔离设备
    C. 口对鼻或口对呼吸孔　　D. 胸部按压
    E. 气囊面罩装置
19. 心搏骤停的最重要诊断标准有
    A. 心音消失　　B. 瞳孔固定散大
    C. 呼吸停止　　D. 神志突然丧失
    E. 大动脉搏动停止
20. 复苏后治疗的最初目标包括
    A. 采取措施预防心搏骤停复发
    B. 力求明确导致心搏骤停的原因

C. 采取可能提高长期生存和神经功能恢复的治疗

D. 进一步改善心肺功能和体循环灌注，特别是脑灌注

E. 将复苏后的院前心搏骤停患者及时转至医院急诊科，然后使其尽快出院

六 案例分析题

（1~4 题共用题干）

患者，男性，67 岁。有 30 年原发性高血压史。1 小时前因持续性胸骨后疼痛急诊入院。自诉 1 小时前患者午睡后出现胸骨后持续性刀割样疼痛，伴濒死感及大汗淋漓，含服速效救心丸 10 粒无缓解，“120” 送入急诊抢救室。查体：体温 35.8℃，脉搏 108 次/分，呼吸 21 次/分，血压 120/90mmHg。心电图提示急性广泛前壁心肌梗死。在安放鼻导管吸氧的过程中突然出现面色发绀，抽搐，呼之不应，呼吸断续呈叹息样，双瞳孔直径约 5mm，对光反射消失，颈动脉搏动消失。

1. 此时心电监护仪上的可能表现有

A. 室上性心动过速　B. 室性心动过速

C. 心室扑动　D. 心室颤动

E. 无脉性电活动　F. 无心电活动

2. 心电监护仪显示为心室颤动。此时患者需要立即采取的急救措施有

A. 静脉注射抗惊厥药物，控制抽搐　B. 静脉注射呼吸兴奋药，维持呼吸

C. 开放气道，人工呼吸　D. 气管插管，机械通气

E. 胸外按压　F. 尽快电除颤

3. 在电除颤后监护仪上显示心电活动消失。患者下一步可以采取的处理措施有

A. 终止复苏

B. 继续胸外按压和人工呼吸

C. 静脉注射肾上腺素 1mg，必要时每 3~5 分钟重复 1 次

D. 静脉注射血管升压素 40U

E. 静脉注射阿托品 1mg，可每 3~5 分钟重复 1 次（最大总量为 3 次或 3mg）

F. 静脉注射胺碘酮 300mg

4. 患者经过继续胸外按压和人工呼吸，静脉注射肾上腺素等治疗后，监护仪上显示 P 波节律不规则，平均 70 次/分，QRS 波宽大畸形，时限 0.14 秒，缓慢而规则，频率 23 次/分，P 波与QRS 波群无相关性。下一步可以采取的处理措施有

A. 终止复苏　B. 继续胸外按压和人工呼吸

C. 静脉应用肾上腺素　D. 紧急心脏起搏

E. 静脉注射阿托品　F. 静脉应用异丙肾上腺素

参考答案与解析

一、A1 型题

1. E【解析】心脏性猝死危险因素在下列人群依次增加：具有导致首次冠脉事件多重危险因素的人群、有任何冠脉事件史、左室射血分数（LVEF）≤30%或心力衰竭、心搏骤停复苏者、心肌梗死（MI）后室性心律失常。所以，心肌梗死（MI）后室性心律失常者的猝死率最高。因此，正确答案为 E。

2. E【解析】血流动力学稳定的室性心动过速可首先应用静脉胺碘酮、普鲁卡因胺、索他洛尔。利多卡因终止室性心动过速相对疗效不好，作为次选药放在其他药物之后。有心功能不好的患者首先考虑胺碘酮，也可以直接使用电转复。因此，正确答案为 E。

3. B【解析】心脏性猝死（SCD）是指各种心脏原因引起的自然死亡，发病突然、进展迅速，死亡发生在症状出现后 1 小时内。患者发生猝死事件前可以有心脏疾病表现，但猝死的发生具有无法预测的特点。

4. C【解析】心搏骤停发生时最常见的心电图表现是快速型室性心律失常，即心室颤动。所以，选项 C 正确。持久性的室性停搏（选项 A）可引发阿-斯综合征。窦性停搏（选项 B）多见于窦房结变性与纤维化、急性下壁心肌梗死、脑血管意外等病变或部分药物的使用。无脉电活动（选项 D）也属于导致心搏骤停的原因，但临床少见。心房颤动（选项 E）可见于正常人，但多数见于原有心血管疾病患者。

5. E【解析】心肺复苏中胸部按压时，患者仰卧在坚实的平面，抢救者跪在患者胸部的一侧，按压部位是胸部正中胸骨下部，乳头之间，即胸骨中下 1/3 部分。抢救者应将一只手的掌根部置于按压处，另一只手的掌根置于第一只手上，使两只手重叠并平行。下压胸骨约 4~5cm，然后使胸部完全回弹（此点要在训练中十分强调）。下压与放松的时间相等。按压频率 100 次/分。

6. C【解析】心搏骤停的预后主要影响的因素如下。①基础病：如果致命原因为晚期疾病、败血症、器官衰竭、终末期心脏病或者严重中枢疾病等，发生心搏骤停、心动过缓多于心动过速，复苏成功概率低，预后不良。②心电活动的类型：一些急性中毒、心律失常或电解质紊乱等导致的心搏骤停多见于室性心动过速、室颤，如能消除促发因素，预后良好。③心功能：晚期心功能衰竭，心脏复苏开始时间的延误导致严重的低氧、酸中毒，预后不良。④心搏骤停至复苏开始的时间：心室颤动发生后，患者将在 4~6 分钟内发生不可逆性脑损害，随后经数分钟过渡到生物学死亡。如果在此期间快速进行抢救，预后良好。选项 C 不属于影响心搏骤停的预后因素。

7. A【解析】参见 A1 型题第 5 题解析。

8. E【解析】在心肺复苏中，胸外按压的意义在于维持人工循环，而人工呼吸的意义在于提供人工辅助通气。在两种技术的联用下，血液获得氧合并被推动，使全身重要脏器得以继续获得一定程度的血氧支持，为除颤争取了时间。

9. D【解析】心脏性猝死主要为致命性快速心律失常所致，它们的发生是冠状动脉血管事件、心肌损伤、心肌代谢异常和/或自主神经张力改变等因素相互作用引起的一系列病理生理异常的结果。严重缓慢性心律失常和心室停顿是心脏性猝死的另一重要原因。非心律失常性心脏性猝死所占比例较少，常由心脏破裂、心脏流入和流出道的急性阻塞、急性心脏压塞等导致。无脉性电活动（PEA）是引起心脏性猝死的相对少见的原因，可见于急性心肌梗死时心室破裂、大面积肺梗死时。

10. A【解析】高级心肺复苏即高级生命支持（ALS），是在基础生命支持的基础上，应用辅助设备、特殊技术等建立更为有效的通气和血运循环，主要措施包括气管插管建立人工气道、除颤转复心律成为血流动力学稳定的心律、建立静脉通路并应用必要的药物维持已恢复的循环；连续监测呼吸、心电、血压、脉搏、容积血氧饱和度（SpO_2）、呼气末二氧化碳（$ETCO_2$）等基础生命体征，必要时还需进行有创血流动力学监测，如动脉血气分析、动脉压、中心静脉压（CVP）、肺动脉楔压（PAWP）等。选项 A“人工呼吸”属于初级心肺复苏措施。

11. A【解析】冠状动脉疾病、痉挛、畸形，如心肌缺血/梗死，陈旧性心肌梗死伴非缺血性室性心动过速（VT）/心室颤动（VF）是引起心脏性猝死的最常见心源性疾病，占 75%~80%。

12. A【解析】心肺复苏成功后死亡的最常见原因是中枢神经系统损伤，其他常见原因有继发感染、低心排血量及恶性心律失常等。

13. D【解析】循环骤停者的“生存链”有 4 个重要环节。①早期识别急诊情况并启动急救医疗服务系统（EMS)。拨打急救电话（我国为 120)。②早期现场心肺复苏。③早期除颤：3~5 分钟内心肺复苏（CPR）和除颤可使生存率达 49%~75%。④早期由专业人员实行高级心肺复苏和复苏后处理。在以上四个环节中，早期电除颤是挽救患者生命最关键的环节。

14. D【解析】突发意识丧失，大动脉（颈、股动脉）搏动消失，特别是心音消失，是心搏骤停的主要诊断标准。选项 A，瞳孔明显散大，不能提示心搏停止，如脑疝。选项 B，测不到血压，也不能提示心搏停止，如休克。选项 C、E 均不能提示心搏骤停。

15. B【解析】按压-通气比率推荐使用 30∶2。2 位抢救者进行儿童和婴儿心肺复苏可以使用 15∶2。

16. D【解析】预防心脏性猝死的关键是识别出高危人群。目前认为，高血压、高血糖、高血脂、高体重的四高人群是猝死高发人群，需要特别注意预防。

17. D【解析】对专业急救人员，检查循环体征时，要一方面检查颈动脉搏动，一方面观察呼吸、咳嗽和运动情况，专业人员能鉴别正常呼吸、濒死呼吸，以及心搏骤停时其他通气形式。评价时间不要超过 10 秒。对于意识不清的患者，如果专业救援人员在 10 秒内不能确定是否有脉搏，则应立即开始胸外按压。

18. B【解析】心源性猝死的抢救措施为心脏复苏，心脏复苏时应首选肾上腺素，静脉内给药。

19. D【解析】参见 A1 型题第 5 题解析。

20. A【解析】目前在成人心肺复苏中肾上腺素推荐剂量 1mg，静脉注射或骨内给药，每 3~5 分钟可重复。更高剂量的肾上腺素用于一些特殊情况，如钙通道阻滞药过量或 β 受体阻断药过量。

21. C【解析】心肺复苏指南建议成人心肺复苏中，潮气量大小为 500~600ml，避免过度通气。

22. E【解析】在高级心肺复苏时，碳酸氢钠是在除颤、心脏按压、插管、通气及 1 次以上的肾上腺素注射后才考虑使用。

23. A【解析】成人进行口对口人工呼吸方法：开放气道，捏住患者的鼻子，抢救者的口紧密环绕患者的口，吹气 1 秒，抢救者正常吸气，然后再给第二次通气。

24. E【解析】胸外心脏按压有效指标：大动脉可扪及搏动，收缩压在 60mmHg 以上，皮肤、黏膜色泽转为红润，散大的瞳孔缩小，自主呼吸恢复，昏迷变浅，神经反射出现。能触及颈动脉搏动，则提示体循环收缩压可达 80~100mmHg，按压有效。

25. C【解析】复苏后 24 小时具备以下 5 项预测指标中的 4 项表明预后差：①24 小时没有角膜反射。②24 小时没有瞳孔对光反射。③24 小时对疼痛刺激没有躲避反应。④24 小时没有运动反应。⑤72 小时没有运动反应。

26. B【解析】猝死抢救时，最先进行的基础心肺复苏为胸外按压。尽可能从意外发生的即刻就开始进行心肺复苏，按压应有力、迅速，每次按压后胸廓应充分复位，尽量保持按压的连续性。

27. C【解析】室颤或无脉搏室性心动过速的双相波除颤的建议能量为 150~200J，此后再次电击采用相同的能量或增加能量。单相波除颤能量 360J。单形室性心动过速，不论有无脉搏，给予 100J 单相波电击除颤，如不成功可增加能量再次除颤。

28. B【解析】心脏病的猝死中一半以上由冠心病引起。选项 A、C、D、E 均属于器质性非缺血性心脏病，占心脏病猝死原因的 10%~15%。

29. A【解析】心搏骤停的生存率很低，根据不同的情况，院外猝死生存率<5%。抢救成功的关键是尽早进行心肺复苏和尽早进行复律治疗。心肺复苏可按照以下顺序进行：①首先需要判断患者的反应，快速检查是否没有呼吸或不能正常呼吸（无呼吸或喘息）并以最短时间判断有无脉搏（10 秒内完成）。如判断患者无反应时，应立即开始初级心肺复苏。②呼救。在不延缓实施心肺复苏的同时，应设法（打急救电话或呼叫他人打电话）通知并

启动急救医疗系统，有条件时寻找并使用自动体外除颤仪。③进行初级心肺复苏。④高级心肺复苏。

30. A【解析】导致心搏骤停的病理生理机制中，最常见的是室性快速性心律失常（心室颤动和室性心动过速），其次为缓慢性心律失常或心室停顿，较少见的为无脉性电活动。

31. A【解析】对于脑复苏一般不使用全身降温的方式，多采用戴冰帽降温就可以了，适当降低体温可以减轻脑水肿的情况。脑复苏时降温措施，体温宜维持33~34℃。

32. A【解析】发现无循环体征，立即进行胸外按压。胸外按压可形成暂时的人工循环并恢复心脏的自主搏动。

33. C【解析】碱性药物近年趋于不用或晚用的原因：①动物试验中未能增加除颤成功率或提高生存率。②降低冠状动脉灌注压。③细胞外碱中毒，改变血氧饱和度曲线，抑制氧释放。④血液高渗、高钠血症。⑤产生的CO_2可自由地扩散至心肌及脑细胞而抑制其功能，引起矛盾的酸中毒。⑥加重中心静脉酸中毒。⑦可使同时输入的儿茶酚胺失活。

34. D【解析】对冠心病猝死有预防价值的药物为β受体阻断药，美托洛尔为β受体阻断药。

35. B【解析】对被电击的短暂性心室颤动患者，如果患者被判断为心室颤动，应该迅速拿除颤器到床旁，给予患者进行电除颤治疗。

36. E【解析】做心肺复苏时，胸外心脏按压与人工呼吸的次数比例为30∶2。

37. E【解析】硝酸甘油可用于高血压急症引起的心衰。在治疗心肺复苏时可引起低血压（可用补充液体纠正）、心动过速、低氧血症（增加通气血流比值的不匹配）、头痛等并发症。所以选项E是错误的。

38. A【解析】心肌梗死后心脏性猝死的一级预防中，阿司匹林是常用的抗血小板药物。

39. A【解析】心搏骤停期以意识完全丧失为特征。心搏骤停的症状和体征依次出现如下：①意识突然丧失或伴有短阵抽搐，抽搐常为全身性，多发生于心脏停搏后10秒内，有时伴眼球偏斜。②脉搏扪不到、血压测不出。③心音消失。④呼吸断续，呈叹息样，以后即停止，多发生在心脏停搏后20~30秒。⑤昏迷，多发生于心脏停搏30秒后。⑥瞳孔散大，多在心脏停搏后30~60秒出现，此期若给予及时恰当的抢救，还有复苏的可能。

40. E【解析】胺碘酮是Ⅲ类抗心律失常药物，属于广谱抗心律失常药，具有阻滞钠、钙、钾通道，非竞争性阻断α及β受体作用和扩血管的作用。静脉注射胺碘酮适用于对CPR、除颤和血管活性药治疗无反应的室颤或无脉性室性心动过速。

41. B【解析】心肺复苏早期出现肾衰竭的原因有肾脏血流灌注不足、肾脏缺氧、低血压、休克状态、酸中毒等。最多见的原因为急性肾缺血。

42. C【解析】救援者对有脉搏的成人患者只进行人工呼吸而不需要胸外按压，则人工呼吸的频率为10~12次/分。

43. B【解析】非专业抢救者在AED或EMS抢救人员到达之前应该持续进行心肺复苏

（CPR），不应该停下来检查循环或反应情况。专业抢救者可以尽量少地中断 CPR，中断不要超过 10 秒。

44. A【解析】参见 A1 型题第 20 题解析。

45. E【解析】心肺复苏时急救者在电击除颤后应该继续进行胸外按压和人工通气，5 个周期的心肺复苏（约 2 分钟）后可以再进行分析心律，必要时再次进行除颤。

46. E【解析】由急性高钾血症触发的难治性室颤的心脏性猝死患者可给予 10%的葡萄糖酸钙 5~20ml，注射速率为 2~4ml/min。

47. D【解析】绝大多数心脏性猝死发生在有器质性心脏病的患者，最主要的病因是冠心病。在西方国家，心脏性猝死中至少 80%由冠心病及其并发症所致。

48. A【解析】各种原因所致心搏骤停的临床表现是一样，初期急救处理也基本相同，故不可待心电图检查后才作出心搏骤停的诊断，应根据主要临床表现迅速、果断判断，并立即行心肺复苏。

二、A2 型题

1. C【解析】根据突发剧烈胸痛、急性呼吸困难，意识丧失、皮肤发绀、瞳孔散大、二便失禁及心电图示室性心动过速，患者首先考虑的诊断为心脏性猝死。

2. A【解析】开通气道保持呼吸道通畅是成功复苏的重要一步，可采用仰头举颏法开放气道。方法是：术者将一手置于患者前额用力加压，使头后仰，另一手的示、中两指抬起下颏，使下颌尖、耳垂的连线与地面呈垂直状态，以通畅气道。

3. C【解析】患者有急性心肌梗死病史。2 天前突然意识丧失，抽搐，呼吸困难，对该患者应首先采取的措施为紧急电除颤。在心搏骤停开始的 1~2 分钟内立即给予电除颤是首选方法。

4. B【解析】利多卡因不能使用，会加重传导阻滞。

5. C【解析】意识突然丧失或伴有短阵抽搐，颈动脉搏动消失说明发生心搏骤停，抢救首选的方法为急速叩击心脏，使心脏开始跳动。

6. D【解析】人工呼吸的目的在于保证不间断地向患者供氧，防止患者重要器官因缺氧造成不可逆性损伤。

三、A3/A4 型题

1. E【解析】题中患者最可能诊断为预激综合征引起心室颤动。预激本身并无症状，但可导致房颤等快速性室上性心律失常发作。并发房颤时，可产生极快的心室率，可快达 220~360 次/分，甚至变为室颤，发生休克、晕厥与猝死。QRS-T 波群消失说明发生了室颤。室颤心电图上多表现为 QRS-T 波群消失，过后出现一系列波幅高低不一、快速而不匀齐的颤动波，速率多介于 250~500 次/分，其波幅比房颤的大一些，但比室扑波略小。

2. D【解析】预激综合征患者发作经旁道前传的房扑与房颤，可伴极快的心室率而导致严重血流动力学障碍时，应立即行电复律给予电除颤治疗。

3. D【解析】心房颤动电复律建议能量双相波首剂量 120～200J，单相波首剂量 200J。

4. D【解析】参见 A1 型题第 29 题解析。

5. E【解析】患者有呼吸、脉搏，无须进行人工呼吸、胸外按压和人工通气，只需置患者于仰卧位并用“仰头举颏法”保持呼吸道通畅。

6. C【解析】“120”到达后，如果患者仍然没有反应，同时没有呼吸、脉搏，心电图显示：P 波消失，QRS 波宽大畸形，节律不规则，频率 8～14 次/分。医生和相关救援人员应该继续行有效的心肺复苏，不进行除颤。

7. B【解析】通过意识突然丧失，呼吸停止，颈动脉搏动消失，心音未能闻及可以确定的诊断是心搏骤停。

8. D【解析】心搏骤停一旦确诊，应立刻进行下列处理：首先立即尝试做心前区捶击复律，其次是清理患者呼吸道，保持气道通畅。

9. A【解析】心搏、呼吸骤停患者可出现意识突然丧失、颈动脉搏动消失、血压下降、瞳孔散大，但诊断主要依靠颈动脉搏动消失。颈动脉搏动消失是心搏骤停患者最重要的诊断依据。

10. D【解析】确定心搏骤停后给予患者最基本的生命支持是维持呼吸和维持重要器官的血液灌流，因此其方法是人工呼吸和胸外心脏按压。

11. C【解析】只有心室颤动时可适用捶击进行复律。

12. B【解析】硝酸甘油可扩张冠脉，缓解心绞痛症状，对于猝死预防无临床证据。

四、B 型题

1～5 A、B、C、D、E【解析】用于改善血流动力学的药物中，肾上腺素的有益作用主要是其 α 肾上腺素能刺激作用；去甲肾上腺素只适用于严重低血压及周围血管阻力低的患者；多巴胺兼有 α、β 及多巴胺受体刺激作用，其药理作用呈剂量依赖性；硝酸甘油用于急性冠状动脉综合征，高血压急症及与心肌梗死有关的心衰；硝普钠为强有力的、快速的、直接血管扩张药，常用于心衰、高血压危象。急性心肌梗死或充血性心力衰竭合并高血压时，单用硝酸甘油控制不满意时，可加用硝普钠。

6～7 E、A【解析】院外心搏骤停、新发心力衰竭、不稳定型心绞痛及近期 MI 后的高危患者，严重心血管事件发生后 6～18 个月心脏性猝死的危险性最高，但 LVEF<30%的急性心肌梗死患者在梗死后第 1 个月的病死率最高。

8～12 B、C、C、D、E【解析】多巴胺兼有 α、β 及多巴胺受体刺激作用，其药理作用呈剂量依赖性：①2～4μg/(kg · min)，作用于多巴胺受体，扩张肾及肠系膜动脉，有利尿作用，但增加尿量并不表明改善肾小球滤过率。现在不推荐用于急性无尿性肾衰。②5～10μg/(kg · min)，主要为 β 受体刺激作用，有正性肌力作用，心排血量增加。具有 5-羟色胺及多巴胺介导的静脉血管收缩作用，而无明显肺动脉压升高。③10～20μg/(kg · min)，为

α 受体刺激作用，使周围血管收缩压和肺动脉压明显升高。④复苏时，多巴胺一般用于症状性心动过缓的低血压或自然循环恢复之后的低血压。如需 20μg/(kg·min) 以上才能维持血压，应该加入肾上腺素。

五、X 型题

1. ABD【解析】无脉性电活动是指心脏有电活动，但是没有机械的收缩和舒张，主要见于急性心肌梗死、心脏破裂以及大面积肺梗死时。

2. BCE【解析】参见 A1 型题第 2 题解析。

3. ABC【解析】心律失常性猝死的临床表现：发病前无循环功能受损；发病前有轻度充血性心力衰竭；发病前有中、重度充血性心力衰竭。选项 D、E 属于循环衰竭性猝死的临床表现。

4. BCDE【解析】进行修改后的心肺复苏的程序及方法主要包括：①提倡早期除颤。②有效、不间断的胸外心脏按压。尽可能从意外发生的即刻就开始进行心肺复苏，按压应有力、迅速，每次按压后胸廓应充分复位，尽量保持按压的连续性。③有效人工呼吸。④建立紧急医疗服务系统（EMS）。

5. ABE【解析】参见 A1 型题第 5 题解析。

6. ABDE【解析】人工呼吸时，缓慢吹气，吹气次数为每分钟不少于 20 次，持续 1 秒以上。如果患者的胸廓能够随着每次吹气而略有隆起，并且气体能够从口部排出，则证明人工呼吸有效。通气量不是越大越好，注意每次通气量不得大于 1200ml。按压-通气比率推荐使用 30∶2，即心脏每按压 30 次，吹气 2 次。建立人工气道后，通气频率 8~10 次/分。所以，选项 C 的叙述是不正确的。

7. BCDE【解析】初级心肺复苏又称基础生命支持（BLS）。其内容如下：对心源性猝死、心肌梗死、卒中和气道异物梗阻的识别；呼救；心肺复苏（CPR）；利用体外自动除颤器除颤（AED）。选项 A 属于高级心肺复苏的内容。

8. ABD【解析】当除颤及外周静脉或骨内（IO）用药后，自主循环仍未恢复，应考虑建立中心静脉通路（除非有禁忌证）。中心静脉通路给药途径可选择颈内静脉、锁骨下静脉及股静脉。

9. BCE【解析】血流动力学稳定的宽 QRS 心动过速应尽量根据病史、12 导联心电图、食管心电图明确诊断，在无法明确诊断时可经验性使用胺碘酮、普鲁卡因胺、索他洛尔。

10. ABCD【解析】高级心肺复苏的给药途径有外周静脉通路给药、骨内（IO）给药、中心静脉通路给药、气管插管内给药。不包括选项 E“肌内给药”。

11. ACD【解析】碱性药物用于高级心肺复苏的应用原则：宜小不宜大，宜晚不宜早，宜慢不宜快。

12. ABDE【解析】参见 A1 型题第 13 题解析。

13. ABCE【解析】临床上心搏骤停按照心电图可分为心室颤动（包括无脉性室性心动

过速）、心电机械分离和心室停搏三型，心室颤动最为常见，而且是最常见和最初发生的心律失常。目前认为，电除颤是终止室颤，包括无脉性室性心动过速最有效的手段。进行电除颤治疗后，心肺复苏的成功率将得到极大提高。随着时间推移，电除颤的除颤成功率将下降，心室颤动也会很快恶化为心室停搏，导致失去除颤机会，使临床救治的成功率极大下降。临床和流行病学研究证实，早期电除颤是挽救患者生命最关键的环节。基于以上原因，心肺复苏时应进行早期电除颤。无脉性心电活动是电除颤的禁忌证。

14. ABCE【解析】冠心病猝死现场第一个抢救措施是立即用同步电击除颤，而不是非同步电击除颤。

15. ACDE【解析】心脏性猝死的临床经过可分为前驱期、发病期、心搏骤停期和生物学死亡期四个过程。不包括选项B“无脉期”。

16. DE【解析】循环衰竭性猝死的临床表现为周围循环衰竭、心肌衰竭。选项A、B、C均属于心律失常性猝死的临床表现。

17. BC【解析】心肺复苏中进行人工呼吸时的注意事项：①每次人工呼吸时间超过1秒。②每次人工呼吸潮气量足够，能够观察到胸廓起伏。③避免迅速而强力的人工呼吸。④如果已经有人工气道，并且有2人进行心肺复苏，则每分钟通气8~10次，呼吸与胸外按压不需要同步；在人工呼吸时胸外按压不应停止。

18. ABCE【解析】初级心肺复苏中，救生呼吸的方法有口对口呼吸、口对隔离设备、口对鼻或口对呼吸孔、气囊面罩装置、气管插管、自动转运呼吸机、环状软骨压迫。

19. DE【解析】心搏骤停的诊断标准包括：①神志突然丧失。②颈动脉、股动脉等大动脉搏动消失。③心音消失。④呼吸断续或停止。⑤发绀。⑥瞳孔固定散大。以上六条以前两条最重要，据此即可确诊。

20. ABCD【解析】复苏后治疗的最初目标：①进一步改善心肺功能和体循环灌注，特别是脑灌注。②将复苏后的院前心搏骤停患者及时转至医院急诊科，然后转入设备完善的ICU病房进行充分治疗。③力求明确导致心搏骤停的原因。④采取措施预防心搏骤停复发。⑤采取可能提高长期生存和神经功能恢复的治疗。根据第②点可知，选项E错误。

六、案例分析题

1~2 BCDEF、CEF【解析】患者可能为急性心肌梗死并发恶性心律失常、猝死发生及死亡（可能为室间隔缺损，心脏游离壁破裂）。根据题中所述，应排除室上性心动过速。患者应行CPR（开放气道、人工呼吸、胸外按压）及电复律处理（电除颤）。

3. BCDE【解析】在电除颤后监护仪上显示心电活动消失。患者应继续行人工心肺复苏。因无心电活动，静脉注射胺碘酮无用。终止复苏不正确。

4. BCDEF【解析】目前考虑室性异搏心律，应行改善心率及继续抢救（心肺复苏）处理。所以终止复苏是不正确的。

第十一章 高血压病

一、A1 型题

1. 单纯收缩期高血压的诊断标准是

A. 收缩压≥140mmHg

B. 收缩压≥160mmHg

C. 收缩压≥4kPa

D. 收缩压≥140mmHg 且舒张压<90mmHg

E. 收缩压≥160mmHg 或舒张压≤90mmHg

2. 顽固性高血压联合用药的原则是

A. 首先用 2 种不同类药物，如无效需加用第 3 种药

B. 第 1~3 天用第 1 种药，第 4 天应加用第 2 种药

C. 同类药物的 2 种药物合用可以增效

D. 为了有效，不论何种高血压，首先考虑 2 种药合用

E. 当第 1 种药物效果不满意时，可加用第 2 种药

3. 甲亢性高血压属于可治愈的高血压，其根本在于根治甲亢，抗甲亢治疗显效的，首选

A. 利尿药

B. 血管紧张素转换酶抑制药

C. 钙通道阻滞药

D. 血管紧张素受体阻断药

E. β 受体阻断药

4. 与高血压发病有关的饮食因素是

A. 素食过多

B. 高钠摄入

C. 钙盐较多

D. 鱼类饮食增多

E. 优质蛋白饮食

5. 原发性醛固酮增多症的病因中，最为多见的是

A. 肾上腺醛固酮的腺瘤

B. 特发性醛固酮增多症

C. 糖皮质激素可抑制性醛固酮增多症

D. 醛固酮癌

E. 迷走的分泌醛固酮组织

6. 最重要的可控制的中风危险因素是

A. 高胆固醇和高脂血症

B. 吸烟

C. 糖尿病

D. 原发性高血压

E. 高血黏稠度

7. 对高血压患者进行择期手术时，以下叙述不正确的是
   A. 术前1周停用利血平类降压药，可改用卡托普利等
   B. 术中出现血压下降可先用麻黄碱
   C. 术前服用β受体阻断药者均需停用
   D. 不选用氯胺酮麻醉，以免血压升高
   E. 尽量避免硬膜外及蛛网膜下隙麻醉，以免引起血压急剧下降
8. 关于高血压致左室肥厚，以下的结论不正确的是
   A. 患者早期先有左室舒张功能不全
   B. 左室肥厚可逆转恢复正常
   C. 左室肥厚是决定高血压患者的独立危险因素
   D. 血液黏稠度与左室肥厚也有密切关系
   E. 左室肥厚均为发生于血压升高之后，血压是左室肥厚的唯一决定性因素
9. 下面关于原发性高血压的危险因素，叙述不正确的是
   A. 紧张可使心率、血压、血浆肾上腺素和去甲肾上腺素水平升高
   B. 原发性高血压由环境因素和遗传因素长期相互作用导致
   C. 饮食中高钠、高钾或高钙均可导致血压升高
   D. 精神压力增加可导致血压升高
   E. 超重、肥胖者水钠潴留、交感神经兴奋性增高、肾素-醛固酮系统异常及胰岛素抵抗等导致血压升高
10. 关于高血压的诊断叙述正确的是
   A. 收缩压>140mmHg，即诊断为高血压
   B. 舒张压>90mmHg，即诊断为高血压
   C. 收缩压≥140mmHg和/或舒张压≥90mmHg，即诊断为高血压
   D. 高血压诊断以偶然测得1次血压增高为标准
   E. 高血压诊断以同日2次或2次以上测得的血压平均值为依据
11. 在联合降压治疗方案中，3种不同降压机制的药物联合必须包含
   A. ACEI
   B. 利尿药
   C. 无此约束
   D. 钙通道阻滞药
   E. β受体阻断药
12. β受体阻断药治疗高血压的作用机制是
   A. 直接扩张小动脉、减少外周阻力
   B. 减慢心率，降低心排血量
   C. 阻滞钙离子进入平滑肌细胞，使外周血管扩张
   D. 抑制肾小管对水钠的重吸收，使心排血量下降

E. 以上都正确

13. 原发性高血压肾脏早期损害的标记为

A. 血清肌酐增高　　B. 出现肉眼血尿

C. 微量白蛋白尿　　D. 出现肾病综合征

E. 出现大量蛋白尿

14. 嗜铬细胞瘤的临床表现主要是由（　　）作用于肾上腺素能受体所致

A. 肾上腺髓质素　　B. 嗜铬粒蛋白

C. 多种肽类激素　　D. 儿茶酚胺

E. 糖皮质激素

15. 关于嗜铬细胞瘤的治疗，叙述不正确的是

A. 手术切除嗜铬细胞瘤　　B. 术前单用β受体阻断药治疗

C. 术前给予α、β受体阻断药联合治疗　　D. 复发患者再次手术仍有效

E. 急性发作期进行血压控制和支持治疗

16. 睡眠呼吸暂停综合征的类型中，以（　　）最常见，也是高血压的一种独立危险因素

A. 中枢性　　B. 阻塞性

C. 混合性　　D. 单纯性

E. 复杂性

17. 关于高血压左室肥厚（LVH）的发病机制，以下叙述不正确的是

A. 舒张压比收缩压对LVH发生的影响更大

B. 夜间血压的水平比白天的影响更大

C. 室间隔较其他部位对儿茶酚胺的反应性更强，故易发生肥厚

D. 醛固酮可明显促进心肌细胞间质增生，促进心肌肥厚

E. LVH的不同类型与高血压的严重程度无关

18. 临床最常见的继发性高血压是

A. 肾实质性高血压　　B. 嗜铬细胞瘤

C. 异位ACTH综合征　　D. 原发性醛固酮增多症

E. 肾血管性高血压

19. 将肾实质性高血压需要将血压控制在

A. 120/70mmHg以下　　B. 130/80mmHg以下

C. 130/80mmHg以上　　D. 140/90mmHg以上

E. 140/100mmHg以下

20. 早期强化药物治疗对于延缓左心室肥厚的进展、改善心脏功能、减少死亡率极为重要。目前常用的药物中，（　　）的临床证据最多

A. 利尿药　　B. α受体阻断药

C. β受体阻断药　　D. 血管紧张素Ⅱ受体阻断药（ARB）

E. 血管紧张素转换酶抑制药（ACEI）

21. 治疗戈登（Gordon）综合征最有效的药物是

A. 保钾利尿药　　B. 钠离子通道阻断药

C. 性激素　　D. 类固醇

E. 噻嗪类利尿药

22. 治疗高血压长期使用噻嗪类利尿药可引起

A. 低钾、低钠、高镁血症　　B. 低钠、低钙、低尿素血症

C. 低钠、低钙、高尿素血症　　D. 低钠、高钾、低镁血症

E. 低钠、低钾、低镁血症

23. 原发性高血压的病理生理是

A. 心排血量升高　　B. 交感神经兴奋性增加

C. 肾素分泌过多　　D. 血管内皮细胞分泌过多内皮素

E. 周围血管阻力增加

24. 关于高血压的发病机制，下述叙述不正确的是

A. 高级神经中枢功能失调在高血压发病中占主导地位

B. 肾素-血管紧张素系统激活

C. 去甲肾上腺素分泌增多，引起外周小血管收缩

D. 胰岛素抵抗

E. 迷走神经兴奋性增加

25. 高血压患者发生胰岛素抵抗效应时，可引起的反应不包括

A. 血糖升高　　B. 血中游离脂肪酸增加

C. 血总胆固醇增加　　D. 纤溶活性增高

E. 脂蛋白脂酶活性降低，血浆甘油三酯水平增高

26. 高血压病所致的左心室后负荷增加，与以下哪项因素的关系最为密切

A. 主动脉顺应性降低　　B. 血液黏度增加

C. 相对性主动脉瓣狭窄　　D. 动脉血容量增加

E. 外周血管阻力增加

27. 下述疾病中，最容易发生夜间阵发性呼吸困难的是

A. 心绞痛　　B. 房间隔缺损

C. 肺心病　　D. 原发性高血压

E. 主动脉瓣关闭不全

28. 踝肱指数（ABI）用于评价原发性高血压下肢动脉血管病变简单、无创。一般认为 ABI（　　）为异常

A. <0.5　　B. <0.9
C. <1.2　　D. <1.5
E. >0.9

29. 原发性高血压患者的血管病变是
A. 小动脉病变　　B. 动脉中层硬化
C. 细小动脉硬化　　D. 大动脉炎症
E. 主动脉及其分支的粥样硬化

30. 关于高血压病的非药物治疗方法，叙述不正确的是
A. 限制钠摄入，以中度限制钠摄入即食盐<6g/d 为宜
B. 限制钠摄入，以中度限制钠摄入即食盐<3g/d 为宜
C. 减轻体重，降低每日热量的摄入，辅以适当的体育活动
D. 有效健身的心率应达到最大心率的 50%～85%
E. 戒烟限酒

31. 关于高血压病单药治疗优先选择的原则，叙述不正确的是
A. 1 级高血压水平进行单药治疗，2 级高血压水平进行联合治疗
B. 低危、中危患者可先进行单药治疗，高危、极高危患者进行联合治疗
C. >55 岁患者首先选用 ARB 或利尿药
D. ≤55 岁患者首先选用 ARB 或 ACEI
E. 单药的优先选择需要根据其特殊的适应证

32. 高血压急症的诊断依据首先是
A. 出现靶器官损害相应疾病　　B. 血压增高至 200/120mmHg 以上
C. 血压增高至 140/100mmHg 以上　　D. 血压严重升高但不伴有靶器官损害
E. 出现头痛、恶心或呕吐等血压增高的临床症状

33. 原发性高血压患者肾功能受损的最早表现是
A. 尿比重固定为 1.010　　B. 夜尿增多
C. 尿蛋白（++）　　D. 少量红细胞
E. 血尿素氮升高

34. 急进性-恶性高血压的临床表现不正确的是
A. 舒张压不高于 130mmHg　　B. 多有原发或继发性高血压病史
C. 视网膜有出血、渗出，视盘水肿　　D. 有不同程度的心、脑、肾功能障碍
E. 血压在一段时间内（数周至数月）进行性增高

35. 高血压患者，伴变异型心绞痛，不能使用的药物是
A. 利尿药　　B. β 受体阻断药
C. 钙离子通道阻滞药　　D. ACEI

E. α_1受体阻断药

36. 高血压的主要病理改变是

A. 中等动脉痉挛、收缩

B. 大动脉痉挛、收缩

C. 细小动脉痉挛及透明样变

D. 毛细动脉痉挛、狭窄、血栓形成

E. 大中动脉硬化、痉挛

37. 高血压的流行病学调查中，确定与发病有关的因素不包括

A. 体重

B. 遗传

C. 钠盐

D. 年龄

E. 膳食中的脂肪

38. 高血压合并下列哪种疾病时，最适合用 β 受体阻断药治疗

A. 高血压伴支气管哮喘

B. 高血压伴梗阻性肥厚型心肌病

C. 高血压伴心动过缓

D. 高血压伴急性左心衰

E. 高血压伴心电图二度房室阻滞

39. 约有 70%的原发性醛固酮增多症患者血钾不低，或并非总是低，但是通常不会高于

A. 2. 0mmol/L

B. 3. 0mmol/L

C. 4. 0mmol/L

D. 5. 0mmol/L

E. 6. 0mmol/L

40. 下列疾病中最容易发生向心性肥厚的是

A. 甲状腺功能亢进症

B. 严重贫血

C. 维生素 B_1缺乏症

D. 高血压病

E. 主动脉瓣关闭不全

41. 高血压的主要病理改变是

A. 动脉粥样硬化

B. 中小动脉纤维化

C. 小动脉内膜纤维增生

D. 大中动脉粥样硬化的形成

E. 小动脉中层平滑肌细胞增殖和纤维化

42. 原发性高血压和肾性高血压的区别主要在于

A. 尿常规

B. 肾功能

C. 心脏大小

D. 高血压的程度

E. 有无明显贫血

43. 下列关于高血压的叙述，错误的是

A. 恶性高血压可见细动脉纤维素坏死

B. 常引起下肢坏疽

C. 常引起左心室肥大

D. 脑出血是主要致死原因

E. 引起细动脉纤维素坏死

44. 高血压急症的靶器官功能不全的表现不包括

A. 高血压脑病　　B. 急性心力衰竭
C. 肝硬化　　D. 颅内出血
E. 脑梗死

45. 以下不属于继发性高血压的常见病因的是

A. 急进性高血压　　B. 嗜铬细胞瘤
C. 原发性醛固酮增多症　　D. 肾血管性高血压
E. 肾实质性高血压

46. 肾实质性高血压 80%以上由（　　）引起

A. 血钾过少　　B. 水钠潴留
C. 血钾过多　　D. 血磷过多
E. 血钙过少

47. 脉搏波传导速度（PWV）是反映动脉僵硬度的早期指标，有较广泛的临床价值。当颈动脉-股动脉（　　），视为大动脉僵硬度增加、血管功能异常

A. PWV>8m/s　　B. PWV>10m/s
C. PWV<12m/s　　D. PWV>12m/s
E. PWV>15m/s

48. 关于高血压性心脏病的病理改变，叙述错误的是

A. 升主动脉扩张　　B. 左心室后负荷增加
C. 主动脉退行性变　　D. 左心室心肌肥厚
E. 左心功能不全

49. 原发性高血压的病因为

A. 进食盐量过多　　B. 精神过于紧张，工作太累
C. 肾脏疾病　　D. 钙离子代谢紊乱
E. 至今未明，是一种多因素的疾病

50. 近年来，在原发性高血压治疗中常用的卡托普利属于

A. 血管紧张素转换酶抑制药　　B. 多巴胺类
C. 血管紧张素Ⅱ受体阻断药　　D. 磷酸二酯酶抑制药
E. β 受体阻断药

51. 在我国，原发性高血压最常见的并发症是

A. 慢性肾功能不全　　B. 心肌梗死
C. 心力衰竭　　D. 主动脉夹层
E. 脑卒中

52. 原发性高血压的心脏并发症中首先出现的是
A. 冠心病　B. 脑梗死
C. 心绞痛　D. 左心室肥厚
E. 心功能不全

53. 肾实质性高血压的治疗原则不包括
A. 单一使用药物
B. 选择血管紧张素转换酶抑制药、血管紧张素Ⅱ受体阻断药
C. 使用钙通道阻滞药
D. 对于血钾正常或在做透析治疗的患者加用螺内酯治疗
E. 对于合并有肺动脉压升高的难治性肾性高血压者加用前列腺素制剂

54. 甲亢引起的高血压原因与甲状腺素（　　）有关
A. 增加心肌收缩力　B. 增加心排量
C. 增加交感神经活性　D. 增加肾素和血管紧张素原的释放
E. 以上都是

55. 以下应高度怀疑为假性高血压，不包括
A. 显著的高血压而无靶器官损害
B. 下肢动脉血压比上肢血压更高
C. X线显示肱动脉钙化征
D. 严重的和单纯收缩期高血压
E. 抗高血压治疗在没有血压过低时产生低血压样的症状

56. 在降压治疗的同时尚可降低血尿酸水平的药物是
A. 吲达帕胺　B. 培哚普利
C. 地尔硫䓬　D. 氯沙坦
E. 阿替洛尔

57. 高血压危象患者不建议使用
A. 硝酸甘油　B. 硝苯地平
C. 卡托普利　D. 尼卡地平
E. 硝普钠

58. 下列药物中，降压作用最迅速，使心率增快的是
A. 卡维地洛尔　B. 硝苯地平
C. 美托洛尔　D. 卡托普利
E. 维拉帕米

59. 关于高血压的流行病学调查，以下因素未被确定与发病有关的是
A. 精神压力　B. 体重

C. 钠盐
D. 饮酒
E. 吸烟

60. 关于老年人高血压，下列错误的是
A. 单纯收缩期高血压
B. 容易有直立性低血压
C. 易发生心力衰竭
D. 血管阻力大，而心排出量正常或降低
E. 血压波动较大

61. 对于原发性高血压的降压治疗，下述叙述错误的是
A. 除危重病例外，降压药物从小剂量开始
B. 大多数患者需要长期用药
C. 首选第一线降压药物
D. 血压降至正常时即可停药
E. 根据个性化原则选用降压药物

62. 出现高血压急症时，下列描述不正确的是
A. 迅速降低血压
B. 控制性降压
C. 合理选择降压药
D. 适合使用呋塞米
E. 避免使用利舍平类药物

63. 急进型高血压患者，以下器官的功能损害最为严重的是
A. 心
B. 脑
C. 眼底血管
D. 肾
E. 肺

64. 下述疾病中，易出现高血压合并严重低血钾的是
A. 嗜铬细胞瘤
B. 恶性高血压
C. 慢性肾小球肾炎
D. 肾血管性高血压
E. 原发性醛固酮增多症

二 A2 型题

1. 患者，女性，41 岁。血压持续升高，经常为（180~190）/（110~120）mmHg，已 1 年余，除诉头晕、头痛等症状外，并感四肢无力，有麻木感，尿量增多。经诊断为原发性醛固酮增多症。下列可作为诊断此疾病的主要依据的是
A. 无高血压家族史
B. 腹部可闻及血管杂音
C. 尿 VMA 24 小时值明显增高
D. 伴顽固性低血钾
E. 血糖增高

2. 患者，男性，63 岁。体检发现血压 148/86mmHg，既往无高血压病史，最适宜的医嘱是
A. 住院诊治
B. 清淡饮食

C. 加强体育锻炼
D. 门诊服用降压药
E. 隔日再次测定血压

3. 患者，女性，43岁。清晨起床后血压突然明显升高，同时伴有头痛、呕吐、抽搐等临床表现。遂就医。其可能的诊断是
A. 高血压危象
B. 恶性高血压
C. 脑出血
D. 高血压脑病
E. 脑疝

4. 患者，男性，26岁。血压220/120mmHg，下列哪项表现对于诊断该患者为肾血管性高血压最有特征性
A. 有高血压家族史
B. 眼底可见动脉交叉受压
C. 上腹部可闻连续高调杂音
D. 血浆肾素水平升高
E. 尿蛋白（++），红细胞5个/高倍视野

5. 患者，男性，58岁。突发血压增高，达200/130mmHg，伴头痛、烦躁、心悸、恶心、呕吐、视物模糊。眼底检查眼底出血、渗出物，无视盘水肿。患者诊断为
A. 高血压危象
B. 原发性高血压Ⅲ期
C. 原发性高血压Ⅱ期
D. 高血压脑病
E. 急进型高血压

6. 患者，男性，46岁。头晕，夜尿增多，入院后非同日三次测量血压双上肢皆为155/90mmHg，下肢为170/100mmHg，父母均患高血压。最可能的诊断为
A. 血压正常
B. 高血压危象
C. 临界性高血压
D. 原发性高血压
E. 白大衣型高血压

7. 患者，女性，45岁。诊断高血压病1个月，应用降压药物治疗2周后，血压得到控制。出现双下肢踝部水肿，由下列何种药物引起的可能性大
A. 利血平
B. 卡托普利
C. 美托洛尔
D. 甲基多巴
E. 氨氯地平

8. 患者，男性，61岁。既往有高血压病10年，近期因未按时服药，近日出现明显头痛，烦躁，心悸多汗，面色苍白，视物模糊，测血压为220/120mmHg以上。临床表现产生的主要原因是
A. 脑血管自身调节障碍
B. 心房利钠因子减少
C. 血循环中醛固酮增多
D. 血循环中皮质醇增多
E. 交感神经兴奋及血中儿茶酚胺类物质增多

9. 患者，女性，67岁。1天前因反复晕厥伴抽搐入院，既往有20年高血压病史。查体：血

压 200/60mmHg，心率慢，律齐，心尖部第一心音强弱不等，心底部有 2 级喷射样收缩期杂音。此患者反复晕厥、抽搐的原因可能是

A. 高血压危象　　B. 高血压脑病

C. 主动脉瓣狭窄　　D. 梗阻性肥厚型心肌病

E. 完全性房室传导阻滞心室率过缓，致阿-斯综合征发作

10. 患者，女性，28 岁。体检时测量血压为 150/100mmHg，平素无症状，为确诊是否有高血压，进一步应做的检查是

A. 同一日上下午测定血压，每次测定 2 个测量值

B. 同一日上下午测定血压，每次测定 3 个测量值

C. 非同日测定血压 3 次

D. 非同日测定血压 1 次

E. 非同日测定血压 5 次

11. 患者，女性，40 岁。发现血压增高 1 个月，心率 70 次/分，血钾 3. 0mmol/L，患者最可能诊断为

A. 肾动脉狭窄　　B. 慢性肾炎

C. 原发性醛固酮增多症　　D. 甲亢

E. 高血压病

12. 患者，男性，70 岁。活动中突发右侧肢体活动不利，口角右偏，言语不清，血压 220/130mmHg，颅脑 CT 显示左侧基底核区脑出血，下列说法正确的是

A. 静脉使用降压药物使血压在 2 小时降至正常水平

B. 采用静脉药物，适当降压，在 24 小时内将血压降低到 160/100mmHg

C. 严密监测下尽快使血压降至正常

D. 血压控制目标为<160/100mmHg

E. 不必降压治疗，防止进一步减少脑组织血流灌注

13. 患者，男性，22 岁。有 3 年高血压病史，血压最高 180/110mmHg，尿蛋白（++），尿素氮 28. 6mmol/L，肌酐 442μmol/L，患者最可能的诊断是

A. 高血压病　　B. 高血压危象

C. 急进性高血压病　　D. 嗜铬细胞瘤

E. 肾性高血压

14. 患者，男性，43 岁。近 2 周反复发作剧烈头痛、心悸，未予治疗。近 3 天来 3 次不同时间测血压分别为 220/126mmHg、180/120mmHg 和 140/95mmHg。对其诊断与处理最重要的考虑应为

A. 继续在不同时间内测定血压，以确定是否为高血压病

B. 寻找其血压升高的病因，以确定有无继发性高血压

C. 试用卡托普利治疗，观察其用药反应
D. 暂不作处理，3个月后复查血压
E. 作头部CT、心脏超声与肾功能检查，迅速确定靶器官的损害情况

15. 患者，女性，23岁。体检时发现血压高达200/110mmHg，无自觉症状。临床考虑为肾血管性高血压，下列对诊断有利的是
A. 有高血压遗传史
B. 眼底检查有动静脉交叉受压
C. 肾动脉造影
D. 肌酐133μmol/L（1.5mg/dl）
E. 肾区有血管杂音

16. 患者，女性，55岁。10年高血压病史。急起气促，端坐，躁动不安，双肺满布湿啰音，最迅速而有效缓解症状的治疗为
A. 吗啡
B. 吸氧
C. 呋塞米
D. 毛花苷C
E. 氨茶碱

17. 患者，男性，32岁。高血压6年，平时血压多为（130~135）/（95~110）mmHg，关于这类患者的临床特点，叙述不正确的是
A. 脉压波动较大
B. 可用ACEI类药物
C. 为舒张期高血压
D. 脉压小
E. 此类患者应使用主要降低舒张压的药物

18. 患者，男性，45岁。2年前发生急性心肌梗死，近1个月活动后喘憋、口唇发绀、下肢水肿，双肺底可闻及湿啰音。该患者可能存在的病理生理学改变有
A. 肾素-血管紧张素-醛固酮系统激活
B. 交感神经系统抑制
C. 心排血量增加
D. 水钠排泄增加
E. 心钠素分泌降低

19. 患者，女性，19岁。体检时发现血压150/86mmHg，无自觉不适。就诊时测血压左上肢为150/82mmHg，右上肢152/84mmHg。下一步检查为
A. 胸部X线透视
B. 测量双下肢血压
C. 血液电解质
D. 心电图
E. 超声心动图

20. 患者，男性，55岁。高血压病史10年，吸烟史20年，每天20支。血压水平为165/105mmHg，伴有左心室肥大，心功能Ⅲ级，曾有过短暂性脑缺血发作，属于
A. 高血压2级，中度危险
B. 高血压2级，高度危险
C. 高血压3级，高度危险
D. 高血压2级，极高危险
E. 高血压3级，中度危险

21. 患者，男性，66岁。血压140/95mmHg，有糖尿病史6年，无吸烟史，血脂正常，无家

族史，该患者高血压分级及危险分层为

A. 1 级低危
B. 1 级中危
C. 1 级高危
D. 1 级极高危
E. 2 级中危

22. 患者，男性，45 岁。发现高血压病 2 年，近日血压 180/110mmHg，心率 115 次/分，血浆肾素增高。首选的治疗药物为

A. 硝苯地平
B. 地西泮
C. 硝酸甘油
D. 美托洛尔
E. 氢氯噻嗪

23. 患者，女性，45 岁。近 3 个月以来发作性血压升高达 220/130mmHg，伴头痛、心悸、多汗，症状持续 1~2 小时后可自动消失，血压恢复正常。患者可诊断为

A. 高血压危象
B. 皮质醇增多症
C. 原发性醛固酮增多症
D. 嗜铬细胞瘤
E. 主动脉缩窄

24. 患者，男性，65 岁。1 个月中多次测血压分别为 150/95mmHg、160/90mmHg、165/95mmHg。体型偏胖，吸烟每天 1~2 包，无直立性低血压，无静息时发作性心动过速，查体无腹部包块。除建议患者控制体重、戒烟和开始药物治疗外，进一步的检查不包括

A. 心电图
B. 动脉多普勒超声扫描
C. 空腹血糖、血脂测定
D. 全血细胞计数、尿液分析
E. 血电解质、尿酸、尿素氮、肌酐等

25. 孕妇，28 岁。患高血压病 3 年，即将于 2 周内分娩，此时不宜使用的降压药为

A. 美托洛尔
B. 尼群地平
C. 氢氯噻嗪
D. 甲基多巴
E. 吲达帕胺

26. 患者，女性，62 岁。有 6 年高血压病史，近日来突发呼吸困难，出现头痛、恶心、呕吐的症状，不能平卧，双肺满布湿啰音，测血压为 240/120mmHg。患者宜选用的治疗药物为

A. 硝酸甘油
B. 硝普钠
C. 硝苯地平
D. 哌唑嗪
E. 卡托普利

27. 患者，男性，40 岁。发现血压升高，并已排除继发性高血压。下述可判断为 1 期高血压的是

A. 收缩压 160mmHg
B. 舒张压 100mmHg
C. 病程 5 年
D. 未发现心、脑、肾损害

E. 服降压药效果好

三 A3/A4 型题

（1~2 题共用题干）

患者，男性，48 岁。有 4 年乙型肝炎后肝硬化病史，患者间断出现双下肢水肿。近 3 年来反复出现腹水，治疗效果差。近日因黄疸加重、合并自发性腹膜炎入院。入院后查患者有高血钠。

1. 该患者钠潴留的最主要原因是
   A. 钠负荷增加
   B. 心房肽合成增加
   C. ADH 分泌增加
   D. 醛固酮分泌增加，降解减少
   E. 交感神经系统兴奋
2. 下列临床表现中，提示应警惕患者合并肝肾综合征的是
   A. 夜尿增多
   B. 尿常规检查发现大量红细胞
   C. 尿钠<10mmol/L
   D. 尿钠>10mmol/L
   E. 患者腹水量增大，双下肢水肿加重

（3~5 题共用题干）

患者，男性，56 岁。有 8 年糖尿病史，反复头晕近 5 年。2 天前因头晕加重，伴有恶心、无呕吐，送往急诊。查体：神志清楚，血压 230/130mmHg，血糖 10mmol/L，尿蛋白（++），尿糖（+），尿 KET（-）。

3. 患者最可能诊断为
   A. 高血压脑病
   B. 肾性高血压
   C. 高血压急症
   D. 高血压危症
   E. 糖尿病酮症酸中毒
4. 该患者入院治疗后，控制血压应该为
   A. 最初的数分钟至 1 小时内 MAP 下降<10%
   B. 最初的数分钟至 1 小时内 MAP 下降>25%
   C. 病情稳定随后的 2~6 小时内将血压逐渐降至 160/(100~110)mmHg
   D. 病情稳定随后的 12 小时内将血压逐渐降至 140/(100~120)mmHg
   E. 如果患者能够很好地耐受降压治疗和病情稳定，在随后的 12 小时内进一步将血压降至正常水平
5. 该患者治疗平稳后，长期血压控制应在
   A. (150~160)/(90~100) mmHg
   B. <140/90mmHg
   C. <130/80mmHg
   D. <120/70mmHg

E. <125/70mmHg

(6~8 题共用题干)

患者，男性，58 岁。发现血压升高 6 年，服用依那普利治疗。有高血压家族史，其兄 47 岁时因急性心肌梗死死亡。入院查体：血压 160/96mmHg，空腹血糖 8.0mmol/L，餐后 2 小时血糖 11.2mmol/L。

6. 该高血压患者的危险性分层是

A. 低危　　B. 中危

C. 高危　　D. 极高危

E. 无法判断

7. 该高血压患者的目标血压应为

A. <140/90mmHg　　B. <135/85mmHg

C. ≤140/90mmHg　　D. <130/80mmHg

E. <120/80mmHg

8. 如果对该患者使用联合治疗方案，应首选的方案为

A. 长效 CCB+利尿药　　B. 长效 CCB+ARB/ACEI

C. 利尿药+ACEI　　D. β 受体阻断药+ARB

E. 短效 CCB+利尿药

(9~11 题共用题干)

患者，男性，72 岁。有 19 年高血压史，间断服用复方降压片、硝苯地平，最高血压 230/120mmHg。3 年前曾有短暂性脑缺血发作。查体：血压 170/68mmHg，心尖搏动向左下移位，心率 72 次/分，律齐，A_2亢进，未闻及附加音和病理性杂音。血糖 6.0mmol/L，胆固醇 6.9mmol/L。超声心动图示左心房增大，室间隔增厚。

9. 下列叙述正确的是

A. 对血压的分级应根据最高血压水平

B. 目前该患者的诊断是单纯收缩期高血压，极高危

C. 短暂脑缺血发作属于高血压的靶器官损害

D. 患者为老年人，目标血压是 150/90mmHg

E. 目前该患者的诊断是单纯收缩期高血压，高危

10. 应选择的治疗方案为

A. 利尿药　　B. β 受体阻断药

C. CCB　　D. ACEI

E. 联合用药

11. 对患者的药物治疗方案，不正确的是
   A. 老年单纯收缩期高血压应选择钙离子通道阻滞药
   B. 选用以长效降压药为基础的治疗方案
   C. 合并左心室肥厚，应选择 ACEI 类降压药
   D. 应同时使用他汀类降脂药
   E. 利尿药

（12~13 题共用题干）

患者，男性，35 岁。因突发胸闷、气短、夜间不能平卧伴大汗 30 分钟入院。查体：急性病容，端坐位，血压 220/120mmHg，两肺满布干、湿啰音，心率 110 次/分，各瓣膜听诊区未闻及杂音，无双下肢水肿。

12. 最可能的诊断是
   A. 扩张型心肌病　　B. 急性呼吸衰竭
   C. 高血压导致的急性心力衰竭　　D. 急性胰腺炎
   E. 风湿性心脏病二尖瓣瓣膜狭窄合并关闭不全
13. 下列药物不宜应用的是
   A. 硝普钠　　B. 呋塞米
   C. 硝酸甘油　　D. 多巴胺
   E. 吗啡

（14~16 题共用题干）

患者，男性，63 岁。高血压史 10 年，间断用药治疗。查体：血压 150/90mmHg，心率 52 次/分，心电图示一度房室传导阻滞（AVB）。

14. 该患者的诊疗应注意的事项不包括
   A. 降压目标应为<140/90mmHg　　B. 老年人降压目标应为<130/85mmHg
   C. 必要时可用 2 种或 2 种以上降压药　　D. 血压控制满意后逐渐减量，但仍需长期用药
   E. 改善生活方式是药物治疗的基础
15. 连续服用降压药 1 年，患者偶有胸部不适，心电图示多导联 T 波低平，以下可确诊冠心病诊断的检查是
   A. 普萘洛尔试验　　B. 偶测心电图
   C. 心脏彩色超声　　D. 动态心电图
   E. 冠状动脉造影
16. 若干年后出现心衰症状，且血压控制不理想，下列联合用药方案不合适的是
   A. 小剂量美托洛尔+依那普利　　B. 小剂量美托洛尔+硝酸异山梨醇酯

C. 小剂量美托洛尔+维拉帕米 D. 小剂量美托洛尔+硝苯地平缓释片
E. 小剂量美托洛尔+氢氯噻嗪

(17~19 题共用题干)

患者，男性，61 岁。血压升高病史 6 年，目前血压为 170/105mmHg，X 线和心电图示左室肥大，尿常规轻度蛋白尿，眼底检查示视网膜动脉狭窄，动脉交叉压迫。

17. 此时应诊断为
A. 临界高血压 B. 1 级高血压（轻度）
C. 2 级高血压（中度） D. 3 级高血压（重度）
E. 单纯收缩期高血压

18. 患者近 2 天主诉头晕、头胀、血压波动，伴左侧肢体肌力减退、麻木，此时最需要进行的检查为
A. 脑电图 B. 脑血管造影
C. 脑 CT D. 血流动力学检查
E. 动态心电图

19. 如患者突起心悸气促，咳粉红色泡沫痰。查体：血压 210/120mmHg，心率 130 次/分。首选的治疗药物为
A. 肾上腺皮质激素 B. 硝苯地平
C. 普萘洛尔 D. 硝普钠
E. 氢氯噻嗪

(20~22 题共用题干)

患者，女性，66 岁。头痛，头晕，胸闷。查体：血压 200/110mmHg，无意识障碍及肢体活动障碍。

20. 该患者最可能的诊断为
A. 脑炎 B. 脑出血
C. 高血压 D. 冠心病
E. 心肌病

21. 高血压最常见的死亡原因是
A. 肾衰竭 B. 心肌梗死
C. 脑血管意外 D. 心律失常
E. 心功能不全

22. 高血压病者服用降压药物治疗，降压的目标水平是
A. 血压控制在患者可耐受的程度

B. 收缩压控制在 160mmHg，舒张压控制在 100mmHg

C. 降至临界高血压水平，即（140~160）/（90~95）mmHg

D. 血压降至正常范围，即青年、中年高血压患者血压控制在 120/80mmHg 以内，老年人在能够耐受情况下血压可控制在 140/90mmHg 以内

E. 冠心病、糖尿病、脑卒中、肾病患者的血压控制在 120/80mmHg 以内

（23~24 题共用题干）

患者，男性，60 岁。有高血压病史 20 年，一直服药，因情绪激动，2 小时前出现明显头痛、烦躁、眩晕、恶心、呕吐。查体：血压 240/130mmHg，神志不清，心率 90 次/分，肝脾未及，病理征阴性。

23. 患者可能诊断为

A. 甲亢
B. 急性左心衰竭
C. 脑梗死
D. 脑出血
E. 高血压危象

24. 以上表现应采取的措施为

A. 口服降压药
B. 硝普钠静脉给药
C. 甘露醇
D. 地塞米松
E. 吗啡

（25~27 题共用题干）

患者，女性，60 岁。近 1 个月以来，发作性血压升高达 210/120mmHg，伴心悸，大汗、头痛，症状持续 1 小时后可自行缓解，血压恢复正常。

25. 本病例最可能的诊断为

A. 原发性高血压
B. 高血压危象
C. 皮质醇增多症
D. 嗜铬细胞瘤
E. 主动脉缩窄

26. 不宜单独用于治疗该疾病的药物为

A. 哌唑嗪
B. 酚妥拉明
C. 硝普钠
D. 氢氯噻嗪
E. 阿替洛尔

27. 可选用的有助于本疾病诊断的检查方法是

A. 心电图
B. 心脏超声
C. 尿中 17-羟皮质类固醇检查
D. 血、尿中儿茶酚胺及 VMA 测定
E. 地塞米松试验

四 B型题

（1~3题共用备选答案）

A. 钙通道阻滞药（CCB）
B. 血管紧张素转换酶抑制药（ACEI）
C. 血管紧张素Ⅱ受体阻断药（ARB）
D. β受体阻断药（BB）
E. 袢利尿药

1. 高血压患者出现快速性心律失常，可使用的降压药物有
2. 高血压患者出现外周动脉疾病，可使用的降压药物有
3. 高血压患者出现左心功能不全，可使用的降压药物有

（4~5题共用备选答案）

A. 向心性肥胖，皮肤紫纹，多毛
B. 肾区可闻及血管杂音
C. 血钾降低
D. 尿中有少量蛋白
E. 发作时血压骤升，伴头痛、恶心、多汗、发作间期血压正常

4. 患者，男性，20岁。血压升高5年，住院检查疑为肾动脉狭窄，支持此诊断的临床表现为
5. 患者，女性，20岁。阵发性心悸、头痛5年，疑为嗜铬细胞瘤，支持此诊断的临床表现为

（6~9题共用备选答案）

A. 氢氯噻嗪
B. 氨氯地平
C. 美托洛尔
D. 卡托普利
E. 哌唑嗪

6. 应慎用于高血压病伴低血钾的药物是
7. 应禁用于高血压病伴高血钾的药物是
8. 应禁用于高血压病伴痛风的药物是
9. 严重肾功能不全、肾动脉狭窄者禁用的药物是

（10~12题共用备选答案）

A. 美托洛尔
B. 卡托普利
C. 螺内酯
D. 氨氯地平
E. 特拉唑嗪

10. 高血压伴前列腺肥大首选的药物是
11. 原发性醛固酮增多症首选的药物是

12. 高血压病合并心绞痛首选的药物是

（13~17题共用备选答案）

A. 利尿药
B. 血管紧张素转换酶抑制药
C. 血管紧张素受体阻断药
D. α受体阻断药
E. β受体阻断药

13. 降压药物中，依那普利属于
14. 降压药物中，氯沙坦属于
15. 降压药物中，阿替洛尔属于
16. 降压药物中，多沙唑嗪属于
17. 降压药物中，氢氯噻嗪属于

（18~19题共用备选答案）

A. 白大衣高血压
B. 继发性高血压
C. 单纯收缩期高血压
D. 正常血压
E. 以上都不是

18. 患者，女性，30岁。多次诊所血压平均值为165/90mmHg，24小时动态血压<120/80mmHg，患者应诊断为
19. 患者，女性，30岁。多次测量血压平均值为165/85mmHg，未服用降压药物，患者应诊断为

（20~21题共用备选答案）

A. 利尿药
B. β受体阻断药
C. 钙通道阻滞药
D. 5-羟色胺类
E. 血管紧张素转换酶抑制药

20. 高血压患者，伴2型糖尿病，尿蛋白（++），使用的最佳降压药为
21. 高血压患者，伴变异型心绞痛，使用的最佳降压药为

（22~23题共用备选答案）

A. 恶性高血压
B. 急性脑血管意外
C. 急进性高血压
D. 老年收缩期高血压
E. 高血压脑病

22. 患者，女性，45岁。头晕、头痛2个月，水肿、少尿1月余，血压190/135mmHg，全身水肿，尿蛋白（++++），尿红细胞（+++），尿素氮20mmol/L。应诊断为

23. 患者，男性，77 岁。血压增高 7 年，最高达 200/85mmHg，伴头痛、头晕，无恶心、呕吐。应诊断为

（24~27 题共用备选答案）

A. 利尿药　　B. <150/90mmHg
C. <120/75mmHg　　D. <120/80mmHg
E. <140/90mmHg

按照 2005 年中国高血压指南以及 2007 年欧洲高血压指南的定义，降压的目标水平：

24. 一般高血压患者的血压为
25. 青年、中年高血压患者的血压为
26. 慢性肾病尿蛋白>1g/24h 的血压为
27. 老年人降压的第一目标的血压为

（28~29 题共用备选答案）

A. 清蛋白合成减少　　B. 胆固醇合成减少
C. 内毒素血症　　D. 雌激素过多
E. 血氨增高

28. 腹水的形成因素为
29. 男性乳房的发育因素为

（30~31 题共用备选答案）

A. 恶心呕吐　　B. 头痛、眩晕
C. 低血压　　D. 皮疹
E. 高铁血红蛋白

30. 高血压危急症的常用注射药物中，硝普钠的不良反应不包括
31. 高血压危急症的常用注射药物中，乌拉地尔的不良反应不包括

（32~34 题共用备选答案）

A. α 受体阻断药　　B. β 受体阻断药
C. 利尿药　　D. 钙通道阻滞药
E. 血管紧张素转换酶抑制药

32. 患者，男性，32 岁。发现血压高 1 个月，经检查后发现右侧肾动脉狭窄 80%，左侧肾动脉狭窄 60%。患者不宜选择的药物为
33. 患者，男性，75 岁。高血压病 20 余年，有哮喘和痛风病史，最近出现轻度充血性心力

衰竭症状。患者最不宜选择的药物为

34. 患者，女性，58岁。高血压10余年，冠心病3年，患者最宜选用的药物为

五 X型题

1. 引起顽固性高血压的常见原因有
   A. 阻塞性睡眠呼吸暂停
   B. 嗜铬细胞瘤
   C. 原发性醛固酮症
   D. 主动脉缩窄
   E. 肾动脉狭窄
2. 胰岛素抵抗导致高血压的可能机制有
   A. 降低 Na^+-H^+泵活性
   B. 降低 Na^+-K^+-ATP 酶活性
   C. 增加交感神经系统兴奋性
   D. 降低 Ca^{2+}-ATP 酶活性
   E. 刺激生长因子活性
3. 高血压危象的早期症状有
   A. 剧烈头痛
   B. 恶心呕吐
   C. 多汗，口干
   D. 一过性感觉障碍
   E. 心悸
4. β受体阻断药对心血管的作用机制包括
   A. 增加心肌耗氧量
   B. 抗心律失常作用
   C. 改善左室重构
   D. 改善心肌能量代谢
   E. 通过阻断肾小球旁细胞的β受体，抑制RAS系统
5. 嗜铬细胞瘤通过分泌过多的（　　）而致血压升高
   A. 肾上腺素
   B. 去甲肾上腺素
   C. 组胺
   D. 血管紧张素
   E. 乙酰胆碱
6. 诊断原发性醛固酮增多症的基本条件有
   A. 醛固酮（PAC）增多
   B. 外周血浆肾素活性（PRA）受抑制
   C. 17-羟类固酮（17-OHCS）正常
   D. 低血钾
   E. 低血钙
7. 下列药物中，属于RAAS和交感神经抑制为主的降压药物的是
   A. 利尿药
   B. 钙通道阻滞药
   C. 血管紧张素转换酶抑制药
   D. 血管紧张素受体阻断药
   E. β受体阻断药
8. 高血压是指体循环动脉收缩压和/或舒张压的持续升高，是以（　　）为主要表现的临床综合征

A. 体循环动脉压升高　　B. 周围小动脉阻力增高
C. 周围小动脉阻力降低　　D. 血容量增加
E. 心排血量增加

9. 以下关于高血压亚急症的目标血压，叙述正确的是
A. 48 小时降至患者能够耐受的血压状态　　B. 第 1 目标<160/100mmHg
C. 第 1 目标<180/120mmHg　　D. 第 2 目标<150/100mmHg
E. 第 2 目标<140/90mmHg

10. RAS 对血压的影响机制有
A. 外周血管阻力增加　　B. 促醛固酮分泌
C. 促肾上腺皮质激素分泌　　D. 促甲状腺激素分泌
E. 促去甲肾上腺素分泌

11. 甲状腺功能亢进的临床表现不包括
A. 甲状腺肿大　　B. 突眼症
C. 基础代谢增加　　D. 全身代谢率降低
E. 舒张压升高

12. 关于嗜铬细胞瘤定性诊断的注意事项，叙述不正确的有
A. 检查前 1 周应停用降压药、抗生素，含交感胺的食物
B. 若临床表现典型者，测定儿茶酚胺 1 次即可
C. 若临床表现不典型者，应检测多次，最好于症状发作时取血标本
D. 儿茶酚胺轻度增高即可肯定诊断
E. 儿茶酚胺增高较正常值高限 3 倍以上具有诊断价值

13. 原发性高血压的发病机制有
A. 遗传因素　　B. 肾上腺素能激活
C. 盐敏感及盐负荷机制　　D. 肾单位大量丢失
E. 肾素-血管紧张素-醛固酮系统（RAAS）激活

14. 高血压患者存在慢性心力衰竭的症状和体征，窦性心律，心率 85 次/分，超声心动图显示高血压心脏病改变，左心房增大，EF 50%，选用最合适的药物有
A. 地高辛　　B. ACEI
C. 利尿药的缓释片　　D. 单硝酸异山梨醇
E. β 受体阻断药

15. 原发性醛固酮增多症血浆肾素活性降低并不受兴奋时的确诊试验有
A. 高钠饮食试验　　B. 低钠饮食试验
C. 螺内酯试验　　D. 卡托普利抑制试验
E. 体位激发试验

16. 以下常用的固定复方制剂中，属于传统的固定复方制剂的有

A. 降压0号
B. 复方降压片
C. 复方罗布麻片
D. 氯沙坦
E. 缬沙坦

17. 对疑诊继发性高血压的患者及伴有高血压心、脑、肾并发症的患者，依据病情选择还应进行的特殊检查有

A. 血浆肾素活性、血浆醛固酮
B. 超声心动图
C. 血、尿儿茶酚胺及其代谢产物
D. 皮质激素
E. 肾及肾上腺超声、CT及MRI

18. 高血压患者出现复发性房颤，可使用的降压药物有

A. CCB
B. ACEI
C. ARB
D. 抗醛固酮制剂
E. 利尿药

19. 高血压患者出现持续性房颤，可使用的降压药物有

A. 非二氢吡啶类CCB
B. ACEI
C. ARB
D. 利尿药
E. BB

20. 关于胰岛素抵抗与高血压的关系，叙述不正确的是

A. 高胰岛素血症促使收缩压升高，脉压增大
B. 继发性高胰岛素血症抑制肾脏对水钠的重吸收
C. 继发性高胰岛素血症使交感神经活性增高
D. 胰岛素抵抗是高血压发病机制之一
E. 部分原发性高血压患者存在不同程度的胰岛素抵抗

21. 原发性醛固酮增多症低血钾或诱导性低血钾及不适当尿钾排泄增多的确诊试验有

A. 高钠试验
B. 低钠试验
C. 螺内酯试验
D. 卡托普利抑制试验
E. 体位激发试验

22. 高血压亚临床靶器官损害的标志包括

A. 左心室肥厚
B. 栓塞史
C. 微量清蛋白尿
D. eGFR降低
E. 血管功能和结构的异常

23. 顽固性高血压相关的患者特征有

A. 老龄
B. 基线血压增高
C. 过度的食盐摄入
D. 慢性肾脏病

E. 右心室肥厚

24. 原发性高血压心脏左心室肥厚的诊断可采用的方式有

A. 心肌酶　B. 超声心动图

C. 冠状动脉造影　D. 心电图

E. 胸部X线检查

25. 肾血管性高血压的肾动脉血管重建治疗的主要目标是

A. 减少降压药　B. 保护肾功能

C. 治疗严重肾动脉狭窄的病理生理效应　D. 使患者有可能免于透析的需要

E. 慢性心衰患者或心肌病患者可更安全使用血管紧张素转换酶抑制药

26. β受体阻断药治疗高血压的禁忌证是

A. 高血压伴急性心衰　B. 高血压伴支气管哮喘

C. 高血压伴房室传导阻滞　D. 高血压伴病态窦房结综合征

E. 高血压伴梗阻性肥厚型心脏病

27. 关于原发性高血压的叙述正确的是

A. 起病缓慢，早期血压波动较大

B. 随病情进展血压升高呈持续性，波动较小

C. 老年人高血压多为单纯收缩期高血压

D. 肾脏受累可出现多尿、蛋白尿

E. 患者自觉症状与血压高低相一致

28. 高血压治疗中，以下药物联用适合的是

A. 利尿药与β受体阻断药联用

B. 利尿药与ACEI类联用

C. β受体阻断药与二氢吡啶类钙通道阻滞药联用

D. β受体阻断药与非二氢吡啶类钙通道阻滞药联用

E. 钙通道阻滞药与ACEI类联用

29. 以下关于高血压的治疗，叙述正确的是

A. 低度危险组治疗以改善生活方式为主，如3~6个月后无效，再给药物治疗

B. 中度危险组治疗除改善生活方式外，给予药物治疗

C. 高度危险组必须药物治疗

D. 非药物治疗仅适用于1级高血压病患者

E. 极高危险组必须尽快给予强化治疗

30. 关于原发性高血压的病因，叙述正确的是

A. 低钾饮食　B. 高钠饮食

C. 高钾饮食　D. 超重和肥胖

E. 紧张

31. 下列药物中，属于容量依赖性为主的降压药物的是
A. 利尿药
B. 钙通道阻滞药
C. 血管紧张素转换酶抑制药
D. 血管紧张素受体阻断药
E. β 受体阻断药

32. 与肾性高血压相鉴别，有助于诊断为高血压肾损害的是
A. 尿蛋白阳性
B. 无贫血
C. 眼底视网膜小动脉硬化
D. 反复水肿
E. 低蛋白血症

33. 适合做经皮肾动脉成形术（PTRA）的病变有
A. 肾动脉主干或其主要分支节段性狭窄，管径下降>50%
B. 肾动脉狭窄远近端收缩压差>30mmHg
C. 狭窄处无严重钙化
D. 狭窄处严重钙化
E. 患侧肾脏无严重萎缩，尚残留部分功能

34. 粥样硬化性肾血管病介入治疗的适应证有
A. 高血压 3 级
B. 挽救肾功能-突发/进行性的肾功能恶化，无法用其他原因解释
C. 患侧肾萎缩
D. 患侧肾脏已明显萎缩，长径<7.0cm 和/或肾内段动脉阻力指数>0.8
E. 不稳定心绞痛、反复发作的急性肺水肿与左室收缩功能不匹配

35. 我国临床主要推荐的应用优化联合治疗方案有
A. ACEI/ARB+二氢吡啶类 CCB
B. ARB/ACEI+噻嗪类利尿药
C. 二氢吡啶类 CCB+噻嗪类利尿药
D. 二氢吡啶类 CCB+β 受体阻断药
E. 利尿药+β 受体阻断药

36. 原发性醛固酮增多症的典型特点是
A. 低血钾
B. 高血压
C. 代谢性酸中毒
D. 血钠增高
E. 代谢性碱中毒

37. 高血压常见损害的靶器官包括
A. 心
B. 肾
C. 肝
D. 视网膜

E. 脑

38. 目前判断原发性高血压微量白蛋白尿采用的方法有

A. 晨起微量蛋白尿测定　　B. 尿白蛋白/肌酐

C. 24 小时尿蛋白定量　　D. 尿渗透压测定

E. 双肾 B 超检查

39. 肾血管性高血压的临床线索正确的有

A. 原来控制良好的高血压突然恶化

B. 服用利尿药发生低血钾

C. 检查中发现一侧肾脏缩小

D. 与左心功能不匹配的发作性肺水肿

E. 血管紧张素转换酶抑制药或紧张素Ⅱ受体阻断药降压幅度非常大

40. 粥样硬化性肾血管病介入治疗的禁忌证有

A. 患侧肾脏已明显萎缩，长径<7.0cm 和/或肾内段动脉阻力指数>0.8

B. 严重的慢性缺血性肾病，血清肌酐>265μmol/L（3.0mg/dl）或患侧肾小球滤过率<10ml/min

C. 患者已有明确的对比剂严重过敏

D. 患者已有胆固醇栓塞病史

E. 伴随的严重疾病预期寿命有限或无法耐受经皮介入治疗

41. 显著盐皮质激素过多综合征的临床特点正确的有

A. 儿童期出现身材矮小，不能正常发育

B. 早期表现为多饮、多尿

C. 低肾素、低醛固酮，盐皮质激素水平过低，低血钾

D. 尿皮质激素谱改变，呈现 11β-HSD_2酶活性减低表现

E. 基因测序分型，可见到在该基因的 1~5 外显子突变

42. 可升高血压的药物有

A. 甘草　　B. 口服避孕药

C. 类固醇　　D. 非甾体抗炎药

E. 可卡因

六 案例分析题

（1~7 题共用题干）

患者，女性，58 岁。有 6 年高血压病史，有家族史，其父为高血压并发症死亡。患者多次测血压（190~196）/110mmHg，眼底Ⅲ级。诊断为原发性高血压。

1. 该患者可诊断为

A. 3级高血压，很高危
B. 3级高血压，高危
C. 2级高血压，高危
D. 2级高血压，中危
E. 2级高血压，极高危

2. 原发性高血压的推荐检查方法有
A. 尿液分析
B. 超声心动图
C. 颈动脉超声
D. 高敏C反应蛋白
E. 血常规及血生化检查

3. 进行超声心动图检查时，应注意的重要指标有
A. E/A比值
B. 左心房大小
C. 左心室舒张末内径
D. 右心室射血分数
E. 左心室重量指数

4. 此患者恰当的降压药治疗方法是
A. 小剂量持续用药
B. 监测血压及危险因素3~6个月
C. 改善生活方式，积极治疗眼底病变
D. 改善生活方式并降压药物治疗
E. 迅速有力静脉给降压药，待血压下降后停药

5. 若患者出现左心室肥厚，可使用的降压药物有
A. CCB
B. ACEI
C. ARB
D. β受体阻断药
E. α受体阻断药

6. 患者在进行左心室肥厚的治疗过程中出现ACEI诱导的咳嗽，可使用的降压药物有
A. CCB
B. 利尿药
C. ARB
D. β受体阻断药
E. α受体阻断药

7. 若患者出现微量清蛋白尿，可使用的降压药物有
A. CCB
B. ACEI
C. ARB
D. β受体阻断药
E. α受体阻断药

（8~12题共用题干）

患者，女性，28岁。血压220/120mmHg，上腹部血管杂音，疑为肾血管性高血压。

8. 关于肾血管性高血压，叙述正确的是
A. 在我国病因以动脉粥样硬化为首位
B. 腹部可闻及血管杂音
C. 未用利尿药发生低血钾
D. 大动脉炎累及肾动脉所致者首选PTRA
E. 纤维肌性结构不良所致者PTRA效果较好

9. 以下对诊断最有意义的检查是

A. 腹部 B 超　　B. 肾动脉造影

C. 静脉肾盂造影　　D. 超声心动图

E. 测定 24 小时尿儿茶酚胺和 3-甲基-4 羟苦杏仁酸

10. 下列对该诊断最有意义的是

A. 高血压家族病史　　B. 腹部听到连续性高调血管杂音

C. 眼底检查发现动静脉交叉受压　　D. 血浆肾素水平升高

E. 尿蛋白（++），尿中红细胞 0~5 个/高倍视野

11. 肾血管性高血压最常见的病因是

A. 肾动脉粥样硬化　　B. 大动脉炎累及肾动脉

C. 肾动脉纤维肌性结构不良　　D. 先天性肾动脉异常

E. 肾动脉瘤（获得性或先天性）

12. 肾血管性高血压的诊断目的不包括

A. 明确病因的鉴别诊断　　B. 明确病变部位及程度

C. 明确血流动力学意义　　D. 明确血管重建是否能获益

E. 评价肾脏灌注和排泄功能

（13~19 题共用题干）

患者，男性，48 岁。14 天前因血压升高，间断心悸、气短入院。患者 23 年前体检发现血压 140/90mmHg，平素仅在劳累、紧张时有轻度头晕、头胀，无其余不适。无烟酒嗜好，平素工作较紧张，父亲患高血压、糖尿病。门诊查体：血压 146/90mmHg，BMI 25. 2，腹围 86cm。余未发现异常。

13. 应该为患者做的初步检查是

A. 血、尿常规　　B. 血肌酐

C. 血钙、血钠　　D. 血糖、血脂

E. 心电图

14. 患者实验室检查和心电图均未发现异常，动态血压监测和肾上腺 B 型超声未做。对此患者的治疗应为

A. 单纯生活方式干预　　B. 开始药物治疗

C. 生活方式干预的同时开始药物治疗　　D. 监测血压，暂时不予任何干预

E. 生活方式干预 3~6 个月，根据血压情况再决定是否药物治疗

15. 此次入院还需要给患者进行的实验室检查有

A. 肝、肾功能　　B. 血糖、血脂、血电解质检查

C. 冠状动脉 CT　　D. 尿微量清蛋白

E. 颅脑 MRI

16. 入院后实验室检查：心电图示窦性心律，不完全右束支传导阻滞。$V_1 \sim V_3$导联呈 QS 型。超声心动图示左心房稍大，左心室舒张末径 5.6cm，未见明确的室壁运动异常，E/A<1，LVEF 60%。血、尿、粪常规，尿清蛋白/肌酐、24 小时尿蛋白正常。空腹血糖 6.2mmol/L，餐后 2 小时血糖 7.5mmol/L，总胆固醇（TC）5.8mmol/L，低密度脂蛋白胆固醇（LDL-C）3.1mmol/L，甘油三酯（TG）2.1mmol/L。血清钾 3.8mmol/L。BNP 375pg/ml。颈动脉超声：双侧颈动脉多发斑块形成（软斑），最大者位于右侧颈总动脉近分叉处后壁，局部狭窄率为 72%。左侧颈动脉狭窄为 70%。动态血压监测：24 小时动态血压曲线呈非杓型分布，全天血压间断轻度升高，有晨起高血压现象。冠状动脉 CT 示前降支支架术后，支架内未见明确狭窄。前降支中段管腔多发节段性狭窄 30%~50%，左回旋支起始部管腔狭窄约 15%。右冠状动脉管壁多发增厚并钙化，管腔狭窄 15%~30%。结合入院后的检查结果，考虑患者目前的诊断包括

A. 冠心病陈旧前间壁心肌梗死　　B. 空腹血糖受损

C. 颈动脉粥样硬化症　　D. 心脏扩大，收缩性心功能不全

E. 心脏舒张功能不全

17. 关于该患者的降压治疗，下列说法正确的是

A. 在原治疗基础上加用利尿药

B. 合并冠心病，目标血压为 130/80mmHg

C. 全面干预多重危险因素，加用他汀类降脂药物

D. 在原治疗基础上加用 ACEI 类药物

E. 甘油三酯升高，降脂药物首先加用贝特类

18. 入院后患者继续服用苯磺酸氨氯地平 5mg，1 次/天，美托洛尔 25mg，2 次/天，阿司匹林 100mg，1 次/天，加用福辛普利 10mg，1 次/天，辛伐他汀 40mg，1 次/天和单硝酸异山梨酯 40mg，1 次/天治疗。入院后第 7 天晨起患者突觉右手执筷无力，言语不清，约 30 分钟自行恢复。当时血压 120/66mmHg，心率 62 次/分。此时考虑患者发生的情况，叙述正确的是

A. 患者为短暂性脑缺血发作（脑血流动力学异常）

B. 患者为短暂性脑缺血发作（斑块破裂所致）

C. 脑缺血的原因考虑为患者血脂较高所致

D. 患者双侧颈动脉狭窄>70%，血压不应控制太低

E. 一过性脑缺血对患者不会造成长期伤害，不必处理

19. 患者的治疗调整情况，叙述正确的是

A. 已经达到目标血压，不必调整

B. 血压过低，需要调整降压药物，患者心率慢，停用美托洛尔比较好

C. 无明显心肌缺血表现，冠状动脉无严重狭窄，停用单硝酸异山梨酯
D. 收缩压不宜过低，以 160~170mmHg 为宜
E. 查颅脑 CT，如无异常可以不调整治疗

（20~24 题共用题干）

患者，男性，58 岁。3 年来反复发作性头痛、出汗、心悸、呼吸困难，发作时血压 210/120mmHg，症状可于 1 小时后自行缓解，血压恢复正常。

20. 患者最可能诊断为
A. 高血压病　　B. 恶性高血压
C. 嗜铬细胞瘤　　D. 原发性醛固酮增多症
E. 主动脉缩窄

21. 该疾病大多数发生于
A. 膀胱　　B. 肾上腺
C. 胸部纵隔　　D. 心肌组织中
E. 腹膜后主动脉旁

22. 发作期间对诊断该疾病最有意义的检查是
A. 尿 17-羟类固醇测定　　B. 尿中 24 小时 VMA 测定
C. 肾脏 CT 扫描　　D. 血钾测定
E. 基础代谢测定

23. 腔静脉分段取血测定儿茶酚胺对嗜铬细胞瘤的定位诊断很有价值。常规取血部位有
A. 上腔静脉　　B. 门静脉开口
C. 远端下腔静脉　　D. 两侧肾静脉开口近端
E. 近端下腔静脉

24. 下列药物中，可以用于该患者降压治疗的是
A. 哌唑嗪　　B. 酚妥拉明
C. 硝普钠　　D. 普萘洛尔
E. 苯苄胺

（25~27 题共用题干）

患者，男性，61 岁。有 8 年糖尿病史，有家庭遗传史，时有头晕，夜尿增多。近年来，先后 3 次测血压为 157/94mmHg、180/105mmHg、160/95mmHg。

25. 患者最可能诊断为
A. 肾性高血压　　B. 原发性高血压病
C. 临界高血压　　D. 主动脉缩窄

E. 嗜铬细胞瘤

26. 引起诊断疾病的机制有

A. 胰岛素抵抗

B. 血液黏滞度增高

C. 肾素–血管紧张素–醛固酮系统激活

D. 盐敏感及盐负荷机制

E. 肾上腺素能激活

27. 高血压患者应进行全面的临床评估，评估的目的有

A. 证实血压升高，了解血压水平

B. 明确靶器官损害及其损害的程度

C. 寻找原发性高血压的病因，予以排除

D. 了解有无会影响治疗的其他特殊状况

E. 寻找可影响疾病预后的心血管病危险因素和临床状况

参考答案与解析

一、A1 型题

1. D【解析】单纯收缩期高血压的诊断标准就是指高压收缩压大于等于 140mmHg，而舒张压低压在正常范围（小于 90mmHg）。

2. E【解析】顽固性高血压联合用药的原则：先采用 3 种药物的方案，如血管紧张素转换酶抑制药（ACEI）或血管紧张素Ⅱ受体阻断药（ARB）+钙离子通道阻滞药（CCB）+噻嗪类利尿药，如果效果不理想可再加一种降压药物如螺内酯、β 受体阻断药、α 受体阻断药或交感神经抑制药（可乐定）。当上述治疗方案疗效不佳时，可在严密观察下停用现有降压药物，重启其他的治疗方案。

3. E【解析】甲亢性高血压属于可治愈的高血压，其根本在于根治甲亢，抗甲亢治疗显效的，首选 β 受体阻断药，不但降压效果佳，同时可控制心率。

4. B【解析】过量食盐摄入是高血压的危险因素，盐摄入与高血压患病率之间呈线性正相关。血清钾、尿钾及膳食摄入的钾与血压之间呈负相关。

5. A【解析】原发性醛固酮增多症的病因包括肾上腺醛固酮的腺瘤（Conn 综合征）、特发性醛固酮增多症（IHA）、糖皮质激素可抑制性醛固酮增多症（GRA）、醛固酮癌、迷走的分泌醛固酮组织。其中，Conn 综合征最为多见，占原醛总数的 60%～85%，多为一侧腺瘤，直径 1～3cm，包膜完整。IHA 为第二多见类型，占 10%～30%。GRA 是一种罕见的常染色体显性遗传疾病。醛固酮癌及迷走的分泌醛固酮组织均少见。

6. D【解析】高血压病是除年龄因素之外中风最危险的因素，在可以控制因素中占首位。

7. C【解析】对于有基础冠状动脉疾病的患者，突然停用 β 受体阻断药除了会引起血压升高外，还可导致恶化型心绞痛、心肌梗死或猝死。所以对高血压患者进行择期手术时，术前服用 β 受体阻断药者不需停用药物。

8. E【解析】左室肥厚是左心室对各种机械和激素刺激产生的适应性反应，血压水平是决定左室组织的主要因素，涉及左室组织的其他因素包括种族、性别、年龄、体重、遗传、钠盐摄入、血液黏滞性、交感神经系统活性等，它们对左心室肥厚形成也有很重要的作用。最近一些研究表明。许多内分泌因素参与了这一过程。例如，血管紧张素Ⅱ（AngⅡ）、内皮素、肾上腺素、胰岛素、胰岛素样生长因子等。其中，肾素-血管肾张素系统（RAS）在调节心肌细胞被动拉长或压力超负荷导致的心肌肥厚中起重要作用，这些因素也可以是非压力超负荷状态发生心肌肥厚的机制。所以，选项 E 是错误的。

9. C【解析】原发性高血压的危险因素：①超重和肥胖。超重和肥胖导致高血压可能与水钠潴留、交感神经兴奋性增高、肾素-醛固酮系统异常及胰岛素抵抗有关。②膳食高钠、低钾。过量食盐摄入是高血压的危险因素，盐摄入与高血压患病率之间呈线性正相关。血清钾、尿钾及膳食摄入的钾与血压之间呈负相关。③社会心理精神因素。精神压力增加可导致血压升高。紧张可使心率、血压、血浆肾上腺素和去甲肾上腺素水平升高。

10. C【解析】2018 年中国高血压防治指南将高血压定义为：在未使用降压药物的情况下，非同日 3 次测量诊室血压，收缩压（SBP）≥140mmHg 和/或舒张压（DBP）≥90mmHg。SBP≥140mmHg 和 DBP<90mmHg 为单纯收缩期高血压。患者既往有高血压史，目前正在使用降压药物，血压虽然低于 140/90mmHg，仍应诊断为高血压。

11. B【解析】2 级以上高血压和/或伴有多种心血管危险因素、靶器官损害和临床疾患的高危人群，往往初始治疗就需要采用两种以上的小剂量降压药物联合。联合治疗应采用不同降压机制的药物。我国临床主要推荐应用优化联合治疗方案：ACEI/ARB+二氢吡啶类 CCB；ARB/ACEI+噻嗪类利尿药；二氢吡啶类 CCB+噻嗪类利尿药；二氢吡啶类 CCB+β 受体阻断药。次要推荐使用的联合治疗方案：利尿药+β 受体阻断药；α 受体阻断药+β 受体阻断药；二氢吡啶类 CCB+保钾利尿药；噻嗪类利尿药+保钾利尿药。三种或以上降压药合理的联合治疗方案，除有禁忌证外应包含利尿药。

12. B【解析】β 受体阻断药的降压机制：①阻断心脏 β_1 受体，抑制心肌收缩力及减慢心率，减少心排血量。②阻断肾小球球旁细胞 β_1 受体，抑制肾素分泌。③阻断突触前膜 β_2 受体，抑制正反馈的调节，减少去甲肾上腺素的释放。④阻断中枢 β 受体，降低外周交感神经活性。⑤增加前列环素的合成。

13. C【解析】微量白蛋白尿是肾脏早期损害的标记，而估算肾小球滤过率（eGFR）<60ml/（min · 1.73m^2）则是慢性肾脏病的早期标记。

14. D【解析】嗜铬细胞增的临床表现主要是大量儿茶酚胺作用于肾上腺素能受体所致，以心血管系统症状为主，兼有其他系统的表现。

15. B【解析】嗜铬细胞瘤的治疗如下。①手术切除肿瘤：这是最主要的治疗方法。良性肿瘤患者预后良好。复发患者再次手术仍有效。②血压控制：术前可使用 α 受体阻断药和 β 受体阻断药联合治疗。③急性发作期的血压控制和支持治疗：给予患者镇静、镇痛药物，补液和纠正电解质紊乱，静脉给予降血压药物以便灵活调节。

16. B【解析】睡眠呼吸暂停综合征伴有高血压者占 50%～80%，以肥胖、短颈者居多，分为中枢性（CSA）、阻塞性（OSA）和混合性三种，其中以阻塞型最常见，也是高血压的一种独立危险因素。

17. A【解析】收缩压和舒张压均可独立预测心脏病发作或中风的风险，不管是哪个控制不佳均可导致心脑血管不良事件的发生，但相对而言收缩压升高对 LVH 发生的影响更大。

18. A【解析】肾实质性高血压是原发性或继发性肾脏实质病变引起的高血压，被认为是临床最常见的继发性高血压，占高血压人群的 5%～10%。肾实质性高血压常表现为顽固性或难治性，亦是青少年高血压急症的主要病因。

19. B【解析】肾实质性高血压必须严格限制钠盐摄入，每天 3g；通常需要联合使用降压药物治疗，将血压控制在 130/80mmHg 以下。

20. D【解析】早期强化药物治疗对于延缓左心室肥厚的进展、改善心脏功能、减少死亡率极为重要。目前常用的药物包括 ACEI、ARB、β 受体阻断药。其中 ARB 的临床证据最多。

21. E【解析】Gordon 综合征的治疗：①避免高盐和钾饮食。②噻嗪类利尿药是治疗本病最有效的药物。③必要时加用其他降血压药物。

22. E【解析】噻嗪类降压药作用于髓袢升支的皮质段和远曲小管起始部，可抑制 Na^+、Cl^- 吸收，增加 K^+ 和 Mg^{2+} 的排泄，而导致低钾、低钠、低镁血症。

23. E【解析】原发性高血压是一种以体循环动脉压升高为主要特点的临床综合征。心排出量升高、交感神经兴奋性增加、肾素分泌过多、血管内皮细胞过多分泌内皮素是高血压的发病原因或机制。而周围血管阻力增加是原发性高血压的主要表现，原发性高血压的病理生理主要表现为周围血管阻力增加。

24. E【解析】高血压的发病机制复杂，部分发病原因与交感神经兴奋性增加有关，而不是迷走神经兴奋性增加。

25. D【解析】胰岛素抵抗（IR）表示机体组织对胰岛素处理葡萄糖的能力减退，约 50%原发性高血压患者存在不同程度血甘油三酯、糖耐量等升高，包括高胆固醇等。高血压患者发生胰岛素抵抗效应时，可引起的反应不包括纤溶活性增高。

26. E【解析】高血压导致的心脏负荷增加类型指的是后负荷，主要指左心室的后负荷增加。心脏的负荷一般分为前负荷和后负荷。前负荷指的是心脏收缩前的负荷，主要指心脏的容量。后负荷是指心脏收缩后的负荷，主要是指血压。高血压，体循环周围血管阻力增加，心脏尤其是左心室面对的压力增加，长期如此会导致左心室肥厚，左心室出现明显增大，甚至会出现左心的衰竭。

27. D【解析】原发性高血压易继发舒张性心功能不全，晚期可导致心脏肥厚和扩大，产生收缩性心功能不全，表现为左心衰竭、夜间阵发性呼吸困难。

28. B【解析】踝臂指数（ABI）通过测量上臂与踝部血压计算踝臂血压比值得出。ABI用于评价下肢动脉血管病变简单、无创。一般认为ABI<0.9为异常。

29. C【解析】原发性高血压的血管病变包括下述几点。①细小动脉硬化：是高血压病血管病变的主要特征，表现为细动脉的玻璃样变，最具诊断意义的肾的入球动脉和视网膜动脉的玻璃样变。②肌型小动脉硬化：小动脉内膜胶原纤维及弹力纤维增生，内弹力膜分裂，中膜平滑肌细胞增生、肥大，胶原纤维及弹力纤维增生，致使血管壁增厚，管腔狭窄。③弹力肌型及弹力型动脉硬化：伴发动脉粥样硬化。

30. B【解析】非药物治疗适合于各型高血压，尤其是对于轻型者和低危患者，单独非药物治疗措施可使血压有一定程度的下降。非药物治疗包括：①限制钠摄入，以中度限制钠摄入即食盐<6g/d为宜。②减轻体重，降低每日热量的摄入，辅以适当的体育活动，如跑步、行走、游泳等。一般健康人适宜的运动负荷以每分钟最大心率的百分数表示，有效健身的心率应达到最大心率的50%~85%。③戒烟限酒。④保持心态平衡。

31. C【解析】高血压病单药治疗优先选择的原则应该根据指南。①1级高血压水平进行单药治疗，2级高血压水平进行联合治疗（JNC 7指南）。②低危、中危患者可先进行单药治疗，高危、极高危患者进行联合治疗（中国指南、ESH-ESC欧洲指南）。③>55岁患者首先选用CCB或利尿药，≤55岁患者首先选用ARB或ACEI（英国指南）。单药的优先选择还需根据其特殊的强适应证，不同的药物在不同疾病状态下有优先的选择，而优先选择的理由来源于循证医学证据。

32. B【解析】高血压急症的诊断首先是血压增高至200/120mmHg以上，出现头痛、恶心或呕吐等血压增高的临床症状，出现高血压脑病、眼底出血、心肌梗死、心力衰竭、肾衰竭等相应的靶器官损害相应疾病。

33. B【解析】高血压发生高血压肾病，一般年龄多在40~50岁及以上，高血压病史5~10年及以上。早期主要症状是夜尿增多，逐渐出现蛋白尿，可以出现轻度水肿，同时出现高血压视网膜病变、左心室肥厚、冠心病等。一般病程进展缓慢，逐渐发展成肾衰竭。在夜间平卧休息时，因心脏负荷相对减轻，心排血量增加，肾灌注血量增加，高血压导致肾动脉硬化后尿浓缩和稀释功能减退，因此夜尿明显增多。

34. A【解析】急进性-恶性高血压多见于年轻男性，多有原发或继发性高血压病史（也可以是新近发现的高血压）。血压在一段时间内（数周至数月）进行性增高，且“居高不下”，舒张压常高于130mmHg。视网膜有出血、渗出，视盘水肿。有不同程度的心、脑、肾功能障碍。

35. B【解析】变异型心绞痛是冠状动脉痉挛所致。β受体阻断药会使α受体相对兴奋，诱发冠状动脉痉挛，故高血压患者伴变异型心绞痛时禁用β受体阻断药。钙通道阻滞药为变异型心绞痛的首选药物。

36. C【解析】高血压早期全身细、小动脉痉挛，日久血管壁缺氧、透明样变性。小动脉压力持续增高时，内膜纤维组织和弹力纤维增生，管腔变窄，加重缺血。

37. E【解析】高血压的流行病学调查中，体重、遗传、钠盐、年龄均与其发病有关。膳食中的脂肪与发病无关。

38. B【解析】β受体阻断药使心肌收缩减弱，减轻流出道梗阻，减少心肌氧耗，增加舒张期心室扩张，且能减慢心率，增加心排血量。故高血压伴梗阻性肥厚型心肌病最适合用β受体阻断药治疗。

39. C【解析】血清钾降低是原发性醛固酮增多症的特点之一，但是如果以3.5～5.5mmol/L为正常值，则约有70%的原醛患者血钾不低，或并非总是低，但是通常不会高于4.0mmol/L。

40. D【解析】高血压病外周阻力升高，导致左心排血阻抗升高，心肌细胞肥大，早期出现左心室向心性肥厚，长期则出现心肌退行性变、间质纤维化，这时左心室腔可扩大。甲状腺功能亢进症、严重贫血、维生素 B_1 缺乏症、主动脉瓣关闭不全均可表现为心脏的扩大。

41. E【解析】长期高血压引起全身小动脉病变，表现为小动脉中层平滑肌细胞增殖和纤维化、管壁增厚和管腔狭窄，导致重要靶器官，如心、脑、肾的组织缺血，影响其结构与功能，最终导致这些器官的功能衰竭。

42. E【解析】原发性高血压和肾性高血压的区别主要在于有无明显贫血。肾性高血压由于肾脏疾病所致高血压，几乎均有不同程度的贫血，主要原因为促红细胞生成素（EPO）产生不足。EPO是促进红细胞生成的主要激素，产生于肾脏，当肾脏广泛受损时，EPO的产生减少。而原发性高血压肾损害轻微，无明显贫血症状。

43. B【解析】高血压并不常引起坏疽。坏疽就是死亡的肌肉，坏疽具有的特征性黑色，就是皮肤与皮下肌肉及骨骼已经坏死的一个迹象。高血压病的主要病理改变是动脉的病变和左心室的肥厚。随病程的进展，心、脑、肾等重要脏器均可累及，其结构和功能因此发生不同程度的改变，而脑出血是本病的主要致死原因。高血压分为良性高血压和恶性高血压，恶性高血压可见细动脉纤维素坏死。

44. C【解析】高血压急症是指原发性或继发性高血压患者在某些诱因作用下，血压突然和明显升高（一般超过180/120mmHg），伴有进行性心、脑、肾等重要靶器官功能不全的表现。包括高血压脑病、颅内出血（脑出血和蛛网膜下腔出血）、脑梗死、急性心力衰竭、急性冠状动脉综合征、主动脉夹层、子痫、急性肾小球肾炎、胶原血管病所致肾危象、嗜铬细胞瘤危象及围手术期严重高血压等。

45. A【解析】继发性高血压（SH）是指由某些确定的疾病或病因引起的血压升高，约占所有高血压的5%，继发性高血压常见病因包括肾实质性高血压、肾血管性高血压、原发性醛固酮增多症、嗜铬细胞瘤、皮质醇增多症、主动脉缩窄、妊娠高血压和颅内高压等。急进型高血压不属于继发性高血压的常见病因。

46. B【解析】肾实质性高血压的发生原因主要是由于肾单位大量丢失，导致水钠潴留和细胞外液容量增加，肾素-血管紧张素-醛固酮系统（RAAS）激活与排钠激素减少，高血压升高肾小球囊内压，加重肾脏病变，而随着肾功能损害加重，高血压的严重程度和难治程度也加重。二者可互为因果，形成恶性循环。

47. D【解析】脉搏波传导速度（PWV）目前多采用颈动脉-股动脉。PWV是反映动脉僵硬度的早期指标，有较广泛的临床价值。当颈动脉-股动脉 PWV>12m/s，视为大动脉僵硬度增加、血管功能异常。

48. B【解析】高血压性心脏病患者外周循环阻力和左心室前负荷增加，心肌代偿性收缩功能增强。

49. E【解析】原发性高血压是多基因遗传疾病，是遗传与环境相互作用的结果，其具体病因至今不明。部分患者血肾素活性增高及交感活性持续增高，血管平滑肌细胞钙离子浓度增高在高血压发生中起一定作用，平均摄盐量与人群血压水平和高血压患病率呈正相关。应该注意的是，摄盐过多导致血压升高主要发生在对盐敏感的个体中。

50. A【解析】在原发性高血压治疗中常用的卡托普利属于血管紧张素转换酶抑制药。

51. E【解析】原发性高血压可出现心、脑、肾等靶器官受损的表现，其中以脑卒中最常见，为心肌梗死的5倍。

52. D【解析】心脏是高血压的主要靶器官之一。长期血压增高使心脏压力负荷持续增加，可致左心室肥厚（LVH），它是造成心力衰竭的重要原因。

53. A【解析】肾实质性高血压的治疗原则：①选择对肾脏有保护作用的药物，如血管紧张素转换酶抑制药（ACEI）、血管紧张素Ⅱ受体阻断药（ARB）。②使用钙通道阻滞药，其降压效果强而肯定。③联合使用多种药物。④加用利尿药，对于血钾正常或在做透析治疗的患者可加用螺内酯治疗。⑤对于合并有肺动脉压升高的难治性肾性高血压者加用前列腺素制剂可能有意想不到的效果。

54. E【解析】甲亢引起的高血压原因与甲状腺素增加心肌收缩力及心排量、增加交感神经活性、增加肾素和血管紧张素原的释放有关。

55. B【解析】老年人由于动脉硬化，使用血压计测出的血压值，常常高于实际的动脉内血压，称“假性高血压”。下列情况应当高度怀疑假性高血压：①显著的高血压而无靶器官损害。②抗高血压治疗在没有血压过低时产生低血压样的症状（头晕、疲倦）。③X线显示肱动脉钙化征。④上肢动脉血压比下肢血压更高。⑤严重的和单纯收缩期高血压。

56. D【解析】氯沙坦不仅能有效降压，而且能降低血尿酸水平，改善左室功能。

57. B【解析】高血压危象患者不建议采用硝苯地平进行口含，因为有大约50%的病例出现不同程度的副作用，如剧烈头痛、心动过速、低血压、晕倒、诱发心绞痛等，且作用时间短，剂量不易掌握，治疗后血压不易稳定，因此目前已不再推荐使用。高血压危象患者可以口含硝酸甘油、卡托普利，也可以静脉点滴尼卡地平、硝普钠。

58. B【解析】降压作用迅速，使心率增快的药物是钙通道阻滞药，硝苯地平和维拉帕米均属于钙通道阻滞药。硝苯地平片口服后吸收迅速、完全。口服后 10 分钟即可测出其血药浓度，约 30 分钟后达血药峰浓度，嚼碎服或舌下含服达峰时间提前。维拉帕米口服吸收完全约 30 分钟起效，维持 5~8 小时。T_{max} 30~45 分钟。

59. E【解析】精神压力增加可导致血压升高。紧张可使心率、血压、血浆肾上腺素和去甲肾上腺素水平升高。大范围人群调查结果显示平均摄盐量与人群血压水平和高血压患病率呈正相关。应该注意的是，摄盐过多导致血压升高主要发生在对盐敏感的个体中。每天饮酒量与血压呈线性相关，尤其是收缩压，每天因酒中所含乙醇超过 50g 者有较高的高血压发病率。超重或肥胖是血压升高的重要危险因素，吸烟未被确定与高血压发病相关。

60. A【解析】多数老年人高血压患者的收缩压和舒张压均高，只有约 20% 的老年患者为单纯收缩期高血压。

61. D【解析】很多高血压患者认为血压降至正常时即可停药，殊不知停药后血压又会反弹，甚至比先前的血压更高。

62. D【解析】高血压急症需要迅速降低血压，控制性降压，合理选择降压药。同时应注意有些降压药不适宜用于高血压急症，甚至有害。利血平肌内注射的降压作用起效较慢，如果短时间内反复注射可导致难以预测的蓄积效应，发生严重低血压；引起明显嗜睡反应，干扰对神志的判断。所以选项 ABCE 均正确。治疗开始时也不宜使用强力的利尿药，如呋塞米，除非有心力衰竭或明显的体液容量负荷过重，因为多数高血压急症时交感神经系统和 RAAS 过度激活，外周血管阻力明显升高，体内循环血容量减少，强力利尿存在风险。

63. D【解析】急进型高血压病是指病情一开始即为急剧进展或经数年的缓慢过程后突然迅速发展。在数月或 1~2 年内出现心、脑、肾的病变，以肾功能急剧减退为突出临床表现。

64. E【解析】原发性醛固酮增多症（简称原醛）是指肾上腺皮质增生或肿瘤，分泌过多醛固酮，导致水钠潴留，血容量增多，肾素-血管紧张素活性受抑制，临床表现为高血压合并低血钾的综合征。

二、A2 型题

1. D【解析】原发性醛固酮增多症患者分泌增加的醛固酮作用于远端肾小管，促使排钾增加与钠潴留，出现血压增高伴低血钾。因此，若出现伴有低血钾的高血压，其病因应首先考虑为原发性醛固酮增多症。伴顽固性低血钾可作为诊断原发性醛固酮增多症的主要依据。

2. E【解析】参见 A1 型题第 10 题解析。题中患者既往无高血压病史，最适宜的医嘱是隔日再次测定血压。

3. D【解析】患者可能的诊断是高血压脑病。高血压脑病通常表现为重度增高的血压，血压近期增高更有诊断意义。高血压脑病表现为既往血压正常或高血压患者动脉压突然增高超过脑血流自动调节的范围。脑水肿和颅压高的症状包括弥漫性头痛、恶心、呕吐、烦躁不安、视物模糊、黑矇、抽搐、意识障碍、昏迷。高血压脑病多见于既往血压正常的个体血压突然增高。

4. C【解析】肾血管性高血压近半数患者在上腹部或肾区可闻及血管杂音。所以，上腹部可闻连续高调杂音对于诊断该患者为肾血管性高血压最有特征性。

5. E【解析】急进型高血压是指少数患者病情急骤发展，血压在一段时间内进行性增高，舒张压常持续高于 130mmHg，并有头痛、视物模糊、眼底出血或渗出。

6. D【解析】参见 A1 型题第 10 题解析。

7. E【解析】二氢吡啶类钙通道阻滞药（氨氯地平）治疗高血压常见的不良反应是下肢和踝部的水肿，其机制与血管平滑肌扩张有关。氨氯地平属于二氢吡啶类钙通道阻滞药。

8. E【解析】题中为患者因未按照服药，引起的高血压危象。交感神经兴奋性亢进和血管加压性活性物质过量分泌不仅引起肾小动脉收缩而且也会引起全身周围小动脉痉挛，导致外周血管阻力骤然增高，使血压进一步升高，此时发生高血压危象。

9. E【解析】阿-斯综合征是指突然发作的严重的、致命性的缓慢性和快速性心律失常，引起心排出量在短时间内锐减，产生严重脑缺血、神志丧失和晕厥等症状。是一组由心率突然变化而引起急性脑缺血发作的临床综合征。该综合征与体位变化无关，心率突然严重过速或过缓常引起晕厥。临床表现与题中的描述是一致的。

10. C【解析】参见 A1 型题第 10 题解析。

11. C【解析】患者最可能诊断为原发性醛固酮增多症。原发性醛固酮增多症的典型特点是高血压、低血钾、尿钾排泄增多、血钠增高和代谢性碱中毒。

12. C【解析】美国 AHA/ASA 自发性脑出血管理指南指出，对于收缩压在 150～220mmHg、无急性降压治疗禁忌的脑出血患者，将收缩压紧急降至 140mmHg 是安全的（Ⅰ类，A 级证据），并有利于改善功能预后。中国脑出血诊治指南推荐意见指出，当急性脑出血患者收缩压>220mmHg 时，应积极使用静脉降压药物降低血压；当患者收缩压>180 mmHg 时，可使用静脉降压药物控制血压，根据患者临床表现调整降压速度，160/90mmHg 可作为参考的降压目标值（Ⅲ级推荐，C 级证据）。

13. E【解析】根据检测结果和血压值患者最可能诊断为肾性高血压。临床上直接由肾实质病变或肾血管病变引起的高血压统称为肾性高血压。

14. B【解析】一旦患者三次非同日血压结果证实患者有高血压，应首先确认患者血压的增高是原发性的，还是继发性的，以决定下一步的治疗方法。

15. C【解析】肾动脉造影是肾血管性高血压确切的诊断方法。此方法可清晰地显示肾动脉及其分支的狭窄性病变，并可确定狭窄的部位和范围。肾动脉造影有阳性发现可作为肾血管性高血压的主要诊断依据。

16. A【解析】患者表现为急起气促，端坐，躁动不安，双肺满布湿啰音，符合急性左心衰竭的表现。急性左心衰竭时，交感神经过度兴奋，氧耗增加、心脏做功需求加大；吗啡纠正烦躁、减轻呼吸困难作用最迅速。

17. A【解析】单纯舒张期高血压的诊断标准是收缩压<140mmHg 且舒张压≥90mmHg；单纯收缩期高血压的诊断标准是收缩压≥140mmHg 且舒张压<90mmHg。从题中所述可知患者为舒张期高血压。舒张期高血压的脉压小，此类患者应使用主要降低舒张压的药物，也可用 ACEI 类药物进行治疗。

18. A【解析】该患者考虑并发缺血性心脏病，应考虑为心室重构机制，如 RASS 系统。

19. B【解析】国际通行的测量血压的标准是，正常人的血压测量部位一般选在右上臂。而对于初诊患者，应分别测量左、右两侧上肢血压，以做对照，如果双侧血压相差不大（小于 10mmHg），以后只测量右上臂血压就可以了。测量完上肢下一步应测量下肢血压。正常情况下，同侧下肢的血压一般比上肢高出 20~40mmHg。

20. D【解析】2 级高血压的标准：收缩压为 160~179mmHg，舒张压为 100~109mmHg。题中患者血压水平为 165/105mmHg，属于 2 级高血压。患者伴有左心室肥大，心功能Ⅲ级，曾有过短暂性脑缺血发作，故危险分层为极高危险。因此，本题的正确答案为 D。

21. C【解析】1 级高血压的标准：收缩压为 140~159mmHg，舒张压为 90~99mmHg。题中患者血压水平为 140/95mmHg，属于 1 级高血压。患者有糖尿病史，故危险分层为高危。

22. D【解析】β 受体阻断药主要用于轻中度高血压，尤其是静息时心率较快的中青年患者或合并心绞痛者。药物有美托洛尔、阿替洛尔、比索洛尔。β 受体阻断药用于心衰时的用法和降压治疗完全不同。硝苯地平能引起血浆肾素活性升高，不可使用。

23. D【解析】患者可诊断为嗜铬细胞瘤。高血压为嗜铬细胞瘤的主要症状，阵发性高血压为本病特征性表现，常伴头痛、心悸、多汗，发作时间可由数分钟至数小时不等，随后症状可自动消失，血压恢复正常。

24. B【解析】除建议患者控制体重、戒烟和开始药物治疗外，应针对病情进行全面身体检查，进一步的检查包括心电图，空腹血糖、血脂测定，全血细胞计数、尿液分析，血电解质、尿酸、尿素氮、肌酐等检查。不包括动脉多普勒超声扫描。

25. B【解析】尼群地平、哌唑嗪、卡托普利、依那普利、硝普钠、利血平等降压药能透过胎盘屏障影响胎儿。此类药多数具有消化道反应以及头痛、眩晕、心悸等，孕妇尤其是产前妇女应慎用。

26. B【解析】患者急性发病，突发呼吸困难，有高血压病史且发病时高血压达 3 级，结合患者呼吸困难、不能平卧、双肺满布湿啰音的表现，考虑为急进性高血压引起急性左心衰竭，治疗应立即降压，首选硝普钠。硝普钠为强有力的、快速的、直接血管扩张药，常用于心衰、高血压危象的治疗。

27. D【解析】判断高血压1期的标准就是临床上尚未发现心、脑、肾、眼等靶器官的损害。

三、A3/A4型题

1. D【解析】远曲小管和集合管重吸收钠水的能力受ADH和醛固酮的调节，各种原因引起的有效循环血量下降，血容量减少，是ADH、醛固酮分泌增多的主要原因。醛固酮和ADH又是在肝内灭活的，当肝功能障碍时，两种激素灭活减少。ADH和醛固酮在血中含量增高，导致远曲小管，集合管重吸收钠水增多，引起水钠潴留。

2. C【解析】肝肾综合征的特征：自发性少尿或无尿、氮质血症、低钠血症和低尿钠，但肾无器质性改变。

3. C【解析】题中患者最可能诊断为高血压急症。参见A1型题第44题解析。

4~5 C、C【解析】高血压急症的降压治疗目标是在最初的数分钟至1小时内平均动脉压（MAP）下降<25%，如果病情稳定，在随后的2~6小时内将血压逐渐降至160/（100~110）mmHg，如果患者能够很好地耐受降压治疗和病情稳定，应在随后的24~48小时内进一步将血压降至正常水平。患者治疗平稳后，长期血压控制应在<130/80mmHg。

6. C【解析】患者血压为160/96mmHg，属于1级高血压。患者空腹血糖8.0mmol/L，餐后2小时血糖11.2mmol/L，可诊断为糖尿病，故危险分层为高危。

7. D【解析】按照2005年中国高血压指南以及2007年欧洲高血压指南的定义，降压的目标水平：一般高血压患者血压<140/90mmHg，青年、中年高血压患者<120/80mmHg，高危的高血压患者（冠心病、糖尿病、脑卒中、肾病）血压<130/80mmHg，慢性肾病尿蛋白>1g/24h患者的血压<120/75mmHg，老年人降压的第一目标<150/90mmHg（中国指南）以及在能够耐受情况下血压可控制在<140/90mmHg。

8. B【解析】如果对该患者使用联合治疗方案，患者有糖尿病合并高血压病史，使用ARB或ACEI，其兄47岁时因急性心肌梗死死亡，预防心梗用长效CCB。因此，患者首选的方案为长效CCB+ARB/ACEI。

9. B【解析】单纯收缩期高血压的诊断标准是收缩压≥140mmHg且舒张压<90mmHg。题中患者的血压为170/68mmHg，属于单纯收缩期高血压。患者有心、脑血管疾病，危险分层属于极高危。所以，选项B正确，选项E错误。高血压主要根据血压水平、病因和脑、心、肾等重要器官损害程度进行分级。所以，选项A错误。短暂脑缺血发作不属于高血压的靶器官损害。所以，选项C错误。老年人降压的第一目标是<150/90mmHg（中国指南）以及在能够耐受情况下血压可控制在<140/90mmHg，所以，选项D错误。

10. E【解析】2007年ESH/ESC高血压指南指出，高危高血压患者（糖尿病、冠心病、脑卒中、肾病）需要联合治疗，因为高危高血压患者的目标血压<130/80mmHg，达到高危人群的血压目标一般都要联合治疗。

11. E【解析】老年单纯收缩期高血压患者，首选长效二氢吡啶类钙通道阻滞药。选用以长效降压药为基础的治疗方案。ACEI类降压药是目前唯一拥有全部6个强适应证（包括心力衰竭、冠心病高危因素、心肌梗死后、糖尿病、慢性肾病和预防脑卒中复发）的一线抗高血压药物，因此高血压合并左心室肥厚应首选ACEI类降压药治疗。该患者的胆固醇6.9mmol/L，属于高胆固醇血症，应使用他汀类降脂药。利尿药可影响血脂、血糖、血尿酸代谢，患者的血脂、血糖均较高，不宜使用利尿药。

12. C【解析】患者突发胸闷、气短、夜间不能平卧伴大汗。表现为急性病容，端坐位，两肺满布干、湿啰音，心率110次/分，且血压220/120mmHg，最可能的诊断是高血压导致的急性心力衰竭。

13. D【解析】对有气短、呼吸困难、焦虑和胸痛的急性心衰患者早期应给予吗啡。收缩压>110mmHg的急性心力衰竭患者推荐静脉应用硝酸甘油和硝普钠。有量超负荷症状存在的急性心衰患者需要静脉用利尿药，如呋塞米。多巴胺对心率>100次/分的心衰患者要慎用。

14. B【解析】一般高血压患者血压的降压目标为<140/90mmHg。所以，选项A正确。老年人降压的第一目标是<150/90mmHg（中国指南）以及在能够耐受情况下血压可控制在<140/90mmHg。所以，选项B错误。必要时可用2种或2种以上降压药。血压控制满意后逐渐减量，但仍需长期用药。改善生活方式是药物治疗的基础。

15. E【解析】高血压病是冠心病的主要危险因素之一，患者出现胸部不适、心电图有缺血性改变应该考虑到是否有可能合并冠心病。本题所列的检查项目，如普萘洛尔试验、偶测心电图、心脏彩色超声、动态心电图等均不是能确诊冠心病的检查项目。目前公认的确诊冠心病的金指标为冠状动脉造影。

16. C【解析】当患者出现心力衰竭，同时仍未完全控制好血压时，应选择联合用药。在治疗心衰中，使用小剂量β受体阻断药联合ACEI不仅可降低血压、降低后负荷，提高心排血量、改善心衰症状，并且ACEI可改善心肌重塑，保护心肌（选项A正确）。此外，应用β受体阻断药联合缓释钙通道阻滞药，或硝酸酯类，或利尿药等都对改善心功能、降压有利（选项B、D、E均正确）。但由于维拉帕米属于非二氢吡啶类钙离子通道阻滞药，抑制心肌收缩和传导功能，不宜在心力衰竭、心脏传导阻滞患者中应用，故选项C的联合用药方案不合适。

17. C【解析】2级高血压（中度）的标准：收缩压为160~179mmHg，舒张压为100~109mmHg。题中患者血压水平为170/105mmHg，属于2级高血压（中度）。

18. C【解析】患者近2天主诉头晕、头胀、血压波动，伴左侧肢体肌力减退、麻木，此时最需要进行的检查为脑CT。脑CT检查是通过CT对颅脑进行检查的一种方法。脑CT对颅脑损伤可分辨血肿的大小、形态、范围、数目及其邻近脑组织压迫情况。观察有无亚急性或慢性颅内血肿的存在，判断颅脑损伤的吸收、缩小情况，亦可显示脑软化、脑萎缩、脑积水及脑穿通畸形等后遗症。

19. D【解析】患者在高血压基础上突发心悸、气促、咳粉红色泡沫痰，血压 210/120mmHg，心率 130 次/分，应考虑为急性心力衰竭。治疗应考虑控制心力衰竭和高血压。硝普钠为强有力的、快速的、直接血管扩张药，常用于心衰、高血压危象的治疗。

20. C【解析】高血压病是指在静息状态下动脉收缩压和/或舒张压增高（≥140/90mmHg），患者可出现头痛、眩晕、耳鸣，可伴有恶心、呕吐、心悸气短、失眠、肢体麻木等症状。

21. C【解析】原发性高血压最常见的死亡原因是脑血管意外。

22. D【解析】参见 A3/A4 型题第 7 题解析。

23. E【解析】参见 A2 型题第 8 题解析。

24. B【解析】硝普钠为强有力的、快速的、直接血管扩张药，常用于心衰、高血压危象。故题中患者应采取的措施为硝普钠静脉给药。

25. D【解析】参见 A2 型题第 23 题解析。

26. E【解析】嗜铬细胞瘤宜用 α 受体阻断药或硝普钠降压，阿替洛尔是一种 β 受体阻断药，若单独应用，阻断 β 受体介导的舒血管效应而使血压升高，甚至发生肺水肿，尤其是对分泌肾上腺素为主的患者。一般在用 β 受体阻断药之前，必须先用 α 受体阻断药使血压下降。

27. D【解析】有助于嗜铬细胞瘤确定诊断的特殊检查如下。①血浆儿茶酚胺测定。②尿儿茶酚胺测定。③尿 VMA 排量测定。一般说，非发作状态下血浆肾上腺素、去甲肾上肾素、多巴胺和尿中肾上腺素、去甲肾上腺素、VMA（或 MN）含量明显增高足以确定诊断。④药物试验。当激素测定不能确定诊断可考虑行下列试验：组胺试验、胰升糖素试验、可乐定抑制试验、酚妥拉明试验及试验性药物治疗。⑤肿瘤定位。主要靠 B 超、CT、MRI。另外还可经皮静脉插管测定腔静脉不同水平的儿茶酚胺的浓度及用 I^{131} 间位碘苄胍（MIBG）显像。

四、B 型题

1~3 D、A、B【解析】某些情况下优先选择的降压药物（参考欧洲高血压防治指南 2007）见表 11-1。

表 11-1　某些情况下优先选择的降压药物（参考欧洲高血压防治指南 2007）

常见情况	降压药物
亚临床器官损害	
左心室肥厚	ACEI、CCB、ARB
无症状动脉粥样硬化	CCB、ACEI
微量白蛋白尿	ACEI、ARB

续 表

常见情况	降压药物
肾功能不全	ACEI、ARB
临床事件	
卒中病史	任何降压药
心肌梗死病史	BB、ACEI、ARB
心绞痛	BB、CCB
心力衰竭	利尿药、BB、ACEI，ARB、抗醛固酮制剂
复发性房颤	ARB、ACEI
持续性房颤	BB、非二氢吡啶类 CCB
快速性心律失常	BB
肾衰竭，蛋白尿	ACEI、ARB、袢利尿药
外周动脉疾病	CCB
左心功能不全	ACEI
临床情况	
老年单纯收缩期高血压	利尿药、CCB
代谢综合征	ACEI、ARB、CCB
糖尿病	ACEI、ARB
妊娠	CCB、甲基多巴、BB
黑人	利尿药、CCB
青光眼	BB
ACEI 诱导的咳嗽	ARB

4. B【解析】腹部听到血管杂音，提示肾动脉狭窄，既可能是肾动脉狭窄导致原发性高血压，也可能是长期原发性高血压导致肾动脉狭窄抑或腹主动脉狭窄。

5. E【解析】参见 A2 型题第 23 题解析。

6. A【解析】高血压伴低血钾时应慎用排钾利尿药，氢氯噻嗪为排钾利尿药，应慎用。

7. D【解析】高钾血症、妊娠女性和双侧肾动脉狭窄患者禁用血管紧张素转换酶抑制药（ACEI）。卡托普利属于 ACEI，故高血压病伴高血钾患者禁用卡托普利。

8. A【解析】利尿药可引起乏力、尿量增多等，痛风患者禁用。氢氯噻嗪属于利尿药，故高血压病伴痛风应禁用。

9. D【解析】严重肾功能不全、肾动脉狭窄者禁用卡托普利。

10. E【解析】特拉唑嗪属 α 受体阻断药，可使血管扩张、血压下降。同时可缓解前列腺肥大患者的排尿困难。故高血压伴前列腺肥大的患者可首选特拉唑嗪。

11. C【解析】螺内酯为醛固酮拮抗药，为原发性醛固酮增多症的首选药物。所以，选项C正确。选项B“卡托普利”为ACEI类降压药，可通过阻断肾素-血管紧张素-醛固酮系统（RAAS）减少醛固酮的合成，但作用间接，效果不如螺内酯。原发性醛固酮增多症病因是机体分泌过的醛固酮，导致水钠潴留，血压升高。选项A“美托洛尔”、选项D“氨氯地平”和选项E“特拉唑嗪”均有降压作用，但不能拮抗醛固酮的保钠保水的作用，因此降压效果不好。

12. A【解析】β受体阻断药可明显降低心肌耗氧量，减慢心室率，是高血压病合并心绞痛首选的药物。美托洛尔属于β受体阻断药。

13~17 B、C、E、D、A【解析】降压药物中，依那普利属于血管紧张素转换酶抑制药（ACEI），氯沙坦属于血管紧张素受体阻断药（ARB），阿替洛尔属于β受体阻断药，多沙唑嗪属于α受体阻断药，氢氯噻嗪属于利尿药。

18. A【解析】一些患者的诊所血压始终较高，而日间或24小时血压正常，这种情况通常称为“白大衣高血压”或“单纯性诊所高血压”。

19. C【解析】单纯收缩期高血压的诊断标准是收缩压≥140mmHg且舒张压<90mmHg。题中患者多次测量血压平均值为165/85mmHg，可诊断为单纯收缩期高血压。

20. E【解析】血管紧张素转换酶抑制药（ACEI）具有改善胰岛素抵抗和减少尿蛋白作用，对肥胖、糖尿病和心脏、肾脏靶器官受损的高血压患者具有相对较好的疗效，特别适用于伴有心力衰竭、心肌梗死、心房颤动、蛋白尿、糖耐量减退或糖尿病肾病的高血压患者。

21. C【解析】钙通道阻滞药通过阻滞钙L型通道，抑制血管平滑肌及心肌钙离子内流，使心肌收缩力降低，血压下降。钙通道阻滞药还可以降低心脏后负荷，减慢心率，扩张冠状动脉，解除冠状动脉痉挛，是治疗变异型心绞痛的首选药物。

22. C【解析】参见A1型题第63题解析。

23. D【解析】单纯收缩期高血压的诊断标准是收缩压≥140mmHg且舒张压<90mmHg。题中患者年龄≥60岁，属于老年人，且血压最高达200/85mmHg，可诊断为老年收缩期高血压。

24~27 E、D、C、B【解析】参见A3/A4型题第7题解析。

28. A【解析】门静脉高压是肝脏疾病晚期的常见表现，肝硬化等会导致肝脏的蛋白合成能力降低，所以会导致门静脉中的“液体”析出，出现腹水等症状。

29. D【解析】男性乳房发育症（GYN）是生理性或病理性因素引起雌激素与雄激素比例失调而导致的男性乳房组织异常发育、乳腺结缔组织异常增生的一种临床病症。男性乳房的发育因素为雌激素过多。

30. D【解析】高血压危急症的常用注射药物中，硝普钠的不良反应：恶心呕吐、头痛、眩晕、定向障碍、甲减、高铁血红蛋白、低血压、氰化物中毒等。不包括选项D“皮疹”。

31. E【解析】高血压危急症的常用注射药物中，乌拉地尔的不良反应：直立性低血压、头痛、头晕、恶心，疲倦、皮疹、视物模糊。不包括选项E“高铁血红蛋白”。

32. E【解析】双侧肾动脉狭窄患者禁用血管紧张素转换酶抑制药。

33. B【解析】哮喘和痛风为β受体阻断药的禁忌证，心力衰竭急性期应用β受体阻断药会加重心衰症状。故患者最不宜选择的药物为β受体阻断药。

34. D【解析】对于冠心病患者，钙通道阻滞药能改善症状，对于高血压患者，钙通道阻滞药为首选降压药，此外β受体阻断药和血管紧张素转换酶抑制药也可应用。

五、X型题

1. ACE【解析】引起顽固性高血压的常见原因有阻塞性睡眠呼吸暂停、肾实质疾病、原发性醛固酮症、肾动脉狭窄。少见原因有嗜铬细胞瘤、库欣病、甲状旁腺功能亢进、主动脉缩窄、颅内肿瘤。

2. BCDE【解析】胰岛素抵抗导致高血压的可能机制：①增加肾小管对钠水的重吸收，增加血管对血管紧张素Ⅱ的反应性。②增加交感神经系统兴奋性。③降低 Na^{+}-K^{+}-ATP 酶活性。④增加 Na^{+}-H^{+}泵活性。⑤降低 Ca^{2+}-ATP 酶活性。⑥刺激生长因子活性。选项A的叙述是错误的。

3. ABCE【解析】高血压危象的早期症状：通常表现为剧烈头痛，伴有恶心呕吐，发热感，多汗，口干，寒战，手足震颤，心悸等。晚期症状：一过性感觉障碍，偏瘫，失语，烦躁不安或嗜睡；心脏增大，可出现急性左心衰竭。

4. BCDE【解析】β受体阻断药对心血管的作用机制：①抗高血压作用。②抗缺血作用。③通过阻断肾小球旁细胞的β受体，抑制RAS系统。④改善左室重构。⑤改善心肌能量代谢。⑥抗心律失常作用等。

5. AB【解析】嗜铬细胞瘤是发生于肾上腺髓质和交感神经节的内分泌肿瘤，通过分泌过多的肾上腺素、去甲肾上腺素而致血压升高。

6. ABCD【解析】凡具备醛固酮（PAC）增多、外周血浆肾素活性（PRA）受抑制，17-羟类固酮（17-OHCS）正常的三个条件，不论血钾是否降低均可诊断为原醛，后来又补加低血钾，列为诊断条件。

7. CDE【解析】降压药物分为两类：一类是容量依赖性为主的降压药物，如利尿药、钙通道阻滞药（CCB），另一类为RAAS和交感神经抑制为主的降压药物，如血管紧张素转换酶抑制药（ACEI）、血管紧张素受体阻断药（ARB）、β受体阻断药。

8. ABDE【解析】高血压是指体循环动脉收缩压和/或舒张压的持续升高，是以体循环动脉压升高、周围小动脉阻力增高同时伴有不同程度的心排血量和血容量增加为主要表现的临床综合征。

9. ABE【解析】高血压亚急症的目标血压：48小时降至患者能够耐受的血压状态，一般第一目标<160/100mmHg，第二目标<140/90mmHg。

10. ABE【解析】肾素-血管紧张素系统（RAS）对血压的影响：肾素促使血管紧张素

原生成血管紧张素Ⅰ（ATⅠ），在 ACE 的作用下，ATⅠ转变为血管紧张素Ⅱ（ATⅡ）。ATⅡ可使小动脉平滑肌收缩，外周血管阻力增加；刺激肾上腺皮质，促使醛固酮分泌；通过交感神经末梢使去甲肾上腺素分泌增加。以上因素是参与高血压发病的重要机制。

11. DE【解析】甲状腺功能亢进简称甲亢，是指甲状腺腺体本身产生甲状腺激素过多，以甲状腺肿大、突眼症、基础代谢增加为表现，其病因包括弥漫性甲状腺肿、结节性毒性甲状腺肿等。甲状腺功能亢进的临床表现不包括选项 D、E。

12. DE【解析】为了诊断准确，嗜铬细胞瘤定性诊断时应注意以下几点：①检查前 1 周应停用一切影响儿茶酚胺的药物，包括降压药、抗生素，含交感胺的食物。②若临床表现典型者，测定儿茶酚胺一次即可；若不典型者，应检测多次，最好于症状发作时取血标本。③仅儿茶酚胺轻度增高不能肯定诊断，如精神紧张、心绞痛、心肌梗死、肾衰竭、测定技术的影响等均可使儿茶酚胺增高，而出现假阳性；一般认为儿茶酚胺增高较正常值高限 5 倍以上才具有诊断价值。

13. ABCE【解析】原发性高血压的发病机制有遗传因素、肾素-血管紧张素-醛固酮系统（RAAS）激活、肾上腺素能激活、盐敏感及盐负荷机制、胰岛素抵抗。选项 D“肾单位大量丢失”是肾实质性高血压的发生原因。

14. BCE【解析】利尿药是改善心衰患者液体潴留体征的基础用药，舒张性心衰应行利尿治疗。患者须行改善心室重构的药物治疗，ACEI、β 受体阻断药可选用。如无肾功能异常，尽量不选地高辛、硝酸酯药物治疗。肥厚型心肌病患者可能使原有的血流动力学障碍加重，禁用地高辛。

15. BE【解析】帮助原醛确诊的试验：①低血钾或诱导性低血钾及不适当尿钾排泄增多，可用高钠试验、低钠试验和螺内酯试验。②醛固酮分泌增加而不受抑制可用卡托普利抑制试验、高钠抑制试验等。③血浆肾素活性降低并不受兴奋，可用体位激发试验（空腹立卧位肾素活性水平），低钠饮食试验。

16. ABC【解析】常用的固定复方制剂如下。①传统的固定复方制剂：降压 0 号，复方降压片，珍菊降压片，复方罗布麻片。②新型固定复方制剂：氯沙坦/氢氯噻嗪，缬沙坦/氢氯噻嗪，厄贝沙坦/氢氯噻嗪。

17. ACDE【解析】对疑诊继发性高血压的患者及伴有高血压心、脑、肾并发症的患者，依据病情还应选择以下特殊检查：①血浆肾素活性、血浆醛固酮。②血、尿儿茶酚胺及其代谢产物。③皮质激素。④动脉造影。⑤肾及肾上腺超声、CT 及 MRI。⑥睡眠呼吸监测。超声心动图检查属于原发性高血压的推荐检查。

18～19 BC、AE【解析】参见 B 型题第 1～3 题解析。

20. AB【解析】胰岛素抵抗是高血压发病机制之一，约 50%原发性高血压存在不同程度胰岛素抵抗（IR）。IR 会促使血管紧张素功能亢进，提高血管外周阻力，损害血管内皮功能，引起细胞内钠滞留，易造成高血压。IR 造成继发性高胰岛素血症，使肾脏水钠重吸收增强，交感神经系统活性亢进，刺激 H-Na 交换。

21. ABC【解析】参见 X 型题第 15 题解析。

22. ACDE【解析】高血压亚临床靶器官损害期是判断高血压进展速度和程度的重要环节，有效的降压及注重靶器官损害的改善将有助于延缓疾病的进展。亚临床靶器官损害主要包括左心室肥厚、微量清蛋白尿及 eGFR 降低、血管功能和结构的异常三个方面。

23. ABCD【解析】顽固性高血压相关的患者特征：老龄、基线血压增高、肥胖、过度的食盐摄入、慢性肾脏病、糖尿病、左心室肥厚以及女性。

24. BDE【解析】原发性高血压心脏左心室肥厚的诊断可采用超声心动图、心电图和胸部 X 线片三种方式。

25. BCD【解析】肾动脉血管重建理论上是治疗肾血管病（RVD）的根本方法，主要目标是改善高血压，保护肾功能或治疗严重肾动脉狭窄的病理生理效应，包括充血性心力衰竭（CHF）、反复的急性肺水肿及心绞痛，甚至有可能免于透析的需要。次要目的包括减少降压药，慢性心衰患者或心肌病患者可更安全使用血管紧张素转换酶抑制药。

26. ABCD【解析】β 受体阻断药会增加气道阻力，诱发或加重支气管哮喘，所以高血压伴支气管哮喘患者不宜使用 β 受体阻断药。急性心力衰竭、病态窦房结综合征、房室传导阻滞患者也禁用 β 受体阻断药。参见 A1 型题第 38 题解析。

27. ABCD【解析】高血压早期大多无症状，常在体检时被发现。症状的有无或轻重与血压的高低并不一致。据统计，约有一半的高血压患者无明显自觉症状。所以，选项 E 错误。原发性高血压起病缓慢，早期血压波动较大。随病情进展血压升高呈持续性，波动较小。肾脏受累可出现多尿、蛋白尿。老年人高血压多为单纯收缩期高血压。

28. ABCE【解析】β 受体阻断药与非二氢吡啶类钙通道阻滞药联用时，由于两者对心脏收缩及传导有叠加抑制作用，仅适用于无心衰及无房室传导阻滞的高血压病患者，当合并心动过速，但又不宜大量服用 β 受体阻断药时，可考虑合用。所以，选项 D 在药物联用中不甚适合。

29. ABCE【解析】非药物治疗适合于各型高血压，尤其是对于轻型者和低危患者，并不是仅适用于 1 级高血压病患者。所以，选项 D 的叙述是不正确的。其余四个选项都是正确的。

30. ABDE【解析】超重和肥胖，膳食高钠、低钾，社会心理精神因素（如紧张）均是原发性高血压的发病因素。

31. AB【解析】参见 X 型题第 7 题解析。

32. BC【解析】肾性高血压早期均有明显的肾脏病变的临床表现，在病程的中后期出现高血压，往往在发现血压升高时已经有蛋白尿、血尿和贫血、视网膜渗出和出血，肾小球滤过功能减退，肌酐清除率下降。而高血压导致肾损伤常表现为血红蛋白正常及眼底小动脉硬化，所以选项 BC 有助于诊断高血压肾损害。

33. ABCE【解析】适合做经皮肾动脉成形术（PTRA）的病变：①肾动脉主干或其主要

分支节段性狭窄，管径下降>50%。②肾动脉狭窄远近端收缩压差>30mmHg。③狭窄处无严重钙化。④患侧肾脏无严重萎缩，尚残留一定的功能。

34. ABCE【解析】粥样硬化性肾血管病介入治疗的适应证：①高血压3级。②挽救肾功能-突发/进行性的肾功能恶化，无法用其他原因解释；患侧肾萎缩；使用降压药，尤其是血管紧张素转换酶抑制药或血管紧张素Ⅱ受体阻断药后肾功能恶化。③伴随的心脏问题——不稳定心绞痛、反复发作的急性肺水肿与左室收缩功能不匹配。

35. ABCD【解析】参见A1型题第11题解析。

36. ABDE【解析】参见A2型题第11题解析。

37. ABDE【解析】血压长期升高可导致心、脑、肾、视网膜、血管等靶器官损害。不引起肝损害。

38. ABC【解析】目前判断微量白蛋白尿采用晨起微量蛋白尿测定、尿白蛋白/肌酐、24小时尿蛋白定量三种方法。

39. ACDE【解析】根据文献及经验，肾血管性高血压（RVH）大多持续在2级或以上，其他临床线索：①原来控制良好的高血压突然恶化。②未用利尿药发生低血钾。③检查中发现一侧肾脏缩小。④合并其他严重的阻塞性血管病（冠心病，颈部血管杂音，周围血管病变）。⑤脐周血管杂音。⑥血管紧张素转换酶抑制药或紧张素Ⅱ受体阻断药降压幅度非常大或诱发急性肾功能不全。⑦无法用其他原因解释的血清肌酐升高。⑧与左心功能不匹配的发作性肺水肿。

40. ABCDE【解析】如果患者的肾动脉狭窄虽然有经皮介入重建血运的适应证，但有以下情况时，患者一般难从血管介入治疗中获益，考虑为禁忌证：①患侧肾脏已明显萎缩，长径<7.0cm和/或肾内段动脉阻力指数>0.8。②严重的慢性缺血性肾病，血清肌酐>265μmol/L（3.0mg/dl）或患侧肾小球滤过率<10ml/min，接近需要长期透析。③患者已有明确的对比剂严重过敏或胆固醇栓塞病史。④伴随的严重疾病预期寿命有限或无法耐受经皮介入治疗。⑤病变肾动脉的解剖不适合经皮介入治疗。⑥病变肾动脉的解剖虽然适合经皮介入治疗，但支架植入后可能严重影响其他重要的后续治疗。

41. ABDE【解析】显著盐皮质激素过多综合征的（AME）的临床特点：①儿童期出现身材矮小，不能正常发育。②严重高血压，早期可致器官损害，表现为多饮、多尿。③低肾素、低醛固酮，盐皮质激素水平过高，低血钾。④尿皮质激素谱改变，呈现11β-HSD_2酶活性减低表现：四氢皮质醇+异体四氢皮质醇/四氢皮质醇的比值增高，或者游离皮质醇/皮质酮比值增高。⑤基因测序分型，可见到在该基因的1~5外显子突变。

42. ABCDE【解析】可升高血压的药物有甘草、口服避孕药、类固醇、非甾体抗炎药、可卡因、安非他明、促红细胞生成素和环孢素等。

六、案例分析题

1. A【解析】3级高血压的诊断标准：收缩压≥180mmHg或舒张压≥110mmHg，题中患者多次测血压（190~196）/110mmHg，可判断为 3 级高血压。患者有眼底Ⅲ级靶器官损害，危险分层为很高危。

2. BCD【解析】原发性高血压的推荐检查方法：①超声心动图。可检测有无左心室肥厚、心脏扩大及心功能异常。②颈动脉超声。颈动脉病变可通过颈动脉超声检查作出诊断。③高敏 C 反应蛋白。高敏 C 反应蛋白对心血管事件有预测价值，伴随高敏 C 反应蛋白浓度的增高，心血管事件的风险增大。选项 A“尿液分析”和选项 E“血常规及血生化检查”均属于原发性高血压的常规检查。

3. ABCE【解析】进行超声心动图检查时，应注意几个重要的指标：E/A 比值、左心房大小、左心室舒张末内径及射血分数和左心室重量指数。

4. D【解析】因为患者有 6 年高血压病史，且有家族史，眼底Ⅲ级，恰当的降压药治疗方法是改善生活方式并降压药物治疗。

5~7 ABC、C、BC【解析】参见 B 型题第 1~3 题解析。

8. ABCE【解析】肾血管性高血压的病因以动脉粥样硬化为主，其次为纤维肌性结构不良；在我国病因也以动脉粥样硬化为首位，其次为大动脉炎及纤维肌性结构不良。腹部可闻及血管杂音。未用利尿药发生低血钾。纤维肌性结构不良所致者 PTRA 效果较好。

9. B【解析】参见 A2 型题第 15 题解析。

10. B【解析】鉴别原发性高血压和肾血管性高血压的主要诊断依据是右上腹听到连续性高调血管杂音。此血管杂音来自肾动脉狭窄。肾动脉狭窄可引起血浆肾素水平升高，但原发性高血压中，部分患者血浆肾素水平也会增高。至于其他选项均不足以区分原发性高血压和肾血管性高血压。

11. A【解析】参见案例分析题第 8 题解析。

12. E【解析】肾血管性高血压的诊断目的：①明确病变部位及程度。②明确血流动力学意义。③明确血管重建是否能获益。④明确病因的鉴别诊断。选项 E 不属于诊断目的。

13. ABDE【解析】应该为患者做的初步检查即常规检查，包括血、尿常规，血肌酐，血糖、血脂，心电图，动态血压监测及肾上腺 B 超检查。不需要检查血钙、血钠。

14. E【解析】患者实验室检查和心电图均未发现异常，动态血压监测和肾上腺 B 型超声未做，且该患者平素无其余不适，血压也不太高。对此患者的治疗应为生活方式干预 3~6 个月，根据血压情况再决定是否药物治疗。

15. ABCD【解析】应针对血压、患者症状完善相关辅助检查，头神经无异常症状、体征，可暂不予以颅脑 MRI 检查。且颅脑 MRI 不属于实验室检查。因此，选项 E 不选。

16. ABC【解析】空腹血糖 6.2mmol/L，餐后 2 小时血糖 7.5mmol/L，可考虑空腹血糖调节异常。根据心电图 V_1~V_3导联呈 QS 型，冠脉 CTA LAD 支架，诊断为冠心病陈旧前间壁心肌梗死。根据颈部血管超声诊断可明确为颈动脉粥样硬化症。患者心悸、气短，无心衰体征，BNP 375pg/ml，心脏功能不全诊断不确切。

17. CD【解析】冠心病、陈旧性心梗、PCI 术后，如无禁忌，均应提示行 ACEI 治疗及他汀类药物治疗。甘油三酯升高，降脂药物并不是首先加用贝特类。当甘油三酯水平大于等于 1.7mmol/L 时，首先需要改变生活方式，包括治疗性饮食、减轻体重、减少饮酒、戒烈性酒等。当“甘油三酯”水平升高在 2.3~5.6mmol/L，为了防控心血管疾病的危险，可以使用“他汀类药物”。当“甘油三酯”明显升高，大于等于 5.7mmol/L，应首先考虑使用主要降低甘油三酯的药物，如非诺贝特，预防急性胰腺炎发生。

18. AD【解析】患者为短暂性脑缺血发作（TIA），是脑血流动力学异常，为严重脑血管疾病，应重视。根据患者症状，不考虑为斑块破裂或血脂过高引起。患者双侧颈动脉狭窄>70%，血压不应控制太低。

19. CD【解析】美托洛尔为冠心病Ⅱ级用药，证据明确，抗心绞痛作用优于硝酸酯类，应优先暂停硝酸酯类药物。已考虑 TIA 为血流因素，结合颈动脉狭窄，应适量放宽血压标准，收缩压不宜过低，以 160~170mmHg 为宜。有条件完善头颈 CTA 检查，神经内会诊。

20. C【解析】参见 A2 型题第 23 题解析。

21. B【解析】参见 X 型题第 5 题解析。90%的嗜铬细胞瘤发生于肾上腺，而仅少数发生于其他部位，包括膀胱、腹膜后主动脉旁、胸部纵隔、颅内、心肌组织中等。

22. B【解析】当嗜铬细胞瘤发作期间，可以做尿中 24 小时 VMA 测定检查。尿 24 小时 VMA 测定只是血浆儿茶酚胺的代谢产物。如果没有发作的嗜铬细胞瘤，做尿 17-羟类固醇测定是最有意义的。本题处于发作期间，正确答案为 B。

23. ABCD【解析】腔静脉分段取血测定儿茶酚胺对嗜铬细胞瘤的定位诊断很有价值。常规取血部位包括上腔静脉、门静脉开口、两侧肾静脉开口近端、远端下腔静脉、髂静脉，结合病情可增加右心房、奇静脉，颈静脉。

24. ABCE【解析】嗜铬细胞瘤的治疗包括 α 受体阻断药和 β 受体阻断药。因使用 α 受体阻断药后，β 受体兴奋性相应增强，导致心动过速，心缩力增强，心肌耗氧量增加，故在使用 α 受体阻断药时，应同时使用 β 受体阻断药改善症状。但不能在未使用仅一受体阻断药的情况下，单独应用 β 受体阻断药，否则可导致严重肺水肿、心衰、高血压危象。普萘洛尔属于临床上常用的 β 受体阻断药，不可单独用于嗜铬细胞瘤患者的降压治疗。其他四个选项均可以。

25. B【解析】参见 A1 型题第 10 题解析。

26. ACDE【解析】参见 X 型题第 13 题解析。

27. ABCDE【解析】高血压患者应进行全面的临床评估，评估的目的：①证实血压升高，了解血压水平。②明确靶器官损害及其损害的程度。③寻找原发性高血压的病因，予以排除。④了解有无会影响治疗的其他特殊状况。⑤寻找可影响疾病预后的心血管病危险因素和临床状况。

急性冠状动脉综合征（1）

急性冠状动脉综合征（2）

第十二章　冠状动脉粥样硬化性心脏病

一 A1 型题

1. 心肌梗死的临床特点不包括
   A. 胸骨后剧烈疼痛　B. 血清心肌坏死标志物增高
   C. 含硝酸甘油能完全缓解　D. 心脏标志物敏感
   E. 心电图进行性改变
2. 稳定型心绞痛临床多见于
   A. 45 岁以上男性　B. 40 岁以上男性
   C. 50 岁以上男性　D. 55 岁以上女性
   E. 60 岁以上女性
3. 心绞痛与心肌梗死进行鉴别诊断时，需要鉴别的项目不包括
   A. 心电图变化　B. 气喘或肺水肿
   C. 心包摩擦音　D. 心律失常
   E. 坏死物质吸收的表现
4. 急性心肌梗死时不宜溶栓治疗的情况是指同时伴有以下哪种情况
   A. 萎缩性胃炎 1 年　B. 6 个月前腔隙性脑梗死
   C. 血压 160/100mmHg　D. 2 周前曾行桡动脉穿刺
   E. 可疑主动脉夹层
5. 稳定型心绞痛的发作特点不包括
   A. 进食、寒冷、情绪激动常可以诱发　B. 心绞痛持续时间为 15~20 分钟
   C. 含服硝酸甘油可以在 3~5 分钟缓解　D. 表现为压迫、发闷或紧缩感
   E. 心绞痛的症状是逐渐加重的，需数分钟达高峰
6. 与低分子肝素相比，磺达肝癸钠治疗急性冠状动脉综合征，能够
   A. 降低病死率，减低出血并发症　B. 降低病死率，增加出血并发症
   C. 增加病死率，减低出血并发症　D. 增加病死率，增加出血并发症
   E. 在冠状动脉支架术时，单独使用较安全
7. 冠状动脉粥样硬化最常累及的动脉分支是
   A. 右冠状动脉主干　B. 左冠状动脉主干

C. 右冠状动脉内旋支
D. 左冠状动脉内旋支
E. 左冠状动脉前降支

8. 控制稳定型心绞痛最好的药组是
A. 维拉帕米+硝苯地平
B. 吗多明+硝酸异山梨酯
C. 普萘洛尔+硝酸异山梨酯
D. 卡托普利+硝酸异山梨酯
E. 地尔硫䓬+阿司匹林

9. 急性心肌梗死早期最重要的治疗措施是
A. 抗心绞痛
B. 补充血量
C. 心肌再灌注
D. 消除心律失常
E. 增加心肌营养

10. 可作为不稳定型心绞痛（UAP）与急性心肌梗死（AMI）鉴别诊断的是
A. TnT 升高的幅度和持续时间
B. TnD 升高的幅度和持续时间
C. TnI 升高的幅度和持续时间
D. TnA 升高的幅度和持续时间
E. TnA 升高的幅度和持续时间

11. 心肌梗死后心绞痛患者容易发生
A. 心律失常
B. 心绞痛
C. 室壁瘤
D. 栓塞
E. 再梗死

12. 心肌梗死的鉴别诊断不包括
A. 主动脉夹层
B. 心绞痛
C. 急性心包炎
D. 心律失常
E. 肺动脉栓塞

13. 硝酸甘油为临床常用抗心绞痛药物，常与 β 受体阻断药合用，其重要理由为
A. 二者均可使心率减慢
B. 二者均可使心室容积减小
C. 二者均可使心肌收缩减弱
D. 在心室压力改变方面可相互拮抗
E. 二者均可使心肌耗氧量下降有协同作用

14. 隐匿性心肌缺血的诊断依据之一是
A. 血脂升高
B. 有吸烟史
C. 有家族史
D. 年龄大于 40 岁
E. 心电图有缺血型 ST-T 改变

15. 诊断冠心病最有价值的侵入性检查是
A. 心腔内心音图检查
B. 心腔内电生理检查
C. 冠状动脉造影
D. 心腔内心电图检查
E. 心内膜心肌活组织检查

16. 不稳定型心绞痛治疗最重要的治疗措施是
  A. 镇痛　B. 溶栓治疗
  C. 抗凝、抗血小板　D. 抗心力衰竭治疗
  E. 应用静脉硝酸甘油
17. 严重冠状动脉狭窄是指冠脉狭窄程度达到
  A. 50%以上　B. 70%以上
  C. 80%以上　D. 90%以上
  E. 95%以上
18. 下列不属于急性心肌梗死并发症的是
  A. 乳头肌功能失调或断裂　B. 心脏破裂
  C. 栓塞　D. 心室壁瘤
  E. 主动脉瓣穿孔
19. 不稳定型心绞痛最常见的发病原因为
  A. 动力性冠脉阻塞　B. 冠状动脉严重狭窄
  C. 冠状动脉炎症　D. 全身疾病加重
  E. 冠脉粥样硬化斑块上有非阻塞性血栓
20. 稳定型心绞痛的病因主要为
  A. 主动脉瓣病变　B. 梅毒性主动脉炎
  C. 肥厚型心肌病　D. 先天性冠状动脉畸形
  E. 冠状动脉粥样硬化导致血管狭窄
21. 心肌梗死的临床分型中，5 型是指
  A. 伴发于冠状动脉搭桥术（CABG）的心肌梗死
  B. 继发于缺血的心肌梗死
  C. 心肌梗死所致的心源性猝死
  D. 伴发于经皮冠脉介入术（PCI）的心肌梗死
  E. 伴发于支架内血栓形成的心肌梗死
22. 硝酸甘油的用药指导不正确的是
  A. 嘱患者轻轻嚼碎后继续含服　B. 对不稳定心绞痛患者，静脉滴注速度宜快
  C. 初次使用时应避免站立体位　D. 对不稳定心绞痛患者，静脉滴注速度宜慢
  E. 常见的不良反应有颜面部潮红、头痛、头胀、心悸
23. 下列应首先考虑为急性心肌梗死可能的情况为
  A. 夜间发作的心绞痛　B. 卧位型心绞痛
  C. 恶化劳力性心绞痛　D. 缺血性胸痛持续大于 30 分钟
  E. 梗死前心绞痛

24. 具有强大的扩张冠状动脉作用对变异型心绞痛疗效最佳的药物是
A. 美托洛尔　　B. 异山梨酯
C. 地尔硫䓬　　D. 卡托普利
E. 哌唑嗪

25. 不稳定型心绞痛患者增加硝酸异山梨酯剂量的指征是
A. 心绞痛发作时口含硝酸甘油有效　　B. 心绞痛发作时口含硝酸甘油无效
C. 硝酸甘油使用 1 周以上　　D. β 受体阻断药使用无效
E. β 受体阻断药使用有效

26. 对缓解冠状动脉痉挛有独到的效果，为变异型心绞痛的首选用药的是
A. 美托洛尔　　B. 异山梨酯
C. 硝苯地平　　D. 卡托普利
E. 哌唑嗪

27. 心绞痛发作时应舌下含化硝酸甘油，初次含硝酸甘油的患者以先含（　　）为宜
A. 0. 3mg　　B. 0. 5mg
C. 0. 7mg　　D. 1mg
E. 1. 5mg

28. 目前常用的非 ST 段抬高型心肌梗死的抗血小板治疗药物中，属于环氧化酶-1 抑制药的是
A. 阿司匹林　　B. 噻氯匹定
C. 氯吡格雷　　D. 阿昔单抗
E. 依替巴肽

29. 下列选项中最支持典型心绞痛诊断的是
A. 胸痛多在夜间发作　　B. 胸痛多位于心前区
C. 含硝酸甘油疼痛 5 分钟内缓解　　D. 疼痛时心电图 ST 段抬高
E. 持续性左胸憋闷感达 15 分钟以上

30. 目前诊断心绞痛最常用的无创性检查是
A. 胸部 X 线片　　B. 冠状动脉造影
C. 磁共振　　D. 彩色多普勒超声
E. 心电图

31. 心肌梗死的全身症状表现不包括
A. 下腹胀痛　　B. 发热
C. 心动过速　　D. 白细胞增多
E. 红细胞沉降率增快

32. 急性下壁心肌梗死最易合并

A. 左前分支传导阻滞
B. 心房颤动
C. 房室传导阻滞
D. 室性期前收缩
E. 室性心动过速

33. 急性心肌梗死的 Killip 分级中，第三心音、颈静脉压升高、肺部啰音小于 1/2 肺野的分级是
A. Ⅰ级
B. Ⅱ级
C. Ⅲ级
D. Ⅳ级
E. Ⅴ级

34. 缓解急性心肌梗死剧烈疼痛效果最佳的药物是
A. 吗啡
B. 硝酸甘油
C. 罂粟碱
D. 二硝酸异山梨酯
E. 可待因

35. 心肌梗死急性期，尤其是第 1 个 24 小时内应禁用使用
A. 吗啡
B. 呋塞米
C. 洋地黄
D. 哌替啶
E. 血管紧张素转换酶抑制药

36. 急性心肌梗死合并休克时禁用
A. 去甲肾上腺素
B. 多巴胺
C. 糖皮质激素
D. 洋地黄
E. 异丙基肾上腺素

37. 急性心肌梗死与心绞痛的主要鉴别点是
A. 疼痛部位
B. 疼痛性质
C. 疼痛程度
D. 疼痛放射部位
E. 疼痛持续时间

38. 急性心肌梗死最早的心电图改变是
A. ST 段压低
B. T 波倒置
C. ST 段明显抬高
D. T 波高尖
E. 异常宽深的 Q 波

39. 稳定型心绞痛心电图负荷试验终止的指标不包括
A. 出现明显症状，并伴有意义的 ST 段变化
B. ST 段抬高≥1mm
C. ST 段明显压低
D. 收缩压>200mmHg 或舒张压>100mmHg
E. 收缩压持续降低>10mmHg

40. 对劳力性或自发性心绞痛均有良好的疗效的药物为

A. 硝苯地平
B. 洋地黄
C. 阿托品
D. 硝酸甘油
E. 吗啡

41. 鉴别心绞痛和心肌梗死最有意义的心电图改变是

A. ST 段抬高
B. T 波异常高耸
C. 合并室性心律失常
D. T 波倒置
E. 新出现的病理性 Q 波

42. 急性前壁心肌梗死的特征性心电图导联见于

A. $V_1 \sim V_4$
B. $V_1 \sim V_3$
C. $V_3 \sim V_5$
D. V_6、Ⅰ、aVL
E. $V_1 \sim V_6$及Ⅰ、aVL

43. 易引起房室传导阻滞的心肌梗死部位是

A. 前壁
B. 正后壁
C. 前间壁
D. 下壁
E. 广泛前壁

44. 急性心肌梗死时最先恢复正常的心肌酶是

A. 肌酸激酶
B. 谷草转氨酶
C. 乳酸脱氢酶
D. 谷丙转氨酶
E. 丁酮酸脱氢酶

45. β 受体阻断药预防心肌梗死和死亡的机制，叙述不正确的是

A. 减慢心率
B. 降低血压
C. 抑制心肌收缩力
D. 扩张冠脉
E. 降低心肌氧耗量

46. 冠心病二级预防的首选药物为（　　），应终身服用

A. 他汀类药物
B. β 受体阻断药
C. 硝酸酯类药物
D. 钙通道阻滞药
E. 血管紧张素转换酶抑制药

47. 急性心肌梗死合并室性期前收缩应首选

A. 普萘洛尔
B. 维拉帕米
C. 胺碘酮
D. 普鲁卡因胺
E. 利多卡因

48. 心肌梗死患者突然出现心尖部收缩期喀喇音和吹风样收缩期杂音，最可能的原因是

A. 心室壁瘤
B. 心脏破裂

C. 乳头肌功能不全　D. 合并感染性心内膜炎
E. 左室扩大所致相对二尖瓣关闭不全

49. 急性前壁心肌梗死患者入院后6小时应首选的治疗方法为
A. 静脉滴注硝酸甘油　B. 口服普萘洛尔
C. 尿激酶溶栓治疗　D. 口服卡托普利
E. 静脉滴注低分子右旋糖酐

50. 临床完全无症状和冠心病病史的心肌缺血的诊断依据为
A. 冠心病家族史　B. 大量吸烟史
C. 血脂升高　D. 心率增快
E. 心电图有ST段压低、T波改变

51. 心肌梗死后心绞痛是指急性心肌梗死后
A. 1周后发生的心绞痛　B. 3个月后发生的心绞痛
C. 6个月后发生的心绞痛　D. 24小时以后至1个月内发生的心绞痛
E. 半个月内发生的心绞痛

52. 溶栓后出现的再灌注性心律失常，对判断冠脉是否再通最敏感的是
A. 加速性室性自主心律　B. 室性心动过速
C. 室性期前收缩　D. 房室传导阻滞
E. 心室颤动

53. 心肌梗死急性期，所有患者只要无禁忌证，均应立即口服
A. 硝酸甘油　B. 氟伐他丁
C. 硝苯地平　D. 阿司匹林
E. 胺碘酮

54. 急性心肌梗死合并窦性心动过缓最常见于
A. 前间壁心肌梗死　B. 前侧壁心肌梗死
C. 急性下壁心肌梗死　D. 高侧壁心肌梗死
E. 广泛前壁心肌梗死

55. 急性心肌梗死最常见的心律失常是
A. 心房颤动　B. 窦性心动过速
C. 室性期前收缩及室性心动过速　D. 房室传导阻滞
E. 预激综合征

56. 典型心绞痛患者含化硝酸甘油后疼痛缓解时间多在
A. 30秒内　B. 1~2分钟
C. 5分钟　D. 10分钟
E. 20分钟

57. 急性心肌梗死左心功能不全伴频发多源室性期前收缩，用利多卡因无效，应优选的治疗药物为

A. 普罗帕酮　　B. 普鲁卡因胺

C. 胺碘酮　　D. 阿替洛尔

E. 维拉帕米

58. 急性冠脉综合征的病理基础最可能为

A. 冠状动脉痉挛　　B. 冠状动脉粥样斑块形成

C. 冠状动脉内炎症　　D. 冠状动脉狭窄

E. 冠状动脉内粥样斑块破裂、出血、不全或完全血栓形成

59. 多数急性心肌梗死患者最早出现和最突出的症状是

A. 剧烈而持久的胸骨后疼痛　　B. 心力衰竭

C. 胃肠道反应　　D. 心源性休克

E. 发热

60. 缺血性心肌病最常见的病因是

A. 二尖瓣狭窄　　B. 原发性心肌病

C. 严重缺血　　D. 主动脉瓣关闭不全

E. 冠状动脉粥样硬化

61. 限制型缺血性心肌病少数患者的临床表现主要以（　　）为主

A. 左心室舒张功能异常　　B. 心肌收缩功能正常

C. 心肌收缩功能轻度异常　　D. 心脏大小正常

E. 双心室均扩大

62. 冠状动脉搭桥术（CABG）的适应证不包括

A. 冠状动脉左主干病变

B. 有轻度室性心律失常伴左主干或 3 支病变

C. 不适合于行介入治疗的严重血管病变患者

D. 心肌梗死后合并室壁瘤，需要进行室壁瘤切除的患者

E. 闭塞段的远段管腔通畅，血管供应区有存活心肌

63. 硝酸酯药物静脉给药时相对多见的不良反应为

A. 头晕　　B. 头胀痛

C. 血压下降　　D. 头部跳动感

E. 面红、心悸

64. 对于患有高度房室传导阻滞、心源性休克和气道高反应性疾病的患者应使用的治疗药物为

A. 硝酸酯类药物　　B. β 受体阻断药

C. 非二氢吡啶类钙通道阻滞药　　D. ADP 抑制药

E. 环氧化酶-1 抑制药

65. 诊断心肌坏死最特异和敏感的首选标志物是

A. 肌酸激酶（CK）　　B. 肌钙蛋白

C. 血清肌红蛋白　　D. 肌酸激酶同工酶（CK-MB）

E. α-羟丁酸脱氢酶（α-HBDH）

66. 急性冠状动脉综合征共同的病理基础是

A. 冠状动脉粥样斑块不稳定　　B. 冠状动脉粥样斑块牢固坚硬

C. 冠状动脉粥样斑块面积较大　　D. 冠状动脉粥样斑块面积较小

E. 冠状动脉粥样斑块增厚且脂肪沉着偏多

67. 不稳定型心绞痛的临床类型不包括

A. 静息心绞痛　　B. 初发劳力性心绞痛

C. 恶化劳力性心绞痛　　D. 心肌梗死后心绞痛

E. 稳定劳力性心绞痛

68. 关于变异型心绞痛的叙述不正确的是

A. 休息或一般活动时发生　　B. β 受体阻断药会加重心绞痛

C. 发作时 ECG 显示暂时性 ST 段抬高　　D. 硝酸甘油无效

E. 首选治疗药物为钙通道阻滞药

69. 急性心肌梗死时出现高危性室性期前收缩，治疗首选的药物是

A. 美西律　　B. 普鲁卡因胺

C. 丙吡胺　　D. 利多卡因

E. 胺碘酮

70. 需要与稳定型心绞痛进行鉴别的疾病不包括

A. 心脏神经症　　B. 不稳定型心绞痛

C. 急性心肌梗死　　D. 腰椎间盘突出压迫神经

E. 肋间神经痛

71. 既可以改善预后，又可以缓解心绞痛症状的药物是

A. β 受体阻断药　　B. 阿司匹林

C. 钙通道阻滞药　　D. 血管紧张素转换酶抑制药

E. 羟甲基戊二酰辅酶 A（HMG CoA）还原酶抑制药

72. 可以用于进行稳定型心绞痛患者危险分层的指标不包括

A. 运动负荷试验中发生 ST 段缺血性压低的时间

B. 超声心动图测定左心室收缩功能

C. 合并外周血管病或糖尿病

D. 静息心电图显示 $V_4 \sim V_6$ 导联 ST 段压低 0.1mV
E. 冠状动脉造影显示病变的部位和范围

73. 冠心病诊断的最重要依据为
A. 临床表现
B. 冠状动脉造影
C. 静息心电图
D. 运动平板
E. 心肌核素显像

74. 如果急性心肌梗死并发乳头肌断裂，出现的可能性最大的体征是
A. 心包摩擦音
B. 心尖区出现舒张期奔马律
C. 室性心律失常
D. 心尖区出现舒张期隆隆样杂音
E. 心尖区出现收缩中晚期喀喇音和吹风样收缩期杂音

75. 急性心肌梗死心电图检查显示Ⅱ、Ⅲ、aVF 导联出现异常 Q 波，ST 段抬高，梗死部位在
A. 前间壁
B. 前壁
C. 广泛前壁
D. 前侧壁
E. 下壁

76. 心脏游离壁破裂的临床特点不包括
A. 高龄患者多发，女性患者发生率更高，为男性患者的 4~5 倍
B. 低血压者更常见
C. 多为初次心肌梗死，既往多无心绞痛或心肌缺血证据
D. 左心室破裂多于右心室，心房破裂发生率很低
E. 大面积 ST 段抬高心肌梗死（STEMI）较易发生，尤其是梗死面积累及 20%以上心肌的大面积心肌梗死

77. 引起急性心肌梗死的基本病因为
A. 冠状动脉栓塞
B. 冠状动脉粥样硬化疾病
C. 痉挛
D. 先天性畸形
E. 冠状动脉口阻塞

78. 急性心肌梗死并发心源性休克时应用溶栓治疗，以下叙述正确的是
A. 冠脉或静脉注射链激酶或静脉注射 rt-PA 均能降低死亡率
B. 选用链激酶输入过快可致血压急剧升高
C. AMI 伴轻度心源性休克对升压药有反应者，静脉溶栓则不可应用
D. 休克状态下溶栓治疗应选择 rt-PA 或尿激酶
E. 溶栓治疗与经皮腔内冠状动脉成形术（PTCA）联合应用，可降低 AMI 患者 PTCA 后冠脉再闭塞率，对并发心源性休克者的疗效更佳

79. 急性心肌梗死伴轻度心力衰竭给予硝酸甘油治疗的作用机制不包括

A. 扩张容量血管　　B. 降低前负荷
C. 降低心肌耗氧量　　D. 扩张冠状动脉
E. 降低心率

80. 有双侧肾动脉狭窄的患者应禁用的药物是
A. 血管紧张素转换酶抑制药　　B. 钙通道阻滞药
C. β 受体阻断药　　D. α 受体阻断药
E. 中枢交感神经抑制药

81. 急性非 ST 段抬高型心肌梗死的处理方式不正确的是
A. 低分子肝素抗凝　　B. 氯吡格雷抗血小板
C. 尿激酶溶栓　　D. 有心源性休克时给予升压药维持血压
E. 三度房室传导阻滞时安置临时心脏起搏器

82. 稳定型心绞痛发作的部位主要位于
A. 心后区　　B. 胸骨体上段或胸骨后
C. 胸骨下段　　D. 心尖部
E. 剑突下

83. 冠状动脉粥样硬化性心脏病的主要危险因素不包括
A. 脑栓塞　　B. 血脂异常
C. 年龄　　D. 吸烟
E. 高血压

84. 急性心肌梗死发病早期（6 小时内），最积极有效的限制梗死面积的措施是
A. 绝对卧床　　B. 抗血小板治疗
C. 溶栓治疗　　D. 抗凝治疗
E. 静脉应用硝酸甘油

85. 判断急性心肌梗死面积最有价值的是
A. 血清磷酸肌酶增高程度　　B. 血清谷草转氨酶（GOT）增高程度
C. 肌酸激酶同工酶（CK-MB）增高程度　　D. 乳酸脱氢酶（LDH）增高的程度
E. 乳酸脱氢酶同工酶（LDH1）增高的程度

86. 一般心绞痛发作时的疼痛性质是
A. 针扎样刺痛，反复发作　　B. 闪电样抽痛，起止突然
C. 压迫样闷痛，伴紧缩感　　D. 刀割样疼痛，辗转呻吟
E. 尖锐样刺痛，咳时加剧

87. 下述哪项最不可能是心绞痛发作
A. 疼痛呈游走性　　B. 血压多数升高，也可下降
C. 可以表现为与活动相关的咽痛　　D. 发作时间一般不超过 15 分钟

E. 多无阳性体征，但发作时可以闻及收缩期杂音

88. 抗血小板治疗药物中，噻氯匹定最严重的不良反应是

A. 白细胞减少　　B. 血小板减少

C. 心率降低　　D. 心功能变化

E. 中性粒细胞减少

89. 急性心肌梗死时，以下哪一种血清酶特异性最高

A. 乳酸脱氢酶（LDH）　　B. α-羟丁酸脱氢酶（α-HBDH）

C. 谷草转氨酶（GOT）　　D. 肌酸激酶同工酶（CK-MB）

E. 肌酸激酶（CK）

90. 预防冠状动脉粥样硬化斑块进展最有证据的药物是

A. 低分子肝素　　B. 阿司匹林

C. 钙通道阻断药　　D. 他汀类

E. 血管紧张素转换酶抑制药

91. 急性心梗并发心源性休克的主要原因是

A. 心排血量急剧降低　　B. 窦性心动过速

C. 血管床增大而有效循环血量不足　　D. 周围血管扩张

E. 迷走神经兴奋性增加

92. 能够扩张冠状动脉，增加冠状动脉血流的药物是

A. 阿替洛尔　　B. 美托洛尔

C. 卡托普利　　D. 阿司匹林

E. 硝酸异山梨酯

93. 稳定型心绞痛最常见的诱因为

A. 劳力　　B. 情绪激动

C. 精神打击　　D. 吸烟

E. 受寒

94. 诊断冠心病最常用的非创伤性检查方法是

A. 超声心动图　　B. 休息时心电图

C. 心脏 CT 检查　　D. 24 小时动态心电图

E. 心电图运动负荷试验

95. 下述叙述中，最不符合稳定型心绞痛发作特点的是

A. 患者常无明显的疼痛　　B. 可有烧灼感，但不尖锐

C. 多数在数秒钟其程度即达高峰　　D. 患者不自觉地停止活动，至症状缓解

E. 常放射至左肩、左上肢内侧达无名指和小指、颈、咽或下颌部

96. 不能用于判断急性心肌梗死后溶栓成功的临床指标为

A. 心电图示ST段下降
B. 窦性心动过速
C. CK-MB峰值前移
D. 胸痛缓解
E. 频发的室性期前收缩

97. 心肌梗死溶栓治疗的辅助用药和急诊PCI术中常规用药，以及术后支架内血栓形成的高危患者用药，常用
A. 普通肝素
B. 低分子肝素
C. 硝酸甘油
D. 磺达肝癸钠
E. 硝酸异山梨酯

98. 欧洲心脏病学会（ESC）指南对非ST段抬高型心肌梗死患者出血及处理的建议，叙述不正确的是
A. 治疗前慎重评估患者出血风险
B. 选择治疗方案时应考虑出血风险，对有高危出血风险的患者多选用药物治疗
C. 血细胞比容>25%，血红蛋白>8g/L血流动力学稳定的出血患者考虑输血
D. 有严重出血的患者应停止和/或中和抗凝及抗血小板药物
E. 轻微出血不影响正常的治疗

99. 心肌梗死患者出现频发的、成对的或呈RonT现象的室性期前收缩以及短阵室性心动过速往往提示
A. 下壁心肌梗死
B. 出现急性左心衰竭
C. 高侧壁心肌梗死
D. 心室颤动的先兆
E. 前壁心肌梗死

100. 心肌梗死患者预后的决定性因素为
A. 心律失常
B. 心功能
C. 心肌坏死的数量
D. 年龄
E. 就诊的时间

101. 稳定型心绞痛的病因不包括
A. 梅毒性主动脉炎
B. 主动脉瓣狭窄
C. 二尖瓣狭窄
D. 风湿性冠状动脉炎
E. 心肌桥

102. AMI早期特别是入院前主要的死亡原因是
A. 心室颤动
B. 房室传导阻滞
C. 束支传导阻滞
D. 室上性心律失常
E. 心房颤动

103. 稳定型心绞痛常合并的危险因子不包括
A. 高血压
B. 低血压

C. 糖尿病
D. 脂质代谢异常
E. 吸烟

二 A2 型题

1. 患者，男性，55 岁。因广泛前壁心肌梗死入院。发病后第 2 天突起气短，神志丧失。查体：血压 50/40mmHg，颈静脉怒张，心音极低弱，心界明显增大。患者可诊断为
A. 室间隔破裂
B. 急性左心衰竭
C. 心源性休克
D. 左室游离壁破裂
E. 乳头肌断裂

2. 患者，女性，58 岁。体检时心电图示：ST 段压低，T 波倒置，测血压 150/90mmHg，有吸烟史。此患者可诊断为
A. 无症状性心肌缺血
B. 心脏神经症
C. 心绞痛
D. 心肌梗死
E. 缺血性心肌病

3. 患者，男性，44 岁。1 年前发生急性心肌梗死，后经溶栓治疗后康复，下列哪项对心肌坏死的诊断最可靠
A. 冠状动脉造影
B. ST 段压低
C. T 波高大
D. 异常 Q 波
E. 低电压

4. 患者，男性，56 岁。劳累后心前区闷痛 6 年，近 1 周常因夜间胸痛而惊醒，发作时心电图特征为Ⅱ、Ⅲ、aVF 导联 ST 段呈单向曲线型上抬 0. 2mV，缓解后上抬消失，发作时最不宜应用的药物是
A. β 受体阻断药
B. 卡托普利
C. 硝酸甘油
D. 硝苯地平
E. 丹参制剂

5. 患者，男性，50 岁。平时有冠心病病史，因胸痛发作持续 10 小时来院急诊。诊断为急性心肌梗死，下列实验室检查不利于急性心肌梗死诊断的是
A. CK 增高
B. SMB（血清肌红蛋白）增高
C. CK-MB 增高
D. CK-BB 增高
E. LDH 增高

6. 患者，女性，52 岁。因急性心肌梗死住院，现心衰加重，同时心尖区新出现 3 级收缩期吹风样杂音，提示
A. 并发感染性心内膜炎
B. 并发乳头肌功能不全
C. 并发室间隔穿孔
D. 并发心包炎

E. 并发心室膨胀瘤

7. 患者，女性，61岁。1年前日常活动后出现胸骨后疼痛，每天2~3次，近2月发作次数增多，每天5~6次，轻微活动也能诱发，发作时心电图ST段呈一过性压低，应诊断为

A. 中间综合征
B. 稳定型心绞痛
C. 变异型心绞痛
D. 不稳定型心绞痛
E. 心内膜下心肌梗死

8. 患者，男性，72岁。6小时前因持续性胸痛入院，查体：肺部啰音<50%肺野，奔马律。X线表现为静脉压升高，肺淤血。经诊断为急性心肌梗死。该患者心功能分级为

A. Killip分级Ⅱ级
B. Killip分级Ⅲ级
C. NYHA分级Ⅲ级
D. NYHA分级Ⅳ级
E. NYHA分级Ⅱ级

9. 患者，男性，62岁。因急性心肌梗死入院。查体：持续单形性室性心动过速，心率150次/分，血压110/70mmHg。患者首选的终止室性心动过速的措施是

A. 普罗帕酮
B. 胺碘酮
C. 维拉帕米
D. 美托洛尔
E. 直流电复律

10. 患者，男性，75岁。6小时前因持续胸痛伴呕吐、大汗入院。查体：血压80/50mmHg，窦性心律，心率45次/分。心电图示下壁和右室梗死。患者不合理的处置是

A. 止吐、镇痛
B. 首先静脉滴注硝酸甘油
C. 阿托品0.5mg肌内注射
D. 尽快行直接PTCA
E. 补液维持肺毛细血管楔压15~18mmHg

11. 患者，男性，70岁。高血压10年。6小时前因胸痛来诊。检查肌钙蛋白增多超过正常值上限10倍，心电图示胸前导联ST段明显下移。诊断考虑为

A. 急性前壁心肌梗死
B. 急性非ST段抬高型心肌梗死
C. 不稳定型心绞痛
D. 急性心包炎
E. 急性心肌炎

12. 患者，男性，63岁。休息时反复发作胸痛，发作时心电图示广泛ST段抬高，胸痛缓解时心电图正常，应首先考虑的诊断是

A. 劳力性心绞痛
B. 变异型心绞痛
C. 急性心肌梗死
D. 主动脉夹层
E. 肺动脉栓塞

13. 患者，男性，50岁。因急性广泛前壁心肌梗死发病5小时入院，患者首选的治疗方法为

A. 静脉注射硝酸甘油
B. 静脉滴注低分子右旋糖酐
C. 静脉注射毛花苷C
D. 尿激酶溶栓治疗

E. 静脉注射复方丹参

14. 患儿，男，4 岁。胸闷憋气，神疲乏力，时觉心前区疼痛，活动后诸症加重。2 周前曾患流行性腮腺炎。查心电图：二度Ⅱ型房室传导阻滞。为明确诊断，下列最有意义的实验室检查是

A. 血常规　　B. 血培养

C. 血病毒分离　　D. 血心肌酶

E. 红细胞沉降率

15. 患者，男性，62 岁。3 天前因胸痛求诊。心电图证实为急性前壁心肌梗死。下列实验室检查诊断的特异性最高的是

A. 血清谷草转氨酶（GOT）升高　　B. 血清乳酸脱氢酶（LDH）升高

C. 血清 C 反应蛋白升高　　D. 血清肌酸激酶（CK）升高

E. 血清肌酸激酶的同工酶（CK-MB）升高

16. 患者，男性，58 岁。15 天前发生急性心肌梗死，经溶栓治疗后康复。现出现心前区疼痛，闻及心包摩擦音，心率增快，CK 无增高，治疗首选

A. 阿司匹林　　B. 糖皮质激素

C. 异烟肼　　D. 地高辛

E. 青霉素

17. 患者，男性，60 岁。胸痛 3 小时入院。既往无心脏病病史。入院后 3 天突然出现呼吸困难，不能平卧。查体：血压 80/60mmHg，第一心音低钝，心尖部可闻及 4/6 级收缩期杂音。心电图示 $V_1 \sim V_6$导联 ST 段弓背向上抬高。此患者心脏杂音有可能是由于

A. 二尖瓣狭窄　　B. 乳头肌断裂

C. 再次心梗　　D. 室间隔穿孔

E. 主动脉瓣狭窄

18. 患者，男性，40 岁。因风湿性心脏病二尖瓣狭窄伴关闭不全入院。全心衰，心房颤动，长期服用地高辛和氢氯噻嗪治疗，近 1 周病情加重。心电图检查为多源性室性期前收缩，检验血钾 2.9mmol/L，诊断为洋地黄过量，除停用洋地黄外，应选用的药物治疗方法为

A. 静脉给胺碘酮　　B. 静脉注射普罗帕酮

C. 静脉注射 25%硫酸镁　　D. 静脉注射维拉帕米

E. 静脉补充氯化钾

19. 患者，男性，48 岁。突发胸痛，怀疑急性心肌梗死，下列对心肌梗死的诊断最可靠的是

A. ST 段抬高　　B. 冠状 T 波

C. aVR 导联呈 Qs 型　　D. CK-MB

E. 肌钙蛋白

20. 患者，男性，38岁。发生稳定型劳力性心绞痛4年，判断其预后除视心肌缺血的程度外，还需考虑的因素是

A. 年龄
B. 心脏大小
C. 心绞痛发作次数及严重程度
D. 血压及血脂水平
E. 以左室射血分数所反映的心功能状态

21. 患者，男性，61岁。因患急性广泛前壁心肌梗死合并急性左心衰竭急诊住院治疗。下列需暂缓使用的药物是

A. β受体阻断药
B. 硝酸甘油
C. 硝普钠
D. 吗啡
E. 呋塞米

22. 患者，女性，67岁。因"急性广泛前壁心肌梗死"于4天前入院治疗。今日患者突然喘憋，不能平卧。查体：血压120/80mmHg，心率107次/分，胸骨左缘第3肋间可触及震颤并可闻及粗糙的4/6级全收缩期杂音。该患者突发喘憋的最可能病因是

A. 乳头肌功能不全
B. 室壁瘤形成
C. 心室游离壁破裂
D. 室间隔穿孔
E. 主动脉瓣狭窄

23. 患者，女性。65岁，阵发性胸闷8年。因持续胸痛8小时收入院。入院时血压为150/90mmHg。诊断为急性前壁心肌梗死。住院第2日患者出现胸闷、大汗、面色苍白。查体：心率126次/分，律齐，双肺未闻及干湿啰音，血压90/50mmHg。考虑合并心源性休克。此时不宜使用

A. 主动脉内气囊反搏术
B. 静脉注射呋塞米
C. 静脉滴注多巴胺
D. 静脉滴注多巴酚丁胺
E. 皮下注射低分子肝素

24. 患者，男性，51岁。急性前壁心肌梗死，发病第2天发生心房颤动。心室率184次/分，血压84/60mmHg，气急、发绀。患者宜首选的治疗措施为

A. 静脉注射毛花苷C
B. 同步电击除颤
C. 静脉注射美托洛尔
D. 静脉注射多巴酚丁胺
E. 静脉注射乙胺胺碘酮

25. 患者，男性，64岁。因急剧胸痛8小时入院。含服硝酸甘油效果不佳，血压168/95mmHg，心率110次/分。伴偶发性室性期前收缩，心电图示胸导T波高尖。以下治疗措施效果最佳的是

A. 口服卡托普利
B. 口服地尔硫䓬
C. 静脉注射利多卡因
D. 口服美西律
E. 静脉注射美托洛尔继以口服

26. 患者，男性，70 岁。高血压史 30 年，糖尿病史 20 年，1 个月前发生颅内出血，3 小时前发生心肌梗死，以下治疗不宜使用的是

A. 溶栓治疗　　B. 降压治疗
C. 胰岛素治疗　　D. 限制糖类饮食治疗
E. 嘱患者休息

27. 患者，男性，40 岁。急性心肌梗死第 2 周出现发热和心包摩擦音，红细胞沉降率 30mm/h，血白细胞 6.1×10^9/L，中性粒细胞 55%。患者最可能的诊断是

A. 伴发病毒性心包炎　　B. 心肌梗死后综合征
C. 室壁瘤　　D. 急性心梗的反应性心包炎
E. 心脏破裂

28. 患者，男性，70 岁。糖尿病 10 年，以往无心悸、胸痛史，今日早餐后 1 小时，突然胸闷明显，面色苍白，烦躁，出汗恐惧感，2 小时未缓解。查体：心率 100 次/分，血压 86/70mmHg。最可能诊断为

A. 不典型心绞痛　　B. 低血糖
C. 急性心肌梗死　　D. 糖尿病酸中毒
E. 变异型心绞痛

29. 患者，男性，55 岁。冠心病，发生急性剧烈胸骨后疼痛。血 CK 明显升高。颈静脉充盈，肝大，血压下降至 80/40mmHg，应诊断为

A. 急性右心梗死　　B. 冠心病合并急性心脏压塞
C. 急性心肌梗死并室间隔破裂　　D. 冠心病心力衰竭型
E. 急性前壁心肌梗死伴泵衰竭

30. 患者，男性，53 岁。1 周前心前区剧烈疼痛，随后心悸、气促，怀疑急性心肌梗死。对确诊最有价值的酶学检查是

A. GOT　　B. LDH
C. CPK 同工酶　　D. CPK
E. 肌钙蛋白 T

31. 患者，男性，50 岁。持续胸痛 3 小时，诊断为急性下壁心肌梗死。查体：血压 70/50mmHg，心率 40 次/分。ECG 示：PP 间期较 RR 间期短，RR 间期整齐。最可能出现的心律失常是

A. 二度房室传导阻滞　　B. 三度房室传导阻滞
C. 室性期前收缩　　D. 心房颤动
E. 窦性心动过缓

32. 患者，女性，68 岁。持续胸痛 4 小时。心电图示：Ⅱ、Ⅲ、aVF 导联 ST 段抬高 0.2mV。该患者最可能出现的心律失常是

A. 房室传导阻滞　　B. 心房颤动
C. 房性期前收缩　　D、阵发性室上性心动过速
E. 室性期前收缩

33. 患者，男性，58岁。3小时前急起剧烈胸痛，大汗，尿量减少，脉细弱。肺动脉楔压（PCWP）与左室舒张末期压力均明显升高。为早期进行冠脉再灌注宜首选的治疗方法是
A. 链激酶溶栓治疗　　B. 急诊冠脉旁路移植术
C. 经皮腔内冠状动脉成形术　　D. 大量输液补充血容量
E. 主动脉内气囊反搏术

34. 患者，女性，45岁。发作性胸痛1个月，每次发作含硝酸甘油后缓解，考虑为冠心病心绞痛。对诊断最有价值的检查方法是
A. 心电图运动负荷试验　　B. 心脏X线摄片
C. 超声心动图　　D. 放射性核素检查
E. 动态心电图

35. 患者常于熟睡时发生胸骨后疼痛，心功能检查左室射血分数45%，并需起坐方缓解气促。根据这些临床表现，怀疑是
A. 变异型心绞痛　　B. 中间综合征
C. 卧位型心绞痛　　D. 混合型心绞痛
E. 恶化型心绞痛

36. 患者，男性，55岁。肥胖，血压160/90mmHg，已经10年。近1周，在早晨跑步时，出现胸骨后疼痛，伴有窒息感，疼痛持续5分钟，急送医院。患者应首先考虑诊断为
A. 隐匿性冠心病　　B. 高血压危象
C. 心肌梗死　　D. 心力衰竭
E. 稳定型心绞痛

三 A3/A4型题

（1~3题共用题干）

患者，女性，76岁。因急性前壁心肌梗死入院，2小时后出现间歇性三度房室阻滞，心室率最慢时为32次/分。

1. 心绞痛诊断的最重要依据为
A. 静息心电图　　B. 冠状动脉造影
C. 典型症状　　D. 运动平板
E. 心肌核素显像

2. 患者最合理的治疗应该是

A. 即刻行 PTCA 治疗　　B. 临时起搏治疗
C. 静脉使用阿托品　　D. 永久起搏治疗
E. 异丙基肾上腺素静脉滴注

3. 有关可能的发生机制和转归，叙述正确的是
A. 冠状动脉开通后，三度房室阻滞多可逆转
B. 需要安装永久起搏器
C. 罪犯血管为右冠状动脉
D. 可能是再灌注损伤的结果
E. 一般阻滞部位在房室交界区，多可以恢复传导

（4~5 题共用题干）

患者，男性，78 岁。夜间睡眠中憋醒，气喘不能平卧，神志淡漠，手脚冰凉，急诊作心电图示广泛前壁心肌梗死。查体：血压 70/40mmHg，心率 120 次/分，可闻及室性奔马律，两肺呼吸音粗。

4. 患者血压降低的原因最可能是
A. 低血容量性休克　　B. 心源性休克
C. 急性左心衰竭　　D. 心律失常
E. 急性脑血管意外

5. 以下处置不得当或者有风险的是
A. 多巴胺维持血压　　B. 主动脉内气囊反搏术
C. 静脉注射吗啡 20mg 镇痛　　D. 适当补充血容量
E. 改善心脏功能

（6~7 题共用题干）

患者，男性，60 岁。因急性下壁心肌梗死住院。5 天后突然出现呼吸困难，出冷汗，不能平卧。查体：心底部可闻及 3/6 级收缩期杂音。

6. 患者最可能的原因为
A. 感染性心内膜炎　　B. 急性主动脉夹层
C. 室间隔破裂　　D. 后内侧乳头肌断裂
E. 可能不是杂音，而是心包摩擦音

7. 最有效的治疗是
A. 洋地黄类药物　　B. 血管紧张素转换酶抑制药（ACEI）
C. 利尿药　　D. 主动脉内球囊反搏术
E. 循环支持下外科手术

（8~9题共用题干）

患者，女性，58岁。急性广泛前壁心肌梗死。曾有8年间歇房颤病史。出院前超声心动检查发现左室附壁血栓，血栓附着部位向外扩张，呈矛盾运动。

8. 最可能的原因是
   A. 房颤
   B. 室壁瘤形成
   C. 心衰
   D. 卧床有关
   E. 抗凝治疗不足
9. 患者的治疗措施不包括
   A. 华法林抗凝治疗
   B. 低分子肝素与华法林同时应用
   C. 改善心脏功能
   D. 溶栓治疗
   E. 心功能难以控制可以考虑手术治疗

（10~12题共用题干）

患者，男性，51岁。1年前因心绞痛行冠状动脉造影及支架植入术，此后胸痛未再发作。20多天前快速行走时发作胸痛，1周来饭后和大便后也发作，日常活动轻度受限，血压90/60mmHg。

10. 该患者心绞痛的类型是
    A. 不稳定型心绞痛
    B. 梗死后心绞痛
    C. 变异型心绞痛
    D. 卧位型心绞痛
    E. 稳定劳力性心绞痛
11. 该患者心绞痛的分级属于
    A. 1级
    B. 2级
    C. 3级
    D. 4级
    E. 5级
12. 患者用药不合适的是
    A. 阿司匹林200mg，一日4次
    B. 氯吡格雷75mg，一日4次
    C. 低分子肝素
    D. 异山梨酯20mg，一日3次
    E. 硝苯地平控释片30mg，一日4次

（13~14题共用题干）

患者，男性，48岁。因急性心肌梗死住院。患者在第3天突然出现大汗、胸闷及血压下降，心电图示窦性心动过速。

13. 对患者目前的诊断，不考虑为
    A. 心脏游离壁破裂
    B. 室间隔穿孔

C. 再梗死或梗死延展　　D. Dressler 综合征
E. 乳头肌断裂

14. 紧急处置中，不应包括
A. 应该迅速建立静脉通路　　B. 立即进行冠状动脉造影
C. 升压药维持血压　　D. 床旁超声检查明确诊断
E. 备好除颤器

（15~18 题共用题干）

患者，男性，65 岁。患冠心病 10 年。6 小时前胸骨后剧痛，为压榨性，并向左臂放射。先后含硝酸甘油 4 次，疼痛稍减轻，烦躁不安，出汗。查体：急性痛苦面容，体温 36.5℃，血压为 100/70mmHg，脉率 110 次/分；心界不大，律齐，心音低，未闻奔马律及杂音；双肺少许湿啰音；肝脾未触及。

15. 患者最可能的诊断是
A. 变异型心绞痛　　B. 急性左心衰
C. 心包积液　　D. 肺动脉栓塞
E. 急性心肌梗死

16. 患者在入院后第 3 天突发剧烈胸痛，端坐呼吸，心脏超声见明显二尖瓣反流。查体时最有诊断意义的体征为
A. 胸骨左缘中下部收缩期杂音　　B. 心音遥远，心界增大
C. 血压降低，脉压减小　　D. 心尖区响亮的全收缩期杂音
E. 满肺湿啰音及颈静脉曲张

17. 患者的诊断应为
A. 急性心脏压塞　　B. 乳头肌断裂
C. 急性左心衰竭　　D. 室间隔破裂
E. 室壁瘤破裂

18. 并发症最常见于
A. 右室梗死　　B. 广泛前壁心肌梗死
C. 下壁心肌梗死　　D. 前间壁心肌梗死
E. 正后壁心肌梗死

（19~22 题共用题干）

患者，男性，72 岁。因与家中生气后感到心前区闷痛，并向左肩胛区放射，经硝酸甘油含服后，疼痛缓解。查体：血压 180/110mmHg，急性病容、出虚汗，心率 92 次/分，律齐。

19. 该患者可诊断为

A. 不稳定型心绞痛　　B. 稳定型心绞痛
C. 无症状性心肌缺血　　D. 心肌梗死
E. 缺血性心肌病

20. 最常用的检查方法是
A. B超　　B. CT
C. 心电图　　D. X线片
E. 血管造影

21. 若患者日常体力活动明显受限，登一层楼即引起心绞痛，患者按心绞痛严重度分级可为
A. 1级　　B. 2级
C. 3级　　D. 4级
E. 5级

22. 发作时的治疗应采取
A. 硝酸酯类药物　　B. 抗凝药物
C. 抗心律失常药　　D. 抗生素
E. 介入治疗

（23~24题共用题干）

患者，女性，71岁。有3年心前区疼痛史，2天前因疼痛加剧就诊。自述有2年高血压史，规律服用降压药，血压控制良好。吸烟20年，15支/天。否认冠心病家族史。

23. 以下最支持稳定型心绞痛诊断的是
A. 每次发作持续20~30秒即可缓解　　B. 含服硝酸甘油约15分钟缓解
C. 在冬季、清晨出门时发生　　D. 疼痛伴冷汗、濒死感
E. 刷牙、洗脸、铺床即可诱发心前区疼痛

24. 最不支持稳定型心绞痛诊断的表现是
A. 静息心电图正常　　B. 平板运动试验因乏力提前终止
C. 疼痛时患者自动停止活动　　D. 疼痛向脐周放射
E. 疼痛可位于心前区、上腹部或右胸部

（25~27题共用题干）

患者，男性，50岁。2年来反复发作胸骨后疼痛，发作和劳累关系不大，常在凌晨5时发作。发作时含硝酸甘油可缓解。平时心电图示Ⅰ、aVL，导联ST段水平压低0.5mm。发作时心电图正常。

25. 最可能的诊断是
A. 劳力性心绞痛　　B. 变异型心绞痛

C. 卧位型心绞痛　　D. 急性心肌梗死极早期

E. 心绞痛合并心包炎

26. 当胸痛发作剧烈且持续时间长时，最多见的心律失常是

A. 室性心律失常　　B. 房性心律失常

C. 束支传导阻滞　　D. 房室传导阻滞

E. 非阵发性室上性心动过速

27. 患者治愈后半年出现发热、胸痛和气短，无咳嗽。查体：颈静脉怒张。胸部X线检查示心影明显增大，双侧中等量胸腔积液。最可能诊断为

A. 全心衰竭　　B. 右心衰竭

C. 心肌梗死后综合征　　D. 肺栓塞

E. 室壁瘤形成

（28~29题共用题干）

患者，男性，68岁。2周来反复胸痛，发作与劳累及情绪有关，休息可以缓解。既往有糖尿病史。查体：血压110/70mmHg，心率120次/分，律齐，胸痛发作时心尖部可闻及3级收缩期吹风样杂音，向心底部传导。

28. 根据上述临床表现，该患者的心电图最可能表现为

A. Ⅱ、Ⅲ、aVF导联ST段水平压低　　B. aVL导联ST段水平压低

C. aVR导联ST段抬高　　D. $V_1 \sim V_3$导联ST段压低

E. $V_1 \sim V_6$导联ST段压低

29. 为排除心肌梗死，需要进一步采取的检查方法为

A. TnT或TnI　　B. 动态心电图

C. 超声心动图　　D. 冠状动脉CT

E. 心肌核素扫描

（30~31题共用题干）

患者，男性，62岁。3年前因心绞痛行冠状动脉造影及搭桥手术，此后未再发作胸痛。10天前晨起突发胸痛，发作时心电图ST段Ⅱ、Ⅲ、aVF抬高3mm。

30. 该患者的心绞痛属于

A. 变异型心绞痛　　B. 梗死后心绞痛

C. 初发劳力性心绞痛　　D. 卧位型心绞痛

E. 稳定劳力性心绞痛

31. 患者最合适的药物是

A. 阿司匹林200mg，一日4次　　B. 氯吡格雷75mg，一日4次

C. 低分子肝素　　D. 硝酸异山梨酯
E. 硝苯地平

（32～36题共用题干）

患者，男性，62岁。因心前区反复发作性疼痛2年就诊。经诊断为冠心病。

32. 对于确诊冠心病最有价值的检查为
A. X线示左室增大　　B. 心电图有ST段下降和T波改变
C. 冠状动脉造影　　D. 运动试验阳性
E. 心脏超声显示左室后壁运动减弱

33. 典型心绞痛的特点应是
A. 左胸局限点状疼痛　　B. 持续左胸疼痛
C. 短暂压榨性胸骨后疼痛持续数秒　　D. 左上腹部疼痛
E. 压榨性胸骨后疼痛向左上肢放射

34. 患者被诊断为冠心病、心绞痛，给予口服异山梨酯等药治疗。门诊随访1年后患者再次出现心绞痛，增加硝酸甘油用量才能缓解，某日，再次心绞痛达3小时，急诊心电图可能为
A. QT间期明显延长　　B. ST段广泛压低，T波倒置
C. PR间期延长　　D. T波低平
E. T波高耸

35. 入院后2小时确诊为心肌梗死，患者突然出现大汗，面色苍白，查血压80/50mmHg，考虑为心源性休克，应立即给予
A. 硝酸甘油静脉滴注　　B. 右旋糖酐静脉滴注
C. 多巴胺静脉滴注　　D. 毛花苷C静脉推注
E. 多巴酚丁胺静脉推注

36. 患者经治疗以后，心源性休克纠正。半年后突然心搏骤停死亡。其最可能的原因是
A. 心室颤动　　B. 脑栓塞
C. 心脏破裂　　D. 乳头肌断裂
E. 室间隔穿孔

（37～41题共用题干）

患者，男性，64岁。6小时前夜间突发心前区疼痛入院。既往有冠心病心绞痛病史6年，无高血压史。入院时血压为150/90mmHg，经心电图检查，诊断为急性前壁心肌梗死。

37. 患者最可能的心电图表现为
A. V_1～V_4出现异常Q波伴ST段弓背向上抬高

B. 三度房室传导阻滞

C. $V_1 \sim V_4$出现冠状 T 波

D. 频发室性期前收缩

E. Ⅱ、Ⅲ、aVF 出现异常 Q 波，伴 ST 段弓背向上抬高

38. 此时最具特征性的实验室改变是

A. 血清 LDH 水平增高　　B. 血清 GOT（AST）水平增高

C. 血清 GPT（ALT）水平增高　　D. 血清 CK-MB 水平增高

E. 血清肌红蛋白水平下降

39. 上述患者出现频发室性期前收缩，有时呈短阵室性心动过速，最恰当的处理是

A. 静脉使用利多卡因　　B. 口服美西律

C. 静脉滴注维拉帕米　　D. 口服普鲁卡因胺

E. 静脉滴注硝酸酯类药物

40. 第 2 天患者出现胸闷、大汗、面色苍白。查体：血压 80/50mmHg，心率 126 次/分，律齐，双肺满布中小水泡音。此时患者的心功能分级为

A. Killip 分级Ⅳ级　　B. Killip 分级Ⅲ级

C. NYHA 分级Ⅳ级　　D. NYHA 分级Ⅲ级

E. 全心衰竭

41. 起病 4 周后，患者反复低热，左肺底部有湿啰音，心前区闻及心包摩擦音，此时应考虑并发

A. 肺部感染　　B. 急性心包炎

C. 感染性心内膜炎　　D. 肺栓塞

E. 心肌梗死后综合征

（42～44 题共用题干）

患者，男性，70 岁。既往有冠心病 8 年。近期咳嗽 1 周，诉上腹痛、呕吐 2 小时，患者出冷汗，伴气短，难以平卧。查体：血压 100/70mmHg。

42. 患者的诊断不应忽视哪种疾病的可能性

A. 急性心肌梗死　　B. 急性胃炎

C. 食物中毒　　D. 糖尿病酮症酸中毒

E. 急性肺炎

43. 患者首选的辅助检查是

A. 胸部 X 线检查　　B. 适当补液

C. 肌钙蛋白　　D. 心电图

E. 电解质检查

44. 最有效的治疗应该是

A. 洋地黄类药物
B. ACEI
C. 利尿药
D. 主动脉内球囊反搏术
E. 溶栓治疗

（45~49 题共用题干）

患者，女性，39 岁。1 年来每次剧烈活动时或饱餐后会出现剑突下疼痛，向咽部放射，持续数分钟可自行缓解。近 2 周来发作频繁且在夜间睡眠中发作，就诊前 2 小时疼痛剧烈，含硝酸甘油不能完全缓解，向胸部及后背部放射，伴憋闷，大汗。

45. 该患者首先应考虑的诊断是

A. 主动脉夹层分离
B. 自发性气胸
C. 急性胰腺炎
D. 急性肺动脉栓塞
E. 急性心肌梗死

46. 此时最有助于诊断的辅助检查是

A. CT
B. 胸部 X 线检查
C. 心电图
D. 心肌酶谱
E. 超声心动图

47. 首选的药物治疗方法是

A. 硝酸甘油静脉滴注
B. 溶栓治疗
C. 吗啡皮下注射
D. 肝素静脉滴注
E. 卡托普利口服

48. 若该患者在心肌梗死后 5 周，心电图 ST 段仍持续升高，未回到等电位线，应考虑的并发症是

A. 再发心肌梗死
B. 梗死面积扩大
C. 急性心包炎
D. 室壁瘤形成
E. 梗死后再发心肌缺血

49. 该患者若怀疑为室壁瘤形成，可进行的辅助检查方法是

A. 冠状动脉造影
B. 左心室造影
C. 主动脉造影
D. 肺动脉造影
E. 心室系统心血管造影

四 B 型题

（1~2 题共用备选答案）

A. ST 段压低持续的时间

B. 心绞痛的严重程度

C. 冠状动脉造影的结果

D. CK-MB 超过正常上限的 2 倍或者肌钙蛋白升高

E. 在胸痛发作的同时是否出现典型的 ST 段抬高并具有相应的动态改变过程和心肌酶学改变

1. 不稳定型心绞痛和非 ST 段抬高心肌梗死之间的主要区别在于

2. 不稳定型心绞痛和 ST 段抬高心肌梗死之间的主要区别在于

（3~7 题共用备选答案）

A. 冠状动脉痉挛　　B. 冠状动脉内完全闭塞性血栓形成

C. 冠状动脉粥样硬化狭窄≥75%　　D. 冠状动脉斑块破裂不完全血栓形成

E. 冠状动脉粥样硬化狭窄<50%

3. 变异型心绞痛的原因是

4. 自发性心绞痛的原因是

5. 急性心肌梗死的原因是

6. 稳定型心绞痛的原因是

7. 不稳定型心绞痛的原因是

（8~10 题共用备选答案）

A. β 受体阻断药　　B. α 受体阻断药

C. 钙离子通道阻滞药　　D. 硝酸甘油

E. 阿司匹林

8. 劳力性心绞痛首选的治疗药物是

9. 自发性心绞痛首选的治疗药物是

10. 变异型心绞痛首选的治疗药物是

（11~14 题共用备选答案）

A. β 受体阻断药　　B. 钙离子通道阻滞药

C. 硝酸酯类药物　　D. 多巴胺

E. ACEI

11. 急性心肌梗死发生室性心动过速时使用

12. 急性心肌梗死时预防猝死使用

13. 不稳定型心绞痛初始治疗使用

14. STEMI 最初 24~48 小时用于缓解持续缺血性胸痛、控制高血压或减轻肺水肿使用

（15～19 题共用备选答案）

A. 自发性心肌梗死　　B. 继发于缺血的心肌梗死
C. 心肌梗死所致的心源性猝死　　D. 伴发于 PCI 的心肌梗死
E. 伴发于支架内血栓形成的心肌梗死

15. 心肌梗死的临床分型中，1 型是指
16. 心肌梗死的临床分型中，2 型是指
17. 心肌梗死的临床分型中，3 型是指
18. 心肌梗死的临床分型中，4a 型是指
19. 心肌梗死的临床分型中，4b 型是指

（20～23 题共用备选答案）

A. 通过静脉舒张减轻心脏负荷，缓解急性胸痛的发作
B. 抑制纤维蛋白原与糖蛋白Ⅱb/Ⅲa 受体的相互作用
C. 扩张动静脉，降低心脏前后负荷
D. 抗血小板聚集，防止血栓形成
E. 通过减弱心肌收缩力、降低心率和心室壁压力前负荷而缓解缺血

20. 阿替洛尔的作用机制是
21. 硝酸甘油的作用机制是
22. 阿司匹林的作用机制是
23. GPⅡb/Ⅲa 受体阻断药的作用机制是

（24～25 题共用备选答案）

A. 呋塞米　　B. 氯吡格雷
C. 尿激酶　　D. 低分子肝素
E. 阿司匹林

24. 急性右心室 ST 段抬高心肌梗死慎用的药物是
25. 急性右心室非 ST 段抬高心肌梗死不宜选用的药物是

（26～30 题共用备选答案）

A. 阿司匹林　　B. 氯吡格雷
C. 血小板糖蛋白Ⅱb/Ⅲa 受体抑制药　　D. 水蛭素
E. 普通肝素

26. 治疗不稳定型心绞痛的第一代抗血小板治疗药物为
27. 治疗不稳定型心绞痛的第二代抗血小板治疗药物为

28. 治疗不稳定型心绞痛的第三代抗血小板治疗药物为
29. 药用水蛭唾液中分离出来的治疗不稳定型心绞痛的第 1 个直接抗凝血酶制药为
30. 治疗不稳定型心绞痛的常用抗凝血酶治疗药物为

（31～34 题共用备选答案）

A. 肌红蛋白
B. CK
C. 凝血四项
D. ^{99m}Tc-焦磷酸盐
E. ^{99m}Tc-MIBI

31. 急性心肌梗死发生后最早增多的物质是
32. 急性心肌梗死溶栓前必须进行的检查是
33. 急性心肌梗死判断梗死面积的物质是
34. 陈旧性心肌梗死判断梗死面积的检查是

五 X 型题

1. 稳定型心绞痛发作的部位主要位于
   A. 心前区
   B. 胸骨体上段或胸骨后
   C. 胸骨下段
   D. 心尖部
   E. 剑突下
2. 运动负荷试验的运动阳性标准包括
   A. 运动中出现典型心绞痛
   B. 运动中出现血压下降
   C. 运动中出现血压升高
   D. 运动中或运动后出现 ST 段水平型下降<1mm
   E. 运动中或运动后出现 ST 段下斜型下降≥1mm
3. 以下表现符合典型稳定型心绞痛发作的有
   A. 胸骨后压榨性疼痛
   B. 疼痛不超过 15 分钟
   C. 发作频率固定
   D. 在数秒钟程度达高峰
   E. 疼痛可放射至上腹部甚至下腹部
4. 稳定型心绞痛发作时的心电图表现是
   A. ST 段抬高
   B. QRS 波增宽
   C. ST 段下移
   D. T 波倒置
   E. P 波不变
5. 心脏肌钙蛋白复合物中，应用于临床的有
   A. 肌钙蛋白 C（TnC）
   B. 肌钙蛋白 T（TnT）
   C. 肌钙蛋白 I（TnI）
   D. 肌钙蛋白 A（TnA）
   E. 肌钙蛋白 D（TnD）

6. 冠状动脉血管再通的间接判定指标包括

A. 60~90分钟内抬高的ST段至少回落50%

B. TnT（I）峰值提前至发病12小时内，CK-MB酶峰提前到14小时内

C. 2小时内胸痛症状明显缓解

D. 治疗后的2~3小时内出现再灌注心律失常

E. 冠状动脉造影检查TIMI 2级或3级血流

7. 充血型缺血性心肌病的临床特点是以（　　）为主要临床表现

A. 心绞痛

B. 心力衰竭

C. 心律失常

D. 心功能异常

E. 心源性休克

8. 不稳定型心绞痛疼痛发作的特点包括

A. 频率增加

B. 程度加重

C. 持续时间延长

D. 发作诱因改变

E. 含化硝酸甘油效果好

9. 心肌梗死溶栓治疗的适应证有

A. 发病12小时以内到不具备急诊PCI治疗条件的医院就诊、不能迅速转运、无溶栓禁忌证的ST段抬高型心肌梗死患者

B. 患者就诊早（发病≤3小时）而不能及时进行介入治疗者

C. 虽具备急诊PCI治疗条件，但就诊至球囊扩张时间与就诊至溶栓开始时间相差>60分钟

D. 对再梗死患者，症状发作后60分钟内不能立即进行冠状动脉造影和PCI

E. 3个月内的严重头部闭合性创伤或面部创伤

10. 钙通道阻滞药可作为（　　）的首选治疗药物

A. 有哮喘和/或阻塞性肺病时

B. 变异型心绞痛

C. 抑郁性病症

D. 伴有周围动脉（有明显症状者）病症时

E. 中重度左心功能衰竭者

11. 目前常用的抗血小板治疗药物中，属于ADP抑制药的有

A. 阿司匹林

B. 噻氯匹定

C. 氯吡格雷

D. 替罗非班

E. 依替巴肽

12. 目前常用的抗血小板治疗药物中，属于糖蛋白Ⅱb/Ⅲa受体拮抗药的有

A. 阿司匹林

B. 噻氯匹定

C. 阿昔单抗

D. 替罗非班

E. 依替巴肽

13. 急性前壁心肌梗死最常见的室性心律失常是
    A. 房室传导阻滞　　B. 室性期前收缩
    C. 左前分支传导阻滞　　D. 病窦综合征
    E. 室性心动过速和心室颤动
14. 不稳定型心绞痛的发病机制可能涉及
    A. 先天性冠状动脉畸形　　B. 动力性冠脉阻塞
    C. 冠状动脉炎症　　D. 冠状动脉严重狭窄
    E. 冠脉粥样硬化斑块上有非阻塞性血栓
15. 超声心动图负荷试验按负荷的性质可分为
    A. 过度换气负荷试验　　B. 药物负荷试验
    C. 运动负荷试验　　D. 心房调搏负荷试验
    E. 冷加压负荷试验
16. 根据负荷后室壁的运动情况，可将室壁运动异常分为
    A. 室壁瘤　　B. 运动增强
    C. 运动减弱　　D. 运动消失
    E. 矛盾运动
17. 充血型缺血性心肌病患者可出现各种心律失常，心律失常一旦出现，常持续存在，其中多见的有
    A. 室性期前收缩　　B. 心房颤动
    C. 病态窦房结综合征　　D. 房室传导阻滞
    E. 窦房传导阻滞
18. 心电图负荷试验检查的指征有
    A. 临床上怀疑冠心病，为进一步明确诊断
    B. 对稳定型心绞痛患者进行危险分层
    C. 冠状动脉搭桥及心脏介入治疗前后的评价
    D. 梗阻性肥厚型心肌病
    E. 陈旧性心肌梗死患者对非梗死部位心肌缺血的监测
19. 不稳定型心绞痛进行冠脉造影的适应证有
    A. 近期内心绞痛反复发作，胸痛持续时间较长，药物治疗效果不满意者
    B. 原有劳力性心绞痛近期内突然出现休息时频繁发作者
    C. 近期活动耐量明显减低，特别是低于 Bruce Ⅱ级或 4 METs 者
    D. 原有陈旧性心肌梗死，近期出现由非梗死区缺血所致的劳力性心绞痛
    E. 严重心律失常、LVEF>40%或充血性心力衰竭
20. 以下属于急性冠状动脉综合征的是

A. 心源性猝死
B. 不稳定型心绞痛
C. 急性 ST 段抬高型心肌梗死
D. 急性非 ST 段抬高型心肌梗死
E. 稳定型心绞痛

21. β 受体阻断药治疗非 ST 段抬高型心肌梗死的机制包括
A. 减弱心肌收缩力以降低氧耗
B. 扩张冠状动脉
C. 减慢心率以降低氧耗
D. 降低心室壁压力前负荷
E. 降低血压，降低心肌后负荷

22. 急性心肌梗死伴心力衰竭的主要原因有
A. 大量心肌坏死
B. 心室重构
C. 心脏扩大
D. 心律失常
E. 机械并发症

23. 诊断冠心病心肌缺血最常用的方法是
A. 心电图运动平板
B. 踏车运动试验
C. 二级梯运动试验
D. 握力计试验
E. 超声运动试验

24. 以下适合使用血小板糖蛋白（GP）Ⅱb/Ⅲa 受体拮抗药的情况有
A. 不稳定型心绞痛低危患者
B. 不稳定型心绞痛高危患者
C. 稳定型心绞痛患者
D. 不稳定型心绞痛行介入治疗患者
E. 非 ST 段抬高型心肌梗死患者

25. 不稳定型心绞痛的治疗应选择
A. 肝素
B. 阿司匹林
C. 氯吡格雷
D. 他汀类药物
E. 急诊经皮冠状动脉介入（PCI）治疗

26. 冠心病二级预防主要包括
A. β 受体阻断药
B. 阿司匹林
C. 钙通道阻滞药
D. 降胆固醇治疗
E. 血管紧张素转换酶抑制药

27. 敏感的心脏标志物测定可发现无心电图改变的小灶性梗死。建议于（　　）测定血清心脏标志物
A. 入院即刻
B. 2~4 小时
C. 4~6 小时
D. 6~9 小时
E. 12~24 小时

28. 下列关于非 ST 段抬高型心肌梗死的叙述正确的是
A. 通常由动脉粥样硬化斑块破裂引起

B. 伴或不伴有血管收缩，随后血小板血栓附着于血管壁
C. 多数非 ST 段抬高心肌梗死的患者伴有血浆肌钙蛋白水平升高
D. 通常心电图表现为持续性或短暂 ST 段压低或 T 波倒置或低平
E. 80%的患者表现为心绞痛症状的加重，20%的患者表现为胸痛时间的延长

29. 稳定型心绞痛进行左心导管检查时通常选择的穿刺部位有
A. 股动脉　　B. 肱动脉
C. 桡动脉　　D. 颈动脉
E. 腋动脉

30. 冠心病稳定型心绞痛胸痛的特点是
A. 部位在胸骨体下段之后　　B. 性质为压迫、发闷或紧缩感
C. 舌下含服硝酸甘油无效　　D. 疼痛在 3~5 分钟内渐消失
E. 发作常由体力劳动或情绪激动所激发

31. β 受体阻断药长期应用可以显著降低冠心病患者心血管事件的
A. 发病率　　B. 患病率
C. 死亡率　　D. 病死率
E. 罹患率

32. ACC/AHA 建议，对于非 ST 段抬高心肌梗死患者出现以下哪些情况应行冠状动脉造影检查
A. 出现新的 ST 段压低　　B. 肌钙蛋白升高
C. 药物治疗下仍反复发作的胸痛　　D. 右心室功能不全
E. 伴有其他高危因素

33. 非 ST 段抬高心肌梗死患者增加出血风险的因素有
A. 使用抗血栓药物过少　　B. 联合应用抗血栓药物
C. 不同的抗凝药物交替使用　　D. 患者年龄
E. 基础血红蛋白水平低

34. 急性心肌梗死伴心力衰竭的临床特点包括
A. 室上性心动过速　　B. 呼吸困难
C. 窦性心动过速　　D. 第三心音
E. 肺内啰音

35. 急性心肌梗死后进行溶栓治疗，临床间接判定指标中最重要的是
A. 症状　　B. 再灌注心律失常
C. 心肌坏死标志物峰值前移　　D. 心电图
E. 以上所有

六 案例分析题

（1~3题共用题干）

患者，男性，61岁。近1个月来每天午睡或夜间1点发生胸骨后压迫性疼痛，每次持续20分钟，含硝酸甘油5分钟缓解，临床诊断为变异型心绞痛。

1. 能与急性心肌梗死鉴别的辅助检查是
   A. 超声心动图
   B. 血清心肌酶谱
   C. 胸部X线检查
   D. Holter检测
   E. 血脂分析
2. 该患者胸痛发作时的心电图改变不包括
   A. 心电图无变化
   B. 有关导联的ST段抬高
   C. 有关导联T波倒置
   D. 有关导联的ST段下移
   E. 有关导联有异常Q波
3. 该患者治疗首选的药物是
   A. β受体阻断药
   B. 钙通道阻滞药
   C. 抗凝药物
   D. 硝酸酯
   E. 抗血小板药物

（4~8题共用题干）

患者，男性，72岁。冠心病史20年，近1周胸骨中、上段后压榨性疼痛频繁发作。2小时前又出现胸骨后疼痛，伴大汗、气短，舌下含服硝酸甘油片0.3mg不能缓解入院。查体：心率46次/分，节律规则，可闻及大炮音。急诊做冠状动脉造影，发现右冠状动脉近端完全闭塞，诊断为急性下壁心肌梗死。

4. 患者如做心电图检查，最可能的心律失常表现为
   A. 窦房阻滞
   B. 窦性心动过缓
   C. 三度房室阻滞、室性逸搏心律
   D. 三度房室阻滞、交界性逸搏心律
   E. 三度房室阻滞、房性逸搏心律
5. 该患者阻滞部位最可能在
   A. 窦房结
   B. 结间束
   C. 房室结
   D. 左右束支
   E. 不能确定
6. 交界性逸搏心律是最常见的逸搏心律，见于
   A. 窦性停搏
   B. 一度房室阻滞
   C. 二度房室阻滞
   D. 三度房室阻滞

E. 四度房室阻滞

7. 交界性逸搏心律的心电图表现为

A. P 波位于 QRS 波群前时，PR 间期<0.10 秒

B. 在 QRS 波群附近出现逆行 P 波

C. QRS 频率为 40~60 次/分，慢而规则

D. QRS 波群呈室性波形，不规则

E. 心房率为 50~60 次/分，PR 间期>0.12 秒

8. 急性下壁心肌梗死的治疗方法有

A. 无须处理　　B. 阿托品静脉注射

C. 含服硝酸甘油　　D. 安装临时起搏器

E. 同步电复律

（9~13 题共用题干）

患者，女性，51 岁。发作胸痛 2 个月，持续闷痛，有时左乳刺痛，上楼或者劳累后加重，常喜欢叹息性呼吸。心电图有 ST 段改变，睡眠差，胃区不适。

9. 该患者最可能的诊断是

A. 稳定型心绞痛　　B. 不稳定型心绞痛

C. 心脏神经症　　D. 胃炎

E. 心肌炎

10. 该疾病胸痛部位多在（　　）附近

A. 左胸乳房下心尖部　　B. 左胸乳房上心尖部

C. 右胸乳房上心尖部　　D. 右胸乳房下心尖部

E. 心尖区后胸壁

11. 该疾病的主要临床表现为

A. 心前区疼痛　　B. 胸闷、气短

C. 呼吸困难　　D. 失眠、多梦

E. 心血管系统功能失常

12. 下列选项中，关于此疾病的叙述，正确的有

A. 症状多在安静时出现　　B. 症状多在劳力当时出现

C. 含服硝酸甘油有效　　D. 常喜欢叹息性呼吸

E. 体力活动或注意力转移后症状反而缓解

13. 该患者应进行的诊断和治疗正确的是

A. 入院进一步诊断和治疗　　B. 首先行冠状动脉造影检查

C. 有 ST 段改变，应按照冠心病处理　　D. 静脉注射硝酸甘油治疗

E. 行运动平板检查，如阴性则给予精神安慰和安定类药物

（14～17题共用题干）

患者，男性，60岁。半年来反复劳累后胸骨后疼痛。2小时前因胸骨后压榨样疼痛就诊。曾在外院诊断为冠心病、心绞痛，间断服用阿司匹林、异山梨酯等治疗。早餐后突感胸骨后压榨样疼痛，伴周身大汗、呼吸困难，含服硝酸甘油不缓解，疼痛持续2小时来医院急诊。曾有3年血压增高史，血压多波动在（140～150）/（90～100）mmHg，间断服用氨氯地平治疗，血压多可降至正常范围。无糖尿病史。吸烟20余年。查体：脉搏110次/分，血压160/100mmHg；痛苦面容，口唇轻度发绀；双侧呼吸音清，未闻及干、湿啰音；心界不大，心率110次/分，律齐，各瓣膜听诊区未闻及杂音；腹部查体未见明显阳性体征；双下肢无水肿，四肢脉搏搏动正常。

14. 为明确诊断需要紧急检查的项目包括

A. 心电图 B. 心脏彩色超声

C. 血、尿淀粉酶 D. 血清心肌酶

E. 血常规 F. 血气分析

15. 心电图示窦性心动过速，胸前 $V_1 \sim V_6$ 导联ST段弓背向上型抬高0.2～0.4mV。心肌酶：CK、CK-MB均正常，TnT 0.20ng/ml。入院后主治医师根据患者病情特点及体表心电图检查结果考虑诊断为：①冠心病，广泛前壁AMI。②原发性高血压。该患者诊断AMI的主要依据包括

A. 缺血症状

B. 查体：心率110次/分，血压160/100mmHg。痛苦面容，口唇轻度发绀

C. 心电图示窦性心动过速，胸前 $V_1 \sim V_6$ 导联ST段弓背向上型抬高0.2～0.4mV

D. TnT 0.20ng/ml

E. 原发性高血压史3年，血压多波动在（140～150）/（90～100）mmHg

F. 吸烟20余年

16. 预测从就诊到球囊扩张治疗比就诊到开始溶栓治疗时间要延迟1小时以上，故对该患者采取了尿激酶溶栓治疗。以下项目可作为溶栓再通依据的是

A. 治疗后2小时内 $V_1 \sim V_6$ 导联抬高的ST段降低>50%

B. $V_1 \sim V_6$ 导联出现Q波

C. 溶栓治疗后2小时内胸痛症状稍缓解

D. 溶栓治疗后2小时出现加速性室性自主心律

E. 冠状动脉造影证实梗死相关血管再通，TIMI血流3级

F. 心肌坏死标志物的峰值前移，血清心肌型CK-MB酶峰提前到发病20小时内

17. 患者出现呼吸困难，不能平卧，双肺满布湿啰音，心率95次/分，继而血压下降至

(80~90)/(40~50)mmHg，应用大量升压药后效果不佳。此时应采取的治疗措施有

A. 药物保守治疗
B. 植入主动脉内球囊反搏
C. 行补救性 PCI
D. 必要时静脉注射毛花苷 C 强心
E. 植入临时起搏
F. 预防性应用抗心律失常药物

(18~22 题共用题干)

患者，男性，61 岁。3 天前无诱因突发心前区闷痛，持续 3~5 分钟自行缓解。4 小时前胸骨后压榨样疼痛，向左肩放射，伴大汗，呼吸困难，持续 1 小时不缓解。既往有 20 年原发性高血压史，否认高脂血症、糖尿病史。查体：血压 110/80mmHg，心脏不大，心率 96 次/分，律齐，心音稍低钝，各瓣膜区未闻及杂音、附加音，无心包摩擦音，双下肺可闻及细湿啰音，腹软，无压痛，肝、脾未触及，双下肢无水肿。

18. 为明确诊断，应立即进行的检查项目包括

A. 心电图
B. 胸部 X 线检查
C. 超声心动图
D. 肺功能检查
E. 心肌标志物
F. 动脉血气分析

19. 急诊心电图示 V_1~V_6、Ⅰ、aVL 导联 ST 段弓背向上抬高，TnT 2.23ng/ml，超声心动图：室壁节段性运动异常（前壁、前间壁中段、各壁心尖段），左心室舒张功能减退，LVEF 44%。患者可诊断为

A. 急性广泛前壁心肌梗死
B. 扩张型心肌病
C. 肺部感染
D. 冠心病
E. 心功能不全
F. 肺栓塞

20. 患者入院后仍胸痛，伴呼吸困难，心电监测血压 85/50mmHg，心率 115 次/分，伴频发室性期前收缩，双肺满布细湿啰音。此时应给予的治疗包括

A. 阿司匹林
B. 急诊冠状动脉造影及介入治疗
C. ACEI
D. 肾上腺素
E. 胺碘酮
F. 主动脉内气囊反搏泵（IABP）

21. 急诊介入治疗后患者病情趋于平稳，但 3 天后再发呼吸困难，症状持续不缓解，不能平卧。查体：心尖部可触及震颤，心界向左扩大，心率 112 次/分，律齐，心音低钝，P>A，胸骨左缘第 3、4 肋间可闻及 5/6 级粗糙收缩期杂音，杂音传导广泛，未闻及心包摩擦音。患者可能的诊断是

A. 二尖瓣关闭不全
B. 室间隔穿孔
C. 乳头肌功能不全
D. 急性心力衰竭
E. 急性肺栓塞
F. 心脏游离壁破裂

22. 此时需进行的进一步检查和治疗是

A. 超声心动图检查
B. 外科室间隔修补术
C. 再次冠状动脉介入治疗
D. 经皮室间隔封堵术
E. IABP
F. 急诊 CT 检查

（23~27 题共用题干）

患者，男性，63 岁。有高血压和糖尿病史 10 余年，近数月来劳累后发生心前区闷痛，每次持续 1~3 分钟，常规心电图未见异常。查体：血压 160/95mmHg，心率 85 次/分，心尖部可闻及 2/6 级收缩期吹风样杂音。患者胸痛发作时，心电图检查示：ST 在 V_4 ~ V_6 压低 0.25mV，T 波倒置；发作停止后，心电图恢复正常。肌钙蛋白阴性。

23. 患者应诊断为
A. 冠心病不稳定型心绞痛
B. 急性心肌梗死
C. 主动脉夹层
D. 急性心包炎
E. 稳定型心绞痛
F. 变异型心绞痛

24. 典型心绞痛的特点是
A. 胸骨后心前区，手掌样大小
B. 压迫感
C. 常由情绪激动或体力活动诱发
D. 常发生在夜间
E. 常发生在一天劳累之后
F. 持续 3~5 分钟

25. 心肌缺血的心电图特征是
A. ST 段上斜型压低
B. ST 段水平型压低
C. J 点压低 1.5mm
D. ST 段弓背向上抬高
E. ST 段弓背向下抬高
F. 冠状 T 波

26. 患者应进行的处理措施有
A. 冠脉造影，了解冠脉病变情况
B. 阿司匹林
C. 美托洛尔
D. ACEI
E. 普伐他汀
F. 1,6-二磷酸果糖

27. 美托洛尔抗心绞痛的主要机制为
A. 减低心脏后负荷，减少心肌耗氧量
B. 减低心脏前负荷，减少心肌耗氧量
C. 扩张冠状动脉，增加心肌供氧
D. 减弱心肌收缩力，减少心肌耗氧量
E. 减慢心率，减少心肌耗氧量
F. 降低血压，减少心肌耗氧量

（28～30题共用题干）

患者，女性，65岁。既往高血压、糖尿病、高脂血症病史数年，发作性左前胸闷痛2年，近日发作频繁，每次时间在20分钟以上。查体：血压80/50mmHg，心率90次/分，颈静脉无充盈，双肺大量细小水泡音，心前区未闻及杂音，腹部查体未见异常，双下肢无水肿。心电图示多导联明显的ST段压低>1.0mV。

28. 此时可能考虑的诊断有

A. 稳定型心绞痛　　B. 不稳定型心绞痛
C. 非ST段抬高型心肌梗死　　D. 变异型心绞痛
E. 急性心肌梗死　　F. 急性心肌心包炎

29. 目前最有价值的检查为

A. 肌钙蛋白　　B. 肌酸激酶
C. C反应蛋白　　D. D-二聚体
E. 天门冬氨酸氨基转移酶　　F. 血常规

30. 目前的治疗方法有

A. 双重抗血小板　　B. 积极抗凝治疗
C. 溶栓治疗　　D. 主动脉内球囊反搏
E. 急诊冠状动脉造影　　F. 急诊血管重建术

（31～36题共用题干）

患者，女性，76岁。既往反复发作性胸闷，3小时前因胸闷再发不缓解就诊。查体：血压130/80mmHg，心率80次/分，双肺听诊未闻及异常，心音有力，未闻及杂音，双下肢无水肿。心电图多导联ST段压低0.5mV，胸部X线片无明显异常，肌钙蛋白增高。

31. 患者应考虑的诊断是

A. 不稳定型心绞痛　　B. 主动脉夹层
C. 急性肺栓塞　　D. 肥厚型心肌病
E. 非ST段抬高型心肌梗死　　F. 急性ST段抬高心肌梗死

32. 本疾病不典型症状常发生在

A. 年龄在24～40岁的女性　　B. 年龄大于75岁的女性
C. 合并糖尿病患者　　D. 慢性肾衰竭患者
E. 低血压、休克者

33. 患者若进行心电图检查，最有诊断价值的心电图表现是

A. ST-T波动态变化　　B. QRS波动态变化
C. P波动态变化　　D. P-R波动态变化
E. U波动态变化

34. 本疾病比较严重或典型的临床症状有

A. 长时间的静息心绞痛（>20分钟） B. 短时间的静息心绞痛（<5分钟）

C. 近期稳定型心绞痛加重 D. 心肌梗死后心绞痛

E. 新发的严重心绞痛

35. 本疾病最基本的治疗手段为

A. 尿激酶 B. 链激酶

C. 阿司匹林 D. 氯吡格雷

E. 阿昔单抗

36. 本疾病诊断明确后应给予的治疗有

A. 立即溶栓 B. 抗凝治疗

C. 缓解心绞痛 D. 抗血小板治疗

E. 抗血小板负荷后行冠状动脉造影

（37~40题共用题干）

患者，女性，48岁。胸痛反复发作1周，多在夜间休息发作，含服硝酸甘油难以缓解。疼痛发作时，心电图示V_5~V_6导联ST段抬高0.3mV，对应导联压低。胸痛缓解后，心电图恢复正常。

37. 患者可诊断为

A. 心脏神经症 B. 肋间神经痛

C. 变异型心绞痛 D. 急性心肌梗死

E. 不稳定型心绞痛 F. 十二指肠球部溃疡

38. 患者进一步应进行的检查方法有

A. 心肌酶谱 B. 超声心动图

C. 放射性核素检查 D. 冠状动脉造影

E. 动态心电图 F. 胸部X线检查

39. 适合患者选择的治疗方法有

A. 低分子肝素 B. 抗血小板药

C. 钙通道阻滞药 D. ACEI

E. 低分子右旋糖酐 F. 他汀类药

40. 变异型心绞痛发作时的心电图改变为

A. ST段弓背向上抬高伴病理性Q波 B. ST段弓背向上抬高不伴病理性Q波

C. ST段弓背向下抬高伴病理性Q波 D. ST段弓背向下抬高不伴病理性Q波

E. ST段呈水平型下移 F. ST段呈上斜型下移

（41~43 题共用题干）

患者，女性，58 岁。因发作性心前区疼痛 6 个月就诊。疼痛在活动时发生，持续 5~10 分钟可缓解，安静时无症状。静息心电图Ⅰ、Ⅱ、aVF、V_5~V_6导联 ST 段水平型压低，T 波双向。既往糖尿病史 5 年，高血压史 6 年，控制不满意。母亲死于脑卒中。

41. 提示患者的胸痛可能为冠心病心绞痛的指标有
    A. 疼痛在活动时发生，安静时无症状
    B. 心前区疼痛呈发作性，持续 5~10 分钟缓解
    C. 高血压和糖尿病史
    D. 母亲死于卒中
    E. 女性，52 岁
    F. 静息心电图Ⅰ、Ⅱ、aVF、V_5~V_6 导联 ST 段水平型压低，T 波双向
42. 针对此患者，以下说法正确的是
    A. 血压控制到 140/90mmHg 以下
    B. 低密度脂蛋白控制到 2.08mmol/L
    C. 糖化血红蛋白控制到 6%~7%
    D. 鼓励患者活动，以不诱发心绞痛为度
    E. 首选 β 受体阻断药+ACEI 治疗
    F. 首选硝酸酯+钙离子通道阻滞药治疗
43. 患者不建议采用的治疗措施是
    A. 血管紧张素转换酶抑制药
    B. 阿司匹林+氯吡格雷
    C. 钙通道阻滞药
    D. 硝酸酯类药物
    E. 冠状动脉造影，必要时行 PCI
    F. 积极控制高血压或糖尿病

参考答案与解析

一、A1 型题

1. C【解析】心肌梗死的胸痛通常位于胸骨后或左胸部，可向左上臂、下颌、颈、背、肩部或左前臂尺侧放射；胸痛一般持续 10~20 分钟，呈剧烈的压榨性疼痛或压迫感、烧灼感，常伴有恶心、呕吐、大汗和呼吸困难等；含硝酸甘油不能完全缓解。心肌梗死的心脏标志物敏感，血清心肌坏死标志物增高。心电图是诊断心肌梗死必备依据之一，有其特征性改变和动态改变。所以，选项 C 的叙述是不正确的。

2. B【解析】稳定型心绞痛多见于男性，多数患者年龄在 40 岁以上，常合并高血压、吸烟、糖尿病、脂质代谢异常等心血管疾病危险因子。

3. D【解析】心绞痛与心肌梗死进行鉴别诊断时，需要鉴别的项目有疼痛（部位、性质、诱因、时限、频率、硝酸甘油疗效）、气喘或肺水肿、血压、心包摩擦音、坏死物质吸收的表现、心电图变化。心绞痛和心肌梗死的鉴别诊断要点见表 12-1。

表 12-1　心绞痛和心肌梗死的鉴别诊断要点

鉴别诊断项目	心绞痛	心肌梗死
疼痛		
部位	胸骨上、中段之后	相同，但可能在较低位置或上腹
性质	压榨性或窒息性	相似，但更剧烈
诱因	劳力、情绪激动、饱食等	不如前者常有
时限	短，1~5 分钟或 15 分钟以内	长，数小时或 1~2 天
频率	频繁发作	不频繁
硝酸甘油疗效	显著缓解	作用较差
气喘或肺水肿	极少	常有
血压	升高或无显著改变	常降低，甚至发生休克
心包摩擦音	无	可有
坏死物质吸收的表现		
发热	无	常有
血白细胞增多	无	常有
红细胞沉降率增快	无	常有
血清心脏标志物增多	无	有
心电图变化	无变化或暂时性 ST 段和 T 波变化	有特征性和动态性改变

4. E【解析】溶栓治疗的禁忌证：①既往任何时间脑出血病史。②脑血管结构异常（如动静脉畸形）。③颅内恶性肿瘤（原发或转移）。④6 个月内缺血性卒中或短暂性脑缺血史（不包括 3 小时内的缺血性卒中）。⑤可疑主动脉夹层。⑥活动性出血或者出血素质（不包括月经来潮）。⑦3 个月内的严重头部闭合性创伤或面部创伤。⑧慢性、严重、没有得到良好控制的高血压或目前血压严重控制不良（收缩压≥180mmHg 或者舒张压≥110mmHg）。⑨痴呆或已知的其他颅内病变。⑩创伤（3 周内）或者持续超过 10 分钟的心肺复苏，或者 3 周内进行过大手术。⑪近期（4 周内）内脏出血。⑫近期（2 周内）不能压迫止血部位的大血管穿刺。⑬感染性心内膜炎。⑭5 天至 2 年内曾应用过链激酶，或者既往有此类药物过敏史（不能重复使用链激酶）。⑮妊娠。⑯活动性消化性溃疡。⑰目前正在应用抗凝药［国际标准化比值（INR）水平越高，出血风险越大］。根据第⑤点可知，选项 E 正确。

5. B【解析】稳定型心绞痛进食、寒冷、情绪激动常可以诱发（选项 A 正确）。稳定型心绞痛的持续时间多为 3~5 分钟。短者亦可为 30 秒，长者可达 20 分钟（选项 B 错误）。心绞痛的症状是逐渐加重的，需数分钟达高峰（选项 E 正确）。心绞痛很少在数秒钟其程度即达高峰。含服硝酸甘油可以在 3~5 分钟内对稳定型心绞痛有所缓解（选项 C 正确）。心绞痛发作时，患者常无明显的疼痛，而表现为压迫、发闷或紧缩感（选项 D 正确），也可有烧灼感，但不尖锐，非针刺样或刀割样痛，偶伴濒死、恐惧感。

6. A【解析】磺达肝癸钠是间接Xa因子抑制药。接受溶栓或不行再灌注治疗的患者，磺达肝癸钠有利于降低死亡和再梗死，不增加出血并发症。

7. E【解析】冠状动脉粥样硬化的好发部位以左冠状动脉前降支最高，其余依次为右主干、左主干或左旋支、后降支。

8. C【解析】控制稳定型心绞痛最好的药组是普萘洛尔+硝酸异山梨酯。普萘洛尔为β受体阻断药，长期应用可以显著降低冠心病患者心血管事件的患病率和病死率，为冠心病二级预防的首选药物，应终身服用。硝酸酯类药物可以扩张冠状动脉，增加心肌供氧，从而改善心肌氧供和氧耗的失平衡，缓解心绞痛症状。

9. C【解析】急性心肌梗死早期最重要的治疗措施是心肌再灌注。成功的心肌再灌注治疗可减小梗死面积，限制梗死延展，有助于减少室壁瘤形成。

10. A【解析】心脏肌钙蛋白复合物包括肌钙蛋白T（TnT）、肌钙蛋白I（TnI）和肌钙蛋白C（TnC）三个亚单位，目前只有TnT和TnI应用于临床。约有35%UAP患者显示血清TnT水平增高，但其增高的幅度与持续的时间与AMI有差别。AMI患者TnT>3.0ng/ml者占88%，非Q波心肌梗死中仅占17%，UAP中无TnT>3.0ng/ml者。所以，TnT升高的幅度和持续时间可作为UAP与AMI的鉴别诊断。

11. E【解析】心肌梗死后心绞痛是指急性心肌梗死后24小时以后至1个月内发生的心绞痛。因梗死后心绞痛患者容易发生再梗死，故应归入不稳定型心绞痛范畴。

12. D【解析】需要与心肌梗死进行鉴别诊断的疾病有心绞痛、主动脉夹层、急性心包炎、肺动脉栓塞和急腹症。不包括选项D“心律失常”。

13. E【解析】β受体阻断药通过阻断儿茶酚胺对心率和心收缩力的刺激作用，减慢心率、降低血压、抑制心肌收缩力，从而降低心肌氧耗量，预防和缓解心绞痛的发作。由于心率减慢后心室射血时间和舒张期充盈时间均延长，舒张末心室容积（前负荷）增加，在一定程度上抵消了心室减慢引起的心肌耗氧量下降，因此与硝酸酯类药物联合可以减少舒张期静脉回流，而且β受体阻断药可以抑制硝酸酯类给药后对交感神经系统的兴奋作用，获得药物协同作用。

14. E【解析】无症状性心肌缺血是指冠心病患者存在心肌缺血客观证据，如静息或运动时典型的心电图缺血性ST-T改变，放射性核素或超声心动图检查显示缺血性心肌灌注异常、室壁运动异常或心肌代谢异常等，但临床上缺乏胸痛或与心肌缺血相关的主观症状，又称无痛性心肌缺血或隐匿性心肌缺血（SMI）。

15. C【解析】冠状动脉造影是判断冠心病最有价值的侵入性检查。冠状动脉造影最主要的目的是确立冠心病的诊断，并与其他疾病相鉴别。只有冠状动脉造影能直观、准确地观察冠状动脉病变的部位和程度。

16. C【解析】使用阿司匹林、氯吡格雷进行抗血小板治疗和使用肝素（包括低分子量肝素）进行抗凝血酶治疗是不稳定型心绞痛治疗中的最重要措施，其目的在于防止血栓形成，阻止病情向心肌梗死方向进展。

17. B【解析】采用经皮股（或肱）动脉穿刺法，将心脏导管分别插入左、右冠状动脉口，注入造影剂，可以充分显示冠脉病变血管支数、部位、狭窄程度、长度以及各种形态特征。狭窄≥50%具有病理意义；狭窄在70%~75%及以上属于严重冠状动脉狭窄，会严重影响血液供应。

18. E【解析】急性心肌梗死的并发症包括乳头肌功能失调或断裂、心脏破裂、栓塞、心室壁瘤、心肌梗死后综合征。不包括选项E“主动脉瓣穿孔”。

19. E【解析】不稳定型心绞痛（UAP）的病因：冠脉粥样硬化斑块上有非阻塞性血栓、动力性冠脉阻塞、冠状动脉严重狭窄、冠状动脉炎症、全身疾病加重的不稳定型心绞痛。冠脉粥样硬化斑块上有非阻塞性血栓为最常见的发病原因，冠脉内粥样硬化斑块破裂诱发血小板聚集及血栓形成，血栓形成和自溶过程的动态不平衡过程，导致冠脉发生不稳定的不完全性阻塞。

20. E【解析】稳定型心绞痛大多数为冠状动脉粥样硬化导致血管狭窄引起，还可由主动脉瓣病变、梅毒性主动脉炎、肥厚型心肌病、先天性冠状动脉畸形、风湿性冠状动脉炎、心肌桥等引起。

21. A【解析】心肌梗死的临床分型如下。1型即自发性心肌梗死。2型即继发于缺血的心肌梗死。3型即心肌梗死所致的心源性猝死。4型：①4a型，即伴发于PCI的心肌梗死。②4b型，即伴发于支架内血栓形成的心肌梗死。5型即伴发于CABG的心肌梗死。

22. B【解析】硝酸甘油的护理：给予患者舌下含服硝酸甘油，或嘱患者轻轻嚼碎后继续含服，服药3~5分钟后疼痛仍不缓解，可再服1片。对于心绞痛发作频繁或服用硝酸甘油效果差的不稳定心绞痛患者，可遵医嘱静脉滴注硝酸甘油。但应注意点滴速度宜慢，以免造成低血压，并嘱患者及家属不可擅自调节滴速。硝酸甘油在使用后出现颜面潮红、头痛、头胀、心悸等症状，是其常见不良反应，由药物造成头面部血管扩张所致。少数患者对硝酸甘油过度敏感而出现直立性低血压，故初次使用时应避免站立体位，且剂量不宜过大。

23. D【解析】恶化劳力性心绞痛、卧位型心绞痛、夜间发作的心绞痛和梗死前心绞痛均属于不稳定型心绞痛。缺血性胸痛持续大于30分钟应考虑为急性心肌梗死可能。

24. C【解析】选项A，美托洛尔属于β受体阻断药，其治疗心绞痛主要是通过降低心肌耗氧量、减慢心室率、减弱心肌收缩力，从而使心肌氧的供需达到平衡，消除疼痛。选项B，异山梨酯为硝酸酯类药物，对冠状动脉有较强的扩张作用，被广泛应用于治疗心绞痛。但对部分冠状动脉痉挛所致的心绞痛，如变异型心绞痛，单纯使用硝酸酯类药物疗效不很满意，而钙通道阻滞药对冠脉痉挛有很好的疗效。选项D、E两项，卡托普利及哌唑嗪主要作用于外周小动脉，对冠状动脉的作用不显著。选项C，地尔硫䓬属于钙通道阻滞药，对解除冠脉痉挛疗效显著，故常作为治疗变异型心绞痛的首选药物。如能与硝酸酯类药物合用，效果更好。

25. A【解析】对于不稳定型心绞痛患者，硝酸异山梨酯的使用剂量可以从 10mg/次开始，当症状控制不满意时可逐渐加大剂量，一般不超过 40mg/次，只要患者心绞痛发作时口含硝酸甘油有效，即是增加硝酸异山梨酯剂量的指征，若患者反复口含硝酸甘油不能缓解症状，常提示患者有极为严重的冠状动脉阻塞病变，此时即使加大硝酸异山梨酯剂量也不一定能取得良好效果。

26. C【解析】硝苯地平对缓解冠状动脉痉挛有独到的效果，故为变异型心绞痛的首选用药，一般剂量为 10~20mg，每 6 小时 1 次。

27. B【解析】心绞痛发作时应舌下含化硝酸甘油，初次含硝酸甘油的患者以先含 0.5mg 为宜。

28. A【解析】抗血小板治疗是非 ST 段抬高型心肌梗死的最基本治疗手段，目前常用的抗血小板治疗药物有环氧化酶-1 抑制药（阿司匹林）、ADP 抑制药（噻氯匹定及氯吡格雷）、糖蛋白Ⅱb/Ⅲa 受体拮抗药（阿昔单抗、依替巴肽、替罗非班）三种。所以，选项 A 属于环氧化酶-1 抑制药。

29. C【解析】典型心绞痛的发作时间为几分钟，部位可变化，发作时心电图 ST 段压低，含用硝酸甘油后可很快缓解。

30. E【解析】诊断心绞痛最常用的无创检查方法是心电图。心电图和冠状动脉造影可为冠状动脉供血不足提供重要的客观依据，心电图为无创性检查，尤其冠状动脉造影是显示冠状动脉粥样硬化性病变最有价值的方法。最肯定的客观诊断依据是发现心肌缺血的表现，同时证明患者有冠状动脉硬化性阻塞病变。

31. A【解析】心肌梗死的全身症状：有发热、心动过速、白细胞增多和红细胞沉降率增快等，由坏死物质被吸收而引起。一般在疼痛发生后 24~48 小时出现，程度与梗死范围常呈正相关，体温一般在 38℃左右，很少达到 39℃，持续约 1 周。

32. C【解析】根据冠状动脉解剖特点，心肌前壁一般由左冠状动脉前降支供血；侧壁常由前降支的分支对角支或左回旋支供血；而右冠状动脉主要供应心脏下壁、后壁的心肌，同时，心脏传导系统中的窦房结、房室结也主要由右冠状动脉供血。临床上急性下壁心肌梗死常伴有后壁梗死，右冠状动脉受累可出现心动过缓或房室传导阻滞。

33. B【解析】急性心肌梗死的 Killip 分级：Ⅰ级，没有心力衰竭的证据。Ⅱ级，第三心音、颈静脉压升高、肺部啰音小于 1/2 肺野。Ⅲ级，明显的肺水肿。Ⅳ级，心源性休克。

34. A【解析】缓解急性心肌梗死剧烈疼痛效果最佳的药物是吗啡。心肌梗死剧烈疼痛患者使用吗啡时，能消除由疼痛所引起的焦虑、紧张、恐惧等情绪反应，提高患者对疼痛的耐受，使疼痛消失，出现镇静和思睡状态。

35. C【解析】心肌梗死急性期，尤其是第 1 个 24 小时内禁用洋地黄类正性肌力药物，以免造成心脏破裂、梗死面积扩大及恶性心律失常。

36. E【解析】异丙基肾上腺素是一种β受体阻断药，可以兴奋β_1肾上腺素受体，增快心率，增强心肌收缩力，增加心脏传导系统的传导速度，缩短窦房结的不应期。还可以扩张外周血管减轻心脏的负荷。当发生休克状态的时候，扩张外周血管可以急剧的减少回心血量，导致休克加重而且增快心率，增强心肌收缩力，不利于梗死的心肌恢复。所以对于急性心肌梗死合并休克的患者，需要禁用异丙基肾上腺素。

37. E【解析】心绞痛发作时胸痛常在3~5分钟内自行消失，含服硝酸甘油能在几分钟内缓解。急性心肌梗死胸痛持续时间较长，可达数小时或更长，一般超过30分钟，不能被硝酸甘油缓解。所以疼痛持续时间是急性心肌梗死与心绞痛的主要鉴别点。

38. D【解析】急性心肌梗死心电图上有动态变化，刚开始可能有高尖的T波，一段时间后会出现ST段明显抬高，与T波形成单向曲线，再后来会出现坏死性的Q波。所以，T波高尖是急性心肌梗死时最早的心电图改变。

39. D【解析】稳定型心绞痛心电图负荷试验需要终止的指标：①出现明显症状，并伴有意义的ST段变化。②ST段明显压低（压低>2mm为终止运动相对指征，≥4mm为终止运动绝对指征）。③ST段抬高≥1mm。④出现有意义的心律失常：收缩压持续降低>10mmHg或血压明显升高（收缩压>250mmHg或舒张压>115mmHg）。⑤已达目标心率者。

40. D【解析】劳力性心绞痛是由运动或其他增加心肌需氧量的情况所诱发的短暂胸痛发作，休息或舌下含服硝酸甘油后，疼痛可迅速消失；自发性心绞痛是冠状动脉痉挛引起冠状动脉供血不足所致的心肌缺血性心绞痛。治疗该心绞痛最有效的药物是硝酸甘油酯口服，扩张冠状血管。所以硝酸甘油对劳力性或自发性心绞痛均有良好的疗效。硝酸甘油对各型心绞痛均有效。

41. E【解析】心肌梗死心电图的特征性改变是在面向透壁心肌梗死区的导联上出现病理性Q波，而心绞痛发作时心电图上可有ST段抬高（如变异型心绞痛），或ST段压低，或T波改变，但不会出现异常Q波。因此，鉴别心绞痛和心肌梗死最有意义的心电图改变是新出现的病理性Q波。

42. C【解析】急性心肌梗死的定位和范围可根据出现特征性改变的导联来判断：V_1~V_3导联示急性前间壁心肌梗死，V_3~V_5导联示急性前壁心肌梗死，V_1~V_5导联示急性广泛前壁心肌梗死，V_7~V_8导联示急性正后壁心肌梗死，Ⅱ、Ⅲ、aVF导联示急性下壁心肌梗死，Ⅰ、aVL导联示高侧壁心肌梗死，Ⅱ、Ⅲ、aVF导联示伴右胸导联ST段抬高。

43. D【解析】下壁心肌梗死累及房室结、房室束等心传导系统，易发生房室传导阻滞。

44. A【解析】AMI心肌酶测定，包括肌酸激酶（CK）、谷草转氨酶以及乳酸脱氨酶。三者在AMI发病后6~10小时开始升高，按序分别于12小时、24小时及2~3日达高峰，又分别于3~4日、3~6日及1~2周回降至正常。所以，急性心肌梗死时，肌酸激酶出现早，持续时间短，最先恢复正常。

45. D【解析】参见A1型题第13题解析。β受体阻断药不具有扩张冠脉的功能。

46. B【解析】β 受体阻断药长期应用可以显著降低冠心病患者心血管事件的患病率和病死率，为冠心病二级预防的首选药物，应终身服用。

47. E【解析】利多卡因促进心肌细胞内 K^+ 外流，降低心肌的自律性，具有抗室性心律失常作用。在治疗剂量时，利多卡因对心肌细胞的电活动、房室传导和心肌的收缩无明显影响；血药浓度进一步升高，可引起心脏传导速度减慢，房室传导阻滞，抑制心肌收缩力和使心排血量下降。所以，急性心肌梗死合并室性期前收缩应首选利多卡因。

48. C【解析】急性心肌梗死早期，10%~50%的患者发生乳头肌功能不全，心尖区可闻及收缩中晚期喀喇音和吹风样收缩期杂音，杂音较少超过 3~4 级，第一心音可不减弱或增强。临床症状不多，缺血缓解后可消失。

49. C【解析】急性前壁心肌梗死患者入院后 6 小时应首选的治疗方法为尿激酶溶栓治疗。急性心肌梗死早期应用尿激酶溶栓治疗可以挽救濒死心肌，缩小心肌缺血范围，防止梗死扩大。

50. E【解析】临床完全无症状和冠心病病史的心肌缺血中，患者完全无心肌缺血的临床症状，但相关的客观检查有心肌缺血表现。通常这类患者多伴有动脉粥样硬化的危险因素，如中年以上、男性、高脂血症（总胆固醇、甘油三酯、低密度脂蛋白或极低密度脂蛋白增高）、高血压、吸烟、糖尿病、肥胖和早发冠心病家族史等。多数患者是在体检时偶然发现心电图（静息、动态或负荷试验）有 ST 段压低、T 波改变等，或放射性核素心肌显像（静息或负荷试验）显示心肌缺血表现。此类患者虽无临床症状，但已有心肌缺血的客观证据，必要时进行选择性冠状动脉造影有助于确立诊断。

51. D【解析】参见 A1 型题第 11 题解析。

52. A【解析】加速性室性自主心律（AIVR）是急性心肌梗死患者 24 小时内常见的心律失常。AIVR 是急性心肌梗死再灌注时最常见的心律失常，常发生于再灌注成功后不久，对判断冠脉是否再通最敏感，被认为是冠脉成功再通的标志。

53. D【解析】心肌梗死急性期，所有患者只要无禁忌证，均应立即口服水溶性阿司匹林或嚼服肠溶阿司匹林 300mg，继以 100mg，1 次/日长期维持。

54. C【解析】急性心肌梗死合并窦性心动过缓最常见于急性下壁心肌梗死。急性下壁心肌梗死由右冠状动脉闭塞引起。正常窦房结动脉的血液供应大多来自右冠状动脉；当右冠状动脉发生急性梗死时，可累及窦房结和房室结，造成房室传导阻滞或窦性心动过缓。

55. C【解析】急性心肌梗死并发的各种心律失常以室性心律失常最多见。频发的室性期前收缩、短阵性室性心动过速、多源性室性期前收缩或出现 R on T 现象，常是心室颤动的先兆。

56. B【解析】硝酸甘油属于硝酸酪类药物，硝酸酯类是最有效、作用最快终止心绞痛发作的药物。舌下含化硝酸甘油，1~2 分钟开始起效，大部分患者在 3 分钟内见效，约 10 分钟后作用消失。

57. C【解析】胺碘酮属于Ⅲ类抗心律失常药。主要作用于房室结，能阻断钾通道、延长动作电位时间、延长复极。对房室结以下的传导系统能使其传导减慢。临床上主要用于各种室上性和室性快速性心律失常。对于室性心动过速，当利多卡因无效时，应优选胺碘酮。选项 A、B、C、D 四种药物都可用于急性心肌梗死室性期前收缩的治疗，但普罗帕酮、普鲁卡因胺、阿替洛尔都有明显的负性肌力作用，不适宜于伴左心功能不全的治疗。胺碘酮无此负作用。维拉帕米是钙通道阻滞药，对房性心律失常有效，不适宜室性期前收缩的治疗。

58. E【解析】动脉粥样硬化不稳定斑块破裂或糜烂导致冠状动脉内血栓形成，被认为是大多数急性冠状动脉综合征（ACS）发病的主要病理基础，伴有不同程度的表面血栓形成、血管痉挛及远端血管栓塞。

59. A【解析】胸骨后疼痛是多数急性心肌梗死患者最早出现和最突出的主要症状。其部位和性质与心绞痛相同，但常发生于安静或睡眠时，疼痛较重，持续时间可达数小时或数天，休息或含服硝酸甘油多不能缓解。

60. E【解析】缺血性心肌病是指冠状动脉粥样硬化引起长期心肌缺血导致的以弥漫性纤维化为主的心肌病变，表现为扩张型心肌病，伴收缩或舒张功能失常，或两者兼有，其临床表现不能完全用冠状动脉病变和缺血的严重程度来解释者。所以，冠状动脉粥样硬化是缺血性心肌病最常见的病因。

61. A【解析】限制型缺血性心肌病少数患者的临床表现主要以左心室舒张功能异常为主，而心肌收缩功能正常或轻度异常，心脏大小可以正常但左心室常有异常的压力，容量关系，类似于限制型心肌病的症状和体征。

62. B【解析】冠状动脉搭桥术（CABG）的主要适应证：①冠状动脉多支血管病变，尤其是合并糖尿病的患者。②冠状动脉左主干病变。③不适合于行介入治疗的严重血管病变患者。④心肌梗死后合并室壁瘤，需要进行室壁瘤切除的患者。⑤闭塞段的远段管腔通畅，血管供应区有存活心肌。

63. C【解析】硝酸酯药物的不良作用有头晕、头胀痛、头部跳动感、面红、心悸等，静脉给药时相对多见血压下降反应。

64. C【解析】对于患有高度房室传导阻滞、心源性休克和气道高反应性疾病的患者，不建议使用 β 受体阻断药，应考虑使用非二氢吡啶类钙通道阻滞药。

65. B【解析】肌钙蛋白是诊断心肌坏死最特异和敏感的首选标志物，急性心肌梗死（AMI）症状发生后 2~4 小时开始升高，10~24 小时达到峰值，肌钙蛋白超过正常上限结合心肌缺血证据即可诊断 AMI。

66. A【解析】参见 A1 型题第 58 题解析。

67. E【解析】不稳定型心绞痛的临床类型包括初发劳力性心绞痛、恶化劳力性心绞痛、卧位型心绞痛（静息型心绞痛）、夜间发作的心绞痛、变异型心绞痛、梗死前心绞痛、梗死后心绞痛和混合型心绞痛。稳定劳力性心绞痛属于稳定型心绞痛。

68. D【解析】变异型心绞痛是指休息或一般活动时发生的心绞痛，发作时 ECG 显示暂时性 ST 段抬高。所以，选项 A、C 正确。β 受体阻断药阻断 β 受体，α 受体占优势，导致冠脉痉挛，加重心绞痛，故变异型心绞痛患者不宜应用 β 受体阻断药。所以，选项 B 正确。变异型心绞痛主要是冠状动脉痉挛导致，可以在休息时出现胸闷、胸痛等。可以通过应用钙通道阻滞药如硝苯地平缓解症状，硝酸酯类药物治疗效果不佳，并不是无效。因此，选项 D 错误，选项 E 正确。

69. D【解析】急性心梗后 24 小时内患者有很高的原发性室颤的发生率，当出现高危室性期前收缩时，应静脉注射利多卡因，利多卡因无效时改用普鲁卡因胺。

70. D【解析】需要与稳定型心绞痛进行鉴别的疾病有心脏神经症、不稳定型心绞痛和急性心肌梗死、肋间神经痛以及主动脉严重狭窄或关闭不全、冠状动脉炎引起的冠状动脉口狭窄或闭塞、肥厚型心肌病、X 综合征等疾病。稳定型心绞痛不需要与腰椎间盘突出压迫神经进行鉴别。

71. A【解析】β 受体阻断药的使用剂量应个体化，从较小剂量开始，逐级增加剂量，以达到缓解症状、改善预后的目的。

72. D【解析】稳定型心绞痛的危险分层可根据临床评估、对负荷试验的反应、左心室功能及冠状动脉造影显示的病变情况综合判断。进行稳定型心绞痛患者危险分层的指标不包括选项 D。

73. B【解析】冠状动脉造影是诊断冠心病的一种常用而且有效的方法，是一种较为安全可靠的有创诊断技术，现已广泛应用于临床，被认为是诊断冠心病的“金标准”，是冠心病诊断的最重要依据。

74. E【解析】急性心肌梗死并发乳头肌断裂，可造成二尖瓣脱垂和关闭不全，心尖区出现收缩中晚期喀喇音和响亮的收缩期杂音。

75. E【解析】Ⅱ、Ⅲ、aVF 导联出现病理性 Q 波，ST 段抬高，T 波倒置，符合典型下壁心肌梗死的心电图表现。

76. B【解析】心脏游离壁破裂的临床特点：①高龄患者多发，女性患者发生率更高，为男性患者的 4~5 倍。②高血压者更常见。③多为初次心肌梗死，既往多无心绞痛或心肌缺血证据。④大面积 STEMI 较易发生，尤其是梗死面积累及 20%以上心肌的大面积心肌梗死。⑤心脏游离壁破裂多发生在前降支供血区域的前壁或前侧壁、梗死心肌与正常组织的交界部位。⑥左心室破裂多于右心室，心房破裂发生率很低。⑦室壁肥厚或有较好侧支循环的部位较少发生。⑧常伴随心肌梗死的延展；早期的心脏破裂更多发生在前壁心肌梗死，而与是否接受了再灌注治疗无关。晚期的心脏破裂则主要与梗死延展有关，与梗死的部位无关，而成功再灌注的患者较少发生。⑨接受溶栓治疗心脏破裂发生率高于接受成功的 PCI 治疗者。但如果介入治疗失败或术后发生严重的无复流或慢血流将增加心脏破裂的风险。⑩应用糖皮质激素或非甾体抗炎药易发生心脏破裂。抗凝治疗不增加心脏破裂的风险。根据第②点可知，选项 B 错误。

77. B【解析】急性心肌梗死（AMI）的基本病因是冠状动脉粥样硬化疾病，偶为冠状动脉栓塞、炎症、创伤、先天性畸形、痉挛和冠状动脉口阻塞。

78. D【解析】对急性心肌梗死并发心源性休克患者，早期重建冠状动脉血运，可阻止因冠状动脉血流进行性减少而引起的心肌缺血加重、进行性坏死和心功能进行性恶化，从而改善预后，但不主张对严重性休克患者单独进行溶栓治疗。而对轻的、对升压药有反应的休克仍可进行溶栓治疗，血管再通后常有利于休克的逆转。所以选项 C 错误。对于急性心肌梗死并发心源性休克，在无条件行急诊介入治疗的情况下仍应进行溶栓治疗，rt-PA 或尿激酶为常用的溶栓药。所以选项 D 正确。心肌梗死患者快速输注大剂量链激酶可引起严重的和可能有危险的低血压，特别是对那些在血流动力学方面已有损害的患者。

79. E【解析】急性心肌梗死伴轻度心力衰竭时给予硝酸甘油治疗，硝酸甘油以扩张容量血管为主，可降低前负荷、扩张冠状动脉、降低心肌耗氧量。所以，选项 E 不正确。

80. A【解析】不应使用血管紧张素转换酶抑制药（ACEI）的情况：收缩压<90mmHg、肾衰竭、双侧肾动脉狭窄和过敏者。

81. C【解析】低分子肝素抗凝、氯吡格雷抗血小板、有心源性休克时给予升压药维持血压和三度房室传导阻滞时安置临时心脏起搏器均是急性非 ST 段抬高型心肌梗死的处理方式。按照新的指南，目前认为非 ST 段抬高型心肌梗死溶栓是不适合的。

82. B【解析】稳定型心绞痛发作的部位主要位于心前区、胸骨体上段或胸骨后，界线不清楚，约有手掌大小。

83. A【解析】动脉粥样硬化性心脏病是冠心病中最常见的类型，是多种因素综合作用而产生。这些因素称为危险因素，包括以下几点。①年龄。本病多见于 40 岁以上的中、老年人。②性别：本病男性多见，男女比例约为 2∶1，女性患者常在绝经之后。③血脂异常：总胆固醇、甘油三酯、低密度脂蛋白（LDL）或极低密度脂蛋白（VLDL）。④血压：本病 60%~70%有高血压，高血压者较血压正常者高 4 倍。收缩压和舒张压增高都与本病有关。⑤吸烟：吸烟者与被动吸烟均明显增加危险性，且与吸烟数量成正比。⑥糖尿病与糖耐量异常：糖尿病者发病率较无糖尿病者高 2 倍。糖耐量减退者颇常见。⑦体重：超标准体重的肥胖者易患本病。⑧职业：脑力活动紧张，经常有紧迫感的工作。⑨饮食：常进食较高热量，含较多的动物性脂肪、胆固醇、糖和盐，易致血脂异常。⑩遗传：家族中有在较年轻时患本病者，常染色体显性遗传所致的家族性高脂血症易患本病。⑪性格：A 型性格。其他危险因素：高同型半胱氨酸血症，胰岛素抵抗，血中纤维蛋白原及一些凝血因子升高，病毒、衣原体感染等。所以，选项 A 不属于冠状动脉粥样硬化性心脏病的主要危险因素。

84. C【解析】约 90%的心肌梗死是在冠状动脉粥样硬化基础上血栓形成所致。溶栓疗法能尽快使血管内血栓溶解，使闭塞的冠状动脉再通，心肌得到再灌注，挽救濒临坏死的组织，缩小坏死范围，达到改善预后的目的。所以溶栓疗法是一种积极的治疗急性心肌梗死的疗法。

85. C【解析】肌酸激酶同工酶（CK-MB）是用于心肌梗死中的一项检测指标，该值的高低与心肌梗死的范围呈正相关，其增高的程度能较准确地反映梗死的范围。所以，CK-MB判断急性心肌梗死面积最有价值。

86. C【解析】心绞痛发作时，患者常无明显的疼痛，而表现为压迫、发闷或紧缩感，也可有烧灼感，但不尖锐，非针刺样或刀割样痛，偶伴濒死、恐惧感。发作时，患者往往不自觉地停止活动，至症状缓解。

87. A【解析】典型心绞痛发作不可能为游走性。参见A1型题第86题解析。

88. E【解析】噻氯匹定是抗血小板治疗药物，其最严重的不良反应是中性粒细胞减少，见于连续治疗2周以上的患者，易出现血小板减少和出血时间延长，亦可引起血栓性血小板减少性紫癜。

89. D【解析】心肌酶的检测对确诊心肌梗死有重要价值，其中CK-MB主要存在于心肌中，一般在心肌梗死发病后4小时内升高，16~24小时达高峰，3~4天恢复正常，具有高度的特异性，是急性心肌梗死时特异性最高的血清酶。

90. D【解析】强化他汀治疗不仅安全、有效地大幅降低了低密度脂蛋白胆固醇（LDL-C）水平，而且显著逆转了目标冠状动脉内的动脉粥样硬化斑块。为强效他汀逆转斑块增加了最新的有力证据。

91. A【解析】急性心肌梗死时，坏死心肌导致心肌收缩力明显减弱，影响心肌泵功能，导致心排血量急剧降低，有效循环血量也降低，从而引起心源性休克。

92. E【解析】阿替洛尔（选项A）、美托洛尔（选项B）均属于β受体阻断药，其治疗心绞痛主要是通过降低心肌耗氧量、减慢心室率、减弱心肌收缩力，从而使心肌氧的供需达到平衡，消除心绞痛，不直接扩张冠状动脉。卡托普利（选项C）主要作用于外周小动脉，降低心脏后负荷，对冠状动脉的作用不显著。阿司匹林（选项D）为抗血小板聚集药物，主要用以预防动脉血栓形成，对冠状动脉的血流无影响。硝酸异山梨酯（选项E）为硝酸酯类药物，对冠状动脉有较强的扩张作用，可明显增加冠状动脉的血流量，被广泛应用于治疗心绞痛。

93. A【解析】稳定型心绞痛最常见的诱因为劳力，如走路快、上楼、爬坡、顶风骑车等。亦可为情绪激动或精神打击所诱发。

94. E【解析】心电图运动负荷试验（ECG）是指通过一定负荷量的生理运动，增加心肌耗氧量，诱发心肌缺血，了解受试者冠状动脉病变情况的试验。由于其方法简便实用、无创伤、比较安全，是目前临床对可疑或已知冠心病进行检测及评估的最常用、最有价值的无创性诊断技术。

95. C【解析】稳定型心绞痛发作时，患者常无明显的疼痛，而表现为压迫、发闷或紧缩感，也可有烧灼感，但不尖锐，非针刺样或刀割样痛，偶伴濒死、恐惧感。发作时，患者往往不自觉地停止活动，至症状缓解。所以，选项A、B、D均正确。心绞痛的症状是逐渐加重的，需数分钟达高峰。心绞痛很少在数秒钟其程度即达高峰。所以，选项C错误。稳定型心绞痛的发病部位主要位于心前区、胸骨体上段或胸骨后，界线不清楚，约有手掌大小。常放射至左肩、左上肢内侧达无名指和小指、颈、咽或下颌部，也可以放射至上腹部甚至下腹部。所以，选项E正确。

96. B【解析】判断急性心肌梗死后溶栓成功的临床指标：①患者在溶栓治疗后2小时内胸痛症状基本消失。②心电图抬高的ST段2小时内回落>50%。③心肌坏死标志物的峰值前移，血清CK-MB酶峰提前到发病14小时内。④溶栓治疗后的2~3小时出现再灌注心律失常，如加速性室性自主心律、房室传导阻滞或束支传导阻滞突然改善或消失，或者下壁梗死患者出现一过性窦性心动过缓、窦房传导阻滞伴有或不伴有低血压。所以，选项B不能用于判断急性心肌梗死后溶栓是否成功。

97. A【解析】普通肝素是溶栓治疗的辅助用药，在急诊PCI中常规使用，除急诊PCI术中外，均可用低分子肝素取代普通肝素，疗程一般7天左右。普通还可用于术后支架内血栓形成的高危患者。

98. C【解析】严格把握冠心病患者的输血指征。ESC指南对非ST段抬高心肌梗死患者出血及处理的建议如下。①治疗前慎重评估患者出血风险。②选择治疗方案时应考虑出血风险，对有高危出血风险的患者多选用药物治疗。③轻微出血不影响正常的治疗。④有严重出血的患者应停止和/或中和抗凝及抗血小板药物，或采用特殊的止血方法控制出血。⑤输血对预后有不良影响，血细胞比容>25%，血红蛋白>8g/L且血流动力学稳定的出血患者不考虑输血。

99. D【解析】室性期前收缩频发（每分钟5次以上）、成对出现或呈短暂室性心动过速、多源性或落在前一心搏的易损期时（R波落在T波上），常为心室颤动的先兆。

100. C【解析】急性心肌梗死后出现梗死区心室壁变薄，心脏扩张，梗死区残存心肌细胞和非梗死区心肌细胞肥大，心脏成纤维细胞异常增生及胶原合成增加，被称为“左心室重构”，是梗死后心肌结构和心室功能变化的病理生理过程，故心肌坏死数量是决定梗死后心脏事件发生率和远期预后的主要因素，直接影响患者的生活质量和生存率。

101. C【解析】参见A1型题第20题解析。

102. A【解析】心室颤动是急性心肌梗死早期特别是入院前主要的死因。房室传导阻滞和束支传导阻滞也较多见，室上性心律失常则较少，多发生在心力衰竭者中。

103. B【解析】参见A1型题第2题解析。

二、A2型题

1. D【解析】左室游离壁破裂的典型表现包括胸痛、心电图ST-T改变，同时伴有迅速进展的血流动力学衰竭，或突发心脏压塞和电机械分离。患者因广泛前壁心肌梗死入院，有胸痛的表现，突发气短、神志丧失等心脏压塞表现。因此，可诊断为左室游离壁破裂。

2. A【解析】ST 段压低、T 波倒置是心肌缺血的心电图表现。患者存在心肌缺血客观证据（典型的心电图缺血性 ST-T 改变），但临床上缺乏胸痛或与心肌缺血相关的主观症状。故可诊断为无症状性心肌缺血。

3. A【解析】急性心肌梗死血管再通的指标包括症状缓解、评价冠状动脉和心肌血流和/或心电图。冠状动脉造影对心肌坏死的诊断最可靠。

4. A【解析】患者为典型的变异型心绞痛，β 受体阻断药可加重冠脉痉挛，故不宜使用。

5. D【解析】CK 同工酶分为 3 种，即 CK-MM、CK-MB、CK-BB。在骨骼肌中主要含 CK-MM，脑和肾主要含 CK-BB，而心肌中主要含 CK-MB。因此，在心肌梗死患者中 CK 增高尤其是 CK-MB 增高，对诊断很有价值。SMB 在心肌梗死时亦升高，但特异性差。在诊断急性心肌梗死时，乳酸脱氢酶（LDH）于发病后 12～24 小时达高峰，并能持续升高达 10 天。五个选项中只有选项 D 不出现，不利于心肌梗死的诊断。

6. B【解析】参见 A1 型题第 48 题解析。

7. D【解析】患者近 2 个月疼痛次数增加，时限延长，并有一过性 ST 段水平压低，可诊断为不稳定型心绞痛。临床上不稳定型心绞痛可表现为新近 1 个月内发生的劳力性心绞痛，或原有稳定型心绞痛的主要特征近期内发生了变化，如心前区疼痛发作更频繁、程度更严重，时间也延长，轻微活动甚至在休息也发作。

8. A【解析】急性心肌梗死采用 Killip 分级法评估心功能：①Ⅰ级，无明显的心力衰竭。②Ⅱ级，有左心衰竭，肺部啰音<50%肺野，奔马律，窦性心动过速或其他心律失常，静脉压升高，肺淤血的 X 线表现。③Ⅲ级，肺部啰音>50%肺野，可出现急性肺水肿。④Ⅳ级，心源性休克，有不同阶段和程度的血流动力学障碍。

9. B【解析】抗心律失常药物是目前临床医生治疗室性心动过速的主要措施。不仅能有效终止大多数室性心动过速，而且已有许多临床研究证实胺碘酮等对于预防发作、防止心脏性猝死有效。

10. B【解析】下壁和右室梗死合并低血压不应使用硝酸甘油，会加重低血压。

11. B【解析】患者诊断考虑为急性非 ST 段抬高型心肌梗死。急性非 ST 段抬高型心肌梗死临床表现为突发胸痛但不伴有 ST 段抬高。ST-T 压低性动态改变是非 ST 段抬高心肌梗死的特征性心电图变化。此外，多数非 ST 段抬高心肌梗死的患者伴有血浆肌钙蛋白水平升高，这一点有别于不稳定型心绞痛，不稳定型心绞痛肌钙蛋白水平通常不升高或仅有轻度升高。

12. B【解析】患者首先考虑的诊断是变异型心绞痛。变异型心绞痛在休息或一般活动时发生，发作时心电图显示暂时性 ST 段抬高，胸痛缓解时心电图正常。

13. D【解析】急性广泛前壁心肌梗死应行心肌再灌注溶栓疗法（尿激酶或链激酶静脉滴注）。溶栓治疗可使冠脉再通恢复心肌灌注，一般越早越好。

14. D【解析】患儿可诊断为小儿病毒性心肌炎。病毒性心肌炎多数患者在发病前有发热、全身酸痛、咽痛、腹泻等症状。患者常诉胸闷、心前区隐痛、心悸、乏力、恶心、头晕等。临床上诊断的病毒性心肌炎中90%左右以心律失常为主诉或首见症状。实验室检测心肌酶谱（CK、CK-MB、GOT、LDH、α-HBDH）是病毒性心肌炎诊断的重要指标。检查肌酸激酶（CK）的心肌同工酶（CK-MB）和血清心肌肌钙蛋白，在一定程度上反映心肌受损的情况。所以，选项D正确。选项C，血病毒分离检查只能确定病因。

15. E【解析】急性心肌梗死时血清心肌酶含量增高，肌酸激酶同工酶（CK-MB）在起病后4小时内增高，血清谷草转氨酶在起病6~12小时后升高，乳酸脱氢酶LDH在起病8小时后升高，血和尿肌红蛋白升高的峰值较血清心肌酶出现早，但肌酸激酶的同工酶和乳酸脱氢酶的同工酶诊断特异性最高。所以，选项E正确。选项C"血清C反应蛋白"为非特异性炎症指标。

16. B【解析】患者可诊断为心肌梗死后综合征。心包摩擦音常见于心包炎。心肌梗死后综合征表现为心包炎、胸膜炎或肺炎，有发热、胸痛等症状，发病机制可能为自身免疫反应所致。治疗首选糖皮质激素。阿司匹林（选项A）为抗血小板聚集药物，异烟肼（选项C）为抗结核药物，地高辛（选项D）为正性肌力性药物，青霉素（选项E）为抗生素。

17. B【解析】此患者心脏杂音有可能是由于乳头肌功能不全。参见A1型题第48题解析。

18. E【解析】慢性心衰患者服用洋地黄过程中出现心衰加重，心电图显示多源性室性期前收缩，血清钾降低，故应考虑洋地黄中毒和低钾血症，所以正确选择是停用地高辛，静脉补充氯化钾。

19. E【解析】肌钙蛋白是心肌特异性蛋白，心肌梗死时此酶会特异性升高，对诊断心肌梗死具有很高的特异性，对心肌梗死的诊断最可靠。

20. C【解析】稳定型劳力性心绞痛属于稳定型心绞痛，判断其预后除视心肌缺血的程度外，还需考虑心绞痛发作次数及严重程度。

21. A【解析】由于β受体阻断药有明显的负性肌力作用，一向不用于心力衰竭患者。

22. D【解析】患者为老年女性，因"急性广泛前壁心肌梗死"于4天前入院治疗（急性心梗病史），今日患者突然喘憋，不能平卧（急性加重，提示出现并发症），血压120/80mmHg（正常），心率107次/分（心率加快，正常60~100次/分），胸骨左缘第3肋间可触及震颤并可闻及粗糙的4/6级全收缩期杂音（室间隔穿孔的特征性体征），综合病史、症状及体征，该患者突发喘憋的最可能病因是室间隔穿孔。所以，选项D正确。乳头肌功能不全（选项A）时心尖区可出现粗糙的收缩期杂音或伴收缩中晚期喀喇音。室壁瘤形成（选项B）时体查可见左侧心界扩大，心脏搏动范围较广，可有收缩期杂音。心室游离壁破裂（选项C）多造成心包积血引起急性心脏压塞而猝死。主动脉瓣狭窄（选项E）常表现为心绞痛、晕厥、心力衰竭典型的三联征表现，心尖区可触及收缩期抬举样搏动，胸骨右缘第 1、2 肋间可闻及 3/6 级以上，递增-递减型粗糙而响亮的射流性杂音。

23. B【解析】患者有心源性休克，再用呋塞米，会更加减少血容量，加重休克。

24. B【解析】患者起病第 2 天发生心房颤动，血流动力学有明显变化，有呼吸循环衰竭表现，需紧急纠正，最好采用同步电击除颤，此种措施快速而有效。

25. E【解析】根据患者临床症状及体征可考虑诊断为急性心肌梗死（AMI）。在 AMI 最初几个小时，使用 β 受体阻断药能降低 AMI 患者心室颤动的发生率，可以限制梗死面积，并能缓解疼痛，减少镇静药的应用。无禁忌证的情况下要尽早常规应用 β 受体阻断药，窦性心动过速和高血压的患者最适合使用。对于高危患者可静脉使用 β 受体阻断药。美托洛尔属于 β 受体阻断药，使用其效果最佳。美托洛尔方案：首先排除心力衰竭、低血压。静脉推注，每次 5mg。每次推注后，观察 2～5 分钟，当心率低于 60 次或收缩压低于 100mmHg，则停止给药。静脉注射美托洛尔总量可以达到 15mg。末次静脉注射后 15 分钟，继口服剂量维持。

26. A【解析】参见 A1 型题第 4 题解析。既往任何时间脑出血病史是溶栓治疗的禁忌证。

27. B【解析】患者最可能的诊断是心肌梗死后综合征。心肌梗死后综合征与自身免疫反应相关。一般发生在心肌梗死后数周，表现为发热、反复发作的心包炎、胸膜炎、肺炎，白细胞增多、红细胞沉降率加快。

28. C【解析】患者最可能诊断为急性心肌梗死。急性心肌梗死是冠状动脉急性、持续性缺血缺氧所引起的心肌坏死。临床上表现为突然发作剧烈而持久的胸骨后或心前区压榨性疼痛，休息及含服硝酸酯类药物不能完全缓解，伴有血清心肌酶活性增高及进行性心电图变化，常伴有烦躁不安、出汗、恐惧或濒死感。可并发心律失常、休克或心力衰竭，常可危及生命。

29. A【解析】参见 A2 型题第 28 题解析。

30. E【解析】肌钙蛋白 I（cTNI）或 T（cTNT）起病 3～4 小时升高，cTNI 于 11～24 小时达高峰，7～10 日降至正常；cTNT 于 24～48 小时达高峰，10～14 日降至正常。这些心肌结构蛋白含量的增高是诊断 MI 的敏感指标，对心梗的早期诊断和发病后较晚就诊的患者均有意义。

31. B【解析】三度房室传导阻滞的特点：P 波与 QRS 波群没有固定关系，心房率大于心室率。心室率通常为 30～50 次/分。

32. A【解析】根据患者心电图Ⅱ、Ⅲ、aVF 导联 ST 段抬高 0.2mV 提示为下壁心肌梗死，常并发的心律失常为房室传导阻滞。

33. C【解析】经皮腔内冠状动脉成形术及支架术已被公认为是目前最安全、有效的恢复心肌再灌注的手段，其特点是梗死相关血管再通率高和残余窄小。

34. A【解析】参见 A1 型题第 94 题解析。

35. C【解析】卧位型心绞痛是指平卧位时发生的心绞痛，发作时需立即坐起甚至站立，方能缓解。

36. E【解析】稳定型心绞痛是劳力引起心肌缺血，亦可为情绪激动或精神打击所诱发，导致胸部及附近部位的不适，可伴心功能障碍，但没有心肌坏死。其特点为前胸阵发性的压榨性窒息样感觉，主要位于胸骨后，可放射至心前区和左上肢尺侧面，也可放射至右臂和两臂的外侧面或颈与下颌部，持续数分钟，往往经休息或舌下含服硝酸甘油后迅速消失。稳定型心绞痛患者在心绞痛发作时常见心率增快、血压升高。

三、A3/A4 型题

1. C【解析】心绞痛的临床症状为与劳累或情绪激动相关的胸痛症状，最典型。临床上若具有典型心绞痛症状即可确诊为心绞痛。

2. B【解析】患者心率缓慢，出现间歇性三度房室传导阻滞，心脏失去正常泵血功能，应紧急植入临时心脏起搏器，以恢复正常心率，保证心脏正常搏出量。

3. B【解析】前壁心肌梗死的传导障碍多数难以恢复，一般需要安装永久起搏器。

4. B【解析】根据病情分析，患者处于休克状态，血压降低的原因可以肯定为急性广泛前壁心肌梗死所致，临床表现为典型的心源性休克。其他原因均不予考虑。

5. C【解析】患者剧烈胸痛时，应迅速给予有效镇痛药，如静脉注射吗啡 3mg，必要时 5 分钟重复 1 次，总量不宜超过 15mg。

6. D【解析】乳头肌断裂表现为突然出现严重的二尖瓣关闭不全及左心功能衰竭、急性肺水肿或心源性休克。下壁心肌梗死引起的后中乳头肌断裂较为多见。

7. E【解析】急性心肌梗死合并乳头肌断裂，快速诊断和紧急手术是成功治疗的关键。

8. B【解析】最可能的原因是室壁瘤形成。急性心梗合并室壁瘤形成主要见于左心室，发生率为 5%~20%。体格检查可见左侧心界扩大，心脏搏动范围较大，可有收缩期杂音。瘤内发生附壁血栓时，心音减弱。心电图 ST 段持续抬高，超声心动图、放射性核素心血池显像以及左心室造影可见局部心缘突出，搏动减弱或有反常搏动。

9. D【解析】溶栓有风险，也没有必要。

10~11 A、B【解析】患者心绞痛的类型是不稳定型心绞痛中的初发劳力性心绞痛。初发劳力性心绞痛是指发病时间在 1 个月以内新近发生的严重心绞痛，根据“加拿大心脏病学会（CCS）的劳力性心绞痛分级标准”分级，2 级即“日常活动轻度受限，心绞痛发生在快步行走、登楼、餐后行走、冷空气中行走，逆风行走或情绪波动后活动”发生的心绞痛为劳力性心绞痛。

12. E【解析】患者血压不高，无须口服降压药（硝苯地平）。

13. D【解析】心肌梗死后综合征也称 Dressler 综合征，与自身免疫反应相关。多发生于急性心肌梗死后 2~4 周，有报道最晚可发生于心梗后数月。最初的症状多为低热、乏力和胸痛，胸痛以左侧更为多见；其后可逐渐出现呼吸困难、食欲减低、肢体水肿等表现。心电图多为非特异性表现，可呈广泛导联 ST 段抬高等心包炎样改变；也可以表现为数个导联的 T 波低平或倒置。所以，题中所述与选项 D“Dressler 综合征”完全不符。患者不考虑为 Dressler 综合征。

14. B【解析】紧急处置包括应该迅速建立静脉通、升压药维持血压、床旁超声检查明确诊断、备好除颤器。选项 B“立即进行冠状动脉造影”不属于紧急处置措施。

15. E【解析】患者最可能的诊断是急性心肌梗死。参见 A2 型题第 28 题解析。

16. D【解析】二尖瓣反流最有诊断意义的体征为心尖区响亮的全收缩期杂音。

17. B【解析】患者的诊断应为乳头肌断裂，引起乳头肌功能不全。参见 A1 型题第 48 题解析。

18. C【解析】下壁心肌梗死引起的后中乳头肌断裂较为多见。

19. B【解析】患者可诊断为稳定型心绞痛。参见 A2 型题第 36 题解析。

20. C【解析】心电图是发现心肌缺血、诊断稳定型心绞痛最常用的检查方法。

21. C【解析】1972 年，加拿大心血管病学会对劳力性心绞痛制定了分级标准。加拿大分级类似于纽约心功能分级：1 级，一般在日常活动不引起心绞痛。2 级，日常体力活动稍受限制。3 级，日常体力活动明显受限。4 级，轻微活动可引起心绞痛，甚至休息时亦有。

22. A【解析】稳定型心绞痛发作时应立刻休息，一般患者在停止活动后症状即可消除。较重的发作，可使用作用较快的硝酸酯类药物。这类药物除扩张冠状动脉，降低阻力，增加冠状循环的血流量外，且通过对周围血管的扩张作用，减少静脉回流心脏的血量，降低心室容量、心腔内压、心排血量和血压，减低心脏前后负荷和心肌的需氧，从而缓解心绞痛。

23. C【解析】稳定型心绞痛的持续时间多为 3~5 分钟。短者亦可为 30 秒，长者可达 20 分钟。所以，选项 A 错误。舌下含服硝酸甘油可以在 2~3 分钟缓解心绞痛症状。所以，选项 B 错误。稳定型心绞痛的疼痛多半发作有一定的诱因，主要表现为剧烈体育活动或天气变化的时候可以诱发发作。所以，选项 C 正确，选项 E 错误。稳定型心绞痛发作时，患者常无明显的疼痛，而表现为压迫、发闷或紧缩感，也可有烧灼感，但不尖锐，非针刺样或刀割样痛，偶伴濒死、恐惧感。所以，选项 D 错误。

24. B【解析】稳定型心绞痛患者静息心电图多数是正常的。平板运动试验不可因乏力提前终止，只能因心绞痛而终止运动试验。稳定型心绞痛发作时，患者往往不自觉地停止活动，至症状缓解。疼痛部位主要位于心前区、胸骨体上段或胸骨后，界线不清楚，约有手掌大小。常放射至左肩、左上肢内侧达无名指和小指、颈、咽或下颌部，也可以放射至上腹部甚至下腹部，即脐周。

25. B【解析】通过反复发作胸骨后疼痛，发作时含硝酸甘油可缓解，可诊断为心绞痛，排除心肌梗死（选项 D）。根据发作和劳累关系不大，可排除劳力性心绞痛（选项 A）。变异型心绞痛发作时，相关导联 ST 段抬高，严重缺血时可呈单向曲线，常伴对应导联 ST 段压低，心绞痛缓解后，ST 段快速回降至基线。持续 ST 段抬高伴 T 波倒置提示可能发生急性心肌梗死。

26. A【解析】冠心病发生心律失常常见于75%~95%的患者，多发生于起病1~2周内，而以24小时内最多见，可伴乏力、头晕、晕厥等症状，以室性心律失常最多见。

27. C【解析】心肌梗死后综合征一般发生在心肌梗死后数周，表现为发热、反复发作的心包炎、胸膜炎、肺炎，白细胞增多、红细胞沉降率加快。胸痛的性质与心包炎相似，受体位、呼吸等影响；心包积液的发生率达50%，以中大量心包积液多见，呈浆液性、浆液血性，少数可呈血性。胸膜炎或胸腔积液多为单侧。部分患者伴有肺部斑片状阴影。所以，选项C正确。全心衰竭（选项A）首先表现为左心衰症状，不能平卧，有咳嗽气急症状，肺栓塞主要表现呼吸困难，胸部X线片有栓塞部位缺血表现，偶有右心室急性过度负荷表现如肺动脉瓣第二心音亢进，颈静脉怒张，肝大及下肢水肿。室壁瘤（选项E）查体一般心界向左扩大，心脏搏动弥散，听诊可闻及收缩期杂音，胸部X线片提示心影局部突出，搏动减弱或反常搏动，一般同时合并左心衰症状。

28. A【解析】患者老年男性，反复发作胸痛，且与劳累及情绪有关，休息可以缓解，提示为心绞痛（急性心肌梗死常见前驱症状）。心尖部可闻及3级收缩期杂音可由心肌缺血导致的乳头肌功能失调或断裂引起二尖瓣脱垂后产生。心电图最可能表现为Ⅱ、Ⅲ、aVF导联ST段水平压低。

29. C【解析】为排除心肌梗死，需要进一步采取超声心动图检查。心肌梗死患者在超声心动图上的声像图改变为临床检诊提供依据，定位梗死部位。

30. A【解析】变异型心绞痛是指休息或一般活动时发生的心绞痛，发作时心电图显示ST段Ⅱ、Ⅲ、aVF抬高。

31. E【解析】参见A1型题第26题解析。

32. C【解析】冠状动脉粥样硬化使管腔狭窄或阻塞，或/和冠状动脉痉挛，导致心肌缺血、缺氧或坏死而引起的心脏病，统称为冠状动脉性心脏病，亦称缺血性心脏病。冠状动脉造影是诊断冠心病的“金标准”，是确诊冠心病最有价值的检查。

33. E【解析】心绞痛是冠状动脉供血不足引起的心肌急剧的、暂时的缺血与缺氧的综合征，其典型临床表现为阵发性的胸骨后压榨性疼痛并向左上肢放射。若心绞痛持续发作而得不到及时缓解，则可能发展为急性心肌梗死。

34. B【解析】心绞痛症状缓解后，ST段抬高或降低、T波倒置不能完全恢复，是预后不良的标志。伴随症状产生的ST段、T波改变持续超过12小时者可能提示非ST段抬高心肌梗死。

35. C【解析】心肌梗死患者出现了心源性休克，能够应用的药品有间羟胺、多巴胺、多巴酚丁胺，操作方法为静脉滴注。

36. A【解析】患者经治疗以后，心源性休克纠正。半年后突然心搏骤停死亡。其最可能的原因是心室颤动。心室颤动是AMI早期特别是入院前主要的死因。

37. A【解析】患者老年男性，夜间突发心前区疼痛，急性前壁心肌梗死诊断明确，最可能的心电图表现为 $V_1 \sim V_4$ 出现异常 Q 波伴 ST 段弓背向上抬高（选项 A 正确）。冠状 T 波是指正常直立的 T 波呈现双肢对称性倒置，可见于急性前壁心肌梗死恢复期，也可见于不稳定心绞痛发作后、肺栓塞和脑血管病等，缺乏特异性，故 $V_1 \sim V_4$ 出现冠状 T 波（选项 C）并非最佳答案。Ⅱ、Ⅲ、aVF 出现异常 Q 波，伴 ST 段弓背向上抬高（选项 E）提示急性下壁心肌梗死，三度房室传导阻滞（选项 B）也为下壁心肌梗死常见并发症状。频发室性期前收缩（选项 D）是指 1 分钟内有 6 次以上的室性期前收缩，多在器质性心脏病基础上出现，可见于高血压、冠心病、心肌病、风湿性心脏病与二尖瓣脱垂患者，不具有特异性。

38. D【解析】CK-MB 主要存在于心肌细胞，急性心肌梗死时 CK-MB 升高的时间比其他血清酶都早。所以，血清 CK-MB 水平增高最具特征性。

39. A【解析】急性心肌梗死并发室性心律失常时首选的药物为利多卡因。

40. A【解析】参见 A2 型题第 8 题解析。

41. E【解析】心肌梗死后综合征发生率约 10%，于心肌梗死后数周至数月内出现，可反复发生，表现为心包炎、胸膜炎或肺炎，有发热、胸痛等，该患者即出现了心包炎、肺炎，故选 E。

42. A【解析】患者不应忽视急性心肌梗死的可能性。急性心肌梗死（AMI）的基本病因是冠状动脉粥样硬化疾病（偶为冠状动脉栓塞、炎症、创伤、先天性畸形、痉挛和冠状动脉口阻塞），造成一支或多支血管管腔狭窄和心肌供血不足，而侧支循环未充分建立。在此基础上，一旦血供急剧减少或中断，使心肌严重而持久地发生急性缺血达 20~30 分钟以上，即可发生 AMI。50%~81.2%的冠心病患者在发病前数日有乏力，胸部不适，活动时心悸、气急、烦躁、心绞痛等前驱症状，其中以新发生心绞痛（初发型心绞痛）或原有心绞痛加重（恶化型心绞痛）为最突出。

43. D【解析】患者首选的辅助检查是心电图。心电图出现特异性动态演变，是诊断急性心肌梗死的关键，且对梗死的范围、定位、估计病情程度和预后均有帮助。

44. E【解析】溶栓治疗可以使冠脉再通，心肌得到再灌注，可挽救濒临坏死的心肌，缩小梗死的范围，改善预后，对于治疗急性心肌梗死最有价值。

45. E【解析】根据典型病史、症状、体征，该患者首先考虑的诊断应是急性心肌梗死。疼痛是急性心肌梗死最先出现的症状，多发生在清晨，疼痛部位和性质与心绞痛相同，但诱因多不明显，且常发生于安静时，程度较重，持续时间较长，可达数小时或更长，胸痛通常位于胸骨后或左胸部，可向左上臂、下颌、颈、背、肩部或左前臂尺侧放射，休息和含用硝酸甘油片多不能缓解。患者常烦躁不安、出汗、恐惧感，胸闷或有濒死感。

46. D【解析】急性心肌梗死的诊断根据典型的临床表现、特征性的心电图改变以及实验室检查，起病数小时内心电图可尚无异常或出现异常高大两肢不对称 T 波，而血清CK-MB 酶在起病 4 小时内增高，16~24 小时达高峰，3~4 天恢复正常，其增高的程度能准确地反映梗死的范围，尤其是无病理性 Q 波的心内膜下和小的透壁性心肌梗死，血清心肌酶意义更大。

47. B【解析】急性心肌梗死起病 3~6 小时，溶栓治疗是首选的药物治疗方法，治疗措施最理想有效。参见 A3/A4 型题第 44 题解析。

48~49 D、B【解析】室壁瘤心电图所见为梗死相关部位 ST 段持续抬高，一般认为 ST 段抬高 4~8 周或以上即应考虑室壁瘤形成。超声心动图、放射性核素心血池显像以及左心室造影可见局部心缘突出或有反常搏动。

四、B 型题

1. D【解析】不稳定型心绞痛（UAP）和非 ST 段抬高心肌梗死（NSTEMI）是在病因和临床表现上相似、但严重程度不同而又密切相关的两种临床综合征，其主要区别在于缺血是否严重到导致足够量的心肌损害，以至于能检测到心肌损害的标志物肌钙蛋白（TnI、TnT）或肌酸激酶同工酶（CK-MB）水平升高。如果反映心肌坏死的标志物在正常范围内或仅轻微增高，但未超过 2 倍正常值，就诊断为 UAP，而当心肌坏死标志物超过正常值 2 倍时，则诊断为 NSTEMI。

2. E【解析】UAP 和 ST 段抬高心肌梗死（STEMI）的区别在于后者在胸痛发作的同时出现典型的 ST 段抬高并具有相应的动态改变过程和心肌酶学改变。

3. A【解析】变异型心绞痛属自发性心绞痛，这种心绞痛的发生与心肌耗量的增加无明显关系，冠状动脉痉挛是引起变异型心绞痛的重要原因。

4. A【解析】自发性心绞痛的根本原因也是冠状动脉的供血不足，原因不同于冠状动脉粥样硬化，更多是冠状动脉痉挛导致这一段时期的冠状动脉血流供应不足，而让患者出现心绞痛。

5. B【解析】冠状动脉痉挛可以引起病变部位血管高度狭窄或急性闭塞。持续时间短暂者引起一过性心肌缺血，持续性管腔闭塞并有血栓形成，将导致急性心肌梗死。

6. C【解析】无论是稳定型心绞痛或者是不稳定型心绞痛，其发生的病理基础都是在冠状动脉发生粥样硬化的基础上，粥样硬化斑块形成，使动脉管腔狭窄，造成心肌供血不足，从而产生心绞痛症状。稳定型心绞痛的管腔堵塞一般在 75%以上。

7. D【解析】当冠状动脉斑块破裂时，导致不完全血栓形成，最终引起冠状动脉不完全或完全闭塞，发生冠心病急症，这个时候会出现不稳定型心绞痛。

8~9 A、C【解析】β 受体阻断药可作为劳力性心绞痛的首选治疗药物，而钙通道阻滞药应作为自发性心绞痛的首选治疗药物。

10. C【解析】变异型心绞痛时，首选钙通道阻滞药进行治疗，β 受体阻断药可能加重该型心绞痛。

11. A【解析】急性心肌梗死发生室性心动过速时使用 β 受体阻断药。

12. A【解析】选择性 β 受体阻断药可降低心肌耗氧量，减少心肌缺血反复发作，减少复发性心肌缺血、再梗死等，对降低急性心肌梗死预防猝死有肯定的疗效。

13. A【解析】不稳定型心绞痛者不应一开始就单独应用钙离子通道阻滞药。初始治疗应用硝酸盐和β受体阻断药，以避免单用钙通道阻滞药所导致的反射性心率增快（可能加重心绞痛）。

14. C【解析】ST段抬高型心肌梗死（STEMI）最初24~48小时静脉滴注硝酸酯类药物用于缓解持续缺血性胸痛、控制高血压或减轻肺水肿，发病48小时后，为控制心绞痛复发或心功能不全。

15~19 A、B、C、D、E【解析】参见A1型题第21题解析。

20. E【解析】阿替洛尔属于β受体阻断药，该类药物通过减弱心肌收缩力、降低心率和心室壁压力前负荷而缓解缺血，从而治疗非ST段抬高型心肌梗死。

21. A【解析】硝酸甘油属于硝酸酯类药物，该类药物通过静脉舒张减轻心脏负荷，可以明显缓解急性胸痛的发作。

22. D【解析】阿司匹林通过抑制血小板环氧化酶从而抑制血栓素A_2（TXA_2）诱导的血小板聚集，防止血栓形成。

23. B【解析】GPⅡb/Ⅲa受体阻断药的机制为抑制纤维蛋白原与糖蛋白Ⅱb/Ⅲa受体的相互作用，对介入治疗的缺血并发症有预防作用，因此推荐早期介入治疗的患者使用。

24. A【解析】急性右心室ST段抬高心肌梗死容易导致右心衰竭伴低血压，会引起再到达左心室的血容量不足，若过多的利尿会导致血管量进一步不足，左心室射血功能也会进一步恶化。因此，如果发现是右心室梗死的患者应慎用利尿药，并且适当的保持一定的补液量。选项A“呋塞米”属于利尿药，故急性右心室ST段抬高心肌梗死患者应慎用。

25. C【解析】溶栓治疗溶解的是纤维蛋白而不是血小板。ST段抬高心肌梗死多为冠状动脉内纤维蛋白交联形成的红色血栓，故早期溶栓治疗效果较好。非ST段抬高型心梗冠状动脉内多为血小板聚集形成的白色血栓。溶栓治疗对白色血栓不仅无效，而且会激活凝血机制，恶化病情，故急性非ST段抬高心肌梗死不宜使用尿激酶行溶栓治疗。所以，选项C为本题正确答案。若急性非ST段抬高心肌梗死伴心力衰竭，可选用呋塞米（选项A）利尿治疗。氯吡格雷（选项B）和阿司匹林（选项E）都是抗血小板聚集药物，两者联合应用可提高抗血小板疗效。除非有禁忌证，所有急性非ST段抬高心肌梗死均应尽早使用。低分子肝素（选项D）是常用的抗凝药，应常规应用于中危和高危的急性非ST段抬高型心肌梗死患者。

26. A【解析】阿司匹林是临床应用最早、最多的治疗不稳定型心绞痛的第一代抗血小板药物，具有抗血小板与抗炎双重作用。其治疗不稳定型心绞痛的目的是通过抑制血小板的环氧化酶快速阻断血小板中血栓素A_2的形成。

27. B【解析】氯吡格雷为治疗不稳定型心绞痛的第二代抗血小板聚集的药物，通过选择性地与血小板表面腺苷酸环化酶偶联的ADP受体结合而不可逆地抑制血小板的聚集，且不影响阿司匹林阻滞的环氧化酶通道，与阿司匹林合用可明显增加抗凝效果，对阿司匹林过敏者可单独使用。

28. C【解析】血小板糖蛋白Ⅱb/Ⅲa受体抑制药为治疗不稳定型心绞痛的第三代血小板抑制药，主要通过占据血小板表面的糖蛋白Ⅱb/Ⅲa受体，抑制纤维蛋白原结合而防止血小板聚集。

29. D【解析】水蛭素是从药用水蛭唾液中分离出来的第一个直接抗凝血酶制药，用于治疗不稳定型心绞痛，能有效降低死亡与非致死性心肌梗死的发生率。

30. E【解析】普通肝素是治疗不稳定型心绞痛的常用抗凝血酶治疗药物，通过激活抗凝血酶而发挥抗栓作用，静脉滴注肝素会迅速产生抗凝作用，但个体差异较大，故临床需化验部分凝血活酶时间（APTT）。

31. A【解析】心肌梗死患者实验室检查项目很多，其中肌红蛋白增多反应出现最早，出现在起病后2小时，达到高峰也最早，在病后12小时内达到高峰。

32. C【解析】急性心肌梗死溶栓前必须进行凝血四项检查，包括活化部分凝血活酶时间（APTT）、凝血酶原时间（PT）、纤维蛋白原（FIB）、凝血酶时间（TT）。

33. B【解析】在急性心肌梗死的一些检查中，心肌酶升高的程度和心肌细胞损害的严重程度成正比。肌酸激酶（CK）属于心肌酶，可判断梗死面积。故正确答案为B。

34. E【解析】放射性核素检查利用坏死心肌血供断绝和瘢痕组织中无血管以致^{99m}TC-MIBI不能进入细胞的特点，静脉注射这些放射核素进行“冷点”扫描或照相。^{99m}TC-MIBI可用于显示慢性期心肌梗死的部位和范围。

五、X型题

1. AB【解析】参见A1型题第82题解析。

2. ABE【解析】运动负荷试验的运动阳性标准为运动中出现典型心绞痛，运动中或运动后出现ST段水平或下斜型下降≥1mm（J点后60~80ms），或运动中出现血压下降者（≥1.33kPa，即10mmHg）。

3. ACE【解析】稳定型心绞痛的特点为阵发性的前胸压榨性疼痛或憋闷感觉，主要位于胸骨后部。所以，选项A正确。稳定型心绞痛的疼痛多为3~5分钟。短者亦可为30秒，长者可达20分钟。所以，选项B错误。稳定型心绞痛可数天或数星期发作一次，也可一日内发作多次。一般来说发作频率固定。所以，选项C正确。心绞痛的症状是逐渐加重的，需数分钟达高峰。心绞痛很少在数秒钟其程度即达高峰。所以，选项D错误。稳定型心绞痛的疼痛常放射至左肩、左上肢内侧达无名指和小指、颈、咽或下颌部，也可以放射至上腹部甚至下腹部。所以，选项E正确。

4. CD【解析】心绞痛发作时特征性的心电图异常是ST-T较发作前发生明显改变，在发作以后恢复至发作前水平。由于心绞痛发作时心内膜下心肌缺血常见，心电图改变多表现为ST段压低（水平型或下斜型）0.1mV以上，T波低平或倒置，ST段改变往往比T波改变更具特异性；少数患者在发作时原来低平、倒置的T波变为直立（假性正常化），也支持心肌缺血的诊断。

5. BC【解析】参见A1型题第10题解析。

6. ABCD【解析】冠状动脉血管再通的间接判定指标：①60~90分钟内抬高的ST段至少回落50%。②TnT（I）峰值提前至发病12小时内，CK-MB酶峰提前到14小时内。③2小时内胸痛症状明显缓解。④治疗后的2~3小时内出现再灌注心律失常（如加速性室性自主心律、房室传导阻滞等）。上述4项中，心电图变化和心肌损伤标志物峰值前移最重要。再通直接指征为冠状动脉造影检查TIMI 2级或3级血流表示再通，TIMI3级为完全性再通。所以，正确答案为A、B、C、D。选项E为直接指征。

7. ABC【解析】充血型缺血性心肌病占缺血性心肌病的绝大部分，以左心室扩大为主，严重者双心室均扩大。此病的临床特点是以心绞痛、心力衰竭和心律失常为主要临床表现。

8. ABCD【解析】临床上将原来的初发型心绞痛、恶化型心绞痛和各型自发性心绞痛统称为不稳定型心绞痛（UAP）。其特点是疼痛发作频率增加、程度加重、持续时间延长、发作诱因改变，甚至在休息时也会出现持续时间较长的心绞痛。含化硝酸甘油效果差，或无效。

9. ABCD【解析】溶栓治疗的适应证：①发病12小时以内到不具备急诊PCI治疗条件的医院就诊、不能迅速转运、无溶栓禁忌证的ST段抬高型心肌梗死患者均应进行溶栓治疗。②患者就诊早（发病≤3小时）而不能及时进行介入治疗者，或虽具备急诊PCI治疗条件，但就诊至球囊扩张时间与就诊至溶栓开始时间相差>60分钟。且就诊至球囊扩张时间>90分钟者应优先考虑溶栓治疗。③对再梗死患者，如果不能立即（症状发作后60分钟内）进行冠状动脉造影和PCI，可给予溶栓治疗。④对发病12~24小时仍有进行性缺血性疼痛和至少2个胸导联或肢体导联ST段抬高>0.1mV的患者，若无急诊PCI条件，在经过选择的患者也可溶栓治疗。所以，本题的正确答案为A、B、C、D。选项E属于溶栓治疗的禁忌证。

10. ABD【解析】有哮喘和/或阻塞性肺病时，应首选钙通道阻滞药。变异型心绞痛时，首选钙通道阻滞药。伴有周围动脉（有明显症状者）病症时首选钙通道阻滞药。抑郁性病症者应避免使用钙通道阻滞药。中重度左心功能衰竭者用β受体阻断药或钙通道阻滞药应慎重。

11. BC【解析】参见A1型题第28题解析。噻氯匹定及氯吡格雷属于ADP抑制药。

12. CDE【解析】参见A1型题第28题解析。阿昔单抗、替罗非班和依替巴肽属于糖蛋白Ⅱb/Ⅲa受体拮抗药。

13. BE【解析】室性心律失常多见于急性前壁心肌梗死患者，可表现为室性期前收缩，也可能发生室性心动过速和心室颤动。

14. BCDE【解析】不稳定型心绞痛的发病机制可能涉及冠脉粥样硬化斑块上有非阻塞性血栓、动力性冠脉阻塞、冠状动脉严重狭窄、冠状动脉炎症、全身疾病加重的不稳定型心绞痛。所以，本题的正确答案为 BCDE。选项 A 为稳定型心绞痛的发病机制。

15. BCDE【解析】超声心动图负荷试验按负荷的性质可分为药物负荷试验（常用多巴酚丁胺）、运动负荷试验、心房调搏负荷试验以及冷加压负荷试验。

16. ACDE【解析】根据负荷后室壁的运动情况，可将室壁运动异常分为运动减弱、运动消失、矛盾运动及室壁瘤。

17. ABCD【解析】充血型缺血性心肌病患者可出现各种心律失常，心律失常一旦出现，常持续存在，其中以室性期前收缩、心房颤动、病态窦房结综合征、房室传导阻滞多见。

18. ABCE【解析】心电图负荷试验检查的指征：①临床上怀疑冠心病，为进一步明确诊断。②对稳定型心绞痛患者进行危险分层。③冠状动脉搭桥及心脏介入治疗前后的评价。④陈旧性心肌梗死患者对非梗死部位心肌缺血的监测。所以，正确答案为 ABCE。选项 D 属于心电图负荷试验检查的禁忌证。

19. ABCD【解析】不稳定型心绞痛有以下情况时应视为冠脉造影强适应证：①近期内心绞痛反复发作，胸痛持续时间较长，药物治疗效果不满意者可考虑及时行冠状动脉造影，以决定是否急诊介入性治疗或急诊冠状动脉旁路移植术（CABG）。②原有劳力性心绞痛近期内突然出现休息时频繁发作者。③近期活动耐量明显减低，特别是低于 Bruce Ⅱ 级或 4 METs者。④梗死后心绞痛。⑤原有陈旧性心肌梗死，近期出现由非梗死区缺血所致的劳力性心绞痛。⑥严重心律失常、LVEF<40%或充血性心力衰竭。

20. ABCD【解析】急性冠状动脉综合征（ACS）是一组由急性心肌缺血引起的临床综合征，主要包括不稳定型心绞痛（UA）、非 ST 段抬高心肌梗死（NSTEMI）、ST 段抬高型心肌梗死（STEMI）和心源性猝死。

21. ACD【解析】参见 B 型题第 20 题解析。

22. ABC【解析】急性心肌梗死时的心力衰竭主要与大量心肌坏死、心室重构和心脏扩大有关，也可继发于心律失常或机械并发症。

23. AB【解析】心电图运动平板或踏车运动试验，是目前诊断冠心病心肌缺血最常用的方法。

24. BDE【解析】血小板糖蛋白（GP）Ⅱb/Ⅲa 受体拮抗药适用于不稳定型心绞痛高危患者、不稳定型心绞痛行介入治疗患者和非 ST 段抬高型心肌梗死患者的治疗。

25. ABCD【解析】不稳定型心绞痛的治疗如下。①控制心绞痛发作：使用硝酸甘油、硝酸酯类药物、β 受体阻断药、钙通道阻滞药。②抗血小板治疗：阿司匹林（首选药物）、氯吡格雷、血小板糖蛋白Ⅱb/Ⅲa 受体抑制药。③抗凝血酶治疗：普通肝素、低分子肝素、水蛭素。④抗血栓治疗的联合应用。⑤调脂治疗：他汀类药物。⑥经皮冠状动脉介入治疗（PCI）和外科手术治疗。PCI 术后复发心绞痛，故不稳定型心绞痛禁用。

26. ABDE【解析】冠心病的二级预防是指患有冠心病后，在一级预防的基础上针对疾病采取药物治疗，旨在降低心绞痛、心肌梗死的发生率和病死率。医学上将冠心病的二级预防用药总结为“ABCDE”五个字母。①A：阿司匹林，血管紧张素转换酶抑制药：主要是抗血小板凝集和释放，改善前列腺素与血栓 A_2 的平衡，预防动脉硬化形成。②B：控制好患者的血压，使用β受体阻断药将患者的心率减慢。③C：戒烟及降低血脂、胆固醇。④D：控制血糖，合理饮食（尤其是低盐低脂饮食）。⑤E：有氧运动，并参加健康宣教。

27. ABDE【解析】敏感的心脏标志物测定可发现无心电图改变的小灶性梗死。建议于入院即刻、2~4 小时、6~9 小时、12~24 小时测定血清心脏标志物。

28. ABCD【解析】非 ST 段抬高型心肌梗死（NSTEMI）属于急性冠脉综合征（ACS）中的一种类型，通常由动脉粥样硬化斑块破裂引起，临床表现为突发胸痛但不伴有 ST 段抬高。通常心电图表现为持续性或短暂 ST 段压低或 T 波倒置或低平，但也有部分患者无变化；此外，多数非 ST 段抬高心肌梗死的患者伴有血浆肌钙蛋白水平升高。所以，选项 A、C、D 正确。NSTEMI 与不稳定型心绞痛（UAP）相似，多数是不稳定的冠状动脉粥样硬化斑块破裂，伴或不伴有血管收缩，随后血小板血栓附着于血管壁，引起冠脉血流量突然严重下降，导致一系列的临床后果。所以，选项 B 正确。在临床实践中，80%的患者表现为胸痛时间的延长，20%的患者表现为心绞痛症状的加重。所以，选项 E 错误。

29. ABC【解析】左心导管检查通常采用穿刺股动脉（Judkins 技术）、肱动脉（Sones 技术）或桡动脉的方法。

30. BDE【解析】冠心病稳定型心绞痛的发作部位主要位于心前区、胸骨体上段或胸骨后，界线不清楚，约有手掌大小。所以，选项 A 错误。心绞痛发作时，患者常无明显的疼痛，而表现为压迫、发闷或紧缩感，也可有烧灼感，但不尖锐，非针刺样或刀割样痛，偶伴濒死、恐惧感。所以，选项 B 正确。休息（静止）或含化硝酸甘油有效。所以，选项 C 错误。持续时间多为 3~5 分钟。短者亦可为 30 秒，长者可达 20 分钟。所以，选项 D 正确。诱因以劳力最为常见，如走路快、上楼、爬坡、顶风骑车等。亦可为情绪激动或精神打击所诱发。所以，选项 E 正确。

31. BD【解析】参见 A1 型题第 46 题解析。

32. ABCE【解析】非 ST 段抬高心肌梗死患者应该行冠状动脉血管造影检查，ACC/AHA 建议对于出现新的 ST 段压低、肌钙蛋白升高、药物治疗下仍反复发作的胸痛、左心室功能不全及伴有其他高危因素者，应行冠状动脉造影检查。

33. BCDE【解析】非 ST 段抬高心肌梗死患者增加出血风险的因素：过量或过度使用抗血栓药物、联合应用抗血栓药物、不同的抗凝药物交替使用、患者年龄、女性、低体重、肾功能下降、基础血红蛋白水平低以及介入治疗等。

34. BCDE【解析】急性心肌梗死伴心力衰竭的临床特点包括呼吸困难、窦性心动过速、第三心音和肺内啰音。不包括选项 A“室上性心动过速”。

35. CD【解析】急性心肌梗死后溶栓后，临床主要的间接判定指标包括症状、再灌注心律失常、心肌酶学峰值前移、心电图，其中心电图和心肌坏死标志物峰值前移最重要。

六、案例分析题

1. B【解析】心绞痛与心肌梗死的鉴别非常重要。本题所列出的选项中，超声心动图可通过观察室壁运动来鉴别，当发生急性心肌梗死时，梗死区域的室壁运动可减弱或消失。而一般心绞痛时室壁运动变化不大。但当梗死面积较小，或已伴有陈旧心肌梗死的患者再发原部位缺血时，超声心动图难以作出鉴别。胸部X线检查、Holter检测、血脂分析对鉴别心梗及心绞痛无临床意义。血清心肌酶谱检查是临床最常用的鉴别手段。一般急性心肌梗死有典型的心肌酶谱动态变化，而心绞痛患者绝大多数心肌酶谱属正常，或仅有轻微的改变。因此，心肌酶谱在鉴别心肌梗死与心绞痛方面是最重要的。

2. ACDE【解析】变异型心绞痛的心电图特点：心肌缺血发作时，相关导联ST段抬高。

3. B【解析】变异型心绞痛时，首选的治疗药物是钙通道阻滞药，β受体阻断药可能加重该型心绞痛，不可选用。

4. D【解析】下壁心肌梗死常累及心传导系统，易发生房室传导阻滞等心律失常。交界性逸搏心律是最常见的逸搏心律，见于窦性停搏以及三度房室阻滞等。所以，最可能的心律失常表现为三度房室阻滞、交界性逸搏心律。

5. C【解析】急性下壁心肌梗死发生房室传导阻滞时缺血部位主要位于房室结内，而房室结动脉可来源于右冠状动脉（87.5%）或左冠状动脉的回旋支（12.5%）之一或两者的双重血供，两支动脉与房室结动脉均有良好的侧支循环，因此单支血管阻塞一般不会发生房室传导阻滞。

6. AD【解析】参见案例分析题第4题解析。

7. ABC【解析】交界性逸搏心律的心电图表现：QRS波群形态与窦性下传的QRS波群一致；P波位于QRS波群前时，PR间期小于0.10秒；或在QRS波群附近（前、中、后）出现逆行P波，其在Ⅰ、Ⅱ、aVF导联倒置，aVR导联直立，P′R间期<0.12秒，RP间期<0.20秒；QRS频率为40~60次/分，慢而规则。

8. BD【解析】急性下壁心肌梗死患者发生房室传导阻滞部分是一过性或暂时的，积极治疗心肌梗死后部分患者可以恢复；未恢复的患者可先尝试给予药物（阿托品或异丙肾上腺素）维持心室率；严重的房室传导阻滞患者如果药物治疗反应不佳或存在血流动力学异常则给予临时起搏治疗；若10~14天后仍然依赖起搏器，则需植入永久起搏器。

9~10 C、A【解析】患者最可能的诊断是心脏神经症。心脏神经症患者胸痛常为几秒钟的刺痛或持久几小时的隐痛，胸痛部位多在左胸乳房下心尖部附近。症状多在劳力之后出现，而不在劳力的当时发生。常喜欢叹息性呼吸。心电图有ST段改变，睡眠差，胃区不适。

11. E【解析】心脏神经症是一类以心血管系统功能失常为主要临床表现的临床综合征。可表现为心悸、心慌、呼吸困难、气促等，部分患者可表现为心绞痛，即心前区疼痛，多为针刺样或刀割样疼痛，持续时间较长，有时与活动无明显关系，休息时也可能发生。还有部分自主神经功能紊乱的症状，可表现为多汗、焦虑、大便多、小便频；以及部分非特异性症状，如失眠、多梦、头晕、恶心、焦虑等。

12. ADE【解析】心脏神经症症状多在劳力之后出现，而不在劳力的当时发生。患者症状多在安静时出现，体力活动或注意力转移后症状反而缓解，常可以耐受较重的体力活动而不出现症状。含服硝酸甘油无效或在10多分钟后才“见效”，常伴有心悸、疲乏及其他神经衰弱的症状，常喜欢叹息性呼吸。

13. E【解析】运动平板试验基于运动能引起心肌缺血，又因无创、简便易行已成为诊断冠心病及评估预后、疗效的重要手段。故题中患者应行运动平板检查，如阴性则给予精神安慰和安定类药物。

14. AD【解析】为明确诊断需要紧急检查的项目包括心电图和血清心肌酶。心电图是诊断心肌梗死必备依据之一，有其特征性改变和动态改变，故临床只要疑诊有心肌梗死的胸痛患者就必须尽快（到达急诊室后10分钟内）记录12导联或18导联（加做$V_{7\sim9}$和$V_3R\sim V_5R$）心电图。血清心肌酶谱检查是临床最常用的鉴别手段。一般急性心肌梗死有典型的心肌酶谱动态变化，而心绞痛患者绝大多数心肌酶谱属正常，或仅有轻微的改变。因此，心肌酶谱在鉴别心肌梗死与心绞痛方面是最重要的。

15. ACD【解析】WHO的AMI诊断标准：依据典型的临床表现，特征性的ECG改变，血清心肌标志物水平动态改变。3项中具备2项，特别是后2项即可确诊。

16. ADE【解析】判断急性心肌梗死后溶栓成功的临床指标参见A1型题第96题解析。冠状动脉造影TIMI 2级或3级血流是评估冠状动脉血流灌注的“金标准”，但临床中并非常规用于评价是否溶栓成功。

17. BCD【解析】患者急性心肌梗死诊断明确，须改善心肌缺血，主动脉内球囊反搏（IABP）能有效增加心肌血供和减少耗氧量，使冠心病患者受益最大。PCI是公认的目前最安全、有效的恢复心肌再灌注的手段。患者目前合并心力衰竭，必要时静脉注射毛花苷C进行强心治疗。

18. ACE【解析】为明确诊断，应立即进行的检查项目包括心电图、超声心动图、心肌标志物。

19. ADE【解析】急诊心电图示$V_1\sim V_6$、Ⅰ、aVL导联ST段弓背向上抬高，可诊断为急性广泛前壁心肌梗死。超声心动图：室壁节段性运动异常（前壁、前间壁中段、各壁心尖段），可诊断为冠心病。左心室舒张功能减退，LVEF 44%，说明心功能不全。

20. ABEF【解析】阿司匹林通过抑制血小板抗氧化酶，可降低ACS患者的短期和长期死亡率。若无禁忌，所有ACS患者应尽早接受阿司匹林治疗。所以选项A正确。发病12小时内的急性心肌梗死，仍有胸痛和心电图ST段抬高，拟对梗死相关动脉行急诊PCI，作为溶栓治疗的替代治疗使血管再通时，应考虑行急诊冠状动脉造影。所以选项B正确。患者频发室性期前收缩，予胺碘酮抗心律失常。所以选项E正确。IABP能有效增加心肌血供和减少心肌耗氧量，使冠心病患者受益最大。所以选项F正确。

21. BD【解析】根据突发呼吸困难，症状持续不缓解，不能平卧，可诊断为急性心力衰竭。根据胸骨左缘第3、4肋间可闻及5/6级粗糙收缩期杂音，杂音传导广泛，未闻及心包摩擦音，可诊断为室间隔破裂穿孔。

22. ABDE【解析】通过超声心动图检查，可以了解心脏功能，显示出室间隔穿孔的大小、部位及心室间隔过隔血流的分流量，并对是否合并室壁瘤及二尖瓣功能异常作出诊断。所以选项A正确。室间隔穿孔内科保守治疗效果差，手术治疗是公认有效的治疗方法。故应选B、D。急性心梗患者出现室间隔穿孔可导致原功能衰竭，需IABP辅助治疗。故选E。

23. E【解析】稳定型的心绞痛指的是劳力性的稳定型心绞痛。是指近1~3个月内心绞痛的发作频率、持续时间、诱发胸痛的劳累程度、含服硝酸甘油后症状缓解的时间均保持稳定。该患者心绞痛的发作特点符合以上规律，故本题正确答案为E。

24. ABCF【解析】典型心绞痛的诱因以劳力最为常见，如走路快、上楼、爬坡、顶风骑车等。亦可为情绪激动或精神打击所诱发。发作部位主要位于心前区、胸骨体上段或胸骨后，界线不清楚，约有手掌大小。心绞痛发作时，患者常无明显的疼痛，而表现为压迫、发闷或紧缩感，也可有烧灼感，但不尖锐，非针刺样或刀割样痛，偶伴濒死、恐惧感。持续时间多为3~5分钟。短者亦可为30秒，长者可达20分钟。稳定型心绞痛可数天或数星期发作一次，也可一日内发作多次。

25. BDF【解析】心电图的表现上可以显示ST段水平型压低，ST段弓背向上抬高，T波倒置或者高尖。

26. ABCDE【解析】患者应进行的处理措施有冠脉造影，了解冠脉病变情况；使用阿司匹林进行抗血小板治疗；使用美托洛尔、普伐他汀和ACEI药物预防心肌梗死。

27. DEF【解析】美托洛尔属于β受体阻断药，通过减慢心率、降低血压和抑制心肌收缩力而降低心肌耗氧量，从而缓解心绞痛症状，对改善近、远期预后有益。

28. BCE【解析】通过心电图示多导联明显的ST段压低>1.0mV，可诊断为非ST段抬高型心肌梗死。ST-T压低性动态改变是非ST段抬高心肌梗死的特征性心电图变化。根据发作性左前胸闷痛2年，近日发作频繁，每次时间在20分钟以上。可诊断为不稳定型心绞痛。根据颈静脉无充盈，双肺大量细小水泡音，心前区未闻及杂音，腹部查体未见异常，双下肢无水肿，可诊断为心力衰竭，为急性心肌梗死的症状表现。因此，患者可能考虑的诊断为不稳定型心绞痛、非ST段抬高型心肌梗死和急性心肌梗死。

29. A【解析】目前最有价值的检查为肌钙蛋白。肌钙蛋白是诊断心肌坏死最特异和敏感的首选标志物，急性心肌梗死（AMI）症状发生后2~4小时开始升高，10~24小时达到峰值，肌钙蛋白超过正常上限结合心肌缺血证据即可诊断AMI。TnT升高的幅度和持续时间可作为UAP与AMI的鉴别诊断。通常，非ST段抬高心肌梗死发病后48~72小时会有肌钙蛋白的升高，而肌钙蛋白的灵敏度和特异度明显高于肌酸激酶，在肌酸激酶正常的患者群中，有将近1/3的人高敏肌钙蛋白检测可以表现为肌钙蛋白水平增高。

30. ABDEF【解析】选项 A、B、D、E、F 均可用于患者的治疗，不稳定型心绞痛和非 ST 段抬高型心肌梗死禁忌溶栓治疗。

31. E【解析】患者应考虑的诊断是非 ST 段抬高型心肌梗死。ST-T 压低性动态改变是非 ST 段抬高心肌梗死的特征性心电图变化。通常，非 ST 段抬高心肌梗死发病后 48~72 小时会有肌钙蛋白的升高。

32. ABCD【解析】非 ST 段抬高型心肌梗死（NSTEMI）表现为胸骨后压榨性疼痛，伴有向左侧肩部、颈部以及下腭放射，常伴有冷汗、恶心、腹痛、呼吸困难、晕厥等症状。也有部分患者表现为上腹痛、新出现的消化不良、胸部刺痛、肋软骨炎样疼痛或者进行性的呼吸困难等不典型症状，这种不典型的临床症状常常发生在 24~40 岁和年龄大于 75 岁、女性及合并糖尿病、慢性肾衰竭或痴呆的患者。

33. A【解析】ST-T 波动态变化是 NSTEMI 最有诊断价值的心电图表现。进行性胸痛患者应即刻（<10 分钟）做 12 导联心电图，必要时加做 18 导联心电图。症状发作时可记录到一过性 ST 段改变（常表现 2 个或以上相邻导联 ST 段下移≥0. 1mV），症状缓解后 ST 段缺血性改变改善，或者发作时倒置 T 波呈“伪正常化”。

34. ACDE【解析】NSTEMI 包括多种临床表现，比较严重或典型的临床症状：①长时间的静息心绞痛（>20 分钟）。②新发的严重心绞痛（加拿大分级Ⅲ级）。③近期稳定型心绞痛加重（加拿大分级Ⅲ级以上）。④心肌梗死后心绞痛。

35. CDE【解析】参见 A1 型题第 28 题解析。

36. BCDE【解析】诊断明确后应给予的治疗有抗凝治疗、缓解心绞痛、抗血小板治疗、抗血小板负荷后行冠状动脉造影。溶栓治疗对 NSTEMI 没有益处，反而可能有增加心肌梗死的危险，因为溶栓剂可激活血小板，促进血栓形成。

37. CEF【解析】根据胸痛反复发作 1 周，多在夜间休息，含服硝酸甘油难以缓解，可诊断为不稳定型心绞痛。所以选择 E。根据心绞痛在休息时发生，心电图示 V_5~V_6导联 ST 段抬高 0. 3mV，对应导联压低，胸痛缓解后，心电图恢复正常，可诊断为变异型心绞痛。所以选择 C。根据疼痛多于夜间发作，符合十二指肠溃疡典型空腹时上腹痛的特点。故选项 F。

38. ABCDE【解析】患者进一步应进行的检查方法有心肌酶谱、超声心动图、放射性核素检查、冠状动脉造影、动态心电图，不需要进行胸部 X 线检查。因此，正确答案为ABCDE。

39. ABCDF【解析】选项 ABCDF 均适合患者进行治疗。选项 E“低分子右旋糖酐”可加重溃疡，所以不适合十二指肠球部溃疡患者服用。

40. B【解析】变异型心绞痛的发作与活动无关，疼痛发生在安静时，发作时心电图 ST 段弓背向上抬高，发作过后 ST 段弓背下降，不出现病理性 Q 波。

41. ABCD【解析】运动和其他心肌需氧量增加等情况多为心绞痛发作的诱因，故选 A。

胸痛部位及持续时间符合心绞痛的发病特点，故选B。高血压、糖尿病史为冠心病易患因素，故选C。母亲死于卒中提示家族中有血管病家族史，故选D。

42. BCDE【解析】对高血压合并糖尿病患者，血压应控制在130/80mmHg。所以，选项A错误。β受体阻断药可作为劳力性心绞痛首选，而钙离子通道阻滞药应作为自发性心绞痛首选。所以，选F错误。因此，本题的正确答案为B、C、D、E。

43. B【解析】阿司匹林与抗血小板药氯吡格雷合用，可增加出血的风险。故两药不可同时使用。

二尖瓣关闭不全

第十三章　心脏瓣膜病

一 A1 型题

1. 关于二尖瓣狭窄的病因，叙述不正确的是
   A. 最常见病因为风湿热
   B. 约半数患者多有反复链球菌扁桃体炎或咽峡炎史
   C. 多次发作急性风湿热较一次发作出现狭窄早
   D. 二尖瓣狭窄伴有二尖瓣关闭不全占风心病的 25%
   E. 老年性二尖瓣环或环下钙化为罕见病因
2. 二尖瓣置换术的适应证不包括
   A. 出现症状的急性重度二尖瓣关闭不全患者
   B. 慢性重度二尖瓣关闭不全患者，无严重左室功能不全的情况下
   C. 无症状慢性重度二尖瓣关闭不全患者，左室功能正常，但出现新发心房颤动
   D. 二尖瓣关闭不全和狭窄，虽以狭窄为主，但为漏斗型病变
   E. 连枷样瓣叶引起的二尖瓣反流
3. 彩色多普勒显像检查诊断二尖瓣狭窄的主要依据为
   A. 纤维化或钙化　　B. 二尖瓣增厚
   C. 二尖瓣口狭窄　　D. 二尖瓣狭窄舒张期湍流频谱
   E. 左房扩大
4. 以下疾病容易导致压力负荷过重引起心衰的是
   A. 主动脉瓣关闭不全　　B. 二尖瓣关闭不全
   C. 动脉导管未闭　　D. 肺动脉瓣狭窄
   E. 甲状腺功能亢进症
5. 以下属于二尖瓣狭窄少见的并发症的是
   A. 脑梗死　　B. 心房颤动
   C. 肺部感染　　D. 急性肺水肿
   E. 感染性心内膜炎
6. 以下先天性心血管病，血流动力学障碍结果显示胸部 X 线片肺纹理稀少的是
   A. 房间隔缺损　　B. 室间隔缺损

C. 动脉导管未闭
D. 肺动脉瓣狭窄
E. 法洛四联症

7. 主动脉瓣狭窄在正常心排血量时压力阶差峰值至少应大于
A. 35mmHg
B. 40mmHg
C. 45mmHg
D. 50mmHg
E. 55mmHg

8. 风湿性心脏病中最易发生猝死的是
A. 二尖瓣狭窄
B. 二尖瓣关闭不全
C. 主动脉瓣狭窄
D. 主动脉瓣关闭不全
E. 二尖瓣狭窄兼主动脉瓣关闭不全

9. 二尖瓣狭窄合并肺动脉高压时的心电图表现为
A. 左心室肥大，电轴左偏
B. 右心室肥大，电轴左偏
C. 左心室肥大，电轴右偏
D. 右心室肥大，电轴右偏
E. 左心室肥大呈双峰形

10. 二尖瓣关闭不全的并发症中，最为多见的栓塞是
A. 肺栓塞
B. 冠状动脉栓塞
C. 脑栓塞
D. 肾栓塞
E. 脾栓塞

11. 二尖瓣关闭不全的病理生理特点，正确的是
A. 慢性二尖瓣关闭不全早期常反复出现肺水肿、咯血
B. 急性二尖瓣关闭不全时无代偿机制
C. 反流量仅取决于反流面积的大小
D. 慢性二尖瓣关闭不全时主要靠心室肥厚增加心脏输出量代偿
E. 血流动力学障碍主要是左房、左室无效性血流的往返流动

12. 心脏瓣膜病最常受累的瓣膜是
A. 二尖瓣+主动脉瓣
B. 主动脉瓣
C. 肺动脉瓣
D. 三尖瓣
E. 二尖瓣

13. 重度二尖瓣狭窄引起急性肺水肿伴休克的主要原因是
A. 心室收缩功能明显减退
B. 回流至左室血量明显减少
C. 明显肺动脉高压，右心排血受阻
D. 右室增大
E. 严重缺氧，毛细血管床扩大引起血容量不足

14. 二尖瓣关闭不全的常见并发症和致死主要原因为
A. 呼吸道感染
B. 心房颤动

C. 心力衰竭　D. 感染性心内膜炎
E. 栓塞

15. 主动脉瓣慢性关闭不全体征表现为
A. 收缩压、舒张压和脉压正常　B. 收缩压升高，舒张压稍低，脉压稍增大
C. 收缩压正常，舒张压降低，脉压升高　D. 收缩压升高，舒张压降低，脉压增大
E. 收缩压、舒张压和脉压均下降

16. 二尖瓣狭窄患者易于发生房性心律失常，尤其是
A. 窦性心动过速　B. 心房颤动
C. 心室颤动　D. 心房扑动
E. 期前收缩

17. 最可能发生晕厥的心脏瓣膜病是
A. 二尖瓣狭窄　B. 主动脉瓣狭窄
C. 三尖瓣关闭不全　D. 二尖瓣关闭不全
E. 主动脉瓣关闭不全

18. 肺动脉瓣关闭不全最常见的病因是
A. 特发性肺动脉扩张　B. 肺动脉瓣病变如风湿性心脏病
C. 马方综合征致肺动脉扩张　D. 感染性心内膜炎致肺动脉瓣穿孔
E. 继发于肺动脉高压的肺动脉干根部扩张

19. 获得性肺动脉瓣狭窄的常见病因为
A. 类癌综合征　B. 风湿性心瓣膜病
C. 心内膜炎　D. 努南（Noonan）综合征
E. 法洛四联症

20. 大咯血常发生于以下哪种情况
A. 风湿性心脏病，二尖瓣关闭不全　B. 风湿性心脏病，二尖瓣狭窄并关闭不全
C. 先天性心脏病，室间隔缺损　D. 风湿性心脏病，二尖瓣狭窄伴肺动脉高压
E. 风湿性心脏病，二尖瓣狭窄并主动脉瓣狭窄

21. 风心病二尖瓣狭窄患者，随右心衰竭的加重，下列临床表现将减轻的是
A. 肝大压痛　B. 下肢水肿
C. 颈静脉曲张　D. 心尖区舒张期隆隆样杂音
E. 呼吸困难

22. 超声心动图检查结果说明主动脉瓣关闭不全系风湿病引起的是
A. 主动脉瓣呈二叶瓣　B. 主动脉瓣根部扩张
C. 主动脉瓣增厚钙化　D. 左室乳头肌，腱索反射增强钙化
E. 主动脉瓣与二尖瓣叶增厚钙化、缩短，二尖瓣口面积$<1.2cm^2$

23. 以下关于二尖瓣狭窄的体征，叙述正确的是
A. 心尖区可触及收缩期震颤
B. 第一心音减弱或消失
C. 主动脉瓣第二心音亢进，分裂
D. 肺动脉瓣区舒张期高调泼水样杂音
E. 心尖区舒张中晚期隆隆样杂音，左侧卧位明显
24. 风湿性心脏病单纯二尖瓣狭窄的X线表现为
A. 心脏呈靴形
B. 主动脉增宽
C. 主动脉、主动脉弓普遍扩张
D. 左心室明显增大
E. 心脏外形呈鸭梨状
25. 颈静脉扩张伴明显的收缩期搏动见于
A. 三尖瓣关闭不全
B. 二尖瓣关闭不全
C. 主动脉瓣关闭不全
D. 肝脓肿
E. 严重的门静脉高压
26. 主动脉瓣狭窄致猝死的常见原因为
A. 心排血量不足致脑供血不足
B. 急性心肌缺血致心室颤动
C. 主动脉瓣口面积 $1cm^2$ 左右出现
D. 急性左心衰竭
E. 急性心肌缺血致心肌梗死
27. 风湿性心脏病严重二尖瓣狭窄突发大咯血是由于
A. 肺毛细血管破裂
B. 合并肺结核
C. 急性肺水肿
D. 支气管静脉破裂
E. 合并支气管扩张
28. 我国慢性二尖瓣关闭不全最常见的病因是
A. 风湿热
B. 二尖瓣脱垂综合征
C. 老年退行性瓣膜病
D. 冠心病乳头肌功能障碍
E. 结缔组织疾病
29. 关于主动脉瓣狭窄的听诊特点，叙述不正确的是
A. 第一心音（S_1）正常
B. 轻度狭窄时，第二心音（S_2）正常
C. 严重狭窄时，左室射血时间显著延长，出现S_2逆分裂
D. 中、重度狭窄时，产生明显的第四心音（S_4）
E. 风湿性主动脉瓣狭窄产生喷射音
30. 慢性主动脉瓣关闭不全的临床表现，叙述正确的是
A. 心悸常是最早的表现
B. 晚期出现头部强烈搏动感症状
C. 早期出现左心室衰竭表现
D. 晕厥较主动脉瓣狭窄常见
E. 心绞痛较主动脉瓣狭窄时常见

31. 三尖瓣狭窄（TS）的最常见病因为
A. 风湿性心脏病
B. 先天性三尖瓣闭锁
C. 类癌综合征
D. 右房肿瘤
E. 急性肺水肿
32. 按戈林（Gorlin）公式计算，平均身材成年人的有效主动脉瓣口面积约为
A. $0.5cm^2$
B. $0.8cm^2$
C. $1cm^2$
D. $2cm^2$
E. $3cm^2$
33. 在我国，心脏瓣膜病最常见的病因是
A. 先天性心脏病
B. 风湿性心脏病
C. 系统性红斑狼疮
D. 感染性心内膜炎
E. 老年性退行性钙化
34. 下列心脏瓣膜病中，最易引起心绞痛的是
A. 二尖瓣狭窄
B. 二尖瓣关闭不全
C. 主动脉瓣狭窄
D. 主动脉瓣关闭不全
E. 肺动脉瓣狭窄
35. 奥斯汀·弗林特（Austin Flint）杂音见于
A. 二尖瓣关闭不全
B. 二尖瓣狭窄
C. 主动脉瓣关闭不全
D. 主动脉瓣狭窄
E. 肺动脉瓣关闭不全
36. 感染性心内膜炎最常见的心脏病病因是
A. 先天性心血管畸形
B. 主动脉瓣或二尖瓣关闭不全
C. 冠心病乳头肌功能不全
D. 肺源性心脏病
E. 二尖瓣脱垂
37. 成人主动脉狭窄行人工瓣膜置换术的主要指征是
A. 伴有进行性心脏增大和/或明显左心室功能不全的无症状的重度狭窄患者
B. 无症状的轻、中度狭窄患者
C. 非钙化性先天性主动脉瓣严重狭窄
D. 严重左心室功能不全、高龄、合并主动脉瓣关闭不全或冠心病
E. 重度狭窄（瓣口面积 $<0.75cm^2$ 或平均跨瓣压差 $>50mmHg$）伴心绞痛、晕厥或心力衰竭症状
38. 冠心病患者出现心前区收缩期喀喇音及收缩晚期吹风样杂音，是由于
A. 心室壁瘤
B. 心力衰竭
C. 室间隔穿孔
D. 乳头肌功能不全致二尖瓣脱垂

E. 二尖瓣相对性关闭不全

39. 右心室搏动呈高动力冲击感见于

A. 严重的门静脉高压
B. 肝脓肿
C. 主动脉瓣关闭不全
D. 二尖瓣关闭不全
E. 三尖瓣关闭不全

40. 最容易发生脑栓塞的情况为

A. 主动脉瓣狭窄合并心房颤动
B. 肺动脉瓣狭窄合并心房颤动
C. 心力衰竭合并心房颤动
D. 二尖瓣狭窄合并心房颤动
E. 原发性高血压合并心房颤动

41. 引起二尖瓣狭窄的主要死亡原因是

A. 栓塞
B. 急性肺水肿
C. 心房颤动
D. 肺部感染
E. 充血性心力衰竭

42. 单纯二尖瓣狭窄时，第一心音亢进是因为

A. 心肌收缩力增强
B. 乳头肌功能失调
C. 二尖瓣及腱索增厚
D. 心脏收缩时，二尖瓣后叶关闭延迟
E. 心脏收缩时，二尖瓣前叶处于低位

43. 单纯二尖瓣狭窄患者可有

A. 左房扩大，右房缩小
B. 右房扩大，左房缩小
C. 右室缩小，左房扩大
D. 左室缩小或正常，左房扩大
E. 左房扩大，左室扩大

44. 提示二尖瓣狭窄为隔膜型的体征是

A. 心尖区杂音较弱
B. 心尖区杂音较响亮
C. 心尖区闻及第三心音
D. 心尖区二尖瓣开放拍击音
E. 肺动脉瓣区第二心音亢进

45. 三尖瓣狭窄的胸部 X 线特征是

A. 左心房扩大
B. 右心室扩大
C. 肺动脉主干突出
D. 主动脉球缩小
E. 肺血管影显著减少

46. 关于三尖瓣狭窄的临床表现，叙述不正确的是

A. 心排血量降低引起疲乏
B. 体循环淤血引起腹胀、食欲缺乏、消瘦等
C. 肝大伴收缩期前搏动
D. 胸骨左下缘有三尖瓣开瓣音
E. 与二尖瓣狭窄合并存在时，二尖瓣狭窄所致呼吸困难症状加重

47. 对风湿性二尖瓣关闭不全最具有诊断意义的体征是

A. 二尖瓣面容
B. 二尖瓣开放拍击音
C. 心尖区的全收缩期吹风样杂音
D. 心尖区第一心音增强，拍击性
E. 肺动脉瓣区第二心音增强，分裂

48. 三尖瓣关闭不全的特殊超声心动图表现不包括
A. 风湿性心脏病
B. 埃布斯坦（Ebstein）综合征
C. 左心房和左心室扩大
D. 三尖瓣脱垂
E. 继发性三尖瓣关闭不全

49. 风湿性心脏病主动脉瓣狭窄常见的临床“三联征”为
A. 呼吸困难、心绞痛、心房颤动
B. 呼吸困难、心绞痛、晕厥
C. 呼吸困难、心绞痛、细迟脉
D. 心绞痛、晕厥、细迟脉
E. 心绞痛、细迟脉、心房颤动

50. 肺动脉高压引起肺动脉瓣关闭不全时可有
A. 左侧的奥斯汀·弗林特（Austin Flint）杂音
B. 第二心音减弱或消失
C. 格雷厄姆·斯蒂尔（Graham Steel）杂音
D. 无肺动脉喷射音
E. 胸骨左缘第 2~4 肋间舒张期杂音，吸气时减弱

51. 肺动脉瓣狭窄瓣膜型的表现不包括
A. 肺动脉主干有多发狭窄
B. 瓣叶纤维化
C. 瓣叶增厚
D. 瓣叶粘连
E. 瓣口狭窄

52. 关于二尖瓣狭窄的叙述不正确的是
A. 右心室肥大、扩张
B. 左心室肥大、扩张
C. 右心房肥大、扩张
D. 左心房肥大、扩张
E. 肺淤血、水肿

53. 单纯性主动脉瓣关闭不全的常见病因是
A. 感染性心内膜炎
B. 主动脉夹层
C. 退行性主动脉瓣病变
D. 风湿性心脏病
E. 二叶主动脉瓣畸形

54. 肺动脉瓣狭窄的最常见病因为
A. 先天性心脏病
B. 获得性肺动脉瓣狭窄
C. 风湿性心瓣膜病
D. 心内膜炎
E. 努南（Noonan）综合征

55. 中度或重度二尖瓣狭窄时二尖瓣面积为

A. $\leqslant 3.0cm^2$
B. $\leqslant 2.5cm^2$
C. $\leqslant 2.0cm^2$
D. $\leqslant 1.5cm^2$
E. $\leqslant 0.5cm^2$

56. 缓解单纯二尖瓣狭窄的首选方法是
A. 二尖瓣闭式分离术
B. 二尖瓣置换术
C. 二尖瓣直视分离术
D. 经皮二尖瓣球囊成形术
E. 人工瓣膜置换术

57. 下列疾病听诊特征中无心尖区舒张期杂音的是
A. 严重主动脉瓣狭窄
B. 急性风湿性二尖瓣炎
C. 左心房黏液瘤
D. 严重主动脉瓣关闭不全
E. 二尖瓣狭窄

58. 下列结果单独存在能充分说明主动脉瓣关闭不全为风湿性的是
A. 主动脉瓣短缩，增厚、粘连伴狭窄
B. 主动脉瓣环扩张
C. 主动脉瓣呈二叶瓣
D. 主动脉瓣增厚钙化
E. 主动脉瓣根部扩张

59. 符合主动脉瓣狭窄的表现是
A. 晕厥多数在休息时发生
B. 心绞痛休息后不可缓解
C. 心尖区收缩期喀喇音
D. 反复发作心绞痛、晕厥
E. 心尖区收缩期吹风样杂音，向背部传导

60. 关于肺动脉瓣狭窄，下列描述错误的是
A. 依据病理变化分为三型
B. 瓣上型狭窄最多见
C. 狭窄上下压力差>40mmHg 者首选手术治疗
D. 右心导管可以明确诊断
E. 胸骨左缘第2肋间及收缩期可闻及喷射性杂音

61. 二尖瓣狭窄大咯血首选的治疗药物为
A. 毛花苷 C
B. 呋塞米
C. 氨甲环酸
D. 血管升压素
E. 甘油三酯

62. 典型的二尖瓣狭窄会出现的情况是
A. 左心室前负荷增加
B. 左心室后负荷增加
C. 左心房扩大，右心室扩大
D. 左心房缩小，左心室扩大
E. 左心房缩小，左心室缩小

63. 格雷厄姆·斯蒂尔（Graham Steell）杂音是指

A. 相对性主动脉瓣关闭不全的舒张期杂音

B. 相对性二尖瓣狭窄的舒张期杂音

C. 相对性二尖瓣关闭不全的收缩期杂音

D. 相对性肺动脉瓣关闭不全的舒张早期杂音

E. 相对性主动脉瓣狭窄的收缩期杂音

64. 下述疾病中不是心室容量负荷过度而导致心力衰竭的是

A. 高动力循环状态　　B. 主动脉瓣狭窄

C. 三尖瓣关闭不全　　D. 二尖瓣关闭不全

E. 主动脉瓣关闭不全

65. 主动脉瓣狭窄患者晕厥很少发生于（　　）时

A. 直立　　B. 运动中

C. 运动后即刻　　D. 身体向前弯曲

E. 休息

66. 二尖瓣分离术的适应证不包括

A. 二尖瓣病变为漏斗型，无明显二尖瓣关闭不全

B. 无风湿活动并存或风湿活动控制后 6 个月

C. 心功能Ⅱ~Ⅲ级

D. 有心房颤动及动脉栓塞但无新鲜血栓

E. 合并妊娠后，若反复发生肺水肿，内科治疗效果不佳

67. 二尖瓣关闭不全慢性重度反流显示的改变为

A. 左心房扩大　　B. 左心房和右心室扩大

C. 左心室扩大　　D. 左心房和左心室扩大

E. 全心扩大

68. 不是由主动脉根部扩张引起主动脉瓣关闭不全的疾病是

A. 感染性心内膜炎　　B. 梅毒性主动脉炎

C. 强直性脊柱炎　　D. 马方综合征

E. 特发性升主动脉扩张

69. 在二尖瓣狭窄时提示肺动脉高压的体征是

A. 开瓣音　　B. 第一心音亢进

C. 心尖部舒张期杂音出现晚　　D. 心界明显扩大

E. 肺动脉瓣区第二心音亢进、分裂

70. 慢性风湿性心瓣膜病变的表现，下列叙述不正确的是

A. 瓣膜增厚变硬　　B. 瓣膜短缩

C. 瓣叶间粘连　　D. 腱索增粗变短

E. 瓣膜断裂、穿孔

71. 慢性风湿性瓣膜病中联合瓣膜病常发生于

A. 二尖瓣和主动脉瓣
B. 二尖瓣和三尖瓣
C. 三尖瓣和主动脉瓣
D. 三尖瓣和肺动脉瓣
E. 主动脉瓣和肺动脉瓣

72. 下列关于二尖瓣关闭不全患者的早期病理生理改变，叙述正确的是

A. 左心房压力负荷增加
B. 左心室压力负荷增加
C. 左心室容量负荷增加
D. 肺静脉压力负荷增加
E. 肺静脉容量负荷增加

73. 风心病二尖瓣狭窄患者经常出现呼吸困难、咳嗽和咯血等症状，随病程延长，上述症状减轻，但出现腹胀、肝大，提示

A. 二尖瓣狭窄程度减轻
B. 发生二尖瓣关闭不全
C. 合并主动脉瓣狭窄
D. 合并主动脉瓣关闭不全
E. 进入右心功能不全期

二 A2 型题

1. 患儿，男，2 岁。因先天性心脏病入院治疗，查体：右心室压力增高，右室增大，肺动脉压力降低，心电图不完全性右束支传导阻滞，患儿应考虑为

A. 室间隔缺损
B. 房间隔缺损
C. 动脉导管未闭
D. 主动脉口狭窄
E. 肺动脉瓣狭窄

2. 患儿，女，5 岁。胸骨左缘第 2 肋间有响亮的收缩期喷射性杂音，传导广泛，可传至颈部，整个心前区甚至背部，常伴有震颤。X 线示肺血流减少，肺动脉段突出，右心室和右心房扩大。患者可诊断为

A. 室间隔缺损
B. 房间隔缺损
C. 动脉导管未闭
D. 肺动脉瓣狭窄
E. 冠状动静脉瘘

3. 患者，女性，34 岁。重度二尖瓣狭窄，淋雨后突发气急，咳嗽，咳粉红色泡沫痰，大汗淋漓急诊入院。查体：心率 120 次/分，律齐。心尖部舒张期杂音。两肺满布哮鸣音及湿啰音，考虑患者目前出现了

A. 右心室容量负荷过重
B. 心脏舒张受限
C. 左心室容量负荷过重
D. 右心室压力负荷过重
E. 肺淤血状态

4. 患者，男性，35 岁。快速走路或上二楼时感到心慌气短急诊。经诊断为主动脉瓣关闭不

全，左室扩大。超声心动图示左室射血分数40%，该患者的心功能诊断是

A. 心功能Ⅰ级
B. 心功能Ⅱ级
C. 心功能Ⅲ级
D. 心功能Ⅳ级
E. 无症状性心功能不全

5. 患者，女性，41岁。有4年心悸、水肿史。查体：心尖搏动左移，触及心尖区舒张期猫喘。对该患者进行心脏听诊时，可听到的最重要的杂音或异常心音是

A. 心尖区舒张期杂音
B. 心尖区第一音亢进
C. 肺动脉第二音亢进
D. 肺动脉瓣区舒张期杂音
E. 主动脉瓣区舒张期杂音

6. 患者，女性，25岁。心尖部听到舒张中期出现的先递减后递增型的隆隆样杂音，伴有第一心音增强；心律表现为节律不规则，第一心音强弱不一致，心率大于脉率现象。提示该患者的风湿性心脏瓣膜病是

A. 二尖瓣狭窄
B. 二尖瓣关闭不全
C. 二尖瓣狭窄并心房颤动
D. 二尖瓣狭窄并关闭不全
E. 二尖瓣关闭不全并心房颤动

7. 患者，男性，19岁。查体：心尖部舒张期隆隆样杂音伴开瓣音，心率72次/分，律齐，肺无异常，肝脾未触及，下肢不肿。超声心动图：二尖瓣瓣口面积1.7cm^2，平时活动无受限。患者应采取的处理措施为

A. 抗生素预防感染性心内膜炎
B. 二尖瓣分离术
C. 洋地黄治疗
D. 利尿药治疗
E. 避免重体力活动，定期随诊

8. 患者，女性，40岁。患风湿性心脏病二尖瓣狭窄9年，日常活动即出现胸闷、气短，做心脏彩超示重度二尖瓣狭窄。根据其临床表现，心功能可认为是

A. 心功能Ⅰ级
B. 心功能Ⅲ级
C. 心功能Ⅱ级
D. 心功能Ⅳ级
E. 以上都不是

9. 患者，女性，33岁。有4年风心病二尖瓣狭窄病史。近几年经常出现呼吸困难、咳嗽、咯血等症状，经内科治疗后，上述症状逐渐减轻，但有食欲缺乏、肝区疼痛、水肿。提示

A. 二尖瓣狭窄肝动脉栓塞
B. 二尖瓣狭窄左心功能不全
C. 合并二尖瓣关闭不全
D. 二尖瓣狭窄进入右心受累期
E. 合并主动脉瓣病变

10. 患者，女性，40岁。患风湿性心脏病多年，近1~2年来活动时心慌气短，少量咯血，超声心动图：二尖瓣口面积<1.5cm^2，心尖部可闻开瓣音，无活动风湿的临床及化验指

征，该患者最佳的治疗方案是

A. 预防呼吸道感染，避免体力活动　B. 利尿药治疗

C. 人工瓣膜置换术　D. 地高辛治疗

E. 经皮球囊二尖瓣成形术

11. 患者，男性，41岁。有风心病、二尖瓣狭窄，并发心房颤动2年，心室率为70次/分。下列治疗措施中最适宜的是

A. 口服地高辛　B. 电复律

C. 奎尼丁复律　D. 长期口服华法林

E. 维拉帕米

12. 患者，女性，71岁。因咳嗽，咳黄痰5天就诊。查体：主动脉瓣区粗糙的收缩期杂音。超声心动图示主动脉瓣狭窄，左室射血分数0.55，心电图检查正常。以下处理方法中，不适当的是

A. 抗生素　B. 化痰药物

C. 胸部X线检查　D. 定期做超声心动图

E. 血管紧张素转换酶抑制药

13. 患者，女性，65岁。发作性左胸痛3年，疼痛放射至左肩，发作持续3~4分钟，休息后可缓解。今日下午劳动时突发晕厥急诊。查体：血压90/60mmHg，神清，心率140次/分，主动脉瓣区可闻及收缩期喷射样杂音伴震颤，杂音向颈部传导，双肺呼吸音清。最可能的诊断是

A. 高血压病　B. 主动脉瓣狭窄

C. 主动脉扩张　D. 主动脉粥样硬化

E. 主动脉瓣关闭不全

14. 患者，女性，32岁。有3~4年呼吸困难史。查体：负性心尖搏动，心尖区舒张期杂音及开瓣音。该患者负性心尖搏动说明

A. 右室明显增大　B. 左室明显增大

C. 右室轻度增大　D. 左室轻度增大

E. 左右室皆增大

15. 患者，女性，36岁。活动后心悸、气喘1年余。查体：轻度贫血，心率快，律齐，胸骨右缘第2肋间闻及响亮而粗糙的收缩期3/6级杂音。首先应想到的疾病为

A. 动脉导管未闭　B. 主动脉瓣关闭不全

C. 二尖瓣关闭不全　D. 室间隔缺损

E. 主动脉瓣狭窄

16. 患者，女性，41岁。有4年反复关节红肿病史，心悸、气促，下肢水肿3年。2天前因活动后突发呼吸困难，咳粉红色泡沫痰入院。查体：心尖区舒张期隆隆杂音，双肺布满

水泡音。心电图示心动过速，二尖瓣型 P 波。患者最可能的诊断是

A. 风心病，二尖瓣狭窄，左房代偿期　B. 风心病，二尖瓣狭窄，左房失代偿期

C. 风心病，二尖瓣狭窄，左心衰竭期　D. 风心病，二尖瓣狭窄，右心衰竭期

E. 风心病，二尖瓣狭窄，全心衰竭期

17. 患者，女性，67 岁。风湿性心瓣膜病二尖瓣狭窄并关闭不全、主动脉瓣关闭不全病史 30 年，劳力时胸痛，可试用的药物是

A. 血管扩张药　B. 洋地黄类药物

C. 钙通道阻滞药　D. 利尿药

E. 硝酸酯类药物

18. 患者，男性，28 岁。近 2 年时有夜间阵发性呼吸困难，入院前一天出现气促，咳粉红色泡沫痰。查体：心率 130 次/分，心尖部可闻及舒张期隆隆样杂音。心电图示窦速，下列治疗措施不宜使用的是

A. 经乙醇湿化吸氧　B. 皮下注射吗啡

C. 静脉注射呋塞米　D. 静脉注射硝酸甘油

E. 静脉注射毛花苷 C

19. 患者，女性，33 岁。自觉呼吸困难，乏力 3~4 年。查体：心尖区舒张期杂音及三尖瓣区全收缩期吹风性杂音。心脏视诊时可看到

A. 心尖搏动向左向下移位　B. 心尖搏动增强

C. 心尖搏动减弱　D. 负性心尖搏动

E. 胸骨上窝搏动

20. 患者，男性，38 岁。左胸痛伴呼吸困难 1 周。查体：颈静脉充盈，左下肢水肿，呼吸 30 次/分，血氧分压 62mmHg。超声心动图提示右心室、右心房扩大，心电图和胸部 X 线检查无明显异常。下一步的最佳检查是

A. 右心室造影　B. Holter 检测

C. 运动试验　D. 64 排螺旋 CT 肺血管成像

E. 冠状动脉造影

21. 患者，女性，53 岁。风湿性心脏病 20 年。查体：胸骨右缘第 2 肋间可触及收缩期震颤，该患者心脏瓣膜存在的问题是

A. 主动脉瓣狭窄　B. 肺动脉瓣狭窄

C. 二尖瓣狭窄　D. 主动脉瓣关闭不全

E. 二尖瓣关闭不全

22. 患者，男性，40 岁。心悸、气短 3 年，出现阵发性夜间呼吸困难。今早劳累后出现大咯血入急诊。查体：血压 120/80mmHg，心率 100 次/分，律齐；心尖部有舒张期隆隆样杂音，P_2亢进、分裂，肺底啰音。以下处理最适宜的是

A. 静脉注射呋塞米　　B. 血管升压素静脉注射
C. 静脉注射酚磺胺　　D. 输血
E. 吗啡

23. 患者，女性，35岁。因风湿性心脏病二尖瓣狭窄入院。突然呼吸困难，口吐粉红色泡沫痰，两肺干、湿啰音，心率60次/分，律齐。患者应选用的治疗药物为
A. 洛贝林　　B. 呋塞米
C. 镇咳化痰药　　D. 异丙肾上腺素
E. 毛花苷C静脉注射

24. 患者，女性，24岁。风湿性心脏病来诊。查体脉压较大，确诊是否有主动脉瓣关闭不全存在采取的最好的听诊体位是
A. 左侧卧位　　B. 半坐卧位
C. 坐位　　D. 下蹲后突然站立位
E. 坐位前倾深呼吸

25. 患者，女性，38岁。活动后心慌气短2年，心功能评定为Ⅲ级，心尖区可闻及舒张期隆隆样杂音及二尖瓣开瓣音。超声心动图示单纯二尖瓣狭窄，二尖瓣口面积<1.2cm^2，目前无风湿活动和感染的表现。该患者最佳的治疗方案是
A. 利尿药治疗　　B. β受体阻断药
C. 人工瓣膜置换术　　D. 地高辛治疗
E. 经皮二尖瓣球囊成形术

26. 患者，男性，50岁。呼吸困难4~5年，近期逐渐加重。1天前突然咯血，量较大。查体：心尖区舒张期杂音及开瓣音。对该患者心脏听诊不能听到的体征是
A. 心尖区第一心音亢进　　B. 三尖瓣区全收缩期吹风性杂音
C. 肺动脉第二音亢进　　D. Graham Steell杂音
E. Austin Flint杂音

27. 患者，女性，34岁。二尖瓣狭窄，呼吸困难，伴咯血3天，双肺底少许中细湿啰音，心脏正侧位片可见肺淤血。以下最合适的处理措施是
A. 可待因　　B. 吸氧
C. 毛花苷C　　D. 氨苯蝶啶
E. 硝酸甘油或硝酸异山梨酯

28. 患者，男性，54岁。因风心病二尖瓣狭窄入院。超声心动图示二尖瓣钙化、僵硬。对该患者心脏听诊时，不正确的是
A. 心尖区舒张期隆隆性杂音　　B. 心尖区第一心音亢进
C. 心尖区未闻及开瓣音　　D. 肺动脉瓣第二心音亢进
E. Graham Steell杂音

三 A3/A4 型题

（1~3 题共用题干）

患者，女性，34 岁。患风湿性心瓣膜病二尖瓣狭窄 8 年。2 天前“感冒”后发热、咽痛伴少许黄痰，去单位医务室静脉滴注抗生素治疗。输液 1 小时后突然出现呼吸困难，咳粉红色泡沫痰。

1. 诊断考虑为
   A. 风心病合并肺部感染　　B. 风心病合并感染性心内膜炎
   C. 风心病合并上呼吸道感染　　D. 风心病合并上呼吸道感染、急性肺水肿
   E. 风心病合并上呼吸道感染、输液反应
2. 病情突然加重的诱因是
   A. 抗生素过敏　　B. 输液过快
   C. 风湿活动　　D. 上呼吸道感染
   E. 细菌性心内膜炎
3. 此时应立即
   A. 终止静脉用药　　B. 静脉注射呋塞米
   C. 加大抗生素剂量　　D. 静脉注射洋地黄制剂
   E. 加快输液速度

（4~6 题共用题干）

患者，男性，77 岁。8 年来心悸、气短，活动时胸痛、头晕，2 天来咽痛、低热。查体：血压 170/60mmHg，心界向左下扩大，主动脉瓣区闻及双期杂音，心尖部闻及舒张期隆隆样杂音，双肺底闻及少许湿啰音。

4. 患者可诊断考虑为
   A. 风心病合并感染性心内膜炎
   B. 梅毒性主动脉炎合并感染性心内膜炎
   C. 主动脉瓣病变合并上呼吸道感染
   D. 二尖瓣狭窄、主动脉瓣病变合并上呼吸道感染
   E. 主动脉瓣狭窄、二尖瓣关闭不全合并上呼吸道感染
5. 可判断二尖瓣狭窄程度和血流动力学情况可做
   A. 胸部 X 线检查　　B. 心电图
   C. 血培养　　D. 超声心动图
   E. 心导管检查
6. 鉴别瓣膜病变原因应做

A. 胸部 X 线检查
B. 心电图
C. 血培养
D. 心导管检查
E. 超声心动图

（7~8 题共用题干）

患者，女性，35 岁。有 5 年风心病史。间断低热 2 个月入院。查体：胸骨左缘第 4 肋间闻及乐音样杂音，心尖部闻及 4/6 级收缩期杂音，向左腋下传导。

7. 患者诊断应考虑为
A. 二尖瓣关闭不全合并感染性心内膜炎
B. 二尖瓣狭窄合并腱索断裂
C. 二尖瓣关闭不全合并二尖瓣脱垂
D. 二尖瓣狭窄合并感染性心内膜炎
E. 二尖瓣关闭不全合并主动脉瓣关闭不全

8. 以下检查中，对明确诊断最重要的是
A. 血常规
B. 血气分析
C. 血培养
D. 心电图
E. 胸部 X 线检查

（9~12 题共用题干）

患者，男性，26 岁。间歇性心悸、胸痛半年。查体：胸骨左缘第 3、4 肋间闻及舒张期吹风样杂音。

9. 以下何项方法将使杂音听诊更明显
A. 平卧位
B. 使用钟型听诊器听诊
C. 深吸气末听诊
D. 吸亚硝酸异戊酯
E. 坐位前倾

10. 患者最近 1 个月出现频繁胸痛，头颈部有搏动感。其杂音在何种情况下提示瓣膜病变更为严重
A. 伴有 Austin Flint 杂音
B. 杂音减弱
C. 杂音持续时间延长
D. 杂音在呼气时明显
E. 杂音以坐位更为显著

11. 查体时发现患者心尖部有第三心音可提示为
A. 年轻人可闻及
B. 左心功能不全
C. 相对性主动脉瓣狭窄
D. 左心房代偿性收缩增强
E. 左心室增大

12. 该患者突然出现腹痛、呕吐、血便。首先应考虑的诊断为
A. 急性肠梗阻
B. 急性胃炎

C. 急性胃穿孔　　D. 急性肠炎
E. 亚急性感染性心内膜炎，肠系膜动脉栓塞

（13~18 题共用题干）

患者，男性，70 岁。25 年高血压病史，间断头晕 15 年。查体：血压 160/80mmHg，听诊主脉瓣区第二心音减弱，可闻及 3/6 级收缩期杂音，稍粗糙，向颈部传导。

13. 患者心脏杂音最可能是由于
A. 风湿性主动脉瓣狭窄　　B. 退行性老年钙化性主动脉瓣狭窄
C. 风湿性主动脉瓣关闭不全　　D. 退行性主动脉瓣关闭不全
E. 梅毒性主动脉瓣狭窄

14. 患者发生休息时晕厥或眩晕的机制为
A. 颈动脉窦过敏
B. 运动致心肌缺血加重，使左心室收缩泵功能突然降低，心排血量减少
C. 心律失常（心室颤动、心房颤动或房室传导阻滞等）导致心排血量骤减所致
D. 运动后突然体循环静脉回流减少，影响心室充盈，左室心排血量进一步减少
E. 运动后周围血管扩张，狭窄的主动脉口限制心排血量的相应增加，导致急性脑缺血

15. 该患者特有的体征表现中，（　　）的出现预示着左心功能不全
A. 第一心音　　B. 第二心音
C. 第三心音　　D. 第四心音
E. 第五心音

16. 患者行超声心动图检查最可能的结果是
A. 右心房扩大　　B. 左心房扩大
C. 右心室扩大　　D. 左心室扩大
E. 左房左室扩大

17. 此患者合理的治疗是
A. 洋地黄制剂
B. 大剂量利尿药
C. 预防性应用Ⅲ类抗心律失常药物
D. 如心电监护或动态心电图记录到房颤，可应用 β 受体阻断药
E. 镇静药物

18. 患者可考虑施行左心导管检查的适应证不包括
A. 年轻的先天性主动脉瓣狭窄患者需了解左心室流出道梗阻程度
B. 疑有左心室流出道梗阻而非瓣膜原因者
C. 多瓣膜病变手术治疗前

D. 多瓣膜病变手术治疗后

E. 欲区别主动脉瓣狭窄是否合并冠状动脉病变者，应同时行冠脉造影

（19~22 题共用题干）

患者，女性，30 岁。心悸气促，反复咯血。查体：心率 102 次/分，心尖区触及舒张期震颤，心尖部可闻及开瓣音，心电图示房颤。经诊断为二尖瓣狭窄。

19. 二尖瓣狭窄的最常见病因为

A. 风湿热　　B. 先天性狭窄

C. 感染性心内膜炎　　D. 结缔组织疾病

E. 老年性二尖瓣环或环下钙化

20. 本疾病最具特征性的体征为

A. 心尖区舒张期隆隆样杂音　　B. 二尖瓣开瓣音

C. 拍击性第一心音亢进　　D. 二尖瓣面容

E. 肺动脉瓣第二心音（P_2）亢进、分裂

21. 二尖瓣狭窄早期的呼吸困难表现为

A. 静息性呼吸困难　　B. 劳力性呼吸困难

C. 夜间阵发性呼吸困难　　D. 端坐呼吸

E. 急性肺水肿

22. 二尖瓣狭窄血流动力学障碍的结果是造成

A. 左房右房扩大　　B. 右房右室扩大

C. 左室扩大　　D. 左房扩大，右室肥厚

E. 全心扩大

（23~25 题共用题干）

患者，女性，63 岁。发作性左胸痛 3 年，疼痛放射至左肩，发作持续 3~4 分钟，休息后可缓解。今日下午劳动时突发晕厥急诊。查体：血压 90/60mmHg，神清，心率 140 次/分，主动脉瓣区可闻及收缩期喷射样杂音伴震颤，杂音向颈部传导，双肺呼吸音清。拟诊断主动脉瓣狭窄。

23. 先天性主动脉瓣狭窄的最常见病因是

A. 先天性单叶瓣畸形　　B. 先天性二叶瓣畸形

C. 先天性三个瓣叶狭窄　　D. 先天性四个瓣叶狭窄

E. 以上均不是

24. 主动脉瓣狭窄的发病特点是

A. 全部为男性　　B. 全部为女性

C. 女性多于男性　　D. 男性多于女性
E. 性别特点不明显

25. 风心病主动脉瓣狭窄最主要的特征是
A. 心脏显著向左下扩大
B. 主动脉瓣区收缩期喷射性杂音伴第二心音减弱或消失
C. Austin Flint 杂音
D. 周围血管征
E. 胸骨左缘第 3、4 肋间有舒张期高调递减型杂音

（26~29 题共用题干）

患者，男性，32 岁。劳累时心悸，胸骨后疼痛 2 年。查体：可闻及主动脉瓣区收缩期粗糙的喷射性杂音，主动脉瓣区第二心音减弱。X 线检查示左心室扩大和升主动脉扩张。

26. 患者最可能诊断为
A. 冠心病心绞痛　　B. 主动脉瓣狭窄
C. 高血压性心脏病　　D. 主动脉瓣关闭不全
E. 非梗阻性肥厚型心肌病

27. 患者最常见的死亡原因为
A. 进行性心力衰竭　　B. 心律失常
C. 心脏性猝死　　D. 胃肠道出血
E. 感染性心内膜炎

28. 本疾病晚期肺淤血引起的首发症状为
A. 静息性呼吸困难　　B. 劳力性呼吸困难
C. 夜间阵发性呼吸困难　　D. 端坐呼吸
E. 急性肺水肿

29. 本疾病可引起的常见并发症不包括
A. 心力衰竭　　B. 心律失常
C. 感染性心内膜炎　　D. 心源性猝死
E. 胃肠道出血

（30~33 题共用备选答案）

患者，女性，26 岁。活动后心悸，气促 4 年，偶感心前区疼痛。查体：血压 140/40mmHg，心界向左下扩大，胸骨左缘第 3 肋间闻及舒张期叹气样杂音。

30. 患者最可能诊断为
A. 心肌炎　　B. 动脉导管未闭

C. 梗阻性肥厚型心肌病　　D. 冠心病心绞痛
E. 风心病，主动脉瓣关闭不全

31. 引起本病的最主要病因是
A. 先心病　　B. 风心病
C. 马方综合征　　D. 升主动脉粥样硬化
E. 主动脉瓣脱垂

32. 有助于诊断本病的辅助检查不包括
A. 周围血管征　　B. 逆行主动脉造影
C. 胸部正位 X 线片　　D. 超声心动图检查
E. 周围静脉压测定

33. 患者出现周围血管征的原因是
A. 外周动脉硬化　　B. 回心血量增加
C. 中小动脉弹性增加　　D. 心输出量增大
E. 收缩压增高、舒张压下降

（34~36 题共用题干）

患者，女性，42 岁。风湿性心脏病二尖瓣狭窄伴关闭不全 5 年，心电图示心房颤动。患者休息时就有胸闷气短，端坐呼吸。

34. 治疗不需应用的药物是
A. 地高辛　　B. 硝普钠
C. 氢氯噻嗪　　D. 奎尼丁
E. 卡托普利

35. 若治疗后出现洋地黄中毒，洋地黄中毒的心电图表现不包括
A. 房颤伴频发室性期前收缩　　B. 室颤
C. 双重性心动过速　　D. ST-T 呈“鱼钩型”
E. 房颤伴三度房室传导阻滞

36. 若患者表现为缓慢心律失常，治疗应选用的药物是
A. 苯妥英钠　　B. 钾盐
C. 阿托品　　D. 利多卡因
E. 胺碘酮

（37~39 题共用题干）

患者，女性，24 岁。因反复气促 5 年，3 天前加重入院。查体：血压 110/70mmHg，高枕位，呼吸急促，口唇轻度发绀，颈静脉无充盈，双下肺可闻及细湿啰音，心率 100 次/分，

律齐，心尖区第一心音亢进，可闻及低调的隆隆样舒张期杂音，腹软，肝、脾肋下未及，双下肢无水肿。

37. 患者最可能诊断为

A. 主动脉瓣狭窄
B. 主动脉瓣关闭不全
C. 二尖瓣狭窄
D. 二尖瓣关闭不全
E. 二尖瓣脱垂

38. 最有助于明确诊断的检查为

A. 心电图
B. 胸部 X 线检查
C. 胸部 CT
D. 右心导管检查
E. 超声心动图

39. 患者的心电图示窦性心律，以下治疗措施中不宜使用的是

A. 限盐摄入
B. 地高辛
C. 呋塞米
D. 氢氯噻嗪
E. 螺内酯

（40~41 题共用题干）

患者，女性，30 岁。心脏联合瓣膜病 10 年，发热 10 天，体温为 37.2~37.6℃，厌食，消瘦，贫血貌。

40. 患者确诊手段应首选

A. 胸部 X 线检查
B. 血培养
C. 测定血红蛋白
D. 心肌酶检查
E. 测定红细胞沉降率

41. 查体：心尖搏动位于左锁骨中线外第 6 肋间，患者应考虑为

A. 右心室增大
B. 心包积液
C. 左心房增大
D. 瘦长体型
E. 左心室增大

（42~44 题共用题干）

患者，男性，38 岁。劳力性气促 3 年，双下肢水肿 7 个月。1 周前因病情加重入院。10 年前曾有游走性关节痛史。查体：血压 120/75mmHg，端坐位，呼吸急促，颈静脉充盈，双下肺可闻及细湿啰音，心界向左下扩大，心率 102 次/分，律齐，心尖区可闻及粗糙的全收缩期吹风样杂音，吸气时减弱，向左腋下和左肩胛下区传导，遮盖第一心音，腹软，肝肋下 2cm，两下肢凹陷性水肿。

42. 患者最可能诊断为

A. 主动脉瓣关闭不全
B. 梗阻性肥厚型心肌病
C. 风湿性二尖瓣关闭不全
D. 扩张型心肌病
E. 二尖瓣脱垂

43. 以下检查可作为确诊依据的是
A. 心电图
B. 胸部X线检查
C. 胸部CT
D. 右心导管检查
E. 超声心动图

44. 针对该患者的治疗措施，下列叙述不正确的是
A. 限制钠盐摄入
B. 使用洋地黄类药物
C. 使用胺碘酮控制心室率
D. 使用血管紧张素转换酶抑制药
E. 使用利尿药

（45~47题共用题干）

患者，女性，30岁。反复胸闷气短，咳嗽，既往有过游走性关节痛病史。查体：心界稍增大，心率100次/分，律齐，S_1增强，P_2亢进，可闻及开瓣音，心尖部可闻及舒张中晚期隆隆样杂音，胸骨左缘第3肋间可闻及舒张期叹气样杂音，向心尖部传导。

45. 患者可能的诊断是
A. 风心二尖瓣狭窄主动脉瓣狭窄
B. 风心二尖瓣狭窄主动脉瓣关闭不全
C. 风心二尖瓣狭窄肺动脉瓣关闭不全
D. 风心三尖瓣狭窄主动脉瓣关闭不全
E. 风心二尖瓣关闭不全主动脉瓣关闭不全

46. 对进一步确诊意义最大的检查是
A. 心电图
B. 超声心动图
C. 心导管检查
D. 心脏灌注显像
E. X线检查

47. 若主动脉瓣仅轻度关闭不全，左房内有附壁血栓，此时治疗宜采用
A. 药物治疗
B. 经皮穿刺球囊二尖瓣成形术
C. 直视二尖瓣分离术
D. 闭式二尖瓣分离术
E. 二尖瓣置换术

四 B型题

（1~5题共用备选答案）
A. 胸骨右缘第2肋间
B. 胸骨左缘第4肋间
C. 胸骨左缘第4、5肋间
D. 胸骨左缘第2肋间
E. 胸骨左缘第3、4肋间

1. 肺动脉瓣狭窄的杂音位于
2. 主动脉瓣狭窄的杂音位于
3. 梗阻性肥厚型心肌病的杂音位于
4. 三尖瓣关闭不全为全收缩期杂音，在（　　）最清楚
5. 室间隔缺损为全收缩期杂音，在（　　）最清楚

（6~9 题共用备选答案）

A. 心房颤动
B. 急性肺水肿
C. 心力衰竭
D. 室性心律失常
E. 栓塞

6. 风湿性心脏病二尖瓣狭窄最严重的并发症是
7. 主动脉瓣关闭不全晚期最主要的并发症是
8. 感染性心内膜炎最主要的死亡病因是
9. 老年退行性心脏瓣膜病最常见的临床表现是

（10~12 题共用备选答案）

A. 二尖瓣关闭不全
B. 二尖瓣狭窄
C. 主动脉瓣狭窄
D. 心房黏液瘤
E. 主动脉瓣关闭不全

10. 患者，女性，36 岁。心尖区闻及全收缩期吹风样高调一贯型杂音，向左腋下传导。可能的诊断是
11. 患者，女性，45 岁。胸骨左缘第 3 肋间闻及舒张期高调叹气样递减型杂音，心尖部闻及舒张中晚期隆隆样杂音。可能的诊断是
12. 患者，女性，40 岁。心尖部第一心音亢进，胸骨左缘第 4 肋间闻及开瓣音。可能的诊断是

（13~15 题共用备选答案）

A. 尽早手术
B. 学龄前手术
C. 6~12 岁手术
D. 成人期手术
E. 药物治疗

13. 患儿，女，4 岁。无症状，查体发现胸骨左缘第 2 肋间和锁骨下方有连续性机器样杂音伴震颤，治疗方法是
14. 患儿，男，3 岁。胸骨左缘第 3、4 肋间收缩期杂音伴震颤，心尖区闻及舒张中期反流性杂音，治疗方法是

15. 患儿，男，4岁。胸骨左缘第2肋间收缩期杂音，第二心音亢进呈固定分裂，治疗方法是

（16~18题共用备选答案）

A. 心包叩击音
B. 二尖瓣开瓣音
C. 喀喇音
D. Austin Flint 杂音
E. Graham Steell 杂音

16. 风湿性心脏病二尖瓣狭窄伴肺动脉高压者可听到
17. 二尖瓣脱垂者可听到
18. 严重主动脉瓣关闭不全者可听到

五 X型题

1. 肺动脉瓣狭窄的临床表现包括
A. 肺淤血表现
B. 体循环淤血表现
C. 右心功能不全表现
D. 晕厥和猝死
E. 呼吸困难、胸痛和疲倦

2. M型超声检查二尖瓣狭窄的表现有
A. 二尖瓣前叶曲线舒张期有高速颤动
B. CD段出现一个收缩期向前的异常运动
C. 左房后壁活动曲线上的“C”形凹消失
D. 二尖瓣曲线的正常双峰消失
E. 二尖瓣前叶EF斜率减慢，二尖瓣后叶于舒张期与前叶呈同向运动，即“城墙样改变”

3. 导致主动脉瓣狭窄的原因有
A. 高血压
B. 先天性畸形
C. 风湿性心脏病
D. 动脉粥样硬化
E. 退行性老年钙化性主动脉瓣狭窄

4. 功能性三尖瓣关闭不全的病因有
A. 原发性肺动脉高压
B. 扩张型心肌病
C. 风湿性心瓣膜病
D. 感染性心内膜炎
E. 类风湿关节炎

5. 急性二尖瓣关闭不全的病因包括
A. 感染性心内膜炎致瓣叶毁损或致腱索断裂
B. 特发性腱索断裂
C. 急性心肌梗死致乳头肌急性缺血、坏死或断裂

D. 左心房黏液瘤

E. 胸外伤所致创伤性二尖瓣关闭不全或医源性二尖瓣关闭不全及人工瓣膜的损坏

6. 慢性二尖瓣关闭不全严重反流时的首发症状有

A. 乏力易倦 B. 活动耐量减少

C. 呼吸困难 D. 急性左心衰竭

E. 急性肺水肿

7. 二尖瓣狭窄伴慢性心房颤动时，主要的治疗措施是

A. 控制心室率 B. 洋地黄

C. 抗凝 D. 电复律

E. β 受体阻断药

8. 属于主动脉瓣病变引起慢性主动脉瓣关闭不全的疾病的有

A. 感染性心内膜炎 B. 梅毒性主动脉炎

C. 先天性二叶主动脉瓣 D. 强直性脊柱炎

E. 主动脉瓣黏液样变性

9. 二尖瓣狭窄患者出现右心衰竭时会出现的体征有

A. 肝大 B. 双肺底出现湿啰音

C. 颈静脉怒张 D. 下肢水肿

E. 神经性呼吸困难

10. 减慢心室率的药物及抗心律失常的药物可用于慢性二尖瓣关闭不全合并心房颤动的治疗，控制心室率的主要药物有

A. 洋地黄 B. 利尿药

C. β 受体阻断药 D. 血管扩张药

E. 血管紧张素转换酶抑制药

11. 单纯二尖瓣狭窄时，以下说法正确的有

A. 早期即可出现右心衰竭 B. 不会发生左室衰竭

C. 不会引起左室扩大 D. 最早期症状为劳力性呼吸困难

E. 第一心音亢进是因为心脏收缩时，二尖瓣前叶处于低位置

12. 肺动脉瓣关闭不全的 Graham Steell 杂音需要与主动脉关闭不全的舒张早期杂音鉴别，有助于明确鉴别诊断的项目为

A. 杂音部位 B. 扩大的左心室

C. 扩大的右心室 D. 周围血管征

E. 扩大的瓣环

13. 以下不宜应用强效血管扩张药的情况包括

A. 二尖瓣狭窄 B. 高血压心脏病并急性左心衰

C. 左室流出道梗阻　　D. 缺血性心脏病

E. 主动脉瓣狭窄

14. 二尖瓣狭窄超声心动图检查可获得的信息有

A. 瓣口面积　　B. 跨瓣压力阶差

C. 肺动脉压力　　D. 瓣膜形态

E. 瓣膜活动是否受限

15. 二尖瓣狭窄患者可出现的体征有

A. 心尖区舒张期隆隆样杂音　　B. 心尖区 S_1 亢进

C. 相对性三尖瓣关闭不全　　D. S_2逆分裂

E. P_2亢进、分裂

16. 主动脉瓣狭窄患者常出现心绞痛症状的原因为

A. 冠状动脉灌注压降低　　B. 心肌耗氧增加

C. 心室收缩压升高，射血时间延长　　D. 严重冠状动脉狭窄

E. 左心室肥厚，心肌毛细血管密度相对减少

17. 重度肺动脉瓣狭窄患者最可能出现的症状为

A. 体循环淤血　　B. 右心功能不全

C. 呼吸困难　　D. 胸痛和疲倦

E. 晕厥和猝死

18. 风湿性二尖瓣关闭不全的体征包括

A. 心尖区第一心音亢进　　B. 心尖区全收缩期吹风样高调杂音

C. 杂音可向胸骨左缘和心底部传导　　D. 杂音可向左腋下和左肩胛下区传导

E. 重度关闭不全时，可出现心尖部舒张期杂音

19. 风湿性单纯性二尖瓣关闭不全的病理生理改变，叙述正确的是

A. 二尖瓣瓣环扩大　　B. 瓣膜纤维化、增厚

C. 瓣叶交界无融合　　D. 瓣口无狭窄

E. 心脏收缩期二尖瓣瓣口闭合

20. 关于二尖瓣关闭不全的体征，叙述正确的有

A. 急性二尖瓣反流者不伴收缩期抬举样搏动

B. 慢性二尖瓣反流者心界可向左下扩大

C. 急性二尖瓣反流者，左心室扩大，心界正常

D. 慢性二尖瓣反流者存在左心室肥厚和扩大

E. 慢性二尖瓣反流者心尖区可触及收缩期抬举样搏动

21. 主动脉瓣关闭不全重症患者可有心悸及身体各部分动脉的强烈搏动感，最明显的地方是

A. 头部　　B. 手臂

C. 颈部　　D. 手指
E. 足部

22. 主动脉瓣慢性关闭不全时，除典型的舒张期叹气样杂音外，其他的体征包括
A. 第一心音减弱　　B. 可伴有 Austin Flint 杂音
C. 常伴有周围血管征　　D. 第三心音不可闻及
E. 常伴有主动脉瓣区第二心音减弱或消失

23. 三尖瓣狭窄的主要临床表现有
A. 疲乏　　B. 腹泻
C. 腹胀　　D. 食欲缺乏
E. 消瘦

24. 急性主动脉瓣关闭不全的病理生理，叙述正确的有
A. 左心室舒张末期压力下降　　B. 可引起急性左心功能不全
C. 可引起心内膜下心肌缺血　　D. 左心房和肺静脉压力上升
E. 心率加快，外周血管阻力增加

25. 以下属于慢性主动脉瓣关闭不全临床表现的有
A. 大咯血　　B. 心前区不适
C. 直立性头晕　　D. 头部强烈搏动感
E. 心绞痛

26. 主动脉瓣慢性关闭不全的体征有
A. S_3常见　　B. 心尖区 S_1亢进
C. A_2减弱或消失　　D. 脉压变小
E. 心尖区低调柔和的舒张中期杂音

27. 关于肺动脉瓣狭窄的叙述正确的是
A. 依据病理变化分为肺动脉瓣、瓣上和瓣下三种类型
B. 瓣下型为肺动脉主干或主要分支有单发或多发狭窄
C. 瓣上型为右室流出道漏斗部肌肉肥厚造成梗阻
D. 肺动脉瓣区第二心音减弱
E. 胸骨左缘第 2 肋有响亮的收缩期喷射性杂音

28. 三尖瓣关闭不全的心电图一般为非特异性的改变，常见
A. 心房颤动　　B. 心房扑动
C. 心室颤动　　D. 房性期前收缩
E. 室性期前收缩

29. 风湿性心脏病引起的三尖瓣关闭不全的超声心动图表现为
A. 三尖瓣环扩大　　B. 三尖瓣增厚

C. 三尖瓣增强　　D. 三尖瓣活动受限

E. 三尖瓣关闭时可有裂隙

30. 主动脉瓣狭窄的超声心动图表现，叙述正确的有

A. M 型超声可见主动脉瓣变厚，活动幅度减小，瓣叶反射光点增强

B. M 型超声可见主动脉根部扩张，左心室后壁和室间隔对称性肥厚

C. 二维超声心动图上可见主动脉瓣收缩期呈向心性弯形运动

D. 多普勒超声显示缓慢而渐减的血流通过主动脉瓣

E. 彩色多普勒显示有血流从主动脉进入左室流出道

31. 二尖瓣狭窄舒张期杂音的特点包括

A. 常伴有收缩期杂音　　B. 局限于心尖的舒张中晚期隆隆样杂音

C. 杂音可伴有舒张期震颤　　D. 呈递增性并在收缩期前增强

E. 左侧卧位、呼吸末及活动后杂音更明显

32. 典型的二尖瓣狭窄的 X 线表现为

A. 左心缘圆隆　　B. 左心房扩大

C. 右心室扩大　　D. 肺动脉主干突出

E. 主动脉球缩小

33. 肺动脉瓣关闭不全的临床表现包括

A. 胸骨左缘第 2 肋间扪及肺动脉收缩期搏动，可伴收缩或舒张期震颤

B. 胸骨左下缘扪及右心室高动力性收缩期搏动

C. 右心室心搏量增多，射血时间延长，第二心音呈宽分裂

D. 胸骨左缘第 4 肋间常有第三和第四心音，吸气时增强

E. 收缩期喷射音在胸骨左缘第 3 肋间最明显

34. 二尖瓣狭窄的病理生理特征有

A. 左心房扩张　　B. 左心室扩张

C. 右心室扩张　　D. 收缩期跨瓣压力阶差增加

E. 舒张期跨瓣压力阶差增加

35. 三尖瓣狭窄的体征表现为

A. 颈静脉怒张　　B. 心尖区第一心音亢进，呈拍击性

C. 肝大伴收缩期前搏动　　D. 腹水和全身水肿

E. 胸骨左缘第 4、5 肋间可闻及舒张期隆隆样杂音

36. 关于二尖瓣关闭不全的并发症，描述正确的有

A. 感染性心内膜炎较二尖瓣狭窄多见

B. 心力衰竭较二尖瓣狭窄出现晚

C. 心房颤动常见于慢性重度二尖瓣关闭不全患者，出现较早

D. 心力衰竭预后较差

E. 栓塞是附壁血栓脱落而致，脑栓塞最为多见

六 案例分析题

（1~7题共用题干）

患者，男性，41岁。有2年的风心病二尖瓣狭窄史。近2周工作劳累，2天前因活动时胸闷憋气较前加重，阵发性夜间呼吸困难入院。2分钟前突然咯大量鲜血，有时出现声音嘶哑。经诊断为二尖瓣狭窄。

1. 二尖瓣狭窄最早出现的症状是（　　），其为肺淤血的表现

A. 呼吸困难　　B. 咯血

C. 咳嗽　　D. 声音嘶哑

E. 吞咽困难

2. 该患者大咯血的原因是

A. 肺淤血　　B. 肺水肿

C. 肺栓塞　　D. 肺毛细血管破裂

E. 支气管静脉曲张与破裂

3. 若该患者出现声音嘶哑，可诊断为左心房扩大和左肺动脉扩张压迫

A. 喉上神经　　B. 左喉返神经

C. 气管　　D. 食管

E. 交感神经

4. 确诊二尖瓣狭窄的首选无创性检查是（　　），其为二尖瓣狭窄的诊断和功能评估提供定性和定量的客观依据

A. 心电图检查　　B. X线检查

C. 超声心动图检查　　D. 实验室检查

E. 心导管检查

5. 二尖瓣狭窄的并发症有

A. 充血性心力衰竭　　B. 急性肺水肿

C. 心房颤动　　D. 肺部感染

E. 栓塞

6. 下列处理措施中正确的有

A. 给予硝酸酯类药物　　B. 给予镇静药

C. 给予利尿药　　D. 给予镇静药及利尿药

E. 平卧位，抬高双下肢，以保证患者的回心血量

7. 二尖瓣狭窄的外科手术方式有

A. 二尖瓣闭式分离术
B. 二尖瓣置换术
C. 二尖瓣直视分离术
D. 经皮二尖瓣球囊成形术
E. 人工瓣膜置换术

（8~14题共用题干）

患者，男性，35岁。劳累后心悸、气促2年，反复出现过晕厥。查体：血压140/60mmHg，心界向左下扩大，胸骨右缘可触及收缩期震颤，闻及3/6级喷射性收缩期杂音，主动脉瓣第二听诊区可闻及3/6级舒张期哈气样杂音，心尖部可闻及3/6级隆隆样舒张期杂音。

8. 下列哪些说法是不正确的
A. 狭窄越重，杂音越强
B. 压力阶差越大，杂音越强
C. 血流速度越快，杂音越强
D. 反流量越大，杂音音调越高
E. 心肌收缩力越强，杂音越强
F. 压力阶差越大，杂音越弱
G. 二尖瓣关闭不全为舒张期杂音
H. 功能性杂音较器质性杂音粗糙

9. 该患者应考虑的诊断为
A. 风湿性心脏病，主动脉瓣狭窄伴关闭不全，二尖瓣狭窄
B. 冠心病心绞痛
C. 冠心病合并乳头肌功能不全
D. 梅毒性心脏病，主动脉关闭不全
E. 高血压心脏病
F. 特发性主动脉瓣下狭窄
G. 梗阻性肥厚型心脏病
H. 先天性心脏病，主动脉狭窄并相对性肺动脉瓣关闭不全

10. 患者出现晕厥提示
A. 将要发生急性心肌梗死
B. 预期寿命3~4年
C. 已经出现了最严重的症状
D. 脑缺血发生
E. 近期将发生心功能不全
F. 经皮主动脉瓣成形术的适应证
G. 为外科手术的指征
H. 左室已经明显增大

11. 主动脉瓣狭窄时收缩性杂音的类型为
A. 递增型
B. 连续型
C. 一贯型
D. 递减型
E. 递增-递减型
F. 喷射性
G. 吹风样杂音
H. 隆隆样杂音

12. 为明确诊断，患者应进行的检查有
A. 心电图
B. 胸部X线检查

C. 右心导管
D. 超声心动图
E. 同位素扫描
F. 心音图
G. 运动平板试验
H. 心尖搏动图

13. 主动脉瓣关闭不全的周围血管征包括
A. Austin Flint 杂音
B. 枪击音
C. Kussmaul 征
D. 奇脉
E. 毛细血管搏动征
F. Ewart 征
G. Duroziez 征
H. 点头征

14. 患者的处理为
A. 洋地黄
B. 人工瓣膜置换术
C. 利尿药
D. 补充钾盐和镁盐
E. 普罗帕酮（心律平）
F. 宁心宝
G. β 受体阻断药
H. 经皮主动脉瓣球囊扩张术

(15~22 题共用题干)

患者，男性，35 岁。劳累后心悸、气促 10 年，加重 1 周入院。查体：心尖部可闻及舒张期隆隆样杂音，S_1亢进，P_2亢进。左胸第 6 后肋叩诊浊音，语音减弱，呼吸音减低。

15. 此患者应考虑的诊断有
A. 风湿性心脏病，二尖瓣狭窄
B. 胸腔积液
C. 梗阻性肥厚型心肌病
D. 甲亢性心脏病
E. 主动脉瓣狭窄
F. 左房黏液瘤
G. 主动脉瓣关闭不全
H. 缩窄性心包炎

16. 出现心尖部舒张期杂音的心脏病有
A. 主动脉瓣关闭不全
B. 左心房黏液瘤
C. 二尖瓣脱垂
D. 二尖瓣狭窄
E. 主动脉瓣狭窄
F. 缩窄性心包炎
G. 甲状腺功能亢进
H. 大量左向右分流的先天性心脏

17. 不能触及心脏震颤的心脏病有
A. 房间隔缺损
B. 动脉导管未闭
C. Ebstein 畸形
D. 主动脉瓣关闭不全
E. 肺动脉瓣狭窄
F. 二尖瓣狭窄
G. 急性心肌梗死室间隔穿孔
H. 梗阻性肥厚型心肌病

18. 患者胸腔积液实验室检查：比重 1.020，蛋白定量 50g/L，白细胞 3.9×10^9/L，红细胞 2.0×10^{12}/L，腺苷脱氨酶 90U/L。此时胸腔积液最可能的诊断是

A. 病毒性胸膜炎
B. 癌性胸腔积液
C. 化脓性胸膜炎
D. 结核性胸膜炎
E. 风湿性胸膜炎
F. 肺梗死
G. 渗出性胸膜炎
H. 漏出性胸膜炎

19. 为明确胸腔积液的病因诊断，应该进行的检查有
A. 超声心动图
B. 胸部X线检查
C. 胸部CT检查
D. 心电图
E. PPD皮试
F. 胸腔积液找癌细胞
G. 抗PPD-IgG
H. 红细胞沉降率

20. 一般情况下胸腔抽液每次不能超过
A. 500ml
B. 1000ml
C. 1500ml
D. 2000ml
E. 2500ml
F. 3000ml
G. 300ml
H. 没有限制

21. 患者住院期间，经过积极治疗，胸腔积液消失，但患者又突然出现喷射性大咯血，约100ml。其可能原因为
A. 急性肺水肿
B. 支气管黏膜微血管破裂
C. 肺动脉高压
D. 肺结核
E. 支气管扩张咯血
F. 合并肺部感染
G. 侧支循环支气管静脉曲张破裂
H. 肺静脉高压

22. 超声心动图检查结果：二尖瓣呈城墙样活动，二尖瓣口面积0.75cm^2，二尖瓣评分12分，左房内未见异常回声。CDFI见二尖瓣反流，反流面积为2.8cm^2。此时可采用的治疗措施有
A. 二尖瓣人工瓣置换术
B. 利尿药
C. 二尖瓣交界分离术
D. 补充镁盐
E. 补充钾盐
F. 经皮二尖瓣球囊成形术
G. 抗心律失常药
H. 洋地黄

（23～30题共用题干）

患者，女性，45岁。胸骨左缘第3肋间闻及舒张期高调叹气样递减型杂音，心尖部闻及舒张中晚期隆隆样杂音。诊断为主动脉瓣关闭不全。

23. 急性主动脉瓣关闭不全的病因有
A. 感染性心内膜炎
B. 主动脉夹层
C. 人工瓣膜破裂
D. 主动脉根部扩张

E. 伤及主动脉根部、瓣叶、瓣叶支持结构

24. 慢性主动脉瓣关闭不全的病因有

A. 风心病　　B. 人工瓣膜破裂

C. 感染性心内膜炎　　D. 先天性畸形

E. 强直性脊柱炎

25. 急性主动脉瓣关闭不全的体征表现不包括

A. 收缩压、舒张压和脉压正常　　B. 心动过速

C. 舒张压稍低　　D. 脉压稍增大

E. 周围血管征明显

26. 属于慢性主动脉瓣关闭不全周围血管征的是

A. 毛细血管搏动征　　B. 随心脏搏动的点头征

C. 颈动脉和桡动脉扪及水冲脉　　D. 股动脉枪击音

E. 短绌脉

27. 急性主动脉瓣关闭不全患者，窦性心动过速和非特异性 ST-T 改变常见，可有或无

A. 左心室肥大　　B. 右心室肥大

C. 室性心律失常　　D. 房性心律失常

E. 心室内传导阻滞

28. 有助于确诊的检查是

A. 心电图　　B. 磁共振成像

C. 胸部 CT 检查　　D. 胸部 X 线检查

E. 超声心动图

29. 下列药物中，有助于延长无症状和心功能正常时期的是

A. 利尿药　　B. 洋地黄类药物

C. 硝酸酯类药物　　D. 血管紧张素转换酶抑制药

E. 硝普钠

30. 严重主动脉瓣关闭不全的主要治疗方法是

A. 主动脉瓣闭式分离术　　B. 主动脉瓣置换术

C. 主动脉瓣直视分离术　　D. 经皮主动脉瓣球囊扩张术

E. 人工瓣膜置换术

（31～38 题共用题干）

患者，男性，39 岁。劳累后心悸、气促 10 年。2 周前病情加重入院。查体：心率 120 次/分，心尖区可闻及隆隆样杂音，第一心音亢进，可闻及开瓣音，P_2亢进。心电图示 P 波消失，RR 间期绝对不等。

31. 以下是肺静脉高压而导致的肺动脉高压症的是

A. 二尖瓣狭窄　B. 二尖瓣关闭不全
C. 肺栓塞　D. 高原性肺水肿
E. 主动脉瓣关闭不全　F. 慢性支气管炎并阻塞性肺气肿
G. 室间隔缺损　H. 主动脉瓣狭窄

32. 下列疾病中，杂音比较局限的是

A. 主动脉瓣关闭不全　B. 主动脉瓣狭窄
C. 二尖瓣关闭不全　D. 二尖瓣狭窄
E. 扩张型心肌病　F. 肥厚型心肌病
G. 三尖瓣关闭不全　H. 肺动脉瓣狭窄

33. 患者二尖瓣口面积为 $1.0cm^2$，二尖瓣呈城墙样改变，无二尖瓣反流，左房内未见异常回声。下列治疗措施正确的是

A. 利尿药　B. 洋地黄
C. 抗心律失常药　D. 二尖瓣分离术
E. 补充钾盐和镁盐　F. 二尖瓣置换术
G. 注射长效青霉素　H. 经皮二尖瓣球囊成形术

34. 患者经过治疗后病情稳定，心电图仍示心房颤动。此时患者拟行电复律治疗，下列叙述正确的有

A. 电复律前抗凝3周　B. 电击前无须停用地高辛
C. 电击前停用地高辛1天　D. 电复律后抗凝4周
E. 用非同步电复律　F. 电击能量用300~400焦耳
G. 用同步电复律　H. 电击能量用50~100焦耳
I. 患者在清醒状态下电复律　J. 用地西泮静脉注射，患者镇静后电复律

35. 患者应考虑的诊断有

A. 先天性心脏病，房间隔缺损　B. 风湿性心脏病，二尖瓣狭窄
C. 急性心包积液　D. 心房房颤
E. 心房扑动　F. 肺源性心脏病
G. 扩张型心肌病　H. 肥厚型心肌病

36. 患者应进行的检查有

A. 超声心动图　B. 心电图
C. 胸部X线检查　D. 心脏螺旋CT
E. 心肌酶学　F. 红细胞沉降率
G. 抗“O”　H. 抗DNA酶B

37. 此病例的心律失常应进行的处理措施有

A. 奎尼丁　　B. 美托洛尔
C. 氢氯噻嗪　　D. 美西律
E. 地高辛　　F. 胺碘酮
G. 电复律　　H. 地尔硫䓬

38. 检测患者的二尖瓣的病变和瓣口大小的方法为
A. 心电图　　B. X 线摄片
C. 超声心动图　　D. 右心导管
E. 放射性核素扫描　　F. MRI
G. 64 排螺旋 CT　　H. 左心导管

（39~42 题共用题干）

患者，女性，38 岁。持续性心房颤动 1 年，长期服用地高辛、地尔硫䓬和华法林，10 天前出现腹泻伴恶心，食欲下降。2 天前因出现阵发性头晕、黑矇入院。查体：血压 100/70mmHg，双肺（-），心率 38 次/分，律齐，心尖部可闻及 3/6 舒张期隆隆样杂音和 3/6收缩期吹风样杂音，可闻及开瓣音；腹软，左下腹轻压痛。

39. 导致患者就诊最直接的病因是
A. 洋地黄效应　　B. 钙通道阻滞药中毒
C. 恶心、腹泻　　D. 缓慢心室率的心房颤动
E. 完全性房室传导阻滞　　F. 洋地黄中毒

40. 患者应进行的急诊检查有
A. 血常规　　B. 便常规
C. 凝血四项　　D. 心电图
E. 超声心动图　　F. 血电解质检查

41. 进一步检查结果显示：血常规正常，便常规正常。查体：颈软无抵抗，病理征阴性。该患者的诊断有
A. 风湿性心脏病　　B. 二尖瓣狭窄
C. 二尖瓣关闭不全　　D. 主动脉瓣关闭不全
E. 洋地黄中毒　　F. 完全性房室传导阻滞

42. 该患者应进行的处理有
A. 停用洋地黄　　B. 补充钾
C. 给予利多卡因　　D. 继续使用洋地黄
E. 停用地尔硫䓬　　F. 给予阿托品

（43~46题共用题干）

患者，女性，32岁。劳力性呼吸困难2年。双颧部绀红，口唇轻度发绀。查体：二尖瓣面容，心尖部可触及舒张期震颤，心脏浊音界呈梨形，第一心音亢进，肺动脉瓣区第二心音亢进分裂，杂音听不清。经诊断为二尖瓣狭窄。

43. 二尖瓣狭窄早期的表现包括

A. 呼吸困难　　B. 咳嗽

C. 下肢水肿　　D. 咯血

E. 声音嘶哑

44. 二尖瓣狭窄的特有体征有

A. 心尖区收缩期吹风样杂音　　B. 拍击性第一心音亢进

C. 心尖区收缩中期喀喇音　　D. 心尖部舒张期隆隆样杂音

E. 二尖瓣开瓣音

45. 患者进行心脏听诊时，只能听到舒张中期杂音，而无舒张晚期杂音，是因为

A. 二尖瓣狭窄程度较轻　　B. 二尖瓣狭窄程度较重

C. 二尖瓣前叶活动受限　　D. 二尖瓣后叶活动受限

E. 并发心房颤动

46. 二尖瓣狭窄可发生的常见并发症有

A. 亚急性感染性心内膜炎　　B. 急性肺水肿

C. 充血性心力衰竭　　D. 肺部感染

E. 心房颤动

（47~50题共用题干）

患者，女性，31岁。反复气促、心悸5年，1天前因病情加重入院。查体：血压100/70mmHg，端坐位，呼吸急促，双颧及口唇发绀，双下肺闻及大量湿啰音，心率132次/分，心律绝对不齐，第一心音强弱不等，$P_2>A_2$，心尖区可闻及低调隆隆样舒张期杂音和开瓣音，余瓣膜听诊区未闻及病理性杂音；腹软，肝肋下未及，腹部移动性浊音阴性，双下肢无水肿。

47. 最可能的诊断是

A. 主动脉瓣狭窄　　B. 主动脉瓣关闭不全

C. 二尖瓣狭窄　　D. 二尖瓣关闭不全

E. 三尖瓣狭窄　　F. 三尖瓣关闭不全

48. 患者至急诊室后，心电监护提示快速心房颤动，心率125~135次/分，呼吸32次/分，血氧饱和度92%。此时应尽快做的处理措施有

A. 高流量吸氧　　B. 吗啡皮下注射

C. 呋塞米静脉注射　　D. 毛花苷 C 静脉注射

E. 应用扩张动脉的药物　　F. 监测酸、碱、电解质平衡

49. 5 天后患者心功能基本控制稳定，静息时心房颤动心室率降低至 100~105 次/分，但吃饭或床上活动后心室率仍可>110 次/分。此时可采取的处理措施有

A. 口服地高辛　　B. 小剂量加用 β 受体阻断药

C. 口服抗凝治疗　　D. 口服利尿药

E. 口服血管紧张素转换酶抑制药　　F. 口服二氢吡啶类钙通道阻滞药

50. 经过 1 周治疗后患者在药物控制下病情基本稳定，安静状态下无呼吸困难发作，心室率控制：静息时 60~80 次/分，床上轻度活动时 90~100 次/分。实验室检查红细胞沉降率不快，C 反应蛋白及抗链球菌溶血素阴性。超声心动图显示瓣叶无钙化，左心房内径 64mm，无左心房血栓。患者进一步的治疗措施叙述正确的有

A. 心脏电复律转复心房颤动　　B. 不需要抗风湿治疗

C. 宜选择经皮瓣膜成形术　　D. 宜选择外科瓣膜成形术

E. 宜选择外科瓣膜置换术　　F. 药物控制心室率加抗凝治疗心房颤动

参考答案与解析

一、A1 型题

1. D【解析】二尖瓣狭窄的最常见病因为风湿热，2/3 的患者为女性。约半数患者无急性风湿热史，但多有反复链球菌扁桃体炎或咽峡炎史。急性风湿热后，至少需 2 年才形成明显二尖瓣狭窄，多次发作急性风湿热较一次发作出现狭窄早。单纯二尖瓣狭窄占风心病的 25%，二尖瓣狭窄伴有二尖瓣关闭不全占 40%。主动脉瓣常同时受累。罕见的其他病因包括先天性狭窄、老年性二尖瓣环或环下钙化以及结缔组织疾病等。

2. C【解析】二尖瓣置换术的适应证：①出现症状的急性重度二尖瓣关闭不全患者（证据级别：B）。②慢性重度二尖瓣关闭不全患者，无严重左室功能不全的情况下［严重左室功能不全定义为左室射血分数小于 30%和/或左室收缩末期内径大于 55mm。患者心功能为（NYHA）Ⅱ~Ⅲ级或Ⅳ级（证据级别：B）］。③二尖瓣关闭不全和狭窄，以二尖瓣关闭不全为主或者虽以狭窄为主，但为漏斗型病变。④连枷样瓣叶引起的二尖瓣反流患者，可考虑行瓣膜置换术。选项 C 为二尖瓣成形术的适应证。

3. D【解析】彩色多普勒超声可探及二尖瓣狭窄舒张期湍流频谱，并对二尖瓣跨瓣压力阶差和肺动脉压力等血流动力学情况进行评估。

4. D【解析】压力负荷（后负荷）过重：见于高血压、主动脉瓣狭窄、肺动脉高压、肺动脉瓣狭窄等左、右心室收缩期射血阻力增加的疾病。容量负荷（前负荷）过重：见于以

下两种情况：①心脏瓣膜关闭不全，血液反流，如主动脉瓣关闭不全、二尖瓣关闭不全等。②左、右心或动静脉分流性先天性心血管病如室间隔缺损、房间隔缺损、动脉导管未闭等。此外，伴有全身血容量增多或循环血量增多的疾病如慢性贫血、甲状腺功能亢进症等，心脏的容量负荷也必然增加。

5. E【解析】脑梗死、心房颤动、肺部感染和急性肺水肿都是二尖瓣狭窄较常见的并发症。感染性心内膜炎较少见。

6. D【解析】与房间隔缺损相比，肺动脉瓣狭窄的杂音较响，P_2减低或缺如，X线检查见肺纹理稀少，肺野清晰。

7. D【解析】主动脉狭窄有以下特征：①在正常心排血量时压力阶差峰值>50mmHg。②平均身材成年人的有效主动脉瓣口面积（按 Gorlin 公式计算）约 0.8cm^2，即按体表面积计算 0.5cm^2/m^2（小于正常瓣口面积 3.0~4.0cm^2的 1/4）。

8. C【解析】主动脉狭窄可致左心室肥厚、心内膜下心肌缺血或冠状动脉栓塞，引起心律失常导致猝死。在风湿性心脏病中，主动脉瓣狭窄最易发生猝死。

9. D【解析】轻度二尖瓣狭窄者，心电图可正常。左心房增大时，P 波增宽（>0.11s）且呈双峰形，称“二尖瓣型 P 波”。合并肺动脉高压时，显示右心室肥大，电轴右偏。病程后期常有心房颤动。

10. C【解析】二尖瓣关闭不全的并发症中，栓塞是附壁血栓脱落而致，脑栓塞最为多见。

11. E【解析】二尖瓣关闭不全的基本病理生理改变为收缩期二尖瓣闭合不全，致使血液由左心室向左心房反流，左心房收缩期负荷和左心室舒张期负荷加重。左心室收缩时，血流由左心室注入主动脉，同时反流的血液进入左心房，使左心房负荷增加；左心室舒张时，既要接受正常回流入左心房的血液，又要接受上一次心搏时反流入左心房的血液，使左心室负荷亦增大。所以选项 E 正确。由于左房顺应性较强，肺动脉压和肺血管阻力在相当长的时间内可以保持正常。随着病情进展，左房压逐渐增高，引起肺淤血，肺动脉压增高，最终波及右心，临床出现呼吸困难和肺水肿，甚至咯血。慢性二尖瓣关闭不全早期不会常出现肺水肿、咯血。

12. E【解析】心脏瓣膜病是炎症、黏液样变性、退行性改变、先天性畸形、缺血性坏死、创伤等原因引起的单个或多个瓣膜结构（包括瓣叶、瓣环、腱索或乳头肌）的功能或结构异常，导致瓣口狭窄和/或关闭不全。二尖瓣最常受累，其次为主动脉瓣。

13. B【解析】重度二尖瓣狭窄，肺静脉回流不畅，左心房压力增高，使肺静脉和肺毛细血管压力增高，血浆及血细胞进入肺泡，发生急性肺水肿，回心血量减少，出现休克症状。

14. C【解析】五个选项均是二尖瓣关闭不全的并发症。心力衰竭是二尖瓣关闭不全的常见并发症和致死主要原因。

15. D【解析】慢性主动脉瓣关闭不全的体征表现为收缩压升高，舒张压降低，脉压增大。周围血管征常见，包括随心脏搏动的点头征（De Musset 征）、颈动脉和桡动脉扪及水冲脉、股动脉枪击音（Traube 征）、听诊器轻压股动脉闻及双期杂音（Duroziez 征）和毛细血管搏动征等。

16. B【解析】二尖瓣狭窄患者易于发生房性心律失常，尤其是心房颤动。有症状的二尖瓣狭窄患者 30%~40%发生心房颤动。

17. B【解析】约 1/4 有症状的主动脉瓣狭窄患者发生晕厥。多发生于直立、运动中、运动后即刻或身体向前弯曲时，少数在休息时发生。二尖瓣狭窄、三尖瓣关闭不全、二尖瓣关闭不全、主动脉瓣关闭不全一般不易发生晕厥。

18. E【解析】肺动脉瓣关闭不全最常见的病因为继发于肺动脉高压的肺动脉干根部扩张，引起瓣环扩大，见于风湿性二尖瓣疾病、艾森门格综合征等情况。少见病因包括特发性和马方（Marfan）综合征的肺动脉扩张。肺动脉瓣原发性损害少见，如可发生于感染性心内膜炎、肺动脉瓣狭窄或法洛四联症术后、类癌综合征和风心病。

19. A【解析】肺动脉瓣狭窄的最常见原因为先天性心脏病，单独或与其他畸形合并存在，如法洛四联症等。获得性肺动脉瓣狭窄少见，其常见病因为类癌综合征，其他病因包括风湿性心瓣膜病、心内膜炎，努南（Noonan）综合征等引起瓣膜继发性损害。

20. D【解析】咯血是单纯性二尖瓣狭窄常见的临床表现，甚至是第一个出现的症状。当严重二尖瓣狭窄时，肺静脉压力升高，可使淤血扩张壁薄的支气管静脉破裂，导致较大量的咯血。当二尖瓣狭窄伴有关闭不全时，咯血发生率与瓣膜病变有关，如是以关闭不全为主时，咯血的发生率明显减少。主动脉瓣病变、室间隔缺损等很少发生咯血。

21. E【解析】二尖瓣狭窄时，心功能不全是由轻到重、从左心功能不全到右心功能不全的一个发展过程。随着病情进展，出现食欲缺乏、腹胀、下肢水肿等右侧心力衰竭的症状时，由于有心排血量减少，呼吸困难等肺淤血症状反而有所减轻。

22. E【解析】风湿性主动脉瓣关闭不全多数与二尖瓣狭窄同时出现，风湿性疾患侵犯瓣膜的主要病理变化为瓣叶增厚、短缩，而较少侵犯瓣膜环。主动脉瓣呈二叶瓣是属先天性病变；主动脉瓣根部扩张、瓣膜增厚钙化不支持风湿性病变。因此，本题的正确答案为 E。

23. E【解析】二尖瓣狭窄典型的杂音特征是位于心尖区的舒张中晚期低调的隆隆样杂音，范围局限，呈递增性并在收缩期前增强，左侧卧位、呼吸末及活动后杂音更明显，可伴有舒张期震颤。所以选项 A 错误，选项 E 正确。二尖瓣狭窄心尖区第一心音亢进，呈拍击性。肺动脉瓣第二心音亢进、分裂。所以选项 B、C 错误。二尖瓣狭窄肺动脉瓣区严重肺动脉高压时，在胸骨左缘第 2、3 肋间可闻及高调、短促、递减型的舒张早期叹气样杂音。所以选项 D 错误。因此，本题的正确答案为 E。

24. E【解析】单纯二尖瓣狭窄：X 线表现为左心房及右心室增大，左心耳部凸出，肺动脉段突出，主动脉结及左心室变小，心脏外形呈鸭梨状。

25. A【解析】三尖瓣关闭不全的体征表现为颈静脉扩张伴明显的收缩期搏动，吸气时增强，反流严重者伴颈静脉收缩期杂音和震颤。右心室搏动呈高动力冲击感。

26. B【解析】10%主动脉瓣狭窄可发生心房颤动，致左心房压升高和心排血量明显减少，临床上迅速恶化，可致严重低血压、晕厥或肺水肿。主动脉瓣钙化侵及传导系统可致房室传导阻滞；左心室肥厚、心内膜下心肌缺血或冠状动脉栓塞可致室性心律失常。上述的两种情况均可导致晕厥，甚至猝死。

27. D【解析】风湿性心脏病严重二尖瓣狭窄突发大咯血是严重二尖瓣狭窄，左心房压力突然增高，肺静脉压增高，支气管静脉破裂出血所致。所以，选项 D 正确。肺毛细血管破裂（选项 A）可导致二尖瓣狭窄患者出现痰中带血、血痰或粉红色泡沫痰。急性肺水肿（选项 C）一般因毛细血管破裂而咳粉红色泡沫痰。合并肺结核（选项 B）若出现空洞壁肺动脉分支形成的小动脉瘤破裂，或继发的结核性支气管扩张形成的动静脉瘘破裂，则可造成大量咯血。合并支气管扩张（选项 E）若小动脉被侵蚀或增生的血管被破坏也可引起大咯血，但临床并不常见。所以，二尖瓣狭窄突发大咯血最直接的病理生理改变还是支气管静脉破裂。

28. A【解析】慢性二尖瓣关闭不全的病因在我国以风湿热为最常见，多伴二尖瓣狭窄或主动脉瓣病变；单纯性二尖瓣关闭不全则较为少见。其他慢性二尖瓣关闭不全的病因，常见有二尖瓣脱垂综合征、冠心病乳头肌功能障碍、老年退行性瓣膜病、感染性心内膜炎以及左心室显著扩大所造成的相对性二尖瓣关闭不全等；其他少见原因包括先天性畸形、结缔组织疾病和左心房黏液瘤等。

29. E【解析】主动脉瓣狭窄的第一心音（S_1）正常。轻度主动脉瓣狭窄，第二心音（S_2）也正常，严重狭窄时左室射血时间显著延长，可出现 S_2 逆分裂。如主动脉瓣钙化僵硬，则第二心音主动脉瓣成分（A_2）减弱甚至消失。第三心音（S_3）出现预示着左心功能不全。中、重度狭窄时肥厚的左心房强有力的收缩产生明显的第四心音（S_4）。主动脉收缩期喷射音可见于先天性主动脉瓣狭窄或瓣叶活动度良好者，在胸骨左缘第 3 肋间易听到，可向心尖区传导，为短促而响亮的单音，不随呼吸而改变。风湿性主动脉瓣狭窄一般不产生喷射音。

30. A【解析】慢性主动脉瓣关闭不全可多年无症状，甚至可耐受运动。最先的主诉为与每搏量增多有关的心悸、心前区不适、头部强烈搏动感等症状，晚期始出现左心室衰竭表现。心绞痛较主动脉瓣狭窄时少见。常有直立性头晕，晕厥罕见。

31. A【解析】三尖瓣狭窄（TS）的最常见病因为风心病。三尖瓣狭窄单独存在者极少见，常伴关闭不全、二尖瓣和主动脉瓣损害。其他罕见病因有先天性三尖瓣闭锁和类癌综合征等。

32. B【解析】参见 A1 型题第 7 题解析。

33. B【解析】心脏瓣膜病是我国一种常见的心脏病，其中以风湿热导致的瓣膜损害最为常见。随着人口老龄化加重，老年性瓣膜病以及冠心病、心肌梗死后引起的瓣膜病变也越来越常见。

34. C【解析】心脏瓣膜病中主动脉瓣狭窄最容易引起心绞痛。见于60%的有症状患者。常由运动诱发，休息后缓解。随年龄增长，发作更频繁。

35. C【解析】Austin Flint 杂音是指中重度主动脉瓣关闭不全患者，舒张期血流由主动脉反流入左心室，使左心室充盈过度，二尖瓣瓣叶处于高位，造成相对性二尖瓣狭窄的舒张期隆隆样杂音。所以 Austin Flint 杂音见于严重主动脉瓣关闭不全。

36. B【解析】感染性心内膜炎最常见的心脏病病因为风湿性心脏瓣膜病变，常见为主动脉瓣或二尖瓣关闭不全；其次为先天性心血管畸形，或曾有心脏外科手术史，包括人造瓣膜置换术。所以，选项 B“主动脉瓣或二尖瓣关闭不全”是感染性心内膜炎最常见的心脏病病因。

37. E【解析】人工瓣膜置换术为治疗成人主动脉狭窄的主要方法。无症状的轻、中度狭窄患者无手术指征。重度狭窄（瓣口面积<0. 75cm^{2}或平均跨瓣压差>50mmHg）伴心绞痛、晕厥或心力衰竭症状为手术的主要指征。无症状的重度狭窄患者，如伴有进行性心脏增大和/或明显左心室功能不全，也应考虑手术。严重左心室功能不全、高龄、合并主动脉瓣关闭不全或冠心病，增加手术和术后晚期死亡风险，但不是手术禁忌证。儿童和青少年的非钙化性先天性主动脉瓣严重狭窄，甚至包括无症状者，可在直视下行瓣膜交界处分离术。

38. D【解析】二尖瓣脱垂的典型特征为收缩中期喀喇音之后的收缩晚期杂音。冠心病乳头肌功能失常时可有收缩早、中、晚期或会收缩期杂音；腱索断裂时杂音可似海鸥鸣或乐音性。

39. E【解析】参见 A1 型题第 25 题解析。

40. D【解析】二尖瓣狭窄常并发心房颤动，引起心悸，诱发或加重呼吸困难、肺水肿，另外还易诱发栓塞形成，血栓脱落可引起相应部位栓塞，其中以脑梗死最常见。

41. E【解析】五个选项均为二尖瓣狭窄的并发症。其中，充血性心力衰竭是二尖瓣狭窄的主要死亡原因。体循环栓塞出现于10%~20%的二尖瓣狭窄患者。急性肺水肿是二尖瓣狭窄的严重并发症，多于劳累、情绪激动、呼吸道感染、快速心房颤动或妊娠等情况下诱发，如不及时处理，往往致死。急性发生的心房颤动可能会导致血流动力学的明显变化，并诱发心力衰竭。此外，心房颤动的患者，左心房易于形成血栓，使二尖瓣疾病患者的栓塞事件增加。二尖瓣狭窄患者出现肺部感染后往往可诱发或加重心力衰竭。

42. E【解析】心室充盈减慢减少，以致在心室开始收缩时二尖瓣位置低垂，再加上心室充盈减少，使心室收缩时左室内压上升加速和收缩时间缩短，造成瓣膜关闭振动幅度大，因而导致第一心音亢进。

43. D【解析】严重二尖瓣狭窄时，首先出现左心房扩大。二尖瓣狭窄时，血液从左房流入左室受阻，导致左心室充盈量减少，左心室内压力降低，久而久之，导致左心室早期正常，晚期失用性萎缩。

44. D【解析】二尖瓣狭窄患者心尖区第一心音亢进，呈拍击性。80%~85%的患者可在胸骨左缘第3、4肋间或心尖区内侧闻及二尖瓣开瓣音（OS），此音紧跟第二心音后，高调短促而响亮，呼气时明显，是隔膜型瓣膜口的主瓣（二尖瓣前叶）在开放时发生震颤所致，拍击样第一心音和二尖瓣开瓣音的存在，高度提示二尖瓣狭窄以及瓣膜仍有一定的柔顺性和活动力，有助于隔膜型二尖瓣狭窄的诊断。

45. E【解析】三尖瓣狭窄的胸部X线检查特征是右房明显扩大、下腔静脉和奇静脉扩张所造成的以右心为主的心脏扩大，肺血管影显著减少。

46. E【解析】三尖瓣狭窄临床主要表现为心排血量降低引起疲乏，体循环淤血致腹胀，食欲缺乏，消瘦等。部分患者因颈静脉搏动强烈而出现颈部不适感。与二尖瓣狭窄合并存在时，因使进入肺循环的血液减少，肺淤血减轻，二尖瓣狭窄所致呼吸困难症状反而减轻。胸骨左下缘有三尖瓣开瓣音、肝大伴收缩期前搏动是三尖瓣狭窄的体征表现。

47. C【解析】风湿性二尖瓣关闭不全最具有诊断意义的体征是心尖部的全收缩期吹风样杂音。二尖瓣关闭不全的听诊特征是心尖区收缩期反流性杂音。风湿性二尖瓣关闭不全的杂音特征，是位于心尖区的全收缩期吹风样杂音，高调、响亮、呈一贯型，吸气时减弱，瓣膜增厚者杂音粗糙。

48. C【解析】三尖瓣关闭不全可因不同病因而有不同的超声心动图表现，包括风湿性心脏病、Ebstein畸形、三尖瓣脱垂、继发性三尖瓣关闭不全。选项C中，二维超声心动图可见右心房右心室扩大。所以，选项C不属于三尖瓣关闭不全的特殊超声心动图表现。

49. B【解析】呼吸困难、心绞痛、晕厥是风湿性心脏病主动脉瓣狭窄的临床“三联征”。

50. C【解析】肺动脉瓣关闭不全继发于肺动脉高压者，在胸骨左缘第2~4肋间有第二心音后立即开始的舒张早期叹气样高调递减型杂音，吸气时增强，称为Graham Steell杂音。Graham Steell杂音见于严重肺动脉高压伴肺动脉扩张所致相对性肺动脉瓣关闭不全，常有肺动脉高压体征，如胸骨左缘抬举样搏动、第二心音肺动脉瓣成分增强等。

51. A【解析】肺动脉瓣狭窄（PS）分为肺动脉瓣、瓣上和瓣下三型。肺动脉瓣狭窄瓣膜型表现为瓣叶纤维化，增厚，粘连，瓣口狭窄，收缩期呈圆锥状突入肺动脉干内；瓣下型为右室流出道漏斗部肌肉肥厚造成梗阻；瓣上型为肺动脉主干或主要分支有单发或多发狭窄。所以，选项A不属于肺动脉瓣狭窄瓣膜型的表现。

52. B【解析】风湿性心脏病二尖瓣狭窄时，左房压力明显升高，肺静脉和肺毛细血管压力相继升高，导致肺顺应性下降（临床上出现劳力性呼吸困难，此时称左房失代偿期）。

若压力上升过快过高，血浆和血细胞进入肺泡，临床将发生急性肺水肿，出现急性左房衰竭征象。严重的肺动脉高压，使右心室肥厚扩张，最终导致右室衰竭（称为右心室受累期）。单纯的二尖瓣狭窄不累及左心室。但临床上风湿性心脏病除二尖瓣狭窄外，还常累及主动脉瓣病变，导致主动脉瓣关闭不全，左心室后负荷增大，日久则失代偿，出现全心功能不全。在风湿性心脏病二尖瓣狭窄早期时，左心室容量是正常或缩小的。

53. A【解析】五个选项均是主动脉瓣关闭不全的基本病因。感染性心内膜炎根据损害进展的快慢不同，可表现为急性、亚急性或慢性关闭不全，为单纯性主动脉瓣关闭不全的常见病因。

54. A【解析】参见 A1 型题第 19 题解析。

55. D【解析】正常成人二尖瓣口面积为 4~6cm^2，当减少至 2.0cm^2时，为轻度二尖瓣狭窄。当瓣口面积减少到 1.5cm^2时为中度二尖瓣狭窄，减少到 1.0cm^2时为重度二尖瓣狭窄。

56. D【解析】经皮二尖瓣球囊成形术，是缓解单纯二尖瓣狭窄的首选方法。此方法能使二尖瓣口面积扩大至 2.0cm^2以上，明显降低二尖瓣跨瓣压力阶差和左心房压力，术后即刻获得血流动力学的改善，改善临床症状，长期疗效与外科手术类似。

57. A【解析】选项 A，主动脉瓣狭窄时听诊主动脉瓣区粗糙喷射性收缩期杂音，向颈部传导、第二心音延迟并减弱。重度狭窄脉搏细小、血压低、脉压小。选项 B，心尖区有高调，柔和、易变的舒张早期杂音，是风湿热累及心脏时活动性-二尖瓣炎的体征，风湿活动控制后，杂音可消失。选项 C，左心房黏液瘤有一活动的蒂连接在左心房上，当体位处于某个位置时，该瘤可能堵住部分二尖瓣口，造成相对二尖瓣狭窄，此时可在心尖部闻及舒张期杂音，该杂音随体位变动而变化，即可出现与消失，呈易变性特点。选项 D，严重主动脉瓣关闭不全在舒张期主动脉血反流入左室冲击二尖瓣引起二尖瓣相对性狭窄，在心尖区可闻及舒张中期隆隆样杂音，不伴舒张晚期增强，此杂音称为 Austin Flint 杂音。选项 E，风心病二尖瓣狭窄在心尖区闻及隆隆样舒张中、晚期杂音，先递减后递增型。所以，五个选项中，只有选项 A 听诊特征中无心尖区舒张期杂音。

58. A【解析】主动脉瓣关闭不全的患者中有 2/3 为风心病所致。其病理改变为瓣叶纤维化、增厚和缩短，影响舒张期瓣叶边缘对合。

59. D【解析】主动脉瓣狭窄反复发作心绞痛、晕厥。约 1/4 有症状的患者发生晕厥。多发生于直立、运动中、运动后即刻或身体向前弯曲时，少数在休息时发生。心绞痛见于 60%的有症状患者。常由运动诱发，休息后缓解。随年龄增长，发作更频繁。主动脉瓣狭窄的杂音性质为心尖区收缩期吹风样杂音，向颈部传导。二尖瓣关闭不全二尖瓣脱垂的典型特征为收缩中期喀喇音之后的收缩晚期杂音。

60. B【解析】肺动脉瓣狭窄依据病理变化分为肺动脉瓣、瓣上和瓣下三型。瓣膜型狭窄最多见。所以，选项 A 正确，选项 B 错误。经皮球囊肺动脉瓣成形术已成为肺动脉瓣狭窄的首选治疗方法，先天性主动脉瓣狭窄亦可通过球囊扩张方法得到缓解。典型肺动脉瓣狭窄跨瓣压差≥40mmHg，主动脉瓣狭窄跨瓣压差≥60mmHg是球囊成形术的适应证。所以，选项C正确。右心导管检查可测压显示右心室与肺动脉音的压力阶差，从而可以准确诊断测定肺动脉瓣狭窄的程度。所以，选项D正确。肺动脉瓣狭窄典型的体征为胸骨左缘第2肋有一响亮的收缩期喷射性杂音，传导广泛，可传至颈部，整个心前区甚至背部，常伴有震颤。所以，选项E正确。

61. B【解析】风湿性心脏病治疗二尖瓣狭窄大咯血时采取坐位，首选利尿药如呋塞米等以减轻心脏负荷。

62. C【解析】典型的二尖瓣狭窄，X线表现为左心房扩大、右心室扩大、肺动脉主干突出、主动脉球缩小，后前位胸部X线检查的心影呈梨形，称“二尖瓣型心”。

63. D【解析】参见A1型题第50题解析。

64. B【解析】参见A1型题第4题解析。选项B“主动脉瓣狭窄”是由于压力负荷（后负荷）过重而导致心力衰竭。

65. E【解析】参见A1型题第17题解析。

66. A【解析】二尖瓣分离术的适应证：①二尖瓣病变为隔膜型，无明显二尖瓣关闭不全。②无风湿活动并存或风湿活动控制后6个月。③心功能Ⅱ~Ⅲ级。④年龄20~50岁。⑤有心房颤动及动脉栓塞但无新鲜血栓时均非禁忌。⑥合并妊娠后，若反复发生肺水肿，内科治疗效果不佳时，可考虑在妊娠4~6月期间行紧急手术。根据第①点可知，选项A不属于二尖瓣分离术的适应证。

67. D【解析】轻度二尖瓣关闭不全者，可无明显异常发现。慢性重度反流显示左心房、左心室明显增大，心脏右缘形成“双房影”。

68. A【解析】选项A“感染性心内膜炎”是由主动脉瓣疾病引起的主动脉瓣关闭不全。

69. E【解析】在二尖瓣狭窄时，肺动脉瓣第二心音（P_2）亢进、分裂，提示有肺动脉高压存在。拍击样第一心音和二尖瓣开瓣音的存在，高度提示二尖瓣狭窄以及瓣膜仍有一定的柔顺性和活动力，有助于隔膜型二尖瓣狭窄的诊断。

70. E【解析】风湿性心内膜炎可累及心瓣膜，瓣膜上赘生物机化，可使瓣膜增厚、短缩、卷曲，瓣叶粘连，但不会发生断裂和穿孔。选项E“瓣膜断裂、穿孔”可见于感染性心内膜炎。

71. A【解析】联合瓣膜病的病因中，同一病因累及2个或2个以上瓣膜，最常见为风湿性心脏病引起的二尖瓣和主动瓣膜或其他瓣膜病变；其次为感染性心内膜炎可同时侵犯二尖瓣、主动脉瓣或三尖瓣、肺动脉瓣。

72. C【解析】二尖瓣关闭不全的早期病理生理改变是左心室容量负荷增加。容量负荷即前负荷，是指心肌收缩之前所遇到的阻力或负荷，与静脉回心血量有关。压力负荷即后负荷，是指心肌收缩之后所遇到的阻力或负荷。当二尖瓣关闭不全时，心室收缩期有部分血液通过关闭不全的二尖瓣瓣口反流回左心房，与肺静脉回流至左心房的血液汇总，在舒张期充盈左心室，使左心室容量负荷骤增。早期阶段，左心房压力保持正常，同时肺静脉的压力和容量也保持正常。虽然左心室在舒张期时容量增加，但通过心室的扩张，仍可使心室内压力保持正常。

73. E【解析】风心病二尖瓣狭窄患者多年后，支气管静脉壁增厚，而且随着病情的进展肺血管阻力增加，出现右心功能不全使以上症状减轻。肝脏大是因右心功能不全引起的肝淤血，腹胀可能是腹水。

二、A2 型题

1. E【解析】患儿应考虑为肺动脉瓣狭窄。轻中度肺动脉瓣狭窄的心电图一般正常。重度肺动脉瓣狭窄表现为右房室肥大、电轴右偏和右束支传导阻滞。

2. D【解析】患者可诊断为肺动脉瓣狭窄。肺动脉瓣狭窄典型的体征为胸骨左缘第 2 肋有一响亮的收缩期喷射性杂音，传导广泛，可传至颈部，整个心前区甚至背部，常伴有震颤；肺动脉区第二心音减弱。肺动脉瓣狭窄 X 线表现为肺动脉段突出，肺血管影细小，肺野异常清晰。右心室、右心房扩大。

3. E【解析】呼吸困难常为二尖瓣狭窄最早出现的症状，为肺淤血的表现。极重者可产生急性肺水肿，咳粉红色泡沫样痰。心尖区舒张期隆隆样杂音，是二尖瓣狭窄最具特征性的体征。左心房压力增高致肺淤血时，双肺底可出现湿啰音。

4. B【解析】按目前通用的美国心脏病学会（NYHA）心功能分级标准，该患者虽然心脏已扩大，左室射血分数减低，但目前仅在快速行走或上楼后出现症状，仍属于体力活动轻度受限。心功能诊断以Ⅱ级较为合理。

5. A【解析】震颤是触诊时手掌感到的一种细小震动感，与在猫喉部摸到的呼吸震颤类似，又称为猫喘，为心血管器质性病变的体征。发现震颤后应首先确定部位及来源，其次确定其处于心动周期中的时相，最后分析其临床意义。可以利用心尖搏动或颈动脉搏动来确定震颤发生的时间，紧随心尖搏动出现或与颈动脉搏动几乎同时出现的为收缩期震颤。如仍难于判断时，可同时听诊，根据震颤与心音的关系加以确定。然后按震颤部位和时间不同，对其临床意义作出判断。题中震颤为心尖区舒张期震颤，常见病变为二尖瓣狭窄（风湿性）。心尖区舒张期隆隆样杂音，是二尖瓣狭窄最具特征性的体征。心前区震颤的临床意义见表 13-1。

表 13-1 心前区震颤的临床意义

部位	时相	常见病变
胸骨右缘第 2 肋间	收缩期	主动脉瓣狭窄
胸骨左缘第 2 肋间	收缩期	肺动脉瓣狭窄（先天性）
胸骨左缘第 3、4 肋间	收缩期	室间隔缺损（先天性）

续 表

部位	时相	常见病变
胸骨左缘第 2 肋间	连续性	动脉导管未闭（先天性）
心尖区	舒张期	二尖瓣狭窄（风湿性）
心尖区	收缩期	重度二尖瓣关闭不全（风湿性）

6. C【解析】根据“心尖部，舒张中期出现的先递减后递增型的隆隆样杂音，伴有第一心音增强”，提示二尖瓣狭窄；“心律表现为节律不规则，第一心音强弱不一致，心率大于脉率现象”，提示心房颤动。故本题可诊断为二尖瓣狭窄并心房颤动。

7. E【解析】心尖部舒张期隆隆样杂音伴开瓣音可提示为二尖瓣狭窄。患者的二尖瓣瓣口面积为 1.7cm²，为轻度二尖瓣狭窄。二尖瓣狭窄无症状者避免剧烈体力活动，定期（6~12 个月）复查。

8. C【解析】患者体力活动轻度受限。休息时无症状，日常活动即可引起乏力、心悸、呼吸困难或心绞痛。患者可诊断为心功能Ⅱ级美国纽约心脏病协会（NYHA）心功能分级：Ⅰ级：体力活动不受限。平常体力活动不引起过度气促、疲乏或心悸。Ⅱ级：体力活动轻度受限。静息时舒适，但平常体力活动引起过度气促、疲乏或心悸。Ⅲ级：体力活动显著受限。静息时舒适，但比平常轻的体力活动引起过度气促、疲乏或心悸。Ⅳ级：不能从事任何体力活动，休息时亦有充血性心衰或心绞痛症状，任何体力活动后加重。

9. D【解析】参见 A1 型题第 21 题解析。食欲缺乏、肝区疼痛、水肿是体循环压力升高的表现，提示右心衰竭。

10. E【解析】患者二尖瓣口面积小于 1.5cm²，心尖部可闻开瓣音，可诊断为中度二尖瓣狭窄。患者近 1~2 年来活动时心慌气短，少量咯血，可判断其心功能分级为Ⅱ级。中度二尖瓣狭窄（二尖瓣面积≤1.5cm²），伴有症状（NYHA 分级≥Ⅱ级）是经皮二尖瓣球囊成形术的适应证。故患者最佳的治疗方案是经皮球囊二尖瓣成形术。

11. D【解析】二尖瓣狭窄伴慢性心房颤动时，治疗主要是控制心室率和抗凝，必要时可用药物或电复律治疗。控制心室率主要应用洋地黄、β 受体阻断药以及非二氢吡啶类钙通道阻滞药。当 β 受体阻断药及非二氢吡啶类钙通道阻滞药有禁忌时，可口服胺碘酮。如无禁忌证，心房颤动者应当长期给予华法林抗凝治疗，以预防血栓形成和栓塞事件的发生。

12. E【解析】主动脉瓣狭窄的内科治疗仅限于并发症和对症治疗，但需定期复查，如超声心动图。患者咳嗽、咳黄痰故应做胸部 X 线检查以明确是否存在肺部感染，对症给予抗生素、化痰药物是非常必要的。血管紧张素转换酶抑制药（ACEI）扩张动脉，可降低外周阻力，但主动脉瓣狭窄患者心排血量低，如应用 ACEI 类药物，会导致血压下降。所以，选项 E 的处理方法是不适当的。

13. B【解析】患者老年女性，有发作性左胸痛史，可放射至左肩，发作持续 3~4 分钟，休息后可缓解（提示心绞痛）。现突发劳力时晕厥（与主动脉瓣狭窄导致的心排血量减少有关）而就诊，查体：主动脉瓣区可闻及收缩期喷射样杂音伴震颤，杂音向颈部传导（主动脉瓣狭窄典型杂音），结合患者病史、临床表现和体格检查，最可能的诊断是主动脉瓣狭窄（选项 B 正确）。本题中患者血压仅 90/60mmHg，低于正常值，且无高血压病史，未达到高血压病（选项 A 错误）诊断标准。主动脉扩张（选项 C 错误）也称主动脉瘤，常表现为压迫症状和搏动性肿块，若出现剧痛，常为破裂先兆。主动脉粥样硬化（选项 D 错误）一般无晕厥，且不会出现主动脉瓣狭窄特征性心脏杂音。主动脉瓣关闭不全（选项 E 错误）多有心悸、心前区不适、头颈部强烈动脉搏动感等，其典型杂音为主动脉瓣区（胸骨右缘第 2 肋间）舒张期高调递减型叹气样杂音。

14. A【解析】心脏收缩时，心尖向胸壁冲击可引起局部胸壁向外搏动，称为心尖搏动。心脏收缩时心尖搏动内陷，称为负性心尖搏动，见于粘连性心包炎或心包与周围组织广泛粘连。重度右室肥大致心脏顺钟向转位，使左心室向后移位也可引起负性心尖搏动。

15. E【解析】患者首先应想到的疾病为主动脉瓣狭窄。主动脉瓣狭窄的听诊特点是杂音为收缩期喷射性杂音，在 S_1 稍后或紧随喷射音开始，终止于 S_2 之前，杂音呈吹风样、粗糙，递增-递减型，在胸骨右缘第 2 或第 3 肋间最响，主要向颈动脉，也可向胸骨左下缘传导，常伴震颤。

16. B【解析】患者最可能的诊断是风心病，二尖瓣狭窄，左房失代偿期。参见 A2 型题第 3 题解析。左心房增大时，P 波增宽（>0. 11s）且呈双峰形，称“二尖瓣型 P 波”。二尖瓣狭窄可导致左房压升高、功能衰竭，一般不引起左室功能受累，故 C 项“左心衰竭”不确切。因此，选项 B 正确。

17. E【解析】患者劳力时胸痛说明有绞痛，心绞痛可用硝酸酯类药物。

18. E【解析】通过临床症状及体征，可判断患者为二尖瓣狭窄并发急性肺水肿。呼吸困难常为二尖瓣狭窄最早出现的症状，为肺淤血的表现。早期为劳力性呼吸困难，随着病情进展，可出现静息性呼吸困难、阵发性夜间呼吸困难，严重时端坐呼吸；极重者可产生急性肺水肿，咳粉红色泡沫样痰。心尖区舒张期隆隆样杂音是二尖瓣狭窄最具特征性的体征。毛花苷 C 属于洋地黄类正性肌力药，正性肌力药物对二尖瓣狭窄的肺水肿无益，仅在心房颤动伴快速心室率时可静脉注射毛花苷 C，以减慢心室率。所以，选项 E 符合题意。

19. D【解析】根据题中所述可诊断患者为二尖瓣狭窄，右心室扩大。呼吸困难常为二尖瓣狭窄最早出现的症状。心尖区舒张期隆隆样杂音，是二尖瓣狭窄最具特征性的体征。严重二尖瓣狭窄时，肺动脉高压、右心室扩大，引起三尖瓣瓣环的扩大，造成相对性三尖瓣关闭不全。可在三尖瓣区闻及全收缩期吹风样杂音，向心尖区传导，吸气时明显。二尖瓣狭窄，右心室扩大时可见负性心尖搏动。

20. D【解析】患者主要临床表现为左胸疼痛、呼吸困难伴低氧血症。超声心动图提示右心室、右心房扩大，应首先考虑为急性肺源性心脏病、肺栓塞可能。64排螺旋CT肺血管成像或肺通气灌注扫描可确诊，应列为首选检查。

21. A【解析】参见A2型题第15题解析。

22. A【解析】根据临床症状及体征可诊断患者为二尖瓣狭窄。阵发性夜间呼吸困难、大咯血是二尖瓣狭窄的临床表现。心尖部有舒张期隆隆样杂音，P_2亢进、分裂，肺底啰音是二尖瓣狭窄的体征表现。风湿性心脏病治疗二尖瓣狭窄大咯血时采取坐位，首选静脉注射呋塞米以减轻心脏负荷。

23. B【解析】根据临床症状及体征可诊断患者为二尖瓣狭窄并发急性肺水肿。处理原则与急性左心衰竭所致的肺水肿相似。但应注意：①避免使用以扩张小动脉为主、减轻心脏后负荷的血管扩张药物；应选用扩张静脉系统、减轻心脏前负荷为主的硝酸酯类药物，它可减轻肺淤血、肺水肿；呋塞米（选项B）亦可达到此目的，也应选用。②正性肌力药物对二尖瓣狭窄的肺水肿无益，仅在心房颤动伴快速心室率时可静脉注射毛花苷C（选项E），以减慢心室率。

24. E【解析】主动脉瓣关闭不全杂音的听诊部位首选主动脉瓣第2听诊区（即胸骨左缘第3、4肋间），坐位并前倾和深呼气时易听到。

25. E【解析】患者二尖瓣口面积小于$1.2cm^2$，心尖部可闻及舒张期隆隆样杂音及二尖瓣开瓣音，可诊断为中度二尖瓣狭窄。活动后心慌气短2年，心功能评定为3级。中度二尖瓣狭窄（二尖瓣面积≤$1.5cm^2$），伴有症状（NYHA分级≥Ⅱ级）是经皮二尖瓣球囊成形术的适应证。故患者最佳的治疗方案是经皮球囊二尖瓣成形术。

26. E【解析】根据呼吸困难、咯血以及心尖区舒张期杂音及开瓣音，可判断患者为二尖瓣狭窄。二尖瓣狭窄的心脏听诊体征：①心尖区舒张期隆隆样杂音，是二尖瓣狭窄最具特征性的体征。②心尖区第一心音亢进，呈拍击性。③二尖瓣开瓣音（OS），紧跟第二心音后，高调短促而响亮，呼气时明显，胸骨左缘第3、4肋间至心尖内上方最清楚。④肺动脉瓣第二心音（P_2）亢进、分裂，提示有肺动脉高压存在；严重肺动脉高压时，在胸骨左缘第2、3肋间可闻及高调、短促、递减型的舒张早期叹气样杂音（Graham Steell杂音）。严重二尖瓣狭窄时，肺动脉高压、右心室扩大，引起三尖瓣瓣环的扩大，造成相对性三尖瓣关闭不全。可在三尖瓣区闻及全收缩期吹风样杂音，向心尖区传导，吸气时明显。选项E"Austin Flint杂音"见于严重主动脉瓣关闭不全，在二尖瓣狭窄中不能听到。

27. E【解析】硝酸甘油或硝酸异山梨酯可作用于血管平滑肌的特异受体，小剂量异山梨酯扩张静脉，大剂量可扩张动脉和静脉，从而使心肌收缩力增强，而心腔内舒张压的减轻可使心内膜下冠状动脉的阻力也下降，从而改善心肌本身血供，心力衰竭得到纠正。

28. B【解析】二尖瓣狭窄的心脏听诊体征参见A2型题第26题解析。风湿性心脏病二尖瓣狭窄在心尖区可闻及第一心音亢进和开瓣音，提示前叶柔顺，活动度好；如瓣叶钙化僵硬，则第一心音减弱，开瓣音消失。

三、A3/A4 型题

1. D【解析】急性肺水肿的表现是突发呼吸困难，咳嗽、咳粉红色泡沫痰。根据患者出现的症状，诊断考虑为风心病合并上呼吸道感染、急性肺水肿。

2~3 B、A【解析】咳粉红色泡沫状痰是急性肺水肿的典型症状，患者病情突然加重，引起急性肺水肿的直接原因是输液量过大或输液速度过快，引起回心血量急剧增加，导致心脏负荷过重。所以护士首先应立即停止输液，及时通知医生，静脉注射呋塞米等利尿药以减轻心脏负荷。

4. D【解析】患者可诊断考虑为二尖瓣狭窄、主动脉瓣病变合并上呼吸道感染。根据心悸、气短，心尖部闻及舒张期隆隆样杂音，双肺底闻及少许湿啰音，可诊断为二尖瓣狭窄。根据活动时胸痛、头晕，心界向左下扩大，主动脉瓣区闻及双期杂音，可诊断为主动脉关闭不全。患者 2 天来咽痛、低热，可诊断为合并上呼吸道感染。

5. E【解析】心导管检查可判断二尖瓣狭窄程度和血流动力学情况。右心导管检查可测定右心室、肺动脉及肺毛细血管楔压；穿刺心房间隔后可直接测定左心房和左心室的压力，评估舒张期跨瓣压力阶差，从而评估二尖瓣狭窄的严重程度。

6. E【解析】主动脉瓣狭窄常见病因是风湿性改变，如合并关闭不全和二尖瓣损害多为风心病。另外主动脉瓣关闭不全可见于先天性畸形、强直性脊柱炎、主动脉根部疾病等。超声心动图有助于诊断瓣膜病变原因。

7. A【解析】患者诊断应考虑为二尖瓣关闭不全合并感染性心内膜炎。二尖瓣关闭不全的听诊特征是心尖区收缩期反流性杂音。前叶损害为主时，杂音常向左腋下和左肩胛下区传导，腱索断裂时杂音可似海鸥鸣或乐音性。心尖区可闻及第三心音、第四心音和因大量血流通过二尖瓣瓣口产生的短促的舒张期隆隆样杂音。二尖瓣脱垂的典型特征为收缩中期喀喇音之后的收缩晚期杂音。

8. C【解析】对明确诊断最重要的是血培养。血培养阳性为诊断感染性心内膜炎的最直接的证据，而且还可以随访菌血症是否持续。

9. E【解析】胸骨左缘第 3、4 肋间听到舒张期吹风样杂音应考虑为主动脉瓣关闭不全，坐位并前倾和深呼气时易听到。

10. C【解析】主动脉瓣关闭不全最早的主诉为心排血量增加和心脏收缩力增强而发生的心悸、心尖冲动强烈、左胸不适、颈部和头部动脉强烈搏动感等。杂音持续时间延长提示瓣膜病变更为严重。

11. B【解析】由于主动脉瓣关闭不全在舒张早期左心室快速充盈增加，心尖区常有第三心音。主动脉瓣关闭不全第一心音（S_1）正常，第二心音（S_2）也正常，第三心音（S_3）出现预示着左心功能不全。

12. E【解析】患者突然出现腹痛、呕吐、血便，首先应考虑的诊断为亚急性感染性心内膜炎引起的肠系膜动脉栓塞。肠系膜动脉栓塞多数患者起病急骤，早期表现为突然发生剧烈腹部绞痛、恶心、频繁呕吐、腹泻。晚期可呕吐暗红色血性液体或出现血便。

13. B【解析】根据听诊主脉瓣区第二音减弱，可闻及3/6级收缩期杂音，稍粗糙，向颈部传导，可诊断患者为主动脉瓣狭窄。退行性老年钙化性主动脉瓣狭窄为65岁以上老年人单纯性主动脉狭窄的常见原因。无交界处融合，瓣叶主动脉面有钙化结节限制瓣叶活动。常伴有二尖瓣环钙化。

14. C【解析】主动脉瓣发生晕厥或眩晕的机制：①运动后周围血管扩张，而狭窄的主动脉口限制心排血量的相应增加，导致急性脑缺血。②运动致心肌缺血加重，使左心室收缩泵功能突然降低，心排血量减少。③运动时左心室收缩压急剧上升，过度激活室内压力感受器通过迷走神经传入纤维兴奋血管减压反应，导致外周血管阻力降低。④运动后即刻发生者，为突然体循环静脉回流减少，影响心室充盈，左室心排血量进一步减少。⑤休息时晕厥可由心律失常（心室颤动、心房颤动或房室传导阻滞等）导致心排血量骤减所致。⑥颈动脉窦过敏等。以上均引起体循环动脉压下降，脑循环灌注压降低，发生急性脑缺血。

15. C【解析】参见A1型题第29题解析。

16. E【解析】超声心动图是确诊主动脉瓣狭窄与程度及病因的可靠方法；可见主动脉瓣瓣口面积<1. 8cm^2；瓣叶增厚、钙化、左室肥厚、先天畸形等；多普勒超声可确定主动脉瓣狭窄的严重程度。患者行超声心动图检查最可能的结果是左房左室扩大。

17. D【解析】对于主动脉瓣狭窄者，洋地黄制剂和大剂量利尿药不宜使用。预防性应用Ⅲ类抗心律失常药物和使用镇静药物无指征。如心电监护或动态心电图记录到房颤，可应用β受体阻断药。

18. D【解析】主动脉瓣狭窄考虑施行左心导管检查的情况：①年轻的先天性主动脉瓣狭窄患者，虽无症状但需了解左心室流出道梗阻程度。②疑有左心室流出道梗阻而非瓣膜原因者。③欲区别主动脉瓣狭窄是否合并存在冠状动脉病变者，应同时行冠脉造影。④多瓣膜病变手术治疗前。所以，选项D不属于适应证。

19. A【解析】参见A1型题第1题解析。

20. A【解析】心尖区舒张期隆隆样杂音，是二尖瓣狭窄最具特征性的体征。典型的杂音特征是位于心尖区的舒张中晚期低调的隆隆样杂音，范围局限，呈递增性并在收缩期前增强，左侧卧位、呼吸末及活动后杂音更明显，可伴有舒张期震颤。

21. B【解析】参见A2型题第18题解析。

22. D【解析】二尖瓣狭窄时，舒张期血流由左心房流入左心室时受限，使左心房压力异常升高，导致左房代偿性扩大。左房压力增高，进而导致肺静脉和肺毛细血管压力的升高，肺循环血容量长期超负荷，可导致肺动脉压力升高，肺小动脉痉挛硬化，右室阻力负荷增高，引起右心室肥厚和扩张。

23~24 B、D【解析】先天性二叶瓣畸形为先天性主动脉瓣狭窄最常见的病因。先天性二叶瓣畸形见于1%~2%的人群，男多于女。出生时多无交界处融合和狭窄。

25. B【解析】参见A2型题第26题解析。

26. B【解析】患者最可能诊断为主动脉瓣狭窄。主动脉瓣狭窄听诊特征性体征为胸骨右缘第2肋间收缩期喷射性杂音，粗糙而响亮，主动脉瓣区第二心音减弱，第二心音反常分裂。X线检查示左心室扩大和升主动脉扩张。

27. A【解析】患者最常见的死亡原因为进行性心力衰竭。主动脉瓣狭窄一般死于进行性心力衰竭，发生左侧心力衰竭后，自然病程明显缩短，因此终末期的右侧心力衰竭少见。

28. B【解析】疲乏、无力和头晕是主动脉瓣狭窄很早期的症状。劳力性呼吸困难为晚期肺淤血引起的首发症状。轻度的左侧心力衰竭可出现气短、呼吸困难，严重者可出现夜间阵发性呼吸困难和端坐呼吸，甚或急性肺水肿预后很差。

29. C【解析】主动脉瓣狭窄的并发症有心力衰竭、心律失常、心源性猝死、胃肠道出血、感染性心内膜炎以及体循环栓塞。其中，感染性心内膜炎不常见，体循环栓塞少见。

30. E【解析】患者最可能诊断为风心病，主动脉瓣关闭不全。慢性主动脉瓣关闭不全体征表现为收缩压升高，舒张压降低，脉压增大。胸骨左缘第3肋间闻及舒张期叹气样杂音。

31. B【解析】风湿性心脏病是风湿性主动脉瓣炎反复发作，使瓣叶纤维化、增厚、缩短，影响舒张期瓣叶边缘对合所致，是主动脉瓣关闭不全最主要的病因。常伴有不同程度的主动脉瓣狭窄和二尖瓣病变。

32. E【解析】周围血管征、逆行主动脉造影、胸部正位X线片和超声心动图检查均有助于诊断主动脉瓣关闭不全。周围静脉压测定不可诊断本疾病。中、重度关闭不全有舒张压降低和脉压增宽，此时可有明显周围血管征。

33. E【解析】主动脉瓣关闭不全时，收缩压正常或稍高，舒张压明显降低，脉压增大，是出现周围血管征的主要原因。

34. D【解析】重度二尖瓣狭窄伴心房颤动是使用洋地黄的禁忌证。奎尼丁属于洋地黄类药物，故不能使用。

35. D【解析】洋地黄中毒的心电图表现：①出现期前收缩，尤其是期前收缩，呈二、三联律，严重者可出现多源性或多形性期前收缩。②出现非阵发性心动过速、室性心动过速、室颤。（选项B）③窦性停搏或窦房阻滞，或同时伴房室交界性逸搏心律。④双向性心律，心动过速或有双重性心动过速。（选项C）⑤房颤时出现二度或三度房室传导阻滞。（选项E）⑥房颤时出现双联律性期前收缩。（选项A）⑦出现房室传导阻滞，二度或三度房室传导阻滞肯定是洋地黄中毒，PR间期延长往往提示已达到治疗量。洋地黄可引起心电图ST-T呈“鱼钩型”改变（选项D），但不代表洋地黄中毒。

36. C【解析】对于心动过缓的缓慢心律失常患者，可静脉注射阿托品或行临时起搏。

37. C【解析】患者最可能诊断为二尖瓣狭窄。心尖区舒张期隆隆样杂音、拍击性第一心音亢进和二尖瓣开瓣音，是二尖瓣狭窄的听诊特征。

38. E【解析】超声心动图检查是确诊二尖瓣狭窄的首选无创性检查，并为二尖瓣狭窄的诊断和功能评估提供定性和定量的客观依据。

39. B【解析】口服地高辛可通过兴奋迷走神经而缩短心房不应期、加快心房率而使房扑变为房颤，停用后再转变为窦性心律。所以，窦性心律患者不宜使用地高辛进行治疗。

40. B【解析】根据题干中所述，该患者在心脏瓣膜病的基础上，出现了感染症状，为确定感染细菌或病毒的具体类型，首选的检查手段是血培养。

41. E【解析】正常心尖搏动在左锁骨中线第4肋间，若心尖搏动在左锁骨中线外第6肋间，说明心尖搏动向左下移位，为左心室增大的体征。

42. C【解析】患者最可能诊断为风湿性二尖瓣关闭不全。风湿性二尖瓣关闭不全的杂音特征：位于心尖区的全收缩期吹风样杂音，高调、响亮、呈一贯型，吸气时减弱，瓣膜增厚者杂音粗糙。前叶损害为主时，杂音常向左腋下和左肩胛下区传导；后叶损害为主者，杂音则向胸骨左缘和心底部传导。

43. E【解析】超声心动图是确诊二尖瓣关闭不全和定量二尖瓣反流的首选的无创性诊断方法，可作为确诊依据。

44. C【解析】患者出现心力衰竭时，应避免过度的体力劳动、限制钠盐摄入，可适当使用利尿药、洋地黄、血管扩张药，包括血管紧张素转换酶抑制药。

45. B【解析】既往有游走性关节痛病史，提示曾有风湿热；心尖部舒张中晚期隆隆样杂音及开瓣音提示二尖瓣狭窄；胸骨左缘第3肋间舒张期叹气样杂音，向心尖传导提示主动脉瓣关闭不全。

46. B【解析】参见A3/A4型题第43题解析。

47. C【解析】二尖瓣狭窄直视分离术又称“直视二尖瓣交界切开术”。适用于左心房内有血栓、二尖瓣再度狭窄、高度怀疑有二尖瓣关闭不全可能施行瓣膜替换术，或伴有重度三尖瓣病变需同期纠治者。

四、B型题

1~3 D、A、E【解析】主动脉瓣狭窄的杂音位于胸骨右缘第2肋间，肺动脉瓣狭窄的杂音位于胸骨左缘第2肋间，梗阻性肥厚型心肌病的杂音位于胸骨左缘第3、4肋间。

4. C【解析】三尖瓣关闭不全为全收缩期杂音，在胸骨左缘第4、5肋间最清楚，右心室显著扩大时可传导至心尖区，但不向左腋下传导。

5. B【解析】室间隔缺损为全收缩期杂音，在胸骨左缘第4肋间最清楚，不向腋下传导，常伴胸骨旁收缩期震颤。

6. B【解析】风湿性心脏病二尖瓣狭窄的并发症可有充血性心力衰竭和急性肺水肿、心房颤动、栓塞、肺部感染、亚急性感染性心内膜炎等。其中最为严重的是出现急性肺水肿（临床表现为急性左心衰竭）。

7. C【解析】主动脉瓣关闭不全晚期，由于左心室高度扩张，左心功能衰竭。慢性充血性心力衰竭是该期最主要的并发症。

8. C【解析】导致感染性心内膜炎患者死亡的原因有心力衰竭、肾功能衰竭、栓塞、细菌动脉瘤破裂、严重感染等。但临床上最主要的死亡病因为心力衰竭。

9. A【解析】老年退行性心脏瓣膜病最常见的临床表现为心律失常，其中以心房颤动为最常见，其次可有室性心律失常、心脏传导阻滞等。

10. A【解析】风湿性二尖瓣关闭不全的杂音特征参见 A3/A4 型题第 42 题解析。

11. E【解析】主动脉瓣关闭不全胸骨左缘第 3 肋间可闻及与第二心音同时开始的高调叹气样递减型舒张早期杂音。重度反流者，常在心尖区听到舒张中晚期隆隆样杂音（Austin Flint 杂音）。

12. B【解析】参见 A1 型题第 44 题解析。

13. A【解析】查体发现胸骨左缘第 2 肋间和锁骨下方有连续性机器样杂音伴震颤，可诊断为动脉导管未闭。若诊断明确，除外禁忌证，原则上都应尽早手术治疗。手术适宜的年龄是 4~5 岁。

14. B【解析】室间隔缺损的典型体征是在胸骨左缘第 3、4 肋间有响亮而粗糙的全收缩期杂音，常达 4 级以上，伴有震颤。心尖区闻及舒张中期反流性杂音。心脏室间隔缺损的手术最佳治疗时间取决于多种因素，一般可以在学龄前进行手术，也就是在五六岁的时候手术。

15. B【解析】胸骨左缘第 2 肋间闻及 2/6 级或以上喷射性收缩期杂音，较粗糙，肺动脉瓣区第二心音亢进并固定宽分裂是房间隔缺损的标志。手术时机以学龄前期最佳，手术越早越能避免本病对右心室功能的不良影响，即使成年以后，符合上述适应证者依然需要手术治疗。

16. E【解析】在严重肺动脉高压的患者，肺动脉扩张，导致肺动脉瓣相对关闭不全，可在肺动脉瓣区听到舒张期递减型、吹风样杂音，称为 Graham Steel 杂音。

17. C【解析】二尖瓣脱垂者可在心尖部内侧听到收缩早、中期附加音，称喀喇音。

18. D【解析】在严重主动脉瓣关闭不全的患者，可在心尖部听到舒张早中期递减型杂音，称为 Austin Flint 杂音。

五、X 型题

1. BCDE【解析】肺动脉瓣狭窄轻度无症状，重度出现体循环淤血，右心功能不全的表现，少数患者在活动时出现呼吸困难，胸痛和疲倦，甚至出现晕厥和猝死。合并存在卵圆孔未闭，房间隔缺损的患者有发绀表现。肺动脉瓣狭窄不会出现肺淤血表现。

2. DE【解析】二尖瓣狭窄的 M 型超声示二尖瓣曲线的正常双峰消失，二尖瓣前叶 EF 斜率减慢，二尖瓣后叶于舒张期与前叶呈同向运动，即“城墙样改变”。

3. BCE【解析】导致主动脉瓣狭窄的原因如下。①风心病，风湿性炎症导致瓣膜交界处粘连融合，瓣叶纤维化、僵硬、钙化和挛缩畸形，因而瓣口狭窄。②先天性畸形。a. 先天性二叶瓣畸形：先天性主动脉瓣狭窄最常见的病因。b. 先天性单叶瓣畸形：少见，瓣口偏心，呈圆形或泪滴状，出生时即有狭窄。c. 先天性三个瓣叶狭窄：十分少见，多为三个瓣叶不等大，可能在出生时就有狭窄，也可能在中年以后瓣叶逐渐纤维化和钙化导致瓣膜狭窄。③退行性老年钙化性主动脉瓣狭窄，65岁以上老年人单纯性主动脉狭窄的常见原因。

4. AB【解析】功能性三尖瓣关闭不全是发生在正常的瓣膜上，右室收缩压和/或舒张压的升高、右心室扩大和三尖瓣环扩张而导致的瓣膜关闭不全。多继发于各种心脏和肺血管疾病，如原发性肺动脉高压、二尖瓣病变、扩张型心肌病、VVI起搏器术后等导致有心室或二尖瓣环扩张。选项C、D、E均属于器质性三尖瓣关闭不全的病因。

5. ABCE【解析】急性二尖瓣关闭不全的病因：①急性心肌梗死致乳头肌急性缺血、坏死或断裂。②感染性心内膜炎致瓣叶毁损或致腱索断裂。③特发性腱索断裂。④胸外伤所致创伤性二尖瓣关闭不全或医源性二尖瓣关闭不全及人工瓣膜的损坏等。选项D属于慢性二尖瓣关闭不全的病因。

6. AB【解析】慢性二尖瓣关闭不全轻度反流者多无明显症状或仅有轻度不适感。严重反流时，由于体循环的供血减少，往往首发症状是乏力易倦、活动耐量降低；由于左心室代偿功能较强，肺循环压力早期无明显升高，呼吸困难等肺淤血症状则出现较晚。急性二尖瓣关闭不全轻度反流者仅有轻微劳力性呼吸困难，严重反流很快发生急性左心衰竭，甚至发生急性肺水肿、心源性休克。

7. AC【解析】参见A2型题第11题解析。

8. ACDE【解析】选项B“梅毒性主动脉炎”属于主动脉根部扩张引起主动脉瓣关闭不全的疾病。

9. ACD【解析】二尖瓣狭窄患者左心房压力增高致肺淤血时，双肺底可出现湿啰音；右侧心力衰竭时，出现颈静脉怒张、肝大和下肢水肿等体循环淤血的体征。

10. AC【解析】减慢心室率的药物及抗心律失常的药物可用于慢性二尖瓣关闭不全合并心房颤动的治疗，洋地黄与β受体阻断药是控制心室率的主要药物。选项BDE用于慢性二尖瓣关闭不全合并心力衰竭的治疗。

11. BCDE【解析】二尖瓣狭窄一般会引起肺动脉的高压以及左心房的衰竭，不会引起左心室衰竭，早期也不会出现右心衰竭。所以，选项A错误，选项B正确。左心室做功是往主动脉射血，舒张期血液经心房、二尖瓣流入左心室，心室是不需要做功的。所以单纯二尖瓣狭窄只会引起左心房增大，不会引起左室扩大。所以，选项C正确。单纯二尖瓣狭窄早期为劳力性呼吸困难，随着病情进展，可出现静息性呼吸困难、阵发性夜间呼吸困难，严重时端坐呼吸；极重者可产生急性肺水肿，咳粉红色泡沫样痰。所以，选项D正确。在二尖瓣狭窄时左心室充盈减少，于舒张晚期二尖瓣位置较低，其次，由于左心室血容量减少，收缩期相应缩短，这时左心室内压力迅速上升，致低位的二尖瓣突然紧张并关闭，因而产生高调而清脆的第一心音，听起来呈拍击声，通常称为拍击性第一心音。所以，选项 E 正确。

12. ABD【解析】肺动脉瓣关闭不全的 Graham Steell 杂音需要与主动脉关闭不全的舒张早期杂音鉴别，杂音部位、扩大的左心室以及周围血管征有助于明确。

13. ACE【解析】严重的二尖瓣狭窄、左室流出道梗阻、主动脉瓣狭窄不宜应用强效血管扩张药，有可能会加重梗阻，导致低血压。

14. ABCD【解析】二尖瓣狭窄超声心动图检查可获得瓣口面积、跨瓣压力阶差、肺动脉压力、瓣膜形态以及是否合并其他瓣膜损害等信息。

15. ABCE【解析】二尖瓣狭窄的心脏听诊体征参见 A2 型题第 26 题解析。选项 D“S_2 逆分裂”是主动脉瓣狭窄的体征表现。

16. ABCE【解析】严重主动脉瓣狭窄易诱发心绞痛，发病机制：①左心室壁增厚、心室收缩压升高和射血时间延长，增加心肌耗氧。②左心室肥厚，心肌毛细血管密度相对减少。③舒张期心腔内压力增高，压迫心内膜下冠状动脉。④左心室舒张末压升高致舒张期主动脉-左心室压差降低，减少冠状动脉灌注压。

17. AB【解析】参见 X 型题第 1 题解析。

18. BCDE【解析】风湿性二尖瓣关闭不全的杂音特征参见 A3/A4 型题第 42 题解析。重度二尖瓣关闭不全时，反流量特大可致二尖瓣相对性狭窄，出现心尖部低调、短促的舒张中期杂音。所以，选项 BCDE 正确。选项 A“心尖区第一心音亢进”是二尖瓣狭窄的体征表现。

19. ABCD【解析】风湿性单纯性二尖瓣关闭不全者，主要病变是二尖瓣的瓣环扩大，心脏收缩期二尖瓣瓣口不能闭合；瓣膜虽有一定程度的纤维化、增厚，但瓣叶交界无融合，瓣口并无狭窄。选项 E 的叙述错误。

20. ABDE【解析】二尖瓣关闭不全慢性二尖瓣反流者，心界可向左下扩大，心尖冲动移向左下方，心尖区可触及收缩期抬举样搏动，提示左心室肥厚和扩大。急性二尖瓣反流者，左心室无扩大，心界可正常，且不伴收缩期抬举样搏动。所以，选项 C 错误。

21. AC【解析】主动脉瓣关闭不全重症患者可有心悸及身体各部分动脉的强烈搏动感，特别是头部和颈部更为明显。

22. ABCE【解析】主动脉瓣慢性关闭不全的体征表现为收缩压升高，舒张压降低，脉压增大。周围血管征常见。第一心音减弱，由于收缩期前二尖瓣部分关闭。第二心音主动脉瓣成分减弱或缺如，但梅毒性主动脉炎时常亢进。由于舒张早期左心室快速充盈增加，心尖区常有第三心音。可闻及与第二心音同时开始的高调叹气样递减型舒张早期杂音，坐位并前倾和深呼气时易听到。重度反流者，常在心尖区听到舒张中晚期隆隆样杂音（Austin Flint 杂音）。所以，选项 D 错误。

23. ACDE【解析】参见 A1 型题第 46 题解析。

24. BCDE【解析】急性主动脉瓣关闭不全时，左心室突然增加大量反流的血液，而每搏量不能相应增加，左心室舒张末期压力迅速而显著上升，可引起急性左心功能不全；左心室舒张末期压力升高，使冠脉灌注压与左室腔内压之间的压力阶差降低，引起心内膜下心肌缺血，心肌收缩力减弱，使每搏量急剧下降，左心房和肺静脉压力急剧上升，引起急性肺水肿。此时交感神经活性明显增加，使心率加快，外周血管阻力增加，舒张压降低可不显著。所以，选项A错误。

25. BCDE【解析】参见A1型题第30题解析。

26. ACE【解析】参见X型题第22题解析。

27. ADE【解析】参见A1型题第51题和A2型题第2题解析。

28. AB【解析】三尖瓣关闭不全的心电图一般为非特异性的改变，常见有不完全性右束支阻滞，可见高尖的P波，V_1呈QR型，心房颤动和心房扑动常见。

29. BCDE【解析】风湿性心脏病引起的三尖瓣关闭不全的特殊超声心动图表现有三尖瓣增厚、增强、活动受限，关闭时可有裂隙。选项A“三尖瓣环扩大”是继发性三尖瓣关闭不全的特殊超声心动图表现。

30. ABCD【解析】主动脉瓣狭窄的超声心动图表现：M型超声可见主动脉瓣变厚，活动幅度减小，瓣叶反射光点增强提示瓣膜钙化；主动脉根部扩张，左心室后壁和室间隔对称性肥厚。二维超声心动图上可见主动脉瓣收缩期呈向心性弯形运动，并能明确先天性瓣膜畸形。多普勒超声显示缓慢而渐减的血流通过主动脉瓣，并可计算最大跨瓣压力阶差。

31. BCDE【解析】心尖区舒张期隆隆样杂音，是二尖瓣狭窄最具特征性的体征。典型的杂音特征是位于心尖区的舒张中晚期低调的隆隆样杂音，范围局限，呈递增性并在收缩期前增强，左侧卧位、呼吸末及活动后杂音更明显，可伴有舒张期震颤。当心率很快时杂音有时不易听清，当合并心房颤动时杂音的递增性特点不再明显。在重度狭窄患者，杂音常反而减轻，甚至消失，呈“哑型”二尖瓣狭窄。

32. BCDE【解析】参见A1型题第62题解析。选项A“左心缘圆隆”是主动脉瓣狭窄的X线表现。

33. ABCD【解析】肺动脉瓣关闭不全的临床表现：①血管和心脏搏动。胸骨左缘第2肋间扪及肺动脉收缩期搏动，可伴收缩或舒张期震颤。胸骨左下缘扪及右心室高动力性收缩期搏动。②心音。肺动脉高压时，第二心音肺动脉瓣成分增强。右心室心搏量增多，射血时间延长，第二心音呈宽分裂。右心搏量增多使已扩大的肺动脉突然扩张产生收缩期喷射音，在胸骨左缘第2肋间最明显。胸骨左缘第4肋间常有第三和第四心音，吸气时增强。③心脏杂音。继发于肺动脉高压者，在胸骨左缘第2~4肋间有第二心音后立即开始的舒张早期叹气样高调递减型杂音，吸气时增强，称为Graham Steell杂音。

34. ACE【解析】二尖瓣狭窄早期左心室未受累及，在左心室的舒张期，左心房血流入左心室受阻，左心房代偿性扩张。进一步发生肺小动脉内膜增厚，肺动脉压持续升高致右心室代偿性肥大，继而出现右心房肥大。二尖瓣狭窄后的主要病理生理改变是舒张期血流由左心房流入左心室时受限，使得左心房压力异常增高，左心房与左心室之间的压力阶差增加，以保持正常的心排血量。

35. ACDE【解析】三尖瓣狭窄的体征表现：①颈静脉怒张。②胸骨左下缘有三尖瓣开瓣音。③胸骨左缘第4、5肋间或剑突附近有紧随开瓣音后的，较二尖瓣狭窄杂音弱而短的舒张期隆隆样杂音，伴舒张期震颤。杂音和开瓣音均在吸气时增强，呼气时减弱。④肝大伴收缩期前搏动。⑤腹水和全身水肿。选项B属于二尖瓣狭窄的体征表现。

36. ABDE【解析】二尖瓣关闭不全的并发症：①呼吸道感染。长期肺淤血容易导致肺部感染，可进一步加重或诱发心力衰竭。②心力衰竭。二尖瓣关闭不全的常见并发症和致死主要原因，较二尖瓣狭窄出现晚。急性患者和慢性患者发生腱索断裂时，短期内发生急性左心衰竭甚至急性肺水肿，预后较差。③心房颤动。常见于慢性重度二尖瓣关闭不全患者，但出现较晚。④感染性心内膜炎。较二尖瓣狭窄患者多见。⑤栓塞。附壁血栓脱落而致，脑栓塞最为多见。根据第③点可知选项C错误。

六、案例分析题

1. A【解析】呼吸困难常为二尖瓣狭窄最早出现的症状，为肺淤血的表现。

2. E【解析】大咯血多发生在二尖瓣狭窄的病程早期，呈发作性，常见于劳累后，与肺静脉压异常升高所致的支气管静脉曲张及破裂有关。

3. B【解析】左心房扩大和左肺动脉扩张压迫左喉返神经，可引起声音嘶哑；左心房显著扩大压迫食管，可引起吞咽困难。

4. C【解析】参见A3/A4型题第38题解析。

5. ABCDE【解析】风湿性心脏病二尖瓣狭窄的并发症有充血性心力衰竭和急性肺水肿、心房颤动、栓塞、肺部感染、亚急性感染性心内膜炎等。所以，五个选项均正确。

6. ABCD【解析】患者因阵发性夜间呼吸困难，咯大量鲜血，应给予镇静药、利尿药，给予硝酸酯类药物以扩张静脉系统、减轻心脏前负荷。患者应避免平卧，以防压迫下腔静脉，造成回心血量减少。所以，选项E错误。

7. ABC【解析】二尖瓣狭窄的外科手术方式有二尖瓣分离术和二尖瓣置换术两类。其中二尖瓣分离术有闭式分离术和直视分离术两种，闭式分离术临床已少用。二尖瓣置换术常用机械瓣或生物瓣两种。选项D“经皮二尖瓣球囊成形术”是缓解单纯二尖瓣狭窄的首选方法，是二尖瓣狭窄的介入治疗方法。选项E“人工瓣膜置换术”为治疗成人主动脉狭窄的主要方法。

8. FGH【解析】杂音的强度（即杂音的响度）取决于：①狭窄程度。一般情况下狭窄越重，杂音越强，但极度狭窄以至血流通过极少时，杂音反而减弱或消失。②血流速度。流速增加时杂音可增强。③压力阶差。狭窄口或异常通道两侧的压力阶差越大，则杂音越强；如果室间隔缺损面积大，左右心室之间压力阶差反而小，则杂音弱甚至无。④心肌收缩力。推动血流的力量越大则杂音越强。当心力衰竭时，心肌收缩力减弱，血流淤滞，杂音可减弱；当心功能改善后，收缩力增强，血流加速，杂音亦随之增强。所以，选项 A、B、C、E 均正确，选项 F 错误。二尖瓣关闭不全时，经过瓣膜口的血液反流量越大，杂音音调可越高。所以，选项 D 正确。二尖瓣关闭不全的听诊特征是心尖区收缩期反流性杂音。所以，选项 G 错误。一般而言，功能性杂音常较柔和，器质性杂音多较粗糙。所以，选项 H 错误。

9. A【解析】心尖部可闻及 3/6 级隆隆样舒张期杂音符合二尖瓣狭窄的体征。心界向左下扩大，胸骨右缘可触及收缩期震颤，闻及 3/6 级喷射性收缩期杂音，主动脉瓣第二听诊区可闻及 3/6 级舒张期哈气样杂音符合主动脉瓣狭窄伴关闭不全的体征。

10. BDG【解析】患者出现晕厥提示脑缺血发生，预期寿命 3~4 年。主动脉瓣狭窄伴反复晕厥或心绞痛发作需外科手术，但经皮主要脉瓣成形术多用于先天性的婴儿、青少年。最严重的症状是心衰。故选项 C 错误。

11. EFG【解析】参见 A2 型题第 15 题解析。

12. D【解析】主动脉瓣狭窄可通过心脏超声心动图明确诊断。

13. BEGH【解析】慢性主动脉瓣关闭不全的周围血管征参见 A1 型题第 15 题解析。

14. BCD【解析】人工瓣膜置换术为严重主动脉瓣关闭不全和成人主动脉狭窄的主要治疗方法。置换术后及时补充钾盐预防低血钾引起心律失常，有顽固性低血钾者应注意补充镁。维护各脏器功能，预防多脏器功能衰竭。口服利尿药用于二尖瓣狭窄的治疗。

15. AB【解析】劳累后心悸、气促，心尖部可闻及舒张期隆隆样杂音，S_1亢进，P_2亢进符合二尖瓣狭窄的体征表现。左胸第 6 后肋叩诊浊音，语音减弱，呼吸音减低符合胸腔积液的表现。

16. ABDFGH【解析】心尖部舒张期隆隆样杂音除见于风心病器质性二尖瓣狭窄外，在某些病理情况下，虽二尖瓣结构正常，也会出现类似舒张期杂音，主要见于：①各种原因引起的房室口血流速率或流量增加所致二尖瓣相对狭窄，包括大量左向右分流的心脏病，如室间隔缺损、穿孔，动脉导管未闭，主动脉窦瘤破入右心，以及重度二尖瓣关闭不全、甲状腺功能亢进、重度贫血等。其特点是该杂音常在之后出现。②左房黏液瘤，是舒张期肿瘤阻塞瓣口所致，其特点是该杂音常在肿瘤扑落音后出现。偶尔左房内活动性血栓也可产生类似杂音。③严重主动脉瓣关闭不全所致 Austin Flint 杂音。④心包疾病（缩窄性心包炎）、心肌病和心肌炎等也可能产生心尖区舒张期杂音，这可能与心室充盈受限、顺应性降低和/或心腔极度扩大、乳头肌离心移位等有关。⑤急性风湿热引起的心瓣膜炎可产生凯里·库姆斯（Carey Coombs）杂音。选项 C，二尖瓣脱垂的典型特征为收缩中期喀喇音之后的收缩晚期杂音。选项 E，主动脉瓣狭窄的杂音为收缩期喷射性杂音。所以，排除 CE，其他均符合题意。

17. ACDH【解析】选项 A，房间隔缺损不能触及心脏震颤。选项 B，动脉导管未闭绝大多数杂音伴有震颤，以收缩期明显，呈连续性者则舒张期震颤较轻。选项 C，Ebstein 畸形不能触及心脏震颤。选项 D，主动脉瓣关闭不全不能触及任何震颤。选项 E，肺动脉瓣狭窄患者在胸骨左缘第 2、3 肋间有收缩期震颤。选项 F，二尖瓣狭窄患者可有舒张期震颤（开放拍击音）。选项 G，急性心肌梗死合并室间隔破裂穿孔，在胸骨左缘第 3、4 肋间有收缩期震颤。选项 H，梗阻性肥厚型心肌病在心尖部有第四心音和收缩期喷血样杂音。

18. DG【解析】腺苷脱氨酶（ADA）对结核性胸腔积液诊断敏感性 100%，特异性 97%，意义在于 ADA>45U/L 强烈提示为结核性渗出性胸膜炎。

19. CEFGH【解析】为明确胸腔积液的病因诊断，应该进行的检查有胸部 CT 检查、PPD 皮试、胸腔积液找癌细胞、抗 PPD-IgG、红细胞沉降率。

20. B【解析】结核性胸膜炎胸腔积液时，每次抽液不宜过快过多，一般不超过 1000ml，以避免发生复张性肺水肿。

21. DEGH【解析】患者住院期间，经过积极治疗，胸腔积液消失，但患者又突然出现喷射性大咯血，约 100ml。其原因为肺结核、支气管扩张咯血、侧支循环支气管静脉曲张破裂、肺静脉高压。

22. CF【解析】超声心动图检查结果显示二尖瓣呈城墙样活动，可诊断为二尖瓣狭窄。可采用的治疗措施有二尖瓣交界分离术和经皮二尖瓣球囊成形术。经皮二尖瓣球囊成形术，是缓解单纯二尖瓣狭窄的首选方法。

23. ABCE【解析】急性主动脉瓣关闭不全的病因：①感染性心内膜炎。②创伤：伤及主动脉根部、瓣叶、瓣叶支持结构。③主动脉夹层：通常见于马方综合征，特发性升主动脉扩张，高血压或妊娠。④人工瓣膜破裂。选项 D“主动脉根部扩张”属于慢性主动脉瓣关闭不全的病因。

24. ACDE【解析】慢性主动脉瓣关闭不全的病因：①主动脉瓣疾病。a. 风心病：约2/3的主动脉瓣关闭不全为风心病所致，常合并二尖瓣损害；b. 感染性心内膜炎：可表现为急性、亚急性或慢性关闭不全，为单纯性主动脉瓣关闭不全的常见病因；c. 先天性畸形：二叶式主动脉瓣常见；d. 主动脉瓣黏液样变性；e. 强直性脊柱炎：瓣叶基底部和远端边缘增厚伴瓣叶缩短。②主动脉根部扩张。a. 梅毒性主动脉炎；b. 马方综合征：为遗传性结缔组织病；c. 强直性脊柱炎：升主动脉呈弥漫性扩张；d. 特发性升主动脉扩张；e. 严重高血压或动脉粥样硬化。选项 B“人工瓣膜破裂”属于急性主动脉瓣关闭不全的病因。

25. E【解析】急性主动脉瓣关闭不全的体征表现为收缩压、舒张压和脉压正常或舒张压稍低，脉压稍增大。无明显周围血管征。心动过速常见。

26. ABCD【解析】慢性主动脉瓣关闭不全的周围血管征参见 A1 型题第 15 题解析。

27. A【解析】急性主动脉瓣关闭不全患者，窦性心动过速和非特异性 ST-T 改变常见，可有或无左心室肥大。慢性常见为左室肥厚、心室内传导阻滞、室性和房性心律失常。

28. E【解析】超声心动图有助于主动脉瓣关闭不全的确诊，对主动脉瓣关闭不全时左心室功能的评价也很有价值；还有助于病因的判断，可显示二叶式主动脉瓣，瓣膜脱垂，破裂，或赘生物形成，升主动脉夹层分离等。

29. D【解析】在有严重主动脉瓣关闭不全和左心室扩张者，即使无症状，可使用血管紧张素转换酶抑制药，有助于延长无症状和心功能正常时期，推迟手术时间。

30. E【解析】人工瓣膜置换术为严重主动脉瓣关闭不全的主要治疗方法，应在不可逆的左心室功能不全发生之前进行，而又不过早冒手术风险。

31. ABEH【解析】选项ABEH均首先发生左心系统超负荷，引起左房压力升高，引起肺静脉压力上升，经肺循环使肺动脉压力升高而导致肺动脉高压症。

32. D【解析】二尖瓣狭窄的杂音较局限不传导，二尖瓣关闭不全的杂音向左腋下或左肩胛下区传导。主动脉瓣狭窄杂音向颈部传导。主动脉瓣关闭不全的杂音向胸骨左缘传导，可到达心尖部。肺动脉瓣狭窄典型的体征为胸骨左缘第2肋有一响亮的收缩期喷射性杂音，传导广泛，可传至颈部，整个心前区甚至背部，常伴有震颤。扩张型心肌病和肥厚型心肌病杂音均可传导。三尖瓣关闭不全的杂音为高调、吹风样和全收缩期，在胸骨左下缘或剑突区最响，右心室显著扩大占据心尖区时，在心尖区最明显。

33. BEH【解析】超声心动图检查结果显示二尖瓣呈城墙样活动，可诊断为二尖瓣狭窄。可采取的治疗措施有使用洋地黄，补充钾盐和镁盐以及经皮二尖瓣成形术。

34. ACDGHJ【解析】患者经过治疗后病情稳定，心电图仍示心房颤动，此时可行电复律或药物转复，复律之前3周和成功复律后4周需服华法林抗凝，电击前停用地高辛1天。可以使用同步电复律，电击能量用50~100焦耳。用地西泮静脉注射，患者镇静后电复律。成功复律后需长期口服Ⅰc类（如普罗帕酮）或Ⅲ类（如胺碘酮）等抗心律失常药物来维持窦律，但通常难以长期维持。

35. BD【解析】根据劳累后心悸、气促，心尖区可闻及隆隆样杂音，第一心音亢进，可闻及开瓣音，P_2亢进，可诊断为风湿性心脏病，二尖瓣狭窄。根据心电图示P波消失，RR间期绝对不等，可诊断为心房房颤。

36. ABCFGH【解析】该患者诊断考虑为风心病二尖瓣狭窄。选项ABCFGH均用于本病检查。选项DE为冠心病相关检查，非必需。

37. BEH【解析】参见A2型题第11题解析。选项B“美托洛尔”属于β受体阻断药。选项E“地高辛”属于洋地黄类药物。选项H“地尔硫䓬”属于非二氢吡啶类钙通道阻断药。

38. C【解析】参见A3/A4型题第38题和X型题第14题解析。

39. CEF【解析】长期服用地高辛、地尔硫䓬和华法林，出现腹泻伴恶心，食欲下降，出现阵发性头晕、黑矇，说明导致患者发生了洋地黄中毒。导致患者就诊最直接的病因是恶心、腹泻，完全性房室传导阻滞和洋地黄中毒。

40. ABCDF【解析】超声心动图非急诊检查项目，其余均为急诊常规检查。

41. ABCEF【解析】患者心尖部可闻及3/6舒张期隆隆样杂音和3/6收缩期吹风样杂音，患者心尖有双期杂音，需要考虑有风湿性心脏病，二尖瓣狭窄合并关闭不全。再根据上题结果。该患者的诊断有风湿性心脏病、二尖瓣狭窄、二尖瓣关闭不全、洋地黄中毒、完全性房室传导阻滞。

42. AEF【解析】该患者应进行的处理有停用洋地黄，停用地尔硫草，给予阿托品治疗。

43. ABDE【解析】呼吸困难、咳嗽、咯血、声音嘶哑均是二尖瓣狭窄早期的表现。

44. BDE【解析】参见 A2 型题第 26 题解析。

45. E【解析】心尖区舒张期隆隆样杂音是二尖瓣狭窄最具特征性的体征。典型的杂音特征是位于心尖区的舒张中晚期低调的隆隆样杂音，范围局限，呈递增性并在收缩期前增强。当合并心房颤动时杂音的递增性特点不再明显，即无舒张晚期杂音。

46. BCDE【解析】风湿性心脏病二尖瓣狭窄的并发症可有充血性心力衰竭和急性肺水肿、心房颤动、栓塞、肺部感染、亚急性感染性心内膜炎等。亚急性感染性心内膜炎较少见。

47. C【解析】根据心尖区可闻及低调隆隆样舒张期杂音和开瓣音，余瓣膜听诊区未闻及病理性杂音，可诊断为二尖瓣狭窄。

48. ABCDF【解析】患者血压偏低，不宜选用扩张动脉的药物，可谨慎应用扩张静脉的药物，如小剂量磷酸酯类药物。

49. ABCD【解析】地高辛仅可控制静息状态下的心室率，在运动状态下则无效，β 受体阻断药主要控制流动时心室率。故推荐地高辛与 β 受体阻断药联合应用以同时控制静息及运动状态下的心率。患者静息及活动时心室率均未达标，故两者均应使用。待心功能稳定后使用利尿药，逐渐过渡为口服，并针对房颤，给予抗凝治疗。选项 EF 均为非必须处理措施。不推荐非二氢吡啶类钙通道阻滞药用于治疗左心室功能明显受损的患者。

50. BCF【解析】实验室检查红细胞沉降率不快，C 反应蛋白及抗链球菌溶血素阴性，说明患者无风湿病，不需要抗风湿治疗。所以选项 B 正确。单纯二尖瓣狭窄首选经皮瓣膜成形术。合并二尖瓣关闭不全或主动脉瓣病变、瓣膜广泛、中高度钙化方可考虑外科置换术。所以选项 C 正确。心房颤动治疗以抗凝加药物控制心室率为主。所以选项 F 正确。

第十四章　心内膜炎

一　A1 型题

1. 亚急性感染性心内膜炎常发生在下列哪种病变中
   A. 风湿性心脏病二尖瓣狭窄
   B. 房间隔缺损
   C. 二尖瓣关闭不全或主动脉瓣关闭不全
   D. 主动脉瓣狭窄
   E. 正常老年性心脏病
2. 感染性心内膜炎的心脏并发症中最常见的是（　　），其对预后影响最大
   A. 心力衰竭　　B. 心肌脓肿
   C. 急性心肌梗死　　D. 化脓性心包炎
   E. 心肌炎
3. 诊断感染性心内膜炎的最直接证据是
   A. 血培养阳性　　B. 红细胞和血红蛋白降低
   C. 溶血现象　　D. 红细胞沉降率增快
   E. 尿素氮及肌酐升高
4. 下列周围体征中，多见于急性感染性心内膜炎的是
   A. 皮肤和黏膜的瘀点　　B. 甲床下线状出血
   C. 奥斯勒（Osler）结节　　D. 詹韦（Janeway）损害
   E. 杵状指（趾）
5. 下列哪项不是感染性心内膜炎的心脏并发症
   A. 心力衰竭　　B. 心肌脓肿
   C. 急性心肌梗死　　D. 化脓性心包炎
   E. 冠心病
6. 下列哪种情况常提示亚急性感染性心内膜炎
   A. 心房颤动　　B. 期前收缩
   C. 心脏扩大　　D. 新出现病理杂音
   E. 原有的病理杂音强度增加Ⅱ级以上，或杂音的性质、强度突然改变

7. 以下对鉴别感染性心内膜炎和活动风湿最有帮助的是
   A. 白细胞数量 B. 体温的高度
   C. 皮肤黏膜瘀点和脾大 D. 进行性贫血
   E. 红细胞沉降率增快的程度
8. 最近的统计结果显示急性感染性心内膜炎最常见的致病菌是
   A. 金黄色葡萄球菌 B. 淋球菌
   C. A 族链球菌 D. 肺炎球菌
   E. 流感杆菌
9. 亚急性感染性心内膜炎的赘生物最常见的附着部位是
   A. 三尖瓣边缘 B. 三尖瓣基底部
   C. 二尖瓣和主动脉瓣 D. 肺动脉瓣边缘
   E. 以上都不是
10. 亚急性感染性心内膜炎最常见的病原微生物是
   A. 金黄色葡萄球菌 B. 甲型溶血性链球菌
   C. 肠球菌 D. 肺炎球菌
   E. 流感杆菌
11. 感染性心内膜炎最常见的心脏病病因为风湿性心脏瓣膜病变，常见为
   A. 主动脉瓣或二尖瓣关闭不全 B. 退行性瓣膜钙化
   C. 先天性心血管畸形 D. 有人造瓣膜置换术史
   E. 有人工心脏瓣膜病变
12. 甲型溶血性链球菌所致亚急性感染性心内膜炎，有肾衰竭及第Ⅷ对脑神经损伤者，所选抗生素为
   A. 庆大霉素 B. 万古霉素
   C. 青霉素 C 钾 D. 环丙沙星
   E. 头孢噻吩
13. 诊断感染性心内膜炎的金标准是
   A. 心电图 B. 超声心动图
   C. 组织病理学检查 D. 心导管及心血管造影
   E. 血清免疫学检查
14. 感染性心内膜炎最常受累的部位是
   A. 心脏瓣膜 B. 大动脉壁内膜
   C. 心壁内膜 D. 腱索
   E. 房室间隔缺损部位
15. 人工瓣膜置换术后感染性心内膜炎的手术适应证不包括

A. 心力衰竭　　B. 人工瓣膜开裂
C. 瓣膜梗阻或反流加重　　D. 超声心动图检查证实有赘生物（≥10mm）
E. 充分抗生素治疗后，血培养持续阳性或反复复发并发生大动脉栓塞者

16. 关于感染性心内膜炎的周围体征，叙述不正确的是
A. Janeway 损害常见于急性感染性心内膜炎
B. Osler 结节在亚急性感染性心内膜炎较为常见
C. 瘀点常成群也可个别出现，多见于眼睑、口腔黏膜、胸前和手足背皮肤
D. 甲床下出血的特征为线状，远端不到达甲床前边缘，可有压痛
E. Osler 结节是感染性心内膜炎所特有的表现

17. 感染性心内膜炎的发病机制不包括
A. 细菌黏附　　B. 一过性菌血症
C. 血液的高凝状态　　D. 定植细菌繁殖
E. 非细菌性血栓性心内膜炎

18. 感染性心内膜炎并发的细菌性动脉瘤的受累动脉依次为
A. 近端主动脉、脑、内脏、四肢　　B. 脑、近端主动脉、内脏、四肢
C. 脑、内脏、近端主动脉、四肢　　D. 近端主动脉、内脏、脑、四肢
E. 近端主动脉、内脏、四肢、脑

19. 静脉药瘾者心内膜炎的临床表现，叙述不正确的是
A. 多累及左心室三尖瓣，并且常发生于2个瓣膜上
B. 超声心动图常有二尖瓣受损表现
C. 急性发病者多见，常伴有转移性感染灶
D. 亚急性表现多见于有感染性心内膜炎史者
E. 机体免疫功能低下，常合并全身多个部位的感染

20. 感染性心内膜炎超声检查的最典型表现是
A. 瓣叶结节样增厚　　B. 室间隔脓肿
C. 瓣叶穿孔、粘连　　D. 瓣膜上有赘生物
E. 主动脉细菌性动脉瘤

21. 亚急性感染性心内膜炎由于持续性菌血症，刺激细胞和体液介导的免疫系统可引起
A. SLE　　B. 肾小球肾炎
C. 肺炎　　D. 心力衰竭
E. 脑梗死

22. 风湿性心脏病二尖瓣关闭不全伴亚急性感染性心内膜炎患者，心脏超声检查中最有意义的诊断是
A. 二尖瓣反流　　B. 二尖瓣腱索断裂

C. 二尖瓣面积增大，闭合不佳　　D. 二尖瓣瓣膜有赘生物
E. M 型超声见 GD 段呈吊床样改变

23. 感染性心内膜炎侵犯下列哪个瓣膜最容易并发心力衰竭
A. 二尖瓣　　B. 三尖瓣
C. 肺动脉瓣　　D. 主动脉瓣
E. 以上均正确

24. 风湿性心内膜炎时，心瓣膜疣状赘生物的主要成分是
A. 细菌菌落与炎症细胞　　B. 小血管
C. 肉芽组织与瘢痕　　D. 血小板与纤维素
E. 风湿肉芽肿

25. 亚急性感染性心内膜炎最易发生于
A. 先天性心脏病　　B. 心脏瓣膜病
C. 心房颤动　　D. 心力衰竭
E. 正常心脏

26. 亚急性感染性心内膜炎时血培养为阴性的原因不包括
A. 瓣膜赘生物脱落　　B. 培养观察期不足 2 周
C. 每次血标本量过少　　D. 血培养前已用过抗生素
E. 没做需氧及厌氧两种培养

27. 杵状指（趾）一般不出现在下列哪种疾病
A. 亚急性感染性心内膜炎　　B. 支气管扩张
C. 急性支气管炎　　D. 脓胸
E. 肺癌

28. Osler 结节可见于
A. 急性风湿热　　B. 系统性红斑狼疮
C. 急性病毒性心肌炎　　D. 感染性心内膜炎
E. 结核性胸腺炎

二 A2 型题

1. 患者，女性，33 岁。因不明原因发热 2 周来院门诊。体检：心尖区可闻及收缩期及舒张期杂音。拟诊感染性心内膜炎入院。若患者发生急性心肌梗死，最常见原因是
A. 心力衰竭　　B. 心肌或心包脓肿
C. 感染性动脉瘤　　D. 室性心律失常
E. 冠状动脉栓塞

2. 患者，女性，43 岁。发热乏力，体温 38℃，面色苍白，心尖区粗糙收缩期杂音，主动脉

瓣区第二听诊区可闻及舒张期杂音，脾可触及肋下2.0cm，白细胞3.5×10^9/L，肝功ALT16U。患者最可能诊断为

A. 亚急性感染性心内膜炎
B. 急性白血病
C. 急性心包炎
D. 急性肝炎
E. 心肌梗死

3. 患者，男性，30岁。既往有风湿性心脏病病史，2天前因持续性发热，乏力，食欲缺乏来诊。经检查拟诊为亚急性感染性心内膜炎，体格检查时可能出现的体征不包括

A. 环形红斑
B. 皮肤、口腔黏膜上的瘀点
C. 心脏杂音无变化
D. 脾大伴脾区摩擦音
E. 心率40次/分，心电图示三度房室传导阻滞

4. 患者，男性，50岁。有10年风湿性心瓣膜病史，最近发热10天，疑诊为急性感染性心内膜炎。以下处理措施最恰当的是

A. 血培养后，根据培养结果再开始用药
B. 先用抗生素3天，待观察体温后再抽血培养
C. 血培养后静脉滴注大剂量青霉素加肌内注射链霉素
D. 血培养后即开始肌内注射普鲁卡因青霉素
E. 血培养后静脉滴注氯霉素

5. 患者，男性，25岁。因心悸气短3年，发热1个月就诊。查体：体温37.6℃，睑结膜有一出血点，有杵状指，心率100次/分，心尖部闻及双期杂音，主动脉瓣区可闻及舒张期杂音，脾大肋下1cm，血红蛋白80g/L，尿蛋白（+）。该患者最可能诊断为

A. 上呼吸道感染
B. 风湿活动
C. 心肌炎
D. 风心病合并感染性心内膜炎
E. 结缔组织疾病

6. 患者，女性，63岁。5周前“感冒”后持续低热，有主动脉瓣狭窄及关闭不全史，首先应考虑的诊断为

A. 结缔组织病
B. 急性感染性心内膜炎
C. 亚急性感染性心内膜炎
D. 小叶性肺炎
E. 大叶性肺炎

7. 患者，女性，40岁。心悸，气促3年。关节痛、发热1个月，心尖区可闻及收缩期及舒张期杂音，心率90次/分，脾可触及肋下1cm，尿蛋白（++），尿中红细胞5~10个/高倍视野。杵状指。患者最可能诊断为

A. 风湿活动
B. 肾小球肾炎
C. 肾盂肾炎
D. 上呼吸道感染
E. 风心病合并亚急性感染性心内膜炎

8. 患者，男性，38 岁。半月前因不规则发热急诊。查体：二尖瓣区舒张期隆隆样杂音，主动脉瓣区舒张期叹气样杂音，心率 100 次/分，心律齐。某日突然左侧偏瘫。最可能的原因是风心病合并

A. 风湿热
B. 脑出血
C. 短暂性脑缺血发作
D. 蛛网膜下隙出血
E. 亚急性感染性心内膜炎伴脑栓塞

9. 患者，男性，40 岁。发热 2 周入院。体检：眼结合膜有瘀点，二尖瓣听诊区可闻及舒张期雷鸣样杂音，足底可见紫红色结节，有压痛。白细胞计数 11×10^9/L，血红蛋白 70g/L。最可能诊断为

A. 红眼病
B. 伤寒
C. SLE
D. 风湿热
E. 感染性心内膜炎

10. 患者，女性，26 岁。发热半月，弛张热型，伴恶寒，关节痛。体检：皮肤瘀点，Osler 结节，心脏有杂音，考虑为感染性心内膜炎，确诊的直接证据来自

A. 血液学检查
B. X 线和心电图检查
C. 超声心动图检查
D. 免疫学检查
E. 组织学和细菌学检查

11. 患者，女性，38 岁。风湿性心脏病 10 年，近半年间歇发热、气促，左上腹剧痛 2 小时，心率 100 次/分，左上腹有摩擦音与压痛，尿镜检有红细胞 3~5 个/高倍视野，红细胞沉降率 36mm/第一小时末，以上资料符合的诊断为

A. 风湿活动
B. 急性肾小球肾炎
C. 感染性心内膜炎并发脾栓塞
D. 急性心包炎
E. 肠系膜动脉栓塞

12. 患者，女性，30 岁，持续发热 2 周，有先天性心脏病病史。入院查体：贫血貌，胸骨左缘第 3、4 肋间 4/6 级粗糙收缩期杂音伴震颤、脾肋下 2cm，血培养两次阳性。入院后 3 天突感呼吸困难、胸痛，咯血多次，可能性最大的诊断是

A. 室间隔缺损合并急性心衰
B. 感染性心内膜炎合并急性肺栓塞
C. 感染性心内膜炎合并肺部感染
D. 室间隔缺损合并肺部感染
E. 室间隔缺损合并支气管扩张症

13. 患者，女性，33 岁。因风心病合并感染性心内膜炎收入院，下列处理错误的是

A. 抽取血培养后开始使用抗生素
B. 选用杀菌性药物
C. 感染未控制时，绝对禁忌手术
D. 疗程至少 4~6 周
E. 血培养及药物敏感试验结果检出后调整抗生素种类

三 A3/A4 型题

（1~3 题共用题干）

患者，男性，41 岁。风湿性心脏病史 10 年，2 周前“感冒”后一直低热、咽痛，1 周来心悸、胸闷较前加重，乏力、多汗。查体：面色苍白，心尖部闻及乐音样收缩期杂音。

1. 此患者首先应考虑诊断为
   A. 风心病合并甲亢　B. 风心病合并贫血
   C. 风心病合并急性感染性心内膜炎　D. 风心病合并二尖瓣脱垂
   E. 风心病合并亚急性感染性心内膜炎
2. 此患者低热的原因最可能为
   A. 金黄色葡萄球菌感染　B. 真菌感染
   C. 立克次体感染　D. 甲型溶血性链球菌感染
   E. 衣原体感染
3. 此疾病的症状多数不可表现为
   A. 全身不适　B. 疲倦
   C. 低热　D. 体重减轻
   E. 顽固性心力衰竭

（4~8 题共用题干）

患者，女性，31 岁。发热半个月。查体：贫血貌，心率 100 次/分，胸骨左缘第 3、4 肋间 3 级收缩期杂音伴震颤，血红蛋白 70g/L，红细胞沉降率 20mm/h，血培养一次未找到细菌。

4. 患者最可能诊断为
   A. 亚急性感染性心内膜炎　B. 急性心肌炎
   C. 风湿性心脏病　D. 风湿活动
   E. 再生障碍性贫血
5. 本疾病最常见的死亡原因是
   A. 脾破裂　B. 心力衰竭
   C. 脑栓塞　D. 肾衰竭
   E. 细菌性动脉瘤破裂
6. 本疾病具有决定诊断意义的依据是
   A. 血常规　B. 血培养
   C. 红细胞沉降率　D. 尿常规
   E. 血清免疫学检查

7. 血培养时，如何采血最可靠
   A. 入院第 1 个月即采血标本 1 次，次月再采 1 次进行血培养
   B. 应在入院后 1 周内完成采血送检
   C. 采血前 1 小时使用抗生素
   D. 应在体温最高时采血
   E. 入院第 1 天间隔 1 小时采血 1 次，共 3 次，若次日未见细菌生长，重复采血 3 次，然后开始抗生素治疗
8. 以下处理最正确的是
   A. 做血培养后，根据培养结果再开始用药
   B. 先用抗生素 1 周，体温仍≥38℃再做血培养
   C. 做血培养后，开始肌内注射青链霉素
   D. 做血培养后，开始静脉滴注氨苄西林加庆大霉素或阿米卡星
   E. 做血培养后，开始静脉滴注氯霉素

（9~11 题共用题干）

患者，男性，37 岁。“发热伴右上肢疼痛 1 周”入院。查体：血压 120/72mmHg，体温 40℃，心脏和两肺查体未见异常，脾稍大，在手、足背皮肤有直径 1~4mm 的出血红斑，部分瘀点成群，甲床下线状出血，右上肢触痛明显，右桡动脉搏动消失。入院后体温 39~40℃，持续 1 周左右，血常规示白细胞和中性粒细胞计数升高。

9. 患者应首先诊断为
   A. SLE　　B. 伤寒
   C. 感染性心内膜炎　　D. 类风湿关节炎
   E. 闭塞性脉管炎
10. 患者应用抗生素治疗后体温渐渐下降，抗生素疗程应是
   A. 2~4 周　　B. 1~3 周
   C. 3 个月　　D. 半年
   E. 4~6 周
11. 患者应用药物治疗，以下叙述不正确的是
   A. 早期应用抗生素　　B. 足量应用抗生素
   C. 宜选用杀菌性药物　　D. 抗生素至少用 4~6 周
   E. 等待血培养及药敏结果报告后，方可用药

（12~16 题共用题干）

患者，女性，35 岁。心脏杂音病史 10 年，2 天前因关节疼痛，体温 38.5℃入院。查

体：睑结膜见瘀点，心尖部闻及双期杂音。超声心动图检查：二尖瓣增厚、回声增强，二尖瓣狭窄并关闭不全，二尖瓣叶可见赘生物。化验类风湿因子（+），血培养2次甲型溶血性链球菌（+）。拟给予β内酰胺类药物治疗。

12. 对患者的诊断为
A. 确诊为感染性心内膜炎
B. 疑诊为感染性心内膜炎
C. 确诊为心肌炎
D. 疑诊为类风湿性心脏病
E. 确诊为结缔组织病

13. 为进一步明确诊断，必要的化验检查是
A. 血培养阳性
B. 痰培养阳性
C. 粪便培养阳性
D. 尿培养阳性
E. 结核菌素试验阳性

14. 本疾病最具有诊断意义的指标是
A. 肺X线片：多处小片状浸润阴影
B. 肺X线片：主动脉增宽
C. 肺X线片：肺水肿
D. 心电图：房室传导阻滞
E. 超声心动图：发现赘生物

15. 对本疾病进行诊断的主要依据是
A. 发热、血培养（+）
B. 发热、类风湿因子（+）
C. 发热、心脏杂音
D. 血培养（+），类风湿因子（+）
E. 2次血培养（+），超声心动图发现赘生物

16. 治疗方案中不正确的是
A. 强心药治疗
B. 早期应用抗微生物药物治疗
C. 依据药敏试验结果选择用药
D. 静脉用药为主，保持高而稳定的血药浓度
E. 充分用药、大剂量、长疗程、完全消灭藏于赘生物内的致病菌

（17~20题共用题干）

患者，女性，42岁。胸闷、气促反复发作2年，曾有关节疼痛及咯血史。查体：巩膜黄染，两颧红，口唇发绀，半卧位，颈静脉充盈，心率100次/分，律不齐，心尖区可闻及双期杂音，肝肋下2cm。ECG示快速心房颤动，X线示心脏扩大、右侧胸腔积液。

17. 患者首先可考虑为
A. 二尖瓣狭窄并关闭不全
B. 结核性胸膜炎
C. 肺部感染
D. 黄疸型肝炎
E. 扩张型心肌病

18. 如果患者伴有乏力、多汗，气促加重，体温38℃，心率加快，肌肉、关节疼痛，贫血，杂音较粗糙，可考虑为

A. 风湿热
B. 上呼吸道感染
C. 肺部感染
D. 心力衰竭
E. 感染性心内膜炎

19. 患者确诊最有价值的指标是
A. ASO
B. CRP
C. ESR
D. 超声心动图
E. RF

20. 以下处理措施中不适合的是
A. 利尿药
B. 洋地黄
C. 甲基泼尼松龙
D. ACEI
E. β受体阻断药

（21~23题共用题干）

患者，男性，36岁。2年前出现无明显诱因的胸前区疼痛，伴劳累后胸闷、心悸、气短1年，不规则发热1个月，使用头孢唑林钠（剂量不详）后体温恢复正常。查体：体温38.5℃，胸骨左缘第4肋间触及连续性震颤，闻及4/6级粗糙连续性杂音，P_2减弱，毛细血管搏动征、股动脉枪击音阳性。

21. 根据心脏基础病变患者首先考虑为
A. 冠心病合并肺部感染
B. 风湿性心脏病，二尖瓣狭窄并关闭不全
C. 甲状腺功能亢进合并心脏损伤
D. 肺结核合并感染
E. 室间隔缺损（室缺）合并主动脉窦瘤破裂

22. 考虑合并的主要诊断是
A. 风湿活动
B. 心力衰竭
C. 肺部感染
D. 上呼吸道感染
E. 感染性心内膜炎

23. 以下处理措施中不适合的是
A. 哌拉西林
B. 胸部X线检查
C. 抗结核治疗
D. 超声心动图
E. 血培养

（24~26题共用题干）

患者，女性，28岁。发热1周余。查体：贫血貌，心率100次/分，胸骨左缘第3、4肋间3级收缩期杂音伴震颤。血红蛋白76g/L，红细胞沉降率25mm/h，血培养未找到细菌。

24. 该患者最可能的诊断是
A. 亚急性感染性心内膜炎
B. 急性心肌炎
C. 风湿性心脏病
D. 风湿活动
E. 再生障碍性贫血

25. 本疾病最常发生于
A. 主动脉瓣关闭不全
B. 梗阻性肥厚型心脏病
C. 室间隔缺损
D. 冠心病，不稳定型心绞痛
E. 主动脉瓣狭窄

26. 该患者行心脏超声检查，可见最典型的超声表现是
A. 二尖瓣反流
B. 二尖瓣腱索断裂
C. M 型超声见 CD 段呈吊床样改变
D. 二尖瓣膜有赘生物
E. 二尖瓣口面积增大，闭合不佳

(27~29 题共用题干)

患者，女性，35 岁。反复发热，体温在 37.5~38℃持续 1 个月，伴关节肌肉酸痛就诊。查体：血红蛋白 88g/L，心界不大，心率 90 次/分，心尖有收缩期吹风样杂音 3 级，并有收缩中期喀喇音。诊断为风湿性心脏病，二尖瓣关闭不全，发热待查。对抗生素反应良好，5 小时后体温逐渐降至正常。

27. 此时抗生素应用疗程是
A. 10 个月
B. 2 周
C. 4~6 周
D. 5 个月
E. 体温正常后 3 小时可停用抗生素

28. 本例拟给予亚急性感染性心内膜诊断，临床表现可有
A. 脾大
B. 血清 GOT 增高
C. 颜面蝶形红斑
D. 病理性 Q 波
E. 抗“O”升高

29. 该例患者若为风湿热引起，临床表现可以有
A. 血清 GOT 增高
B. 脾大
C. 颜面蝶形红斑
D. 病理性 Q 波
E. 抗“O”升高

(30~32 题共用题干)

患者，女性，22 岁。5 年前发现心脏杂音。2 个月来乏力、头晕、食欲下降，四肢关节疼痛。1 周来活动后气短，夜间反复憋醒而来院就诊。查体：体温 37.8℃，脉率 96 次/分，

血压 120/60mmHg，消瘦，睑结膜苍白，可见小出血点，右肺底少许小水泡音，心界不大，心律整，心尖部 S_1减弱，胸骨左缘第 3 肋间可闻舒张期叹气样杂音，肝脾肋下均可及，下肢不肿。血红蛋白 84g/L，白细胞计数 12.1×10^9/L，红细胞沉降率 38mm/第 1 小时末，尿常规红细胞 2~4 个/高倍视野。

30. 该患者最主要的疾病是
    A. 风湿热　　B. 肺炎
    C. 缺铁性贫血　　D. 感染性心内膜炎
    E. 二尖瓣狭窄
31. 对确诊意义最大的检查是
    A. CRP　　B. 胸部 X 线检查
    C. 血培养　　D. 血清铁蛋白
    E. CT
32. 该患者心脏杂音最可能的瓣膜异常是
    A. 主动脉瓣狭窄　　B. 肺动脉瓣关闭不全
    C. 二尖瓣关闭不全　　D. 三尖瓣关闭不全
    E. 主动脉瓣关闭不全

(33~35 题共用题干)

患者，女性，24 岁。心尖区 3 级收缩期杂音 3 年，发热 2 周。可闻收缩中、晚期喀喇音，有杵状指，足底有无痛性小出血点。

33. 该病例的诊断为
    A. 二尖瓣狭窄　　B. 败血症
    C. 二尖瓣脱垂　　D. 系统性红斑狼疮
    E. 风心病二尖瓣关闭不全伴亚急性感染性心内膜炎
34. 该病例心脏超声检查的表现对诊断最有意义的是
    A. 二尖瓣面积增大，闭合不佳　　B. 二尖瓣腱索断裂
    C. 二尖瓣反流　　D. 二尖瓣瓣膜有赘生物
    E. 二尖瓣湍流
35. 患者心脏检查更为常见的体征是
    A. 出现的病理性杂音　　B. 期前收缩
    C. 房室传导阻滞的体征　　D. 原有病理性杂音强度增加三级以上
    E. 原有病理性杂音强度增加二级以上

四 B型题

（1~2题共用备选答案）

A. 甲型溶血性链球菌
B. 肠球菌
C. 溶血性链球菌
D. 金黄色葡萄球菌
E. 肺炎链球菌

1. 静脉药瘾者心内膜炎的血培养多数为
2. 早期国外统计结果显示感染性心内膜炎最常见的细菌为

（3~6题共用备选答案）

A. 病情和病程
B. 病原学
C. 累及瓣膜性质
D. 发病部位
E. 感染来源

3. 根据（ ）可将感染性心内膜炎分为急性感染性心内膜炎和亚急性感染性心内膜炎
4. 根据（ ）可将感染性心内膜炎分为细菌性、衣原体性、真菌性等心内膜炎
5. 根据（ ）可将感染性心内膜炎分为自体瓣膜、人工瓣膜者的心内膜炎
6. 根据（ ）可将感染性心内膜炎分为左心感染性心内膜炎和右心感染性心内膜炎

五 X型题

1. 发热为感染性心内膜炎最常见的症状，热型以不规则者为最多，可为
A. 间歇热型
B. 弛张热型
C. 波状热型
D. 稽留热型
E. 回归热型
2. 风心病伴发热3周患者，血培养2次甲型溶血性链球菌（+），宜选用的联合治疗的抗生素有
A. 万古霉素
B. 头孢菌素
C. 阿米卡星
D. 青霉素
E. 红霉素
3. 感染性心内膜炎的发病机制有
A. 一过性菌血症
B. 暂时性菌血症
C. 细菌黏附
D. 定植细菌繁殖
E. 非细菌性血栓性心内膜炎
4. 感染性心内膜炎并发的动脉栓塞可发生在肌痛的任何部位，临床所见的体循环动脉栓塞

部位有

A. 脑　　B. 心

C. 脾　　D. 肾

E. 胃

5. 感染性心内膜炎并发动脉栓塞的病原体为

A. 金黄色葡萄球菌　　B. 念珠菌

C. 甲型溶血性链球菌　　D. 肠球菌

E. 溶血性链球菌

6. 急性感染性心内膜炎的病理机制有

A. 赘生物碎片脱落致栓塞　　B. 心腔扩张

C. 心内感染和局部扩散　　D. 血源性播散

E. 免疫系统激活

7. 感染性心内膜炎的赘生物，下列哪项说法正确的是

A. 可引起栓塞　　B. 以在二尖瓣和主动脉瓣上最为常见

C. 易发生于室缺的左心室心内膜上　　D. 易发生在二尖瓣关闭不全瓣膜的心房面

E. 赘生物直径在 3mm 以下常不能被超声心动图检出

8. 下列有关感染性心内膜炎的血培养，叙述正确的有

A. 多次血培养阴性的患者可排除感染性心内膜炎

B. 对于可疑患者应在入院 24 小时内分别采血 3 次，连续采血 3 天，且不应该经输液通道采血

C. 每次采血部位应固定，以便评价血培养结果

D. 已应用抗生素的患者取血量应适当增加，以提高阳性培养率

E. 如果患者已接受抗生素治疗，应首先停药，并在停用抗生素至少 3 天后再行血培养

9. 典型的急性感染性心内膜炎的表现包括

A. 近年来发病率有所升高　　B. 通常累及正常心瓣膜

C. 以金黄色葡萄球菌感染常见　　D. 主要侵犯二尖瓣或主动脉瓣

E. 可迅速发展为急性充血性心力衰竭

10. 下列周围体征中，可见于亚急性感染性心内膜炎的是

A. 皮肤和黏膜的瘀点　　B. 甲床下线状出血

C. Osler 结节　　D. Janeway 损害

E. 杵状指（趾）

11. 对青霉素过敏的感染性心内膜炎患者可以选用的抗生素药物有

A. 阿莫西林　　B. 万古霉素

C. 红霉素　　D. 双氯西林

E. 第一代的头孢菌素

12. 感染性心内膜炎的神经系统并发症中，主要见于急性患者，尤其是金黄色葡萄球菌性心内膜炎的有

A. 脑栓塞
B. 脑细菌性动脉瘤
C. 中毒性脑病
D. 脑脓肿
E. 化脓性脑膜炎

13. 感染性心内膜炎的常见并发症是

A. 心力衰竭
B. 上消化道出血
C. 脑细菌性动脉瘤
D. 栓子脱落
E. 肺炎

14. 感染性心内膜炎应用抗生素治疗停药的标准包括

A. 应用抗生素 4~6 周后体温和红细胞沉降率恢复正常
B. 自觉症状改善和消失
C. 红细胞和血红蛋白增多，尿常规转阴
D. 在停用抗生素后第 1、2 周和第 6 周做血培养均为阴性
E. 药物过敏

15. 下列亚急性感染性心内膜炎的抗生素治疗正确的有

A. 早期应用
B. 小剂量，长程治疗
C. 加用小剂量氨基苷类抗生素，以发挥协同杀菌作用
D. 亚急性者采用针对包括肠球菌在内的链球菌的抗生素
E. 急性者应用针对金黄色葡萄球菌、链球菌和革兰阴性杆菌的广谱抗菌治疗

16. 感染性心内膜炎的周围体征包括

A. 皮肤和黏膜的瘀点
B. 甲床下线状出血
C. 蝶形红斑
D. Osler 结节
E. 杵状指（趾）

六 案例分析题

（1~8 题共用题干）

患者，女性，25 岁。原有风湿性心脏病二尖瓣狭窄并关闭不全。因发热，胸闷气促 2 周入院，伴左上腹痛。查体：体温 38℃，眼结膜有出血点，心率 100 次/分，心尖部可闻及 3/6 级隆隆样舒张期杂音，3/6 级收缩期吹风样杂音，呈乐性。

1. 对明确诊断有帮助的检查方法是

A. 红细胞沉降率
B. 胸部 CT 检查

C. 冠脉造影　　D. 血常规

E. 血培养　　F. 超声心动图

2. 下列关于抽血培养的叙述，正确的是

A. 在用抗生素之前采血　　B. 在用抗生素之后采血

C. 任何时间采血都可　　D. 每次采血 10~20ml

E. 需要在体温升高时采血　　F. 用过抗生素者，需停药至少 3 日后再行血培养

3. 此时应首先采取的治疗方法为

A. 大剂量抗生素　　B. 利尿药

C. 洋地黄　　D. ACEI

E. ARB　　F. 溶栓治疗

4. 被高度怀疑为感染性心内膜炎时，以下最有特异性的体征是

A. 进行性贫血　　B. Janeway 损害

C. Roth 斑　　D. 皮肤黏膜出现瘀点

E. 心脏出现新的杂音及杂音的易变性　　F. Osler 结节

5. 患者长程、大剂量抗生素治疗的理由是

A. 保持较高和稳定的血药浓度　　B. 消灭隐藏在脾内的致病菌

C. 减少栓塞　　D. 消灭血中流动致病菌

E. 消灭深藏于赘生物内的致病菌　　F. 减少耐药性

6. 感染性心内膜炎患者行人工心脏瓣膜置换术的指征为

A. 脾大伴左上腹疼痛并闻及摩擦音　　B. 三度房室传导阻滞

C. 超声证实赘生物≥10mm　　D. 瓣环脓肿

E. 真菌性心内膜炎　　F. 严重瓣膜反流致心力衰竭

7. 患者治疗过程中，突然出现剧烈腰痛，肉眼血尿。此时最可能的原因为

A. 抗生素治疗失败　　B. 并发急性肾炎

C. 急性肾功能不全　　D. 肾盂肾炎

E. 肾梗死　　F. 泌尿系结石

8. 患者经治疗后体温恢复正常，但心衰难以控制。此时应采取的治疗方法为

A. IABP　　B. 安装心脏起搏器

C. 二尖瓣分离术　　D. 人工瓣膜置换术

E. 激素治疗　　F. 经皮二尖瓣球囊扩张术

(9~16 题共用题干)

患者，女性，39 岁。既往有心脏病史。因寒战、高热 2 周伴有关节痛入院。查体：心率 90 次/分，心尖区可闻及 3/6 级收缩期和舒张期杂音；脾可触及。尿常规示蛋白尿。

9. 患者的基础疾病可能是

A. 先天性心脏病，室间隔缺损
B. 法洛四联症
C. 致心律失常右室心肌病
D. 扩张性心肌病
E. 心力衰竭
F. 风湿性心脏病，二尖瓣狭窄并关闭不全

10. 患者应做的检查方法中，对明确诊断最有帮助的有

A. 超声心动图
B. 心电图
C. C反应蛋白测定
D. 血常规
E. 血培养
F. 胸部X线检查

11. 此时使用抗生素的原则为

A. 早期
B. 长疗程，4~6周以上
C. 根据药敏试验选用抑菌药物
D. 根据药敏试验选用杀菌药物
E. 联合使用抗生素
F. 使用大剂量抗生素

12. 患者经治疗后体温恢复正常，但由于瓣膜损害加重，心力衰竭难以控制。此时宜采取的治疗措施有

A. 主动脉内球囊反搏
B. 安装心脏起搏器
C. 二尖瓣分离术
D. 择期换瓣手术
E. 静脉滴注多巴酚丁胺
F. 静脉滴注米力农

13. 患者入院治疗一周后，仍有寒战、高热，又突然出现左上腹剧痛伴压痛。体检：肝浊音界存在，脾区可闻及摩擦音。此时最可能的原因是

A. 胃穿孔
B. 肠系膜动脉栓塞
C. 急性胰腺炎
D. 脾栓塞
E. 肺栓塞
F. 左下肺炎

14. 此时最可能的合并症为

A. 风湿活动
B. 肺部感染
C. 上呼吸道感染
D. 感染性心内膜炎
E. 急性肾盂肾炎
F. 急性关节炎

15. 血常规检查：白细胞和中性粒细胞计数明显升高；血培养阳性。血培养的细菌最有可能是

A. 甲型溶血性链球菌
B. 肠球菌
C. 溶血性链球菌
D. 金黄色葡萄球菌
E. 肺炎链球菌
F. 表皮葡萄球菌

16. 长疗程、大剂量、杀菌药物为原则应用抗生素的理由是

A. 保持较高和稳定的血药浓度
B. 消灭隐藏在脾内的致病菌
C. 消灭血中流动的致病菌
D. 消灭深藏于赘生物内高密度的致病菌

E. 减少血栓栓塞　　　　F. 减轻心力衰竭症状

（17~19 题共用题干）

患者，男性，38 岁。间歇发热，伴胸闷、气短 3 年余。既往健康，无风湿性心瓣膜病、先天性心脏病史，否认静脉注射药物或麻醉成瘾史。查体：体温 38.2℃，中度贫血貌，皮肤、黏膜无出血点或黄染，无皮下结节。双肺听诊无干、湿啰音，心率 108 次/分，三尖瓣听诊区闻及 3/6 收缩期吹风样杂音。ESR 增快，ASO 正常，类风湿因子（RF）阴性，C 反应蛋白阴性，尿常规无异常，心电图示窦性心动过速，T 波低平。

17. 患者目前应考虑的疾病为
    A. 先天性心脏病相关性肺动脉高压　　B. 肺结核
    C. 支气管扩张　　D. 风湿热
    E. 亚急性感染性心内膜炎　　F. 右心室黏液瘤

18. 为明确诊断应进行的检查项目包括
    A. 血培养　　B. 痰培养
    C. Holter 检测　　D. 动脉血气分析
    E. 超声心动图　　F. 右心导管检查

19. 患者入院后血培养 3 次，皆为阴性，心脏超声检查示：右心房大，余腔室内径正常，左心室壁厚度动度正常；三尖瓣隔叶回声强，前后叶纤细，开启正常；闭合时隔叶瓣体凸向右心房，其余各瓣膜纤细，活动良好；右心室前外侧壁探及 38mm×26mm，中强回声光团附着，随心脏舒缩，有轻度摆动及轻度变形，不引起右心室流入道或流出道梗阻，心包腔无异常。结合该病例上述情况，下列叙述正确的是
    A. 抗菌治疗　　B. 抗风湿治疗
    C. 再次仔细询问病史　　D. 抗结核治疗
    E. 必要时手术治疗　　F. 手术探查

（20~24 题共用题干）

患者，男性，41 岁。有风心病 5 年，近 2 周来因出现发热、多汗急诊。查体：体温 38℃，心率 90 次/分，血压 110/80mmHg，二尖瓣听诊区可闻及海鸥鸣。考虑为感染性心内膜炎。

20. 有关感染性心内膜炎的叙述正确的是
    A. 所有临床上怀疑感染性心内膜炎的患者均至少行一次经胸超声心动图检查
    B. 经食管超声敏感性高于经胸超声，可检出直径<5mm 的赘生物
    C. 不恰当使用抗生素对于没有心脏疾病的患者反而会引起感染性心内膜炎
    D. 感染性心内膜炎患者通常伴有脾增大

E. 为预防心内膜炎并不推荐接受胃肠道侵入性操作的患者使用抗生素

21. 以下对感染性心内膜炎有确诊意义的检查方法包括

A. 心电图
B. 超声心动图
C. 胸部X线检查
D. 血培养
E. 冠状动脉造影
F. 心肌酶检查

22. 该患者可能会出现的并发症有

A. 脑脓肿
B. 细菌性动脉瘤
C. 中毒性脑病
D. 肾小球肾炎
E. 肾动脉栓塞
F. 室间隔穿孔

23. 该患者最有意义的治疗为

A. 利尿药
B. 抗生素
C. 毛花苷C
D. 阿司匹林
E. 硝酸甘油
F. 卡托普利

24. 感染性心内膜炎的手术适应证有

A. 严重瓣膜狭窄或关闭不全至心力衰竭
B. 主动脉或二尖瓣反流导致血流动力学改变
C. 真菌性或其他高度耐药菌性心内膜炎
D. 充分抗微生物治疗后仍存在赘生物并反复发生大动脉栓塞者
E. 超声心动图检查证实有赘生物（≥5mm）

（25~27题共用题干）

患者，男性，28岁。因咳嗽4年伴发热8个月余入院。4年前间歇性咳嗽，无痰，未予诊治。近8个月来伴发热，38℃左右，多出现在下午，最高达39℃，伴畏寒、乏力、盗汗、头痛，曾在多家医院诊断为肺结核并给予抗结核治疗半年，症状无改善。入院查体：体温39.2℃，双肺无干、湿啰音，心率98次/分，律齐，各瓣膜听诊区均可闻及（2~3）/6收缩期杂音，以胸骨左缘第3、4肋间最响亮，不传导；脾肋下1.0cm可触及，质软无压痛。

25. 患者目前应考虑的疾病为

A. 先天性心脏病
B. 风湿性心瓣膜病
C. 甲状腺功能亢进
D. 亚急性感染性心内膜炎
E. 左心房黏液瘤
F. 肺结核

26. 为明确诊断应进行的检查项目包括

A. ASO
B. 甲状腺激素测定
C. 超声心动图
D. 血培养
E. 胸部X线检查
F. 门静脉压力测定

27. 患者行血培养发现有金黄色葡萄球菌，静脉给予大剂量青霉素 G 治疗后，出现肌阵挛、反射亢进，以下处理正确的有

A. 抗结核治疗

B. 疗程 4~6 周

C. 改用万古霉素

D. 立即停用青霉素 G

E. 酌情考虑选用两性霉素 B

F. 对于细菌敏感性不确定时可以考虑加用庆大霉素

(28~30 题共用题干)

患者，男性，31 岁。因发热、乏力 40 天入院。40 天前无明显诱因出现发热，呈中低热，伴有全身乏力不适。偶轻咳，无痰。并逐渐出现双下肢小腿屈侧疼痛，背部及四肢逐渐出现散在暗红色丘疹。先后给予加替沙星、阿奇霉素、头孢多酯钠等药物治疗，仍持续发热。

28. 为明确诊断应进行的检查项目包括

A. 冠脉造影　　B. 胸部 X 线检查

C. 输血四项　　D. 超声心动图

E. 多次血培养　　F. 血生化

29. 患者胸部 X 线检查未见明显异常。血培养连续 3 次阴性。超声心动图提示：主动脉瓣二叶畸形，可疑瓣周脓肿。左心室扩大。主动脉中度反流，二尖瓣轻度反流。患者一般情况良好。此时进一步的措施有

A. 多次血培养阴性，可排除感染性心内膜炎的诊断

B. 进一步行经食管超声心动图检查

C. 体温降至正常后即可停用抗生素，以避免二重感染

D. 暂时停用抗生素，再次行血培养，根据药敏结果选择抗生素

E. 请胸心外科会诊，评估手术风险

F. 为避免病情进展，立即给予万古霉素治疗并再次行血培养检查，再根据药敏结果调整抗生素

30. 再次血培养结果为革兰阳性球菌，肠球菌属。经食管超声心动图提示：主动脉瓣二叶畸形并中度关闭不全。主动脉瓣多发赘生物形成。主动脉瓣环脓肿。经抗生素治疗 2 周后，患者体温恢复正常，瘀点消退。下列叙述正确的是

A. 转入外科行手术治疗

B. 继续内科保守治疗

C. 注意监测患者病情变化，避免二重感染

D. 告知患者如果行泌尿道检查须预防性使用抗生素

E. 告知患者如果行胃镜检查须预防性使用抗生素

F. 告知患者如果行口腔侵入性操作须预防性使用抗生素

参考答案与解析

一、A1 型题

1. C【解析】亚急性感染性心内膜炎主要发生在器质性心脏病者，尤其心脏瓣膜病与先天性心血管病，最易发生在脉压大的瓣膜病变与先心病，如二尖瓣关闭不全、主动脉瓣关闭不全、室间隔缺损、动脉导管未闭。

2. A【解析】感染性心内膜炎的心脏并发症有心力衰竭、心肌脓肿、急性心肌梗死、化脓性心包炎和心肌炎。其中，心力衰竭最为常见，是对预后影响最大的并发症。

3. A【解析】血培养阳性为诊断感染性心内膜炎的最直接的证据，而且还可以随访菌血症是否持续。

4. D【解析】感染性心内膜炎周围体征包括皮肤和黏膜的瘀点、甲床下线状出血、Osler 结节、Janeway 损害、杵状指（趾）及罗特（Roth）斑。其中 Janeway 损害常见于急性感染性心内膜炎，其余周围体征在亚急性感染性心内膜炎较为常见。

5. E【解析】感染性心内膜炎的心脏并发症有心力衰竭、心肌脓肿、急性心肌梗死、化脓性心包炎和心肌炎。

6. E【解析】亚急性感染性心内膜炎最具特征性的体征（心脏听诊）为新出现的病理性杂音或原有杂音的明显改变。

7. C【解析】进行性贫血、不规则的体温增高、红细胞沉降率增快、白细胞增多等在感染性心内膜炎与活动性风湿病时均可出现。但感染性心内膜炎患者因由于细菌菌栓可导致皮肤黏膜出现瘀点，脾大，而风湿活动患者很少出现此种体征。因此，可利用此体征做临床鉴别。

8. A【解析】感染性心内膜炎的常见致病微生物：急性者主要为金黄色葡萄球菌；亚急性者主要为甲型溶血性链球菌。

9. C【解析】亚急性感染性心内膜炎最常侵犯二尖瓣和主动脉瓣，并可累及腱索和邻近的心内膜，三尖瓣和肺动脉瓣极少受累。病变特点是在原来已有病变的瓣膜上进一步发生炎症并形成赘生物，瓣膜呈现不同程度的变形，有时发生溃疡和穿孔，但较急性感染性心内膜为轻，赘生物分布广泛，大小不等，一般较大，单个或多个，呈息肉状或菜花状，污秽灰黄色，干燥质脆，易脱落而引起栓塞。

10. B【解析】参见 A1 型题第 8 题解析。

11. A【解析】感染性心内膜炎最常见的心脏病病因为风湿性心脏瓣膜病变，常见为主动脉瓣或二尖瓣关闭不全；其次为先天性心血管畸形或曾有心脏外科手术史，包括人造瓣膜置换术。

12. C【解析】选项 B、D、E 对肾脏都有影响，选项 A 对听神经有影响，所以只能用青霉素 C 钾。

13. C【解析】对切除的瓣膜组织和栓子碎片进行组织病理学检查是诊断感染性心内膜炎的金标准。

14. A【解析】感染性心内膜炎（IE）是指细菌、真菌和其他微生物（如病毒、立克次体、衣原体、螺旋体等）直接感染心脏瓣膜或心室壁内膜或邻近大动脉内膜并伴有赘生物形成的炎症反应。心脏瓣膜为最常受累部位，但感染可发生在室间隔缺损部位、腱索和心壁内膜。

15. D【解析】人工瓣膜置换术后感染性心内膜炎的手术适应证：①心力衰竭。②人工瓣膜开裂。③瓣膜梗阻或反流加重。④存在并发症，如形成脓肿。⑤充分抗微生物治疗后，血培养持续阳性或反复复发并发生大动脉栓塞者。⑥感染性心内膜炎复发。选项 D 属于自体瓣膜感染性心内膜炎的手术适应证。

16. E【解析】感染性心内膜炎的周围体征包括皮肤和黏膜的瘀点、甲床下线状出血、Osler 结节、Janeway 损害、杵状指（趾）及 Roth 斑。其中 Janeway 损害常见于急性感染性心内膜炎，其余周围体征在亚急性感染性心内膜炎较为常见。瘀点常成群也可个别出现，多见于眼睑、口腔黏膜、胸前和手足背皮肤，常持续数天，消失后再现，其中心可发白。甲床下出血的特征为线状，远端不到达甲床前边缘，可有压痛。Osler 结节并不是感染性心内膜炎所特有，在系统性红斑狼疮、伤寒、淋巴瘤等疾病中也可出现 Osler 结节。Janeway 损害是指出现在手掌和足底的直径 1～4mm 无痛性出血性或红斑性损害，为化脓性栓塞所致。杵状指（趾）现已很少见。

17. C【解析】感染性心内膜炎的发病机制：①非细菌性血栓性心内膜炎，湍流损伤瓣膜内皮，血小板及纤维蛋白沉积，有利于细菌黏附和感染。②一过性菌血症，创面释放多种微生物至血液循环中。③细菌黏附，微生物黏附于受损内皮。④定植细菌繁殖，定植微生物不断繁殖并进一步刺激纤维蛋白和血小板沉积，形成赘生物。所以，选项 C 不属于感染性心内膜炎的发病机制。

18. A【解析】在感染性心内膜炎的并发症中，细菌性动脉瘤占 3%～5%，多见于亚急性者。受累动脉依次为近端主动脉（包括主动脉窦）、脑、内脏和四肢，一般见于病程晚期，多无症状，为可扪及的搏动性肿块。

19. A【解析】静脉药瘾者心内膜炎的患者多数为年轻人，既往无心脏病史，临床表现常有发热，并伴咳嗽、咳痰、胸痛等呼吸道症状，心脏杂音；心内膜炎多累及右心室三尖瓣，并且常发生于 1 个瓣膜上，超声心动图常有二尖瓣受损表现；血培养多数为金黄色葡萄球菌，对多种抗生素敏感；本病急性发病者多见，常伴有转移性感染灶，亚急性表现则多见于有感染性心内膜炎史者。此外，该类患者机体免疫功能低下，常合并全身多个部位的感染，并发症的表现常掩盖病情，给该病的诊断带来困难。

20. D【解析】感染性心内膜炎经胸部超声检查可诊断出 50%~75%的赘生物，经食管超声可检出<5mm 赘生物，敏感性高达 95%以上。赘生物≥10mm 时，易发生动脉栓塞。未发生赘生物，不能排除感染性心内膜炎。感染治愈后，赘生物可持续存在。除非发现原有赘生物增大或新赘生物出现，难以诊断复发或再感染。超声检查可见的其他异常有瓣叶结节样增厚，瓣叶穿孔、粘连，室间隔或瓣环脓肿，主动脉细菌性动脉瘤和心包积液。

21. B【解析】亚急性感染性心内膜炎由于持续性菌血症，刺激细胞和体液介导的免疫系统可引起：①脾大。②肾小球肾炎（循环中免疫复合物沉积于肾小球基底膜）。③关节炎、心包炎和微血管炎（可引起皮肤、黏膜体征和心肌炎）。

22. D【解析】瓣膜关闭不全较狭窄易发生赘生物和感染性心内膜炎，超声下发现二尖瓣膜赘生物是协助诊断的有力证据。

23. D【解析】感染性心内膜炎常见侵犯主动脉瓣及二尖瓣，并以瓣膜关闭不全为主，三尖瓣及肺动脉瓣侵犯概率较小。瓣膜关闭不全均可诱发心力衰竭，但根据临床资料统计，最易并发心力衰竭的是主动脉瓣受损者（占 75%），其次为二尖瓣受损（占 50%）。

24. D【解析】风湿性心内膜炎病变瓣膜表面，尤以瓣膜闭锁缘上可形成单行排列、直径 1~2mm 的赘生物。赘生物由血小板和纤维蛋白构成，伴小灶状的纤维素样坏死。其周围可出现少量的阿绍夫（Aschoff）细胞。

25. B【解析】亚急性感染性心内膜炎主要发生于器质性心脏病，首先为心脏瓣膜病，尤其是二尖瓣和主动脉瓣；其次为先天性心血管病，如室间隔缺损、动脉导管未闭、法洛四联症和主动脉缩窄。

26. A【解析】亚急性感染性心内膜炎血培养阴性的原因：未做需氧及厌氧两种培养；培养观察期不足 2 周；每次血标本为 5ml，量过少；做血培养前已应用过抗生素；培养技术不当。所以，选项 A 不属于血培养阴性的原因。

27. C【解析】慢性和急性支气管炎并没有引起机体缺氧，所以不会出现杵状指（趾）。亚急性感染性心内膜炎、支气管扩张、脓胸和肺癌均会出现杵状指（趾）。

28. D【解析】部分患者，由于皮下小动脉炎，于指、趾末节腹面、足底或大、小鱼际处，出现红紫色、微隆起、有压痛的小结，称为奥斯勒（Osler）结节。Osler 结节常见于感染性心内膜炎。

二、A2 型题

1. E【解析】感染性心内膜炎患者若发生急性心肌梗死，大多由冠状动脉栓塞引起，以主动脉瓣感染时多见，少见原因为冠状动脉血栓形成或细菌性动脉瘤。

2. A【解析】患者最可能诊断为亚急性感染性心内膜炎。亚急性感染性心内膜炎常见侵犯主动脉瓣及二尖瓣。题干中心尖区粗糙收缩期杂音，主动脉瓣区第二听诊区可闻及舒张期杂音符合主动脉瓣狭窄和二尖瓣关闭不全的体征表现。

3. A【解析】环形红斑可见于风湿热及 SLE，此次患者仅拟诊为亚急性感染性心内膜炎，其全身感染表现、心脏受累表现、血管损伤表现和免疫反应表现中无环形红斑一项。环形红斑常见于急性感染性心内膜炎。

4. C【解析】急性感染性心内膜炎最恰当的处理措施：抽取血培养后，立即静脉滴注大剂量青霉素加肌内注射链霉素，待血细菌培养+药敏试验结果再调整用药。

5. D【解析】患者最可能诊断为风心病合并感染性心内膜炎。发热为感染性心内膜炎最常见的症状。周围体征包括皮肤和黏膜的瘀点、甲床下线状出血、Osler 结节、Janeway 损害、杵状指（趾）及 Roth 斑。感染性心内膜炎还有心脏杂音的体征。

6. C【解析】亚急性感染性心内膜炎病程长，主要累及病变瓣膜，有全身不适，疲倦、低热及体重减轻等非特异性症状，表现为发热、心脏杂音、脾大、贫血等。急性者主要是毒力强、具有高度侵袭力的细菌侵犯正常瓣膜所致。所以，题中首先应考虑的诊断为亚急性感染性心内膜炎。

7. E【解析】根据题干，患者心悸、气促考虑为心血管系统症状，另有发热、关节痛及心脏杂音，考虑为风湿性心脏病，另患者有杵状指、脾大等阳性体征考虑为亚急性感染性心内膜炎。

8. E【解析】患者发生左侧偏瘫的最可能原因是风心病合并亚急性感染性心内膜炎伴脑栓塞。题中“主动脉瓣区舒张期叹气样杂音”提示为主动脉瓣狭窄。“二尖瓣区舒张期隆隆样杂音”提示为主动脉瓣关闭不全。亚急性感染性心内膜炎多发生于风湿性心瓣膜病，如二尖瓣与主动脉瓣关闭不全，及某些先天性心脏病。大多数病例起病缓慢，低热、乏力、疲倦，少数起病急，有寒战、高热或栓塞现象，部分患者起病前有口腔手术，呼吸道感染，流产或分娩的病史。

9. E【解析】患者最可能诊断为感染性心内膜炎。发热为感染性心内膜炎最常见的症状。几乎所有患者均可闻及心脏杂音。题中“二尖瓣听诊区可闻及舒张期雷鸣样杂音”提示为二尖瓣狭窄。感染性心内膜炎的周围体征包括皮肤和黏膜的瘀点、甲床下线状出血、Osler 结节、Janeway 损害、杵状指（趾）及 Roth 斑。足底可见紫红色结节，有压痛符合 Osler 结节的症状。

10. E【解析】感染性心内膜炎是指由细菌、真菌和其他微生物（如病毒、立克次体、衣原体、螺旋体等）直接感染而产生心瓣膜或心室壁内膜的炎症，确诊感染性心内膜炎的直接证据应该是组织学和细菌学检查（即血培养）。切除的瓣膜组织和栓子碎片的病理学检测是诊断 IE 的金标准。血培养阳性为诊断 IE 的最直接的证据，而且还可以随访菌血症是否持续。所以，选项 E 正确。选项 A，D 中，血液学和免疫学检查的发现常常是非特异性的。选项 B，X 线和心电图不能作为感染性心内膜炎的诊断依据。选项 C，超声心动图发现赘生物回声支持感染性心内膜炎诊断，未发现赘生物也不能排除此诊断，需密切依靠临床其他资料。

11. C【解析】患者应首先考虑诊断为感染性心内膜炎并发脾栓塞。患者有风湿性心脏病，半年来间歇发热，心率加快，尿内出现红细胞，应想到存在感染性心内膜炎的可能。近来出现左上腹剧痛，并伴发压痛及摩擦音，应考虑有脾栓塞的可能。感染性心内膜炎患者亦可并发肠系膜动脉栓塞，但本例患者表现的腹痛位于左上腹，而肠系膜动脉栓塞所致的腹痛多为脐周全腹痛，严重者可出现肠坏死，腹部可有压痛及反跳痛。故本例诊断为肠系膜动脉栓塞的可能性不大。

12. B【解析】该患者具备先心病史，症见发热，体征有贫血、心脏杂音、脾大，且血培养阳性，故可诊断为感染性心内膜炎；突发呼吸困难、胸痛、咯血应首先考虑为急性肺栓塞。

13. C【解析】感染没有控制时，可以手术。所以，选项 C 错误。外科手术的主要指征包括：①经抗生素治疗仍发生心瓣膜功能不全并导致中度以上的充血性心力衰竭。②反复发生内脏器官栓塞。③未能控制的感染，经大剂量多种抗生素合用，血培养仍持续阳性。④真菌性心内膜炎。⑤出现严重合并症，内科治疗不可能改善的，如主动脉瓣受累导致房室传导阻滞或束支传导阻滞、室间隔脓肿形成或破裂、腱索或乳头肌断裂、主动脉窦破裂等。⑥PVE经治疗仍有瓣周漏、瓣膜移位、裂开、梗阻、瓣周或心肌脓肿等。⑦化脓性心包炎。

三、A3/A4 型题

1. E【解析】根据提干病例分析，上感后持续低热，出现心悸、胸闷，心尖部听诊闻及杂音，此病例考虑风心病合并亚急性感染性心内膜炎。

2. D【解析】参见 A1 型题第 8 题解析。

3. E【解析】亚急性感染性心内膜炎多数起病缓慢，有全身不适，疲倦、低热及体重减轻等非特异性症状。少数以并发症形式起病，如栓塞、不能解释的卒中、心瓣膜病的进行性加重、顽固性心力衰竭、肾小球肾炎和手术后出现心瓣膜杂音等。

4. A【解析】患者发热，贫血貌，胸骨左缘第 3、4 肋间收缩期杂音，符合感染性心内膜炎。血培养阳性可以肯定诊断，但是血培养阴性并不能排除诊断。所以患者最可能诊断为亚急性感染性心内膜炎。

5. B【解析】亚急性感染性心内膜炎的预后与下列因素有关：年龄和体质；原有心脏疾患和心功能（本病的死因 60% 为心力衰竭，心衰者预后极差，与无心衰相比，病死率为 85% 比 37%）；病原体种类和毒力；栓塞合并症；其他预后不良的情况。所以，本疾病最常见的死亡原因是心力衰竭。

6. B【解析】血培养是诊断感染性心内膜炎的最重要方法。阳性血培养对本病诊断有决定诊断意义。凡有提示细菌性心内膜炎的临床表现，如发热伴有心脏杂音，贫血，血尿，脾大，白细胞增多和伴或不伴栓塞时，血培养阳性，可诊断本病。

7. E【解析】未经治疗的亚急性细菌性心内膜炎患者，应在入院第 1 天间隔 1 小时采血一次，共 3 次，若次日未见细菌生长，重复采血 3 次后，开始抗生素治疗。急性患者应在入院后立即安排采血，在 3 小时内每隔 1 小时采血 1 次，共取 3 次血标本后，按医嘱开始治疗。本病的菌血症为持续性，无须在体温升高时采血。

8. D【解析】患者应第一时间做血培养，并启动抗生素治疗。一般选用青霉素治疗，若青霉素耐药，可联合庆大霉素或阿米卡星治疗。

9~10 C、E【解析】根据发热、脾大的临床表现以及皮肤和黏膜瘀点、甲床下线状出血等周围体征，患者应首先诊断为感染性心内膜炎。应用抗生素 4~6 周后体温和红细胞沉降率恢复正常，自觉症状改善和消失，脾缩小，红细胞、血细胞和血红蛋白增多，尿常规转阴，且在停用抗生素后第 1、2 周和第 6 周做血培养均为阴性，可认为感染性心内膜炎已治愈，方可停药。

11. E【解析】感染性心内膜炎应用抗生素时应遵循下列原则：①早期治疗。②选用有效的杀菌性药物。③剂量足、疗程长。④联合用两种或两种以上抗生素。可在连续抽取几次血培养后即开始用药，不必等待结果出来后开始治疗。

12. A【解析】确定为感染性心内膜炎病理标准：微生物血培养或赘生物、栓塞物、心内脓肿培养或组织学证实有细菌或病理损害；组织病理证实赘生物或心内脓肿有活动性心内膜炎改变。临床标准：①2 个主要标准。②1 个主要标准和 3 个次要标准。③5 个次要标准。题中有血培养阳性及有赘生物 2 个主要标准可确诊为感染性心内膜炎。

13. A【解析】为进一步明确诊断，必要的化验检查是血培养阳性。血培养阳性为诊断 IE 的最直接的证据，而且还可以随访菌血症是否持续。

14. E【解析】超声在诊断和评估感染性心内膜炎，尤其在血培养阴性的感染性心内膜炎及并发症中起着特别重要的作用。多普勒二维超声心动图能检测到 2~3mm 赘生物，能明确心内赘生物、瓣膜损害、脓肿形成、血流动力学改变和心功能。近年来经食管二维超声心动图能检出更小的如 1.0~1.5mm 的赘生物，有助于确定诊断。

15. E【解析】感染性心内膜炎的诊断依据：以下情况可以肯定诊断，但是血培养阴性和未发现心脏赘生物者不能排除诊断。①血培养阳性。②超声检查发现有赘生物。

16. A【解析】感染性心内膜炎的治疗方案不包括强心药治疗。

17. A【解析】根据心脏杂音部位及时相可诊断患者为二尖瓣狭窄并关闭不全。

18. E【解析】感染性心内膜炎表现为乏力、多汗，气促加重，体温 38℃，心率加快，肌肉、关节疼痛，贫血，杂音较粗糙。

19. D【解析】超声心动图诊断发现赘生物对确诊最有价值。

20. C【解析】处理措施适合的是利尿药、洋地黄、ACEI、β 受体阻断药，不适合使用甲基泼尼松龙。

21. E【解析】青年患者，胸骨左缘第 4 肋间触及连续性震颤，闻及 4/6 级粗糙连续性杂音考虑为室间隔缺损。毛细血管搏动征、股动脉枪击音阳性考虑为主动脉窦瘤破裂。

22. E【解析】根据先天性心脏病，不规则发热1个月，可考虑合并感染性心内膜炎。

23. C【解析】感染性心内膜炎的处理措施中不包括抗结核治疗。

24. A【解析】参见A3/A4型题第4题解析。

25. A【解析】亚急性感染性心内膜炎多发生于风湿性心瓣膜病，如二尖瓣与主动脉瓣关闭不全，及某些先天性心脏病。

26. D【解析】亚急性感染性心内膜炎患者行心脏超声检查，最典型的超声表现是二尖瓣膜有赘生物。

27. C【解析】参见A3/A4型题第9~10题解析。

28. A【解析】亚急性感染性心内膜的脾脏通常有轻至中度肿大，软可有压痛。选项C，蝶形红斑是系统性红斑狼疮中特异性较高的一种皮损，亚急性感染性心内膜无此表现。除外，亚急性感染性心内膜也无选项B、D、E的表现。因此，本题的正确答案为A。

29. E【解析】该例患者若为风湿热引起，临床表现为抗“O”升高。

30~32 D、C、E【解析】患者有心脏瓣膜病，慢性起病，乏力、活动耐量下降，查体见发热、心率快、睑结膜小出血点、脾大，化验检查示贫血、白细胞增多、红细胞沉降率增快、镜下血尿。综上分析，最可能的诊断应为感染性心内膜炎。对本病确诊的主要指标是血培养。患者杂音表现为胸骨左缘第3肋间舒张期叹气样杂音，并伴有心尖部第一心音减弱、脉压增大，符合主动脉瓣关闭不全的特点。

33. E【解析】患者为年轻女性，有心尖区3级收缩期杂音，提示风心病二尖瓣关闭不全；有杵状指及足底无痛性小出血点，提示并发亚急性感染性心内膜炎。

34. D【解析】瓣膜关闭不全较狭窄易发生赘生物和感染性心内膜炎，超声下发现二尖瓣膜赘生物是协助诊断的有力证据。

35. E【解析】并发感染性心内膜炎时，常出现原有心脏杂音强度和性质的变化。

四、B型题

1. D【解析】静脉药瘾者心内膜炎的血培养多数为金黄色葡萄球菌，对多种抗生素敏感。

2. A【解析】早期国外统计结果显示感染性心内膜炎最常见的细菌为甲型溶血性链球菌，其次为金黄色葡萄球菌、革兰阴性杆菌，真菌培养阳性者有9.3%。

3~6 A、B、C、D【解析】根据病情和病程可将感染性心内膜炎分为急性感染性心内膜炎和亚急性感染性心内膜炎，前者常伴有严重全身中毒症状，后者病情较轻，病程较长。近年来较多采用感染的病原体或者感染的部位来分类。如根据病原学分为细菌性、衣原体性、真菌性等感染性心内膜炎；根据累及瓣膜性质分为自体瓣膜、人工瓣膜者的心内膜炎；根据发病部位分为左心感染性心内膜炎和右心感染性心内膜炎。

五、X 型题

1. AB【解析】发热为感染性心内膜炎最常见的症状，热型以不规则者为最多，可为间歇型或弛张型，伴有畏寒和出汗。

2. CD【解析】风心病伴发热，血培养 2 次甲型溶血性链球菌（+）可诊断为亚急性感染性心内膜炎。治疗首选青霉素，可联合庆大霉素，因国内庆大霉素耐药率高，肾毒性大，故多用阿米卡星替代庆大霉素。

3. ACDE【解析】参见 A1 型题第 17 题解析。

4. ABCD【解析】感染性心内膜炎并发的动脉栓塞可发生在肌痛的任何部位，脑、心、脾、肾、肠系膜和四肢为临床所见的体循环动脉栓塞部位。选项 E 不符合题意。

5. AB【解析】感染性心内膜炎并发动脉栓塞的病原体为金黄色葡萄球菌和念珠菌。

6. ACDE【解析】急性感染性心内膜炎的病理机制如下 。①心内感染和局部扩散。②赘生物碎片脱落致栓塞。③血源性播散。④免疫系统激活：a. 脾大；b. 肾小球肾炎；c. 关节炎、腱鞘炎、心包炎和微血管炎。所以，选项 B 不属于此范畴。本题选 A、C、D、E。

7. ABDE【解析】感染性心内膜炎可累及心脏各瓣膜，但以二尖瓣和主动脉瓣最常见。心内赘生物多附着于二尖瓣关闭不全的瓣叶心房面、主动脉关闭不全的瓣叶心室面和室间隔缺损的间隔右心室侧。在某些情况下，赘生物脱落可造成脑栓塞；也可出现败血症，导致脑脓肿、化脓性脑膜炎等。在不说明的情况下，一般“超声心动图”指经胸壁的超声心动图，故赘生物直径在 3mm 以下常不能被超声心动图检出。所以，选项 C 错误。

8. BE【解析】血培养阳性可以对感染性心内膜炎进行肯定诊断。但是血培养阴性不能排除诊断。所以，选项 A 错误。由于抗生素的广泛使用，血培养阳性率逐渐减低。因此对于可疑患者应在入院 24 小时内分别采血 3 次（每次采血应间隔 1 小时），连续采血共 3 天，且不应该经输液通道采血。所以，选项 B 正确。取血时需更换静脉穿刺部位并严格消毒皮肤才能提高血培养的敏感性。所以，选项 C 错误。已接受抗生素治疗的患者取血量不宜过多，每次抽血量为 10~20ml，这可避免血液中过多的抗生素不能被培养基稀释，影响细菌的生长，以提高阳性率。所以，选项 D 错误。如果患者已接受抗生素治疗，应首先停药，并在停用抗生素至少 3 天后再行血培养。所以，选项 E 正确。

9. ACDE【解析】典型的急性感染性心内膜炎近年来发病率有所升高。急性感染性心内膜炎主要侵犯二尖瓣或主动脉瓣，亚急性感染性心内膜炎多侵犯已有病变的瓣膜。急性感染性心内膜炎以金黄色葡萄球菌感染常见。病程多急骤凶险，常可迅速地发展为急性充血性心力衰竭导致死亡。

10. ABCE【解析】感染性心内膜炎的周围体征参见 A1 型题第 4 题解析，所以，正确答案为 ABCE。

11. BCE【解析】感染性心内膜炎患者首选青霉素治疗，400 万 U 每 6 小时静脉缓注或滴注，一般可有效控制病情；对青霉素过敏的患者可选用红霉素、万古霉素或第一代的头孢菌素。需注意的是有青霉素严重过敏者，忌用头孢菌素类。

12. CDE【解析】约1/3的感染性心内膜炎患者有神经系统受累的表现：①脑栓塞占神经系统并发症的1/2，大脑中动脉及其分支最常受累。②脑细菌性动脉瘤，除非破裂出血，多无症状。③脑出血，由脑栓塞或细菌性动脉瘤破裂所致。④中毒性脑病，可有脑膜刺激征。⑤脑脓肿。⑥化脓性脑膜炎，不常见。后三种情况主要见于急性患者，尤其是金黄色葡萄球菌性心内膜炎。

13. ACD【解析】选项A“心力衰竭”是感染性心内膜炎的心脏并发症。选项C“脑细菌性动脉瘤”属于感染性心内膜炎的神经系统并发症。选项D“栓子脱落”属于栓塞并发症。选项B、E不属于感染性心内膜炎的常见并发症。因此，本题的正确答案为A、C、D。

14. ABCD【解析】参见A3/A4型题第9~10题解析。

15. ACDE【解析】感染性心内膜炎应用抗生素治疗应遵循以下原则。①用药要早：可减轻心瓣膜的损害，保护心脏功能，防止和减少并发症的发生。所以，选项A正确。②剂量要足：赘生物内的细菌可增殖到每克组织10^9~10^{10}的菌体浓度。由于病原体隐藏于有纤维覆盖物的赘生物之中且处于代谢休眠状态，不易为抗生素杀灭。抗生素可通过被动弥散进入非血管赘生物的中心区域，但在赘生物内要达到有效抗生素浓度，必须有高的血清浓度。所以，选项B错误。③疗程宜长：一般需要4~6周，方可达到完全消除感染的目的，停药过早易致感染复发。④选用杀菌药：抑菌药不能杀灭细菌，停药后受抑制的细菌可重新繁殖。杀菌药可能穿透赘生物，杀灭隐藏于深部的病原体。⑤监测血清杀菌滴度调整药物剂量：抗生素须静脉给药，在用药过程中应监测SBT，要求抗生素注射后30分钟达到血清高峰浓度且血清杀菌滴度（SBT）≥1∶8，否则应增加剂量。⑥联合用药：可起协同杀菌效应，以获得更为有效的治疗效果。故加用小剂量氨基苷类抗生素，可以发挥协同杀菌作用。所以，选项C正确。急性感染性心内膜炎的常见致病微生物主要为金黄色葡萄球菌，亚急性者主要为甲型溶血性链球菌。所以，致病微生物时不明时，急性者选用对金黄色葡萄球菌、链球菌和革兰阴性杆菌均有效的广谱抗菌治疗，亚急性者选用针对大多数链球菌的抗生素治疗。因此，选项D、E均正确。

16. ABDE【解析】参见A1型题第4题解析。

六、案例分析题

1. ADEF【解析】根据原有风湿性心脏病二尖瓣狭窄并关闭不全病史，发热及心脏杂音可判断为感染性心内膜炎。以下情况可以肯定诊断，但是血培养阴性和未发现心脏赘生物者不能排除诊断。①血培养阳性。②超声检查发现有赘生物。所以，血培养和超声心动图对明确诊断有帮助。血培养阳性为诊断该病的最直接的证据，而且还可以随访菌血症是否持续。超声常常是入院后可疑感染性心内膜炎患者的最重要检查。红细胞沉降率、血常规对明确诊断也有帮助。

2. ACDF【解析】对于可疑感染性心内膜炎患者应在入院应用抗生素前24小时内分别

采血 3 次（每次采血应间隔 1 小时），连续采血共 3 天，且不应该经输液通道采血。如果患者已接受抗生素治疗，应首先停药，并在停用抗生素至少 3 天后再行血培养。长期抗生素治疗后血培养可能阴性，直到停止治疗后才可能又转为阳性。所以，选项 A“在用抗生素之前采血”正确，选项 B“在用抗生素之后采血”错误，选项 F 正确。已接受抗生素治疗的患者取血量不宜过多，这可避免血液中过多的抗生素不能被培养基稀释，影响细菌的生长。因为菌血症的细菌的数量级可能是比较低的，所以每次抽血量为 10~20ml，以提高阳性率。所以，选项 D 正确。本病菌血症为持续性，无须在体温升高时采血。所以，选项 E 错误。典型的感染性心内膜炎伴持续菌血症患者可在任何情况下进行血培养。所以，选项 C 正确。

3. ABC【解析】患者诊断考虑为感染性心内膜炎，故治疗选用大剂量抗生素。因患者有胸闷气促，可选用利尿药和洋地黄改善功能。

4. BCEF【解析】脾大、贫血、杵状指/趾是感染性心内膜炎的非特异性症状。心脏出现新的杂音及杂音的易变性具有特异性。感染性心内膜炎的周围体征可能是微血管炎或微栓塞所致。①皮肤和黏膜的瘀点：瘀点常成群也可个别出现，多见于眼睑、口腔黏膜、胸前和手足背皮肤，常持续数天，消失后再现，其中心可发白。②甲床下线状出血。③Roth 斑：多见于亚急性感染性心内膜炎，表现为视网膜的卵圆形出血斑，其中心呈白色。④Osler 结节：为指和趾垫出现豌豆大的红或紫色痛性结节，较常见于亚急性感染性心内膜炎。⑤Janeway损害：是手掌和足底处直径 1~4mm，无痛性出血红斑，主要见于急性感染性心内膜炎。所以，选项 B、C、E、F 最有特异性。

5. E【解析】患者需要长疗程、大剂量使用抗生素治疗。赘生物内的细菌可增殖到每克组织 10^9~10^{10}的菌体浓度。由于病原体隐藏于有纤维覆盖物的赘生物之中且处于代谢休眠状态，不易被抗生素杀灭。抗生素可通过被动弥散进入非血管赘生物的中心区域，消灭深藏于赘生物内的致病菌。但在赘生物内要达到有效抗生素浓度，必须有高的血清浓度。抗生素疗程宜长，一般需要 4~6 周，方可达到完全消除感染的目的，停药过早易致感染复发。

6. BCDEF【解析】感染性心内膜炎患者行人工心脏瓣膜置换术的指征：①严重瓣膜反流致心力衰竭。②真菌性心内膜炎。③虽经充分抗生素治疗，血培养持续阳性或反复复发。④超声证实赘生物≥10mm，或赘生物活动度大、不稳定，易导致大动脉栓塞。⑤心肌或瓣环脓肿。⑥有需要纠正的先天性心脏病。⑦房室阻滞、主动脉瓣脓肿需手术引流及其他严重病变。

7. EF【解析】患者治疗过程中，突然出现剧烈腰痛，肉眼血尿。此时最可能的原因为肾梗死和泌尿系结石。肾动脉栓塞和肾梗死是感染性心内膜炎的并发症，多见于急性感染性心内膜炎患者。

8. D【解析】患者经治疗后体温恢复正常，但心衰难以控制，应采取人工瓣膜置换术。

9. F【解析】此患者既往有心脏病史，心尖区可闻及 3/6 级收缩期和舒张期杂音最可能是二尖瓣狭窄合并关闭不全。

10. ACDE【解析】考虑为感染性心内膜炎，故需查超声心动图、血培养。另外，血常规、C反应蛋白评估炎症反应感染程度。

11. ABDEF【解析】抑菌药不能杀灭细菌，停药后受抑制的细菌可重新繁殖。杀菌药可能穿透赘生物，杀灭隐藏于深部的病原体。所以，选项C错误。感染性心内膜炎应用抗生素治疗应遵循的原则参见X型题第15题解析。

12. DEF【解析】患者经治疗后体温恢复正常，但由于瓣膜损害加重，心力衰竭难以控制。此时宜静脉滴注多巴酚丁胺或米力农，或采取择期换瓣手术。

13~14 D、D【解析】患者可考虑诊断为感染性心内膜炎并发脾栓塞。患者有心脏病史，2周来寒战、高热伴有关节痛，尿常规示蛋白尿，应想到存在感染性心内膜炎的可能。入院治疗1周后出现左上腹剧痛伴压痛，应考虑有脾栓塞的可能。感染性心内膜炎患者亦可并发肠系膜动脉栓塞，但本例患者表现的腹痛位于左上腹，而肠系膜动脉栓塞所致的腹痛多为脐周全腹痛，严重者可出现肠坏死，腹部可有压痛及反跳痛。故本例诊断为肠系膜动脉栓塞的可能性不大。

15. D【解析】患者白细胞和中性粒细胞明显增多，血培养阳性可确诊为感染性心内膜炎。再根据患者有高热、寒战的症状表现，可诊断为急性感染性心内膜炎。急性感染性心内膜炎血培养的细菌最有可能是金黄色葡萄球菌，亚急性感染性心内膜炎血培养的细菌最有可能是甲型溶血性链球菌。因此，本题的正确答案为D。

16. D【解析】参见案例分析题第5题解析。

17. EF【解析】患者目前应考虑的疾病为亚急性感染性心内膜炎和右心室黏液瘤。亚急性感染性心内膜炎常发生于风湿性心脏瓣膜病，室间隔缺损，动脉导管未闭等心脏病的基础上，原无心脏病者也可发生。主要表现为低中度发热、进行性贫血、乏力、肝脾大，杵状指（趾）、关节痛。原有心脏杂音改变性质，可出现新杂音。右心室黏液瘤听诊可听到二尖瓣狭窄或反流杂音，或两者都可听到，坐位时明显，卧位时听不清，症状也减轻。全身表现可有发热、体重下降、全身不适、贫血、红细胞沉降率快，红细胞、白细胞增多，血小板减少或增多。

18. AE【解析】为明确诊断应进行血培养和超声心动图进行检查。血培养阳性和超声检查发现有赘生物可以对感染性心内膜炎进行确诊。

19. ACE【解析】感染性心内膜炎应再次仔细询问病史，进行抗菌治疗，必要时手术治疗。

20. ABCDE【解析】超声在诊断和评估感染性心内膜炎，尤其在血培养阴性的感染性心内膜炎及并发症中起着特别重要的作用。尤其是Duke标准出现以后，无论是经胸心脏超声心动图（TTE）还是经食管心脏超声心动图（TEE）的诊断价值变得更加不可替代。超声常常是入院后可疑感染性心内膜炎患者的最重要检查。所有临床上怀疑感染性心内膜炎的患者均至少行一次TTE检查。所以选项A正确。TEE比TTE有更高的敏感性和特异性，TEE可检出直径<5mm 的赘生物。所以选项 B 正确。在原有心脏疾患的基础上可并发细菌或真菌感染，故不恰当使用抗生素对于没有心脏疾病的患者反而会引起感染性心内膜炎。所以选项 C 正确。感染性心内膜炎患者通常伴有脾大，脾脏通常有轻至中度肿大，软可有压痛。所以，选项 D 正确。为预防心内膜炎并不推荐接受胃肠道侵入性操作的患者使用抗生素。所以，选项 E 正确。因此，五个选项的叙述均是正确的。

21. BD【解析】参见案例分析题第 18 题解析。

22. ABCDE【解析】脑脓肿、细菌性动脉瘤、中毒性脑病均属于感染性心内膜炎的神经系统并发症。肾小球肾炎和肾动脉栓塞属于肾损害并发症。选项 F 不属于感染性心内膜炎的并发症。因此，本题的正确答案为 A、B、C、D、E。

23. B【解析】抗生素的应用是治疗感染性心内膜炎最重要的措施，对感染性心内膜炎的治疗最有意义。

24. ABCD【解析】自体瓣膜感染性心内膜炎的手术适应证：①严重瓣膜狭窄或关闭不全至心力衰竭。②主动脉或二尖瓣反流导致血流动力学改变（左室舒张末期容量增加或左心房压增加）。③真菌性或其他高度耐药菌性心内膜炎。④房室阻滞、主动脉瓣脓肿需手术引流及其他严重病变。⑤充分抗微生物治疗后仍存在赘生物并反复发生大动脉栓塞者。⑥超声心动图检查证实有赘生物（≥10mm）。所以，本题的正确答案为 A、B、C、D。

25. ABDF【解析】该患者发热、心脏杂音、脾大考虑为亚急性感染性心内膜炎。先天性心脏病及风湿性心瓣膜病均为引发该疾病的常见病因。年龄、午后发热、乏力、盗汗不排除肺结核。

26. ACDE【解析】超声心动图（选项 C）和血培养（选项 D）为亚急性感染性心内膜炎的必查项。胸部 X 线检查（选项 E）为肺结核筛查的必选项。ASO（选项 A）为风湿性心瓣膜病的筛查项目。

27. BCDF【解析】行血培养发现有金黄色葡萄球菌诊断为急性感染性心内膜炎。静脉给予大剂量青霉素 G 治疗后，出现肌阵挛、反射亢进，说明出现了神经毒性表现。应该立即停用青霉素 G。对青霉素过敏的患者可选用红霉素、万古霉素或第一代的头孢菌素。所有病例均至少用药 4 周。对于细菌敏感性不确定时可以考虑加用庆大霉素。所以，选项 BCDF 正确。

28. BCDEF【解析】为明确诊断应进行的检查项目包括胸部 X 线检查、输血四项、超声心动图、多次血培养、血生化。不需要进行冠脉造影检查。

29. BDE【解析】多次血培养阴性不可排除感染性心内膜炎的诊断。所以，选项 A 错误。临床怀疑感染性心内膜炎时，尽早行经胸超声检查；高度怀疑感染性心内膜炎，而经胸超声正常，推荐尽早行经食管超声检查。所以，选项 B 正确。应用抗生素 4~6 周后体温和红细胞沉降率恢复正常，自觉症状改善和消失，脾缩小，红细胞、血细胞和血红蛋白增多，尿常规转阴，且在停用抗生素后第 1、2 周和第 6 周做血培养均为阴性，可认为感染性心内膜炎已治愈，才可停用抗生素。所以，选项 C 错误。题中患者血培养连续 3 次阴性，临床高度怀疑为感染性心内膜炎，应进行更长时间和特殊培养。应暂时停用抗生素，再次行血培养，根据药敏结果选择抗生素。所以，选项 D 正确。超声心动图提示：主动脉瓣二叶畸形，可疑瓣周脓肿。左心室扩大。主动脉中度反流，二尖瓣轻度反流。应请胸心外科会诊，评估手术风险。所以，选项 E 正确。万古霉素是对抗生素敏感的治疗药物，根据题意不应该使用。故选项 F 错误。

30. ACF【解析】根据血培养阳性和超声检查发现有赘生物可确诊为感染性心内膜炎。经抗生素治疗 2 周后，患者体温恢复正常，瘀点消退，说明抗生素治疗有效。患者有主动脉瓣环脓肿会引起突发性心力衰竭，出现这样的急性心力衰竭必须立即进行手术治疗，应转入外科行手术治疗。所以，选项 A 正确，选项 B 错误。患者在进行抗生素治疗中应注意监测患者病情变化，避免二重感染。所以，选项 C 正确。患者如果今后行泌尿道检查和胃镜检查需避免预防性使用抗生素，以防止感染性心内膜炎的发生。患者如果今后行口腔侵入性操作可以预防性使用抗生素。所以，选项 D、E 均错误，选项 F 正确。

扩张型
心肌病

第十五章 心 肌 病

一 A1 型题

1. 致心律失常性右室心肌病的高危患者，首选的治疗措施是
   A. 心脏移植　　B. 血管扩张药及利尿药治疗
   C. 导管射频消融治疗　　D. 洋地黄强心治疗
   E. 植入埋藏式心律转复除颤器（ICD）
2. 致心律失常性右室心肌病的病理特征为
   A. 左室从不受累　　B. 右室心肌被纤维脂肪组织进行性替代
   C. 右室壁肥厚　　D. 右室扩张及室壁肥厚
   E. 右室扩张，室壁变薄，且常累及室间隔
3. 限制型心肌病的诊断标准不包括
   A. 心尖部心腔闭塞　　B. 心内膜增厚
   C. 心内膜纤维化改变　　D. 心包膜增厚
   E. 心肌纤维化改变
4. 继发性限制型心肌病的常见原因为
   A. 心肌淀粉样变性　　B. 非化脓性感染
   C. 体液免疫反应异常　　D. 变态反应
   E. 营养代谢不良
5. 对有症状又有室上性心动过速的肥厚型心肌病患者，建议服用的药物是
   A. 普萘洛尔　　B. 地尔硫䓬
   C. 维拉帕米　　D. 胺碘酮
   E. 丙吡胺
6. 围生期心肌病患者最易伴发
   A. 心律失常　　B. 栓塞并发症
   C. 血压升高　　D. 心肌肥厚
   E. 肺部感染
7. 磁共振检查可发现局限性心肌肥厚部位和肥厚的程度，特别是
   A. 典型非梗阻性心肌病　　B. 典型梗阻性肥厚型心肌病

C. 非梗阻性肥厚型心肌病　　D. 心尖肥厚型心肌病
E. 室间隔非对称肥厚型心肌病

8. 有发生栓塞性疾病风险且没有禁忌证的扩张型心肌病患者预防附壁血栓形成使用的药物为
A. 阿司匹林　　B. 布洛芬
C. 塞来昔布　　D. 吡罗昔康
E. 吲哚美辛

9. 肥厚型心肌病的病理生理特征是
A. 左心室血液充盈受阻，舒张期顺应性上升
B. 左心室血液充盈通畅，舒张期顺应性下降
C. 左心室血液充盈受阻，舒张期顺应性下降
D. 心室容量减少时，压力阶差减少
E. 心脏收缩加强时，压力阶差减少

10. 青少年和运动员猝死主要原因的疾病是
A. 扩张型心肌病　　B. 限制型心肌病
C. 肥厚型心肌病　　D. 致密化不全心肌病
E. 致心律失常性右室心肌病

11. 右心导管示右房压呈平方根样表现见于
A. 扩张型心肌病　　B. 肥厚型心肌病
C. 限制型心肌病　　D. 围生期心肌病
E. 致心律失常性右室心肌病

12. 大约50%的肥厚型心肌病患者是由心肌（　）基因突变所致
A. 肌小节蛋白　　B. 线粒体蛋白
C. 热休克蛋白　　D. 细胞膜受体
E. 原肌凝蛋白

13. 心肌疾病的常见类型是
A. 肥厚型心肌病　　B. 限制型心肌病
C. 扩张型心肌病　　D. 不定型心肌病
E. 围生期心肌病

14. 冠心病心绞痛的表现，叙述不正确的是
A. 以中年以后发病常见，常有冠心病的危险因素
B. 多有较典型的劳力性胸痛或胸闷症状
C. 心电图常伴相关导联缺血型ST-T动态改变
D. 超声心动图无心肌异常局限性肥厚特征

E. 舌下含服硝酸甘油胸痛不好转

15. 可证实嗜酸性细胞增多症患者的心内膜心肌损害，对心内膜弹力纤维增生症和原发性限制型心肌病的组织学诊断具有重要价值的检查方法是

A. 心电图　　B. 心脏超声

C. 冠状动脉造影　　D. 心肌灌注扫描

E. 右心室活检

16. 下列疾病中，临床表现和缩窄性心包炎最相似的是

A. 扩张型心肌病　　B. 肺心病

C. 限制型心肌病　　D. 冠心病

E. 梗阻性肥厚型心肌病

17. 酒精性心肌病的体征表现不包括

A. 心脏扩大　　B. 窦性心动过速

C. 窦性心动过缓　　D. 舒张压增高

E. 脉压减小

18. 引起心肌病变的各种病因中，目前国内外最常见的是

A. 原发性心肌病　　B. 冠心病

C. 病毒性心肌炎　　D. 风湿性心肌炎

E. 中毒性心肌炎

19. 酒精性心肌病患者发生慢性心力衰竭时，可出现肺动脉高压症。与右心衰竭有关的体征有

A. 交替脉　　B. 双肺湿啰音

C. 双肺哮鸣音　　D. 颈静脉怒张

E. 三尖瓣区舒张期杂音

20. 限制型心肌病的临床表现不包括

A. 颈静脉怒张　　B. 高血压

C. 阵发性夜间呼吸困难　　D. 左心室奔马律

E. P_2亢进

21. 诊断肥厚型心肌病有重要意义的检查是

A. 心电图　　B. 心导管

C. 超声心动图　　D. 心血管造影

E. 胸部X线检查

22. 扩张型心肌病的病理改变是

A. 心肌细胞肥大，变性纤维化

B. 心肌细胞变性，心内膜纤维性增厚

C. 心肌细胞肥大，排列紊乱

D. 心肌细胞坏死，呈灶状分布

E. 心肌细胞溶解，间质水肿，单核细胞浸润

23. 引起扩张型心肌病最重要的原因是

A. 病毒性心肌炎　　B. 中毒

C. 药物作用　　D. 遗传

E. 代谢异常

24. 对已出现呼吸困难、运动受限的肥厚型心肌病患者，建议服用的药物是

A. 丙吡胺　　B. 地尔硫䓬

C. 维拉帕米　　D. 胺碘酮

E. 普萘洛尔

25. 扩张型心肌病心脏移植的绝对适应证为

A. 有心功能Ⅲ级或Ⅳ级的心力衰竭病史

B. 所有治疗无效的反复发作的室性心律失常

C. 运动峰耗氧量低于11～14ml/(kg·min) 及大部分日常活动受限

D. 反复发作症状又不适合其他治疗

E. 反复体液平衡/肾功能失代偿，而不是由于患者对药物治疗依从性差

26. 用药物治疗扩张型心肌病时应慎用的药物是

A. 利尿药　　B. 抗心律失常药物

C. 钙通道阻滞药　　D. β受体阻断药

E. 血管紧张素转换酶抑制药

27. 通过活检钳取肥厚型心肌病肥厚部位的心内膜心肌组织，光镜检查可见

A. 心肌细胞畸形肥大，变性纤维化

B. 心肌细胞畸形肥大、排列紊乱

C. 心肌变性呈弥漫性，坏死呈灶状分布

D. 心肌细胞溶解，间质水肿，单核细胞浸润

E. 心肌细胞及间质水肿，纤维化，线粒体变性

28. 扩张型心肌病患者使用β受体阻断药治疗的机制是在心衰时

A. 抑制β受体密度上调　　B. 抑制β受体密度下调

C. 抑制心肌收缩力　　D. 降低心室率

E. 降低房室传导

29. 肥厚型心肌病50%以上病例有心律失常，最常见的有

A. 房性和室性期前收缩　　B. 房室交界性期前收缩

C. 左束支和右束支传导阻滞　　D. 左前分支传导阻滞

E. 预激综合征

30. 肥厚型心肌病的非药物治疗措施不包括

A. 外科手术，切除最肥厚部分心肌　　B. 临时或埋藏式双腔起搏

C. 酒精消融　　D. 左心机械辅助泵

E. 埋藏式心律转复除颤器（ICD）植入

31. 扩张型心肌病猝死的常见原因是

A. 心肌缺血　　B. 心力衰竭

C. 室性心律失常　　D. 血栓栓塞

E. 血电解质紊乱

32. 肥厚型心肌病的临床特征为

A. 心脏扩大、心肌舒张功能障碍　　B. 心脏扩大、心肌收缩功能障碍

C. 心肌肥厚和心律失常　　D. 心肌肥厚和晕厥

E. 心肌肥厚和舒张功能障碍

33. 家族性肥厚型心肌病（FHCM）的定义

A. 除发病就诊的先证者以外，两代直系亲属中有 1 个以上成员被诊断为 HCM 或存在相同 DNA 位点变异

B. 除发病就诊的先证者以外，两代直系亲属中有 2 个以上成员被诊断为 HCM 或存在相同 DNA 位点变异

C. 除发病就诊的先证者以外，三代直系亲属中有 1 个以上成员被诊断为 HCM 或存在相同 DNA 位点变异

D. 除发病就诊的先证者以外，三代直系亲属中有 2 个以上成员被诊断为 HCM 或存在相同 DNA 位点变异

E. 除发病就诊的先证者以外，三代直系亲属中有 2 个以上成员被诊断为 HCM 或存在 2 个相同 DNA 位点变异

34. 弹性纤维增生症和非致密性心肌病属于

A. 不定型心肌病　　B. 扩张型心肌病

C. 肥厚型心肌病　　D. 限制型心肌病

E. 右心室心肌病

35. 围生期心肌病的主要表现为

A. 充血性心力衰竭　　B. 心律失常

C. 心绞痛　　D. 猝死

E. 栓塞

36. 酒精性心肌病临床前期唯一的心电图表现为

A. 心电图呈非特异性改变　　B. 一度房室传导阻滞

C. 室内传导阻滞　　D. 左心室肥厚

E. 心前区导联R波逐渐减低

37. 右心室心肌病的主要体征为

A. 右心室增大　　B. 肺动脉瓣听诊区S_2固定性分裂

C. 相对性三尖瓣关闭不全收缩期杂音　　D. 右心室性S_3

E. 右心室缩小

38. 洋地黄类药物最适用的情况是

A. 主动脉瓣狭窄伴肺淤血　　B. 梗阻性肥厚型心肌病

C. 二尖瓣狭窄伴肺淤血　　D. 心包积液伴呼吸困难

E. 扩张型心肌病发生快速心室率心房颤动伴肺淤血

39. 有关肥厚型心肌病的描述不正确的是

A. 病因不明，与很多遗传因素有关

B. 超声心动图是本病临床上诊断的主要手段

C. 其主要病变表现为不均等的室间隔增厚

D. 应用洋地黄可减轻症状，降低左心室流出道梗阻

E. 药物治疗主张应用β受体阻断药和钙通道阻滞药

40. 右心受累的限制型心肌病患者的体征表现不包括

A. 右心室抬举性搏动　　B. 右心室奔马律

C. 颈静脉怒张　　D. 全身严重水肿

E. 双肺底湿啰音

41. 梗阻性肥厚型心肌病的叙述正确的是

A. 使用血管收缩剂后，心脏杂音增强　　B. 交替脉

C. 使用硝酸甘油后心脏杂音增强　　D. 奇脉

E. 使用异丙肾上腺素后，心脏杂音减弱

42. 梗阻性肥厚型心肌病患者导管检查，具有诊断意义的是

A. Raynaud 现象阳性　　B. Brockenbrough 现象阳性

C. Roth 试验阳性　　D. Janeway 现象阳性

E. Buerger 现象阳性

43. 有助于区别梗阻性肥厚型心肌病和陈旧性心肌梗死的是

A. 心电图出现病理性Q波　　B. 可出现心绞痛

C. 可有立位性头晕或晕厥史　　D. 心前区杂音易受药物和动作影响

E. 可有左心室肥厚

44. 围生期心肌病（PPCM）大多数患者的心电图表现为

A. 窦性心动过速　　B. 心房颤动

C. 肢体导联低电压
D. 左室肥厚
E. 前间壁 Q 波

45. 最常见引起药物性心肌病的药物是
A. 抗生素类
B. 阿霉素类抗肿瘤药
C. 抗凝药
D. 钙通道阻滞药
E. 辅酶 Q10

46. 梗阻性肥厚型心肌病所产生的杂音在作 Valsalva 动作后
A. 杂音增强
B. 杂音减弱
C. 杂音不变
D. 杂音消失
E. 杂音时强时弱

47. 肥厚型心肌病的临床诊断主要依据
A. 超声心动图检查示室间隔增厚，舒张期其厚度与左室后壁厚度之比值≥1.3
B. 心电图出现异常 Q 波
C. 心绞痛症状
D. 在胸骨左缘第 3、4 肋间可闻及收缩期杂音
E. 心脏有舒张功能障碍

48. 梗阻性肥厚型心肌病采取药物或动作试验时，下述说法正确的是
A. 含硝酸甘油杂音不增强
B. Valsalva 动作杂音增强
C. 用异丙肾上腺素后杂音减弱
D. 用血管收缩药后杂音增强
E. 杂音与体位无关

49. 可使梗阻性肥厚型心肌病的心脏杂音减弱的药物是
A. 硝酸甘油
B. 地高辛
C. 异丙肾上腺素
D. 亚硝酸异戊酯
E. 普萘洛尔

50. 诊断梗阻性肥厚型心肌病听诊上不须和下列哪种疾病相鉴别
A. 主动脉瓣关闭不全
B. 室间隔缺损
C. 二尖瓣关闭不全
D. 先天性主动脉瓣口狭窄
E. 获得性主动脉瓣口狭窄

51. 某病毒心肌炎患者出院时，护士嘱其限制重体力活动，预防病毒的重复感染。其目的是预防哪种疾病的发生
A. 风湿性心瓣膜病
B. 二尖瓣脱垂
C. 肥厚型心肌病
D. 扩张型心肌病
E. 限制型心肌病

52. 导致酒精中毒的主要中间代谢产物是

A. 甲醇
B. 丙醇
C. 甲醛
D. 乙醛
E. 丙酮酸

53. 发生围生期心肌病危险性更高的患者为
A. 双胞胎妊娠妇女
B. 妊娠中毒症妇女
C. 产后高血压妇女
D. 母亲有可卡因恶习的妇女
E. 母亲有病毒感染的妇女

二 A2 型题

1. 患者，男性，28 岁。气促、水肿 4 个月，心尖区 3/6 级收缩期杂音；心电图示多数导联 ST 段普遍降低，Ⅱ、Ⅲ、aVF 导联有病理性 Q 波；心脏超声检查各房室增大并有少量心包积液。诊断为
A. 冠心病
B. 渗出性心包炎
C. 病毒性心肌炎
D. 扩张型心肌病
E. 风心病二尖瓣关闭不全

2. 患者，女性，28 岁。劳力性呼吸困难、胸痛 7 个月，查体：心脏轻度增大，胸骨左缘第 3、4 肋间可听到粗糙的收缩期喷射性杂音，心尖部听到第四心音。含服硝酸甘油后胸痛可加重。为明确诊断，下列检查最重要的是
A. 胸部 X 线检查
B. 超声心动图
C. 心电图
D. 心肌酶
E. 放射性核素扫描

3. 患者，女性，25 岁。呼吸困难、胸痛 5 个多月入院。心动超声检查诊断为梗阻性肥厚型心肌病。患者治疗宜选用的药物是
A. 硝酸甘油
B. 硝酸异山梨醇酯
C. 普萘洛尔
D. 洋地黄
E. 利尿药

4. 患者，男性，54 岁。高血压病史 14 余年，超声心动图：左心室游离壁和室间隔厚度均为 19mm，左心室内径 48mm。首先应考虑的诊断是
A. 非梗阻性肥厚型心肌病
B. 高血压心脏病
C. 冠状动脉粥样硬化性心脏病
D. 限制型心肌病
E. 风湿性心脏病

5. 患者，男性，31 岁。因心悸、胸痛，劳力性呼吸困难 3 个月入院。查体：胸骨左缘第 3、4 肋间收缩期喷射性杂音，心界不大。超声心动图：舒张期室间隔的厚度与左室后壁之比为 1.35。患者最可能诊断为

A. 肥厚型心肌病
B. 风心病二尖瓣关闭不全
C. 风心病主动脉瓣关闭不全
D. 风心病主动脉瓣狭窄
E. 风心病二尖瓣狭窄

6. 患者，男性，35 岁。2 个月来下肢水肿、尿少、气短来诊。体检发现颈静脉怒张，肺底少许湿啰音。心脏扩大，心率 100 次/分，律齐，可闻及 S_1，心尖部 2/6 级收缩期吹风样杂音。肝肋下 3cm，下肢水肿（+），超声心动图示心扩大，室壁运动呈弥漫性减弱，尿蛋白（+）。最可能诊断

A. 慢性肾炎
B. 缩窄性心包炎
C. 肝硬化
D. 心包积液
E. 扩张型心肌病伴心力衰竭

7. 患者，男性，48 岁。心慌气短、双下肢水肿 1 年余。查体：心脏向两侧扩大，心尖区可闻及奔马律。心肌核素检查：舒张末期和收缩末期左心室容积增大，左心室射血分数降低，且核素心肌显像显示左心室壁呈灶性散在性放射性减低区。患者最可能诊断为

A. 心包积液
B. 病毒性心肌炎
C. 扩张型心肌病
D. 风湿性心脏病
E. 冠状动脉粥样硬化性心脏病

8. 患者，女性，52 岁。发热、乏力 2 年，伴心悸、气短、双下肢水肿 1 个月。体格检查提示肝大、颈静脉怒张、腹水，心电图检查呈低电压、心房颤动，超声心动图可见双室不大，室壁不厚，心内膜有钙化而心包无钙化。首先应考虑的诊断是

A. 缩窄性心包炎
B. 限制型心肌病
C. 肺源性心脏病
D. 病毒性心肌炎
E. 冠状动脉粥样硬化性心脏病

9. 患者，男性，48 岁。劳累后心悸气短 12 年，反复下肢水肿半年，饮酒史 20 年 300ml/d。查体：颈静脉怒张，心界向两侧扩大，心率快，心音低钝，心尖部 2/6 级，三尖瓣区 2/6 级，两肺细小水泡音。心电图：左束支完全性传导阻滞，低电压，ST-T 改变。最可能的诊断是

A. 缺血性心脏病
B. 慢性心肌炎
C. 酒精性心肌病
D. 扩张型心肌病
E. 风湿性心脏病

10. 患者，女性，29 岁。诊断为肥厚型心肌病，下列不符合其诊断的是

A. 心电图表现为左心室肥厚和继发性 ST-T（V_4~V_5导联）改变
B. 表现为心悸、劳力性呼吸困难、心前区疼痛
C. 胸部 X 线表现以右心室肥厚为主，主动脉增宽
D. 心电图有深而窄的病理性 Q 波

E. 可在心尖部内侧闻及粗糙的收缩中晚期喷射性杂音

11. 患者，女性，31岁。妊娠3个月，因围生期心肌病入院。该患者进行治疗不可使用的药物为

A. 利尿药　　B. β受体阻断药

C. 血管扩张药　　D. 洋地黄

E. 血管紧张素转换酶抑制药

12. 患者，女性，30岁。5年前经过超声心动图诊断为扩张型心肌病，平时无症状。该患者应当长期服用

A. 地高辛　　B. 呋塞米

C. 硝酸盐　　D. 螺内酯

E. 阿替洛尔

13. 患者，女性，32岁。因活动后心悸气短3年余，夜间不能平卧，咳嗽，咳粉红色泡沫样痰。1小时而来诊，1周前发热，咽痛，咳嗽，呼吸30次/分，双肺布满干、湿啰音，心界向两侧扩大，第一心音低钝，可闻及第三心音或第四心音奔马律。患者发病的病因是

A. 甲亢　　B. 高血压心脏病

C. 心包炎　　D. 扩张型心肌病

E. 急性心肌炎

14. 患者，女性，22岁。反复发作心悸1年多入院治疗。动态心电图检查记录到阵发性室性心动过速，超声心动图检查为右心室进行性扩大、室壁变薄。该患者最可能的诊断应是

A. 特发性室性心动过速　　B. 病毒性心肌炎

C. 肺源性心脏病　　D. 冠状动脉粥样硬化性心脏病

E. 致心律失常性右室心肌病

15. 患者，女性，30岁。1周前发热38℃，伴咽痛。流鼻涕，头痛。经治疗好转，3天来感胸闷，气短。查体：心率100次/分，律齐，心尖部有3/6级收缩期吹风样杂音。心电图示各导联ST-T改变。WBC 7.2×10^9/L，ESR 25mm/h，CK、CK-MB增多。患者最可能诊断为

A. 扩张型心肌病　　B. 急性心肌梗死

C. 心绞痛　　D. 急性心包炎

E. 急性心肌炎

16. 患者，男性，50岁。因胸痛、发热、气促就诊，查体发现心界向两侧扩大，心脏搏动减弱，心尖搏动在浊音界内侧，临床考虑为急性心包炎，下列检查阳性意义最大的是

A. 听诊心音遥远　　B. 胸骨左缘第3、4肋间听到摩擦音

C. 超声波示心前液性暗区　　D. 心电图示心动过速和低电压

E. 胸部X线片示心影呈球形且搏动减弱

17. 患者，男性，54岁。胸闷、劳累后胸痛4年，疑为梗阻性肥厚型心肌病就诊。为进一步确诊首先应该进行的检查是

A. 动态心电图　　B. 胸部X线检查

C. 心肌酶谱　　D. 心导管检查

E. 超声心动图

18. 患者，男性，42岁。因梗阻性肥厚型心肌病入院。查体：胸骨左缘第3、4肋间可闻及粗糙的收缩中晚期喷射性杂音，杂音强度有改变。下列哪种情况下杂音会减弱

A. 含硝酸甘油时　　B. 运动时

C. 屏气时　　D. 下蹲位时

E. 应用洋地黄类药时

19. 患者，男性，30岁，农民。患病毒性心肌炎经治疗后康复出院。出院医嘱要求患者出院后限制活动6个月，患者认为现无不适现象，询问为何不能下地干农活，护士向患者说明此时合理休息的主要原因是

A. 减少疲劳感　　B. 减轻精神压力

C. 减少心肌耗氧量　　D. 恢复体力，增强体质

E. 增加战胜疾病的信心

三 A3/A4 型题

（1~4题共用题干）

患者，男性，61岁。因气急、心悸，右上腹痛伴下肢水肿2周入院，诊断为扩张型心肌病伴心力衰竭。

1. 住院后应用洋地黄治疗，出现洋地黄中毒，除停用洋地黄外，出现哪项心电图异常需立即处理

A. 一度房室传导阻滞　　B. 非阵发性室性心动过速

C. 阵发性室性心动过速　　D. 完全性右束支传导阻滞

E. 窦性心动过缓，心室率54次/分

2. 此时应首先采取的治疗措施为

A. 电复律　　B. 维拉帕米静脉注射

C. 利多卡因静脉滴注　　D. 食管调搏

E. 静脉滴注氯化钾

3. 停用洋地黄后，心衰仍明显，首选的以增强心肌收缩力的治疗药物为

A. 多巴胺　　B. 多巴酚丁胺

C. 异丙肾上腺素　　D. 硝普钠

E. 血管紧张素转换酶抑制药

4. 患者经治疗后气急好转，肺部湿啰音明显减少，但出现肝大，下肢水肿更明显，其原因是

A. 强心药使左心收缩力增强
B. 因肺动脉高压，右心排血受阻
C. 扩血管药使左心排血阻力降低
D. 利尿药使血容量减少
E. 右心衰竭加重，回流到肺部血液减少，肺淤血减轻

（5～6题共用题干）

患者，男性，58岁。活动后心悸、气急10余年，阵发性心房颤动史2年。2天前因病情加重入院。Holter心动监测示窦性心律，房性期前收缩，部分成对短阵房性心动过速，二源性室性期前收缩，部分成对为三联律，短阵室性心动过速，ST-T段变化；心电图示异常Q波、左心室肥厚、ST-T段变化。Doppler心动超声示前室间隔增厚18mm，二尖瓣环钙化，升主动脉增宽，轻度主动脉瓣反流，左心室舒张功能降低。家族有类似病例。

5. 患者最可能诊断为

A. 家族性扩张型心肌病
B. 家族性肥厚型心肌病
C. 长QT间期综合征
D. 冠心病
E. 家族性高胆固醇血症

6. 此病的主要致病基因是

A. β-MHC基因
B. KVLQT-1基因
C. SCN5A基因
D. ApoCⅡ基因
E. ApoE基因

（7～10题共用题干）

患者，男性，45岁。2年来劳累时胸闷，心悸，含硝酸甘油效果不佳。查体：血压130/80mmg。心界大小正常，心率80次/分，律齐，心尖部可闻及S_4，胸骨左缘第3、4肋间有收缩期喷射性杂音，肺清，腹（-）。超声心动图检查示左室腔正常，室间隔厚1.5cm，左室后壁厚1.0cm，二尖瓣前叶在收缩中期有前向移动（SAM征）与室间隔接触，流出道狭窄。

7. 该患者可诊断为

A. 冠心病
B. 室间隔缺损
C. 梗阻性肥厚型心肌病
D. 非梗阻性肥厚型心肌病
E. 风湿性心脏病

8. 患者可能的病因是

A. 常染色体显性遗传病
B. 营养不良因素

C. 自身免疫障碍
D. 病毒感染
E. 寄生虫感染

9. 患者左室流出道狭窄的主要病理基础是
A. 心肌弥漫性结缔组织增生
B. 室壁心肌普遍增生肥厚
C. 二尖瓣收缩期前向运动
D. 心室内有附壁血栓
E. 非对称性室间隔肥厚

10. 该患者不可以使用的药物为
A. β 受体阻断药
B. 阿司匹林
C. 硝酸盐类药物
D. 地尔硫䓬
E. 低分子肝素

（11~15 题共用题干）

患者，男性，59 岁。近 4 个月出现心悸、胸痛，间断出现黑矇，查体：血压正常，心界不大，在胸骨左缘第 3、4 肋间可闻及收缩期喷射性杂音。超声检查舒张期左室间隔厚度 17mm。冠状动脉造影检查未见异常。

11. 首先应考虑的诊断是
A. 梗阻性肥厚型心肌病
B. 风湿性心脏瓣膜病
C. 冠状动脉粥样硬化性心脏病
D. 扩张型心肌病
E. 先天性心脏病

12. 能使该杂音减弱的药物是
A. 地高辛
B. 米力农
C. 多巴胺
D. 多巴酚丁胺
E. β 受体阻断药

13. 可能使该杂音减弱的方式是
A. 静脉滴注异丙肾上腺素
B. 吸入硝酸甘油
C. 使用洋地黄类药物
D. 下蹲位
E. 体力活动

14. 为了鉴别诊断，应首选的检查方法是
A. 心电图
B. 心肌核素显像
C. 胸部 CT
D. 超声心动图
E. 胸部 X 线检查

15. 对该患者治疗建议使用的药物为
A. β 受体阻断药
B. 硝酸酯类药物
C. 他汀类药物
D. 阿司匹林

E. ACEI

（16~19题共用题干）

患者，男性，42岁。近2年来劳累后感心慌、气短，间有下肢水肿。2周来感乏力，上二楼后即感心悸，休息后可缓解。无高血压、糖尿病史，无吸烟史。查体：脉搏96次/分，血压120/80mmHg，双肺呼吸音清，未闻及干湿啰音，心界向两侧扩大，律齐，心尖部可闻3/6级收缩期吹风样杂音，肝肋下未触及，下肢轻度水肿。

16. 患者最可能诊断为
   A. 冠心病　B. 心包积液
   C. 肺源性心脏病　D. 风湿性心脏病
   E. 扩张型心肌病
17. 该患者循环系统检查还可能出现的体征是
   A. 水冲脉　B. 颈动脉搏动
   C. 心前区抬举样搏动　D. 心尖部收缩期震颤
   E. 常可听到第三或第四心音奔马律
18. 为明确诊断应首先进行的检查是
   A. 心电图　B. 超声心动图
   C. 冠状动脉造影　D. 胸部X线检查
   E. 心内膜活检
19. 诊断本病最重要的条件是
   A. 心律失常　B. 心力衰竭
   C. 心脏四个腔均扩大　D. 排除各种病因明确的器质性心脏病
   E. 超声心动图证实心脏搏动弥漫性减弱

（20~22题共用题干）

患者，男性，42岁。因“反复胸闷、气短3个月，加重1周”入院，活动时间稍长即有气促。查体：血压90/60mmHg，颈静脉充盈，双下肺呼吸音粗，可闻及少许湿啰音，心率100次/分，律齐，心尖区可闻及2/6级收缩期杂音，双下肢轻度水肿。门诊胸部X线检查示：肺淤血，心脏扩大。心脏超声示：全心扩大，左心室游离壁可见多个粗大的肌小梁和血窦，EF 32%。

20. 患者最可能诊断为
   A. 扩张型心肌病，全心扩大，心功能Ⅲ级
   B. 扩张型心肌病，全心扩大，心功能Ⅳ级
   C. 肥厚型心肌病，左心室游离壁肥厚，心功能Ⅲ级

D. 致密化不全心肌病，全心扩大，心功能Ⅲ级

E. 缺血性心肌病，全心扩大，心功能Ⅲ级

21. 本病的病因为

A. 特发性　　B. 病毒感染

C. 自身免疫异常　　D. 先天性心室肌发育不全

E. 生活方式不当

22. 患者的临床表现和超声心动图特征与以下哪种疾病相似

A. 肥厚型心肌病　　B. 缺血性心肌病

C. 扩张型心肌病　　D. 限制型心肌病

E. 线粒体心肌病

（23~27 题共用题干）

患者，女性，38 岁。心悸，气促 2 个月。胸部 X 线示心脏扩大，心电图示室性奔马律，听诊心尖部Ⅲ/Ⅵ级收缩期吹风样杂音，双肺少许湿啰音，肝大，双下肢水肿。超声多普勒示左房、左室扩大明显。

23. 患者可能诊断为

A. 冠心病　　B. 二尖瓣脱垂

C. 扩张型心肌病　　D. 急性病毒性心肌炎

E. 风心病二尖瓣关闭不全

24. 本病最重要的病因和发病机制为

A. 特发性　　B. 家族遗传

C. 药物毒性　　D. 酒精中毒

E. 病毒感染/免疫介导损伤

25. 本病的主要病理特征是

A. 左心室、右心室或双腔扩大和收缩功能障碍

B. 双心室扩张，室壁变薄，常伴有局限性肥厚

C. 双心室扩张，瓣膜和冠状动脉多有改变

D. 右心室扩张，有收缩功能障碍

E. 左心室扩张，超声心动图检查显示室壁运动呈节段性运动障碍

26. 该病的死亡原因多为

A. 心力衰竭　　B. 严重心律失常

C. 心源性休克　　D. 心源性猝死

E. 心力衰竭和严重心律失常

27. 患者一直口服药物治疗，症状改善不明显，进一步的治疗应考虑

A. 双腔起搏器　　B. 主动脉内球囊反搏
C. 心脏移植　　D. 搭桥术或穿孔灌注术
E. 外科手术修补

（28~31题共用题干）

患者，男性，30岁。近2年来常有胸痛、发作性晕厥，心脏听诊胸骨左缘第3、4肋间有收缩期杂音，心脏轻度增大，心电图见Ⅱ、Ⅲ、aVF有病理性Q波。

28. 患者可初步拟诊为
A. 风心病二尖瓣狭窄　　B. 二尖瓣狭窄伴三尖瓣关闭不全
C. 梗阻性肥厚型心肌病　　D. 风心病主动脉狭窄
E. 缩窄性心包炎

29. 下列病史中最重要的是
A. 有无风湿活动史　　B. 有无慢性支气管炎史
C. 有无感冒、长期低热病史　　D. 有无家族史
E. 有无高血压病史

30. 患者查体，其特征性改变为
A. 心尖部第一心音减弱　　B. 主动脉瓣第二心音逆分裂
C. 用硝酸甘油可使原有的杂音加重　　D. 用β受体阻断药可使杂音加重
E. 下蹲位时可使杂音加重

31. 患者进行辅助检查，最重要的是
A. 心肌核素扫描　　B. 胸部X线检查
C. 心电图　　D. 超声心动图
E. 静脉压测定

（32~34题共用题干）

患者，男性，48岁。活动后有胸痛5年，经外院拟诊为梗阻性肥厚型心肌病而转院，要求明确诊断。

32. 梗阻性肥厚型心肌病的临床表现不包括
A. 心绞痛　　B. 病理性Q波
C. 晕厥　　D. 给毛花苷C后心尖部收缩期杂音减弱
E. 口服阿替洛尔后心尖部收缩期杂音减弱

33. 对梗阻性肥厚型心肌病的诊断最有意义的是
A. 心室造影左心室腔成香蕉状　　B. 用力后心前区闷痛
C. 站立后易晕厥　　D. 胸骨左缘第3、4肋间有响亮收缩期杂音

E. 心导管检查左室与流出道压力阶差为 30mmHg

34. 梗阻性肥厚型心肌病与风湿性主动脉瓣狭窄相鉴别时，不利于前者的诊断的是

A. X 线未见有瓣膜钙化影
B. 主动脉瓣区第二心音不减弱
C. 收缩期杂音不向颈部传导
D. 含硝酸甘油后杂音无变化
E. 胸骨左下缘可闻及收缩期杂音

(35~37 题共用题干)

患者，男性，28 岁。活动后心悸、气促 1 年，2 年前有心肌炎病史。查体：血压 140/90mmHg，心脏叩诊浊音界扩大，心尖搏动及第一心音减弱，心尖部有 3/6 级收缩期杂音，心率 110 次/分，频发期前收缩，双肺底少量湿啰音，颈静脉怒张，肝肋下 3cm，双下肢轻度水肿。心电图示频发室性期前收缩。

35. 患者最可能的诊断是

A. 风湿性心脏病，二尖瓣关闭不全
B. 扩张型心肌病
C. 缺血性心肌病
D. 高血压性心脏病
E. 甲亢性心脏病

36. 该病例主要与哪种疾病进行鉴别

A. 心包积液
B. 缩窄性心包炎
C. 限制型心肌病
D. 缺血性心肌病
E. 肥厚型心肌病

37. 不适合于该患者的治疗措施是

A. 钙通道阻滞药
B. 利尿药
C. ARB 类
D. β 受体阻断药
E. 血管紧张素转换酶抑制药

(38~42 题共用题干)

患者，男性，61 岁。活动后心悸、气促 5 年，加重伴双下肢水肿 3 个月。查体：血压 140/90mmHg，双肺底少许湿啰音，心界扩大，心率 130 次/分，心律绝对不齐，心音强弱不等，可闻及舒张期奔马律，心尖区可闻及 2/6 级收缩期柔和吹风样杂音，肝肋下 3cm，脾未触及，双下肢中度水肿。

38. 患者最可能的诊断是

A. 高血压性心脏病
B. 退行性心脏瓣膜病
C. 冠心病
D. 扩张型心肌病
E. 风湿性心脏病，二尖瓣关闭不全

39. 应重点鉴别的疾病是

A. 高血压性心脏病　B. 缺血性心肌病
C. 心包积液　D. 风湿性心脏病
E. 退行性心脏瓣膜病

40. 主要鉴别要点是
A. 有无心绞痛与心肌梗死病史　B. 有无心肌炎病史
C. 有无高血压病史　D. 有无结核病史
E. 有无风湿病史

41. 以下选项对鉴别诊断最可靠的是
A. 冠状动脉造影　B. 动态心电图
C. 超声心动图　D. 心电图
E. 左心室造影

42. 这两种疾病的最主要的治疗不同点是
A. ACEI　B. 强心药
C. 利尿药　D. β受体阻断药
E. PTCA或冠状动脉内支架植入

（43~46题共用题干）

患者，女性，26岁。因“产后胸闷、气短2个月，加重1周”入院。既往无特殊病史。当地医院检查肺部CT示肺栓塞（面积较小）。查体：血压88/60mmHg，半卧位，呼吸稍促，颈静脉充盈明显，双下肺可闻及少许湿啰音，心率96次/分，律齐，可闻及第三心音，心尖区可闻及4/6级收缩期杂音，腹平软，肝剑突下2cm，质软，双下肢水肿明显。心脏超声示：全心扩大，射血分数（EF）24%。

43. 患者诊断应首先考虑为
A. 扩张型心肌病，全心扩大，心功能Ⅲ级，肺栓塞
B. 扩张型心肌病，全心扩大，心功能Ⅳ级，肺栓塞
C. 围生期心肌病，全心扩大，心功能Ⅳ级，肺栓塞
D. 围生期心肌病，全心扩大，心功能Ⅲ级，肺栓塞
E. 致密化不全心肌病，全心扩大，心功能Ⅳ级，肺栓塞

44. 最有助于进一步明确诊断的检查是
A. 冠状动脉造影　B. 心电图
C. 胸部X线检查　D. 双下肢静脉B型超声
E. 双下肢动脉B型超声

45. 以下治疗药物不适合使用的是
A. 血管紧张素转换酶抑制药　B. 利尿药

C. 低分子肝素　　D. 抗血栓药物

E. 血管扩张药

46. 患者经常规治疗 2 周后无明显好转时可进行的检查方法为

A. 心电图　　B. 超声心动图

C. 心内膜心肌活检　　D. 血清学检查

E. 胸部 X 线检查

（47~49 题共用题干）

患者，女性，55 岁。心悸、气短，伴双下肢水肿 6 个月。查体：心界向两侧扩大，心尖区可闻及 3/6 级粗糙的全收缩期吹风样杂音，超声心动图检查发现全心普大，以左房和左室扩张为主，左室壁变薄，室壁运动弥漫性减弱。

47. 患者最可能诊断为

A. 缺血性心肌病　　B. 扩张型心肌病

C. 病毒性心肌炎　　D. 风湿性心脏瓣膜病

E. 克山病

48. 不符合该病的临床表现是

A. 心律失常　　B. 栓塞

C. 猝死　　D. 充血性心力衰竭

E. 心绞痛

49. 患者一直口服药物治疗，症状改善不明显，以下方法可以优先考虑的是

A. 双腔起搏器　　B. 主动脉内球囊反搏

C. 心脏移植　　D. 搭桥术或穿孔灌注术

E. 外科手术修补

（50~53 题共用题干）

患者，男性，35 岁。平时身体健康，运动时突然出现昏厥、神志丧失。查体：胸骨左缘第 3、4 肋间 3 级收缩期杂音。

50. 下列治疗药物不适宜的是

A. 硝酸甘油　　B. 维拉帕米

C. 阿替洛尔　　D. 胺碘酮

E. 间羟胺

51. 此时为患者进行超声心动图检查，最有可能发现的异常是

A. 左室扩张、左室流出道扩大　　B. 室壁运动普遍减弱

C. 室间隔厚度≥15mm　　D. 主动脉瓣开放受限

E. 二尖瓣关闭有裂隙

52. 经积极治疗后患者反复出现胸痛，左心导管检查示左室流出道压力阶差>6.7kPa（50mmHg）。可选择的治疗方法为

A. 加用地尔硫䓬
B. 加用丙吡胺
C. 主动脉瓣膜分离术
D. 主动脉瓣换瓣术
E. 左室流出道成形术或部分肥厚心肌切除术

53. 询问家族史，该患者父亲于50岁时死于心搏骤停，其姐姐曾有反复胸痛发作史。关于对本病的病因认识，下列观点不正确的是

A. 病因不明
B. 约1/3有明显家族史
C. 认为是常染色体显性遗传疾病
D. 儿茶酚胺代谢异常可促使发病
E. 病毒性心肌炎被认为是最重要的原因之一

四 B型题

（1~2题共用备选答案）

A. 缺血性心肌病
B. 心包积液
C. 扩张型心肌病
D. 肥厚型心肌病
E. 风湿性心瓣膜病

1. 患者，女性，49岁。近3个月出现心悸、气短，伴双下肢水肿，不能平卧，体格检查心浊音界向两侧扩大，可随体位改变而变化，心尖搏动不清楚，听诊心脏无杂音，心音遥远。患者首先可考虑的诊断是
2. 患者，男性，35岁。近6个月出现心悸、气短，伴双下肢水肿，进行性加重不能平卧，体格检查心浊音界向两侧扩大，心尖搏动减弱；但不能随体位改变而变化，听诊二尖瓣区有3/6级收缩期吹风样杂音。患者可考虑的诊断是

（3~4题共用备选答案）

A. 利尿药
B. β受体阻断药
C. 血管扩张药
D. 洋地黄
E. 血管紧张素转换酶抑制药

3. 治疗围生期心肌病的标准药物中，禁止用于妊娠期的是
4. 治疗围生期心肌病的标准药物中，可改善远期预后，适用于心功能Ⅱ~Ⅲ级，无明显脏器淤血体征的是

（5~7 题共用备选答案）

A. 右心室心肌病　　B. 限制型心肌病

C. 梗阻性肥厚型心肌病　　D. 扩张型心肌病

E. 缺血性心肌病

5. 患者，男性，40 岁。经常出现劳累型胸痛，含硝酸甘油无效。心电图示深而不宽的病理性 Q 波可在Ⅰ、aVL、V_5、V_6出现，T 波 V_2~V_5巨大倒置。最可能的诊断是

6. 患者，男性，20 岁。半年来发作性晕厥约 5 次来诊。Holter 示阵发性室性心动过速，超声心动图右室扩大，心肌变薄，心室晚电位阳性。最可能的诊断是

7. 患者，男性，60 岁。10 年前曾有心绞痛和前间壁心肌梗死史。因近 2 年来时有夜间阵发性呼吸困难发作，2 周来呼吸困难加重不能平卧入院。查体：半卧位，心界向左侧扩大，心尖部第一心音减弱，可闻及收缩期吹风样杂音 3 级，向左腋下传导，并有第三、第四心音。两肺有散在湿啰音。最可能的诊断是

五 X 型题

1. 肥厚型心肌病常见的心电图表现是

A. 心房扑动　　B. 左心室肥厚

C. 房性和室性期前收缩　　D. 胸前导联广泛、巨大、倒置 T 波

E. Ⅱ、Ⅲ、aVF、aVL、V_4、V_5导联上出现病理性 Q 波

2. 预防扩张型心肌病猝死的具体措施有

A. 纠正心力衰竭，降低心室壁张力　　B. 纠正低钾、低镁等血电解质紊乱

C. 胺碘酮（200mg/d）　　D. 避免洋地黄、利尿药的不良反应

E. 使用 ARB 和 β 受体阻断药改善神经激素功能失调

3. 扩张型心肌病的临床常用诊断标准为

A. 女性：左心室舒张期末内径（LVEDd）>5. 0cm

B. 男性：左心室舒张期末内径（LVEDd）>5. 5cm

C. 左心室射血分数（LVEF）<45%

D. 左心室缩短速率（FS）<25%

E. LVEDd>1. 7cm/m^2

4. 扩张型心肌病有症状期的临床表现有

A. 腹水　　B. 极度疲劳

C. 乏力　　D. 心悸

E. 气促

5. 对围生期心肌病和扩张型心肌病的鉴别诊断没有意义的检查是

A. 心电图　　B. 超声心动图

C. 胸部X线检查　　D. 血清学检查

E. 血清抗心肌自身抗体检查

6. 酒精性心肌病的早期表现为

A. 酒后感到心悸、胸部不适或晕厥　　B. 阵发性心房颤动

C. 乏力、肢软　　D. 劳力性呼吸困难

E. 夜间阵发性呼吸困难

7. 非梗阻性肥厚型心肌病的超声心动图的改变是

A. 室间隔明显增厚　　B. 室间隔厚度与左室壁的比值<1.3：1

C. 左心室顺应性减低　　D. 前侧游离壁增厚

E. 左心室舒张末呈“黑桃”样改变

8. 以左心室病变为主的限制型心肌病患者的症状表现为

A. 阵发性夜间呼吸困难　　B. 端坐呼吸

C. 静息性呼吸困难　　D. 腹水

E. 外周水肿

9. 限制型心肌病的特征有

A. 心室充盈受限　　B. 舒张期容量降低

C. 收缩功能不正常　　D. 室壁厚度不正常

E. 间质纤维化

10. 扩张型心肌病中期药物治疗使用的药物有

A. 利尿药　　B. 抗心律失常药物

C. 血管紧张素受体阻断药　　D. β受体阻断药

E. cAMPE 性肌力药物

11. 酒精对心肌的损害有

A. 引起缺氧　　B. 对心肌有直接毒害作用

C. 引起脚气病性心脏病　　D. 导致缺铁

E. 导致硫胺素缺乏

12. 临床诊断肥厚型心肌病的主要标准有

A. 二维超声室间隔和左心室壁厚 11~14mm

B. 超声心动图左心室壁或/和室间隔厚度超过 15mm

C. 组织多普勒、磁共振发现心尖、近心尖室间隔部位肥厚，心肌致密或间质排列紊乱

D. 筛查发现已知基因突变，或新的突变位点，与 HCM 连锁

E. 12 导联心电图Ⅰ、aVL、V_4~V_6导联 ST 段下移，深大而对称性倒置的 T 波

13. 以下可以使肥厚型心肌病患者的心脏杂音减轻的是

A. 下蹲位　　B. 屏气

C. β受体阻断药
D. 含服硝酸甘油
E. 应用洋地黄类药物

14. 判断高危肥厚型心肌病患者的主要依据中，主要危险因素有
A. 自发性持续性室性心动过速
B. 未成年猝死的家族史
C. 心搏骤停（室颤）存活者
D. 运动后血压反应异常
E. 非持续性室性心动过速，心房颤动

15. 扩张型心肌病心力衰竭期的临床表现有
A. 极度疲乏
B. 劳力性呼吸困难
C. 腹水
D. 心悸
E. 水肿

16. 以下符合扩张型心肌病的临床表现的是
A. 晕厥
B. 心脏扩大
C. 可出现各种心律失常
D. 较早出现奔马律
E. 以左心功能不全为主

17. 可减少心肌损伤和延缓病变发展，提高扩张型心肌病患者生存率的药物有
A. 洋地黄
B. β受体阻断药
C. 血管紧张素转换酶抑制药
D. 磷酸二酯酶抑制药
E. 利尿药

18. 扩张型心肌病与缺血性心肌病的临床表现相同点是
A. 心绞痛
B. 心脏扩大
C. 心律失常
D. 心力衰竭
E. 心肌梗死病史

19. 需要与扩张型心肌病进行鉴别的疾病有
A. 心包积液
B. 心室间隔缺损
C. 病毒性心肌炎
D. 主动脉瓣狭窄
E. 冠心病缺血性心肌病

20. 编码肌小节蛋白的基因确认的基因位点有
A. 肌球蛋白轻链（vMLC）-1
B. 肌球蛋白轻链（vMLC）-2
C. 肌钙蛋白 I（cTnI）
D. 肌钙蛋白 T（cTnT）
E. 肌球蛋白结合蛋白-C

21. 无症状的肥厚型心肌病患者为了延缓和逆转重构，建议服用的药物有
A. 普萘洛尔
B. 地尔硫䓬
C. 维拉帕米
D. 胺碘酮
E. 丙吡胺

22. 扩张型心肌病心脏再同步化治疗的适应证有

A. LVEF<35%　　B. LVEF>35%

C. NYHA心功能Ⅲ~Ⅳ级　　D. QRS时限<120ms伴左室内传导阻滞

E. QRS间期>120ms伴右室内传导阻滞

23. 典型梗阻性肥厚型心肌病的超声心动图表现有

A. 室间隔明显肥厚≥1.5cm，室间隔厚度与左室游离壁厚度的比值>1.3~1.5

B. 二尖瓣前叶收缩期前移贴近室间隔

C. 左心室腔缩小，流出道狭窄

D. 顺应性减低，快速充盈时间延长，等容舒张时间延长

E. 室间隔明显增厚，与左室壁比值<1.3

24. 肥厚型心肌病患者可出现的异常检查结果有

A. 左心室肥厚和继发性ST-T（V_4~V_5导联）改变

B. 室间隔肥厚者V_1、V_2导联R波增高，R/S比值增大

C. 胸前导联广泛、巨大、倒置T波

D. 深而窄的病理性Q波，出现于Ⅱ、Ⅲ、aVF、aVL、V_4、V_5导联

E. 心室造影示室壁矛盾运动

25. 肥厚型心肌病的可能病因包括

A. 常有家族史，属常染色体显性遗传疾病

B. 心肌蛋白基因突变

C. 儿茶酚胺代谢异常

D. 细胞内钙调节异常

E. 酒精中毒

26. 心室肌致密化不全的常见临床表现有

A. 进行性收缩和/或舒张功能障碍　　B. 快速室性心律失常

C. 系统性血栓栓塞　　D. 肺静脉栓塞

E. 面部畸形

27. 围生期心肌病的诊断标准有

A. 缺乏确定的心力衰竭原因

B. 在产前1个月之前缺乏心脏病证据

C. 超声心动图证实左心室收缩功能损害

D. 在产后5个月内缺乏心脏病证据

E. 心力衰竭发生在产前1个月或产后5个月内

28. 酒精性心肌病最常见的心律失常有

A. 心室颤动　　B. 心房扑动

C. 心房颤动　　D. 室性期前收缩

E. 房性期前收缩

29. 酒精性心肌病的诊断标准有

A. 符合 DCM 的诊断标准　　B. 5 年以上过量饮酒

C. 既往无其他心脏病病史　　D. 没有过量饮酒史

E. 早期发现戒酒 6 个月后 DCM 临床状态得到缓解

30. 围生期心肌病的发病时间为

A. 妊娠末期　　B. 产前 2 个月内

C. 产前 3 个月内　　D. 产后 3 个月内

E. 产后 5 个月内

31. 右心室心肌病右室造影可见

A. 弥漫或局限性右心室腔扩大　　B. 舒张期膨隆

C. 肌小梁消失　　D. 右心室收缩减弱

E. 广泛性运动障碍

32. 肥厚型心肌病（梗阻性），能增强其收缩期喷射性杂音的因素是

A. 含化硝酸酯类药物　　B. 应用 β 受体阻断药

C. 下蹲位时　　D. 应用洋地黄类药物

E. 减少静脉回心血量，如站立位、呼气动作

33. 对嗜酸性细胞增多症及其引起的限制型心肌病，能有效地减少嗜酸性粒细胞，阻止内膜心肌纤维化进展的药物有

A. 左旋苯丙氨酸氮芥　　B. 秋水仙碱

C. 泼尼松　　D. 羟基脲

E. 长春新碱

34. 扩张型心肌病早期的超声心动图改变有

A. 心脏缩小　　B. 心脏扩大

C. 收缩功能损害　　D. 左心室射血分数（LVEF）降低

E. 有心力衰竭的临床表现

35. 扩张型心肌病中期的超声心动图改变有

A. 心脏缩小　　B. 心脏扩大

C. 收缩功能损害　　D. 左心室射血分数（LVEF）降低

E. 有心力衰竭的临床表现

36. 扩张型心肌病晚期的超声心动图改变有

A. 心脏缩小　　B. 心脏扩大

C. 收缩功能损害　　D. 左心室射血分数（LVEF）明显降低

E. 有顽固性终末期心力衰竭的临床表现

37. 治疗限制型心肌病淀粉样变性使用的药物有

A. 美法仑　　B. 秋水仙碱

C. 泼尼松　　D. 羟基脲

E. 长春新碱

38. 引起药物性心肌病的药物中，属于抗肿瘤药物的有

A. 阿霉素　　B. 柔红霉素

C. 氯丙嗪　　D. 奋乃静

E. 氯丙咪嗪

六 案例分析题

（1~4 题共用题干）

患者，女性，32 岁。无明显诱因出现劳力性呼吸困难 2 年，以后反复发生胸闷气短，有过夜间阵发性呼吸困难。查体：心界向双侧扩大，律不齐，偶有期前收缩，心音低钝，可闻及舒张期奔马律，心尖部可闻及收缩期吹风样杂音，2/6 级，柔和，不传导。

1. 患者可能诊断为

A. 心肌炎　　B. 扩张型心肌病

C. 限制型心肌病　　D. 风湿性瓣膜病，二尖瓣狭窄

E. 风湿性瓣膜病，二尖瓣关闭不全

2. 患者的最主要体征是

A. 心律不齐　　B. 可听到奔马律

C. 颈静脉怒张　　D. 心脏扩大

E. 肺水肿

3. 患者的超声心动图表现正确的是

A. 左心室或双侧心腔普遍扩大　　B. 射血分数增高

C. 室壁变薄　　D. 心室弥漫性运动减弱

E. 二尖瓣或三尖瓣反流

4. 对该患者早期药物干预使用的药物有

A. 利尿药　　B. 抗心律失常药物

C. 血管紧张素受体阻断药　　D. β 受体阻断药

E. 血管紧张素转换酶抑制药

（5~6 题共用题干）

患者，男性，32 岁。劳力性呼吸困难 5 年，因双下肢水肿 1 个月，少尿 1 周入院。查

体：血压120/80mmHg，双肺水泡音，心界向两侧扩大，心率40次/分，心尖部可听到2级收缩期吹风样杂音，肝肋下4cm，腹水征（+），双下肢水肿。超声心动图示左右心室均扩大，心肌运动弥漫减弱，左心室射血分数30%。

5. 根据上述临床表现与辅助检查资料首先可诊断为
   A. 肝硬化　　B. 肺心病
   C. 心包积液　　D. 慢性肾炎
   E. 扩张型心肌病　　F. 肥厚型心肌病

6. 该患者可以应用的药物有
   A. 毛花苷C　　B. 多巴酚丁胺
   C. 呋塞米　　D. 硝苯地平
   E. 硝普钠　　F. 多巴胺

（7~11题共用题干）

患者，男性，41岁。心悸，气促3年。查体：心界扩大，心率100次/分，心尖部可闻及S_3、S_4及3/6级收缩期杂音，双肺可闻及细湿啰音。

7. 患者的最可能诊断为
   A. 风湿性心脏病二尖瓣关闭不全　　B. 充血性心力衰竭
   C. 先天性心脏病室间隔缺损　　D. 病毒性心肌炎
   E. 扩张型心肌病　　F. 肺部感染

8. 入院后第2天，患者突发胸痛、咯血、呼吸困难及休克，原因可能是
   A. 心腔内附壁血栓脱落所致肺栓塞　　B. 胸膜炎
   C. 自发性气胸　　D. 急性心肌梗死
   E. 乏氏窦破裂　　F. 心脏游离壁破裂致心脏压塞

9. 此时正确的处理措施是
   A. 抗凝、溶栓或外科手术治疗　　B. 胸腔负压吸引抽气
   C. 抽胸腔积液　　D. 气管切开
   E. 止血　　F. 心包穿刺抽液

10. 本疾病与缺血性心肌病进行鉴别的项目有
   A. 超声心动图　　B. 冠脉造影
   C. 运动平板　　D. 核素
   E. 血脂检查　　F. 动态心电图

11. 患者应采取的治疗措施有
   A. 洋地黄　　B. β受体阻断药
   C. ACEI　　D. ARB

E. 1,6-二磷酸果糖　　F. 双心室起搏

（12~16题共用题干）

患者，男性，26岁。因重体力活动中出现晕厥2次来诊，既往体健。查体：血压130/80mmHg，心率70次/分，心前区无隆起，窦性心律，律齐，心音有力，胸骨左缘闻及4/6级收缩期杂音，站立时收缩期杂音增强，Valsalva动作时杂音增强。

12. 该患者最可能的诊断是
   A. 主动脉瓣狭窄　　B. 房间隔缺损
   C. 室间隔缺损　　D. 肥厚型心肌病
   E. 扩张型心肌病

13. 关于该疾病的叙述正确的有
   A. 心肌非对称性肥厚　　B. 心室腔变小
   C. 左心室血液充盈受阻　　D. 舒张期顺应性下降
   E. 心肌对称性肥厚

14. 中国汉人中与该病发病相关的基因变异有
   A. β-肌球蛋白重链（MHC）基因　　B. 心肌肌钙蛋白T（cTnT）基因
   C. α-原肌球蛋白基因　　D. 肌球蛋白结合基因
   E. γ-肌球蛋白轻链（MHC）基因

15. 该病最常用的诊断方法是
   A. 冠状动脉造影　　B. 磁共振成像
   C. 核素显像　　D. 超声心动图
   E. 心电图

16. 该病的药物治疗首选
   A. ACEI　　B. β受体阻断药
   C. 钙通道阻滞药　　D. ARB
   E. α受体阻断药

（17~20题共用题干）

患者，男性，18岁。半月前因反复心悸、呼吸困难入院。发病前有受凉史，曾在当地医院诊断为“急性病毒性心肌炎”，但疗效不佳。既往史无特殊。查体：体温36.8℃，脉搏76次/分，呼吸频率26次/分，血压82/62mmHg；神清，精神欠佳，双肺呼吸音清，心界左下扩大，心率76次/分，律齐，心尖部可闻及3/6级收缩期杂音，腹软，肝右肋下3指，双下肢无水肿。

17. 入院时为明确诊断，除心电图、胸部X线检查和常规实验室检查项目外，还应进行的检

查包括

A. 抗心肌抗体　　B. 病毒学检测

C. 心肌酶+TnI　　D. 肝炎全套

E. 冠状动脉造影　　F. 心脏彩色超声心动图

18. 入院后患者肠病毒基因和血清抗 ANT 抗体、抗 β_1受体抗体均为阳性。心脏彩色超声提示全心扩大，LVEDd 6.7mm，LVEF 30%，左心室壁运动弥漫性减弱，二、三尖瓣中度关闭不全。治疗措施包括

A. 三磷腺苷　　B. ACEI 类药物

C. 间断应用利尿药　　D. 抗血小板聚集

E. β 受体阻断药　　F. 辅酶 A

19. 经治疗，患者症状曾好转，但后仍有反复发作，夜间常难以平卧，食欲缺乏。2 个月后复查心脏彩色超声显示：LVEDd 7.2cm，LVEF 27%。患者目前诊断为

A. 急性病毒性心肌炎

B. 急性重症病毒性心肌炎

C. 扩张型心肌病，全心扩大，全心衰竭

D. 心功能Ⅳ级

E. 心功能Ⅲ级

F. 扩张型心肌病，全心扩大，左心衰竭

20. 患者自发病以来多次检查肝、肾功能均正常，ECG 显示为窦性心律、肢导联低电压、$V_1 \sim V_6$导联 R 波递增不良、T 波低平或倒置。虽积极配合治疗，但日常活动仍明显受限。目前需考虑的进一步治疗手段为

A. 免疫吸附抗心肌抗体　　B. 心脏再同步化治疗

C. 植入 ICD　　D. 心脏移植

E. 射频消融　　F. 心脏瓣膜置换术

（21～25 题共用题干）

患者，男性，32 岁。心悸、气促 2 年，2 天前病情加重入院。查体：血压 100/60mmHg，心界向左下扩大，心率 100 次/分，心尖部可闻及 3/6 级缩期杂音，左下肺可闻及细湿啰音。

21. 此患者可诊断为

A. 病毒性心肌炎　　B. 扩张型心肌病

C. 肥厚型心肌病　　D. 缺血性心肌病

E. 风湿性心脏病二尖瓣关闭不全　　F. 肺部感染

22. 为了确诊患者应进一步做的检查有

A. 超声心动图　　B. 心音图
C. 心功能检查　　D. 心电图
E. 胸部X线检查　　F. 心脏CT检查

23. 超声心动图的改变多见
A. 二尖瓣前叶活动曲线呈“城墙样”改变
B. 室间隔非对称性肥厚
C. 室腔扩大以左心室为主
D. 左室弥漫性运动减弱
E. 二尖瓣或三尖瓣反流
F. 射血分数降低

24. 患者使用β受体阻断药，以下叙述正确的是
A. 小剂量开始　　B. 间隔1周加量
C. 患者没有水肿时开始使用　　D. 可与利尿药合用
E. 可与地高辛合用　　F. 应终身服用

25. 改善患者预后的药物有
A. 地高辛　　B. ACEI
C. β受体阻断药　　D. ARB
E. 螺内酯　　F. 呋塞米

（26~30题共用题干）

患者，女性，60岁。乏力，活动后气促2年，近1月来出现腹部胀大伴下肢水肿入院。既往有乙型肝炎。查体：血压120/70mmHg，巩膜黄染，心界向两侧扩大，心尖搏动及第一心音减弱，心尖区有3级收缩期杂音，两肺底少量湿啰音。腹水明显，肝脾无法扪清，下肢水肿。肝功测定结果：总胆红素（TB）20μmol/L，结合胆红素（CB）8μmol/L，丙氨酸转氨酶（ALT）40U。心电图 V_1~V_5呈rS。

26. 患者最主要的诊断是
A. 二尖瓣狭窄　　B. 急性心肌梗死
C. 扩张型心肌病　　D. 急性渗出性心包炎
E. 慢性心包炎　　F. 肝硬化

27. 为了进一步了解肝脏情况，测得总蛋白60g/L，清蛋白20g/L，球蛋白40g/L。目前腹水和黄疸的最可能原因为
A. 慢性右心衰竭所致　　B. 肝硬化
C. 慢性活动性肝炎　　D. 慢性心脏压塞表现
E. 全心衰竭　　F. 肝癌

28. 入院后给予毛花苷C及呋塞米、静脉滴注硝酸甘油，呼吸困难好转。10天后随访心电图示高度房室传导阻滞，心室率60次/分，频发多源性室性期前收缩，血钾4.5mmol/L，此时考虑为

A. 洋地黄中毒
B. 心衰合并室性期前收缩
C. 电解质紊乱
D. 心衰加重
E. 洋地黄用量不足
F. 呋塞米过量

29. 出现以上情况，可以应用

A. 阿托品
B. 异丙肾上腺素
C. 利多卡因
D. 临时起搏器
E. 肾上腺素
F. 阿替洛尔

30. 如果患者继续应用毛花苷C，心室率为45次/分，心电图为短阵室性心动过速，三度房室传导阻滞，最恰当的处理为

A. 肾上腺素
B. 阿托品
C. 胺碘酮
D. 胺碘酮+临时起搏
E. 阿托品+利多卡因
F. 临时起搏+利多卡因

参考答案与解析

一、A1型题

1. E【解析】致心律失常性右室心肌病的治疗主要是针对心律失常选用适合的抗心律失常药物，高危患者首选植入埋藏式心律转复除颤器（ICD），必要时可以通过心脏移植来提高生存率。

2. B【解析】致心律失常性右室心肌病（ARVC）又称为右心室心肌病，是一种以心律失常、心力衰竭及心源性猝死为主要表现的非炎性非冠状动脉心肌疾病，主要表现为右心室功能与结构异常，以右室心肌被纤维脂肪组织进行性替代为特征，多为常染色体显性遗传。

3. D【解析】限制型心肌病有典型临床表现，超声心动图检查有心尖部心腔闭塞、心内膜增厚等典型限制型心肌病变特征改变，心内膜心肌病变活检有心内膜和心肌纤维化改变者可确诊。限制型心肌病的诊断标准不包括选项D。

4. A【解析】限制型心肌病的病因可能与非化脓性感染、体液免疫反应异常、变态反应和营养代谢不良等有关。心肌淀粉样变性是继发性限制型心肌病的常见原因。

5. D【解析】对有症状又有室上性心动过速的肥厚型心肌病患者建议用胺碘酮，通常不与丙吡胺合用。

6. B【解析】围生期心肌病主要表现为左心室收缩性心力衰竭，常伴有栓塞并发症，全

身性动脉栓塞可有短暂性脑缺血发作、偏瘫、肺栓塞、急性心肌梗死、肠系膜动脉栓塞、肾梗死、脾梗死等表现。

7. D【解析】磁共振检查可发现局限性心肌肥厚部位和肥厚的程度，特别是心尖肥厚型心肌病。

8. A【解析】扩张型心肌病患者的扩大心腔内形成附壁血栓很常见，栓塞是本病的常见并发症。有心房颤动或深静脉血栓形成等发生栓塞性疾病风险且无禁忌证的患者，要长期口服肠溶阿司匹林每日 100~300mg，或氯吡格雷 75mg，每日 1 次。注意出血和白细胞减少。对于已经有附壁血栓形成和发生血栓栓塞的患者必须长期抗凝治疗，口服华法林，调节剂量使国际标准化凝血酶原时间比值保持在 2. 0~2. 5，若口服新型抗凝药物，如达比加群或利伐沙班。

9. C【解析】肥厚型心肌病（HCM）是以心肌非对称性肥厚、心室腔变小为特征，以左心室血液充盈受阻、舒张期顺应性下降为基本病变的心肌病。

10. C【解析】肥厚型心肌病是青少年和运动员猝死的主要原因，占 50%。恶性心律失常、室壁过厚、流出道阶差超过 50mmHg 是猝死的主要危险因素。

11. C【解析】限制型心肌病心导管检查可见：心房压力曲线出现右房压升高和快速的 Y 下陷（“平方根”征）；左心充盈压高于右心充盈压；心室压力曲线上表现为舒张早期下降和中晚期高原波；肺动脉高压。

12. A【解析】大约 50%的肥厚型心肌病患者是由心肌肌小节蛋白基因突变所致，有家族史，通常表现为常染色体显性遗传。另外大约 50%的患者致病机制尚不明确。

13. C【解析】扩张型心肌病是心肌疾病的常见类型，是心力衰竭的第三位原因。

14. E【解析】冠心病心绞痛的表现：①冠心病以中年以后发病常见，常有冠心病的危险因素。②多有较典型的劳力性胸痛或胸闷症状。③心电图常伴相关导联缺血型 ST-T 动态改变。④超声心动图无心肌异常局限性肥厚特征。⑤舌下含服硝酸甘油胸痛好转。⑥冠状动脉造影可确立冠心病诊断。

15. E【解析】右心室活检可证实嗜酸性细胞增多症患者的心内膜心肌损害，对心内膜弹力纤维增生症和原发性限制型心肌病的组织学诊断具有重要价值。

16. C【解析】限制型心肌病的临床表现和缩窄性心包炎最相似。限制型心肌病右心受累者有右心室抬举性搏动、右心室奔马律、颈静脉怒张、肝大、全身严重水肿、腹水等酷似慢性缩窄性心包炎体征。

17. C【解析】酒精性心肌病的体征表现包括心脏扩大、窦性心动过速、舒张压增高、脉压减小，常伴有室性或房性奔马律。选项 C 不属于酒精性心肌病的体征表现。

18. C【解析】目前国内外最常见的引起心肌病变的因素是病毒，如柯萨奇病毒 A、B，埃可病毒，脊髓灰质炎病毒，流感病毒和疱疹病毒等。这些病毒可引起病毒性心肌炎。

19. D【解析】酒精性心肌病患者发生慢性心力衰竭时，可出现肺动脉高压症。右心衰竭表现轻重不一，多表现为颈静脉怒张和周围水肿。

20. B【解析】限制型心肌病以左心室病变为主者引起呼吸困难，如阵发性夜间呼吸困难、端坐呼吸，累及右心室引起外周水肿、腹水等。右心受累者有右心室抬举性搏动、右心室奔马律、颈静脉怒张、肝大、全身严重水肿、腹水等酷似慢性缩窄性心包炎体征。左心受累者则有双肺底湿啰音、左心室奔马律、P_2亢进。限制型心肌病的临床表现不包括高血压。

21. C【解析】超声心动图检查对肥厚型心肌病诊断有重要意义，可显示室间隔的非对称性肥厚，舒张期末室间隔厚度≥1.5cm，隔下运行低下。

22. A【解析】扩张型心肌病组织学为非特异性心肌细胞肥大、变性，特别是程度不同的纤维化等病变混合存在。故扩张型心肌病的病理改变是心肌细胞肥大，变性纤维化。因此选A。选项B，心肌细胞变性，心内膜纤维性增厚见于限制型心肌病。选项C，心肌细胞肥大，排列紊乱见于肥厚型心肌病。选项D，心肌细胞坏死，呈灶状分布见于克山病（又称地方性心肌病：心肌变性呈弥漫性，坏死呈灶状分布）。选项E，心肌细胞溶解，间质水肿，单核细胞浸润见于急性病毒性心肌炎。

23. A【解析】扩张型心肌病（DCM）的发生与持续性病毒感染和自身免疫反应有关，并且以病毒感染，尤其是柯萨奇B病毒引发病毒性心肌炎最终转化为DCM关系最为密切。所以，引起扩张型心肌病最重要的原因是病毒性心肌炎。

24. A【解析】对已出现呼吸困难、运动受限的肥厚型心肌病患者，建议用丙吡胺，100~150mg/d，每天4次，治疗流出道梗阻效果优于β受体阻断药。肥厚型心肌病患者伴前列腺肥大者不用或慎用。

25. B【解析】扩张型心肌病心脏移植的绝对适应证：①心力衰竭引起的严重血流动力学障碍，包括难治性心源性休克、明确依赖静脉正性肌力药物维持器官灌注、峰耗氧量低于10ml/（kg·min）达到无氧代谢。②所有治疗无效的反复发作的室性心律失常。所以，选项B符合题意。选项A属于未证实的适应证。选项C、D、E均属于相对适应证。

26. C【解析】扩张型心肌病（DCM）早期药物干预治疗时，使用β受体阻断药、血管紧张素转换酶抑制药（ACEI），可减少心肌损伤和延缓病变发展。DCM中期，液体潴留的患者应限制盐的摄入并合理使用利尿药。所有无禁忌证者应积极使用ACEI，不能耐受者使用血管紧张素受体阻断药（ARB），治疗前应注意利尿药已维持在最合适的剂量。有心律失常导致心源性猝死发生风险的患者可针对性选择抗心律失常药物治疗（如胺碘酮等）。DCM晚期，在上述利尿药、ACEI/ARB、地高辛等药物治疗基础上，可考虑短期应用cAMP正性肌力药物3~5天。药物不能改善症状者建议考虑心脏移植等非药物治疗方案。用药物治疗扩张型心肌病时应慎用选项C“钙离子通道阻滞剂”，因其会加重患者心力衰竭。

27. B【解析】通过活检钳取肥厚型心肌病肥厚部位的心内膜心肌组织，光镜检查可见心肌细胞畸形肥大、排列紊乱。

28. B【解析】心力衰竭早期，为维持心脏功能，交感神经代偿兴奋。但交感神经的长期兴奋，将引起β受体密度下调，β受体阻断药则阻断交感神经兴奋，抑制β受体密度下调，从而延缓病情，延长存活时间。

29. A【解析】50%以上的肥厚型心肌病病例有心律失常，房性和室性期前收缩最常见，可发展为阵发性心动过速、房颤、室颤。其次可有左束支和右束支传导阻滞、左前分支传导阻滞、预激综合征。

30. D【解析】肥厚型心肌病的非药物治疗措施：①临时或埋藏式双腔起搏，对于发生急性呼吸困难、胸痛、超声证实流出道压力阶差大于30mmHg的患者，双腔起搏能降低压力阶差。②外科手术，切除最肥厚部分心肌，解除机械梗阻，修复二尖瓣反流，能有效降低压力阶差，明显解除或缓解心力衰竭，延长寿命，是有效治疗的标准方案。③酒精（乙醇）消融，通过冠状动脉导管，进入室间隔分支，向其中注入100%乙醇1~3ml，造成该血供区室间隔心肌坏死，从而减缓和解除流出道压差、改善心室舒张功能、减轻心肌肥厚，缓解临床症状。④ICD植入：植入ICD能有效终止致命性室性心律失常，恢复窦性心律，使25% HCM高危患者生存。⑤心脏移植：治疗的最后选择。选项D“左心机械辅助泵”不属于肥厚型心肌病的非药物治疗措施。

31. C【解析】扩张型心肌病的常见症状是室性心律失常和猝死，预防猝死主要是控制诱发室性心律失常的可逆性因素。可见扩张型心肌病猝死的常见原因是室性心律失常。

32. E【解析】参见A1型题第9题解析。

33. C【解析】家族性肥厚型心肌病（FHCM）的诊断依据：①依据临床表现、超声诊断的肥厚型心肌病（HCM）患者，除本人（先证者）以外，三代直系亲属中有1人以上被确定为HCM或HCM致猝死患者。②HCM患者家族中，1个以上的成员发现同一基因、同一位点突变，室间隔或左心室壁超过13mm（青少年成员11~14mm）。③HCM患者及其三代亲属中有与先证者相同的突变基因突变位点，伴或不伴心电图、超声心动图异常者。符合3条中任何一条均可以诊断为家族性肥厚型心肌病（FHCM）。

34. A【解析】不定型心肌病（UCM）是指不适合归类于扩张型心肌病、肥厚型心肌病、限制型心肌病和右室心肌病等类型的心肌病，如弹性纤维增生症、非致密性心肌病、线粒体受累、心室扩张甚轻而收缩功能减弱等。

35. A【解析】围生期心肌病（PPCM）是指既往无心脏病史，在妊娠末期或产后5个月内，首次发生以累及心肌为主的一种心脏病，该病以充血性心力衰竭为主要表现，临床表现为呼吸困难、血痰、肝大、水肿等症状，类似于扩张型心肌病。

36. A【解析】一度房室传导阻滞、室内传导阻滞、左心室肥厚、心前区导联R波逐渐减低和复极异常是酒精性心肌病常见的心电图改变。但心电图呈非特异性改变，常为酒精性心肌病临床前期的唯一表现。

37. A【解析】右心室心肌病的主要体征为右心室增大，部分病例出现肺动脉瓣听诊区S_2固定性分裂、相对性三尖瓣关闭不全收缩期杂音、右心室性S_3。

38. E【解析】洋地黄类药物最适用的情况是扩张型心肌病发生快速心室率心房颤动伴肺淤血。选项 A、B 慎用洋地黄。选项 D 应用洋地黄无效。选项 C 需合并快速房颤才用洋地黄。

39. D【解析】肥厚型心肌病病因不明，与很多遗传因素有关。目前认为肥厚型心肌病是常染色体显性遗传疾病，病理特征为不均等的心室间隔增厚。超声心动图对本病诊断有重要意义，可显示室间隔的非对称性肥厚，舒张期末室间隔厚度≥1.5cm，隔下运行低下。目前主张应用 β 受体阻断药和钙通道阻滞药进行治疗。β 受体阻断药可以减慢心率，降低心肌收缩力，减轻运动时左心室流出道压力阶差。钙通道阻滞药能降低运动和安静时左心室流出道压力阶差和左心室顺应性。洋地黄制剂能使心肌收缩力增强，加重流出道梗阻，不宜选用，故本题应选 D。

40. E【解析】参见 A1 型题第 20 题解析。选项 E 属于左心受累者的体征表现。故本题应选 E。

41. C【解析】梗阻性肥厚型心肌病心肌收缩力增加或心脏负荷减轻后可使心脏杂音增强，如应用异丙肾上腺素、硝酸甘油，体力劳动或期前收缩。心肌收缩力减弱或心脏负荷增加时心脏杂音可减弱，例如给予血管收缩药、β 受体阻断药、下蹲。所以，选项 A、E 错误，选项 C 正确。梗阻性肥厚型心肌病是短细脉，所以，选项 B、D 均错误。

42. B【解析】梗阻性肥厚型心肌病 Brockenbrough 现象阳性，即在室性期前收缩后第一个心搏心肌收缩力增强，左心室内压上升同时由于收缩力增强梗阻亦加重，所以主动脉内压反而降低，左室腔与流出道之间存在一个压力阶差>2.66kPa（20mmHg）。

43. D【解析】梗阻性肥厚型心肌病时，正性肌力药物增加心肌收缩力，而硝酸甘油等血管扩张药减轻心室容量，增加压力阶差，故杂音加强。β 受体阻断药使心肌收缩力下降，而运动使左室容量增加，故可使杂音减轻。该杂音与其他杂音的变化规律不同，可以用来与陈旧性心肌梗死进行鉴别。

44. A【解析】围生期心肌病大多数患者的心电图表现为窦性心动过速，极少数表现为心房颤动，肢体导联低电压，左室肥厚。常有非特异性 ST-T 波改变，偶见前间壁 Q 波，PR 间期和 QRS 时限延长，束支阻滞。

45. B【解析】临床上引起药物性心肌病的药物众多，最常见的：①抗肿瘤药物，如阿霉素、柔红霉素。②抗精神病药物，如氯丙嗪、奋乃静、三氟拉嗪。③三环类抗抑郁药，如氯丙咪嗪、阿米替林、多虑平等。所以，选项 B 符合题意。

46. A【解析】梗阻性肥厚型心肌病时，做 Valsalva 动作可减少回心血量，导致左室容量负荷减少，左室运动过度，从而使杂音增强。

47. A【解析】肥厚型心肌病是以心肌非对称性肥厚、心室腔变小、舒张期顺应性下降为基本特点的一种心肌病。左心室形态学以不均等的心室间隔肥厚为特征，超声心动图检查对本病的诊断有重要意义，它显示舒张期室间隔厚度与左室后壁厚度之比≥1.3 即可确诊。

本病在临床上可表现有心绞痛症状，听诊在胸骨左缘第 3、4 肋间闻及喷射性收缩期杂音，心电图可见有窄、长的 Q 波，心脏舒张功能障碍，但这些表现均为非特异性，不能作为确诊依据。

48. B【解析】梗阻性肥厚型心肌病患者，凡增加心肌收缩力或减轻心脏负荷的措施，如给洋地黄类药物、异丙肾上腺素、亚硝酸异戊酯、硝酸甘油、做 Valsalva 动作、体力活动后等均可使得杂音增强。相反，减弱心肌收缩力或增加心脏负荷的措施如给血管收缩药、β 受体阻断药、下蹲及紧握拳均可使杂音减弱。

49. E【解析】参见 A1 型题第 48 题解析。普萘洛尔为 β 受体阻断药一种，故可使梗阻性肥厚型心肌病的心脏杂音减弱。

50. A【解析】梗阻性肥厚型心肌病的心脏听诊可闻及收缩中晚期喷射样杂音，主要位于胸骨左缘第 3、4 肋间，心尖内侧常伴有收缩期震颤。室间隔缺损、二尖瓣关闭不全（包括左室增大导致的相对性关闭不全）、先天或获得性主动脉瓣口狭窄均为收缩期杂音。五个选项只有主动脉瓣关闭不全出现的杂音是舒张期杂音。所以选项 A 与梗阻性肥厚型心肌病听诊上不同，不需要进行鉴别。

51. D【解析】病毒心肌炎患者持续的病毒感染对心肌组织的直接损伤，以及自身免疫细胞、自身抗体或细胞因子介导的心肌损伤等均可导致和诱发扩张型心肌病的发生。

52. D【解析】人体在代谢酒精的过程中，乙醇经过肠道吸收后，在肝乙醇脱氢酶作用下，会转化为乙醛，乙醛是导致酒精中毒的主要中间代谢产物。乙醇和乙醛可以干扰细胞功能，涉及 Ca^{2+} 的转运和结合、线粒体的呼吸、心肌脂代谢、心肌蛋白合成及肌纤维的 ATP 酶活性等方面。乙醛在心肌内蓄积还可以干扰心肌的脂代谢。

53. A【解析】围生期心肌病多见于 30 岁以上孕妇，并且以多产妇发病率为高。最初认为营养不良与本病的发生有关，但是在许多营养良好的妇女中也发生围生期心肌病。双胞胎妊娠妇女发生围生期心肌病的危险性更高，其他危险因素包括妊娠中毒症、产后高血压，母亲有可卡因恶习、病毒感染或硒缺乏。

二、A2 型题

1. D【解析】患者可诊断为扩张型心肌病。扩张型心肌病心电图可表现为多数导联 ST 段降低，Ⅱ、Ⅲ、aVF 导联有窄而深的病理性 Q 波。超声心动图示左心室或双侧心腔普遍扩大并有少量心包积液。

2. B【解析】根据胸骨左缘第 3、4 肋间可听到粗糙的收缩期喷射性杂音及含服硝酸甘油后胸痛加重可诊断为肥厚型心肌病。肥厚型心肌病表现为心悸、劳力性呼吸困难、心前区疼痛，心界可正常或扩大，可闻及第三心音及第四心音。超声心动图检查对肥厚型心肌病的诊断有重要意义，它显示舒张期室间隔厚度与左室后壁厚度之比≥1.3 即可确诊。

3. C【解析】对无症状的肥厚型心肌病患者，为了延缓和逆转重构，建议服用 β 受体阻断药或非二氢吡啶类钙通道阻滞药，小到中等剂量。普萘洛尔为 β 受体阻断药，可以减慢心率，降低心肌收缩力，减轻运动时左心室流出道压力阶差。

4. A【解析】高血压引起的左心室壁肥厚一般不超过 15mm，而本病例的左心室游离壁和室间隔厚度均为 19mm，首先应考虑的诊断是非梗阻性肥厚型心肌病。

5. A【解析】患者最可能诊断为肥厚型心肌病。参见 A2 型题第 2 题解析。

6. E【解析】患者最可能诊断为扩张型心肌病伴心力衰竭。扩张型心肌病体征表现为心界向左下及双侧扩大，第一心音低钝，可闻及第三心音或第四心音奔马律，严重左心衰时可有双肺底湿啰音，还可有右心衰表现，如颈静脉怒张、肝大及外周水肿表现。超声心动图示左心室或双侧心腔普遍扩大，室壁变薄，心室弥漫性运动减弱。

7. C【解析】患者最可能诊断为扩张型心肌病。扩张型心肌病主要有极度疲劳、乏力、气促和心悸等症状，体检有舒张早期奔马律。扩张型心肌病的病理特征是心肌核素检查舒张末期和收缩末期左心室容积增大，左心室射血分数降低。且核素心肌显像有左心室壁呈灶性散在性放射性减低区。

8. B【解析】患者首先应考虑的诊断是限制型心肌病。限制型心肌病右心受累者有右心室抬举性搏动、右心室奔马律、颈静脉怒张、肝大、全身严重水肿、腹水等酷似慢性缩窄性心包炎体征。心电图可见 ST 段及 T 波非特异性改变。部分患者可见 QRS 波群低电压、病理性 Q 波、束支传导阻滞、心房颤动和病窦综合征等心律失常。超声心动图可见双室不大，室壁不厚，心内膜有钙化而心包无钙化。

9. C【解析】患者最可能的诊断是酒精性心肌病。酒精性心肌病的诊断标准：①符合扩张型心肌病的诊断标准；②长期过量饮酒（WHO 标准：女性>40g/d，男性>80g/d，饮酒 5 年以上）。③既往无其他心脏病病史。④早期发现戒酒 6 个月后 DCM 临床状态得到缓解。扩张型心肌病主要特征是单侧或双侧心腔扩大，心肌收缩功能减退，伴或不伴有充血性心力衰竭。本病起病缓慢，主要体征是心界向左下及双侧扩大，第一心音低钝，可闻及第三心音或第四心音奔马律，严重左心衰时可有双肺底湿啰音，还可有右心衰表现，如颈静脉怒张、肝大及外周水肿表现。心电图常表现为心房颤动或房室传导阻滞或其他各种复杂心律失常，非特异性 ST-T 改变，窄而深的病理性 Q 波。

10. C【解析】肥厚型心肌病的心电图表现最常见的是左心室肥厚和继发性 ST-T（V_4～V_5导联）改变，室间隔肥厚者 V_1、V_2导联 R 波增高，R/S 比值增大。所以，选项 A 正确。临床表现为心悸、劳力性呼吸困难、心前区疼痛，似心绞痛，但可不典型。所以，选项 B 正确。肥厚型心肌病的胸部 X 线检查表现以左心室肥厚为主，主动脉不增宽，肺动脉段多无明显突出，肺淤血大多较轻，常见二尖瓣钙化。所以，选项 C 错误。20%～50%的患者有深而窄的病理性 Q 波，出现于Ⅱ、Ⅲ、aVF、aVL、V_4、V_5导联为本病的另一个特征。所以，选项 D 正确。肥厚型心肌病可在胸骨左缘第 3、4 肋间或心尖部内侧闻及粗糙的收缩中晚期喷射性杂音，可伴收缩期震颤。所以，选项 E 正确。

11. E【解析】治疗围生期心肌病的标准药物有利尿药、血管紧张素转换酶抑制药、

β受体阻断药、血管扩张药、洋地黄、抗凝药等。但血管紧张素转换酶抑制药禁用于妊娠期，因可能致胎儿畸形。

12. E【解析】扩张型心肌病平时无症状的患者应当长期服用β受体阻断药。能够逆转心力衰竭及提高远期生存率。

13. D【解析】年轻女性，无心脏病史，病程长，出现慢性心功能不全的表现，伴有心脏的扩大，没有风心病等病史和线索，应当考虑扩张型心肌病。而急性心肌炎病史较短，且患者无高血压病史，查体未闻及心包摩擦音或心音遥远感，亦无消瘦、多食、易怒等甲亢表现，可以排除其余选项。

14. E【解析】该患者最可能的诊断应是致心律失常性右室心肌病。致心律失常性右室心肌病临床表现为右心室进行性扩大、难治性右心衰竭和/或室性心动过速。动态心电图检查可见阵发性室性心动过速，超声心动图检查可见右心室进行性扩大、室壁变薄。

15. E【解析】患者1周前有感染表现，本次发现心率、红细胞沉降率快，有心肌损害证据（CK-MB增多及心电图改变），所以急性心肌炎可能性大。

16. C【解析】上述各项均为急性心包炎的临床表现，但超声波示心前液性暗区是只有急性心包炎才有的特征性表现。

17. E【解析】梗阻性肥厚型心肌病可以出现心绞痛、病理性Q波、晚电位阳性和左室肥厚，但心肌梗死不会出现可变性杂音。超声心动图是对发现心肌异常肥厚及梗阻的最可靠最直接的方法。

18. D【解析】参见A1型题第48题解析。

19. C【解析】病毒性心肌炎病毒的直接侵害和免疫反应介导致使心肌细胞损害，使心脏舒缩功能障碍；劳累可导致心肌耗氧量增加，诱发心悸、胸闷、胸痛或心前区隐痛、头晕、呼吸困难等症状，而合理休息可减少心肌耗氧量。

三、A3/A4型题

1. C【解析】洋地黄中毒最重要的临床表现为各类心律失常，以室性期前收缩常见，多表现为二联律、非阵发性室性心动过速、房性期前收缩、心房颤动及房室传导阻滞、窦性心动过缓、一度房室传导阻滞、单发性室性期前收缩，停药后常自行消失。阵发性室性心动过速可诱发心力衰竭，加重病情，故出现后需立即处理。

2. C【解析】心力衰竭伴室性心动过速的治疗措施为去除诱因，药物首选利多卡因，普鲁卡因、溴苄胺亦有效。

3. B【解析】多巴酚丁胺治疗心力衰竭尤其是慢性心力衰竭疗效比多巴胺好。其正性肌力作用远比洋地黄强。所以选项B正确。多巴胺（选项A）、多巴酚丁胺（选项B）均为非洋地黄类正性肌力药，属于β受体激动药，在慢性心衰加重时可起到帮助患者渡过难关的作用，多巴酚丁胺是多巴胺的衍生物，扩血管作用不如多巴胺明显，加快心率的效应也比多巴胺小。异丙肾上腺素（选项C）提升心率作用。硝普钠（选项D）为扩血管药物，无增强心肌收缩力作用。血管紧张素转换酶抑制药（选项E）改善心肌及小血管重构，有利于改善舒张功能。

4. E【解析】患者老年男性，有心力衰竭病史，治疗后出现肝大，下肢水肿，首选考虑为右心衰竭症状。由于右心衰竭情况加重，导致肺循环血液减少，从而减轻肺淤血。

5. B【解析】患者最可能诊断为家族性肥厚型心肌病。通过心电图示异常Q波、左心室肥厚、ST-T段变化，Doppler心动超声示前室间隔增厚18mm，二尖瓣环钙化，升主动脉增宽，轻度主动脉瓣反流，左心室舒张功能降低可诊断为肥厚型心肌病。再根据家族有类似病例可诊断为家族性肥厚型心肌病。肥厚型心肌病的诊断主要标准：①超声心动图左心室壁或/和室间隔厚度超过15mm。②组织多普勒、磁共振发现心尖、近心尖室间隔部位肥厚，心肌致密或间质排列紊乱。

6. A【解析】β-肌球蛋白重链基因（β-MHC，MYH7）是家族性肥厚型心肌病（FHCM）的第1个致病基因。约有50%的HCM患者为家族遗传性，携带HCM相关致病基因。

7. C【解析】该患者可诊断为梗阻性肥厚型心肌病。梗阻性肥厚型心肌病，以左室血液充盈而受阻，舒张期顺应性下降为基本的病态。使用硝酸甘油后降低心脏后负荷，使左室充盈进一步下降，左室泵血减少；降低前负荷，使左室泵血时流出道压力阶差增大，负压效应增强，梗阻加重，也使左室泵血减少。故冠脉灌注量下降。所以患者含服硝酸甘油效果不佳。梗阻性肥厚型心肌病心尖部可闻及S_4，胸骨左缘第3、4肋间有收缩期喷射性杂音。超声心动图检查对本病的诊断有重要意义，它显示舒张期室间隔厚度与左室后壁厚度之比≥1.3即可确诊。

8. A【解析】梗阻性肥厚型心肌病的特征为心室肌肥厚，典型者在左心室，以室间隔为甚，偶尔可呈同心性肥厚，左心室腔容积正常或减小。偶尔病变发生于右心室。该病通常为常染色体显性遗传病。

9. E【解析】肥厚型心肌病（HCM）是以心肌非对称性肥厚、心室腔变小为特征，以左心室血液充盈受阻，舒张期顺应性下降为基本病态的心肌病。发生肥厚型心肌病时，主要病理生理变化为左室心肌肥厚，室腔变窄，常伴有二尖瓣叶增厚。由于室间隔明显增厚和心肌细胞内高钙，使心肌对儿茶酚胺反应性增强，引起心室肌高动力性收缩，左室流出道血流加速，在该处产生了负压效应，吸引二尖瓣前叶明显前移（SAM征），造成左室流出道进一步狭窄和二尖瓣关闭不全，形成左室流出道收缩期压力阶差。压力阶差可引起反复性室壁张力增高和心肌需氧量增加，导致心肌缺血坏死和纤维化。所以，患者流出道狭窄的主要病理基础是非对称性室间隔肥厚。

10. C【解析】梗阻性肥厚型心肌病患者禁止应用硝酸盐类药物，该类药物使用后可以加重梗阻性肥厚型心肌病左心室流出道梗阻，使心脏缺血更严重，从而进一步加重病情。

11. A【解析】患者首先应考虑的诊断是梗阻性肥厚型心肌病。梗阻性肥厚型心肌病可在胸骨左缘第3、4肋间或心尖部内侧闻及粗糙的收缩中晚期喷射性杂音。典型梗阻性肥厚型心肌病的室间隔明显肥厚≥15mm。

12~13 E、D【解析】参见A1型题第48题解析。

14. D【解析】超声心动图检查结果对诊断肥厚型心肌病有重要意义。可以对典型梗阻性肥厚型心肌病、非梗阻性肥厚型心肌病、心尖肥厚型心肌病进行鉴别诊断。

15. A【解析】肥厚型心肌病病程呈现典型的心室重构进程，为了延缓和逆转重构，建议服用β受体阻断药或钙通道阻滞药，小到中等剂量。不用硝酸甘油、利尿药等降低前、后负荷药。

16. E【解析】患者最可能诊断为扩张型心肌病。扩张型心肌病有症状期主要有极度疲劳、乏力、气促和心悸等症状。病情晚期常有肝大、水肿、腹水等充血性心力衰竭的表现。体征表现为心界向两侧扩大，律齐，心尖部可闻及收缩期吹风样杂音。

17. E【解析】参见A2型题第6题解析。

18. B【解析】扩张型心肌病临床上主要以超声心动图作为诊断依据，胸部X线检查、心脏放射性核素、心脏CT有助于诊断，磁共振检查对于一些心脏局限性肥厚的患者具有确诊意义。所以为明确诊断应首先进行超声心动图检查。

19. D【解析】扩张型心肌病缺乏特异性诊断指标，临床上看到心脏增大、心律失常和充血性心力衰竭的患者时，如超声心动图证实有心腔扩大与心脏弥漫性搏动减弱，即应考虑有本病的可能，但应除外各种病因明确的器质性心脏病，如急性病毒性心肌炎、风湿性心脏病、冠心病、先天性心血管病及各种继发性心肌病等后方可确立诊断。所以，选项D符合题意。

20. D【解析】根据心脏超声示左心室游离壁可见多个粗大的肌小梁和血窦可诊断为致密化不全心肌病。心功能Ⅲ级表现为体力活动显著受限。静息时舒适，但比平常轻的体力活动引起过度气促、疲乏或心悸。题中已述心脏超声示全心扩大。故本题的正确答案为D。

21. D【解析】致密化不全心肌病（NVM）是一种先天性心室肌发育不全性心肌病，主要特征为左心室和/或右心室腔内存在大量粗大突起的肌小梁及深陷隐窝，常伴或不伴有心功能不全、心律失常及血栓栓塞。

22. C【解析】致密化不全心肌病（NVM）属遗传性心肌病，扩张型心肌病（DCM）是一类既有遗传又有非遗传性原因造成的复合型心肌病，临床上主要表现为单侧或双侧心腔扩大和心室收缩功能障碍，少数可见室壁肥厚、肌小梁增粗。NVM患者的临床表现及超声心动图部分特征皆与DCM相似，极易误诊漏诊。

23. C【解析】患者可能诊断为扩张型心肌病。扩张型心肌病胸部X线示心脏扩大，心电图示室性奔马律，听诊心尖Ⅲ/Ⅵ级收缩期吹风样杂音，双肺少许湿啰音，肝大，双下肢水肿。超声多普勒示左房、左室扩大明显。

24. E【解析】扩张型心肌病（DCM）的发生与持续性病毒感染和自身免疫反应有关，并且以病毒感染，尤其是柯萨奇B病毒引发病毒性心肌炎最终转化为DCM关系最为密切。

病毒持续感染对心肌组织的持续损害及其诱导免疫介导心肌损伤可能是 DCM 重要致病原因与发病机制。

25. A【解析】扩张型心肌病（DCM）是一类既有遗传又有非遗传原因造成的复合型心肌病，以左心室、右心室或双腔扩大和收缩功能障碍等为特征，通常经二维超声心动图诊断，扩张型心肌病导致左心室收缩功能降低、进行性心力衰竭、室性和室上性心律失常、血栓栓塞和猝死。

26. E【解析】扩张型心肌病是以一侧或双侧心腔扩大，室壁变薄，心肌收缩期功能障碍，可产生充血性心力衰竭为特征的疾病，常伴严重心律失常，病死率较高。故扩张型心肌病的死亡原因多为心力衰竭和严重心律失常。

27. A【解析】患者一直口服药物治疗，症状改善不明显，进一步应考虑双腔起搏器。

28. C【解析】患者可初步拟诊为梗阻性肥厚型心肌病。梗阻性肥厚型心肌病症状表现为心悸、劳力性呼吸困难、心前区疼痛，似心绞痛，但可不典型。部分患者以黑矇、晕厥和猝死为首发症状。可在胸骨左缘第 3、4 肋间或心尖部内侧闻及粗糙的收缩中晚期喷射性杂音。体征可表现为心界正常或扩大。20%～50%的患者有深而窄的病理性 Q 波，出现于Ⅱ、Ⅲ、aVF、aVL、V_4、V_5导联为本病的另一个特征。

29. D【解析】肥厚型心肌病是一类由常染色体显性遗传造成的原发性心肌病，以心室壁对称或非对称性肥厚，心室腔缩小，左心室血液充盈受阻为主要病理特征。本病多为家族性常染色体显性遗传，因此，在采集病史中最重要的是有无家族史。

30. C【解析】肥厚型心肌病的心界可正常或扩大，可闻及第三心音及第四心音。杂音常因左心室前负荷降低（屏气、含化硝酸酯类药）或心肌收缩力增强（运动、应用洋地黄类药）而增强；反之，当左心室前负荷增加（下蹲位时）或心肌收缩力减弱时（应用 β 受体阻断药）则杂音减弱。所以，选项 C 符合题意。

31. D【解析】超声心动图检查对肥厚型心肌病的诊断有重要意义，它显示舒张期室间隔厚度与左室后壁厚度之比≥1.3 即可确诊。

32. D【解析】选项 A、B、C 均属于梗阻性肥厚型心肌病的临床表现。选项 D，毛花苷 C 属于洋地黄类药物，梗阻性肥厚型心肌病患者应用洋地黄类药物后心尖部收缩期杂音会增强。所以，选项 D 错误。选项 E，阿替洛尔属于 β 受体阻断药，患者应用 β 受体阻断药后心尖部收缩期杂音会减弱。所以，选项 E 正确。

33. A【解析】梗阻性肥厚型心肌病在左心室腔和流出道间有收缩期压差，左心导管检查可见左心室舒张末压增高，压力阶差常>20mmHg。心室造影显示左心室腔变形，呈香蕉状、犬舌状、纺锤状。所以，选项 A 对梗阻性肥厚型心肌病的诊断最有意义。选项 B、C、D 均是一般肥厚型心肌病的症状。因此，本题的答案为 A。

34. D【解析】梗阻性肥厚型心肌病与风湿性主动脉瓣狭窄相鉴别时，主动脉瓣狭窄的鉴别要点：①收缩期杂音常以胸骨右缘第 2 肋间最响亮，向右颈传导，主动脉瓣第二心音减弱。②X线示升主动脉扩张，主动脉瓣可有钙化影。③心电图无病理性Q波。④超声心动图示主动脉瓣狭窄病变，左心室为对称性向心性肥厚。⑤左心导管检查在左心室与流出道之间无压力阶差，左心室与主动脉之间有明显压力阶差。所以选项ABCE均符合风湿性主动脉瓣狭窄的特征。选项D中，梗阻性肥厚型心肌病患者含硝酸甘油后杂音增强。所以，选项D错误。因此，选项D不利于梗阻性肥厚型心肌病的诊断。

35. B【解析】患者最可能的诊断是扩张型心肌病。扩张型心肌病的体征表现参见A2型题第6题解析。心电图示频发室性期前收缩。

36. A【解析】扩张型心肌病主要与心包积液进行鉴别。心包积液时心尖搏动微弱，在心浊音界左缘内侧或不能扪及。两者主要鉴别点是否有奇脉。扩张型心肌病的主要特征是心腔扩大，表现为心界扩大，出现充血性心衰时，表现为水肿、腹水、肝大、端坐呼吸等，不会出现奇脉。心包积液患者可有心界扩大，可因静脉回流受阻，出现颈静脉怒张、肝大、腹水及下肢水肿等，大量心包积液产生心脏压塞时，可出现奇脉。

37. A【解析】钙离子通道阻滞剂一般用于治疗舒张功能障碍引起的心力衰竭，如肥厚性疾病等疾病引起的心力衰竭。对于充血性心力衰竭一般不建议应用。钙离子通道阻滞药可以减轻心脏的收缩力，不利于心衰的治疗。所以，本题应选A。

38. D【解析】患者最可能的诊断是扩张型心肌病。扩张型心肌病有症状期主要有极度疲劳、乏力、气促和心悸等症状，体检有舒张早期奔马律。体征表现为心界向左下及双侧扩大，第一心音低钝，严重左心衰时可有双肺底湿啰音，还可有右心衰表现，如颈静脉怒张、肝大及外周水肿表现。心尖区可闻及2/6级收缩期柔和吹风样杂音。

39~42 B、A、A、E【解析】应与扩张型心肌病进行重点鉴别的疾病是缺血性心肌病。缺血性心肌病与扩张型心肌病临床表现均可为心脏扩大、心力衰竭、心律失常，两者均可发生猝死。两者的主要鉴别要点是有无心绞痛与心肌梗死病史。缺血性心肌病多有心绞痛或心肌梗死病史。缺血性心肌病是冠心病的一种类型，多为多支冠状动脉病变引起，病史中若有典型心绞痛发作史或心电图上有陈旧性心肌梗死证据，对确诊有重要价值。冠状动脉造影对鉴别诊断最可靠，缺血性心肌病可通过冠脉造影确定冠状动脉病变情况，通过介入治疗改善其预后，如PTCA或冠状动脉内支架植入。PTCA或冠状动脉内支架植入不可用于治疗扩张型心肌病。

43. C【解析】患者诊断应首先考虑为围生期心肌病，全心扩大，心功能Ⅳ级，肺栓塞。围生期心肌病（PPCM）是指既往无心脏病史，在妊娠末期或产后5个月内，首次发生以累及心肌为主的心脏病，该病以充血性心力衰竭为主要表现，临床表现为呼吸困难、血痰、肝大、水肿等症状，类似于扩张型心肌病。心功能Ⅳ级表现为体力活动重度受限制，患者不能从事任何活动，即使在休息时也可出现心衰的各种症状和体征。

44. D【解析】肺栓塞查双下肢静脉B型超声可明确血栓来源。

45. D【解析】治疗围生期心肌病的标准药物有利尿药、血管紧张素转换酶抑制药、

β 受体阻断药、血管扩张药、洋地黄、抗凝药。妊娠期间可给予低分子肝素进行抗凝治疗。围生期心肌病不可使用抗血栓药物。

46. C【解析】围生期心肌病经常规治疗 2 周后无明显好转可试行心内膜心肌活检，聚合酶链反应（PCR）寻找心肌病毒感染证据，活检可见炎性细胞因子增加、大量淋巴细胞浸润等。

47. B【解析】患者最可能诊断为扩张型心肌病。扩张型心肌病体征表现为心界向左下及双侧扩大，心尖区可闻及 3/6 级粗糙的全收缩期吹风样杂音。超声心动图检查可见左心室或双侧心腔普遍扩大，室壁变薄，心室弥漫性运动减弱，部分表现为室间隔及左心室后壁运动减弱，可有二尖瓣或三尖瓣反流，射血分数降低。

48. E【解析】扩张型心肌病是以一侧或双侧心腔扩大为特征的心肌收缩期泵功能障碍性疾病，主要表现为充血性心力衰竭，部分患者可发生心律失常、栓塞或猝死，而不会发生心绞痛表现。

49. A【解析】扩张型心肌病药物治疗效果不佳者，可考虑双心室起搏器治疗。并评估双心室收缩不同步超声指标及心电图指标。

50. A【解析】根据症状表现，可诊断患者为肥厚型心肌病。肥厚型心肌病表现为心悸、劳力性呼吸困难、心前区疼痛，似心绞痛，但可不典型。部分患者以黑矇、晕厥和猝死为首发症状。梗阻性可在胸骨左缘第 3、4 肋间或心尖部内侧闻及粗糙的收缩中晚期喷射性杂音，可伴收缩期震颤。由于硝酸甘油具有扩张血管的作用从而减轻心脏负荷，能够使左室流出道梗阻加重。故肥厚型心肌病禁用硝酸酯类药物。

51. C【解析】超声心动图检查，最有可能发现的异常是室间隔厚度≥15mm。

52. E【解析】流出道压差超过 30mmHg 属于药物难治性肥厚型心肌病，可选择的治疗方法有左室流出道成形术或切除最肥厚部分心肌，解除机械梗阻，修复二尖瓣反流。

53. E【解析】大约 50%的肥厚型心肌病（HCM）患者是由心肌肌小节蛋白基因突变所致，有家族史，通常表现为常染色体显性遗传。另外大约 50%的患者致病机制尚不明确。HCM 患者体内存在儿茶酚胺活性增强和环磷酸腺苷的储存减少。儿茶酚胺代谢异常可促使发病。

四、B 型题

1. B【解析】患者首先可考虑的诊断是心包积液。心包积液的表现：①有引起心包积液原发病的表现。②心界向双侧扩大呈烧瓶样改变，心尖搏动明显减弱或消失，第一心音遥远，可有心脏压塞表现，如颈静脉怒张、血压下降和奇脉。常无心脏杂音和奔马律。③心电图有心包积液的动态序列表现，但无心脏肥大、异常 Q 波及各种复杂的心律失常。④X 线示心脏双侧正常弓弧消失，其外形随体位变化而变化，心脏搏动明显减弱。⑤超声心动图易于鉴别心包积液或心肌病。

2. C【解析】患者可考虑的诊断是扩张型心肌病。扩张型心肌病体征表现为心浊音界向两侧扩大，心尖搏动减弱；但不能随体位改变而变化。听诊二尖瓣区有 3/6 级收缩期吹风样杂音。

3~4 E、B【解析】治疗围生期心肌病的标准药物有利尿药、血管紧张素转换酶抑制药、β 受体阻断药、血管扩张药、洋地黄、抗凝药等。但首先应注意药物对妊娠期、哺乳期的影响。血管紧张素转换酶抑制药禁用于妊娠期，因其可能致胎儿畸形。β 受体阻断药可改善远期预后，适用于心功能Ⅱ~Ⅲ级（纽约心脏病协会分级），无明显脏器淤血体征，已达干体重者。

5. C【解析】患者最可能的诊断是梗阻性肥厚型心肌病。梗阻性肥厚型心肌病表现为劳累型胸痛，含硝酸甘油无效。心电图示深而不宽的病理性 Q 波可在Ⅰ、aVL、V_5、V_6出现，T 波 V_2~V_5巨大倒置。

6. A【解析】患者最可能的诊断是右心室心肌病，又称为致心律失常性右室心肌病（ARVC），临床表现为右心室进行性扩大、难治性右心衰竭和/或室性心动过速。

7. E【解析】患者最可能的诊断是缺血性心肌病。既往有心绞痛或心肌梗死病史是缺血性心肌病重要的诊断线索。心脏有明显扩大，以左心室扩大为主。心尖部第一心音减弱，可闻及收缩期吹风样杂音 3 级，向左腋下传导，并有第三、第四心音。两肺有散在湿啰音。

五、X 型题

1. BCDE【解析】肥厚型心肌病最常见的心电图表现是左心室肥厚和继发性 ST-T（V_4~V_5导联）改变，室间隔肥厚者 V_1、V_2导联 R 波增高，R/S 比值增大。胸前导联广泛、巨大、倒置 T 波。20%~50%的患者有深而窄的病理性 Q 波，出现于Ⅱ、Ⅲ、aVF、aVL、V_4、V_5导联为本病的另一个特征。约 50%以上病例有心律失常，房性和室性期前收缩最常见，可发展为阵发性心动过速、房颤、室颤。其次可有左束支和右束支传导阻滞、左前分支传导阻滞、预激综合征。

2. ABCD【解析】扩张型心肌病的常见症状是室性心律失常和猝死，预防猝死主要是控制诱发室性心律失常的可逆性因素，具体措施：①纠正心力衰竭，降低心室壁张力。②纠正低钾、低镁等血电解质紊乱。③改善神经激素功能失调，选用 ACEI 和 β 受体阻断药。④避免药物因素，如洋地黄、利尿药的不良反应。⑤胺碘酮（200mg/d）可有效控制心律失常，对预防猝死有一定作用。少数 DCM 患者心率过于缓慢，有必要植入永久性起搏器。当患者有严重的心律失常，危及生命，药物治疗不能控制，LVEF<30%，伴有轻至中度心力衰竭症状、预期临床状态预后良好时，建议植入心脏电复律除颤器 ICD，预防猝死的发生。所以，选项 E 不完全正确。因此，本题的正确答案为 A、B、C、D。

3. ABCD【解析】扩张型心肌病的临床常用诊断标准：①左心室舒张期末内径（LVEDd）>5.0cm（女性）和>5.5cm（男性）。②左心室射血分数（LVEF）<45%和/或左心室缩短速率（FS）<25%。③更为科学的是 LVEDd>2.7cm/m^2［体表面积（平方，m^2）=

0.0061×身高（cm）+0.0128×体重（kg）-0.1529]。所以，选项E错误。

4. BCDE【解析】扩张型心肌病的病程分为以下三个阶段。①无症状期：体检常正常，X线检查心脏可轻度增大，心电图有非特异性改变，超声心动图测量左心室舒张末期内径为5.0~6.5cm，射血分数为40%~50%。②有症状期：主要有极度疲劳、乏力、气促和心悸等症状，体检有舒张早期奔马律，超声心动图测量左室舒张末期内径为6.5~7.5cm，射血分数为20%~40%。③病情晚期：常有肝大、水肿、腹水等充血性心力衰竭的表现。所以，选项A属于病情晚期的临床表现。

5. ABC【解析】围生期心肌病与扩张型心肌病的临床表现一样，主要表现为充血性心力衰竭，但栓塞现象较常见。心电图、超声心动图和胸部X线检查均为非特异性变化，对这两种疾病的鉴别诊断没有意义。血清抗心肌自身抗体检查对扩张型心肌病诊断有重要价值，也有助于与围生期心肌病鉴别。

6. AB【解析】酒精性心肌病疾病早期表现为酒后感到心悸、胸部不适或晕厥，阵发性心房颤动是早期常见表现之一。随着病情进展，心排血量降低，最常见的是乏力、肢软。当患者发生心力衰竭时，表现为劳力性或夜间阵发性呼吸困难、气短和端坐呼吸。

7. ABD【解析】非梗阻性肥厚型心肌病的超声心动图表现为室间隔明显增厚，与左室壁比值<1.3。也可有前侧游离壁增厚。所以，选项A、B、D正确。选项C是典型梗阻性肥厚型心肌病的超声心动图表现。选项E是心尖肥厚型心肌病的超声心动图表现。

8. AB【解析】以左心室病变为的限制型心肌病患者引起呼吸困难，如阵发性夜间呼吸困难、端坐呼吸，累及右心室引起外周水肿、腹水等。

9. ABE【解析】限制型心肌病（RCM）以一侧或双侧心室充盈受限和舒张期容量降低为特征，收缩功能和室壁厚度正常或接近正常，可见间质纤维化的心肌病。

10. ABCD【解析】扩张型心肌病中期阶段液体潴留的患者应限制盐的摄入并合理使用利尿药。利尿药通常从小剂量开始，并逐渐增加剂量直至尿量增加。所有无禁忌证者应积极使用ACEI，不能耐受者使用血管紧张素受体阻断药（ARB），治疗前应注意利尿药已维持在最合适的剂量，ACEI或ARB从很小剂量开始，逐渐递增，直至达到目标剂量。所有病情稳定、LVEF<40%的患者应使用β受体阻断药，应在ACEI和利尿药的基础上加用β受体阻断药（无液体潴留、干体重），需从小剂量开始，患者能耐受则每2~4周将剂量加倍，以达到静息心率不小于55次为目标剂量或最大耐受量。有心律失常导致心脏性猝死发生风险的患者可针对性选择抗心律失常药物治疗（如胺碘酮等）。所以，选项A、B、C、D正确。选项E“cAMP正性肌力药物”属于扩张型心肌病的晚期治疗药物。

11. BCE【解析】过度饮酒对心肌损害有3种途径：①乙醇或其毒性产物对心肌的直接毒性作用。②营养不良，最常见为硫胺缺乏，引起脚气病性心脏病。③可能与乙醇添加剂（如钴）的毒性有关。

12. BC【解析】肥厚型心肌病的主要诊断标准：①超声心动图左心室壁或/和室间隔厚

度超过 15mm。②组织多普勒、磁共振发现心尖、近心尖室间隔部位肥厚，心肌致密或间质排列紊乱。所以，正确答案为 BC。选项 ADE 均属于肥厚型心肌病的次要诊断标准。

13. AC【解析】选项 A、C 可以使肥厚型心肌病患者的心脏杂音减轻；选项 B、D、E 可以使肥厚型心肌病患者的心脏杂音增强。参见 A1 型题第 48 题解析。

14. ABCD【解析】识别和评估高危肥厚型心肌病时，判断高危患者的主要依据：①主要危险因素：心搏骤停（室颤）存活者；自发性持续性室性心动过速；未成年猝死的家族史；晕厥史；运动后血压反应异常，收缩压不升高或反而降低，运动前至最大运动量负荷点血压峰值差<20mmHg；左室壁或室间隔厚度超过或等于 30mm；流出道压力阶差超过 50mmHg。②次要危险因素：非持续性室性心动过速，心房颤动；检测出 FHCM 恶性基因型，MYHT、TNNT2、TNNT3 的某些突变位点。

15. ABD【解析】扩张型心肌病心力衰竭期的临床表现有极度疲乏、劳力性呼吸困难、心悸。所以，选项 ABD 正确。选项 C、E 属于心力衰竭晚期的临床表现。扩张型心肌病的临床分期见表 15-1。

表 15-1　扩张型心肌病的临床分期

临床分期	NYHA 分级	临床表现	LVEDd（mm）	LVEF
早期（无心力衰竭期）	Ⅰ	无心力衰竭表现	50~60	40%~60%
中期（心力衰竭期）	Ⅱ~Ⅲ	极度疲乏、劳力性呼吸困难、心悸	60~70	30%~40%
晚期（心力衰竭晚期）	Ⅳ	呼吸困难、水肿、肝大、腹水	≥70	<30%

16. BCDE【解析】扩张型心肌病任何年龄组均可发病，多无家族史，起病缓慢，早期仅有心脏扩大，而无临床症状。只有当心脏扩大到一定程度时，心功能下降方出现症状。①心功能不全症状：以左心功能不全为主，表现为劳力性呼吸困难，心慌、气短，重时端坐呼吸、咳嗽，可由左心功能不全发展至全心功能不全。体检有舒张早期奔马律。②可出现各种心律失常，以室性期前收缩最多见。③栓塞或猝死。选项 A“晕厥”不属于扩张型心肌病的临床表现。

17. BC【解析】β 受体阻断药、血管紧张素转换酶抑制药（ACEI）属于扩张型心肌病早期阶段的治疗药物，可减少心肌损伤和延缓病变发展，提高患者生存率。所以，选项 B、C 正确。选项 A“洋地黄”与选项 D“磷酸二酯酶抑制药”均用于晚期治疗。选项 E“利尿药”用于中期治疗。

18. BCD【解析】扩张型心肌病与缺血性心肌病均以心脏扩大为基础，临床上均表现有各种心律失常，晚期心肌收缩力降低出现心力衰竭，故本题正确答案是 B、C、D。两者的主要鉴别要点是有无心绞痛与心肌梗死病史。缺血性心肌病是冠心病的一种类型，多为多支冠状动脉病变引起。所以病史中若有典型心绞痛发作史或心电图上有陈旧性心肌梗死证据，对确诊为缺血性心肌病是重要依据。而扩张型心肌病一般无典型心绞痛与心肌梗死病史。

19. ACE【解析】需要与扩张型心肌病进行鉴别的疾病有冠心病缺血性心肌病、病毒性心肌炎和心包积液。

20. ABC【解析】编码肌小节蛋白的基因确认了3个基因位点：肌球蛋白轻链（vMLC）-1、vMLC-2、肌钙蛋白I（cTnI）。所以，选项A、B、C正确。选项D“肌钙蛋白T（cTnT）”和选项E“肌球蛋白结合蛋白-C”属于心肌蛋白基因突变。

21. ABC【解析】对无症状的肥厚型心肌病患者是否用药存在分歧，部分学者主张无症状不用药。肥厚型心肌病病程呈现典型的心室重构进程，为了延缓和逆转重构，建议服用β受体阻断药或钙通道阻滞药，小到中等剂量。普萘洛尔属于β受体阻断药；地尔硫䓬和维拉帕米属于钙通道阻滞药。所以，本题的正确答案为A、B、C。选项D、E用于症状明显的肥厚型心肌病患者的治疗。

22. ACE【解析】心脏再同步化治疗（CRT）又称双心室起搏。LVEF<35%、NYHA心功能Ⅲ~Ⅳ级、QRS间期>120ms伴右室内传导阻滞的严重心力衰竭患者是CRT治疗的适应证。

23. ABCD【解析】典型梗阻性肥厚型心肌病（HOCM）的超声心动图表现：①室间隔明显肥厚≥1.5cm，室间隔厚度与左室游离壁厚度的比值>1.3~1.5。②二尖瓣前叶收缩期前移贴近室间隔。③左心室腔缩小，流出道狭窄。④左心室舒张功能障碍，包括顺应性减低，快速充盈时间延长，等容舒张时间延长。所以，选项A、B、C、D正确。选项E属于非梗阻性肥厚型心肌病的超声心动图表现。

24. ABCD【解析】选项ABCD均属于肥厚型心肌病的心电图表现。选项E是室壁瘤的心室造影检查结果。所以，本题的正确答案为A、B、C、D。肥厚型心肌病的心电图表现参见X型题第1题解析。

25. ABCD【解析】肥厚型心肌病（HCM）的病因：①遗传因素。大约50%的肥厚型心肌病患者是心肌肌小节蛋白基因突变所致，有家族史，通常表现为常染色体显性遗传。②儿茶酚胺分泌增多及神经体液刺激。HCM患者儿茶酚胺分泌增多，心肌中去甲肾上腺素含量增加引起心肌肥厚和胶原纤维排列紊乱，并有心室内压差形成，而应用β受体阻断药则改善这些不利反应并缓解症状。因此交感-肾上腺系统过度激活可能是促进HCM呈表型表达的重要因素。③原癌基因表达异常。心肌肥厚常伴有原癌基因表达过盛，原癌基因的激活与表达增强是心肌肥厚发生的重要信号与介导途径。④钙调节异常：HCM患者胞质内钙调节异常。使用钙离子通道阻滞药可改善心脏舒张功能，降低左室流出道压差。⑤其他因素。a. 丙型肝炎病毒感染：丙型肝炎病毒感染引起心肌细胞过度生长导致HCM；b. HLA基因：HCM与HLA抗原B27、DR3、DR4相关联，表明HLA基因与HCM的发病有一定的关系；c. 促心肌增殖因素增多：心肌对血中儿茶酚胺反应增高可促进本病的发生发展。⑥神经内分泌因素。神经内分泌调节异常，主要是儿茶酚胺分泌增多，或是心脏对儿茶酚胺过度敏感，使血压增高，导致心肌肥厚的发生。

26. ABC【解析】心室肌致密化不全病程的进展由非致密化心肌范围和慢性缺血程度决定，临床表现为进行性收缩和/或舒张功能障碍、各种类型的心律失常（以快速室性心律失常多见）和系统性血栓栓塞，少数患儿病例可伴有面部畸形，如前额突出、低位耳和高颚弓等。

27. ABCE【解析】围生期心肌病的诊断标准：①心力衰竭发生在产前 1 个月或产后 5 个月内。②缺乏确定的心力衰竭原因。③在产前 1 个月之前缺乏心脏病证据。④超声心动图证实左心室收缩功能损害。在诊断围生期心肌病时，必须排除其他与围生期心力衰竭有关的原因，如感染性、中毒性、代谢性疾病，缺血性和瓣膜性心脏病，以及妊娠晚期并发症，包括妊娠毒血症、羊膜腔动脉或肺动脉栓塞。所以，本题的正确答案为 A、B、C、E。

28. BCD【解析】酒精性心肌病最常见的心律失常是心房扑动、心房颤动和室性期前收缩。饮酒也可在无酒精性心肌病者中诱发心房颤动和心房扑动，另外低血钾、低血镁也参与诱发心律失常。猝死患者可能是心室颤动所致。

29. ABCE【解析】参见 A2 型题第 9 题解析。

30. AE【解析】围生期心肌病（PPCM）是指既往无心脏病史，在妊娠末期或产后 5 个月内，首次发生以累及心肌为主的一种心脏病。

31. ABCD【解析】右心室心肌病右室造影显示弥漫或局限性右心室腔扩大、舒张期膨隆、肌小梁消失、右心室收缩减弱和局限性运动障碍。所以，选项 A、B、C、D 正确。

32. ADE【解析】参见 A1 型题第 48 题解析。

33. CDE【解析】对嗜酸性细胞增多症及其引起的限制型心肌病，糖皮质激素（泼尼松）和羟基脲或其他细胞毒性药物，能有效地减少嗜酸性粒细胞，阻止内膜心肌纤维化进展。长春新碱属于细胞毒性药物。

34. BC【解析】扩张型心肌病早期仅仅是心脏结构的改变，超声心动图显示心脏扩大、收缩功能损害，但无心力衰竭的临床表现。所以，选项 B、C 正确。选项 A 错误。选项 D、E 属于扩张型心肌病中期的超声心动图表现。

35. BDE【解析】扩张型心肌病中期的超声心动图显示心脏扩大、左心室射血分数（LVEF）降低并有心力衰竭的临床表现。所以，选项 B、D、E 正确。选项 A 错误。选项 C 属于扩张型心肌病早期的超声心动图表现。

36. BDE【解析】扩张型心肌病晚期的超声心动图显示心脏扩大、LVEF 明显降低并有顽固性终末期心力衰竭的临床表现。所以，选项 B、D、E 正确。选项 A 错误。选项 C 属于扩张型心肌病早期的超声心动图表现。

37. ABC【解析】联合应用美法仑、泼尼松和秋水仙碱对治疗限制型心肌病淀粉样变性有一定疗效，心、肾功能损害较小。

38. AB【解析】临床上引起药物性心肌病的药物众多，最常见的药物：①抗肿瘤药物：如阿霉素、柔红霉素等。②抗精神病药物：如氯丙嗪、奋乃静、三氟拉嗪等。③三环类抗抑郁药：如氯丙咪嗪、阿米替林、多虑平等。

六、案例分析题

1. B【解析】患者可能诊断为扩张型心肌病。扩张型心肌病心力衰竭期有劳力性呼吸困难的症状。主要有极度疲劳、乏力、气促和心悸等症状，体检有舒张早期奔马律。体征表现为心界向左下及双侧扩大，第一心音低钝，可闻及舒张期奔马律，心尖部可闻及收缩期吹风样杂音，2/6 级，柔和，不传导。

2. D【解析】扩张型心肌病的最主要体征是心脏扩大，通常左右心室腔均增大及扩张，以左心室为甚，心脏呈苍白色，可伴有钙化、心内膜增厚及纤维化，附壁血栓多发生在心尖部。

3. ACDE【解析】扩张型心肌病的超声心动图表现为左心室或双侧心腔普遍扩大，成人左心室舒张末内径常>60mm，最大可达 80mm，室壁变薄，心室弥漫性运动减弱，部分表现为室间隔及左心室后壁运动减弱，可有二尖瓣或三尖瓣反流，射血分数降低。所以，选项 B 错误。

4. DE【解析】扩张型心肌病早期应积极地进行药物干预治疗，包括 β 受体阻断药、血管紧张素转换酶抑制药（ACEI），可减少心肌损伤和延缓病变发展。所以，选项 D、E 符合题意。选项 ABC 均属于中期干预治疗的药物。

5. E【解析】根据题中临床表现与辅助检查资料首先可诊断为扩张型心肌病。扩张型心肌病心力衰竭期有劳力性呼吸困难的症状。体征表现为双肺水泡音，心界向两侧扩大。心尖部可听到 2 级收缩期吹风样杂音。超声心动图表现为左心室或双侧心腔普遍扩大，室壁变薄，心室弥漫性运动减弱，可有二尖瓣或三尖瓣反流，射血分数降低。

6. BCEF【解析】选项 A“毛花苷 C”是洋地黄制剂，静脉注射可以减慢心室率。患者的心率为 40 次/分，属于心率过缓，故不可使用毛花苷 C。选项 B“多巴酚丁胺”和选项 F“多巴胺”均属于非洋地黄类正性肌力药，属于 β 受体激动药，适用于扩张型心肌病的短期治疗。选项 C“呋塞米”属于利尿药，可以用于扩张型心肌病的治疗。选项 D“硝苯地平”属于钙通道阻滞药，一般用于治疗舒张功能障碍引起的心力衰竭，如肥厚性疾病等疾病引起的心力衰竭。对于充血性心力衰竭一般不建议应用。扩张型心肌病主要表现为充血性心力衰竭。选项 E“硝普钠”为强有力的、快速的直接血管扩张药，可以用于扩张型心肌病的治疗。

7. BE【解析】患者的最可能诊断为扩张型心肌病。参见 A2 型题第 9 题解析。

8. A【解析】入院后第 2 天，患者突发胸痛、咯血、呼吸困难及休克，原因可能是心腔内附壁血栓脱落所致肺栓塞。

9. A【解析】扩张性心肌病患者的扩大心腔内形成附壁血栓很常见，栓塞是本病的常见并发症。题中患者已经有附壁血栓形成，且有肺栓塞，抗栓治疗包括抗凝、溶栓、经皮导管介入治疗及外科血栓清除术，目的是恢复闭塞肺动脉的血流，挽救生命，或预防潜在致命性栓塞再发。

10. ABD【解析】超声心动图结合心电图特征是对扩张型心肌病与缺血性心肌病进行鉴别的简便可靠的方法。冠状动脉造影对鉴别诊断最可靠，缺血性心肌病可通过冠脉造影确定冠状动脉病变情况。扩张性心肌病患者核素心室显像表现为弥漫性的室壁运动异常。缺血性心肌病患者核素心室显像表现为节段性的定壁运动减低。

11. ABCDF【解析】洋地黄、β 受体阻断药、ACEI、ARB 是用于治疗扩张型心肌病的药物。双心室起搏又称为心脏再同步化治疗（CRT），能纠正不同步收缩、改善心脏功能和血流动力学而不增加氧耗，并使衰竭心脏产生适应性生化改变，改善严重心力衰竭患者的症状、提高 6 分钟步行能力和显著提高扩张型心肌病患者的生活质量。所以，选项 ABCDF 符合题意。选项 E“1，6-二磷酸果糖”属于促进心肌营养与代谢药物，用于病毒性心肌炎的治疗。

12. D【解析】患者最可能的诊断是肥厚型心肌病。肥厚型心肌病所产生的杂音在作 Valsalva 动作后杂音增强。梗阻性可在胸骨左缘第 3、4 肋间或心尖部内侧闻及粗糙的收缩中晚期喷射性杂音。

13. ABCD【解析】参见 A1 型题第 9 题解析。

14. ABCD【解析】心肌蛋白基因突变与肥厚型心肌病的发病关系密切。中国汉人中至少有 6 个基因变异与 HCM 发病相关：β-肌球蛋白重链（MHC）基因、心肌肌钙蛋白 T（cT-nT）基因、α-原肌球蛋白基因和肌球蛋白结合蛋白基因等，7q3 位点致病基因的表达产物尚未确定。

15. D【解析】参见 A3/A4 型题第 31 题解析。

16. B【解析】肥厚型心肌病病程呈现典型的心室重构进程，为了延缓和逆转重构，建议服用 β 受体阻断药或钙通道阻滞药。该患者 Valsalva 动作时杂音增强，故应使用 β 受体阻断药进行治疗，以减弱杂音。

17. ABCF【解析】病毒感染 1~3 周后出现心脏临床表现，心电图改变和心肌损伤标志物异常，病毒抗体阳性或分离出病毒，支持病毒性心肌炎诊断。入院时为明确诊断，除心电图、胸部 X 线检查和常规实验室检查项目外，还应进行的检查包括抗心肌抗体、病毒学检测、心肌酶+TnI、心脏彩色超声心动图。超声心动图示轻症患者可正常，重症可见心脏扩大，室壁节段性或弥漫性运动减弱。若伴有心肌心包炎，可见心包积液征、心室收缩功能降低。

18. AEF【解析】入院后患者肠病毒基因和血清抗 ANT 抗体、抗 $β_1$ 受体抗体均为阳性。抗 $β_1$ 受体抗体阳性，应用 β 受体阻断药可获益。目前病毒性心肌炎尚无特异性治疗，主张应用促进心肌代谢的药物如三磷腺苷、辅酶 A、环磷腺苷等。

19. BCD【解析】病毒性心肌炎少数患者转为慢性或发展为扩张型心肌病。目前症状和心脏超声（左心室舒张末期内径 LVEDd，男性正常值>5.5cm）支持扩张型心肌病诊断。根据夜间不能平卧的表现，说明心功能为Ⅳ级。

20. D【解析】目前需考虑的进一步治疗手段为心脏移植。心脏移植并不是心脏病的常规治疗方法，而是作为挽救终末期心脏病患者生命和改善其生活质量的一个治疗手段。近年人们比较公认的心脏移植指征：心衰存活指数（HFSS）<8.1；峰值氧耗（运动试验最大耗氧量测定 VO_2）低于 10ml/（kg · min）；内科无法纠治的顽固性 3~4 级心衰；内科与手术均无法纠治的心肌缺血；药物、起搏、手术均不能纠治的症状性室性心律失常等。

21. BF【解析】患者可诊断为扩张型心肌病伴肺部感染。扩张型心肌病体征表现为心界向左下及双侧扩大，第一心音低钝，可闻及第三心音或第四心音奔马律，严重左心衰时可有双肺底湿啰音。患者左下肺可闻及细湿啰音说明有肺部感染。故本题应选 BF。

22. ACDE【解析】为了确诊患者应进一步做的检查有超声心动图、心功能检查、心电图和胸部 X 线检查。

23. CDEF【解析】扩张型心肌病的超声心动图表现参见案例分析题第 3 题解析。

24. ACDEF【解析】扩张型心肌病患者应在 ACEI 和利尿药的基础上加用 β 受体阻断药（无液体潴留、干体重），需从小剂量开始，患者能耐受则每 2~4 周将剂量加倍，以达到静息心率不小于 55 次为目标剂量或最大耐受量。在有中、重度心力衰竭表现又无肾功能严重受损的患者可使用螺内酯、地高辛，应终身服用。所以，选项 B 错误。

25. BCDE【解析】选项 B/D+C+E 为扩张型心肌病改善预后金三角。选项 AF 为缓解药物。

26. C【解析】结合左心衰及右心衰症，患者最主要的诊断是扩张型心肌病。

27. B【解析】有慢性肝炎病史，球蛋白上升，清蛋白/球蛋白明显下降，故诊断为肝硬化。

28. A【解析】应用洋地黄后出现高度房室传导阻滞，伴频发多源性室性期前收缩，最常见为洋地黄中毒。

29. CD【解析】出现高度房室传导阻滞禁忌使用胺碘酮。洋地黄中毒时首选利多卡因治疗，但该患者出现高度房室传导阻滞需备临时起搏器。

30. DF【解析】三度房室传导阻滞伴短阵发性室性心动过速首选心室起搏。安装临时起搏器后才能进行用药或电复律治疗。可以使用胺碘酮或利多卡因。

病毒性
心肌炎

第十六章　病毒性心肌炎

一 A1 型题

1. 病毒性心肌炎可出现的临床表现为
   A. 尤尔特（Ewart）征
   B. 罗奇（Rotch）征
   C. 奥斯勒（Osler）结节
   D. 詹韦（Janeway）损害
   E. 阿-斯（Adams-Stokes）综合征
2. 病毒性心肌炎实验室检查中不可见
   A. 白细胞增多
   B. 血清心肌肌酸激酶同工酶（CK-MB）水平增高
   C. 血清心肌肌酸激酶（CK）水平增高
   D. 红细胞沉降率降低
   E. 血清柯萨奇病毒的中和抗体滴度增高
3. 引起病毒性心肌炎最主要的病毒是
   A. 柯萨奇 A 组病毒
   B. 柯萨奇 B 组病毒
   C. 埃可病毒
   D. 腺病毒
   E. 流感和副流感病毒
4. 临床上诊断的病毒性心肌炎中 90%左右以（　　）为主诉或首见症状
   A. 心律失常
   B. 晕厥
   C. 阿-斯综合征
   D. 心力衰竭
   E. 心源性休克
5. 以下检测中，诊断病毒性心肌炎最有意义的实验室检查是
   A. 病毒特异性 IgM 抗体阳性
   B. 病毒特异性 IgG 抗体阳性
   C. HBsAb 阳性
   D. HBsAg 阳性
   E. 血清病毒中和抗体滴度增高 4 倍以上
6. 病毒性心肌炎三度房室传导阻滞患者，尤其有脑供血不足或阿-斯综合征发作者应采取的治疗方法为
   A. 麻黄碱
   B. 阿托品
   C. 异丙基肾上腺素
   D. 血管紧张素转换酶抑制药

E. 及时安装临时或永久性人工心脏起搏器

7. 病毒性心肌炎使用肾上腺皮质激素的指征不包括

A. 急性期最初 2 周，病情非危急者
B. 短期内心脏急剧增大
C. 短期内高热不退
D. 短期内急性心力衰竭
E. 短期内高度房室传导阻滞

8. 病毒性心肌炎免疫反应期的治疗方法为

A. 使用免疫球蛋白
B. 使用干扰素
C. 监测病毒感染的复燃
D. 使用较成熟的免疫抑制药
E. 监测自身免疫标志情况

9. 病毒性心肌炎表明有心肌损伤最敏感且特异的指标是

A. 心肌酶谱增高
B. 肌钙蛋白增高
C. 心电图 ST-T 改变
D. 抗心肌自身抗体阳性
E. 心脏彩色超声示有室壁活动异常

10. 不支持病毒性心肌炎诊断的是

A. 感冒后即出现胸痛
B. 血清心肌酶增高
C. 病毒中和抗体滴度增高
D. 体温升高与心率增快不相平行
E. 严重者出现高度房室传导阻滞及心源性休克

11. 以下关于风湿性心肌炎的叙述不正确的是

A. 常有扁桃体炎或咽峡炎链球菌感染史
B. 红细胞沉降率明显增快，可达 80~120mm/h
C. C 反应蛋白（CRP）水平异常降低
D. 心电图改变以 PR 间期延长较常见
E. 咽拭子培养常检出链球菌阳性，且多合并全身游走性大关节炎

12. 实验室检查中血清病毒中和抗体 4 倍以上可以诊断为

A. 感染性心内膜炎
B. 急性病毒性心肌炎
C. 急性风湿热
D. 红斑狼疮
E. 肥厚型心肌病

13. 急性病毒性心肌炎最有效的治疗措施是

A. 大量静脉点滴维生素 C
B. 用抗病毒药物治疗
C. 完全休息，休息至临床症状消失，心脏大小恢复正常
D. 静脉滴注心肌营养液如 ATP、极化液、辅酶 Q10 等
E. 应用激素泼尼松

14. 不符合病毒性心肌炎体征的是

A. 第一心音增强
B. 心率增快与体温升高不相符
C. 可有心包摩擦音
D. 心尖区可有收缩期吹风样杂音
E. 心律失常多见

二 A2 型题

1. 患者，女性，22 岁。5 天前因感冒后出现胸闷、心前区隐痛、心悸、乏力、恶心、头晕入院。查体：心率加快至 120 次/分，心尖区第一心音减弱，有奔马律，有心尖区收缩期吹风样杂音 2 级。对确诊最有意义的检查是
A. 心电图
B. 胸部 X 线检查
C. 红细胞沉降率
D. 超声心动图
E. 血清病毒中和抗体
2. 患者，男性，35 岁。2 周前感冒，近日感胸闷气急，心率 100 次/分，第一心音减弱，红细胞沉降率 30mm/h，乳酸脱氢酶及谷草转氨酶升高，心电图 ST 段下移及 T 波倒置，患者最可能诊断为
A. 心绞痛
B. 病毒性心肌炎
C. 风湿热
D. 急性心肌梗死
E. 原发性心肌病
3. 患者，男性，18 岁。3 周前感冒后心悸气短，胸闷，食欲缺乏。查体：心音低钝心律不齐。心电图：频发房性、室性期前收缩。血清病毒中和抗体阳性。以下叙述正确的是
A. 1 周间两次血清滴度 1 倍增高
B. 2 周间两次血清滴度 2 倍增高
C. 3 周间两次血清滴度 3 倍增高
D. 3 周间两次血清滴度 4 倍增高
E. 5 周间两次血清滴度 4 倍增高
4. 患者，女性，30 岁。近 1 个月来频繁感冒，近期出现心悸，不能平卧，下肢水肿。查体：颈静脉稍充盈，心界向两侧扩大明显，心尖部第一心音低，有病理性第三心音，无杂音。患者可诊断为
A. 急性风湿热
B. 病毒性心肌炎
C. 风湿性心脏病
D. 亚急性感染性心内膜炎
E. 扩张型心肌病
5. 患者，女性，22 岁。4 周前发热、咳嗽、流涕，持续 1 周自愈。近 1 周心悸、气短。否认心脏病史。查体：体温 36.2℃。血压 110/65mmHg，心界不大。血清 CK-MB 水平增高。心电图示窦性心律，心率 103 次/分，PR 间期 0.21 秒，余未见异常。最可能的诊断是
A. 急性心肌梗死
B. 急性心包炎
C. 扩张型心肌病
D. 肥厚型心肌病
E. 病毒性心肌炎

6. 患者，女性，30岁，2年来常有心悸、胸闷，心电图示频发室性期前收缩。超声心动图示左心室腔增大，为确诊心肌病为原发性或病毒性心肌炎持续感染状态，最具有诊断意义的检查是

A. 超声心动图　　B. 心电图

C. 左心导管及心血管造影　　D. 胸部X线检查

E. 心肌活检

三 A3/A4型题

（1~3题共用题干）

患者，女性，52岁。入院前15天因受凉后出现发热，体温最高达38.7℃，自服氧氟沙星后体温下降。1周前因快步及饱餐后感觉不适，未处理。1天前突感心悸不适、头晕乏力，不伴黑矇、晕厥。门诊心电图显示二度Ⅰ型房室传导阻滞，不完全性左束支传导阻滞。给予牛磺酸、辅酶Q等处理后，病情无好转。患者自感胸闷、心悸较前加重。再次心电图显示三度房室传导阻滞，不完全性左束支传导阻滞。被要求入院治疗。查体：肠道病毒RNA（+）；超声心动图未见异常。既往无高血压、糖尿病病史。

1. 患者最可能诊断为

A. 心肌梗死　　B. 病毒性心肌炎

C. 心律失常　　D. 甲状腺功能亢进

E. 狼疮性心肌炎

2. 为明确诊断，最有价值的检查是

A. 心肌酶谱　　B. 肌钙蛋白

C. 心脏MRI　　D. 冠状动脉CT

E. 抗心肌自身抗体

3. 对该患者首选的治疗措施是

A. 临时起搏器植入　　B. 永久起搏器植入

C. 甲泼尼龙160mg/d冲击治疗　　D. 干扰素抗病毒治疗

E. 大剂量维生素C治疗

（4~6题共用题干）

患者，女性，22岁。跑步时突发黑矇、胸痛（呈隐痛，无放射痛，吸气时加剧，呼气时好转），遂蹲下休息，症状好转后起立时黑矇加剧并晕倒。大约30分钟后苏醒，无尿、粪失禁。患者被送至当地医院治疗。自述在此前1周曾有上呼吸道感染史。查体：血压70/30mmHg；心电图：窦性心律、频发室性期前收缩、短阵性室性心动过速、心肌缺血（Ⅰ、aVL、V ~ V 导联呈损伤型改变）；心肌酶谱升高CK 4077U/L。超声心电图：

LA 33mm，LVDD 57mm，LVSD 44mm，EF 48%。①左心室增大伴收缩功能轻度减弱。②二尖瓣稍增厚伴轻度二尖瓣反流。③轻至中度肺动脉高压。

4. 患者最主要可诊断为
   A. 扩张型心肌病　　B. 心源性休克
   C. 病毒性心肌炎　　D. 心脏神经症
   E. 癫痫
5. 为控制症状，该患者首选的治疗药物是
   A. 利多卡因　　B. 泼尼松
   C. 干扰素　　D. 培哚普利
   E. FDP
6. 1年后，患者复查超声心电图：LA 28mm，LVDD 53mm，LVSD 40mm，EF 54%。左心室内径正常上限，左心室前间隔收缩活动稍减弱。心电图：窦性心律不齐、前壁心肌纤维化。COX-IgM（-）、COX-IgG（+）、病毒中和抗体（+）。为逆转心脏功能，首选的治疗药物是
   A. 卡维地洛　　B. 牛磺酸
   C. 黄芪　　D. 培哚普利
   E. 曲美他嗪

（7~8题共用题干）

患者，女性，19岁。近2周来发热38℃左右，伴恶心、呕吐、腹泻。后出现心悸，胸痛，呼吸困难，晕厥发作。查体：面色苍白，精神萎靡，心率40次/分，律齐，心尖部第一心音低钝，且可闻及大炮音。临床诊断病毒性心肌炎。

7. 心电图表现最可能是
   A. 窦性心动过缓　　B. 一度房室传导阻滞
   C. 二度房室传导阻滞　　D. 三度房室传导阻滞
   E. 室内传导阻滞
8. 最适宜的治疗措施为
   A. 静脉注射阿托品　　B. 静脉滴注硝酸甘油
   C. 皮下注射肾上腺素　　D. 临时植入心脏起搏器
   E. 心脏复律

四 B型题

（1~3题共用备选答案）

A. 病毒复制期　　B. 免疫反应期

C. DCM 期
D. HCM 期
E. RCM 期

1. 病毒性心肌炎临床分期第一期为
2. 病毒性心肌炎临床分期第二期为
3. 病毒性心肌炎临床分期第三期为（　　）。

（4~5 题共用备选答案）

A. 安装人工心脏起搏器
B. 异丙肾上腺素静脉滴注
C. 激素治疗
D. 维持原治疗
E. 干扰素治疗

4. 患者，男性，20 岁。急性病毒性心肌炎住院 2 周，24 小时动态心电图监测结果：三度房室传导阻滞，心率为 40 次/分，此时处理是
5. 患者，男性，22 岁。急性病毒性心肌炎住院 2 周，24 小时动态心电图监测结果为夜间出现间歇性二度房室传导阻滞，呈文氏现象，心率为 48 次/分，此时应首选的处理是

五 X 型题

1. 病毒性心肌炎病毒复制期的超声心动图表现有
   A. 超声心动图未见异常
   B. 心室收缩功能降低
   C. 室壁活动减弱
   D. 室壁弥漫性增厚
   E. 左心室内径正常上限
2. 属于病毒性心肌炎临床分期的有
   A. 病毒复制期
   B. 免疫反应期
   C. DCM 期
   D. HCM 期
   E. RCM 期
3. 病毒性心肌炎的体征表现有
   A. 心尖区有舒张期杂音
   B. 暂时性心脏浊音界增大
   C. 与体温升高相对应的心率加快
   D. 室性期前收缩
   E. 心尖区第一心音减低或分裂
4. 病毒性心肌炎发生心律失常最常见的类型有
   A. 房性期前收缩
   B. 室性期前收缩
   C. 心房颤动
   D. 房室传导阻滞
   E. 病态窦房结综合征
5. 以下选项中，符合病毒性心肌炎表现的有
   A. 大多数可以自愈，部分可迁延而遗留有各种心律失常

B. 有可能发生高度房室传导阻滞，患者需安装永久心脏人工起搏器
C. 少数病毒性心肌炎可演变为扩张型心肌病，导致心力衰竭甚至猝死
D. 咽拭子、粪便或心包穿刺液中可分离出病毒
E. 急性期病毒血清抗体比起病3~4周后的血清抗体高4倍

6. 关于β受体功能亢进综合征的叙述正确的是
A. 多见于青年女性，常与精神因素有关
B. 有心脏增大、心功能不全等器质性心脏病的依据
C. 主诉多而易变，客观体征少
D. 主要变现为心电图上ST-T异常改变及窦性心动过速
E. 口服普萘洛尔20~30mg后半小时可使异常改变的ST-T恢复正常

7. 病毒性心肌炎可能出现的心电图表现有
A. 特异性ST-T改变　　B. QT间期延长
C. 室性期前收缩　　D. 室性心动过速
E. 束支传导阻滞

8. 病毒性心肌炎可能出现的超声心动图改变有
A. 完全正常　　B. 明显异常
C. 局限性室壁运动异常　　D. 室壁运动弥漫性减弱
E. 左心室射血分数增高

9. 病毒性心肌炎病毒复制期的心电图表现有
A. 房性或室性心律失常　　B. 宽大QRS波
C. 左束支传导阻滞　　D. 右束支传导阻滞
E. ST-T波改变

10. 病毒性心肌炎的临床表现包括
A. 患者常有心悸、气短，但活动后反而好转
B. 患者以心律失常为主诉或首见症状
C. 心率增速与体温不相称，或心率异常缓慢
D. 心房颤动、病态窦房结综合征均可出现
E. 杂音响度都不超过3级，病情好转后消失

六 案例分析题

（1~4题共用题干）

患者，男性，24岁。心悸、气短8天，2周前有发热、咽痛病史。查体：心界向左下扩大，心音低钝。心电图示窦性心动过速、频发室性期前收缩。

1. 患者首先应考虑的诊断是

A. 扩张型心肌病
B. 风湿性心肌炎
C. 病毒性心肌炎
D. 感染性心内膜炎
E. 心包积液

2. 本病的急性期表现为
A. 心脏轻中度扩大
B. 第一心音减弱
C. 奔马律
D. 心力衰竭
E. 颈静脉怒张

3. 对于该病最有意义的辅助检查是
A. 血心肌酶
B. 血常规
C. 血培养
D. 红细胞沉降率
E. 血病毒分离

4. 下列病毒中属于该病常见病因的有
A. 风疹病毒
B. 柯萨奇 B 组病毒
C. 埃可病毒
D. 柯萨奇 A 组病毒
E. 脊髓灰质炎病毒

参考答案与解析

一、A1 型题

1. E【解析】病毒性心肌炎发病前 1~3 周常有病毒感染症状，后出现心悸、胸痛、头晕、呼吸困难、水肿，甚至阿-斯（Adams-Stokes）综合征；部分患者可出现心力衰竭或心源性休克。

2. D【解析】病毒性心肌炎实验室检查可有白细胞增多，红细胞沉降率增快，血清心肌酶 CK、CK-MB 及 LDH 水平增高。咽拭子、粪便或心包穿刺液中可分离出病毒。病毒中和抗体滴度>1：640 或起病 3~4 周后的血清抗体比急性期病毒血清抗体高 4 倍。

3. B【解析】多种病毒可引起病毒性心肌炎，其中以引起肠道和上呼吸道感染的病毒最多见。柯萨奇 A 组病毒、柯萨奇 B 组病毒、埃可（ECHO）病毒、脊髓灰质炎病毒为常见致心肌炎病毒，其中柯萨奇 B 组病毒是最主要的病毒。其他如腺病毒、流感、副流感病毒、麻疹病毒、腮腺炎病毒、乙型脑炎病毒、肝炎病毒、带状疱疹病毒、巨细胞病毒和人类免疫缺陷病毒等。

4. A【解析】临床上诊断的病毒性心肌炎中 90%左右以心律失常为主诉或首见症状，其中少数患者可由此而发生晕厥或阿-斯综合征。极少数患者起病后发展迅速，出现心力衰竭或心源性休克。

5. E【解析】发病后3周间的两次血清病毒中和抗体滴度呈4倍或以上增高，对病毒性心肌炎的诊断价值最大。

6. E【解析】对于病毒性心肌炎二度Ⅱ型房室传导阻滞和三度房室传导阻滞者，尤其有脑供血不足或阿-斯综合征发作者，应及时安装临时或永久性人工心脏起搏器。

7. A【解析】病毒性心肌炎急性期尤其是最初2周，病情非危急者不用肾上腺皮质激素，但短期内心脏急剧增大、高热不退、急性心力衰竭、休克、高度房室传导阻滞或合并多器官功能损害者，可试用地塞米松10~30mg/d，分次静脉注射，连用3~7天。

8. D【解析】病毒性心肌炎的临床分期。第一期（病毒复制期）：主要由病毒感染所致发热、胸痛，心电图可出现房性或室性心律失常、宽大QRS波、左束支传导阻滞、ST-T波改变等，超声心动图可示心室收缩功能降低、室壁活动减弱等，这一期如肯定有病毒感染认为可抗病毒治疗，如免疫球蛋白、干扰素等。第二期（免疫反应期）：此期病毒感染症状已缓解，而细胞内黏附分子-1、可溶性Fas配体及T细胞激活的标志物等均高于正常人群，且心脏特异性自身抗体，如抗α肌凝蛋白等常见，病毒血清学常阳性，如肯定在此时期，则可用较成熟的免疫抑制药。第三期（DCM期）：此期治疗基本同特异性心肌病，并需监测病毒感染的复燃及自身免疫标志情况。

9. B【解析】病毒性心肌炎心肌损伤的参考指标：病程中血清心肌肌钙蛋白I或肌钙蛋白T（强调定量测定）、CK-MB明显增高。超声心动图示心腔扩大或室壁活动异常和/或核素心功能检查证实左心室收缩或舒张功能减弱。肌钙蛋白增高是病毒性心肌炎表明有心肌损伤最敏感且特异的指标。心肌炎的心肌损伤是以左心室为主，典型的心肌炎由于心肌细胞坏死，心室收缩功能下降。血清心肌肌钙蛋白I值越高，心肌受损程度越重，更易影响左心室收缩功能，故血清心肌肌钙蛋白I值可反映心肌受损的程度及估测预后。

10. A【解析】病毒性心肌炎实验室检查可见血清心肌酶增高，病毒中和抗体滴度增高。体征表现可见体温升高与心率增快不相平行，严重者可出现高度房室传导阻滞及心源性休克。感冒后即出现胸痛不能完全支持病毒性心肌炎诊断。

11. C【解析】风湿性心肌炎常有扁桃体炎或咽峡炎链球菌感染史，ASO>500U，红细胞沉降率明显增快，可达80~120mm/h，C反应蛋白（CRP）水平异常升高，心电图改变以PR间期延长较常见，咽拭子培养常检出链球菌阳性，且多合并全身游走性大关节炎，阿司匹林（4~6g/d）治疗常能奏效。

12. B【解析】参见A1型题第5题解析。

13. C【解析】急性病毒性心肌炎的治疗最重要且有效的方法是安静卧床休息至体温正常、临床症状消失，心界扩大者休息至心脏大小恢复正常或不再缩小为止，一般至少需休息3~6个月。此外可适当补充维生素C。

14. A【解析】病毒性心肌炎的体征表现：①心脏增大。轻者心脏浊音界不增大，也可有暂时性心脏浊音界增大，不久即恢复。②心率改变。心率增速与体温不相称，或心率异常缓慢，均为病毒性心肌炎的可疑征象。③心音改变。心尖区第一心音可减低或分裂，不会出现第一心音增强。心音呈胎心样。心包摩擦音的出现反映有心包炎存在。④杂音。心尖区可能有收缩期吹风样杂音或舒张期杂音。杂音响度都不超过3级，病情好转后消失。⑤心律失常。极常见，各种心律失常都可出现，以房性与室性期前收缩最常见，其次为房室传导阻滞；此外，心房颤动、病态窦房结综合征均可出现。⑥心力衰竭：重症弥漫性心肌炎患者可出现急性心力衰竭。所以，选项A不符合病毒性心肌炎的体征表现。

二、A2型题

1. E【解析】患者可诊断为病毒性心肌炎。病毒性心肌炎患者有胸闷、心前区隐痛、心悸、乏力、恶心、头晕等症状。体征表现为心率加快，心尖区第一心音减弱，有奔马律；心尖区可能有收缩期吹风样杂音。血清病毒中和抗体增高4倍以上对病毒性心肌炎的病因确诊最有意义。

2. B【解析】患者最可能诊断为病毒性心肌炎。病毒性心肌炎患者有胸闷、心前区隐痛、心悸、乏力、恶心、头晕等症状。体征表现为心率加快，心尖区第一心音减弱。实验室检查可见红细胞沉降率增快，乳酸脱氢酶（LDH）及谷草转氨酶（GOT）升高。心电图示非特异性ST-T改变（ST段升高或压低，T波平坦或倒置）。

3. D【解析】心肌疾病病毒感染的阳性指标是发病后3周间两次血清的抗体滴度有4倍增高。

4. B【解析】患者可诊断为病毒性心肌炎。病毒性心肌炎有胸闷、心前区隐痛、心悸、乏力、恶心、头晕等症状。体征表现为心尖部第一心音低，有病理性第三心音，无杂音。患者可出现全心衰竭（心界向两侧扩大明显）。

5. E【解析】病毒性心肌炎临床表现：多数患者在发病前有发热、全身酸痛、咽痛、腹泻等症状，反映全身性病毒感染，但也有部分患者原发病症状轻而不显著，须仔细追问方被注意到，而心肌炎症状则比较显著。心肌炎患者常诉胸闷、心前区隐痛、心悸、乏力、恶心、头晕。该患者有发热症状，近1周有心悸、气短。血清CK-MB水平增高。心电图示窦性心律，心率103次/分，PR间期0.21秒，综上所述最可能的诊断是病毒性心肌炎。

6. E【解析】心内膜心肌活检能从病理学、组织学与病原学提供诊断依据，有助于对病毒性心肌炎的诊断、病情和预后进行判断。

三、A3/A4型题

1. B【解析】患者最可能诊断为病毒性心肌炎。病毒性心肌炎是由病毒感染（尤其是柯萨奇B组病毒）所致的局限性或弥散性心肌炎性病变。其最常见的病毒是柯萨奇B组病毒。患者查体肠道病毒RNA（+）。病毒性心肌炎在发病前有发热症状。患者常诉胸闷、心前区隐痛、心悸、乏力、恶心、头晕等。心电图示束支传导阻滞和/或一度到三度AVB。超声心动图可以完全正常或明显异常

2. B【解析】参见A1型题第9题解析。为明确诊断，最有价值的检查是肌钙蛋白检查。心肌肌钙蛋白的变化对心肌炎有特异性诊断意义。肌钙蛋白增高是病毒性心肌炎表明有心肌损伤最敏感且特异的指标。

3. A【解析】对三度房室传导阻滞者，应及时安装临时或永久性人工心脏起搏器。题中患者超声心动图检查未见异常，既往无高血压、糖尿病病史，可安装临时性人工心脏起搏器进行治疗。

4. C【解析】患者最主要可诊断为病毒性心肌炎。病毒性心肌炎有心前区隐痛、心悸、乏力、恶心、头晕等症状。有心律失常的体征表现。实验室检查可见血清心肌酶CK升高。心电图表现为室性期前收缩或室性心动过速。超声心电图可以完全正常或明显异常，严重者室壁运动弥漫性减弱，少数局灶性心肌炎者可有局限性室壁运动异常，左心室射血分数降低。

5. A【解析】为控制心律失常，对于室性期前收缩、快速型房颤可用胺碘酮200mg口服，3次/日，1~2周或有效后改为每日100~200mg维持。阵发性室性心动过速、室扑或室颤，首选直流电复律，也可迅速静脉注射利多卡因50~100mg，必要时隔5~10分钟后再注射，有效静脉滴注维持24~72小时，对于二度Ⅱ型AVB和三度AVB者，尤其有脑供血不足或阿-斯综合征发作者，应及时安装临时或永久性人工心脏起搏器。

6. A【解析】卡维地洛可用于心功能比较稳定的2~3级心力衰竭患者，尤其是基础病因为扩张型心肌病者。

7. D【解析】该青年女性患者患病毒性心肌炎，心率慢，只有40次/分，律齐，呈心室自搏节律，心房的激动不能传到心室，心房与心室各自收缩，当心房与心室几乎同时收缩时，则第一心音增强，称为大炮音，因此该患者心电图表现最可能是三度房室传导阻滞，即完全性房室传导阻滞，其他情况均不会有大炮音。

8. D【解析】三度房室传导阻滞可出现明显血流动力学障碍，甚至出现Adams-Strokes综合征发作，因此治疗最适宜临时植入心脏起搏器。

四、B型题

1~3 A、B、C【解析】参见A1型题第8题解析。

4. A【解析】三度房室传导阻滞，如果心率在40次/分以上且没有临床症状，可以观察。但题中患者有急性病毒性心肌炎症状，所以首选还是安装人工心脏起搏器，否则会出现心源性意外事件。

5. D【解析】二度Ⅰ型房室传导阻滞当阻滞区位于房室结者（如绝大多数的二度Ⅰ型房室传导阻滞），通常不需治疗，但需定期随访。当阻滞区位于希-浦系统内的二度Ⅰ型房室传导阻滞，须积极治疗原发病，去除诱因，以及对症处理。并应考虑心脏起搏治疗。

五、X型题

1. BC【解析】病毒性心肌炎第一期即病毒复制期，此期主要由病毒感染所致发热、胸痛，心电图可出现房性或室性心律失常、宽大 QRS 波、左束支传导阻滞、ST-T 波改变等，超声心动图可示心室收缩功能降低、室壁活动减弱等。

2. ABC【解析】病毒性心肌炎临床分期有病毒复制期、免疫反应期和 DCM 期三期。参见 A1 型题第 8 题解析。

3. ABDE【解析】病毒性心肌炎心率改变表现为心率增速与体温不相称，或心率异常缓慢，均为病毒性心肌炎的可疑征象。所以，选项 C 错误。其余选项均正确。参见 A1 型题第 14 题解析。

4. AB【解析】病毒性心肌炎会发生心律失常，极常见，各种心律失常都可出现，以房性与室性期前收缩最常见，其次为房室传导阻滞；此外，心房颤动、病态窦房结综合征均可出现。

5. ABCD【解析】病毒性心肌炎（VMC）是由病毒感染（尤其是柯萨奇 B 组病毒）所致的局限性或弥散性心肌炎性病变。大多数可以自愈，部分可迁延而遗留有各种心律失常（如期前收缩、房室传导阻滞等），更为严重的是有可能发生高度房室传导阻滞，患者则需安装永久心脏人工起搏器。有少数病毒性心肌炎可演变为扩张型心肌病，导致心力衰竭甚至猝死。咽拭子、粪便或心包穿刺液中可分离出病毒。病毒中和抗体滴度>1：640 或起病 3~4 周后的血清抗体比急性期病毒血清抗体高 4 倍。

6. ACDE【解析】β 受体功能亢进综合征多见于青年女性，无心脏增大、心功能不全等器质性心脏病的依据，常与精神因素有关，主诉多而易变，客观体征少，主要变现为心电图上 ST-T 异常改变及窦性心动过速，口服普萘洛尔 20~30mg 后半小时可使异常改变的 ST-T 恢复正常。

7. BCDE【解析】病毒性心肌炎的心电图表现为非特异性 ST-T 改变（ST 段升高或压低，T 波平坦或倒置），QT 间期延长，室性期前收缩或室性心动过速，束支传导阻滞和/或一度到三度 AVB。

8. ABCD【解析】病毒性心肌炎的超声心动图可以完全正常或明显异常，严重者室壁运动弥漫性减弱，少数局灶性心肌炎者可有局限性室壁运动异常，左心室射血分数降低。

9. ABCE【解析】参见 X 型题第 1 题解析。

10. BCDE【解析】病毒性心肌炎患者常诉胸闷、心前区隐痛、心悸、乏力、恶心、头晕等，活动后气短。所以，选项 A 错误。临床上诊断的病毒性心肌炎中 90%左右以心律失常为主诉或首见症状。体温表现为心率增速与体温不相称，或心率异常缓慢，均为病毒性心肌炎的可疑征象。心尖区可能有收缩期吹风样杂音或舒张期杂音，杂音响度都不超过 3 级，病情好转后消失。心律失常极常见，各种心律失常都可出现，以房性与室性期前收缩最常见，其次为房室传导阻滞；此外，心房颤动、病态窦房结综合征均可出现。

六、案例分析题

1. C【解析】患者首先应考虑的诊断是病毒性心肌炎。病毒性心肌炎患者在发病前多有发热、咽痛病史。心电图示窦性心动过速、频发室性期前收缩。有少数病毒性心肌炎可演变为扩张型心肌病。体格检查心界向左下扩大，心音低钝，考虑为扩张型心肌病。

2. ABCD【解析】病毒性心肌炎常在上呼吸道感染或腹泻等病毒感染后 1~3 周内发病，急性期表现为心脏轻中度扩大、第一心音减弱、奔马律、心力衰竭。

3. A【解析】实验室检测心肌酶谱（CK、CK-MB、GOT、LDH、α-HBD）作为病毒性心肌炎诊断的重要指标。血病毒分离检查只能确定病因。因此，检查肌酸激酶（CK）的心肌肌酸激酶同工酶（CK-MB）和血清心肌肌钙蛋白，在一定程度上反映心肌受损的情况。血心肌酶是对该病最有意义的辅助检查。

4. BCDE【解析】参见 A1 型题第 3 题解析。

第十七章　心　包　炎

一 A1 型题

1. 缩窄性心包炎经确诊后应考虑的治疗方案是

A. 抗结核治疗　　B. 使用抗生素

C. 少量输血　　D. 强心利尿治疗

E. 充分准备后应尽早实行心包切除术

2. 急性心包炎伴心包积液时最突出的症状是

A. 胸痛　　B. 吞咽困难

C. 食欲缺乏　　D. 呼吸困难

E. 乏力

3. 尤尔特征（Ewart 征）是指

A. 心尖搏动弱，位于心浊音界左缘的内侧或不能扪及

B. 左肩胛骨下叩诊浊音、因左肺受压而闻及支气管呼吸音

C. 在胸骨左缘第 3、4 肋间可闻及心包叩击音

D. 心脏叩诊浊音界向两侧扩大

E. 心音低而遥远

4. Ewart 征提示

A. 大量心包积液　　B. 左侧胸腔积液

C. 左下肺炎　　D. 左侧气胸

E. 缩窄性心包炎

5. 下列哪项仅出现于慢性缩窄性心包炎

A. 奇脉　　B. 颈静脉怒张

C. 心包叩击音　　D. 心包摩擦音

E. 左、右心室压力曲线呈舒张期下陷——高平原波形（平方根征）

6. 大量心包积液发生心脏压塞时，最快速解除压塞的治疗措施是

A. 大量静脉滴注激素　　B. 应用大量利尿药

C. 大量静脉滴注抗生素　　D. 心包穿刺

E. 应用血管扩张药

7. 亚急性或慢性心脏压塞的突出表现不包括

A. 体循环淤血　　B. 颈静脉怒张
C. 静脉压升高　　D. 奇脉
E. 交替脉

8. 缩窄性心包炎最有特异性的体征是

A. 奇脉　　B. 心包叩击音
C. 水肿　　D. 颈静脉怒张
E. 肝大

9. 诊断缩窄性心包炎的最佳无创性检查方法是（　　），该方法可准确测量心包厚度以及右心房扩张与右心室缩小的程度

A. X 线检查　　B. 超声心动图
C. 磁共振　　D. 心电图
E. 左右心导管检查

10. 急性心包炎进行心包穿刺时，抽放液速度要慢，抽放液量一般第 1 次不宜超过

A. 80~100ml　　B. 100~200ml
C. 200~250ml　　D. 250~300ml
E. 300~500ml

11. 缩窄性心包炎与限制型心肌病的鉴别要点不包括

A. 心包叩击音　　B. 心室壁厚度
C. 室间隔“反跳”　　D. 心包厚度
E. 腹水

12. 急性心包炎时典型的心包摩擦音的特点是

A. 在心尖部听诊最清楚　　B. 仅为收缩期单相的粗糙杂音
C. 深吸气时杂音减弱　　D. 取仰卧位时最易听到
E. 双期或仅有收缩期的粗糙声音

13. 以下对诊断心包积液最有意义的是

A. 休克　　B. 奇脉
C. 发绀　　D. 端坐呼吸
E. 颈静脉怒张

14. 急性纤维蛋白性心包炎的典型体征是

A. 左肩胛骨下叩诊浊音　　B. 心脏压塞
C. 心包摩擦音　　D. 颈静脉怒张
E. 支气管呼吸音

15. 关于急性心包炎心包穿刺的注意事项，叙述不正确的是

A. 在心电血压监护、有畅通的静脉输液通道条件下进行
B. 有条件者术前应行心脏超声检查，确定积液多少及定位
C. 麻醉量要尽量大，以免因疼痛引起迷走反射和神经源性休克
D. 抽放液速度要慢，抽放液量一般第 1 次不宜超过 200ml
E. 抽放液量以后可增到 300～500ml

16. 不需要行心包穿刺引流的情况为
A. 需要心包腔内注药治疗
B. 结核性和化脓性心包积液
C. 已发生或即将发生的心脏压塞
D. 未能明确病因的渗出性心包炎
E. 心包积液量少，用其他方法能明确诊断

17. 以下不属于急性心包炎临床特点的是
A. 在深呼吸时胸痛加剧
B. 心电图 ST 段普遍上移
C. 心包摩擦音
D. 第二心音逆分裂
E. 呼吸困难

18. 我国缩窄性心包炎最常见的病因是
A. 急性非特异性心包炎
B. 化脓性心包炎
C. 肿瘤性心包炎
D. 结核性心包炎
E. 创伤性心包炎

19. 缩窄性心包炎最常见的体征是
A. 颈静脉怒张、肝搏动、腹水
B. Kussmaul 征
C. 心浊音界扩大
D. 心包叩击音
E. 心脏杂音

20. 关于急性心包炎心包摩擦音的听诊，叙述不正确的是
A. 搔抓样的粗糙高频声音
B. 短时间内可消失或重现
C. 坐位前倾体位时清楚
D. 随心包积液减少而消失
E. 心前区，特别是胸骨左缘第 3、4 肋间清晰

21. 缩窄性心包炎最有效的治疗方法是
A. 抗结核治疗
B. 利尿
C. 激素治疗
D. 心包切除术
E. 血管扩张药

22. 慢性缩窄性心包炎的临床表现不包括
A. 奇脉
B. 肝颈征阳性
C. 心音弱而遥远
D. 脉压增大
E. 常合并心房颤动

23. 大量心包积液的体征不包括

A. 颈静脉怒张　　B. 肝大
C. 下肢水肿　　D. 心包摩擦音
E. 腹水

24. 诊断急性心包炎最具特征性的临床表现是
A. 发热伴胸痛
B. 心电图有 ST-T 改变
C. 胸骨左缘第 3、4 肋间闻及心包摩擦音
D. 血清心肌酶谱升高
E. 有 Ewart 征

25. 在协助心包穿刺的过程中，护士正确的做法是
A. 术中协助患者取平卧位　　B. 术前准备阿托品
C. 每次抽液不超过 500ml　　D. 抽液中禁止夹闭胶管
E. 术后待心包引流液小于 10ml/d 时可拔管

26. 急性感染性心包炎的常见病因不包括
A. 化脓性　　B. 结核性
C. 病毒性　　D. 真菌性
E. 肿瘤性

27. 常胸痛剧烈，持续发热，多数患者可闻及心包摩擦音，见于
A. 急性非特异性心包炎　　B. 结核性心包炎
C. 肿瘤性心包炎　　D. 化脓性心包炎
E. 心脏损伤后综合征

28. 急性心包炎与急性心肌梗死，两者最主要的鉴别点是
A. 心前区疼痛　　B. 发热
C. 红细胞沉降率增快　　D. 心包摩擦音
E. 心电图示各导联（aVR 除外）ST 段弓背向下抬高

二 A2 型题

1. 患者，女性，41 岁。气促、水肿、腹胀，进行性加剧 3 年。查体：心界稍大，心音低远，肝在肋下 5cm 可触及，可为诊断提供证据的检查方法为
A. 静脉压升高
B. 心包叩击音
C. 胸部 X 线片见心包钙化
D. 心电图低电压，ST 段普遍降低，T 波低平或倒置
E. 心导管检查右房平均压、右室舒张期压力及肺毛细血管压力均上升

2. 患者，男性，17 岁。因腹胀、水肿、气促 1 年入院，有肺结核病史。查体：血压 90/60mmHg，呼吸稍急促，颜面水肿，颈静脉怒张，双肺呼吸音粗，无啰音，心脏临界，心率 130 次/分，心律绝对不齐，心音稍低钝，P_2不亢进，胸骨左下缘可闻及弱而短促的舒张期隆隆样杂音，腹壁静脉曲张，肝大，移动性浊音（+），双下肢水肿。患者最可能诊断为
A. 慢性乙型肝炎，肝硬化
B. 慢性肾炎
C. 风湿性心脏病，右心衰竭
D. 缩窄性心包炎
E. 结核性腹膜炎
3. 患者，女性，50 岁。主诉心前区疼痛并放射至左肩，吸气时疼痛加重，坐位减轻，伴有发热、寒战、血压 110/80mmHg，心率 110 次/分、律齐，体温 38.5℃，其他检查无异常。心电图示 ST 段抬高（除 aVR），入院后第 3 天患者的血压下降，静脉压升高，出现颈静脉曲张及休克。患者最可能的诊断是
A. 肺梗死
B. 心肌梗死
C. 急性心脏压塞
D. 急性左心衰
E. 病毒性心肌炎
4. 患者，男性，24 岁。胸部隐痛 5 天，伴低热、咳嗽、气促，体检心界明显扩大，心尖搏动位于心浊音界内 2cm，肝于肋下 5cm。心电图示窦性心动过速、低电压、广泛性 T 波低平，诊断考虑为
A. 感染性心内膜炎
B. 肺部感染
C. 扩张型心肌病
D. 急性心包炎伴积液
E. 病毒性心肌炎
5. 患者，男性，31 岁。6 天前急起发热，因胸痛和气促急诊。叩诊心界明显扩大，吸气时脉搏变弱。1 小时前呼吸困难急剧加重，心率 124 次/分，律齐，心音低远，血压为 60/45mmHg，颈静脉怒张。此时最有效的抢救措施为
A. 静脉注射毛花苷 C
B. 肌内注射哌替啶
C. 静脉滴注多巴胺与间羟胺
D. 持续吸高浓度氧
E. 心包穿刺减压
6. 患者，男性，65 岁。既往有慢性支气管炎、肺气肿及肺心病史。2 天前因气急、腹胀、下肢水肿入院，怀疑有心包疾病，体检发现有腹水，下列体征结果更支持心包疾病引起的腹水的是
A. 心界叩诊不扩大
B. 颈静脉怒张
C. 下肢水肿
D. 肝大
E. 肝-颈静脉回流征阳性
7. 患者，男性，70 岁。原有慢性支气管炎、肺气肿及肺心病史。本次因气急、腹胀、下肢

水肿入院。体检：心界向两侧扩大，超声发现大量心包积液，肺心病及心包积液的共同表现不包括

A. Kussmaul 征　　B. 下肢水肿

C. 发绀　　D. 肺部听诊左肩胛下角呈管状呼吸音

E. 肝大

8. 患者，男性，36岁。诊断为急性心包炎，在行心包穿刺抽液时，突然面色苍白、脉搏增快、血压下降，心电图显示频发室性期前收缩，此时应采取的措施正确的是

A. 安慰患者　　B. 夹闭胶管

C. 减慢抽液速度　　D. 立刻通知医生

E. 准备抢救药物

9. 患者，女性，63岁。肺气肿10年，上感后气促、发热伴胸骨后疼痛1天。查体：体温39℃，左下肺听诊有低音调的摩擦音，屏气时仍持续存在。高度怀疑患者的情况是

A. 胸膜炎　　B. 肺实变

C. 心包炎　　D. 肺不张

E. 胸腔积液

10. 患者，男性，30岁。心慌、气短10天来诊。超声心电图检查后诊断为心包积液。体检时，最不可能出现的体征是

A. 颈静脉怒张　　B. 肝大

C. 奇脉　　D. 动脉血压升高

E. 脉压减小

三 A3/A4 型题

（1~3题共用题干）

患者，男性，18岁。3天前因发热，突发心前区疼痛，伴咳嗽、气促入院。咳嗽或深呼吸时胸痛加重。

1. 下列体征对诊断最有意义的是

A. Ewart 征　　B. 奇脉

C. 心包摩擦音　　D. 血压下降

E. 心音遥远

2. 如果患者出现血压下降，呼吸困难，端坐呼吸，患者可能出现的病症是

A. 肺栓塞　　B. 心功能不全

C. 心包积液　　D. 心肌炎

E. 纤维蛋白性心包炎

3. 为确诊应做的检查是

A. 心脏磁共振　　B. 心电图
C. 心包穿刺抽液化验　　D. 血培养
E. 血生化检查

（4~6 题共用题干）

患者，男性，25 岁。心前区疼痛 1 周伴低热，轻咳、气促。查体：血压 110/80mmHg，颈静脉充盈，双肺呼吸音稍粗，心尖搏动位于心浊音界内 0.5~1.0cm，心率 108 次/分，律齐，肝肋下 2cm，质软，腹部移动性浊音（-），双下肢无水肿。X 线示肺纹理无明显增多，心影增大，实验室检查 cTnI 阴性。

4. 该患者最可能的诊断是
A. 缩窄性心包炎　　B. 急性心包炎伴心包积液
C. 限制型心肌病　　D. 扩张型心肌病
E. 重症心肌炎

5. 该患者已接受心电图检查，其可能的表现不包含
A. 窦性心动过缓　　B. PR 段压低
C. 窦性心动过速　　D. QRS 波群低电压
E. ST 段弓背向下型抬高

6. 下一步应行的检查首选
A. 心脏 CT　　B. 心脏 MRI
C. 心脏超声　　D. 心导管检查
E. 心包穿刺

（7~10 题共用题干）

患者，女性，57 岁。阵发性室上性心动过速行射频消融术治疗，术中突发胸痛、胸闷、烦躁、呼吸困难，血压 90/60mmHg，两肺呼吸音清，心界向两侧扩大，心率 120 次/分，各瓣膜听诊区未闻及杂音，奇脉（+）。

7. 患者最可能的诊断是
A. 心脏压塞　　B. 脑出血
C. 肺栓塞　　D. 心肌梗死
E. 主动脉夹层

8. 为了证实诊断，应该立即做的检查是
A. 胸部 X 线检查　　B. 超声心动图
C. 心电图　　D. 心导管检查
E. 心脏放射性核素扫描

9. 患者突然心搏停止，在心肺复苏的同时，应首选的处理措施为

A. 扩容
B. 心包穿刺抽液
C. 改善通气
D. 胸膜腔内针刺减压
E. 溶栓治疗

10. 首次进行该操作时，抽液量不宜超过

A. 100ml
B. 200ml
C. 500ml
D. 800ml
E. 1000ml

（11~13题共用题干）

患者，男性，27岁。因发热，伴肌肉痛及胸痛1周来诊，查体：闻及心包摩擦音。心电图示Ⅱ、Ⅲ、aVF、aVL、V_2~V_6导联ST段抬高。

11. 患者最可能诊断为

A. 心绞痛
B. 心肌炎
C. 急性心包炎
D. 感染性心内膜炎
E. 扩张型心肌病

12. 本疾病最常见的病原体为

A. 腺病毒
B. 柯萨奇B病毒
C. 单纯疱疹病毒
D. RS病毒
E. 支原体

13. 患者可选用的治疗药物为

A. 干扰素
B. 激素
C. 洋地黄类
D. 抗生素
E. 醛固酮拮抗药

（14~16题共用题干）

患者，男性，41岁。腹胀4个多月入院，查体：血压90/76mmHg，颈静脉充盈，心界不大，心音低钝，心率90次/分，律齐，无杂音，两肺呼吸音清，腹膨隆，肝剑突下5cm，脾未触及，全腹无压痛，移动性浊音（+），下肢水肿（+）。腹水检查微黄，清亮，比重1.016，蛋白25g/L，细胞总数100/μl，细胞90/μl，核50%。

14. 患者最可能诊断为

A. 结核性腹膜炎
B. 门脉性肝硬化
C. 慢性充血性心力衰竭
D. 缩窄性心包炎
E. 肝硬化合并原发性腹膜炎

15. 下列检查最有助于诊断的是

A. 腹部超声检查
B. 胸部 X 线检查
C. 腹腔穿刺
D. 肾功能、肝功能、尿常规检查
E. 超声心动图

16. 患者最可能采取的治疗策略为

A. 经皮三尖瓣球囊扩张
B. 利尿，保守治疗
C. 抗结核治疗
D. 外科三尖瓣置换和心包剥离术
E. 心包剥离术

（17~18 题共用题干）

患者，男性，31 岁。主诉心前区刀割样疼痛、咳嗽，呼吸时加重。查体：体温 39.7℃，可闻及心包摩擦音。血白细胞计数 $18\times10^9/L$，心电图示多数导联 ST 段弓背向下型抬高，追问病史，2 周前有上呼吸道感染史。

17. 此时考虑最有可能的诊断为

A. 结核性心包炎
B. 急性非特异性心包炎
C. 风湿性心包炎
D. 急性化脓性心包炎
E. 急性心肌梗死

18. 该患者心包积液的性质或特点应为

A. 积液量较少
B. 积液为脓性
C. 不能找到化脓性细菌
D. 淋巴细胞为主
E. 血性积液

（19~21 题共用题干）

患者，女性。高热，剧烈胸痛，可闻及心包摩擦音，白细胞 $18\times10^9/L$、中性粒细胞 89%，心界显著增大。

19. 该患者最可能的诊断是

A. 心脏损伤后综合征
B. 结核性心包炎
C. 化脓性心包炎
D. 肿瘤性心包炎
E. 急性非特异性心包炎

20. 治疗原则最佳的是

A. 糖皮质激素
B. 化疗配合心包穿刺
C. 非甾体抗炎药
D. 抗结核治疗
E. 抗生素治疗及心包切开引流术

21. 治疗不愈可能发生的疾病是

A. 缩窄性心包炎　　B. 化脓性心包炎
C. 肥厚性心包炎　　D. 扩张性心包炎
E. 感染性心包炎

（22~23题共用题干）

患者，女性，30岁。发热伴呼吸困难2周住院。查体：半卧位，血压85/70mmHg，肝颈静脉回流征阳性，心界扩大，心音遥远。超声心动图示心包大量积液。

22. 患者最可能诊断为
A. 急性心肌梗死　　B. 缩窄性心包炎
C. 变异型心绞痛　　D. 稳定型心绞痛
E. 急性渗出性心包炎

23. 下列不支持大量心包积液的体征是
A. 颈静脉怒张　　B. 心尖搏动减弱或消失
C. 肝大，腹水　　D. 心音低钝遥远
E. 脉压增大，水冲脉

（24~27题共用题干）

患者，男性，44岁。2个月来间断低热，体温为37.5~38℃，乏力，自服感冒药无效。10天来渐进性心悸伴气短，阵发心前区不适，活动明显受限，夜间高枕卧位。查体：体温37.8℃，脉搏100次/分，血压90/70mmHg，颈静脉充盈，左下肺呼吸音稍低，心界向两侧扩大，心音遥远，肝肋下3.0cm，下肢水肿（+）。

24. 该患者最可能的诊断是
A. 风湿性心脏瓣膜病　　B. 心肌病
C. 心包积液　　D. 缩窄性心包炎
E. 心肌炎

25. 为明确病变，最简便有效的检查是
A. 心电图　　B. 胸部X线检查
C. 上肢静脉压测定　　D. 血细菌培养
E. 超声心动图

26. 该患者最可能的病因是
A. 细菌（链球菌）性　　B. 结核性
C. 肿瘤性　　D. 风湿性
E. 病毒性

27. 该患者应采取的治疗方法是

A. 抗风湿病药物
B. 抗结核药
C. 抗生素
D. 肾上腺皮质激素
E. 抗肿瘤治疗

四 B型题

(1~3题共用备选答案)

A. 梗阻性肥厚型心肌病
B. 缩窄性心包炎
C. 急性纤维蛋白性心包炎
D. 急性心脏压塞
E. 以上均不是

1. 患者，男性，36岁。胸痛2周，咳嗽时加重。查体：胸骨左缘第3、4肋间可闻及搔刮样粗糙音，6天后消失，最可能的诊断为
2. 患者，女性，58岁。突发胸闷、憋气。查体：颈静脉怒张，血压50/30mmHg，心率150次/分，吸气时动脉收缩压下降15mmHg，最可能的诊断为
3. 患者，男性，48岁。既往有肺结核病史，未行正规治疗。近半年出现上腹胀痛、食欲减退、胸闷、劳力性呼吸困难等症状。查体：颈静脉怒张，叩诊心浊音界不大，最可能的诊断为

五 X型题

1. 急性心包炎心包摩擦音听诊最为明显的方法是
   A. 胸骨左缘第3、4肋间
   B. 使用钟型听诊器听诊
   C. 深吸气时听诊
   D. 吸入亚硝酸异戊酯
   E. 坐位前倾
2. 急性心包炎的Ⅱ期心电图表现正确的有
   A. ST段下降到等电位线上
   B. T波渐变低平或倒置
   C. T波全面倒置
   D. ST段呈凹面向下抬高
   E. P-R段与P波方向偏离
3. 急性心包炎心包积液的生化检查项目有
   A. 透明度
   B. 蛋白质
   C. 葡萄糖含量
   D. 白细胞计数和分类
   E. 血细胞比容
4. 典型的心包摩擦音包含与（　　）相一致的成分
   A. 心房收缩
   B. 早期心房充盈
   C. 心室收缩
   D. 早期心室充盈

E. 心包舒张

5. 较易发生缩窄的心包炎有

A. 急性非特异性心包炎
B. 结核性心包炎
C. 化脓性心包炎
D. 创伤性心包炎
E. 风湿性心包炎

6. 在可能并发急性心包炎的疾病过程中，如出现（　　），应考虑心包炎合并渗液的可能

A. 胸痛
B. 气促
C. 心动过速
D. 肺淤血表现
E. 心影扩大

7. 缩窄性心包炎的体征包括

A. 心包叩击音
B. 颈静脉怒张并 Kussmaul 征（-）
C. 心尖冲动明显，心浊音界大
D. 肝搏动、腹水征（+）
E. 动脉收缩压正常或降低、脉压变小

8. 缩窄性心包炎的心电图表现有

A. 非特异性 T 波异常
B. QRS 波群低电压
C. 窦性心律或房颤
D. 常有心动过速
E. T 波高抬

9. 急性心包炎的心电图特点有

A. 呈特异性 ST-T 改变
B. Ⅰ期 ST 段普遍呈凹面向下抬高
C. Ⅱ期 T 波渐变低平或倒置
D. Ⅲ期 T 波全面倒置
E. Ⅳ期 T 波最后可恢复正常，心电图恢复至Ⅰ期状态

10. 缩窄性心包炎可引起的体征有

A. 颈静脉怒张
B. 心率增快、心音减低
C. 上肢和上身肌肉消瘦
D. 下肢凹陷性水肿
E. 血压升高

11. 心脏压塞时查体可具有的体征有

A. 动脉血压下降而脉压变小
B. 奇脉
C. 心动过速
D. 心包摩擦音
E. 静脉压明显升高

12. 肝硬化和慢性缩窄性心包炎的体征鉴别有

A. 肝大
B. 腹水
C. 奇脉
D. 静脉压增高
E. 颈静脉怒张

六 案例分析题

（1~4 题共用题干）

患者，女性，25 岁。胸部隐痛 5 个月，伴低热、气促。查体：心界明显扩大，心尖搏动位于心浊音界内 2cm，肝于肋下 5cm。心电图示窦性心动过速、低电压。

1. 患者最可能诊断为
   A. 病毒性心肌炎
   B. 感染性心内膜炎
   C. 急性心包炎
   D. 扩张型心肌病
   E. 风湿性心脏病
2. 患者胸痛的临床特点是
   A. 疼痛不放射
   B. 常位于上腹部
   C. 前俯位时加重
   D. 深呼吸时减轻
   E. 坐位前倾时减轻
3. 患者的心电图表现正确的有
   A. PR 段改变
   B. ST-T 改变
   C. QRS 高电压
   D. 窦性心动过速
   E. P 波高电压
4. 以下治疗方案中，正确的有
   A. 暂禁用皮质激素治疗
   B. 心前区疼痛时可用镇痛药治疗
   C. 若出现心脏压塞，要进行心包穿刺
   D. 出现大量积液，以利尿治疗为主
   E. 化脓性心包炎应做心包切开引流

（5~9 题共用题干）

患者，女性，20 岁。近 2 天常感头晕、视物模糊来诊。3 周前有发热、咽痛，心慌史，未重视。查体：面色较苍白，心界不大，心率 50 次/分，律齐，各瓣膜听诊区未闻杂音。心电图示：心房率 80 次/分，RR 间期相等，心室率 50 次/分，QRS 时间为 0.08 秒，偶发室性期前收缩。超声心动图示少量心包积液。

5. 患者最可能诊断为
   A. 急性风湿热
   B. 急性病毒性心肌炎
   C. 病态窦房结综合征
   D. 急性病毒性心肌心包炎
   E. 急性心包炎
6. 下列实验室检查对该患者诊断具有重大价值的有
   A. C 反应蛋白升高
   B. 血清心肌酶增高
   C. 红细胞沉降率增快
   D. 血清中和抗体滴度 4 倍增高

E. 心电图出现室性心动过速

7. 入院第2天患者出现气促，不能平卧。查体：血压90/75mmHg，颈静脉怒张，肝肋下2cm。其病情变化应考虑的并发症是

A. ARDS
B. 败血症
C. 心脏压塞
D. 三度房室传导阻滞
E. 急性左心衰竭

8. 此时行胸部X线检查，可能显示的心脏影像学改变是

A. 正常
B. 心影增大呈梨形
C. 心影呈烧瓶状
D. 左肺野多发性炎症阴影
E. 双肺门影增浓、增大，呈蝴蝶征

9. 此时正确治疗措施是

A. 心包穿刺
B. 抗感染治疗
C. 快速补液
D. 呼吸机辅助呼吸
E. 应用升压药以及强心、利尿药

（10～12题共用题干）

患者，男性，35岁。发热，胸部持续性钝痛2天，胸痛于仰卧时加剧，用硝酸甘油无效，心音减低，伴舒张期附加音。查体：血压110/80mmHg，肘部静脉压180cmH_2O，下肢水肿。ECG示ST段抬高，弓背向下，未见Q波。

10. 患者最可能诊断为

A. 缩窄性心包炎
B. 病毒性心肌炎
C. 扩张型心肌病
D. 限制型心肌病
E. 急性渗出性心包炎
F. 胸膜炎

11. 该患者还可能具有的体征有

A. 肝大
B. 颈静脉怒张
C. Ewart征
D. 奇脉
E. 心包叩击音
F. 水冲脉

12. 此时最主要的处理是

A. 强心药及利尿药应用，增加心排量
B. 心包切开引流
C. 心包穿刺抽液
D. 心包活检
E. 心包内注射抗结核药物
F. 静脉滴注硝酸甘油

（13～17题共用题干）

患者，男性，37岁。咳嗽咳痰、气促、盗汗乏力2周入院。查体：颈静脉怒张，肝大，

腹部移动性浊音阳性。胸部 X 线片示心界稍扩大，心影不规则，正常弧度消失。PPD 试验强阳性。

13. 患者最可能诊断为
    A. 缩窄性心包炎　　B. 肝硬化腹水
    C. 右心衰竭　　D. 结核性腹膜炎
    E. 消化道肿瘤　　F. 心包积液
14. 下述诊断技术中，诊断心包积液既安全又准确的是
    A. 心脏听诊　　B. 心包穿刺术
    C. 心电图　　D. 超声心动图
    E. 胸部 X 线检查　　F. CT 及磁共振
15. 心包积液的可靠体征包括
    A. 叩诊示心界扩大，坐位和卧位有变化　　B. 心包摩擦音
    C. 第二心音逆分裂　　D. 奇脉
    E. 心尖搏动摸不到　　F. 脉压减小
16. 缩窄性心包炎与肝硬化有鉴别意义的检查是
    A. ESR 测定　　B. 周围静脉压测定
    C. 肝功能检查　　D. 腹水检查
    E. 心电图检查　　F. 超声心动图检查
17. 此患者的处理措施有
    A. 术前抗结核治疗　　B. 心包切除术
    C. 术后抗结核治疗 1 年　　D. β 受体阻断药
    E. 抽腹水　　F. 二磷酸果糖

（18~21 题共用题干）

患者，女性，42 岁。心悸气促逐渐加重伴心前区疼痛半个月，低热，体温 37.5~38.5℃，盗汗，听诊闻及心包摩擦音。

18. 患者最可能的诊断是
    A. 肺炎　　B. 肺栓塞
    C. 心绞痛　　D. 心肌梗死
    E. 心包炎　　F. 心肌炎
19. 对诊断有意义且必要的检查有
    A. 心脏超声　　B. 24 小时动态心电图
    C. 胸正侧位片　　D. 冠脉 CT
    E. 心脏核素扫描　　F. 心电图

20. 患者出现呼吸困难加重，血压85/70mmHg，触及奇脉，心音低钝遥远，此时应采取的紧急措施是

A. 心肺复苏术　　B. 大量利尿药
C. 硝酸甘油　　D. 急诊PCI
E. 心包穿刺放液　　F. 多巴胺升压

21. 需要采用上述处理措施的情况有

A. 出现呼吸困难　　B. 心脏压塞
C. 心音低而遥远　　D. 为明确心包积液原因进行积液化验检查
E. 胸痛明显　　F. 针对病因行心包腔内注入药物治疗

（22~24题共用题干）

患者，男性，38岁。3天前腹泻，6小时前开始胸痛，深呼吸时加重。查体：胸骨左缘第3、4肋间可闻及粗糙声音，深吸气时增强。心电图示多导联ST段弓背向下型抬高。

22. 患者下一步需要做的检查有

A. 血常规　　B. 心肌酶谱
C. 心脏ECT　　D. 病毒抗体检测
E. 继续观察心电图的变化

23. 如果该患者心肌酶谱正常，考虑最可能的诊断为

A. 急性心肌梗　　B. 急性心包炎
C. 变异型心绞痛　　D. 心脏神经症
E. 结核性心包炎

24. 胸部X线片上显示心影增大而肺野清晰无肺水肿，表明心包积液量为

A. 100ml以上　　B. 150ml以上
C. 250ml以上　　D. 350ml以上
E. 500ml以上

（25~32题共用题干）

患者，男性，42岁。因咳嗽、咳痰、胸闷、气促2周，伴盗汗、乏力入院。查体：颈静脉怒张，心率112次/分，心界向左右扩大，心音减弱，未闻及病理性杂音。

25. 患者应考虑的诊断是

A. 急性心包炎　　B. 右心衰竭
C. 消化道肿瘤　　D. 肝硬化
E. 结核性腹膜炎　　F. 胸膜炎

26. 应进一步进行的检查有

A. 超声心动图　　B. 右心导管
C. 核素心肌扫描　　D. 血电解质测定
E. 心电图　　F. 胸部 X 线检查

27. 心包积液的重要体征为
A. 毛细血管搏动征　　B. Quincke 征
C. 点头征　　D. 交替脉
E. 水冲脉　　F. 奇脉

28. 不符合心包积液体征的有
A. 心音遥远　　B. 肝大
C. 心界扩大　　D. 交替脉
E. 心尖搏动明显　　F. 心尖搏动减弱

29. 心包积液可靠的体征有
A. 奇脉　　B. 叩诊心界扩大，与体位无关
C. 心尖搏动摸不到　　D. 脉压减少
E. 心音低钝　　F. 叩诊心界扩大，坐位、卧位有变化

30. 大量心包积液时，可出现的体征不包括
A. Kussmaul 征　　B. Ewart 征
C. 心包摩擦音　　D. 第二心音逆分裂
E. 奇脉　　F. 交替脉

31. 患者超声心动图结果示右室前壁和左室后壁可见液性暗区 2.5mm。此时治疗的首选方法是
A. 激素静脉注射　　B. 抗结核药物
C. 心包切除术　　D. 心包穿刺抽液
E. 抗菌药物　　F. 血管扩张药

32. 患者心包抽液的注意事项有
A. 术前做好解释，消除患者焦虑　　B. 术前可肌内注射地西泮
C. 麻醉应完全，以防神经源性晕厥　　D. 抽液量第 1 次不超过 200ml
E. 抽液量第 1 次不超过 300ml　　F. 术中、术后明确观察生命体征

参考答案与解析

一、A1 型题

1. E【解析】缩窄性心包炎经确诊后应在充分准备后尽早实行心包切除术，以防止心肌

长期受压引起心肌萎缩和纤维化，而导致顽固性心力衰竭及肝、肾脏器功能继发性改变。

2. D【解析】急性心包炎的临床症状表现为胸痛、呼吸困难、发热、乏力、食欲缺乏、消瘦、心脏压塞等。其中，呼吸困难为心包炎伴心包积液时最突出的症状。

3. B【解析】急性心包炎可有心包积液的体征表现。心包大量积液时可有 Ewart 征，表现为左肩胛骨下叩诊浊音、因左肺受压而闻及支气管呼吸音。

4. A【解析】Ewart 征提示大量心包积液。参见 A1 型题第 3 题解析。

5. C【解析】心包叩击音是缩窄性心包炎的特异性体征。所以五个选项中只有选项 C"心包叩击音"出现于慢性缩窄性心包炎。

6. D【解析】大量心包积液发生心脏压塞时，最快速解除压塞的治疗措施是心包穿刺。心包穿刺可直接将心包积液抽出，即刻可减轻心包腔内的压力，解除压塞，使心脏能接受到足够的血容量，迅速解除心脏压塞。静脉滴注激素对在应用有效抗生素的前提下，可加快积液的吸收；对细菌性的心包炎积液，应用抗生素是必要的；对心力衰竭所致的心包积液，应用利尿药或血管扩张药有助于加快积液量的减少。但上述几种方法均不能快速解除心脏压塞征。

7. E【解析】心内积液积聚迅速，仅 150~200ml 积液即可使心包内压上升至 20~30mmHg 而产生急性心脏压塞，表现为心动过速、动脉血压下降而脉压变小、静脉压明显升高，严重者发生急性循环衰竭、休克；若大量积液但经过较缓慢积聚过程，可产生亚急性或慢性心脏压塞，突出表现为体循环淤血、颈静脉怒张、静脉压升高和奇脉。

8. B【解析】五项选项均可在缩窄性心包炎患者出现。但奇脉还可在大量心包积液、支气管哮喘发作等时出现；颈静脉怒张可在各种病因所致的右心室衰竭、上腔静脉回流受阻等疾病时出现；肝大及水肿在很多心血管、消化、肾脏、血液等系统疾病均可出现。只有心包叩击音才是缩窄性心包炎的特异性体征。

9. C【解析】磁共振是诊断缩窄性心包炎的最佳无创性检查，可准确测量心包厚度以及右心房扩张与右心室缩小的程度。

10. B【解析】急性心包炎进行心包穿刺时，抽放液速度要慢，抽放液量一般第 1 次不宜超过 100~200ml，以后再抽可渐增到 300~500ml。

11. E【解析】缩窄性心包炎与限制型心肌病的鉴别诊断见表 17-1。

表 17-1　缩窄性心包炎与限制型心肌病的鉴别诊断

特征	缩窄性心包炎	限制型心肌病
心包叩击音	存在	不存在
心室壁厚度	正常	常增加
室间隔"反跳"	存在	不存在

续　表

特征	缩窄性心包炎	限制型心肌病
心包厚度	增加	正常
静脉压波形显著的 Y 倾斜	存在	不一定
左右心室充盈压相同	存在	左室充盈压较右室至少高 3~5mmHg
心室充盈压>25mmHg	极少，多在 20mmHg 左右	常见
肺动脉收缩压>60mmHg	不存在，常为中度升高（30~45mmHg）	常见
心室压力波形“平方根”征	存在	不一定
左右心压力和血流呼吸变异	显著（呼吸变异增加>25%）	正常（呼吸变异增加<10%）

12. E【解析】急性心包炎的心包摩擦音是一种搔抓样的粗糙高频声音，往往盖过心音且较心音更贴近于耳。心脏收缩期和舒张期都可以听到，有时仅有收缩期。急性心包炎的心包摩擦音位于心前区，以胸骨左缘第 3、4 肋间，坐位前倾，深吸气时最为明显。心包摩擦音本身变化快，短时间内可消失或重现，需反复听诊。所以，选项 E 正确。

13. B【解析】吸气时脉搏明显减弱或消失称为奇脉。常见于心包积液和缩窄性心包炎。奇脉是诊断心包积液的重要依据，对诊断心包积液最有意义。

14. C【解析】参见 A1 型题第 12 题解析。

15. C【解析】急性心包炎心包穿刺的注意事项：①术前做好解释，消除患者焦虑。②在心电血压监护、有畅通的静脉输液通道条件下进行。③有条件者术前应行心脏超声检查，确定积液多少及定位。④术前可肌内注射地西泮。麻醉要完善，以免因疼痛引起迷走反射和神经源性休克。⑤抽放液速度要慢，抽放液量一般第 1 次不宜超过 200ml，以后再抽可渐增到 300~500ml。⑥术中、术后明确观察生命体征。

16. E【解析】心包积液量少、用其他方法能明确诊断或经特异性治疗后缓解，则不需要行心包穿刺。心包穿刺（或置管引流）的适应证：①对未能明确病因的渗出性心包炎可行诊断性心包穿刺术抽取心包积液行相关检查。②已发生或即将发生心脏压塞者行心包穿刺引流预防或缓解压塞症状。③结核性和化脓性心包积液行心包穿刺引流预防心包缩窄。④需要心包腔内注药治疗者，如抗生素或化疗药。

17. D【解析】急性心包炎临床表现为胸痛，呼吸困难，发热、乏力、食欲缺乏、消瘦，心脏压塞。胸痛常位于心前区或胸骨后，偶可位于上腹部，可放射到颈、左肩、左臂及左肩胛骨，性质多尖锐呈锐痛，也可呈闷痛或压榨样，常因咳嗽、深呼吸、变换体位或吞咽而加重，坐位前倾时减轻。体征表现为心包摩擦音、心包积液、心脏压塞。早期心电图的特征性改变为普遍 PR 段下移伴普遍 ST 段抬高。选项 D“第二心音逆分裂”不是急性心包炎的临床特点。

18. D【解析】缩窄性心包炎继发于急性心包炎，其病因在我国仍以结核性最为常见，其次由急性非特异性、化脓性和创伤性（包括手术后）心包炎演变而来。少数与心包肿瘤、急性非特异性心包炎及放射性心包炎等有关。也有部分患者其病因不明。

19. A【解析】缩窄性心包炎体征表现有颈静脉怒张，肝大并可触及与颈静脉搏动一致的肝搏动、腹水征（+），下肢水肿，可见 Kussmaul 征。心脏体检可见心尖冲动不明显，心浊音界不大、心率增快、心音减低，S_2宽分裂、可闻及心包叩击音，后者是舒张早期的额外心音，呈拍击样性质，胸骨左缘或心尖部最易听到，反应心室充盈早期突然终止。可能闻及二尖瓣反流杂音。心律一般为窦性，有时可有心房颤动。脉搏细弱无力，动脉收缩压降低，脉压变小。表现为下肢凹陷性水肿、上肢和上身肌肉消瘦、恶病质。继发肝功能不全或心源性肝硬化者可能出现黄疸、肝掌、蜘蛛痣。颈静脉怒张、肝搏动、腹水是缩窄性心包炎最常见的体征。

20. D【解析】参见 A1 型题第 12 题解析。急性心包炎若积液增多致使脏、壁层心包完全分开时，则心包摩擦音消失；经治疗后积液吸收减少时可能重现。所以，选项 D 错误。

21. D【解析】缩窄性心包炎的病理机制为各种病因导致心包增厚粘连、壁层与脏层融合钙化，严重限制了心脏的舒张，致使静脉回流受阻，心搏量减少。在治疗上最有效的方法是松解缩窄心包对心脏舒张的束缚。心包切除术是最有效的治疗方法。其他的治疗措施均为对症处理方法。

22. D【解析】慢性缩窄性心包炎由于心包僵硬，且与心脏融合，明显地限制了心脏的舒张。体征表现可有奇脉，肝颈征阳性，心音弱而遥远，部分患者合并房性心律失常，而脉压变窄。

23. D【解析】大量心包积液时可有 Ewart 征；大量心包积液影响静脉回流产生体循环淤血体征，表现为颈静脉怒张、肝大、腹水、下肢水肿。大量心包积液的体征不包括心包摩擦音。

24. C【解析】急性心包炎为心包脏层和壁层的急性纤维蛋白性炎症，这两层心包膜因炎症而变得粗糙，在心脏活动时相互摩擦而产生一种抓刮样粗糙声音，称为心包摩擦音。它在胸骨左缘第 3、4 肋间，坐位身体前倾、深吸气时更易听到。当心包渗液增多将两层心包分开时则心包摩擦音即消失，心包摩擦音是急性心包炎的特异性体征。

25. B【解析】建立静脉通道，备阿托品静脉注射，防止术中发生迷走神经反射。择期手术应禁食 4~6 小时。协助患者取坐位或半卧位。严格无菌操作，抽液过程中随时夹闭胶管，防止空气进入心包腔。抽液要缓慢，每次抽液量不超过 1L，以防急性右心室扩张，一般第 1 次抽液量不宜超过 100~200ml，若抽出新鲜血，立即停止抽吸，密切观察有无心脏压塞症状。

26. E【解析】感染性心包炎的病因如下。①细菌性：化脓性、结核性。②病毒性：如柯萨奇病毒、埃可病毒、流感病毒、传染性单核细胞增多症和巨细胞病毒等。③真菌性：如组织胞浆菌、放线菌、奴卡菌等。④其他：如立克次体、螺旋体、支原体、肺吸虫、阿米巴原虫和棘球蚴（包囊虫）等。

27. A【解析】急性非特异性心包炎在临床上常以剧烈胸痛、发热为特点，多数患者可闻及心包摩擦音；而起病缓慢，伴发热、胸痛、心包摩擦音等为主的临床表现多见于结核性心包炎；化脓性心包炎常为全身败血症的表现之一，病情较凶险，表现为高热、胸痛等；而肿瘤性心包炎常无胸痛表现，心包摩擦音少见。

28. E【解析】急性心包炎无病理性 Q 波，各导联（aVR 除外）ST 段弓背向下抬高。

二、A2 型题

1. C【解析】根据临床表现及体征表现可诊断为缩窄性心包炎。可为诊断提供证据的检查方法为胸部 X 线片见心包钙化。对于缩窄性心包炎，胸部 X 线片只有出现心包钙化时才能诊断。

2. D【解析】患者最可能诊断为缩窄性心包炎。缩窄性心包炎有腹胀、水肿、气促的临床表现。体征有颈静脉怒张、双肺呼吸音粗的表现。腹部体检可见肝大并可触及与颈静脉搏动一致的肝搏动、腹水征（+）。心脏体检可见心尖冲动不明显，心浊音界不大、心率增快、心音减低。可能闻及二尖瓣反流杂音。

3. C【解析】患者最可能的诊断是急性心包炎引起的急性心脏压塞。根据主诉心前区疼痛并放射至左肩，吸气时疼痛加重，坐位减轻可诊断为急性心包炎。急性心包炎可有发热的全身症状表现。早期心电图示 ST 段抬高。若积液积聚迅速，仅 150～200ml 积液即可使心包内压上升至 20～30mmHg 而产生急性心脏压塞，表现为心动过速、动脉血压下降而脉压变小、静脉压明显升高，严重者发生急性循环衰竭、休克。

4. D【解析】患者发病时间较短，出现了胸痛、全身症状（低热）及心脏压塞的表现（咳嗽、气促），心界扩大，心尖冲动位于心浊音界内 2cm，心电图检查出现一系列异常变化，均提示为急性心包炎，并考虑为急性心包炎伴积液的可能。

5. E【解析】根据发热、胸痛、气促，叩诊心界明显扩大，吸气时脉搏变弱，呼吸困难急剧加重，心率快，血压低及颈静脉怒张，可诊断患者为急性心包炎。此时最有效的抢救措施为心包穿刺减压。心包穿刺可直接将心包积液抽出，即刻可减轻心包腔内的压力，解除压塞，使心脏能接受到足够的血容量，迅速解除心脏压塞。

6. E【解析】心包积液导致右心功能不全。肝-颈静脉回流征阳性是右心衰的特有体征。挤压肝脏时（肝窦中的血液进入体循环，增加体循环容量负荷），出现颈静脉更加充盈怒张，直接提示存在右心功能不全。相比其他体征，更直接的反映是右心功能失代偿。

7. A【解析】如果心包积液积聚较慢，则出现亚急性或慢性心脏压塞，产生体循环静脉淤血征象，表现为颈静脉怒张，Kussmaul 征，即吸气时颈静脉充盈更明显。肺心病不会出现 Kussmaul 征。所以，选项 A 符合题意。

8. D【解析】在给急性心包炎进行心包穿刺抽液时，患者出现面色苍白，脉搏增快，血压下降，心电图显示频发室性期前收缩，多提示出现心脏压塞，正确的处理措施是立即通知医生。

9. C【解析】心包摩擦音是纤维蛋白性心包炎的典型体征，多位于心前区，以胸骨左缘第 3、4 肋间，坐位时身体前倾，深吸气最为明显。心包摩擦音可持数小时或持续数天、数周，当积液增多将二层心包分开时，摩擦音即消失，如有部分心包粘连仍可闻及。心前区听到心包摩擦音可作出心包炎的诊断。

10. D【解析】心包积液时，心肌收缩舒张功能受限，回心血量减少，可累及静脉回流，出现颈静脉怒张、肝大、皮下水肿及腹水等；心脏扩张受限可使收缩压降低，而舒张压变化不大，故脉压变小；心包积液时心脏受压程度，脉搏可正常、减弱或出现奇脉。所以，患者体检时最不可能出现动脉血压升高。

三、A3/A4 型题

1. C【解析】根据患者发热，突发心前区疼痛，伴咳嗽、气促的表现，以及咳嗽或深呼吸时胸痛加重，可诊断患者发生了急性心包炎。心包摩擦音是急性心包炎的特异性体征。所以，心包摩擦音对急性心包炎的诊断最有意义。

2. C【解析】如果患者出现血压下降，呼吸困难，端坐呼吸，患者可能出现的病症是心包积液。呼吸困难为急性心包炎伴心包积液时最突出的症状。

3. C【解析】心包穿刺可以对心包积液进行常规和生化以及包括细菌和真菌在内的病原学、细胞学进行检查。如果存在大量的心包积液导致心脏压塞，实行心包治疗性穿刺抽液减压来缓解症状，或针对病因向心包腔内注入药物进行治疗。

4. B【解析】该患者最可能的诊断是急性心包炎伴心包积液。根据心前区疼痛伴低热，轻咳、气促，X 线检查示肺纹理无明显增多，心影增大，实验室检查 cTnI 阴性，可诊断为急性心包炎。根据颈静脉充盈，双肺呼吸音稍粗，心尖搏动位于心浊音界内 0.5～1.0cm，肝肋下 2cm，可诊断为心包积液产生。

5. A【解析】急性心包炎表现为继发于心外膜下心肌炎症损伤的心电图特异性 ST-T 改变。心电图表现：①呈广泛导联的凹陷形 ST 段抬高（选项 E），而 aVR 导联的 ST 段压低。②除 aVR 和 V_1 导联外，其他导联 P-R 段普遍下移（选项 B），aVR 导联 P-R 段抬高。③窦性心动过速（选项 C）。④还可出现 QRS 波低电压（选项 D）及电交替等。急性心包炎的心电图表现不包含窦性心动过缓。

6. C【解析】下一步应行的检查首选心脏超声。超声心动图是急性心包炎一项基本检查，可监测心包积液，筛查并存的心脏病或心包病变。

7. A【解析】患者最可能的诊断是心包炎伴心脏压塞。根据术中突发胸痛、胸闷、烦躁、呼吸困难，两肺呼吸音清，心界向两侧扩大可判断为急性心包炎。急性心包炎早期心影可正常，当心包渗液超过 250ml 时，心影呈现增大而肺野清晰无肺水肿。若积液积聚迅速，仅 150～200ml 积液即可使心包内压上升至 20～30mmHg 而产生急性心脏压塞，表现为心动过速、动脉血压下降而脉压变小、静脉压明显升高，严重者发生急性循环衰竭、休克。

8. B【解析】为了证实诊断，应该立即做的检查是超声心动图。超声心动图是急性心包炎一项基本检查，可监测心包积液，筛查并存的心脏病或心包病变。

9. B【解析】患者突然心脏停搏，在心肺复苏的同时，应首选的处理措施为心包穿刺抽液。已发生心脏压塞者，无论积液量多少，紧急心包穿刺引流，可预防或缓解压塞症状。

10. B【解析】参见 A1 型题第 15 题解析。

11. C【解析】根据患者发热，伴肌肉痛及胸痛的表现及心电图示Ⅱ、Ⅲ、aVF、aVL、$V_2 \sim V_6$导联 ST 段抬高，可诊断患者最可能为急性心包炎中的感染性病毒性心包炎。心包摩擦音是急性心包炎的特异性体征。

12. B【解析】感染性病毒性心包炎的病原体有柯萨奇病毒、埃可病毒、流感病毒、传染性单核细胞增多症和巨细胞病毒等。柯萨奇病毒最常见。

13. A【解析】患者诊断为急性心包炎中的感染性病毒性心包炎。治疗包括直接缓解症状、预防并发症、清除病毒等。①CMV 病毒性心包炎：高免疫球蛋白在第 0、4、8 天肌内注射 4ml/（kg · d），在第 12、16 天肌内注射 2ml/（kg · d）。②柯萨奇 B 病毒性心包炎：干扰素 α 或 β 250 万 U/m^2。③腺病毒和 parv0-virus B19 病毒性心包炎：免疫球蛋白静脉注射，在第 1 天和第 3 天。

14. D【解析】根据颈静脉充盈，心界不大，心音低钝，心率快，肝剑突下 5cm，脾未触及，全腹无压痛，移动性浊音（+），下肢水肿（+）的临床表现，以及腹水的表现，患者最可能诊断为缩窄性心包炎。

15. E【解析】如果先期测试的可能性足够高，超声心动图（作为一种初始的诊断方法）能够确诊大多数缩窄性心包炎病例。超声心动图能够发现心室间相互依赖的增加和胸内-心内压力的分离。

16. E【解析】我国引起缩窄性心包炎最常见的病因是结核，它使心包膜增厚、纤维化，心脏在舒张时因而不能充分扩展，心室充盈受限，从而引起一系列循环障碍的临床表现，此时仅靠抗结核治疗无助于改善血流动力学障碍，只有早期施行心包剥离术方可改善临床表现，并避免发展到心源性肝硬化和心肌萎缩，通常在结核活动静止时即应手术，术后继续抗结核治疗 1 年。

17. D【解析】患者 2 周前有上呼吸道感染为诱因，出现高热（体温 39.7℃），胸痛与呼吸有关，有心包摩擦音及心电图的改变支持急性化脓性心包炎。

18. B【解析】急性化脓性心包炎早期病理变化包括心包充血、水肿、大量的细胞浸润和纤维蛋白渗出等炎症反应、继之为浆液纤维蛋白性或浆液血性渗出，最后转为脓性。所以，该患者的心包积液应为脓性积液。

19. C【解析】患者高热，剧烈胸痛，可闻及心包摩擦音且白细胞增多支持化脓性心包炎的诊断。化脓性心包炎常有原发的感染病灶，伴明显的毒血症表现。

20. E【解析】治疗原则最佳的是抗生素治疗及心包切开引流术。化脓性心包炎诊断一旦确定，应针对致病菌选用足量、有效的抗生素，并反复心包穿刺抽脓和心包腔内注入抗生素。当疗效不佳时，应立即施行心包切开引流术，如发现心包增厚，则作广泛心包切除。

21. A【解析】化脓性心包炎较易发生缩窄，形成缩窄性心包炎。

22. E【解析】根据发热伴呼吸困难，肝颈静脉回流征阳性，心界扩大，心音遥远以及超声心动图示心包大量积液可诊断患者为急性渗出性心包炎。

23. E【解析】心包积液体征表现为心浊音界向两侧增大且皆为绝对浊音区；心尖搏动弱且位于心浊音界内侧或不能扪及；心音低钝、遥远，心率快，有时可闻及心包摩擦音；大量积液时可有 Ewart 征（左肩胛骨下叩诊浊音、因左肺受压而闻及支气管呼吸音）；大量心包积液还可有心脏压塞、静脉回流受阻的体征，产生体循环淤血体征（颈静脉怒张、肝大、腹水、下肢水肿）。所以，选项 E 不符合大量心包积液的体征。

24. C【解析】患者有颈静脉充盈，心界向两侧扩大，心音遥远，肝大等体征，可诊断为心包积液。

25. E【解析】超声心动图诊断心包积液简单易行，迅速可靠。

26. B【解析】由于心包积液常见结核性，且患者有反复低热病史，符合结核性心包炎。所以患者最可能的病因是结核性。

27. B【解析】结核性心包炎应尽早、足量联合使用抗结核药物治疗，直至结核活动停止后 1 年左右停药。

四、B 型题

1. C【解析】通过胸痛，在咳嗽时加重的临床表现，以及胸骨左缘第 3、4 肋间可闻及搔刮样粗糙音可诊断患者最可能为急性纤维蛋白性心包炎。心包摩擦音是急性纤维蛋白性心包炎的典型体征，是一种搔抓样的粗糙高频声音。

2. D【解析】患者最可能的诊断为急性心包炎引起的急性心脏压塞。急性心脏压塞表现为心动过速、动脉血压下降而脉压变小、静脉压明显升高，严重者发生急性循环衰竭、休克。

3. B【解析】患者最可能的诊断为缩窄性心包炎。缩窄性心包炎常继发于肺结核病，可表现为上腹胀痛、食欲减退、胸闷、劳力性呼吸困难。体征表现为颈静脉怒张，叩诊心浊音界不大。

五、X 型题

1. ACE【解析】参见 A1 型题第 12 题解析。

2. AB【解析】急性心包炎表现为继发于心外膜下心肌炎症损伤的心电图，呈特异性 ST-T 改变。其表现通常分为四期。Ⅰ期：为早期变化，ST 段普遍呈凹面向下抬高（前臂+下壁+侧壁），PR 段与 P 波方向偏离，T 波直立，可持续数小时至数日。Ⅱ期：ST 段随后逐渐下降到等电位线上，T 波渐变低平或倒置，持续 2 天至 2 周不等。Ⅲ期：T 波全面倒置，各导联上的T波衍变可能不尽一致。Ⅳ期：T波最后可恢复正常，心电图恢复至病前状态，时间历时数周至3月不等。

3. BC【解析】急性心包炎心包积液的检查项目：①常规（颜色、透明度、比重、白细胞计数和分类、血细胞比容等）。②生化（蛋白质、葡萄糖含量）。③病原微生物检查（染色、培养等方法以发现细菌、结核分枝杆菌和真菌等）。④酶活性（乳酸脱氢酶、腺苷脱氨酶）。⑤肿瘤标志物（癌胚抗原）测定；细胞病理学检查找肿瘤细胞。

4. ACD【解析】参见A1型题第12题解析。

5. BCD【解析】急性心包炎的并发症：①复发性心包炎。心包炎症反复发作，多见于急性非特异性心包炎和心脏损伤后综合征，发生率为20%~30%。②缩窄性心包炎。结核性心包炎、化脓性心包炎和创伤性（包括手术后）心包炎较易发生缩窄。

6. ABCE【解析】在可能并发心包炎的疾病过程中，如出现胸痛、气促、心动过速、体循环淤血或心影扩大，应考虑心包炎合并渗液的可能。

7. ABDE【解析】缩窄性心包炎心脏体检可见心尖冲动不明显，心浊音界不大、心率增快、心音减低。所以选项C错误。缩窄性心包炎的体征表现参见A1型题第19题解析。

8. ABCD【解析】缩窄性心包炎的心电图表现：①窦性心律（常有心动过速）或房颤。②QRS波群低电压。③非特异性T波异常（低平或倒置）。所以，正确答案为ABCD。

9. ABCD【解析】急性心包炎的心电图表现参见X型题第2题解析。

10. ABCD【解析】缩窄性心包炎的体征表现参见A1型题第19题解析。

11. ABCE【解析】心脏压塞的体征参见A1型题第7题解析。

12. CDE【解析】肝硬化和慢性缩窄性心包炎二者均可引起肝大、腹水和肝功能异常表现。如出现颈静脉怒张、静脉压增高、奇脉、心包钙化等典型特征，可诊断为慢性缩窄性心包炎。如出现蜘蛛痣，肝掌、脾大、腹壁静脉曲张，或伴有下肢水肿，有时也有腹壁水肿，腹水征检查时望诊腹部膨隆、体检发现门静脉高压，可诊为肝硬化。肝硬化的患者有肝病病史，腹胀，腹围增大，则缩窄性心包炎没有。

六、案例分析题

1. C【解析】患者胸部隐痛伴低热、气促，心界扩大，心尖搏动位于心浊音界内2cm，肝于肋下5cm，心电图示窦性心动过速、低电压，均提示急性心包炎的诊断。

2. E【解析】患者的胸痛常位于心前区或胸骨后，偶可位于上腹部，可放射到颈、左肩、左臂及左肩胛骨，性质多尖锐呈锐痛，也可呈闷痛或压榨样，常因咳嗽、深呼吸、变换体位或吞咽而加重，坐位前倾时减轻。

3. ABD【解析】急性心包炎的心电图表现参见A3/A4型题第5题解析。

4. ABCE【解析】指南指出病毒性心包炎禁用皮质激素治疗，推荐使用干扰素或免疫球蛋白。所以，选项A正确。如有心前区疼痛，可用镇痛药治疗。所以，选项B正确。中至大量心包积液即将发生心脏压塞者行心包穿刺引流，预防心脏压塞。所以，选项C正确，选项 D 错误。化脓性心包炎诊断一旦确定，应针对致病菌选用足量、有效的抗生素，并反复心包穿刺抽脓和心包腔内注入抗生素。当疗效不佳时，应立即施行心包切开引流术。所以选项 E 正确。

5. D【解析】患者最可能诊断为急性病毒性心肌心包炎。根据发病前有发热、咽痛的症状，并有心慌史以及心界不大，偶发室性期前收缩，可诊断为病毒性心肌炎。病毒性心肌炎有时也可累及心包，当发生心包积液时称为病毒性心肌心包炎。

6. ABCD【解析】病毒性心肌炎实验室检查可见白细胞增多，红细胞沉降率增快，血清心肌酶 CK、CK-MB 及 LDH 增高。咽拭子、粪便或心包穿刺液中可分离出病毒。病毒中和抗体滴度>1：640 或起病 3~4 周后的血清抗体比急性期病毒血清抗体高 4 倍。

7. C【解析】心包积液大量积聚或短时间内快速积聚，可发生心脏压塞，表现为气促、颈静脉怒张、血压下降等。

8. C【解析】急性心包炎早期心影可正常，当心包渗液超过 250ml 时，心影呈现增大而肺野清晰无肺水肿，大量积液时心影似烧杯形或球形，透视见心脏搏动减弱或消失。

9. A【解析】已发生心脏压塞者，无论积液量多少，紧急心包穿刺引流。

10. E【解析】患者中年男性，发热，胸部持续性钝痛 2 天，用硝酸甘油无效（提示与心绞痛无关）；心音减低（提示心包积液量较大），伴舒张期附加音，血压 110/80mmHg 正常，而肘部静脉压（周围静脉压）180mmH_2O 升高（正常值 30~145mmH_2O）；心电图示 ST 段抬高弓背向下抬高且无病理性 Q 波（急性心包炎的典型心电图表现），综合患者的临床表现、体查和心电图检查，该患者诊断可能为急性渗出性心包炎，所以选项 E 正确。

11. ABCDE【解析】患者可具有的体征有肝大、颈静脉怒张、Ewart 征、奇脉、心包叩击音。急性心包炎可引起心脏压塞、静脉回流受阻的体征，不会出现水冲脉。所以，正确答案为 ABCDE。

12. C【解析】患者心音减低提示心包积液量较大。中至大量心包积液即将发生心脏压塞者行心包穿刺引流，预防心脏压塞。

13. ACF【解析】根据体循环淤血表现（颈静脉怒张、肝大、水肿或腹水等）、舒张期充盈受限的证据（超声心动图检查、左右心导管检查），加心包增厚特别是伴钙化（CT 或 MRI），可诊断为缩窄性心包炎。体循环淤血表现（颈静脉怒张、肝大、水肿或腹水等）同时也是心包积液的表现。呼吸困难是心包积液最突出的症状；其体征与右心衰竭相类似。

14. D【解析】超声心动图是急性心包炎一项基本检查，可监测心包积液，诊断心包积液既安全又准确，同时筛查并存的心脏病或心包病变。

15. ABD【解析】心包积液可靠的体征有奇脉；心浊音界向两侧增大且皆为绝对浊音区；心尖冲动弱且位于心浊音界内侧或不能扪及；心音低钝、遥远，心率快，有时可闻及心包摩擦音。

16. B【解析】周围静脉压测定对缩窄性心包炎与肝硬化有鉴别意义。缩窄性心包炎常导致体循环受阻，可以出现颈静脉怒张、下肢水肿等特征。肝硬化患者会同时出现明显的门静脉高压表现和肝功能减退表现，但是不会出现颈静脉的怒张，脉压也正常。所以选项 B 正确。参见 X 型题第 12 题解析。

17. ABCDE【解析】患者 PPD 试验强阳性提示高度结核感染。术前应尽早、足量联合使用抗结核药物治疗，直至结核活动停止后 1 年左右停药。结核性心包炎更强调充分彻底抽腹水引流以提高治疗效果和减少心包缩窄发生率。缩窄性心包炎内科治疗：①降低体循环静脉压，控制钠盐摄入，利尿。②尽量避免使用减慢心跳的药物，如 β 受体阻断药和钙通道阻滞药，发生心房颤动时可选用洋地黄控制。缩窄性心包炎经确诊后应在充分准备后尽早实行心包切除术，以防止心肌长期受压引起心肌萎缩和纤维化，而导致顽固性心力衰竭及肝、肾脏器功能继发性改变。

18. E【解析】患者最可能的诊断是心包炎。心包摩擦音是急性心包炎的特异性体征。心悸、气促逐渐加重伴心前区疼痛，发热是急性心包炎的临床表现。

19. ACF【解析】对心包炎诊断有意义且必要的检查有心脏超声、胸正侧位片和心电图。

20. E【解析】患者出现呼吸困难加重，血压 85/70mmHg，触及奇脉，心音低钝遥远，说明出现心脏压塞。此时应采取的紧急措施是心包穿刺放液，可预防或缓解压塞症状。

21. BDF【解析】心包穿刺（或置管引流）的适应证参见 A1 型题第 16 题解析。

22. ABDE【解析】根据胸痛，深呼吸时加重；心包摩擦音（胸骨左缘第 3、4 肋间可闻及粗糙声音，深吸气时增强）以及心电图表现（示多导联 ST 段弓背向下型抬高）可诊断为急性心包炎。患者下一步需要做的检查有血常规、心肌酶谱、病毒抗体检测、继续观察心电图的变化，不需要做心脏 ECT 检查。

23. B【解析】如果该患者心肌酶谱正常，考虑最可能的诊断为急性心包炎。

24. C【解析】急性心包炎早期心影可正常，当心包积液超过 250ml 时，心影呈现增大而肺野清晰无肺水肿。

25. AB【解析】根据咳嗽、咳痰、胸闷、气促的临床表现，心包积液的体征（心率加快，心界向左右扩大，心音减弱）以及心脏压塞的体征（颈静脉怒张），可诊断为急性心包炎。呼吸困难是心包积液最突出的症状；其体征与右心衰竭相类似。

26. AEF【解析】急性心包炎应进一步进行的检查有超声心动图、心电图、胸部 X 线检查。

27. F【解析】奇脉常见于心包积液和缩窄性心包炎，是心脏压塞的重要体征之一。奇脉是左心室排血量减少所致。

28. DE【解析】心包积液体征表现为奇脉，而不是交替脉。心包积液的心尖冲动弱且位于心浊音界内侧或不能扪及。所以，选项 D、E 均错误。心包积液的体征表现参见 A3/A4 型题第 23 题解析。

29. AF【解析】心包积液可靠的体征有奇脉，心浊音界向两侧增大且皆为绝对浊音区，坐位、卧位有变化。心包积液的体征表现参见 A3/A4 型题第 23 题解析。

30. CF【解析】大量积液时，可出现的体征有 Kussmaul 征（选项 A）、Ewart 征（选项 B）、第二心音逆分裂（选项 D）、奇脉（选项 E），不出现心包摩擦音（选项 C）和交替脉（选项 F）。积液增多致使脏、壁层心包完全分开时，则心包摩擦音消失；经治疗后积液吸收减少时可能重现。所以心大量心包积液时不可出现心包摩擦音。

31. BD【解析】患者盗汗、咳嗽 2 个月，PPD 强阳性，考虑结核性心包炎，采取抗结核治疗。左室后壁、右室前壁见液性暗区 2.5mm 易于穿刺。

32. ABCDF【解析】心包穿刺的抽放液速度要慢，抽放液量一般第 1 次不宜超过 200ml，以后再抽可渐增到 300～500ml。所以，选项 E 错误。心包穿刺的注意事项参见 A1 型题第 15 题解析。

房间隔
缺损

第十八章　成人先天性心脏病

一 A1 型题

1. 可确诊瓣膜型单纯肺动脉口狭窄的检查是
   A. 心电图　　B. 右心导管
   C. 胸部 X 线检查　　D. 心脏听诊
   E. 心电向量图
2. 先天性心脏病室间隔缺损被称为艾森门格综合征时是指
   A. 心室水平发生右向左分流时　　B. 心室水平有双向分流时
   C. 心室水平发生左向右分流时　　D. 右心房扩大时
   E. 肺动脉压等于或高于体循环压，出现双向分流或右向左分流时
3. 未闭动脉导管封堵术中，目前认为最具应用前景的是
   A. 双伞面封堵法　　B. 海绵栓塞法
   C. “纽扣”式补圈法　　D. 弹簧圈封堵法
   E. 开胸手术结扎法
4. 室间隔缺损伴亚急性感染性心内膜炎时，其栓塞的部位发生在
   A. 肾　　B. 心肌
   C. 脑　　D. 脾
   E. 肺
5. 房间隔缺损在临床上最常见的类型是
   A. 原发孔型　　B. 上腔型
   C. 下腔型　　D. 静脉窦型
   E. 卵圆孔型
6. 我国发病率最高的先天性心血管病是
   A. 法洛四联症　　B. 房间隔缺损
   C. 室间隔缺损　　D. 动脉导管未闭
   E. 主动脉缩窄
7. 可确定房间隔缺损的缺损类型、肺动脉压力高低及有无合并其他心内畸形等的诊断依据是
   A. 临床症状、体征　　B. 心电图检查结果

C. 胸部X线检查结果　　D. 超声心动图检查结果
E. 造影检查结果

8. 以下先天性心血管病中，X线检查显示肺纹理稀少，肺野清晰的是
A. 房间隔缺损　　B. 动脉导管未闭
C. 室间隔缺损　　D. 法洛四联症
E. 单纯肺动脉瓣狭窄

9. 原发孔房间隔缺损唯一的治疗方法为
A. 药物治疗　　B. 放射治疗
C. 介入治疗　　D. 外科手术
E. 生物治疗

10. 室间隔缺损的杂音位于
A. 胸骨左缘第2、3肋间　　B. 胸骨右缘第2、3肋间
C. 胸骨左缘第3、4肋间　　D. 胸骨右缘第3、4肋间
E. 位置不确定

11. 先天性心脏病中呈双期连续性分流者为
A. 房室间隔缺损　　B. 完全性心内膜垫缺损
C. 法洛四联症　　D. 艾森门格综合征
E. 动脉导管未闭

12. 房间隔缺损最常见的类型是
A. 上腔型　　B. 下腔型
C. 混合型　　D. 中央型
E. 周边型

13. X线透视下见肺门舞蹈征的是以下哪项先心病的特征性变化
A. 主动脉瓣狭窄　　B. 动脉导管未闭
C. 主动脉窦动脉瘤　　D. 主动脉瓣关闭不全
E. 室间隔缺损

14. 属于左向右分流型的先天性心脏病是
A. 动脉导管未闭　　B. 肺动脉瓣关闭不全
C. 主动脉缩窄　　D. 右位心
E. 卵圆孔未闭

15. 肺动脉瓣狭窄的主要病理变化为
A. 左心房增大　　B. 右心室排血受阻
C. 右心房增大　　D. 左心室排血受阻
E. 肺循环血流减少

16. 法洛四联症肺动脉瓣狭窄最常见的类型是
A. 肺动脉狭窄
B. 漏斗部狭窄
C. 肺动脉主干狭窄
D. 肺动脉分支狭窄
E. 肺动脉瓣环狭窄

17. 法洛四联症患者的病理生理学特点是
A. 左心室内压力大于右心室
B. 肺循环血流减少
C. 左右心室压力相等
D. 出现红细胞增多症
E. 心室间血流右向左分流

18. 先天性二叶主动脉瓣先心病瓣叶数目发生率的高低依次为
A. 二叶、单叶和四叶递减
B. 二叶、单叶和四叶递升
C. 二叶、三叶和四叶递减
D. 单叶、二叶和四叶递减
E. 二叶、四叶和单叶递减

19. 二叶主动脉瓣型先心病最直接可靠的诊断手段是
A. 以下均不是
B. 超声心动图
C. 心电图典型变化
D. X 线的典型特征
E. 典型的心脏听诊特征

20. 法洛四联症患者发绀的程度主要取决于
A. 肺动脉狭窄的程度
B. 室间隔缺损的大小
C. 室间隔缺损的部位
D. 主动脉骑跨的程度
E. 右心室肥厚的程度

21. 法洛四联症的病理改变不包括
A. 肺动脉狭窄
B. 室间隔缺损
C. 主动脉骑跨
D. 房间隔缺损
E. 右心室肥大

22. 法洛四联症缺氧发作的主要原因是
A. 肺动脉血栓形成
B. 肺水肿
C. 右心衰竭
D. 肺动脉漏斗部痉挛
E. 主动脉骑跨导致右心室血流流向主动脉

23. 先天性心脏病房间隔缺损患者心脏超声检查时可出现的异常表现不包括
A. M 型心动图：左室后壁与室间隔同向运动
B. 二维心动图：房间隔连续性中断
C. 多普勒心动图：房间隔缺损时右心房水平左向右血液分流
D. 经胸二维超声心动图：左房、左室扩大，肺动脉增宽
E. 经胸二维超声心动图：右房、右室扩大，肺动脉增宽

24. 肺循环血量增多，并伴左心房、左心室血量增多的先天性心脏病是
    A. 原发性房间隔缺损　　B. 继发性房间隔缺损
    C. 动脉导管未闭　　D. 室间隔缺损
    E. 法洛四联症
25. 下列先天性心脏病中，哪种属于无分流型
    A. 房间隔缺损　　B. 主动脉缩窄
    C. 动脉导管未闭　　D. 法洛四联症
    E. 室间隔缺损
26. 室间隔缺损常不伴有
    A. 气短　　B. 心悸
    C. 腹胀　　D. 心律失常
    E. 感染性心内膜炎
27. 房间隔缺损最常见的死亡原因是
    A. 心力衰竭　　B. 肺部感染
    C. 肺动脉栓塞　　D. 感染性心内膜炎
    E. 消化道出血
28. 先天性二叶主动脉瓣先心病的二叶主动脉瓣以（　）多见
    A. 前后位　　B. 左右位
    C. 斜位　　D. 左前斜位
    E. 右后斜位
29. 室间隔缺损与主动脉窦瘤破裂的相同点为
    A. 右心室增大　　B. 左心室增大
    C. 主肺动脉扩张　　D. 右心房增大
    E. 主动脉扩张
30. 脉压增大的先天性心脏病是
    A. 房间隔缺损　　B. 动脉导管未闭
    C. 室间隔缺损　　D. 法洛四联症
    E. 主动脉缩窄
31. 左向右分流型先天性心脏病易并发
    A. 脑脓肿　　B. 肺炎
    C. 体格发育障碍　　D. 脑血栓形成
    E. 亚急性感染性心内膜炎
32. 常见先心病治疗原则以下哪项不正确
    A. 按时预防接种

B. 积极防治感染

C. 手术最适年龄多在学龄前

D. 左向右分流型大多能根治，效果较好

E. 合并心衰时慎用洋地黄，不能长时间用

33. 可出现水冲脉及枪击音的先心病是

A. 房间隔缺损　　B. 室间隔缺损

C. 动脉导管未闭　　D. 法洛四联症

E. 肺动脉狭窄

34. 动脉导管未闭周围血管征产生的主要原因是

A. 心脏存在着异常的通道　　B. 体循环血流量的明显减少

C. 肺循环血流量的明显增多　　D. 脉压明显的增大

E. 收缩压明显升高

35. 有关动脉导管未闭 X 线的改变是

A. 右心房及右心室的增大　　B. 左心房及左心室的增大

C. 右心房及左心房的增大　　D. 左心室及右心室的增大

E. 左心房及左、右心室的增大

36. 动脉导管未闭脉压增大的主要原因是

A. 心脏存在着异常的通道　　B. 主动脉血分流至肺动脉

C. 肺循环血流量的明显增多　　D. 体循环血流量的明显减少

E. 收缩压的明显升高

37. 左房、左室可增大的先心病是

A. 房间隔缺损　　B. 室间隔缺损

C. 动脉导管未闭　　D. 肺动脉狭窄

E. 法洛四联症

38. 脉压增宽，毛细血管搏动，水冲脉，提示

A. 室间隔缺损　　B. 房间隔缺损

C. 动脉导管未闭　　D. 法洛四联症

E. 肺动脉狭窄

39. 胸部 X 线检查显示肺动脉段凹陷的先天性心脏病是

A. 法洛四联症　　B. 动脉导管未闭

C. 肺动脉狭窄　　D. 室间隔缺损

E. 主动脉狭窄

40. 左向右分流型先心病可出现的症状不包括

A. 体循环血量减少　　B. 肺循环血量增多

C. 肺动脉压力增高
D. 肺动脉压力下降
E. 反复肺炎

41. 先天性心脏病的主要发病机制是
A. 遗传与环境因素及其相互作用
B. 妊娠期射线或特殊药物、毒物接触史
C. 单基因突变
D. 染色体异常
E. 妊娠期感染

42. 1 岁以后小儿最常见的青紫型先天性心脏病是
A. 房间隔缺损
B. 室间隔缺损
C. 动脉导管未闭
D. 法洛四联症
E. 肺动脉狭窄

43. 主动脉狭窄的类型中，最多见的是
A. 主动脉瓣狭窄
B. 主动脉瓣膜狭窄
C. 主动脉瓣下狭窄
D. 主动脉瓣上狭窄
E. 主动脉瓣口狭窄

44. 正常情况下动脉导管应在以下哪段时间内自动关闭
A. 1 岁内
B. 2~3 周
C. 4~6 周
D. 6 周以后
E. 出生时

45. 3%的室间隔缺损患者有单基因病。关于单基因病的叙述不正确的有
A. 表现为基因的缺失
B. 表现为错义突变
C. 表现为重复突变
D. 遗传规律为常染色体显性遗传
E. 遗传规律为 Y 连锁遗传

46. 动脉导管未闭的主动脉端开口类型中，最为常见的是
A. 管状
B. 漏斗状
C. 窗状
D. 哑铃状
E. 动脉瘤状

47. 临床上可出现差异性青紫（上半身不紫而下半身紫）的先天性心脏病是
A. 法洛四联症
B. 完全性大动脉转位
C. 动脉导管未闭
D. 房间隔缺损
E. 室间隔缺损

二 A2 型题

1. 患者，查体发现上肢血压升高，下肢血压不高或降低，形成反常的上、下肢血压差别，临床诊断应考虑为

A. 先天性多囊肾　　B. 天性肾动脉狭窄
C. 动脉粥样硬化性肾动脉狭窄　　D. 先天性主动脉缩窄
E. 急性肾小球肾炎

2. 患者，男性，62 岁。胸骨左缘第 2 肋间可闻及收缩期吹风样杂音，无震颤，肺动脉瓣第二心音亢进、固定分裂，心电图示右室肥大。患者可诊断为
A. 房间隔缺损　　B. 肺动脉口狭窄
C. 动脉导管未闭　　D. 室间隔缺损
E. 主动脉窦瘤破裂

3. 患者，女性，32 岁。心前区广泛收缩期杂音，以胸骨左缘第 4 肋间最明显并伴震颤，肺动脉瓣区第二心音亢进伴分裂且在深吸气时加强，患者可首先考虑为
A. 房间隔缺损　　B. 室间隔缺损
C. 动脉导管未闭　　D. 肺动脉口狭窄
E. 主动脉窦瘤破裂

4. 患者，男性，28 岁。心脏检查发现左侧前胸第 1、2 肋间有连续性震颤，并可闻及机器样连续性杂音，在收缩末期最响。患者可考虑为
A. 房间隔缺损　　B. 室间隔缺损
C. 肺动脉瓣狭窄　　D. 动脉导管未闭
E. 肺动脉瓣关闭不全

5. 9 个月婴儿，曾患肺炎 2 次，现哭闹后有发绀。查体：血压 80/30mmHg（10.7/4kPa），发育营养差，胸骨左缘第 3、4 肋间闻及 3 级收缩期杂音，肺动脉瓣区第二音亢进，心尖部有Ⅰ级舒张期杂音。心电图示左、右心室肥大。胸部 X 线检查：两肺充血，心外形轻度增大，后前位示左心缘较长，肺动脉段突出，主动脉结不大，左前斜位示左支气管略抬高，心后三角缩小。该婴儿的先天性心脏病种类为
A. 动脉导管未闭　　B. 室间隔缺损
C. 房间隔缺损　　D. 肺动脉瓣狭窄
E. 室间隔缺损伴肺动脉高压

6. 患儿，男，6 岁。患先天愚型，消瘦、乏力、气短、多汗。近年来发生持久青紫。查体：营养发育差，于胸骨左缘第 3、4 肋间闻及粗糙的全收缩期杂音，可触及震颤，肺动脉第二音亢进，X 线检查以右室大为主。此例可能的诊断是
A. 房间隔缺损　　B. 罗杰病
C. 高位室间隔缺损　　D. 艾森门格综合征
E. 动脉导管未闭

7. 患儿，女，8 岁。自幼易患肺炎，易乏力。查体：营养差，胸骨左缘第 2、3 肋间处有3/6 SM，肺动脉瓣第二音固定分裂，血压 110/50mmHg（14.7/6.7kPa）。心电图：左心室大。

最可能的诊断是

A. 卵圆孔未闭　　B. 继发孔型房间隔缺损

C. 室间隔缺损　　D. 动脉导管未闭

E. 主动脉缩窄

8. 患儿，男，6个月。患法洛四联症。近2天反复于哭闹时突然四肢抽搐，青紫加重，神志不清，呼吸急促，持续时间2~3分钟。主要原因是

A. 脑炎　　B. 脑栓塞

C. 心力衰竭　　D. 肺动脉梗阻

E. 心包炎

9. 患儿，女，6岁。自幼啼哭时唇面青紫，会行走后喜蹲踞。轻度杵状指（趾）。血压90/60mmHg（12/8kPa）。胸骨左缘第2、3肋间可闻及3级收缩期杂音伴收缩期震颤，P2单一感。胸部X线检查心脏外形靴状，心腰凹陷，心尖上翘，肺纹理稀少。最可能的诊断为

A. 房间隔缺损伴肺动脉高压　　B. 室间隔缺损伴肺动脉高压

C. 动脉导管未闭伴肺动脉高压　　D. 法洛四联症

E. 单纯性肺动脉狭窄

10. 患儿，男，1岁。生后全身青紫，哭泣后青紫更为明显。心前区隆起，胸骨左缘第2、4肋间听到2~3级喷射性收缩期杂音。胸部X线检查心脏呈靴型，超声心动图检查后诊断为法洛四联症。该畸形首先引起以下哪一方面的改变

A. 左心室收缩期负荷过重　　B. 右心室收缩期负荷过重

C. 左心室舒张期负荷过重　　D. 右心室舒张期负荷过重

E. 肺动脉负荷过重

11. 30周早产患儿，生后24小时因吸入性肺炎而住院。查体：胸骨左缘第2肋间有较响亮收缩期杂音，彩色多普勒超声心动图示有动脉导管未闭和左向右分流，应如何治疗

A. 治疗肺炎，待3~4岁后手术治疗

B. 观察到3个月后不闭合可手术

C. 治疗肺炎的同时，应用吲哚美辛

D. 立即手术根治

E. 立即应用心导管介入技术将未闭的动脉导管进行堵塞

12. 患儿，女，8岁。于4个月前开始不规则发热，体温38~39℃，2个月前出现气促、咳嗽、下肢水肿，抗结核治疗后无效，1岁时诊断为“先心病”。查体：体温38.5℃，脉搏114次/分，心率48次/分，颈静脉怒张，心前区隆起，于胸骨左缘第2、3肋间可闻及连续杂音，伴震颤，肝肋下4.0cm。尿常规：蛋白（+）。本例应诊断为

A. 先心病（动脉导管未闭）合并心力衰竭

B. 先心病（动脉导管未闭）合并肺炎

C. 先心病（动脉导管未闭）合并肺结核

D. 先心病（动脉导管未闭）合并亚急性感染性心内膜炎

E. 先心病（动脉导管未闭）合并心力衰竭，亚急性感染性心内膜炎

三 A3/A4 型题

（1~5 题共用题干）

患者，男性，52 岁。胸骨左缘第 3、4 肋间闻及 4/6 级响亮粗糙的全收缩期杂音伴震颤，肺动脉瓣第二心音亢进、固定分裂。

1. 患者可诊断为

A. 动脉导管未闭　　B. 室间隔缺损

C. 房间隔缺损　　D. 肺动脉口狭窄

E. 二尖瓣关闭不全

2. 根据解剖部位和缺损边缘结构的分类中，本疾病最常见的类型是

A. 膜周缺损　　B. 肌部缺损

C. 流出道部缺损　　D. 流入道部缺损

E. 上腔型缺损

3. 若室间隔缺损大且分流量大，患者的临床表现不包括

A. 发育障碍　　B. 易患呼吸道感染性疾病

C. 腹胀、胀痛　　D. 运动耐受力差

E. 心力衰竭

4. 本病临床常见的并发症不包括

A. 肺部感染　　B. 心力衰竭

C. 肺动脉高压　　D. 感染性心内膜炎

E. 脑脓肿

5. 患者合并充血性心力衰竭，但无症状，此时的治疗方法为

A. 应用强心药　　B. 应用利尿药

C. 应用抗生素　　D. 防止感染

E. 应用 ACEI、ARB 以及 β 受体阻断药

（6~8 题共用题干）

患儿，男，8 岁。自幼体弱，易患感冒。查体：心前区隆起，无震颤，胸骨左缘第 2 肋间可闻及 2 级喷射性收缩期杂音，肺动脉瓣区第二心音亢进，固定分裂。

6. 患儿最可能诊断为

A. 房间隔缺损
B. 室间隔缺损
C. 动脉导管未闭
D. 法洛四联症
E. 病毒性心肌炎

7. 最可能出现的心电图改变是
A. T 波低平、倒置
B. 电轴左偏
C. 右心房右心室肥大
D. 完全性左束支传导阻滞
E. 左心房左心室肥大

8. 超声心动图最可能的改变是
A. 左心房增大、左心室流出道增宽
B. 右心房增大、右心室增大
C. 室间隔与左心室壁呈反向运动
D. 主动脉增宽
E. 左心室内膜增厚

（9～11 题共用题干）

患者，女性，27 岁。出生后查体发现心脏杂音，曾行彩色超声提示室间隔缺损。近来反复出现发热、寒战伴肌肉疼痛，多为午后体温升高，无胸闷、气急。给予口服喹诺酮类药物后体温正常，停药后体温再度升高。

9. 患者最可能的诊断是
A. 风湿活动
B. 感染性心内膜炎
C. 大叶性肺炎
D. 系统性红斑狼疮活动
E. 活动性肺结核

10. 下列检查对明确诊断最有帮助的是
A. 白细胞计数和分类
B. 红细胞沉降率
C. C 反应蛋白
D. 超声心动图
E. 血培养

11. 患者应采用的治疗措施是
A. 大剂量抗生素
B. 利尿药
C. 洋地黄
D. 血管紧张素转换酶抑制药
E. 输血

（12～16 题共用题干）

患儿，男，3 岁。近 1 年多哭时出现发绀。查体：心前区隆起，胸骨左缘第 3、4 肋间可闻及 4/6 级收缩期杂音，可触及震颤。X 线检查：左、右心室及左心房增大，肺血管影增多，肺动脉段凸出。

12. 患儿最可能的诊断是

A. 房间隔缺损　　B. 室间隔缺损
C. 肺动脉狭窄　　D. 动脉导管未闭
E. 法洛四联症

13. 该患儿如出现永久性青紫，说明
A. 动脉系统淤血　　B. 形成艾森门格综合征
C. 合并肺水肿　　D. 静脉系统淤血
E. 合并心力衰竭

14. 根据其血流动力学改变，主要变现为
A. 右心房、右心室增大或双心室扩大　　B. 左心房、左心室增大
C. 左心房、右心房增大　　D. 右心室、左心室增大
E. 左心房、左心室增大或双心室扩大

15. 该患儿如决定手术必须做的检查是
A. 心电图　　B. 磁共振成像
C. 心功能检查　　D. 心导管检查
E. 超声心动图

16. 最佳的治疗措施是
A. 长期随访，待自行闭合　　B. 建议 4~5 岁时手术
C. 随访至学龄期手术　　D. 可以等到成人期手术
E. 增加营养，促使缺损自己闭合

（17~20 题共用题干）

患者，女性，18 岁。体检时发现胸骨左缘第 2 肋间 3/6 级连续机械样杂音，平时一般体力活动无不适。

17. 患者首选的检查是
A. 胸部 X 线检查　　B. 心电图
C. 超声心动图　　D. 心血池显像
E. 冠脉 CT

18. 超声显示动脉导管未闭，少许分流，患者应采取的处置措施为
A. 进一步检查心脏 ECT
B. 立即行手术或介入治疗
C. 给予营养心肌药物
D. 定期随访，待分流增多时，必要时行手术或介入治疗
E. 定期随访，不需处置，以后动脉导管可能自行关闭

19. 除二叶主动脉瓣畸形外，成人最常见的先天性心脏病是

A. 房间隔缺损　　B. 室间隔缺损
C. 动脉导管未闭　　D. 法洛四联症
E. 艾森门格综合征

20. 动脉导管未闭行导管封堵术的禁忌证是
A. 心力衰竭　　B. 左向右分流
C. 右向左分流　　D. 合并感染
E. 合并心律失常

（21～22题共用题干）

患者，男性，23岁。体重44kg，身高158cm，体表面积1.4m^2，血红蛋白130g/L，氧消耗量123ml/min，超声诊断为先天性房间隔缺损。

21. 房间隔缺损的主要临床表现是
A. 心房扑动　　B. 活动性呼吸困难
C. 心房颤动　　D. 发绀
E. 心衰

22. 该患者尚可闻及的异常心音是
A. 第二心音反常分裂　　B. 第二心音通常分裂
C. 第二心音固定性分裂　　D. 第二心音生理性分裂
E. S_1强弱不等

（23～24题共用题干）

患儿，男，10岁。发育正常，无明显症状。听诊于胸骨左缘第2、3肋间2级收缩期杂音，心电图显示右心室肥厚及不完全性右束支传导阻滞。

23. 患儿可能的诊断是
A. 肺动脉狭窄　　B. 法洛四联症
C. 室间隔缺损　　D. 房间隔缺损
E. 右位心

24. 为确诊，选用最好的无创性检查是
A. 心电图　　B. CT
C. 多普勒彩色血流显像　　D. 心导管检查
E. 心血管造影

（25～27题共用题干）

患儿，男，11个月。生后反复患肺炎。2天前开始发热咳嗽、气促、烦躁不安。查体：

口唇发绀，呼吸48次/分，心率198次/分，心音低钝，胸骨左缘第3、4肋间可闻及3级收缩期杂音，双肺中、小水泡音，肝肋下3.0cm，双足背轻度水肿。

25. 该病治疗原则不正确的是

A. 按时预防接种　　B. 积极防治感染

C. 手术最适年龄多在学龄前　　D. 手术治疗大多能根治

E. 慎用洋地黄，不能长时间用

26. 患儿最可能的诊断是

A. 室间隔缺损

B. 室间隔缺损合并肺炎

C. 室间隔缺损合并肺炎和心力衰竭

D. 室间隔缺损合并亚急性细菌性心内膜炎

E. 室间隔缺损合并心力衰竭

27. 以下处置错误的是

A. 吸氧　　B. 快速洋地黄化

C. 静脉滴注抗生素　　D. 静脉滴注钙制剂

E. 应用利尿药

（28~29题共用题干）

患儿，男，2岁半。发热咳嗽3天气急半天。出生后3个月发现心脏有杂音。曾患肺炎5次，并发心力衰竭1次。查体：消瘦，唇周青紫，有轻度鼻扇。体温39℃，心率150次/分，呼吸50次/分，心前区隆起，胸骨左缘第3、4肋间有收缩期震颤伴3级全收缩期杂音，广泛传导，两肺背部有细湿啰音，肝肋下2cm。心电图示Rv530mm。胸部X线检查示两肺下部有炎性渗出病灶。肺动脉段凸出，左心室扩大，主动脉弓小。

28. 根据以上资料考虑其诊断为

A. 法洛四联症合并肺炎　　B. 动脉导管未闭合并心力衰竭

C. 室间隔缺损合并肺炎　　D. 房间隔缺损合并肺炎

E. 室间隔缺损合并肺栓塞

29. 患儿入院后给予以下治疗，不恰当的是

A. 氧气吸入　　B. 地西泮

C. 酚妥拉明　　D. 退热药物

E. 头孢拉定

（30~31题共用题干）

患儿，男，4岁。自幼口唇、甲床青紫，活动后气促，乏力，体格发育落后，胸骨左缘

第2、3肋间可闻及3级收缩期杂音，经超声心动图证实为先天性心脏病，法洛四联症。

30. 此患儿的心脏由下列哪4种畸形组成
    A. 主动脉狭窄，室间隔缺损，肺动脉骑跨，右心室肥厚
    B. 肺动脉狭窄，房间隔缺损，肺动脉骑跨，左心室肥厚
    C. 主动脉狭窄，房间隔缺损，主动脉骑跨，左心室肥厚
    D. 肺动脉狭窄，室间隔缺损，主动脉骑跨，右心室肥厚
    E. 肺动脉瓣狭窄，房间隔缺损，主动脉骑跨，右心室肥厚

31. 若患儿突然发生昏厥、抽搐可能是出现了下列哪种并发症
    A. 低钙惊厥　　B. 支气管肺炎
    C. 肺动脉梗阻　　D. 充血性心力衰竭
    E. 癫痫

（32~33题共用题干）

患儿，女，5岁。身高80cm，体重14kg，生长发育明显落后与其他同龄儿童，双下肢青紫较上肢明显。查体：胸骨左缘上方可闻及连续性“机械”样杂音，可向背部传导，肺动脉瓣第二心音增强。

32. 患儿最可能的诊断为
    A. 房间隔缺损　　B. 室间隔缺损
    C. 动脉导管未闭　　D. 法洛四联症
    E. 完全性大动脉转位

33. 以下情况最不可能出现的为
    A. 右心房肥大　　B. 右心室肥大
    C. 左心室肥大　　D. 左心房肥大
    E. 肺动脉高压

（34~36题共用题干）

婴儿，男，3个月。患有先心病，气促1天，伴轻咳嗽，无发热。查体：呼吸65次/分，无发绀，两肺闻及细湿啰音，心率185次/分，心音低钝，胸骨左缘第3、4肋间闻及4级收缩期杂音，伴有震颤，肝脏肋下4cm，剑突下4cm。胸部X线检查示心胸比率0.60，左心室增大，肺纹理增多。

34. 患儿最可能的诊断是
    A. 室间隔缺损合并肺炎　　B. 房间隔缺损合并肺炎
    C. 室间隔缺损合并心衰　　D. 房间隔缺损合并心衰
    E. 以上都不是

35. 应采取的治疗方法为

A. 立即手术治疗
B. 给予抗生素治疗
C. 给予密切观察
D. 给予地高辛治疗
E. 以上都不是

36. 该患儿在治疗中突然出现气促加重、呼吸困难，发绀，面色苍白，心率增快达 180 次/分，两肺闻及细湿啰音和哮鸣音，最可能的诊断为

A. 合并毛细支气管炎
B. 痰液引起窒息
C. 哮喘发作
D. 急性肺水肿
E. 缺氧发作

（37~39 题共用题干）

患儿，男，8 岁。剧烈运动后胸闷，气短 1 个月。查体：心前区未触及震颤，胸骨左缘第 2、3 肋间闻及 3/6 级收缩期喷射性杂音，P_2增强、固定分裂。

37. 患儿最可能的诊断是

A. 动脉导管未闭
B. 单纯肺动脉瓣狭窄
C. 房间隔缺损
D. 中型室间隔缺损
E. 小型室间隔缺损

38. 心脏杂音形成的最直接原因是

A. 肺动脉瓣明显狭窄
B. 右心压力负荷增加
C. 经肺动脉瓣血流量增多
D. 主动脉瓣相对狭窄
E. 血液经房间隔缺损自左房流入右房

39. 患儿最典型的心电图改变是

A. 左室高电压
B. 不完全性右束传导阻滞和电轴右偏
C. 左心房肥大
D. 二度房室传导阻滞Ⅰ型
E. 一度房室传导阻滞

四 B 型题

（1~2 题共用备选答案）

A. 结扎动脉导管
B. 学龄前手术
C. 6~12 岁手术
D. 成人期手术
E. 药物治疗

1. 患儿，女，2 岁。无症状，查体发现左侧前胸第 1、2 肋间闻及响亮的连续性机器样杂音。患儿的治疗方法为
2. 患儿，男，3 岁。胸骨左缘第 2 肋间闻及 2/6 级或以上喷射性收缩期杂音。患儿的治疗方

法为

（3~5题共用备选答案）

A. 寂静型动脉导管未闭
B. 小型动脉导管未闭
C. 中型动脉导管未闭
D. 大型动脉导管未闭
E. 窗型动脉导管未闭

3. 无症状、有连续性杂音，$Q_P/Q_S<1.5$，左心室容量负荷和肺动脉压正常的动脉导管未闭类型为
4. 有连续性杂音，$Q_P/Q_S=1.5\sim2.2$，有明显左心室容量负荷过重和肺动脉高压，可导致左心衰和右心衰的动脉导管未闭类型为
5. 有连续性杂音，$Q_P/Q_S>2.2$，有明显左心室容量负荷过重和肺动脉高压，可导致左心衰和右心衰的动脉导管未闭类型为

（6~9题共用备选答案）

A. 全收缩期杂音
B. 收缩期吹风样杂音
C. 收缩期喷射性杂音
D. 舒张期叹气样杂音
E. 收缩期与舒张期机器样杂音

6. 先天性心脏病动脉导管未闭在左侧前胸第1、2肋间可听到
7. 先天性心脏病房间隔缺损在胸骨左缘第2肋间可听到
8. 先天性心脏病室间隔缺损在胸骨左缘第3、4肋间可听到
9. 先天性心脏病埃布斯坦（Ebstein）畸形在胸骨左缘下端可听到

五 X型题

1. 主动脉缩窄可在（　　）见到持续性杂音或触到震颤
A. 肩胛骨附近
B. 腋窝
C. 胸骨旁
D. 中上腹部
E. 下腹部
2. 可以出现右心室肥大的先天性心脏病是
A. 房间隔缺损
B. Ebstein 畸形
C. 动脉导管未闭
D. 三尖瓣闭锁
E. 单纯动脉瓣狭窄
3. 肺动脉瓣狭窄即肺动脉出门处狭窄，造成右心室排血受阻，包括的类型有
A. 瓣膜型肺动脉口狭窄
B. 右心室漏斗部狭窄
C. 二尖瓣狭窄
D. 肺动脉狭窄

E. 主动脉瓣狭窄

4. 根据血流动力学影响，动脉导管未闭包括的类型有

A. 寂静型动脉导管未闭　　B. 小型动脉导管未闭

C. 中型动脉导管未闭　　D. 大型动脉导管未闭

E. 窗型动脉导管未闭

5. 以下疾病中，属于右心室流出道梗阻性疾病的有

A. 主动脉瓣狭窄　　B. 肺动脉瓣狭窄

C. 单纯性肺动脉闭锁　　D. 法洛四联症

E. 主动脉瓣下狭窄

6. 根据解剖部位和缺损边缘结构，心室间隔缺损可分为

A. 膜周缺损　　B. 肌部缺损

C. 流出道部缺损　　D. 流入道部缺损

E. 静脉窦型缺损

7. Ebstein 畸形的手术治疗指征包括

A. 明显发绀　　B. 右心衰竭

C. 反常栓塞　　D. 无症状的心脏扩大（心胸比率大于 65%）

E. 反复发生药物不能控制或消融治疗无效的室上性心律失常

8. 室间隔缺损的并发症中，感染性心内膜炎常见的致病菌有

A. 链球菌　　B. 葡萄球菌

C. 肺炎球菌　　D. 革兰阴性杆菌

E. 脑膜炎奈瑟菌

9. 与房间隔缺损的发生高度相关的转录因子有

A. WNT4　　B. NKX2. 5

C. GATA4　　D. IFRDI

E. T-BX5

10. 法洛四联症是指包括（　　）病理改变等特征的先天性心脏病

A. 肺动脉狭窄　　B. 主动脉骑跨

C. 室间隔缺损　　D. 右心室肥厚

E. 房间隔缺损

11. 根据解剖改变，动脉导管未闭包括的类型有

A. 管型动脉导管未闭　　B. 窗型动脉导管未闭

C. 漏斗型动脉导管未闭　　D. 中型动脉导管未闭

E. 大型动脉导管未闭

12. 动脉导管的闭合受到许多血管活性物质的影响，主要是

A. 乙酰胆碱
B. 缓激肽
C. 内源性儿茶酚胺
D. 血氧张力
E. 前列腺素

13. 成人常见的先天性心血管病有
A. 房间隔缺损
B. 室间隔缺损
C. 动脉导管未闭
D. 三尖瓣瓣叶下移畸形
E. 肺动脉瓣狭窄

14. 关于房间隔缺损的杂音，叙述正确的有
A. 胸骨左缘第2肋间闻及2/6级或以上喷射性收缩期杂音
B. 肺动脉瓣区第二心音亢进并固定宽分裂
C. 收缩中期喀喇音常可闻及
D. 当发生右心衰竭，可闻及三尖瓣反流产生的全收缩期吹风样杂音
E. 分流量大，通过三尖瓣的血流量增加，可在胸骨左缘下端闻及舒张中期隆隆样杂音

15. 不能进行介入治疗的疾病有
A. 原发孔型房间隔缺损
B. 静脉窦型房间隔缺损
C. 下腔型房间隔缺损
D. 单纯动脉瓣狭窄
E. 合并有需外科手术的先天性心脏畸形

16. 关于房间隔缺损手术的叙述不正确的是
A. 手术时机以学龄前期最佳
B. 所有患者均可行介入治疗
C. 尽量在成年时待病情稳定后手术治疗
D. 所有患者均可行手术治疗
E. 当肺动脉压等于或高于体动脉压发生右-左分流者可以手术

17. 房间隔缺损外科手术的指征有
A. 右心室增大、肺动脉压不高且具有症状的患者
B. 右心室增大、肺动脉压不高但不具有症状的患者
C. 所有房间隔缺损并怀疑有因此而发生的反常栓塞者
D. 并发艾森门格综合征的房缺患者
E. 肺动脉压增高但小于体循环动脉压2/3，并有证据显示左向右分流者

18. 肺动脉瓣狭窄指肺动脉瓣、瓣上或瓣下有狭窄，主要的病理生理改变为
A. 右心室排血受阻
B. 右心室压力增高
C. 右心室代偿性肥厚
D. 右心室失代偿性肥厚
E. 肺动脉主干扩张

19. 可引起发绀的先心病是

A. 房间隔缺损　　B. 室间隔缺损
C. 艾森门格综合征　　D. Ebstein 畸形
E. 双侧上腔静脉

20. 位于主动脉瓣（半月瓣）下方，常因瓣尖脱垂而产生进行性主动脉瓣反流的室间隔缺损为
A. 肌部型　　B. 嵴上型
C. 嵴下型　　D. 干下型
E. 膜周型

21. 房间隔缺损的辅助检查方法有
A. 超声心动图　　B. 胸部 X 线检查
C. 心电图　　D. 右心导管检查
E. 升主动脉造影检查

22. 大型 VSD 或伴发其他左向右分流的先天性心脏畸形，随着年龄增长的改变包括
A. 肺小血管壁肌层逐渐肥厚　　B. 肺血管阻力减小
C. 肺血管阻力增高　　D. 肺动脉压力升高
E. 肺血流量超过体循环

23. 主动脉狭窄根据梗阻部位进行分类的类型有
A. 主动脉瓣狭窄　　B. 主动脉瓣膜狭窄
C. 主动脉瓣下狭窄　　D. 主动脉瓣上狭窄
E. 主动脉瓣口狭窄

24. 影响动脉导管闭合的血管活性物质有
A. 乙酰胆碱　　B. 缓激肽
C. 内源性儿茶酚胺　　D. 血氧张力
E. 前列腺素

25. 室间隔缺损与邻近组织的关系主要是与（　　）的解剖关系
A. 传导组织　　B. 主动脉
C. 肺动脉　　D. 二尖瓣
E. 三尖瓣

26. 室间隔的组成包括
A. 膜部间隔　　B. 流入道间隔
C. 小梁部间隔　　D. 流出道间隔
E. 继发间隔

27. Ebstein 畸形关于心脏三尖瓣的主要病变有
A. 发育异常　　B. 瓣环扩大

C. 瓣叶下移
D. 关闭不全
E. 房化左心室形成

六 案例分析题

（1~4题共用题干）

患者，男性，22岁。体检发现胸骨左缘第2、3肋间2~3级收缩期杂音，肺动脉瓣区第二心音亢进，伴固定性分裂。

1. 患者最可能的诊断是
A. 二尖瓣狭窄
B. 动脉导管未闭
C. 室间隔缺损
D. 房间隔缺损
E. 主动脉瓣关闭不全

2. 患者可出现的临床表现有
A. 活动后气促
B. 劳力性呼吸困难
C. 心悸
D. 上半身发绀
E. 乏力

3. 对本疾病能提供确诊依据的检查为
A. 超声心动图
B. 心电图
C. 血气分析
D. 胸部X线检查
E. 运动平板试验

4. 该患者合并二尖瓣脱垂时可闻及的杂音
A. 胸骨左缘第2肋间闻及全收缩期杂音
B. 肺动脉瓣区第二心音增强
C. 闻及股动脉枪击音
D. 可闻及心尖区全收缩期杂音或收缩晚期杂音
E. 胸骨左缘第2肋间闻及粗糙响亮的连续性机械样杂音

（5~9题共用题干）

患者，男性，24岁。反复发生肺炎，每年2~3次。平时乏力，活动后气促。胸骨左缘第2肋间可闻及连续性机械样杂音，伴震颤，经超声心动图证实为先天性心脏病，动脉导管未闭。

5. 动脉导管未闭的血流动力学的改变最主要为
A. 肺循环血流量增加，左心室舒张期负荷加重
B. 肺循环血流量增加，右心室收缩期负荷加重
C. 肺循环血流量增加，左心室收缩期负荷加重
D. 肺循环血流量增加，右心室舒张期负荷加重
E. 肺循环血流量增加，左心室、左心房和主动脉血流量减少

6. 当患者分流量大时的心电图表现为

A. 右心房、右心室增厚　　B. 肺性 P 波

C. 左心房、左心室肥厚　　D. 电轴右偏

E. 右心室增厚

7. 当患者出现显著的肺动脉高压时，心电图表现为

A. 左心室增厚　　B. 肺性 P 波

C. 左心房肥厚　　D. 电轴右偏

E. 右心室增厚

8. 动脉导管未闭出现的周围血管征包括

A. 水冲脉　　B. 颈静脉搏动

C. 毛细血管搏动征　　D. 肝脏搏动

E. 点头运动

9. 若患者系大型动脉导管未闭，临床已出现下半身发绀和杵状指，听诊时可能存在的是

A. 胸骨左缘第 2 肋间闻及全收缩期杂音　B. 肺动脉瓣区第二心音增强

C. 闻及股动脉枪击音　　D. 心尖区可闻及舒张中期隆隆样杂音

E. 胸骨左缘第 2 肋间闻及粗糙响亮的连续性机械样杂音

（10~15 题共用题干）

患儿，女，12 岁。自幼有头晕头痛病史，因鼻出血 2 小时入院。查体：肱动脉血压 140/90mmHg，腘动脉血压 90/60mmHg，心率 90 次/分，律齐，心界向左扩大，胸骨左缘可闻及收缩中后期喷射性杂音。

10. 考虑该患儿为先天性心脏病，最可能的诊断为

A. 房间隔缺损　　B. 室间隔缺损

C. 动脉导管未闭　　D. 主动脉缩窄

E. 肺动脉缩窄　　F. 法洛四联症

11. 该患者行心电图检查，可能出现的心电图改变为

A. 左心房肥大　　B. 右心房肥大

C. 左心室肥大　　D. 右心室肥大

E. 左心室肥大伴劳损　　F. 右心室肥大伴劳损

12. 该患者行 X 线检查，可有

A. 右心室增大　　B. 左心室扩大

C. 升主动脉扩张　　D. 升主动脉略向右凸出

E. 主动脉弓呈 2 字征　　F. 在部分肋骨后段的下缘形成切迹

13. 对该患者行超声心动图检查可发现

A. 左心室内径增大　　B. 右心室内径增大
C. 左心室壁肥厚　　D. 右心室壁肥厚
E. 右心室外径增大　　F. 右心室外径减小

14. 对该患者进行下列哪些治疗最有效
A. 卡托普利口服　　B. 硝苯地平口服
C. 非手术介入治疗　　D. 手术治疗
E. 地高辛长期口服　　F. 氢氯噻嗪长期口服

15. 患者进行外科手术治疗的最合适年龄为
A. 4~6 岁　　B. 8~10 岁
C. 10~20 岁　　D. 30~40 岁
E. 40~50 岁

参考答案与解析

一、A1 型题

1. B【解析】瓣膜型单纯肺动脉口狭窄的体征、X 线和心电图表现与房间隔缺损（ASD）有许多相似之处，有时可造成鉴别上的困难。但瓣膜型单纯肺动脉口狭窄时杂音较响，超声心动图见肺动脉瓣异常，右心导管检查可确诊。

2. E【解析】艾森门格综合征指的是在先天性心脏病中，比如有室间隔缺损、动脉导管未闭等疾病的时候，在疾病早期由于左心的压力高于右心，血液会从左心分流至右心。随着疾病的不断进展，左向右分流越来越多，会导致右心的压力越来越高，在疾病的晚期由于肺动脉压等于或高于体循环压，就会出现双向分流，甚至右向左分流，也就是右心向左心的分流。右心的血液回流至左心，会引起没有氧合过的静脉血混入动脉血，导致患者出现发绀、收缩期杂音的消失等。

3. D【解析】未闭动脉导管封堵术中，并发症的发生与所用封堵器械不同有关，如用海绵栓塞法无溶血并发症，但有海绵栓易脱落的并发症；双伞面封堵系统操作简便不易脱落，但可有溶血并发症，少数严重者需手术取出封堵伞并结扎处理。弹簧圈封堵法简便易行，并发症少，最具有应用前景。

4. E【解析】室间隔缺损伴亚急性感染性心内膜炎时，其栓塞的部位发生在肺。

5. E【解析】房间隔缺损的分型：①中央型。又称卵圆孔型，最常见，发病率占总数的 70%以上。②下腔型。此型约占缺损的 10%。③上腔型。又称静脉窦型，位于房间隔的后上方，紧靠上腔静脉的入口。④混合型。即同时兼有上述 2 种以上的房间隔缺损。

6. B【解析】在我国，先天性心血管疾病中房间隔缺损（ASD）发病率占首位，为

21.4%。当此病发展至合并肺动脉高压时，心电图产生相应改变（如右心室电压增高等）。

7. D【解析】诊断房间隔缺损，根据临床症状、体征、心电图检查结果、胸部X线检查及超声心动图检查结果可得出明确诊断。尤其是超声心动图检查结果，可确定缺损类型、肺动脉压力高低及有无合并其他心内畸形等。

8. E【解析】与房间隔缺损相比，肺动脉瓣狭窄的杂音较响，P_2减低或缺如，X线检查见肺纹理稀少，肺野清晰。

9. D【解析】对于原发孔型房间隔缺损、静脉窦型房间隔缺损、下腔型房间隔缺损和合并有需外科手术的先天性心脏畸形，目前还不能用经介入方法进行治疗，其中，外科手术是原发孔房间隔缺损治疗的唯一选择。

10. C【解析】室间隔缺损的典型体征是在胸骨左缘第3、4肋间有响亮而粗糙的全收缩期杂音，常达4级以上，伴有震颤。

11. E【解析】动脉导管未闭超声心动图检查可见：左心房、左心室增大，肺动脉增宽；如存在肺动脉高压，右心室亦可增大，在主动脉与肺动脉分叉之间可见异常的管道交通；彩色多普勒显示降主动脉至肺动脉的高速双期分流；连续多普勒可测得双期连续高速血流频谱。

12. D【解析】参见A1型题第5题解析。

13. B【解析】动脉导管未闭胸部X线检查可见：心影增大，早期为左心室增大，晚期时右心室亦增大，分流量较多者左心房亦扩大。升主动脉和主动脉弓阴影增宽，肺动脉段突出。肺动脉分支增粗，肺野充血。有时透视下可见肺门“舞蹈”征。

14. A【解析】根据心脏在左侧或大血管之间有无血液分流和临床有无青紫，将先天性心脏病分为三类。①左向右分流型（潜伏青紫型）：室间隔缺损、房间隔缺损、动脉导管未闭等。②右向左分流型（青紫型）：法洛四联症、大动脉错位等。③无分流型（无青紫型）：主动脉缩窄、肺动脉狭窄等。

15. B【解析】肺动脉瓣狭窄即肺动脉出门处狭窄，造成右心室排血受阻。严重的肺动脉瓣狭窄可以引起右心室排血受阻，右心室肌肥厚，以及肺动脉主干扩张。

16. A【解析】肺动脉瓣狭窄发病率占先天性心脏病的8%~10%，肺动脉狭窄以单纯肺动脉瓣狭窄最为常见，约占90%，其次为漏斗部狭窄，脉动脉干及其分支狭窄则很少见，但可继发或并发瓣下狭窄，它可单独存在或作为其他心脏畸形的组成部分，如法洛四联症、卵圆孔未闭等。

17. C【解析】法洛四联症患者的病理生理学特点是左右心室压力相等。

18. A【解析】先天性二叶主动脉瓣是一种常见的先天性疾病，其发生是胚胎早期动脉干分割为主、肺动脉两大血管后，在瓣叶形成过程中除发育成正常的3个瓣叶外，也可发育成1个、2个或4个瓣叶，此即瓣叶数目的异常，其发生率的高低依次为二叶、单叶和四叶递减。

19. B【解析】超声心动图是二叶主动脉瓣型先心病最直接可靠的诊断手段。

20. A【解析】法洛四联症由肺动脉狭窄、室间隔缺损、主动脉骑跨、右心室肥厚四种畸形组成。其中决定发绀程度的是肺动脉狭窄程度。肺动脉狭窄多伴有右室流出道狭窄，或有主肺动脉及其分支的狭窄，甚至缺如，导致右心室压力高，右向左分流加重。

21. D【解析】参见 A1 型题第 20 题解析。法洛四联症的病理改变不包括房间隔缺损。本症常可伴发其他畸形，如同时有房间隔缺损则称为法洛五联症。

22. D【解析】法洛四联症缺氧发作的原因是在肺动脉漏斗部狭窄的基础上，突然发生该处肌部痉挛，引起一时性肺动脉梗阻，使脑缺氧加重所致。

23. D【解析】房间隔缺损的超声心动图可以清晰显示 ASD 大小、位置、数目、残余房间隔组织的长度及厚度，以及与毗邻解剖结构的关系，而且还可以全面了解心内结构和血流动力学变化。经胸超声显示右房、右室扩大，肺动脉增宽，M 型见左室后壁与室间隔同向运动，二维可见房间隔连续性中断，彩色多普勒显像可显示左向右分流的部位及分流量。肺动脉压可通过三尖瓣反流束的高峰血流来评估。

24. C【解析】动脉导管未闭的血流动力学改变，取决于导管的粗细、分流量的大小及主、肺动脉之间的压差。一般情况下主动脉的压力高于肺动脉，故不论在心脏的舒张期或收缩期，血液均自主动脉向肺动脉分流（左向右分流），不出现青紫。此时肺动脉处接受右心室及主动脉分流来的两处血，故肺动脉血流增加，至肺、左心房及左心室的血流增加，左心室舒张期负荷过重，其排血量可达正常的 2~4 倍，因而出现左心房、左心室的扩大，室壁的肥厚。由于主动脉血流入了肺动脉，周围动脉舒张压下降而至脉压增宽。肺小动脉长期接受大量主动脉分流来的血，造成管壁增厚，肺动脉压力增高，当肺动脉的压力超过主动脉时，产生了右向左分流，临床出现差异性青紫（上半身不紫而下半身紫）。

25. B【解析】参见 A1 型题第 14 题解析。

26. C【解析】气短、心悸是室间隔缺损的临床表现。心律失常和感染性心内膜炎是室间隔缺损的并发症。室间隔缺损常不伴有腹胀。

27. A【解析】儿童时期可多年无症状，或仅表现为易患呼吸道感染性疾病。随着年龄增长，至青春期或成年后，逐渐出现运动不耐受（劳力性呼吸困难、乏力）、心悸（心房扑动、心房颤动或病窦综合征），进一步发展可出现右心衰竭的症状。也是死亡的最常见原因。

28. A【解析】先天性二叶主动脉瓣先心病的二叶主动脉瓣一般呈前后位、左右位或斜位，以前后位多见。

29. B【解析】室间隔缺损患者心室间形成左向右分流，使得左心室容量负荷增加，导致左心室增大。主动脉窦瘤破裂患者根据窦瘤破裂部位，可形成主动脉窦瘤与不同房室腔间的左向右分流，均可导致左心室容量负荷增加，左心室增大。因此，左室增大是两者的共同点。

30. B【解析】动脉导管未闭的病理生理学改变主要是通过导管引起的分流，使通过未闭动脉导管的左向右分流的血液连续不断，使肺循环及左心房、左心室、升主动脉的血流量明显增加。舒张压降低，脉压增大，并可出现周围血管征。

31. B【解析】左向右分流（潜伏青紫型）心脏病肺循环血量增多，易患肺炎。

32. E【解析】合并心衰时不是慎用而是首选洋地黄。新生儿先心病合并心力衰竭时，仍以洋地黄制剂为首选。用毛花苷 C 或地高辛静脉滴注，应 24 小时内达洋地黄化，以后改口服地高辛维持治疗，早产婴剂量较足月婴小，治疗中，须监测心电图和电解质，避免洋地黄中毒。

33~34 C、D【解析】周围血管征是指脉压增大而导致周围动脉和毛细血管搏动增强的一组体征，动脉导管未闭导致脉压增大，周围血管内的压力迅速上升后又迅速下降，搏动幅度增大，从而产生一系列周围血管体征，如水冲脉、颈动脉搏动、点头运动、毛细血管搏动征、枪击音和双重杂音等。动脉导管未闭合并周围血管征时表明分流量较大。

35. E【解析】动脉导管未闭的 X 线检查可见心影增大，早期为左心室增大，晚期时右心室亦增大，分流量较多者左心房亦扩大。

36. B【解析】动脉导管未闭引起的病理生理学改变主要通过导管引起的分流。主动脉在收缩期和舒张期的压力均超过肺动脉，因而通过未闭动脉导管的左向右分流的血液连续不断，肺循环及左心房、左心室、升主动脉的血流量明显增加。使血压脉压增大。

37. C【解析】房间隔缺损一般是右心室增大，室间隔缺损一般是左心室和右心室增大，动脉导管未闭引起的病理生理学改变主要通过导管引起的分流。

38. C【解析】脉压增宽，毛细血管搏动，水冲脉以及股动脉听到枪击音提示周围血管征，见于动脉导管未闭。

39. A【解析】法洛四联症的 X 线检查表现：右心室肥大，肺动脉狭窄使心尖圆钝上翘，肺动脉段凹陷，靴形心，肺门影缩小，肺野清晰。

40. D【解析】左向右分流，右心血量增多，肺动脉压力增高。

41. A【解析】先天性心脏病（又称“先天性心脏畸形”）的发生主要由遗传和环境因素及其相互作用所致。其中，由单基因和染色体异常所导致的各类型先天性心脏病约占 10%。

42. D【解析】法洛四联症是 1 岁以后小儿最常见的青紫型先天性心脏病。

43. B【解析】主动脉狭窄是一组引起左心室流出道梗阻的先天性畸形。根据梗阻部位可分为主动脉瓣膜狭窄、主动脉瓣下狭窄、主动脉瓣上狭窄。其中，主动脉瓣膜狭窄最多见，是指主动脉瓣膜开放受限或发育不良引起的瓣膜水平的梗阻。

44. B【解析】动脉导管通常生后 2~3 周自动关闭，6 个月闭合者罕见。其后如未能闭合，则成为病理状态而使之永久开放，即称为动脉导管未闭（PDA）。

45. E【解析】3%的室间隔缺损患者有单基因病。表现为基因的缺失、错义突变和重复突变。遗传规律为常染色体显性遗传、常染色体隐性遗传或 X 连锁遗传。

46. A【解析】动脉导管未闭的主动脉端开口往往大于肺动脉端开口，形状各异，大致可分为 5 型。①管状：外形如圆管或圆柱，最为常见。②漏斗状：导管的主动脉侧往往粗大，而肺动脉侧则较狭细，因而呈漏斗状，也较多见。③窗状：管腔较粗大但缺乏长度，酷似主肺动脉吻合口，较少见。④哑铃状：导管中段细；主、肺动脉向两侧扩大，外形像哑铃，很少见。⑤动脉瘤状：导管本身呈瘤状膨大，壁薄而脆，张力高，容易破裂，极少见。

47. C【解析】差异性青紫是动脉导管未闭右向左分流时的典型临床表现。当肺动脉压力超过主动脉时，左向右分流明显减少或停止，肺动脉血逆流入主动脉。由于动脉导管开口位置位于主动脉弓远端，含氧量低的肺动脉血流进入左锁骨下动脉及主动脉降部，左上肢轻度青紫，下半身青紫；而头臂干及左颈总动脉位于主动脉弓近端，受肺动脉血逆流影响较小，血氧含量高，左颈总动脉及头臂干分支右颈总动脉和右锁骨下动脉供给的颜面部和右上肢正常。

二、A2 型题

1. D【解析】体检发现上肢血压升高，下肢血压不高或降低，临床诊断应考虑先天性主动脉狭窄。

2. A【解析】患者可诊断为房间隔缺损。房间隔缺损时，左心房的血液向右心房分流，造成右心室容量增加，收缩时喷射血流时间延长，肺动脉瓣关闭更落后于主动脉瓣，因此可以听到不受呼吸影响的明显第二心音分裂。

3. B【解析】患者可首先考虑为室间隔缺损。室间隔缺损体格检查时可听到胸骨左缘第 3、4 肋间响亮的全收缩期杂音，常伴震颤，肺动脉瓣区第二音正常或稍增强。X 线检查可见左右心室增大，以左室增大为主，主动脉弓影较小，肺动脉段扩张，肺野充血。

4. D【解析】患者可考虑为动脉导管未闭。动脉导管未闭轻者无临床症状，仅体检时偶然发现杂音。于胸骨左缘第 2 肋间闻有粗糙响亮的连续性机器样杂音，占整个收缩期与舒张期，于收缩期末最响，杂音向左锁骨下、颈部和背部传导，最响处可扪及震颤，以收缩期明显，P_2亢进，但多被杂音掩盖。

5. B【解析】患儿哭闹后有发绀、胸骨左缘第 3、4 肋间闻及 3 级收缩期杂音，肺动脉瓣区第二音亢进、心尖部有 1 级舒张期杂音。心电图示左、右心室肥大，均是室间隔缺损的表现。

6. D【解析】先天愚型，有 50%会合并有先天性心脏病，患儿有杂音，肺动脉第二心音亢进，右室增大，考虑是室间隔缺损。晚期可出现梗阻性（器质性）肺动脉高压，出现持久青紫，即艾森门格综合征。

7. B【解析】继发孔型房间隔缺损时活动后心悸、气短、疲劳是最常见的症状。但部分儿童可无明显症状。房性心律失常多见成年患者。若有严重肺动脉高压引起右向左分流者，出现发绀。体征：胸骨左缘第2、3肋间隙可听到柔和的吹风样收缩期杂音，杂音由于增多的肺血流流经肺动脉瓣孔产生。肺动脉瓣区第二音亢进和分裂。心电图：电轴右偏、右束支传导阻滞或右室肥厚。

8. D【解析】法洛四联症可在肺动脉漏斗部狭窄的基础上，突然发生该肌部痉挛，引起一时性肺动脉梗阻，使脑缺氧加重，发生昏厥、抽搐。

9. D【解析】法氏四联症包括肺动脉瓣或右室漏斗部狭窄、室间隔缺损、主动脉骑跨和右心室肥厚，是幼儿和儿童期最常见的发绀性先天性心脏病。临床表现为患者发育较迟缓，一般有不同程度的发绀出现，常在出生后即有或不久后出现。查体：在胸骨左缘第2~4肋间有震颤及收缩期杂音。X线可见心影呈“靴型”，心腰凹陷，心尖上翘，右心室增大。

10. B【解析】法洛四联症的病理生理特点是由于室间隔大缺损（非限制性）左、右心室压力相等，相当于一个心室向体循环及肺循环排血，右室压力增高，但由于肺动脉口狭窄，肺动脉压力不高甚至降低，右室血流大量经骑跨的主动脉进入体循环，动脉血氧饱和度明显降低，出现青紫并继发红细胞增多症。胸骨左缘第2~4肋间听到2~3级喷射性收缩期杂音提示收缩期负荷过高。

11. C【解析】早产儿动脉导管未闭时，可以用吲哚美辛治疗，往往具有较好的效果。

12. E【解析】患者体征“2个月前出现气促、咳嗽、下肢水肿，抗结核治疗后无效，”提示心衰。4个月前开始不规则发热，体温38~39℃，且有明确的先心病病史。亚急性感染性心内膜炎大多由毒力较弱的甲型溶血性链球菌引起，少数由肠球菌、肺炎球菌等引起。常发生于已有病变的瓣膜上（如风湿性心瓣膜病、先天性心脏病等），病菌多从某一感染病灶侵入血流，引起败血症，并侵犯心内膜。症状起病较缓慢，表现为发热，热性不规则，乏力多汗，进行性贫血，体重减轻，也有关节酸痛等，后期可有器官栓塞症状出现。

三、A3/A4型题

1. B【解析】患者可诊断为室间隔缺损。室间隔缺损的典型体征是在胸骨左缘第3、4肋间有响亮而粗糙的全收缩期杂音，常达4级以上，伴有震颤。肺动脉瓣区第二心音亢进伴分裂，此种分裂在深吸气时可加强。

2. A【解析】根据解剖部位和缺损边缘结构，可将心室间隔缺损分为以下几种类型。①膜周缺损：占室间隔缺损病例的75%~80%，缺损边缘至少部分由某房室瓣和某动脉瓣（半月瓣）之间的纤维组织构成。②肌部缺损：占室间隔缺损病例的15%~20%，缺损边缘完全由心肌组织包围，常见多个缺损，有的致室间隔肌部成筛状。③流出道部缺损：又称嵴上型、干下型，占5%，位于主动脉瓣（半月瓣）下方，常因瓣尖脱垂而产生进行性主动脉瓣反流。④流入道部缺损：约占4%，紧邻房室瓣（二尖瓣）下方，多伴二尖瓣反流。

3. C【解析】缺损小、分流量小的室间隔缺损患者一般无症状，预后良好。缺损大而分流量大者，可有发育障碍、易患呼吸道感染性疾病、运动耐受力差、心悸，病程后期多有心力衰竭。

4. E【解析】室间隔缺损临床常见的并发症有肺部感染、心力衰竭、肺动脉高压、感染性心内膜炎、主动脉瓣关闭不全和右室流出道梗阻。不包括选项 E“脑脓肿”。

5. E【解析】室间隔缺损合并充血性心力衰竭时，内科治疗主要是应用强心药、利尿药和抗生素等药物控制心力衰竭，防止感染或纠正贫血等。无症状的左心室收缩功能不全的患者应用 ACEI、ARB 以及 β 受体阻断药。

6. A【解析】患儿最可能诊断为房间隔缺损。房间隔缺损儿童时期可多年无症状，或仅表现为易患呼吸道感染性疾病。体征表现为胸骨左缘第 2 肋间闻及 2/6 级或以上喷射性收缩期杂音，较粗糙，肺动脉瓣区第二心音亢进并固定宽分裂是房间隔缺损的标志。

7. C【解析】房间隔缺损的心电图可呈不完全或完全性右束支传导阻滞，右心房、右心室肥大，电轴右偏，可有房速、房扑、房颤等各种房性心律失常。V_1 导联高大的 R 波或 R′ 波提示肺动脉高压。

8. B【解析】房间隔缺损的超声心动图表现参见 A1 型题第 23 题解析。

9. B【解析】患者最可能的诊断是室间隔缺损并发的感染性心内膜炎。感染性心内膜炎患者可有高热寒战，常诉头、胸、背和四肢肌肉关节疼痛。给予口服喹诺酮类药物后体温正常，停药后体温再度升高，说明有感染。

10. E【解析】血培养阳性为诊断感染性心内膜炎的最直接的证据，对明确诊断最有帮助，而且还可以随访菌血症是否持续。

11. A【解析】感染性心内膜炎常见的致病菌是链球菌、葡萄球菌、肺炎球菌、革兰阴性杆菌等。应采用的治疗措施是大剂量抗生素。

12. B【解析】患儿最可能的诊断是室间隔缺损。室间隔缺损的典型体征是在胸骨左缘第 3、4 肋间有响亮而粗糙的全收缩期杂音，常达 4 级以上，伴有震颤。中度以上缺损呈现左心房、左右心室增大和肺血流量增多、肺门血管影搏动明显，肺动脉段凸出，主动脉结正常或较小。根据胸骨左缘第 3、4 肋间有响亮而粗糙的收缩期杂音，X 线与心电图检查有左室增大等改变，结合无发绀等临床表现首先应当疑及本病。

13. B【解析】室间隔缺损心脏病为左向右分流型，当缺损很大伴有明显肺动脉高压出现右向左分流时，即形成艾森门格综合征，此时患儿出现永久性青紫，故选 B。

14. E【解析】室间隔缺损小者，心电图在正常范围内；中度以上缺损和分流者可见左心房扩大（P 波增宽和切迹）、左心室容量负荷过重（V_5、V_6 导联深 Q 波、高大的 R 波和 T 波）。肺动脉高压者可有不完全性右束支传导阻滞、左心室或左、右心室合并肥大改变。

15. E【解析】超声心动图可显示心房和心室的内径，室间隔活动，多普勒彩色血流显像可直接见到分流的位置、方向和区别分流的大小，还能确诊多个缺损的存在，故决定手术前，需进行超声心动图检查，故选 E。

16. B【解析】小儿室缺有闭合可能，可观察 1～2 年，若 1～2 年不闭合可介入手术治疗，同时，对手术后恢复较 3 岁时改善。

17. C【解析】胸骨左缘第2肋间闻及粗糙响亮的连续性机器样杂音，应考虑为动脉导管未闭。动脉导管未闭首选的检查是超声心动图，可以明确诊断动脉导管的直径、判断是否存在肺动脉高压。

18. B【解析】超声显示动脉导管未闭，少许分流，患者应立即行手术或介入治疗，避免心脏结构改变，影响功能。

19. A【解析】除二叶主动脉瓣畸形外，成年人最常见的先天性心脏病是房间隔缺损。其次是室间隔缺损，动脉导管未闭，肺动脉瓣狭窄，主动脉瓣缩窄，法洛四联症、完全性大动脉转位。

20. C【解析】动脉导管未闭行封堵术的禁忌证：①感染性心内膜炎，动脉导管未闭内有赘生物。②严重肺动脉高压出现右向左分流，肺总阻力>8Wood 单位。③同时合并有需要外科手术矫正的心内畸形者。

21. B【解析】房间隔缺损儿童时期可多年无症状，或仅表现为易患呼吸道感染性疾病。随着年龄增长，至青春期或成年后，逐渐出现运动不耐受（劳力性呼吸困难、乏力）、心悸（心房扑动、心房颤动或病窦综合征），进一步发展可出现右心衰竭的症状。出现发绀者提示严重肺动脉高压和艾森门格综合征。

22. C【解析】肺动脉瓣区第二心音亢进并固定宽分裂是房间隔缺损的标志。

23. D【解析】患儿可能的诊断是房间隔缺损。房间隔缺损大多数病例于胸骨左缘第2、3肋间可闻及2~3级收缩期杂音，呈喷射性。心电图可呈不完全或完全性右束支传导阻滞，右心房右心室肥大，电轴右偏，可有房速、房扑、房颤等各种房性心律失常。

24. C【解析】患者考虑房间隔缺损。为确诊，应使用多普勒彩色血流显像检查。多普勒彩色血流显像检查是最好的无创性检查，可以提高诊断的可靠性并能判断分流的方向，应用多普勒超声可以估测分流量的大小，估测右心室收缩压及肺动脉压。

25. E【解析】通过题干考虑患儿应该为室间隔缺损合并肺炎和心衰，小儿发生室间隔缺损合并心衰都应该使用洋地黄、利尿药和扩血管药物等进行内科治疗。

26. C【解析】患儿生后即反复感染，胸骨左缘第3、4肋间可闻及3级，收缩期杂音，考虑室间隔缺损可能性大。发热，咳嗽，气促2天，呼吸48次/分，心率198次/分，双肺中、小水泡音。肝肋下3.0cm，双足背轻度水肿。考虑肺炎、心功能不全。

27. D【解析】快速洋地黄化，即将总量的1/2、1/4、1/4每间隔4~6小时1次；在完成洋地黄化量后12小时，可开始给予口服地高辛维持量。将每日平均维持量分2次，隔12小时分服。钙剂静脉注射可导致心跳加快、心律失常，严重的可造成死亡，所以，对于心衰的患者禁止使用。

28. C【解析】①根据两肺背部有细湿啰音，胸部X线检查示两肺下部有炎性渗出病灶，可以考虑诊断为肺炎。②根据心前区隆起，胸骨左缘第3、4肋间有收缩期震颤伴3级全收缩期杂音，广泛传导。动脉段凸出，左心室扩大，主动脉弓小。考虑为室间隔缺损。

29. B【解析】地西泮（安定）具有抑制呼吸中枢的作用，可促使呼吸变浅、次数减少，从而导致缺氧和二氧化碳的潴留。会引起疾病加重。

30. D【解析】根据口唇青紫，杵状指和特征性心脏杂音，本患儿为法洛四联症，是由肺动脉狭窄，室间隔缺损，主动脉骑跨，右心室肥厚四种畸形组成。

31. C【解析】法洛四联症可由于在肺动脉漏斗部狭窄的基础上，突然发生该肌部痉挛，引起一时性肺动脉梗阻，使脑缺氧加重，发生昏厥、抽搐。

32. C【解析】差异性青紫、连续性机械样杂音可传导提示为动脉导管未闭。

33. A【解析】分流量大者可有不同程度的左心室肥大，左心房肥大，显著肺动脉高压者，左、右心室肥厚，严重者甚至仅见右心室肥厚。

34. C【解析】患儿最可能的诊断是室间隔缺损合并心衰。室间隔缺损的典型体征是在胸骨左缘第 3、4 肋间有响亮而粗糙的全收缩期杂音，常达 4 级以上，伴有震颤。中度以上缺损呈现左心房、左右心室增大和肺血流量增多、肺门血管影搏动明显，肺动脉段凸出，主动脉结正常或较小。患儿呼吸大于 60 次/分，心率 180 次/分，心音低钝可以提示发生了心衰。

35. D【解析】室间隔缺损并发心衰应首选地高辛进行治疗。

36. D【解析】患儿出现题中症状最可能的诊断为急性肺水肿。急性肺水肿是心内科急症之一，其临床主要表现：突然出现严重的呼吸困难，端坐呼吸，伴咳嗽，常咳出粉红色泡沫样痰，患者烦躁不安，口唇发绀，大汗淋漓，心率增快，两肺布满湿啰音及哮鸣音，严重者可引起晕厥及心搏骤停。

37. C【解析】患儿运动后出现胸闷，杂音在胸骨左缘第 2、3 肋间，P_2增强，并且是固定分裂，这是房间隔缺损的表现。

38. C【解析】大多数房间隔缺损病例于胸骨左缘第 2、3 肋间可闻及 2~3 级收缩期杂音，呈喷射性，多较柔和，一般不伴震颤，系右心室排血量增多，引起右心室流出道（肺动脉瓣）相对狭窄所致。

39. B【解析】房间隔缺损心电图可呈不完全或完全性右束支传导阻滞，右心房右心室肥大，电轴右偏，可有房速、房扑、房颤等各种房性心律失常。

四、B 型题

1. A【解析】通过左侧前胸第 1、2 肋间闻及响亮的连续性机器样杂音，可诊断为动脉导管未闭。结扎动脉导管是根治动脉导管未闭的传统方法。

2. B【解析】通过胸骨左缘第 2 肋间闻及 2/6 级或以上喷射性收缩期杂音，可诊断为房间隔缺损。一般房间隔缺损一经确诊，应尽早开始接受治疗。手术时机以学龄前期最佳，手术越早越能避免本病对右心室功能的不良影响，即使成年以后，符合上述适应证者依然需要手术治疗。

3~5 B、C、D【解析】根据血流动力学影响，动脉导管未闭分为以下 5 种类型。①寂静型：无临床症状和体征，仅通过特殊检查（通常为心脏超声）发现。②小型动脉导管未闭：无症状、有连续性杂音，$Q_P/Q_S<1.5$，左心室容量负荷和肺动脉压正常。③中型动脉导管未闭：有连续性杂音，$Q_P/Q_S=1.5\sim2.2$，有明显左心室容量负荷过重和肺动脉高压，可导致左心衰和右心衰。④大型动脉导管未闭：有连续性杂音，$Q_P/Q_S>2.2$，有明显左心室容量负荷过重和肺动脉高压，可导致左心衰和右心衰。⑤艾森门格（Eisenmenger）型：中型以及大型动脉导管未闭，长期大量左向右分流导致器质性肺动脉高压，达到或超过主动脉压，左右分流减少或出现右向左分流，连续性杂音消失，出现差异性低氧血症和差异性青紫。

6. E【解析】先天性心脏病动脉导管未闭的典型体征是在左侧前胸第 1、2 肋间闻及响亮的连续性机器样杂音，占据几乎整个收缩期与舒张期，在收缩末期最响。此杂音可向左上胸、颈及背部传播，个别最响部位可在第 3 肋间。

7. C【解析】先天性心脏病房间隔缺损的体征表现：在胸骨左缘第 2 肋间闻及 2/6 级或以上喷射性收缩期杂音，较粗糙。

8. A【解析】先天性心脏病室间隔缺损的典型体征是在胸骨左缘第 3、4 肋间有响亮而粗糙的全收缩期杂音，常达 4 级以上，伴有震颤。

9. B【解析】先天性心脏病埃布斯坦（Ebstein）畸形在胸骨左缘下端可闻及来自三尖瓣反流的吹风样收缩期杂音，有时可有舒张期杂音。

五、X 型题

1. ABCD【解析】主动脉缩窄体征表现：上肢脉搏搏动增强，股动脉及足背动脉搏动减弱或消失。上肢血压明显高于下肢。在肩胛骨附近、腋窝、胸骨旁和中上腹部可见到持续性杂音或触到震颤。此外，由于广泛的侧支循环，有的患者在背部肩胛骨周围，可扪到搏动及震颤。

2. ABCE【解析】三尖瓣闭锁体检以左心室扩大为主，右心室搏动不明显。胸部 X 线检查示肺血减少，右心房和左心室明显扩大，右心室无扩大。房间隔缺损、Ebstein 畸形、动脉导管未闭、单纯动脉瓣狭窄均可以出现右心室肥大。所以正确答案为 A、B、C、E。

3. ABD【解析】肺动脉瓣狭窄即肺动脉出门处狭窄，造成右心室排血受阻，可分为 3 种类型：①瓣膜型肺动脉口狭窄。②右心室漏斗部狭窄。③肺动脉狭窄。

4. ABCD【解析】参见 B 型题第 3~5 题解析。选项 E“窗型动脉导管未闭”是根据解剖改变进行的分类。

5. BCD【解析】右心室流出道梗阻性疾病分为肺动脉瓣狭窄、单纯性肺动脉闭锁、法洛四联症。

6. ABCD【解析】根据解剖部位和缺损边缘结构，心室间隔缺损可分为膜周缺损、肌部缺损、流出道部缺损和流入道部缺损。选项 E“静脉窦型缺损”属于继发孔型房间隔缺损的类型。心室间隔缺损根据解剖部位和缺损边缘结构分类的类型参见 A3/A4 型题第 2 题解析。

7. ABC【解析】Ebstein 畸形的手术治疗指征包括：明显发绀、右心衰竭、反常栓塞。无症状的心脏扩大（心胸比率大于65%）、反复发生药物不能控制或消融治疗无效的室上性心律失常为手术治疗的相对适应证。

8. ABCD【解析】感染性心内膜炎是室间隔缺损的并发症，常见的致病菌是链球菌、葡萄球菌、肺炎球菌、革兰阴性杆菌等。

9. BCE【解析】随着分子生物学的发展，越来越多与心房间隔缺损有关的基因被发现，T-BX5、NKX2.5、GATA4 转录因子与房间隔缺损的发生高度相关。除上述因子外，WNT4、IFRDI、HCK 等基因的表达异常，也与房间隔缺损的发生相关。

10. ABCD【解析】法洛四联症的概念参见 A1 型题第 21 题解析。

11. ABC【解析】根据解剖改变，动脉导管未闭可分为 3 种类型。①管型动脉导管：动脉导管长度多在 1cm 以内，直径可有大小不同，但导管两端粗细一致，成人病例多属此类。②窗型动脉导管：此类几乎没有长度，肺动脉与主动脉紧贴，它们之间的沟通有如瘘管或类似缺损，其直径往往较大。③漏斗型动脉导管：其长度与管型相似，但其近主动脉处粗大，近肺动脉处狭小，呈漏斗型，有时甚至形成动脉瘤样。所以，应选 A、B、C。选项 D、E 是根据血流动力学影响进行的分类。

12. DE【解析】动脉导管的闭合受到许多血管活性物质，如乙酰胆碱、缓激肽、内源性儿茶酚胺等释放的影响，但主要是血氧张力和前列腺素。后两者作用相反：血氧张力的升高使导管收缩，而前列腺素则使血管舒张，且随不同妊娠期而有所改变。

13. ABCE【解析】房间隔缺损、室间隔缺损、动脉导管未闭、肺动脉瓣狭窄均是成人常见的先天性心血管病。选项 D“三尖瓣瓣叶下移畸形”即 Ebstein 畸形，是一类少见的先天性心脏病。

14. ABDE【解析】房间隔缺损可在胸骨左缘第 2 肋间闻及 2/6 级或以上喷射性收缩期杂音，较粗糙，肺动脉瓣区第二心音亢进并固定宽分裂是房间隔缺损的标志，三尖瓣区（胸骨下缘左侧）可能闻及因通过三尖瓣的血流增加、三尖瓣相对狭窄产生的隆隆样低调舒张中期杂音。当发生右心衰竭，可闻及三尖瓣反流产生的全收缩期吹风样杂音。选项 C 是二尖瓣脱垂的杂音特点。二尖瓣脱垂的典型特征为收缩中期喀喇音之后的收缩晚期杂音。

15. ABCE【解析】对于原发孔型房间隔缺损、静脉窦型房间隔缺损、下腔型房间隔缺损和合并有需外科手术的先天性心脏畸形，目前还不能用经介入方法进行治疗。选项 D“单纯动脉瓣狭窄”可以进行介入治疗。

16. BCDE【解析】参见 X 型题第 15 题解析。所以，选项 B 错误。房间隔缺损的手术时机以学龄前期最佳，手术越早越能避免本病对右心室功能的不良影响，即使成年以后，符合上述适应证者依然需要手术治疗。所以，选项 A 正确，选项 C 错误。40 岁以上患者手术死亡率可达 5%，有显著肺动脉高压，当肺动脉压等于或高于体动脉压发生右-左分流者，不宜手术。所以，选项 E 错误。并发艾森门格综合征的房缺患者禁忌手术。所以，选项 D

错误。

17. ABCE【解析】外科手术是指在开胸直视条件下，直接缝合或用心包补片或合成材料补片修补缺损。房间隔缺损的手术指征：①右心室增大（提示左向右分流量大，Q_P/Q_S >1.5）、肺动脉压不高的患者，无论有无症状都应手术。②所有房间隔缺损并怀疑有因此而发生的反常栓塞者，无论缺损大小都应手术。③肺动脉压增高但小于体循环动脉压 2/3［基础状态或应用肺动脉扩张药后，如 O_2、NO 制剂（如硝酸甘油）］，并有证据显示左向右净分流（Q_P/Q_S>1.5）者，尚可考虑手术。并发艾森门格综合征的房缺患者禁忌手术。

18. ABCE【解析】肺动脉瓣狭窄主要的病理生理改变为右心室的排血受阻，右心室压力增高，右心室代偿性肥厚，以及肺动脉主干扩张，最终导致右心衰竭。

19. ABCD【解析】房间隔缺损可出现发绀，出现发绀者提示严重肺动脉高压和艾森门格综合征；室间隔缺损肺动脉高压伴有右至左分流时，出现发绀。有些患者在心力衰竭、肺部感染或体力活动时肺动脉高压暂时加重出现发绀；艾森门格综合征临床出现发绀、心力衰竭的症状；80% Ebstein 畸形患者有发绀症状，是心房水平右向左分流导致。所以选项 ABCD 均符合题意。上腔静脉的开口在冠状窦不会出现发绀，若开口在左心房，可引起发绀。

20. BD【解析】流出道部缺损又称嵴上型、干下型，占 5%，位于主动脉瓣（半月瓣）下方，常因瓣尖脱垂而产生进行性主动脉瓣反流。

21. ABCD【解析】房间隔缺损的辅助检查方法有超声心动图、胸部 X 线检查、心电图、心脏磁共振（CMR）或计算机断层显像（CT）以及右心导管检查。选项 E“升主动脉造影检查”是动脉导管未闭的辅助检查方法，可显示出导管的外形、内径和长度。

22. ACDE【解析】大型 VSD 或伴发其他左向右分流的先天性心脏畸形，随着年龄增长，大量左向右分流使肺血流量超过体循环，肺动脉压力逐渐升高，肺小血管壁肌层逐渐肥厚，肺血管阻力增高，最后导致肺血管壁不可逆性病变，即艾森门格综合征，临床出现发绀。

23. BCD【解析】参见 A1 型题第 43 题解析。

24. ABCDE【解析】参见 X 型题第 12 题解析。

25. ABE【解析】室间隔缺损与邻近组织的关系因缺损的类型而异，主要是与传导组织、主动脉和三尖瓣的解剖关系。

26. ABCD【解析】室间隔由 4 个部分组成：膜部间隔、流入道间隔、小梁部间隔、流出道间隔（漏斗部间隔）。在室间隔缺损各部位均可能出现缺损。

27. ABCD【解析】Ebstein 畸形的病变以心脏三尖瓣发育异常、瓣环扩大、瓣叶下移、关闭不全和房化右心室形成为主，也可合并其他心内畸形。

六、案例分析题

1. D【解析】患者最可能的诊断是房间隔缺损。房间隔缺损可在胸骨左缘第 2 肋间闻及 2/6 级或以上喷射性收缩期杂音，较粗糙，肺动脉瓣区第二心音亢进并固定宽分裂是房间隔缺损的标志。

2. ABCE【解析】房间隔缺损在儿童时期可多年无症状，或仅表现为易患呼吸道感染性疾病。随着年龄增长，至青春期或成年后，逐渐出现运动不耐受（劳力性呼吸困难、乏力）、心悸（心房扑动、心房颤动或病窦综合征），进一步发展可出现右心衰竭的症状。出现发绀者提示严重肺动脉高压和艾森门格综合征。房间隔缺损不会出现上半身发绀的临床表现。

3. A【解析】诊断房间隔缺损，根据临床症状、体征、心电图检查结果、胸部 X 线检查及超声心动图检查结果可得出明确诊断。尤其是超声心动图检查结果，可确定缺损类型、肺动脉压力高低及有无合并其他心内畸形等。

4. D【解析】房间隔缺损可在胸骨左缘第 2 肋间闻及 2/6 级或以上喷射性收缩期杂音。肺动脉扩张明显或有肺动脉高压者，可在肺动脉瓣区听到第二音亢进和收缩早期喀喇音。如同时合并二尖瓣脱垂，心尖可闻及全收缩期或收缩晚期杂音。选项 E 为动脉导管未闭的杂音特点。

5. A【解析】参见 A1 型题第 24 题解析。

6~7 C、BDE【解析】动脉导管未闭分流量少时心电图正常，分流量大时表现为左房、左室肥厚。当出现肺动脉高压、右向左分流占优势时，心电图表现为肺性 P 波，电轴右偏，右室肥厚。

8. ABCE【解析】动脉导管未闭因脉压增大，可出现周围血管征，如水冲脉、颈动脉搏动、点头运动、毛细血管搏动征、枪击音和双重杂音等。周围血管征不包括选项 D“肝脏搏动”。

9. ABCD【解析】先天性心脏病临床已出现下半身发绀和杵状指时考虑为动脉导管未闭合并肺动脉高压。动脉导管未闭合并肺动脉高压听诊时可能存在：胸骨左缘第 2 肋间闻及全收缩期杂音；肺动脉瓣区第二心音增强；闻及股动脉枪击音；心尖区可闻及舒张中期隆隆样杂音。选项 E 是动脉导管未闭的典型体征。

10. D【解析】典型的上下肢血压的显著差别及胸部杂音可提示先天性主动脉缩窄的诊断，超声心动图检查可确诊。主动脉缩窄具有由于颈部及上肢血压高产生的症状，如头痛、头晕、耳鸣、失眠、鼻出血等。上肢脉搏搏动增强，股动脉及足背动脉搏动减弱或消失。上肢血压明显高于下肢。在肩胛骨附近、腋窝、胸骨旁和中上腹部可见到持续性杂音或触到震颤。此外，由于广泛的侧支循环，有的患者在背部肩胛骨周围，可扪到搏动及震颤。

11. CE【解析】主动脉缩窄心电图可正常或出现左心室肥大及劳损表现。

12. BCDF【解析】主动脉缩窄 X 线检查：肺血管阴影正常，左心室扩大，升主动脉扩张并略向右凸出，缩窄上下血管扩张而使主动脉弓呈 3 字征。由于长期受增粗的肋间动脉压迫，可在部分肋骨后段的下缘形成切迹，是侧支循环形成的间接征象。

13. AC【解析】主动脉缩窄超声心动图检查：左心室内径增大；左心室壁肥厚；胸骨上

窝主动脉长轴可见缩窄环所在部位及其上下扩张。

14. CD【解析】主动脉缩窄患者若上、下肢无创血压检查时显示上、下肢血压差大于20mmHg，上肢血压升高（成人大于140/90mmHg）、运动时血压呈病态反应或有显著左心室肥厚者，无论有无症状，应该考虑外科手术或介入治疗。

15. C【解析】主动脉缩窄的外科手术在青年期施行较好，最合适年龄在10~20岁。30岁以上因主动脉弹性减弱，可能影响端端吻合；10岁以下因主动脉尚在发育中，吻合口或植入的血管可能在以后两端的主动脉逐渐长大后显得狭窄，影响手术的长远疗效。但如心脏进行性增大，反复心力衰竭等症状明显，则在儿童亦应施行手术。近年主张4~6岁即可手术。

第十九章　外周血管病

一 A1 型题

1. 主动脉夹层的病因不包括
   A. 遗传性血管疾病　　B. 主动脉缩窄
   C. 马方综合征　　D. 低血压
   E. 多发性大动脉炎
2. 外周动脉粥样硬化性疾病的类别中，最常见的是
   A. 下肢动脉硬化症　　B. 颈动脉硬化症
   C. 上肢动脉硬化症　　D. 肠系膜动脉硬化症
   E. 肾动脉硬化症
3. 肾动脉粥样硬化性狭窄的临床症状不包括
   A. 原发性高血压　　B. 肾功能不全
   C. 缺血性肾病　　D. 急性肢体缺血
   E. 反复发生的充血性心力衰竭
4. 外周动脉粥样硬化疾病的危险因素不包括
   A. 性别　　B. 年龄
   C. 喝酒　　D. 高同型半胱氨酸血症
   E. 高胆固醇血症
5. 适用于髂、股、腘静脉的急性血栓形成患者的体积描记术为
   A. 电阻抗体积描记法　　B. 应变体积描记法
   C. 静脉血流描记法　　D. 充电体积描记法
   E. 动脉血流描记法
6. 闭塞性周围动脉粥样硬化症状由轻到重的排列是
   A. 缺血性溃疡-静息痛-间歇性跛行　　B. 间歇性跛行-静息痛-缺血性溃疡
   C. 静息痛-缺血性溃疡-间歇性跛行　　D. 静息痛-间歇性跛行-缺血性溃疡
   E. 间歇性跛行-缺血性溃疡-静息痛
7. 主动脉夹层并发胸、腹、心包积血和出血等症，最佳治疗方案为
   A. 积极内科保守治疗

B. 积极内科治疗后效果欠佳者可考虑手术治疗
C. Ⅰ型、Ⅱ型主动脉夹层转化为Ⅲ型后方考虑手术治疗
D. 急诊手术
E. 内科保守治疗的同时，密切观察有无向Ⅲ型转化的可能，如有转化趋势，此时需手术治疗

8. 下列哪种栓塞暂时可不用抗凝治疗
A. 急性血栓性动脉栓塞
B. 孤立的腓肠部位的深静脉血栓形成
C. 髂静脉血栓形成
D. 股静脉血栓形成
E. 多发深静脉血栓形成

9. Ⅰ类主动脉夹层发病的特征性病理改变是
A. 主动脉内中膜撕裂
B. 主动脉呈病理性扩张
C. 主动脉内膜、外膜广泛性纤维增厚
D. 主动脉狭窄合并血栓形成
E. 主动脉破裂形成血肿，周围包绕结缔组织

10. 深静脉血栓形成的溶栓治疗中，常见的不良反应是
A. 血小板减少
B. 新血栓形成
C. 短暂性脑缺血发作
D. 脑卒中
E. 出血

11. 肺栓塞的栓子大多数来源于
A. 右心室
B. 右心房
C. 深静脉
D. 下肢浅静脉
E. 肺动脉内

12. 下肢动脉粥样硬化性疾病血运重建术的介入治疗方法中，对局限病变，特别是髂动脉或股动脉病变最有效的方法是
A. 经导管血管内溶栓术
B. 经皮腔内血管成形术
C. 经皮血栓去除术
D. 支架-移植物植入术
E. 斑块消融术

13. 下肢动脉粥样硬化最典型的临床症状是
A. 静息痛
B. 间歇性跛行
C. 缺血性溃疡或坏疽
D. 急性肢体缺血
E. 短暂性脑缺血发作

14. 关于下肢动脉粥样硬化静息痛的表现，叙述不正确的是
A. 肢体丧失运动功能的先兆
B. 多在夜间肢体平放状态时出现
C. 多在夜间肢体垂直状态时出现
D. 为持续性疼痛
E. 通常表现为足趾或足前端的钝痛

15. 深静脉血栓形成的溶栓治疗中，最为常用的药物是
A. 阿替普酶 B. 链激酶
C. 尿激酶 D. 瑞替普酶
E. 替奈普酶
16. 颈部动脉粥样硬化的体征表现为
A. 颈动脉杂音 B. 颈部血压降低或测不出
C. 颈部血压升高 D. 明显体重下降
E. 狭窄远端动脉搏动减弱或消失
17. 下肢动脉粥样硬化血管检查中最常用、最简单的一种方法是
A. 经皮组织氧张力测定 B. X 线检查
C. 多普勒检测踝肱指数 D. 磁共振血管造影
E. 多普勒检查血流速度
18. 目前诊断颈动脉硬化首选的检查方法是
A. 磁共振血管造影 B. 颈部多普勒超声检查
C. 动脉造影 D. X 线检查
E. 放射性核素检查
19. 关于血栓闭塞性脉管炎的叙述不正确的是
A. 多见于男性青壮年 B. 是一种全身中、小动静脉的阻塞性疾病
C. 表现为慢性、周期性加重 D. 脉管炎患者有高血压、糖尿病、冠心病史
E. 约 40%患者在发病早期或发病过程中小腿和足部反复发生游走性血栓性浅静脉炎
20. 肾动脉粥样硬化性狭窄的诊断依据不包括
A. 55 岁以后或 30 岁以后出现的高血压 B. 以前控制良好的高血压病突然恶化
C. 恶性高血压或顽固性高血压 D. 一过性肺水肿或反复充血性心力衰竭
E. 肾脏萎缩或两肾大小对称
21. 深静脉血栓形成的首发症状是
A. 肺栓塞 B. 下肢溃疡
C. 下肢浅静脉曲张 D. 动脉痉挛、肢体缺血
E. 腔静脉阻塞
22. 深静脉血栓形成的一般治疗措施不正确的是
A. 卧床休息 1~2 周 B. 抬高患肢超过心脏水平，离床面 20~30cm
C. 膝关节宜安置于 5°~10°的微屈曲位 D. 床头抬高 30°
E. 开始起床后应穿有压差或无压差长筒弹力袜
23. 妊娠期妇女深静脉血栓的抗凝治疗中，低分子肝素的浓度通常根据（ ）来确定
A. 皮下注射 30 分钟后的血液浓度 B. 皮下注射 1 小时后的血液浓度

C. 皮下注射 2 小时后的血液浓度　　D. 皮下注射 3 小时后的血液浓度
E. 皮下注射 4 小时后的血液浓度

24. 深静脉血栓的抗凝治疗中，临床上通过检测部分凝血活酶时间来监测肝素治疗，通常将指标定为
A. 1.0~1.5 倍于对照值　　B. 1.5~2.5 倍于对照值
C. 2.5~3.0 倍于对照值　　D. 3.0~3.5 倍于对照值
E. 3.5~4.0 倍于对照值

25. 华法林是一种（　　）的拮抗药，可以抑制凝血因子Ⅱ、Ⅶ、Ⅸ、Ⅹ
A. 维生素 A　　B. 维生素 B
C. 维生素 C　　D. 维生素 K
E. 维生素 PP

26. 深静脉血栓形成的患者，抗凝治疗期间最常见的不良反应是
A. 出血　　B. 继发性深静脉瓣膜功能不全
C. 动脉痉挛　　D. 血栓与静脉壁粘连并逐渐机化
E. 形成再通静脉

27. 对危险因素不明的情况下首次发生深静脉血栓形成的患者应充分抗凝至少
A. 1 个月　　B. 2 个月
C. 3 个月　　D. 4 个月
E. 5 个月

28. 伴有癌症的首次发生深静脉血栓形成的患者，应用低分子肝素 3~6 个月后，长期口服（　　）治疗
A. 维生素 A 拮抗药　　B. 维生素 B 拮抗药
C. 维生素 C 拮抗药　　D. 维生素 K 拮抗药
E. 直接Ⅹa 因子抑制药

29. 下肢动脉粥样硬化狭窄病变最常见的是
A. 主-髂动脉　　B. 胫动脉
C. 腓动脉　　D. 股-腘动脉
E. 降主动脉

30. 闭塞性周围动脉粥样硬化的易患因素不包括
A. 原发性高血压　　B. 高脂血症
C. 糖尿病　　D. 吸烟
E. 血管先天畸形

31. 下肢动脉粥样硬化患者判断手部血流灌注时采用的试验是
A. Pratt 试验　　B. Burger 试验

C. Allen 试验　　D. Hollander 试验

E. Rovising 试验

32. 对深静脉血栓形成的患者，华法林应该在肝素治疗后 24~48 小时使用，从而到达国际标准化凝血酶原时间比值 INR 为（　　）的目标

A. 1.0~2.0　　B. 2.0~3.0

C. 3.0~4.0　　D. 4.0~5.0

E. 5.0~6.0

33. 外周动脉粥样硬化性疾病发生的部位最常见的是

A. 腹主动脉分叉以上的动脉　　B. 颈动脉

C. 腹主动脉分叉以下的动脉　　D. 肠系膜动脉

E. 肾动脉

34. 下肢动脉粥样硬化的临床症状不包括

A. 静息痛　　B. 间歇性跛行

C. 缺血性溃疡或坏疽　　D. 急性肢体缺血

E. 短暂性脑缺血发作

35. 肾动脉粥样硬化性狭窄诊断的“金指标”是

A. 肾脏 B 型超声　　B. 彩色多普勒超声

C. 肾动脉血管造影　　D. 放射性核素检查

E. 螺旋 CT 血管造影

36. 主动脉夹层的 CT 征象为

A. 真假两腔显示　　B. 撕脱的内膜片呈线样的低密度影

C. 内膜钙化内移　　D. 真腔的强化与排空均较假腔延迟

E. 以上全部

二 A2 型题

1. 患者，女性，27 岁。头晕、头痛 2 个月，查体：左上肢血压 170/100mmHg，右上肢血压测不出，双下肢血压 140/90mmHg，心脏查体阴性，上腹部可闻及收缩期吹风样杂音。患者最可能的诊断是

A. 原发性高血压　　B. 肾动脉狭窄

C. 多发性大动脉炎　　D. 升主动脉狭窄

E. 嗜铬细胞瘤

2. 患者，女性，29 岁。下肢动脉粥样硬化性疾病间歇性跛行 3 个月，无心力衰竭但活动受限，应使用的治疗药物是

A. 西洛他唑　　B. 己酮可可碱

C. 丙酰-L-肉毒碱
D. L-精氨酸
E. 伊洛前列素

三 A3/A4 型题

（1~3 题共用题干）

患者，男性，59 岁。2 小时前突感前胸部剧痛，呈撕裂样，并向背部放射入院。含服硝酸甘油 3 片不能缓解。曾有 10 年高血压病史。

1. 患者首先应考虑的诊断是
   A. 主动脉夹层
   B. 急性胆囊炎
   C. 急性心肌梗死
   D. 急性胸膜炎
   E. 急性胰腺炎
2. 患者疼痛位于的夹层部位为
   A. 主动脉弓夹层
   B. 升主动脉夹层
   C. 主动脉弓分支的夹层
   D. 降主动脉夹层
   E. 以上均可能
3. 患者属于 Stanford 分型中的
   A. A 型
   B. B 型
   C. C 型
   D. D 型
   E. E 型

（4~8 题共用题干）

患者，男性，52 岁。患高血压，突起左胸撕裂性剧痛，晕厥，一侧上肢脉搏消失。

4. 患者可诊断为
   A. 急性心肌梗死
   B. 脑出血
   C. 高血压危象
   D. 肺梗死
   E. 主动脉夹层动脉瘤破裂
5. 患者血压升高达 180/124mmHg 时，应选用的最适合的药物是
   A. 硝普钠
   B. 利尿药
   C. 钙通道阻滞药
   D. β 受体阻断药
   E. 血管紧张素转换酶抑制药
6. 查体：主动脉瓣区新出现舒张期吹风样杂音，有水冲脉、枪击音、毛细血管搏动。此时可诊断为
   A. 动脉导管未闭
   B. 房间隔缺损
   C. 心内膜垫缺损
   D. 室间隔缺损

E. 主动脉缩窄

7. 此时应选择的治疗方法为

A. 吗啡

B. 硝普钠

C. 普萘洛尔

D. 吸氧

E. 手术

8. 此时若行超声心动图检查，肯定会有的异常现象为

A. 主动脉增宽>42mm

B. 室间隔与左室后壁区对称肥厚

C. 室壁运动减弱

D. 二尖瓣开放受限

E. 左房肿块影

（9~10题共用题干）

患者，女性，51岁。有3年高血压病史。1小时前因无明显诱因突感前胸部撕裂样剧烈疼痛，并向胸背部放射，伴有大汗、焦虑、面色苍白入院。

9. 患者最可能诊断为

A. 气胸

B. 主动脉窦瘤破裂

C. 肺栓塞

D. 主动脉夹层

E. 急性冠脉综合征

10. 下列检查对确诊意义最大的是

A. 心肌酶谱

B. 肌钙蛋白T或肌钙蛋白I

C. 心电图

D. 胸部X线检查

E. 超声心动图

（11~13题共用题干）

患者，男性，46岁。既往有高血压史，突然出现剧烈胸痛，呈撕裂状，累及胸骨后及上腹部，伴大汗，持续1小时不缓解。查体：血压200/110mmHg，心率90次/分，心（-），两肺（-）。心电图：左室高电压，伴 $V_{4\sim6}$ST段压低0.1mV。

11. 患者最可能诊断为

A. 气胸

B. 冠心病、心肌梗死

C. 冠心病、心绞痛

D. 肺动脉栓塞

E. 主动脉夹层

12. 进行确诊的首选检查是

A. 胸部X线检查

B. 多普勒超声

C. 红细胞沉降率

D. 继续监测心电图演变

E. 血心肌酶

13. 患者突然出现双下肢运动障碍，神志模糊，血压 140/80mmHg，心率 86 次/分，持续 1 天，之后头部 CT 检查无阳性发现，可能的原因为

A. 脑梗死　　B. 心源性脑缺血
C. 脑出血　　D. 短暂脑缺血发作
E. 主动脉夹层累及颈动脉和肋间动脉

（14~17 题共用题干）

患者，女性，29 岁。因发热、关节痛伴高血压入院。查体：左上肢血压 30/0mmHg，右上肢血压 190/110mmHg，双下肢血压正常，左锁骨下可闻及 2 级收缩期杂音，心脏瓣膜区无杂音，左侧腰部也可闻及收缩期杂音，诊断为多发性大动脉炎。

14. 多发性大动脉炎常见于

A. 中老年男性　　B. 老年女性
C. 年轻女性　　D. 青年男性
E. 无年龄和性别差异

15. 近年来认为多发性大动脉炎的病因是

A. 自身免疫性疾病　　B. 一种感染性疾病
C. 长期高血压的结果　　D. 动脉粥样硬化的结果
E. 血管痉挛的结果

16. 对诊断多发性大动脉炎最有意义的是

A. 球蛋白增高　　B. 红细胞沉降率增快
C. 血管造影　　D. 心脏彩色超声
E. 心电图

17. 多发性大动脉炎主要累及的部位是

A. 主动脉弓及其分支　　B. 降主动脉
C. 冠状动脉　　D. 肺动脉
E. 腹主动脉

（18~20 题共用题干）

患者，男性，65 岁。有冠心病病史 10 年，糖尿病病史 20 年，2 年前出现间歇性跛行。查体：生命体征平稳，左下肢皮肤粗糙，皮温较右侧低，足背动脉脉搏减弱，股动脉处可闻及收缩期杂音。

18. 诊断应首先考虑为

A. 多发性大动脉炎　　B. 血栓闭塞性脉管炎
C. 闭塞性周围动脉粥样硬化　　D. 髋关节炎

E. 血栓性深静脉炎

19. 下列检查最有助于明确诊断的是

A. 超声心动图
B. 上、下肢动脉血气分析
C. 多普勒测踝肱指数
D. CT
E. 动脉造影

20. 若检查患者的踝肱指数（ABI），更支持诊断的是

A. <0.9
B. <1.2
C. <1.4
D. <1.6
E. <1.8

（21~23题共用题干）

患者，男性，80岁。有20年糖尿病病史，因睡觉时右下肢疼痛入院。查体：右下肢皮肤苍白，足背动脉未扪及搏动，趾端冰凉。入院诊断为右下肢闭塞性动脉粥样硬化。

21. 关于闭塞性周围动脉粥样硬化的叙述不正确的是

A. 好发于男性
B. 好发于青年人
C. 好发于下肢动脉
D. 典型表现为间歇性跛行
E. 高血压、糖尿病为其危险因素

22. 关于动脉粥样硬化的发病机制，目前较多学者认同的是

A. 脂质浸润学说
B. 血小板聚集学说
C. 平滑肌克隆学说
D. 损伤-反应学说
E. 血栓形成学说

23. 闭塞性动脉粥样硬化诊断的金标准是

A. 活动平板
B. 节段动脉压
C. 动脉造影
D. 脉搏容积描记
E. MRA

四 B型题

（1~4题共用备选答案）

A. Ⅰ型
B. Ⅱ型
C. ⅢA型
D. ⅢB型
E. Ⅳ型

1. Debakey分型，起源于升主动脉并累及腹主动脉的主动脉夹层类型为
2. Debakey分型，局限于升主动脉的主动脉夹层类型为
3. Debakey分型，起源于胸降主动脉，向下未累及腹主动脉的主动脉夹层类型为

4. Debakey 分型，累及腹主动脉的主动脉夹层类型为

（5～6 题共用备选答案）

A. Debakey 分型Ⅰ型
B. Debakey 分型Ⅱ型
C. Debakey 分型Ⅲ型
D. Stanford 分型 A 型
E. Stanford 分型 B 型

5. 无论夹层起源于哪一部位，只要累及升主动脉者均为
6. 夹层起源于胸降主动脉且未累及升主动脉者为

（7～8 题共用备选答案）

A. 冠状动脉
B. 肾动脉
C. 升主动脉
D. 降主动脉
E. 腹主动脉

7. Debakey 分型，主动脉夹层Ⅰ型起源于升主动脉并累及
8. Debakey 分型，主动脉夹层Ⅱ型局限于

（9～10 题共用备选答案）

A. 110/70mmHg 以下
B. 120/80mmHg 以下
C. 130/80mmHg 以下
D. 140/90mmHg 以下
E. 160/110mmHg 以下

9. 为减少患者发生心肌梗死、卒中、充血性心力衰竭和心血管事件死亡的危险性，无糖尿病的下肢动脉粥样硬化性疾病患者的血压应控制至
10. 为减少患者发生心肌梗死、卒中、充血性心力衰竭和心血管事件死亡的危险性，并存糖尿病和慢性肾功能不全的患者血压应控制至

（11～12 题共用备选答案）

A. 1. 8mmol/L 以下
B. 2. 6mmol/L 以下
C. 3. 41mmol/L 以下
D. 4. 14mmol/L 以下
E. 5. 6mmol/L 以下

11. 下肢动脉粥样硬化性疾病患者血脂控制基本目标均为 LDL-C 在
12. LEAD 患者若并存糖尿病或冠心病，应将血脂控制至 LDL-C 在

五 X 型题

1. 主动脉粥样硬化斑块溃疡主要局限于

A. 冠状动脉开口处　　B. 肾动脉开口处
C. 主动脉弓　　D. 胸降主动脉
E. 腹主动脉

2. 关于多发性大动脉炎的临床特点，以下叙述正确的是
A. 病变引起动脉狭窄或阻塞
B. 多见于年轻女性
C. 主要侵犯主动脉及其分支的起始部
D. 胸腹主动脉狭窄可导致上肢低血压，下肢高血压
E. 并存双侧锁骨下动脉狭窄，可有上肢低血压，下肢高血压

3. 可用于急性肢体缺血的经导管溶栓治疗药物有
A. 尿激酶　　B. 链激酶
C. 阿替普酶　　D. 瑞替普酶
E. 前列腺素 E

4. 下肢动脉粥样硬化肢体缺血的体征有
A. 皮肤变薄、苍白、发亮　　B. 汗毛脱落
C. 肌肉萎缩　　D. 皮温降低
E. 趾甲变薄

5. 颈部动脉粥样硬化的临床症状表现为
A. 高血压　　B. 肾功能不全
C. 短暂性脑缺血发作　　D. 脑卒中
E. 一过性发作肺水肿

6. 主动脉夹层压迫症状的表现描述正确的是
A. 呼吸困难　　B. 呛咳
C. 声音嘶哑　　D. 吞咽困难
E. 胸腔积液

7. 下肢动脉粥样硬化急性肢体缺血的症状表现有
A. 皮肤苍白　　B. 感觉异常
C. 急性疼痛　　D. 趾端变凉
E. 趾甲变薄

8. 下肢动脉粥样硬化性疾病的诊断标准有
A. 有下肢症状、股动脉闻及杂音、足背动脉或胫后动脉搏动减弱或消失
B. 静息 ABI<0.90 或运动后 ABI 下降 20%
C. 超声多普勒检查和其他影像学检查显示下肢动脉硬化狭窄或闭塞性病变
D. 突然发病或症状突然加重

E. 先前无跛行或其他动脉闭塞症状，或双侧肢体的动脉搏动和多普勒收缩压正常

9. 临床诊断动脉栓塞的根据有

A. 突然发病或症状突然加重

B. 明确的栓塞来源

C. 静息 ABI<0.90 或运动后 ABI 下降 20%

D. 超声多普勒检查和其他影像学检查显示下肢动脉硬化狭窄或闭塞性病变

E. 先前无跛行或其他动脉闭塞症状，或双侧肢体的动脉搏动和多普勒收缩压正常

10. 肾动脉狭窄的常见原因有

A. 原发性高血压肾损害　　B. 肾动脉粥样硬化

C. 肌纤维增生不良　　D. 嗜铬细胞瘤

E. 大动脉炎

11. 急性肠系膜缺血临床上需要与（　　）进行鉴别

A. 胰腺癌　　B. 消化性溃疡

C. 胆囊炎　　D. 胰腺炎

E. 胃肠穿孔

12. 慢性肠系膜动脉硬化性狭窄临床上需要与（　　）进行鉴别

A. 胆石症　　B. 慢性胰腺炎

C. 消化性溃疡　　D. 胰腺癌

E. 胆囊炎

13. 下肢动脉粥样硬化性疾病进行血运重建术的指征有

A. 症状影响患者的生活质量　　B. 药物未达到理想治疗效果

C. 有静息疼痛　　D. 药物治疗无效

E. 皮肤溃疡及坏疽

14. 引起静脉血栓的病因有

A. 髂静脉受压　　B. 静脉壁损伤

C. 静脉血流缓慢　　D. 异常的血液高凝状态

E. 腹压升高

15. 深静脉血栓形成查体时通常可见到

A. 患肢肿胀　　B. 远端浅静脉曲张

C. 小腿肌肉压痛　　D. 腹股沟内侧压痛

E. 直腿伸踝试验阴性

16. 主动脉夹层造成内膜撕裂的主要因素有

A. 主动脉中层囊性坏死　　B. 血压波动

C. 主动脉内膜斑块不稳定性　　D. 主动脉中层肌肉退行性变

E. 血胆固醇含量

17. 肾动脉粥样硬化性狭窄患者进展为终末期肾病并需要透析治疗者的死因有

A. 心力衰竭
B. 周围动脉闭塞
C. 心肌梗死
D. 慢性肾功能不全
E. 脑卒中

18. 诊断颈动脉粥样硬化的辅助检查方法有

A. 磁共振血管造影
B. 颈部多普勒超声检查
C. 动脉造影
D. 放射性核素检查
E. X 线检查

19. 下肢动脉粥样硬化性疾病血运重建术的介入治疗方法有

A. 经导管血管内溶栓术
B. 经皮腔内血管成形术
C. 经皮血栓去除术
D. 支架-移植物植入术
E. 斑块销蚀术

20. 以下属于体积描记术的有

A. 电阻抗体积描记法
B. 应变体积描记法
C. 静脉血流描记法
D. 充电体积描记法
E. 动脉血流描记法

21. 下肢动脉粥样硬化在体检时的注意事项有

A. 患者双上肢血压是否对称
B. 颈动脉是否存在杂音
C. 腹部、腰胁部和股动脉处听诊是否有杂音
D. 估计腹主动脉的搏动和最大直径
E. 采用 Pratt 试验判断手部血流灌注

六 案例分析题

（1~8 题共用题干）

患者，男性，75 岁。有 10 余年高血压和冠心病病史。2 小时前因剧烈胸痛并放射到背部和上腹部，伴出冷汗，呕吐 2 次入院。查体：右侧血压 180/100mmHg，左侧血压140/80mmHg，心率 95 次/分，胸骨左缘第 3 肋间可闻及 3/6 级舒张期杂音。

1. 此时急诊应考虑的急性疾病有

A. 急性胃炎
B. 急性胆囊炎
C. 急性心肌梗死
D. 心绞痛
E. 急性胰腺炎
F. 急性肺栓塞
G. 主动脉夹层
H. 急性心包炎

2. 患者确诊应进一步进行的检查有

A. 胸部 CT 检查　B. 肌钙蛋白
C. 心肌酶学检查　D. 心电图
E. 胃镜检查　F. 心脏彩超
G. 头颅 CT 检查　H. 血胰淀粉酶测定

3. 检查结果显示：血胰淀粉酶正常，心肌酶学检查正常。心电图正常，心脏彩超检查：LV 50mm，LA 33mm，右房、右室不大。CDFI 可见舒张期五彩血流束从主动脉反流至左室流出道，达心尖部。此时可排除的疾病有

A. 急性心肌梗死　B. 心绞痛
C. 急性肺栓塞　D. 急性胆囊炎
E. 急性胰腺炎　F. 主动脉夹层
G. 急性心包炎　H. 急性胃炎

4. 胸部 CT 结果显示：主动脉腔内可见条带样分隔，自升主动脉延续至胸主动脉。此时可确诊的疾病为

A. 急性肺栓塞　B. 主动脉夹层
C. 急性心包炎　D. 急性心肌梗死
E. 不稳定型心绞痛　F. 多发性大动脉炎
G. 血管炎　H. 主动脉硬化

5. 此时应进行的急诊处理为

A. 硝普钠　B. β 受体阻断药
C. 吗啡　D. 洋地黄
E. 甲氧氯普胺　F. 肾功能检查
G. 急诊主动脉造影　H. 溶栓治疗

6. 患者的完整诊断为

A. 主动脉夹层　B. 原发性高血压
C. 冠心病　D. 主动脉瓣关闭不全
E. 二尖瓣关闭不全　F. 心功能Ⅱ级
G. 主动脉瓣狭窄　H. 高血压危象

7. 患者在治疗过程中，出现少尿。此时考虑可能的原因为

A. 血容量不足　B. 肾盂肾炎
C. 低血压　D. 肾小球肾炎
E. 药物中毒　F. 急性尿路梗阻
G. 肾小管坏死　H. 主动脉夹层影响至肾动脉

8. 此时应进行的进一步处理措施为

A. 补充血容量
B. 介入治疗主动脉夹层
C. 多巴胺
D. 监测血生化指标
E. 透析治疗
F. 洋地黄
G. ACEI
H. ARB

（9~12 题共用题干）

患者，女性，30 岁。上肢血压 165/105mmHg，下肢血压 130/85mmHg，搏动减弱，下肢出现乏力、麻木等症状，上腹部可闻及血管杂音。

9. 该患者可初步诊断为
A. 高血压危象
B. 原发性高血压
C. 多发性大动脉炎
D. 原发性醛固酮增多症
E. 皮质醇增多症

10. 为明确诊断，可以使用的检查方法是
A. 腹主动脉造影
B. 静脉肾盂造影
C. 双肾 CT 检查
D. 尿 17-羟皮质类固醇检测
E. 尿 VMA 检测

11. 该疾病主要侵犯的部位有
A. 颈动脉
B. 髂动脉
C. 锁骨下动脉
D. 肾动脉
E. 肋间动脉

12. 该病急性期应首选的治疗为
A. 抗生素
B. 糖皮质激素
C. 介入治疗
D. 扩血管药物
E. 抗血小板药物

（13~16 题共用题干）

患者，男性，65 岁。有吸烟史 20 年，糖尿病史 10 年，3 年前出现行走时左下肢疼痛，休息数分钟后可缓解，当时未予重视。现因夜间睡觉时患肢持续性疼痛，严重影响睡眠入院检查。查体：生命体征平稳，左下肢皮肤粗糙，肌肉较对侧萎缩，双下肢未见皮肤缺损及溃疡，肢体远端冰凉，未扪及足背动脉搏动，左侧股动脉可闻及连续性杂音。

13. 患者入院后应常规进行的检查有
A. 空腹血糖和/或糖化血红蛋白
B. 血肌酐
C. 活动平板运动试验
D. 凝血指标
E. 多普勒检测踝肱指数
F. 磁共振血管造影

14. 检查提示 ABI 为 0.6，运动后下肢血压下降>20%，两下肢收缩压相差 35mmHg。患者可诊断为

A. 血栓栓塞性脉管炎　　B. 急性动脉栓塞
C. 多发性大动脉炎　　D. 神经根压迫
E. 下肢动脉粥样硬化　　F. 神经性疼痛

15. 患者的临床分期为

A. Ⅰ期　　B. Ⅱa 期
C. Ⅱb 期　　D. Ⅲ期
E. Ⅳ期　　F. Ⅴ期

16. 患者目前应采取的治疗方法有

A. 戒烟　　B. 控制血糖
C. 足部护理　　D. 运动锻炼
E. 应用抗血小板药　　F. 使用螯合剂

参考答案与解析

一、A1 型题

1. D【解析】主动脉夹层（AD）的危险因素：①持续高血压，吸烟、高脂血症、可卡因引起。②结缔组织病，遗传性血管疾病，马方综合征、血管埃勒斯-当洛斯（Ehlers-Danlos）综合征（4 型）、主动脉瓣二瓣化、主动脉缩窄、遗传性胸主动脉瘤/夹层引起。③血管炎，巨细胞动脉炎、多发性大动脉炎、贝赫切特综合征、梅毒、奥蒙德（Ormond）病引起。④创伤，由汽车事故、高空跌落引起。⑤医源性，由导管/仪器、瓣膜/动脉手术引起。

2. A【解析】外周动脉粥样硬化性疾病是指外周动脉粥样硬化导致动脉狭窄，甚至发生闭塞，使远端组织出现相应缺血或坏死的疾病，是全身动脉粥样硬化的一部分，主要包括下肢动脉硬化症、颈动脉硬化症、肾动脉硬化症、肠系膜动脉硬化症等。其中最常见的受累部位为腹主动脉分叉以下的动脉，故最常见的疾病是下肢动脉硬化症。

3. D【解析】肾动脉粥样硬化性狭窄的临床症状有高血压、缺血性肾病和肾功能不全、一过性发作肺水肿或反复发生的充血性心力衰竭。选项 D“急性肢体缺血”是下肢动脉粥样硬化的临床症状。

4. C【解析】外周动脉粥样硬化疾病的危险因素包括性别、年龄、吸烟、高血压、糖尿病、高同型半胱氨酸血症、高胆固醇血症等。不包括选项 C“喝酒”。

5. A【解析】体积描记术包括电阻抗体积描记法、应变体积描记法、静脉血流描记法和

充电体积描记法。其中电阻抗体积描记法是通过测量电阻抗的改变来了解血容量的变化。此法适用于髂、股、腘静脉的急性血栓形成患者。

6. B【解析】闭塞性周围动脉粥样硬化症状由轻到重的排列是间歇性跛行-静息痛-缺血性溃疡。缺血性溃疡是最严重的症状表现，较难愈合，造成组织缺损，溃疡或坏疽，可伴局部蜂窝织炎、骨髓炎甚至败血症。如不进行有效治疗，6 个月内常需进行截肢手术。

7. D【解析】当主动脉夹层动脉已并发胸、腹、心包等主要脏器出血时，患者已经处于高度危急状态，除立即行急诊手术外，无任何方法可以挽救患者的生命。

8. B【解析】孤立的腓肠肌部位的深静脉血栓形成发生肺栓塞的机会甚少，可暂不用抗凝治疗，密切观察。如有向上发展的趋势再考虑用药。

9. A【解析】Ⅰ类主动脉夹层是典型的主动脉夹层，即撕脱的内膜片将主动脉分为真假两腔。主动脉夹层发病的特征性病理改变是主动脉内中膜撕裂（通常撕裂起于中外膜之间），所形成的隔膜将主动脉管腔分为真假两个腔。

10. E【解析】深静脉血栓形成的溶栓治疗中，常见的不良反应是出血。

11. C【解析】90%以上肺栓塞的栓子来源于深静脉，尤其是下肢深静脉。

12. B【解析】下肢动脉粥样硬化性疾病血运重建术的介入治疗方法包括经导管血管内溶栓术、经皮血栓去除术、经皮球囊血管成形术、支架植入术、支架-移植物植入术和斑块销蚀术等。其中，经皮腔内血管成形术对局限病变，特别是髂动脉或股动脉病变最有效。

13. B【解析】选项 A、B、C、D 均属于下肢动脉粥样硬化的临床症状。其中，间歇性跛行是最典型的临床症状，表现为因肢体运动而诱发的肢体局部疼痛、紧束、麻木或肌肉无力感，1~5 分钟休息后迅速缓解，重复相同负荷运动后症状可重复出现，快步行走或爬楼梯可加重症状。

14. C【解析】下肢动脉粥样硬化病情进一步恶化，以至于肢体在静息状态下也可出现疼痛等症状，称为静息痛，常是肢体丧失运动功能的先兆。静息痛多在夜间肢体平放状态时出现，为持续性疼痛，通常表现为足趾或足前端的钝痛，严重时可影响睡眠。患者常常将病足垂放在床边或站立以减轻疼痛。所以，选项 C 错误。

15. C【解析】深静脉血栓形成的溶栓治疗药物中，尿激酶最为常用，对急性期血栓起效快，溶栓效果好，过敏反应少；常见的不良反应是出血。

16. A【解析】颈部动脉粥样硬化在体格检查时应注意血管听诊，在颈动脉分叉处可闻及颈动脉杂音。三级以上高调收缩-舒张期杂音提示高度颈动脉狭窄。有些患者颈动脉杂音可能是其唯一的体征。

17. C【解析】下肢动脉粥样硬化血管检查中，多普勒检测踝肱指数是血管检查中最常用、最简单的一种方法。测量肱动脉和踝部胫后或胫前动脉收缩压得到踝部动脉压和肱动脉压之间的比值称为踝肱指数（ABI）。

18. B【解析】颈动脉粥样硬化的辅助检查方法有颈部多普勒超声检查、磁共振血管造影和动脉造影。颈部多普勒超声检查是目前诊断颈动脉硬化首选的检查方法。根据其波形和血流速度可以判断血管的狭窄部位和严重程度。

19. D【解析】血栓闭塞性脉管炎　多见于男性青壮年，是一种慢性、周期性加重的全身中、小动静脉的阻塞性疾病。约40%患者在发病早期或发病过程中小腿和足部反复发生游走性血栓性浅静脉炎。脉管炎患者一般无高血压、糖尿病、冠心病史等。所以，选项D错误。

20. E【解析】临床上以下线索提示可能有肾动脉粥样硬化性狭窄：①55岁以后或30岁以后出现的高血压。②以前控制良好的高血压病突然恶化。③恶性高血压或顽固性高血压。④腹部或腰部血管杂音。⑤不可解释的氮质血症或在接受ACEI或ARB治疗时出现的氮质血症。⑥肾脏萎缩或两肾大小不对称。⑦伴有其他血管疾病、有全身动脉粥样硬化表现。⑧一过性肺水肿或反复充血性心力衰竭。⑨辅助检查提示肾动脉狭窄等。所以，选项E不属于肾动脉粥样硬化性狭窄的诊断依据。

21. A【解析】深静脉血栓形成（DVT）可有局部症状，但临床上有些患者也可以毫无以下症状，而以肺栓塞为首发症状。

22. D【解析】深静脉血栓形成的一般治疗：卧床休息1~2周，抬高患肢超过心脏水平，离床面20~30cm，膝关节宜安置于5°~10°的微屈曲位。床脚抬高30°；保持大便通畅；开始起床后应穿有压差或无压差长筒弹力袜。所以，选项D错误。

23. E【解析】根据以体重为基础计算的低分子量肝素用量，其抗凝作用是可预测的，通常不需要在治疗期间通过实验室检查进行监测。但妊娠期妇女，目前尚不清楚用量是否需要根据孕妇体重的变化进行调整。低分子肝素的浓度通常根据皮下注射4小时后的血液浓度来确定。推荐有效浓度范围：每天注射2次为0.6~1.0U/ml；每天1次则为1.0~2.0U/ml。

24. B【解析】深静脉血栓的抗凝治疗中，临床上通过检测部分凝血活酶时间来监测肝素治疗，通常将指标定为1.5~2.5倍于对照值。

25. D【解析】华法林是一种维生素K的拮抗药，可以抑制凝血因子Ⅱ、Ⅶ、Ⅸ、Ⅹ。对深静脉血栓形成的患者，华法林应该在肝素治疗后24~48小时使用，从而到达国际标准化凝血酶原时间比值INR为2.0~3.0的目标。

26. A【解析】深静脉血栓形成的患者，出血是抗凝治疗最常见的不良反应。在接受静脉注射肝素治疗的急性静脉栓塞的患者中，有接近2%的患者因大出血，如颅内出血、胃肠出血或者腹膜后出血而住院、输血甚至死亡。近期手术、创伤以及同时服用阿司匹林或溶栓治疗都可增加出血的风险。

27~28 C、D【解析】根据深静脉血栓形成（DVT）的发生情况，抗凝的疗程也随之不同。①继发于一过性危险因素（如外科手术）的首次发生的DVT患者，3个月的抗凝治疗已经足够。②对危险因素不明的情况下首次发生DVT的患者应充分抗凝至少3个月。③伴有癌症的首次发生DVT的患者，应用低分子肝素3~6个月后，长期口服维生素K拮抗药治疗。④具有血栓形成的原发性危险因素的首次发生 DVT 的患者，复发率较高，应长期口服维生素 K 拮抗药的治疗。⑤反复发病的 DVT 患者，应长期抗凝治疗。

29. D【解析】从病变分布的节段来看，临床上下肢动脉粥样硬化患者中，25%～30%的狭窄部位位于主-髂动脉，80%～90%位于股-腘动脉，40%～50%位于胫、腓动脉。

30. E【解析】高血压、高脂血症、糖尿病及吸烟为闭塞性周围动脉粥样硬化的易患因素。

31. C【解析】下肢动脉粥样硬化患者采用艾伦（Allen）试验判断手部血流灌注。

32. B【解析】参见 A1 型题第 25 题解析。

33. C【解析】参见 A1 型题第 2 题解析。

34. E【解析】下肢动脉粥样硬化的临床症状有静息痛、间歇性跛行、缺血性溃疡或坏疽及急性肢体缺血。不包括短暂性脑缺血发作。短暂性脑缺血发作属于颈部动脉粥样硬化的临床症状。

35. C【解析】五个选项均属于肾动脉粥样硬化性狭窄的辅助检查方法。肾动脉血管造影能准确显示肾动脉狭窄部位、范围、程度及侧支循环形成情况，是诊断的“金指标”。肾功能不全患者宜选用非离子化造影剂，造影完毕输液、饮水，以减轻造影剂损害。

36. E【解析】主动脉夹层的 CT 表现：①钙化的内膜从主动脉壁向腔内移位 5mm 以上。增强后可见撕脱的内膜片呈线样的低密度影。②增强后可显示真假两腔，其各自的密度与血流速度、有无血栓形成有关。通常假腔的强化与排空均较真腔延迟。

二、A2 型题

1. C【解析】患者最可能的诊断是多发性大动脉炎。多发性大动脉炎多见于年轻女性，主要侵犯主动脉及其分支的起始部，如颈动脉、锁骨下动脉、肾动脉等。病变引起动脉狭窄或阻塞，出现脑部、上肢或下肢缺血症状，肾动脉狭窄可出现肾性高血压，如并存双侧锁骨下动脉狭窄，可有上肢低血压，下肢高血压；胸腹主动脉狭窄可导致上肢高血压，下肢低血压。病变活动期有发热和红细胞沉降率增快等症状和体征。

2. A【解析】西洛他唑（口服，200mg，2 次/日）可使无心力衰竭的间歇性跛行患者症状改善并增加行走距离，无心力衰竭但活动受限的间歇性跛行患者，应采用此药治疗。

三、A3/A4 型题

1. A【解析】患者首先应考虑的诊断是主动脉夹层。主动脉夹层的胸痛表现为疼痛呈撕裂样，并向背部放射，非常剧烈，难以忍受，有濒死感；疼痛的发作非常突然，其他疾病引起的胸痛不会发作如此突然，这是鉴别诊断的要点之一。患者血压通常增高，多是夹层累及肾动脉，造成肾缺血所致，而且很难用药物控制。

2. B【解析】主动脉夹层胸痛的部位有助于判断夹层的部位：前胸疼痛多为升主动脉夹层，颈部或下颌疼痛可能为主动脉弓及其分支的夹层，肩胛间区疼痛多为降主动脉夹层。

3. A【解析】斯坦福（Stanford）分型有 A、B 两型。①A 型：无论夹层起源于哪一部位，只要累及升主动脉者均为此型。②B 型：夹层起源于胸降主动脉且未累及升主动脉者。

4. E【解析】胸部剧烈疼痛+脉搏消失，可诊断为主动脉夹层动脉瘤破裂。

5. D【解析】高血压伴急性主动脉夹层动脉瘤破裂首选 β 受体阻断药加硝普钠。β 受体阻断药具有保护心脏的作用，故其为最适合的药物。

6. A【解析】根据主动脉瓣区新出现舒张期吹风样杂音，以及水冲脉、枪击音、毛细血管搏动等周围血管征，可诊断为动脉导管未闭。

7. E【解析】对近端主动脉夹层，已破裂或濒临破裂的主动脉夹层，伴主动脉瓣关闭不全的患者应进行手术治疗。

8. A【解析】主动脉夹层动脉瘤在 M 型超声中可见主动脉根部扩大，夹层分离处主动脉壁由正常的单条回声带变成两条分离的回声带。

9. D【解析】患者最可能诊断为主动脉夹层。主动脉夹层有胸痛及高血压的症状表现。胸痛表现为疼痛呈撕裂样，并向胸背部放射，非常剧烈，伴有大汗、焦虑、面色苍白，难以忍受，有濒死感；疼痛的发作非常突然，其他疾病引起的胸痛不会发作如此突然，这是鉴别诊断的要点之一。

10. E【解析】超声心动图对主动脉夹层的确诊意义最大。其对诊断升主动脉夹层分离具有重要意义，且易识别并发症（如心包积血、主动脉瓣关闭不全和胸腔积血等）。对降主动脉夹层也有较高的特异性及敏感性。

11. E【解析】患者最可能诊断为主动脉夹层。主动脉夹层有胸痛和血压升高的症状表现。胸痛表现为疼痛呈撕裂样，累及胸骨后及上腹部，非常剧烈，难以忍受，伴大汗，持续时间长，有濒死感；疼痛的发作非常突然，其他疾病引起的胸痛不会发作如此突然，这是鉴别诊断的要点之一。心电图可示左心室肥大，非特异性 ST-T 改变。

12. B【解析】进行确诊的首选检查是多普勒超声。多普勒超声不仅能检出主动脉夹层分离管壁双重回声之间的异常血流，而且对主动脉夹层的分型、破口定位及主动脉瓣反流的定量分析都具有重要的诊断价值。

13. E【解析】题中出现的症状是主动脉夹层动脉瘤破裂引起夹层血肿压迫颈动脉和肋间动脉引起的。

14~17 C、A、C、A【解析】多发性大动脉炎是一种主要累及主动脉及其分支的自身免疫性大血管炎，多见于年轻女性，病因迄今不明，一般认为可能由结核菌、链球菌、病毒或立克次体等感染引起免疫损伤所致。本病的主要病理改变是慢性、渐进性全层动脉炎。病变主要侵犯主动脉弓及其分支，其次是降主动脉、腹主动脉和肾动脉，肺动脉、冠状动脉也可受累。血管造影对诊断多发性大动脉炎最有意义。其对头臂血管、胸-腹主动脉、肾动脉、肺动脉进行全面检查。可以明确冠状动脉狭窄的部位、程度以及侧支情况等。

18. C【解析】患者诊断应首先考虑为闭塞性周围动脉粥样硬化。闭塞性周围动脉粥样硬化最典型的症状为间歇性跛行。这是因肢体运动而诱发的肢体局部疼痛、紧束、麻木或肌肉无力感，肢体停止运动后，症状即可缓解，重复相同负荷的运动则症状可重复出现，休息后又可缓解。主要体征为狭窄远端动脉搏动减弱或消失，血管狭窄部位可闻及杂音。肢体缺血的体征包括肌肉萎缩，皮肤变薄、苍白、发亮、汗毛脱落，皮温降低，指甲变厚等。

19. E【解析】动脉造影可以了解患肢动脉的阻塞部位、范围和程度，以及侧支循环建立的情况。动脉造影是外科手术或经皮穿刺球囊血管成形术的先决条件，同时也是诊断闭塞性周围动脉粥样硬化的“金标准”。

20. A【解析】多普勒检测踝肱指数是血管检查中最常用、最简单的一种方法。通过测量肱动脉和踝部胫后或胫前动脉收缩压得到踝部动脉压和肱动脉压之间的比值称为踝肱指数（ABI）。正常人休息时踝肱指数通常>1.0，踝肱指数<0.9提示患肢缺血，可能有间歇性跛行的表现；严重缺血时踝肱指数<0.4，常有静息痛或缺血性溃疡。

21. B【解析】闭塞性周围动脉粥样硬化是指周围的大、中动脉阻塞性动脉粥样硬化病变而致肢体血供受阻，表现为肢体缺血症状。动脉粥样硬化是闭塞性周围动脉疾病中最常见的病因，是全身动脉粥样硬化的一部分，多在60岁以后发病，男性明显多于女性。从上、下肢的情况来看，下肢动脉粥样硬化的发病率远远超过上肢。病变分布的节段。闭塞性周围动脉粥样硬化的典型症状是间歇性跛行。高血压、高脂血症、糖尿病及吸烟为本病的易患因素。所以，选项B错误。

22. D【解析】动脉粥样硬化（AS）的发病机制有以下几种学说：脂质浸润学说、血小板聚集和血栓形成学说、单克隆平滑肌细胞增生学说及免疫学说和损伤-反应学说。其中损伤-反应学说目前被较多学者认同，其较为全面地解释了AS的形成发展过程。

23. C【解析】参见A3/A4型题第19题解析。

四、B型题

1~4 A、B、C、D【解析】Debakey分型：Ⅰ型，AD起源于升主动脉并累及腹主动脉。Ⅱ型，AD局限于升主动脉。Ⅲ型，AD起源于胸降主动脉，向下未累及腹主动脉者称为ⅢA，累及腹主动脉者称为ⅢB。

5~6 D、E【解析】参见A3/A4型题第3题解析。

7~8 E、C【解析】参见B型题第1~4题解析。

9~10 D、C【解析】为减少患者发生心肌梗死、卒中、充血性心力衰竭和心血管事件死亡的危险性，无糖尿病的下肢动脉粥样硬化性疾病患者的血压应控制至140/90mmHg以下，并存糖尿病和慢性肾功能不全的患者血压应控制至130/80mmHg以下。

11~12 B、A【解析】下肢动脉粥样硬化性疾病患者血脂控制基本目标均为LDL-C在2.6mmol/L以下，高于此值者应立即饮食控制，同时口服他汀类药物治疗；LEAD患者若并存糖尿病或冠心病属于发生缺血事件的极高危组，应口服他汀类药物控制至LDL-C为

1. 8mmol/L 以下。

五、X 型题

1. DE【解析】主动脉粥样硬化斑块溃疡可经 CTA、MRA、腔内超声等得以诊断。这种病变主要局限于胸降主动脉和腹主动脉，一般不影响主动脉的主要分支，溃疡病变的持续发展可导致主动脉破裂、假性动脉瘤或 AD 形成。

2. ABCE【解析】参见 A2 型题第 1 题解析。

3. ABCD【解析】14 天内的急性肢体缺血经导管溶栓治疗是有效、有益的，且较手术治疗风险低。尿激酶、链激酶、阿替普酶、瑞替普酶、替奈普酶等可用于急性肢体缺血的经导管溶栓治疗。前列腺素 E 不属于经导管溶栓治疗药物。

4. ABCD【解析】肢体缺血的体征包括肌肉萎缩，皮肤变薄、苍白、发亮、汗毛脱落，皮温降低，指（趾）甲变厚等。

5. CD【解析】颈部动脉粥样硬化的临床症状表现：①短暂性脑缺血发作。是一种历时短暂，反复发作的脑局部供血障碍引起的一过性神经功能障碍性疾病。②脑卒中。由于脑内某一支动脉闭塞引起血流锐减，侧支循环不能及时建立，导致供血区脑组织出现缺血性脑梗死。所以，选项 C、D 符合题意。选项 A、B、E 属于肾动脉粥样硬化性狭窄的临床症状。

6. ABCD【解析】主动脉夹层中，主动脉瘤样扩张可以压迫气管，食管，喉返神经，交感神经丛，上腔静脉引起相应的症状，分别表现为呼吸困难，呛咳，吞咽困难，声音嘶哑，霍纳（Horner）综合征，上腔静脉阻塞综合征。所以，选项 A、B、C、D 符合题意。夹层动脉瘤可以出现中到大量的胸腔积液，可以使动脉瘤破裂，但多数是非特异性炎症引起的胸腔积液。

7. ABCD【解析】急性肢体缺血的表现为急性疼痛（可因感觉神经缺失而导致疼痛感缺失或减弱）、瘫痪、感觉异常、皮肤苍白、趾端变凉。所以，选项 A、B、C、D 符合题意。指（趾）甲变厚是肢体缺血的体征表现。

8. ABC【解析】下肢动脉粥样硬化性疾病的诊断标准：①有下肢症状（间歇性跛行、下肢静息痛、足温低、毛发少或足部皮肤发绀）、股动脉闻及杂音、足背动脉或胫后动脉搏动减弱或消失。②静息 ABI<0. 90 或运动后 ABI 下降 20%。③超声多普勒检查和其他影像学检查（CT 血管成像、MRA、血管数字减影造影）显示下肢动脉硬化狭窄或闭塞性病变。所以，选项 ABC 符合题意。选项 D、E 属于临床诊断动脉栓塞的根据。

9. ABE【解析】临床诊断动脉栓塞的根据：①突然发病或症状突然加重。②明确的栓塞来源（包括心房颤动、严重的扩张型心肌病、室壁瘤、大动脉或邻近动脉的动脉粥样硬化斑块、大动脉或动脉瘤血管壁血栓）。③先前无跛行或其他动脉闭塞症状，或双侧肢体的动脉搏动和多普勒收缩压正常。所以，选项 A、B、E 符合题意。选项 C、D 属于下肢动脉粥样硬化性疾病的诊断标准。参见 X 型题第 8 题解析。

10. BCE【解析】肾动脉粥样硬化、肌纤维增生不良、大动脉炎是肾动脉狭窄的常见原因。

11. CDE【解析】急性肠系膜缺血临床上需要与胆囊炎、胰腺炎或胃肠穿孔鉴别。所以，选项 C、D、E 符合题意。

12. ABCD【解析】慢性肠系膜动脉硬化性狭窄临床上需与胆石症、慢性胰腺炎、消化性溃疡、胰腺癌等鉴别。

13. ACDE【解析】下肢动脉粥样硬化性疾病血运重建术的指征：①症状影响患者的生活质量。②药物治疗无效。③有静息疼痛。④皮肤溃疡及坏疽。所以，选项 A、C、D、E 符合题意。

14. BCD【解析】引起静脉血栓的病因有静脉壁损伤、静脉血流缓慢、异常的血液高凝状态。所以，选项 B、C、D 符合题意。

15. ABCD【解析】深静脉血栓形成查体时通常可见到患肢肿胀，远端浅静脉曲张，小腿静脉或腘静脉血栓可有小腿肌肉、腘窝、腹股沟内侧等处压痛。查体还可见直腿伸踝试验（Homan 征）阳性。所以，选项 A、B、C、D 符合题意。

16. ABCD【解析】主动脉内膜斑块不稳定使内膜受损或血压波动可导致内膜撕裂，血液流入中层，或由于主张脉中层囊性坏死，中层肌肉退行性变，中层出血破出内膜致主动脉夹层形成。所以，选项 A、B、C、D 符合题意。

17. ACE【解析】肾动脉粥样硬化性狭窄患者进展为终末期肾病并需要透析治疗者病死率非常高，死因常为心肌梗死、心力衰竭和脑卒中。所以，选项 A、C、E 符合题意。

18. ABC【解析】参见 A1 型题第 18 题解析。

19. ABCDE【解析】参见 A1 型题第 12 题解析。

20. ABCD【解析】参见 A1 型题第 5 题解析。

21. ABCD【解析】下肢动脉粥样硬化在体检时应注意：①患者双上肢血压是否对称。②颈动脉是否存在杂音。③腹部、腰胁部和股动脉处听诊是否有杂音。④估计腹主动脉的搏动和最大直径。⑤触摸肱动脉、桡动脉、尺动脉、股动脉、腘动脉、足背动脉和胫后动脉有无搏动异常。⑥采用 Allen 试验判断手部血流灌注。⑦检查足部皮肤的颜色、有无破溃和溃疡。⑧远端肢体的体毛消失、营养不良和指（趾）甲肥厚等。

六、案例分析题

1. CEG【解析】此时急诊应考虑的急性疾病有急性心肌梗死、急性胰腺炎和主动脉夹层。根据男性，75 岁，既往高血压和冠心病史，再发剧烈胸痛 2 小时，应考虑为急性心肌梗死。2 小时不应考虑为心绞痛。背痛、上腹痛、急腹症中首先考虑为急性胰腺炎，而不应考虑为急性胆囊炎，急性胆囊炎多有墨菲（Murphy）征阴性等体征。根据剧烈胸痛并放射到背部和上腹部，肢体血压不对称及胸骨左缘第 3 肋间可闻及 3/6 级舒张期杂音可诊断为主动脉夹层。

2. ABCDFH【解析】应完成下列检查：①主动脉夹层。胸部 CT 检查有无钙斑内移（即主动脉可见条带样分隔），心脏彩超检查可见夹层征象。②急性心肌梗死。进行肌钙蛋白、心肌酶学、ECG 检查。③急性胰腺炎。进行血胰淀粉酶检查。

3. ABCDEGH【解析】血胰淀粉酶正常可排除急性胰腺炎（选项 E），ECG 正常、心肌酶学正常可排除心绞痛（选项 B）、急性心肌梗死（选项 A），右房、右室不大结合病史可排除急性肺栓塞（选项 C），未见心包积液、ECG 正常可排除急性心包炎（选项 G），结合病史可排除急性胃炎（选项 H）、急性胆囊炎（选项 D）。

4. B【解析】主动脉夹层的 CT 表现为钙化的内膜从主动脉壁向腔内移位 5mm 以上。增强后可见撕脱的内膜片呈线样的低密度影。所以，此时可确诊的疾病为主动脉夹层。选项 B 正确。

5. ABCFG【解析】动脉造影是诊断夹层的非常有价值的手段，多结合介入治疗一起应用。积极的药物治疗以降低主动脉夹层的血流对主动脉的冲击极为重要。应同时降低血压和减少左心室的收缩速率。通常联合应用硝普钠和 β 受体阻断药。静脉用药使血压得到控制后，如果病情允许，可以同时开始口服降压药。通常需要多种降压药联合应用才能达到静脉给药的效果，如硝苯地平，美托洛尔，吲达帕胺，如果肾功能正常还可以加用血管紧张素转换酶抑制药（ACEI）。当然，强镇痛药，如哌替啶，吗啡等，通过缓解疼痛和镇静降低血压，防止患者用力，对预防严重并发症也是有很大好处的。

6. ABCD【解析】患者的完整诊断为主动脉夹层、高血压病、冠心病和主动脉瓣关闭不全。胸骨左缘第 3 肋间可闻及 3/6 级舒张期杂音提示为主动脉瓣关闭不全。

7. ACH【解析】患者因剧烈胸痛出冷汗、呕吐可引起血容量不足、低血压。血容量不足和低血压可出现少尿。主动脉夹层累及肾动脉也可出现少尿甚至无尿。

8. ABCD【解析】此时应进行的进一步处理措施为补充血容量、介入治疗主动脉夹层、多巴胺、监测血生化指标。

9. C【解析】年轻女性患者出现反常的上、下肢血压差别，要考虑多发性大动脉炎可能。

10. A【解析】动脉造影迄今仍公认为诊断多发性大动脉炎的重要方法，也是手术治疗的必要依据，它可以清晰而正确地显示病变部位及其范围。

11. ACD【解析】多发性大动脉炎多见于年轻女性，主要侵犯主动脉及其分支的起始部，如颈动脉、锁骨下动脉、肾动脉等。

12. B【解析】多发性大动脉炎目前没有特异的治疗方法和药物，在急性期的时候首选糖皮质激素来治疗，目前认为激素对于本病活动期的患者治疗有效，在短期内改善症状缓解病情。病情危重者，可以静脉应用激素冲击治疗，但是如果合并有结核或者其他感染，有恶性高血压的患者不能长期应用激素。

13. ABCDE【解析】患者可诊断为下肢动脉粥样硬化。高龄、吸烟、糖尿病是下肢动脉粥样硬化的危险因素。下肢动脉粥样硬化症状表现如下。①间歇性跛行：是最典型的临床症状，表现为因肢体运动而诱发的肢体局部疼痛、紧束、麻木或肌肉无力感，1~5 分钟休息后迅速缓解。②静息痛：多在夜间肢体平放状态时出现，为持续性疼痛，严重时可影响睡眠。③急性肢体缺血：表现为急性疼痛、瘫痪、感觉异常、皮肤苍白、趾端变凉。下肢动脉粥样硬化的主要体征为狭窄远端动脉搏动减弱或消失，血压降低或测不出，下肢病变时两下肢血压相差≥20mmHg。血管狭窄部位可闻及杂音。患者初诊时需进行如下检查，以便查出可治疗的危险因素及诊断相关疾病：血常规、空腹血糖和/或糖化血红蛋白、血肌酐、尿素氨、血脂、凝血指标、血浆同型半胱氨酸和尿蛋白等。常规还需进行活动平板运动试验和多普勒检测踝肱指数。

14. E【解析】根据ABI为0.6，运动后下肢血压下降>20%，两下肢收缩压相差35mmHg，患者可诊断为下肢动脉粥样硬化。下肢动脉粥样硬化性疾病的诊断标准参见X型题第8题解析。

15. D【解析】患者的临床分期为Ⅲ期（营养障碍期），此期为病情进展期，出现缺血性静息痛。皮色苍白，蹒行行走的距离缩短，疼痛加重。下肢皮肤干燥、皱缩、汗毛稀疏，趾甲生长缓慢、粗糙、变形，常合并甲沟炎或甲下感染，末梢动脉搏动消失。

16. ABCDE【解析】患者应采取的治疗方法：控制血压（戒烟），调节血脂（运动锻炼），控制糖尿病（控制血糖、足部护理、皮肤破损和溃疡须立即治疗），应用抗血小板药（抗血小板聚集治疗可以减少下肢动脉粥样硬化性疾病患者发生心肌梗死、卒中或血管性死亡的风险）。所以，选项A、B、C、D、E正确。选项F“螯合剂”能用于治疗间歇性跛行，并可能有害。

第二十章　肺动脉栓塞

一 A1 型题

1. 最常见的肺动脉栓塞类型是
   A. 脂肪栓塞综合征　B. 肺血栓栓塞症
   C. 羊水栓塞　D. 空气栓塞
   E. 细菌栓塞
2. 肺动脉栓塞的呼吸困难发生率高，多表现为
   A. 劳力性呼吸困难　B. 夜间阵发性呼吸困难
   C. 静息呼吸困难　D. 吸气性呼吸困难
   E. 呼气性呼吸困难
3. 肺动脉栓塞的体征表现不包括
   A. 呼吸急促，呼吸频率>20 次/分　B. 血压下降甚至休克
   C. 发热，多为高热　D. 颈静脉充盈或搏动
   E. 肺动脉瓣区第二音亢进或分裂
4. 肺动脉栓塞引起猝死的原因不包括
   A. 肺动脉痉挛　B. 支气管动脉痉挛
   C. 支气管及肺泡管痉挛　D. 肺出血性梗死
   E. 心冠状动脉痉挛
5. 肺动脉栓塞较为多见的心电图表现是
   A. 肺性 P 波　B. $V_1 \sim V_4$的 T 波改变和 ST 段异常
   C. 完全或不完全性右束支传导阻滞　D. Ⅰ导联 S 波加深
   E. Ⅲ导联出现 Q/q 波及 T 波倒置
6. 引起肺血栓栓塞症的血栓主要来源于
   A. 右心室　B. 右心房
   C. 深静脉　D. 肺动脉内
   E. 下肢浅静脉
7. 肺动脉栓塞长期抗凝治疗的主要口服药物是
   A. 磺达肝癸钠　B. 阿司匹林

C. 华法林
D. 普通肝素
E. 阿加曲班

8. 肺动脉栓塞溶栓治疗的绝对禁忌证为
A. 1 个月内的神经外科或眼科手术
B. 10 天内的胃肠道出血
C. 15 天内的严重创伤
D. 2 个月内的缺血性卒中病史
E. 活动性内脏出血、14 天内自发性颅内出血

9. 肺动脉栓塞溶栓治疗的适应证为
A. 休克或持续性低血压
B. 细菌性心内膜炎
C. 出血性疾病
D. 严重肝、肾功能不全
E. 近期曾行心肺复苏

10. 肺动脉栓塞的心电图表现不正确的是
A. 肺性 P 波
B. 左束支传导阻滞
C. 右束支传导阻滞
D. 顺钟向转位
E. Ⅰ导联 S 波加深，Ⅲ导联出现 Q 波及 T 波倒置

11. 造成肺动脉栓塞的栓子大多来自
A. 下肢深静脉
B. 左心房附壁血栓
C. 右心房附壁血栓
D. 盆腔静脉
E. 心肌梗死区心内膜上的附壁血栓

二 A2 型题

1. 患者，女性，42 岁。肺动脉栓塞 3 年，因病情加重、血流动力学不稳定，可疑急性大面积肺栓塞入院治疗。患者首选的检查方法是
A. 胸部 X 线检查
B. 实验室检查
C. 超声心动图
D. 螺旋 CT 检查
E. 磁共振成像检查

2. 孕妇，28 岁。肺动脉栓塞治疗，治疗期间禁止使用华法林治疗的时期为
A. 妊娠的前 3 个月和最后 6 周
B. 妊娠的前 6 个月
C. 妊娠的后 2 个月
D. 妊娠的后 3 个月
E. 整个妊娠期间

3. 患者，男性，62 岁。心脏手术后，突感胸痛，呼吸困难，结合 CT 图像最可能的诊断是

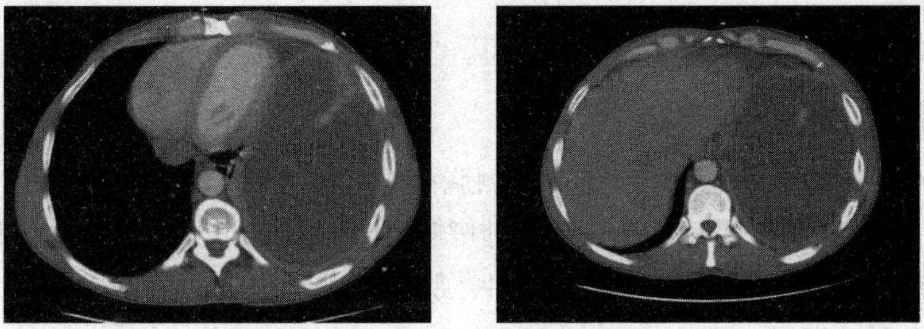

A. 肺癌　　B. 肺栓塞

C. 支气管扩张　　D. 肺水肿

E. 肺不张

4. 患者，女性，50 岁。突发胸痛、呼吸困难 3 小时，CTPA 显示右下肺动脉干及左下肺动脉分支多处充盈缺损。查体：心率 110 次/分，血压 86/60mmHg，颈静脉怒张，双肺呼吸音清晰，P2>A2，三尖瓣区可闻及 2/6 级收缩期杂音，左下肢轻度水肿。此时应采取的措施为

A. 手术治疗　　B. 支气管镜治疗

C. 抗感染治疗　　D. 静脉滴注 rt-PA

E. 皮下注射低分子肝素

三 A3/A4 型题

（1~3 题共用题干）

患者，女性，52 岁。长期站立工作，3 天前因阵发性室上性心动过速入院，患者有下肢静脉曲张史。电生理检查证实其有左侧房室旁路参与的房室折返性心动过速。经右股动脉进行左侧旁路消融成功。术后局部加压包扎 12 小时，解除包扎后下地活动，在如厕后突发晕厥。查体：血压 50/30mmHg，患者面色苍白，心率 110 次/分。

1. 患者可首先诊断为

A. 肺栓塞　　B. 低血糖状态

C. 癫痫　　D. 心动过速所致

E. 卒中

2. 该患者首要的抢救措施是

A. 镇静药物　　B. 利尿脱水

C. 补液　　D. 减慢心率

E. 吸氧及胸外按压

3. 如患者抢救存活，应该争取首先进行的检查是

A. 肺动脉造影和局部血栓破碎术　　B. 血糖检测

C. 颅脑 CT/MRI　　D. 脑电图

E. 心电图

（4~6题共用题干）

患者，女性，35岁。5小时前突发左侧胸痛，伴轻度咳嗽、憋气。既往间断口服避孕药。查体：一般情况好，胸壁无压痛，双肺呼吸音清晰，未闻及胸膜摩擦音和干、湿啰音。心率80次/分，未闻及杂音，双下肢无水肿。胸部X线检查未见明显异常。

4. 患者最可能的诊断是
   A. 急性支气管炎
   B. 胸膜炎
   C. 心脏神经症
   D. 肺栓塞
   E. 肋间神经痛

5. 可作为确诊依据的检查为
   A. 超声心动图
   B. 心电图
   C. 胸部增强CT
   D. 胸部X线检查
   E. D-二聚体

6. 以下治疗不宜应用的是
   A. 重组组织型纤溶酶原激活剂溶栓
   B. 低分子肝素抗凝
   C. 华法林抗凝
   D. 卧床、制动
   E. 吸氧

（7~8题共用题干）

患者，男性，30岁。曾行射频消融房性心动过速治疗，术后第5天，患者出现间断性左胸部疼痛，24小时前再次发作，并出现呼吸困难。呼吸频率30次/分，血氧分压62mmHg，体检无异常发现，ECG和胸部X线检查无明显异常。

7. 患者考虑为以下哪种疾病的可能性大
   A. 肺栓塞
   B. 心肌梗死
   C. 心脏压塞
   D. 心肌炎
   E. 小肠栓塞

8. 下一步进行的最佳检查是
   A. 超声心动图
   B. Holter检测
   C. 运动试验
   D. 肺通气灌注扫描
   E. 冠状动脉造影

（9~11题共用题干）

产妇，28岁。分娩后一直卧床，3周后起床活动时突然出现头晕、心慌、发绀、呼吸困难，紧急抢救后脱离危险，X 线检查发现右肺大片阴影。

9. 患者应首先怀疑为
   A. 急性肺炎　　B. 肺结核
   C. 肺栓塞　　D. 肺癌
   E. 异物吸入

10. 实验室检查结果：FDP 15mg/L，DD 阳性（胶乳法），结合临床资料，确诊患者可能发生了
   A. 急性肺水肿　　B. 肺淤血
   C. 肺出血　　D. 肺栓塞
   E. 异物吸入

11. 医生给予 t-PA 和肝素治疗后，患者逐渐好转，此时应注意
   A. 纤维蛋白原含量应降至 1g/L 以下　　B. 血小板数低于 50×10^9/L
   C. APTT 延长至 2.5 倍　　D. APTT 值保持在对照值的 1.5~2.5 倍
   E. 纤维蛋白（原）降解产物应持续高于正常

四 B 型题

（1~4 题共用备选答案）
   A. 磺达肝癸钠　　B. 利伐沙班
   C. 华法林　　D. 低分子肝素
   E. 阿加曲班

1. 属于直接Ⅱa 因子抑制剂的药物是
2. 属于间接Ⅹa 因子抑制剂的药物是
3. 属于直接Ⅹa 因子抑制剂的药物是
4. 属于维生素 K 拮抗剂的药物是

五 X 型题

1. 肺动脉栓塞的典型症状为肺梗死三联征，包括
   A. 胸痛　　B. 呼吸困难
   C. 咯血　　D. 干咳
   E. 晕厥

2. 引起肺灌注缺损，导致假阳性结果的原因有
   A. 胸腔积液　　B. 陈旧性肺结核
   C. 支气管扩张　　D. 急进性肾炎

E. 慢性阻塞性肺疾病

3. 肺动脉栓塞的动脉血气分析的表现有

A. 高氧血症 B. 低氧血症

C. 低碳酸血症 D. 高碳酸血症

E. 肺泡动脉血氧分压差［$P_{(A-a)}O_2$］增大

4. 肺动脉栓塞胸部X线检查最常见的征象表现有

A. 肺梗死浸润影 B. 气管移向患侧或较重侧

C. 肺纹理稀疏、减少 D. 透明度增加

E. 肺血分布不匀

5. 肺动脉栓塞的临床表现包括

A. 发热 B. 劳力性呼吸困难

C. 咯血 D. 胸痛多为心绞痛样

E. 干咳

6. 下列关于肺动脉栓塞的治疗，叙述正确的是

A. 溶栓的时间窗为发病后12~24小时 B. 活动性内脏出血患者禁忌溶栓

C. 大剂量阿司匹林可用于预防血栓形成 D. 妊娠期患者可应用华法林治疗

E. 对于肾功能不全患者的抗凝治疗，普通肝素优于低分子肝素

7. 肺动脉栓塞肺动脉造影的间接征象有

A. 肺血管内造影剂充盈缺损 B. 伴或不伴轨道征的血流阻断

C. 肺动脉造影剂流动缓慢 D. 局部低灌注

E. 静脉回流延迟

8. 肺动脉栓塞抗凝治疗的禁忌证有

A. 糖尿病出血性视网膜病变 B. 活动性出血

C. 凝血功能障碍 D. 血小板减少

E. 未予控制的严重高血压

9. 对确诊肺动脉栓塞有意义的检查有

A. 血浆D-二聚体 B. 螺旋CT和电子束CT造影

C. 磁共振成像 D. 超声心动图

E. 肺动脉造影

10. 肺动脉栓塞类型包括

A. 脂肪栓塞综合征 B. 肺血栓栓塞症

C. 羊水栓塞 D. 空气栓塞

E. 深静脉血栓形成

11. 当肺动脉栓塞并发肺动脉高压或右心扩大或衰竭时，胸部X线检查的征象表现有

A. 上腔静脉影增宽　　B. 肺动脉段凸出
C. 右肺下动脉增宽　　D. 左心室扩大
E. 右心室扩大

12. 肺动脉栓塞螺旋 CT 和电子束 CT 造影的直接征象有
A. 肺动脉内低密度充盈缺损　　B. 远端血管不显影
C. 肺动脉造影剂呈完全充盈缺损　　D. 局部低灌注
E. 肺动脉造影剂部分或完全包围在不透光的血流之间（轨道征）

六 案例分析题

（1~6 题共用题干）

患者，女性，57 岁。因憋喘进行性加重 2 个月入院。曾在其他医院进行过抗炎平喘、扩冠治疗效果不佳。既往有 4 年慢性支气管炎病史，20 年双下肢静脉曲张史。查体：血压 160/90mmHg，呼吸 24 次/分，唇、甲发绀，颈静脉怒张，双肺闻及干鸣音，心率 112 次/分，律齐，P>A，双下肢水肿（+），可见双下肢静脉曲张。

1. 患者应首先考虑为
A. 急性支气管炎　　B. 肺间质纤维化
C. 肺动脉栓塞　　D. 支气管扩张
E. 心功能不全

2. 本疾病的诱发因素包括
A. 年龄　　B. 性别
C. 恶性肿瘤　　D. 盆腔和髋部手术
E. 下肢麻痹的神经系统疾病

3. 最有助于明确诊断的检查是
A. 超声心动图　　B. 动脉血气分析
C. 肺动脉造影　　D. 右心导管检查
E. 肺功能检查

4. 若患者的血浆 D-二聚体（D-dimer）低于（　　），可排除急性肺栓塞诊断，不必做肺动脉造影
A. 300μg/L　　B. 400μg/L
C. 500μg/L　　D. 600μg/L
E. 700μg/L

5. 肺动脉栓塞肺动脉造影的直接征象有
A. 肺血管内造影剂充盈缺损　　B. 伴或不伴轨道征的血流阻断
C. 肺动脉造影剂流动缓慢　　D. 局部低灌注

E. 静脉回流延迟

6. 下列基础治疗不正确的是

A. 卧床休息

B. 鼻导管吸氧

C. 低分子肝素

D. 华法林

E. 溶栓治疗

（7～14 题共用题干）

患者，男性，54 岁。心悸气促 2 年，加重伴咳嗽、咳痰 1 周入院。吸烟史 30 年。查体：血压 105/60mmHg，桶状胸，两肺呼吸音减低，左下肺可闻及细湿啰音。

7. 患者应考虑的诊断为

A. 缺血性心肌病

B. 扩张型心肌病

C. 肺气肿

D. 肺源性心脏病

E. 先天性心脏病

F. 肺部感染

G. 病毒性心肌炎

H. 二尖瓣关闭不全

8. 患者应进一步做的检查有

A. 胸部 X 线检查

B. 心脏 CT 检查

C. 运动平板试验

D. 冠脉造影

E. 心功能检查

F. 心电图

G. 心音图

H. 超声心动图

9. 此患者的超声心动图改变多见

A. 心室腔扩大以左室为主

B. 左室弥漫性运动减弱

C. 二尖瓣开放幅度小

D. 室间隔非对称性肥厚

E. 射血分数减低

F. CD 段呈吊床样改变

G. 二尖瓣回声增厚增强

H. 二尖瓣前叶活动曲线呈“城墙样”改变

10. 患者超声心动图结果显示：左心室 65mm，左心房 50mm，右心室 25mm，右心房 45mm，二尖瓣开放幅度小，左心室节段性运动减弱，CDFI 见二尖瓣收缩期五彩血流束从左心室反流入左心房。心电图示：V_1～V_4 为 Qs，V_4～V_6 ST 压低 0.1mV。胸部 X 线片检查两肺透亮度增加，左下肺可见斑片状阴影。患者应诊断为

A. 老年性肺气肿

B. 扩张型心肌病

C. 肺源性心脏病

D. 肺部感染

E. 先天性心脏病

F. 二尖瓣关闭不全

G. 病毒性心肌炎

H. 缺血性心肌病

11. 患者的处理为

A. β 受体阻断药

B. 抗生素

C. 钙通道阻滞药　　D. 螺内酯
E. 测尿量　　F. ACEI
G. 利尿药　　H. 洋地黄

12. 改善患者预后的药物有
A. ACEI　　B. ARB
C. β 受体阻断药　　D. 氢氯噻嗪
E. 呋塞米　　F. 米力农
G. 螺内酯　　H. 地高辛

13. 患者入院后 5 天，突发胸痛、咯血、呼吸困难和休克，SaO_2 87%。应考虑的诊断为
A. 急性心肌梗死　　B. 心脏破裂
C. 支气管扩张　　D. 感染性休克
E. 主动脉夹层动脉瘤　　F. 自发性气胸
G. 胸膜炎　　H. 肺栓塞

14. 此时的处理为
A. 止血　　B. 抗休克治疗
C. 气管切开，呼吸机辅助呼吸　　D. 抽胸腔积液
E. 胸腔负压吸引抽气　　F. 外科手术取栓
G. 溶栓　　H. 抗凝

参考答案与解析

一、A1 型题

1. B【解析】肺动脉栓塞（PE）是指内源性或外源性栓子阻塞肺动脉或其分支引起肺循环功能障碍的临床和病理生理综合征，包括肺血栓栓塞症、脂肪栓塞综合征、羊水栓塞、空气栓塞、肿瘤栓塞和细菌栓塞等。肺血栓栓塞症（PTE）是指来自全身静脉系统或右心的内源性或外源性栓子阻塞肺动脉及其分支，引起肺循环和呼吸功能障碍的临床和病理生理综合征，是最常见的肺动脉栓塞类型。

2. A【解析】肺动脉栓塞的呼吸困难发生率高，多表现为劳力性呼吸困难。

3. C【解析】肺动脉栓塞的体征表现：①呼吸急促，呼吸频率>20 次/分。②心动过速。③血压下降甚至休克。④发绀。⑤发热，多为低热，少数患者可有中度以上的发热。⑥颈静脉充盈或搏动。⑦肺部可闻及哮鸣音和/或细湿啰音，偶可闻及血管杂音。⑧肺动脉瓣区第二音亢进或分裂，$P_2>A_2$，二尖瓣区收缩期杂音。所以，选项 C 错误。

4. D【解析】因为在肺动脉发生栓塞时会刺激动脉内膜引起神经兴奋和血小板释放出大

量的血栓素，通过这些神经的反射引起肺动脉、冠状动脉、支气管动脉和支气管及肺泡管的痉挛，致发生急性肺动脉高压、右心衰竭和窒息，同时还与心冠状动脉灌流不足而发生的心肌缺血等有关。所以，选项D不属于肺动脉栓塞引起猝死的原因。

5. B【解析】肺动脉栓塞大多数病例表现为非特异性的心电图异常。较为多见的表现包括$V_1 \sim V_4$的T波改变和ST段异常；部分病例可出现$S_{Ⅰ}Q_{Ⅲ}T_{Ⅲ}$征（即Ⅰ导联S波加深，Ⅲ导联出现Q/q波及T波倒置）；其他心电图改变包括完全或不完全性右束支传导阻滞、肺型P波、电轴右偏、顺钟向转位等。

6. C【解析】引起肺血栓栓塞症的血栓主要来源于深静脉血栓形成（DVT）。

7. C【解析】维生素K拮抗药如华法林，是肺动脉栓塞长期抗凝治疗的主要口服药物，需监测凝血功能的INR。治疗剂量范围窄，个体差异大，药效易受多种食物和药物影响。

8. E【解析】肺动脉栓塞溶栓治疗的禁忌证：①绝对禁忌证。活动性内脏出血、近期（14天内）自发性颅内出血。②相对禁忌证。10天内的胃肠道出血；15天内的严重创伤；2周内的大手术、分娩、器官活检或血管穿刺部位不能够压迫止血的；1个月内的神经外科或眼科手术；2个月内的缺血性卒中病史；近期曾行心肺复苏；未控制的重度高血压（收缩压>180mmHg，舒张压>110mmHg）；细菌性心内膜炎；严重肝、肾功能不全；糖尿病出血性视网膜病变；出血性疾病；血小板计数$<100\times10^9/L$；妊娠、分娩期等。对于大面积PTE，上述绝对禁忌证也应被视为相对禁忌证。所以，选项E符合题意。选项A、B、C、D均属于肺动脉栓塞溶栓治疗的相对禁忌证。

9. A【解析】肺动脉栓塞溶栓治疗的相对禁忌证参见A1型题第8题解析。选项B、C、D、E均属于肺动脉栓塞溶栓治疗的相对禁忌证。只有选项A可以选择。肺动脉栓塞溶栓治疗主要适用于高危患者，对中危患者，若无禁忌证可以进行溶栓；对于血压和右心室运动均正常的低危患者不主张进行溶栓治疗。选项A“休克或持续性低血压”患者属于高危患者，可以进行溶栓治疗。

10. B【解析】肺动脉栓塞的心电图表现参见A1型题第5题解析。

11. A【解析】造成肺动脉栓塞的栓子大多来自下肢膝部以上的深部静脉，偶尔来自盆腔静脉或右心附壁血栓。体循环动脉栓塞的栓子来自左心腔，常见有亚急性感染性心内膜炎时心瓣膜上的赘生物、二尖瓣狭窄时左心房附壁血栓、心肌梗死区心内膜上的附壁血栓，其余见于动脉粥样硬化溃疡或动脉瘤的附壁血栓。

二、A2型题

1. C【解析】超声心动图可显示右心的大小和功能，对病情危重、血流动力学不稳定的可疑急性大面积肺栓塞有诊断价值，可列入首选，在患者就诊2小时内完成。

2. A【解析】华法林是肺动脉栓塞长期抗凝治疗的主要口服药物，需监测凝血功能的INR。妊娠的前3个月和最后6周禁用华法林。

3. B【解析】心脏手术后可能会有血栓形成，CT示左主肺动脉中血栓形成，可诊断为肺栓塞。肺动脉栓塞的典型症状为肺梗死三联征，即呼吸困难、胸痛和咯血。

4. D【解析】CTPA 显示右下肺动脉干及左下肺动脉分支多处充盈缺损提示有肺栓塞，进而导致肺心病，此时解除栓塞为首要任务，需要静脉滴注 rt-PA 进行溶栓治疗，而肝素是抗凝药物并不能溶栓。

三、A3/A4 型题

1. A【解析】下肢静脉曲张史是肺栓塞的诱发因素。左侧旁路消融术后局部加压包扎 12 小时可能引起动脉中血栓形成。当大块肺栓塞时，可引起一过性脑缺血，表现为晕厥，可为肺栓塞的首发症状。肺栓塞体征表现为心动过速，血压下降甚至休克。

2. E【解析】该患者首要的抢救措施是进行急救处理，即吸氧及胸外按压，抢救生命。

3. A【解析】如患者抢救存活，应该争取首先进行的检查是肺动脉造影。肺动脉造影是诊断肺栓塞的“金标准”，敏感性和特异性均高。还应进行局部血栓破碎术。

4. D【解析】患者最可能的诊断是肺栓塞。既往间断口服避孕药是肺栓塞的诱发因素。肺栓塞的典型症状为肺梗死三联征，即呼吸困难、胸痛和咯血。

5. C【解析】螺旋 CT 和电子束 CT 造影能够发现段以上肺动脉内的栓子，是肺栓塞的确诊手段之一。

6. A【解析】对高度疑诊或确诊肺栓塞的患者，要求绝对卧床，保持大便通畅，避免用力，以防止栓子再次脱落。可以吸氧缓解呼吸困难。可以使用低分子肝素、华法林进行抗凝治疗。该题中患者生命体征平稳，rt-PA 治疗有较多风险，权衡风险获益，可首选抗凝等对症治疗。

7. A【解析】患者为 30 岁中青年，在 5 天前曾有射频消融手术史（右心导管术）。目前主要临床表现为左胸间断疼痛、呼吸困难、呼吸频率加快、血氧分压下降。结合病史综合分析，虽然 ECG、胸部 X 线检查未见明显异常，但仍应首先考虑肺栓塞可能。

8. D【解析】超声心动图对肺栓塞诊断有较大帮助，但不能确诊。肺通气灌注扫描可确诊，应列为首选最佳检查。Holter 检测、运动试验、冠状动脉造影不是最佳选项。

9. C【解析】患者应首先怀疑为肺栓塞。分娩是肺栓塞的诱发因素。患者长时间卧床引起动脉中血栓形成。当大块肺栓塞时，可引起一过性脑缺血，表现为晕厥，可为肺栓塞的首发症状。肺栓塞可有呼吸急促、心动过速、发绀、血压下降甚至休克的体征表现。胸部X 线检查多有异常改变，最常见的征象为肺纹理稀疏、减少，透明度增加和肺血分布不匀。

10. D【解析】FDP 即纤维蛋白降解产物，FDP 主要反映纤维蛋白（原）的溶解功能，是反应纤溶亢进的敏感指示，在纤维蛋白原大量被分解所引发的原发性纤溶亢进发生时，FDP 含量明显升高。DD（D-Dimer），即 D-二聚体，是纤维蛋白降解的特异性产物，测定 D-二聚体可以判断纤维蛋白是否已经形成。D-二聚体是肺栓塞的重要指标。本题实验室检查结果结合临床资料，确诊患者可能发生了肺栓塞。

11. D【解析】普通肝素的治疗剂量个体差异较大，使用时必须监测凝血功能，一般采用静脉持续给药。起始剂量为 80~100U/kg 静脉注射，然后以 10~20U/（kg·h）静脉泵入，最后每 4~6 小时根据活化部分凝血活酶时间（APTT）再调整，使 APTT 值保持在对照值的 1.5~2.5。

四、B 型题

1. E【解析】阿加曲班属于直接Ⅱa 因子抑制药。其相对分子质量低，能进入血栓内部，对血栓中凝血酶的抑制能力强于普通肝素。在肝素诱导的血小板减少症（HIT）及存在 HIT 风险的患者更适合使用。

2. A【解析】磺达肝癸钠属于间接Ⅹa 因子抑制药。其治疗剂量个体差异小，每日 1 次，无须监测凝血功能。对轻中度肾功能不全者无须减量，但严重肾功能不全者慎用或禁用。

3. B【解析】利伐沙班属于直接Ⅹa 因子抑制药。其治疗剂量个体差异小，无须监测凝血功能。

4. C【解析】华法林属于维生素 K 拮抗药，是长期抗凝治疗的主要口服药物，需监测凝血功能的 INR。治疗剂量范围窄，个体差异大，药效易受多种食物和药物影响。

五、X 型题

1. ABC【解析】肺动脉栓塞的典型症状为肺梗死三联征，即呼吸困难、胸痛和咯血。

2. ABCE【解析】肺灌注扫描的特异性有限，除血栓形成或栓塞外，以下多种原因也可引起肺灌注缺损，导致假阳性结果：①血管腔外受压（肿瘤、气胸、胸腔积液）。②支气管-肺动脉吻合（慢性肺部炎症、支气管扩张等）。③局部缺氧引起的血管收缩（哮喘和慢性阻塞性肺疾病等）。④肺组织纤维化（肺囊肿、陈旧性肺结核）。⑤肺切除。急进性肾炎不能导致假阳性结果。

3. BCE【解析】肺动脉栓塞的动脉血气分析常表现为低氧血症、低碳酸血症、肺泡动脉血氧分压差［$P_{(A-a)}O_2$］增大。

4. CDE【解析】肺动脉栓塞的胸部 X 线检查多有异常改变，最常见的征象为肺纹理稀疏、减少，透明度增加和肺血分布不匀。偶见形状不一的肺梗死浸润影，典型表现为底边朝向胸膜或膈肌上的楔形影，有少至中量胸腔渗液。此外还可见气管移向患侧或较重侧，膈肌抬高。

5. ABCE【解析】肺动脉栓塞的典型症状为肺梗死三联征，即呼吸困难、胸痛和咯血。①呼吸困难发生率高，多表现为劳力性呼吸困难。②胸痛多为胸膜痛，少部分患者表现为“心绞痛样痛”。③咯血表现为血量不多，鲜红色，数日后变为暗红色，提示有肺梗死。④其他症状，咳嗽多表现为干咳，可伴哮鸣音；惊恐由胸痛或低氧血症所致；当大块肺栓塞或重症肺动脉高压时，可引起一过性脑缺血，表现为晕厥，可为肺动脉栓塞的首发症状。所以，选项 D 错误。

6. BE【解析】肺栓塞的溶栓治疗时间窗为起病的 14 天以内。急性心肌梗死的溶栓治疗时间窗为起病的12~24小时以内。所以选项A错误。活动性内脏出血是溶栓治疗的绝对禁忌证。所以选项B正确。阿司匹林不同的剂量有不同的临床应用。小剂量抗血栓形成，预防血栓形成性疾病；中剂量用于解热、缓解疼痛；大剂量用于风湿及类风湿关节炎。所以选项C错误。妊娠的前3个月和最后6周禁用华法林治疗。所以选项D错误。对于严重肾功能不全的患者，抗凝治疗应该首选普通肝素而不是低分子肝素。所以选项E正确。

7. CDE【解析】肺动脉栓塞肺动脉造影的直接征象有肺血管内造影剂充盈缺损，伴或不伴轨道征的血流阻断；间接征象有肺动脉造影剂流动缓慢，局部低灌注，静脉回流延迟等。

8. BCDE【解析】抗凝治疗为肺动脉栓塞的基本治疗方法，可以有效地防止血栓再形成和复发，同时机体自身纤溶机制也可溶解已形成的血栓。对于高度怀疑的肺动脉栓塞，如无抗凝治疗的禁忌证，均应立即开始抗凝。肺动脉栓塞抗凝治疗的禁忌证有活动性出血、凝血功能障碍、血小板减少、未予控制的严重高血压等。选项A“糖尿病出血性视网膜病变”属于溶栓治疗的相对禁忌证。

9. BCDE【解析】选项A，血浆D-二聚体特异性不强，只是用来排除手术、外伤和急性心肌梗死。选项B，螺旋CT和电子束CT造影能够发现段以上肺动脉内的栓子，用于肺动脉栓塞的确诊。选项C，磁共振成像（MRI）对段以上肺动脉内栓子诊断的敏感性和特异性均较高，避免了注射碘造影剂的缺点，与肺血管造影相比，患者更易于接受。MRI具有潜在的识别新旧血栓的能力，有可能为将来确定溶栓方案提供依据。选项D，超声心动图可显示右心的大小和功能，对病情危重、血流动力学不稳定的可疑急性大面积肺栓塞有诊断价值，可列入首选，在患者就诊2小时内完成。选项E，肺动脉造影是诊断肺栓塞的“金标准”，敏感性和特异性均高。所以，选项BCDE对确诊肺动脉栓塞有意义。

10. ABCD【解析】深静脉血栓形成属于静脉血栓栓塞症。肺动脉栓塞类型参见A1型题第1题解析。

11. ABCE【解析】当肺动脉栓塞并发肺动脉高压或右心扩大或衰竭时，胸部X线检查征象表现为上腔静脉影增宽，肺动脉段凸出，右肺下动脉增宽，右心室扩大。

12. ABCE【解析】肺动脉栓塞螺旋CT和电子束CT造影的直接征象为肺动脉内的低密度充盈缺损，部分或完全包围在不透光的血流之间（轨道征），或者呈完全充盈缺损，远端血管不显影。

六、案例分析题

1. C【解析】患者曾在其他医院进行过抗炎平喘、扩冠治疗效果不佳，可排除选项A“急性支气管炎”和选项D“支气管扩张”。患者因憋喘进行性加重入院，可排除选项E“心功能不全”。双下肢静脉曲张是肺动脉栓塞的诱发因素。患者以下体征均为肺动脉栓塞的体征表现：①呼吸急促，呼吸频率>20次/分（患者呼吸为24次/分）。②心动过速（患者心率为112次/分）。③发绀（患者唇、甲发绀）。④颈静脉充盈或搏动（患者颈静脉怒张）。⑤肺部可闻及哮鸣音和/或细湿啰音。⑥肺动脉瓣区第二音亢进或分裂，$P_2>A_2$，二尖瓣区收缩期杂音。所以，患者应首先考虑为肺动脉栓塞。

2. ACDE【解析】肺动脉栓塞的诱发因素包括年龄、VTE 史、恶性肿瘤、下肢麻痹的神经系统疾病、长期卧床、盆腔和髋部手术、妊娠和分娩、激素替代治疗及服用避孕药等。80 岁以上人群的发病率是 50 岁以下人群的 8 倍。本病与性别无关。

3. C【解析】肺动脉造影是诊断肺栓塞的“金标准”，敏感性和特异性均高，最有助于肺栓塞的明确诊断。

4. C【解析】血浆 D-二聚体（D-dimer）是纤维蛋白胶连蛋白的代谢产物，急性肺栓塞时血浆含量增加，敏感性高，但特异性不强，应排除手术、外伤和急性心肌梗死。如 D-dimer低于 500μg/L，可排除急性肺栓塞诊断，不必做肺动脉造影。

5. AB【解析】参见 X 型题第 7 题解析。

6. E【解析】对高度疑诊或确诊肺血栓栓塞症（PTE）的患者，要求绝对卧床，保持大便通畅，避免用力，以防止栓子再次脱落；可以鼻导管吸氧以解除呼吸困难；可以使用低分子肝素、华法林进行抗凝治疗。但题中患者不符合溶栓治疗的适应证，不主张进行溶栓治疗。

7. ABCEFH【解析】患者气短，病史较短，肺源性心脏病（选项 D）多由长期慢阻肺等肺部疾病进展而来，分析题中所述与之不符。病毒性心肌炎（选项 G）多有近期前驱感染表现，如胃肠道感染，分析题中与之不符。二尖瓣关闭不全（选项 H）、缺血病心肌病（选项 A）、扩张型心肌病（选项 B）、先天性心脏病（选项 E）均可有心悸、气短等症状，长期吸烟、桶状胸考虑肺气肿（选项 C）。患者无慢阻肺表现，尚未进展至肺心病，有咳嗽、咳痰表现，1 周感染应考虑肺部感染（选项 F）可能性大。

8. AEFH【解析】胸部 X 线检查、心电图、心功能检查、超声心动图可对心脏结构和功能进行检查。心电图可明确心电活动情况。而心脏 CT、运动平板试验、冠脉造影多检查冠脉病变，患者无胸痛等心绞痛表现，故非进一步应进行的检查。心音图临床应用较少。

9. ABCE【解析】选项 AB 属于扩张型心肌病的超声心动图表现。选项 C 属于二尖瓣关闭不全的超声心动图表现。选项 E 属于缺血性心肌病的超声心动图表现。所以，选项 ABCE 符合题意。选项 D 属于肥厚型心肌病的超声心动图表现。选项 F 为二尖瓣脱垂的超声心动图表现。选项 GH 均为二尖瓣狭窄的超声心动图表现。

10. ADFH【解析】两肺透亮度增加提示为老年性肺气肿（选项 A），左下肺可见斑片状阴影提示为肺部感染（选项 D）。二尖瓣开放幅度小提示为二尖瓣关闭不全（选项 F）。左心室节段性运动减弱提示为缺血性心肌病（选项 H）。因此，本题的正确答案为 ADFH。

11. ABDEFGH【解析】患者为缺血性心肌病，心功能下降，暂不应用钙通道阻滞药（选项 C）等负性肌力作用药。使用 β 受体阻断药（选项 A）改善交感活性，改善长期预后，效果佳。同时针对患者应用抗生素（选项 B）、螺内酯（选项 D）、利尿药（选项 G）

利尿强心功能，监测尿量（选项 E），使用洋地黄（选项 H）强心、ACEI（选项 F）与 β 受体阻断药一起改善心肌重构。

12. ABCG【解析】ARB（选项 B）/ACEI（选项 A）、β 受体阻断药（选项 C）、螺内酯（选项 G）均有大量循证医学证据，能改善心肌重构，而利尿药（选项 D、选项 E）只能改善症状，米力农（选项 F）、地高辛（选项 H）强心，以改善症状为主。

13. H【解析】患者应考虑的诊断为肺栓塞。肺栓塞的典型症状为肺梗死三联征，即呼吸困难、胸痛和咯血，甚至休克。

14. BCFGH【解析】患者有休克症状，应采取抗休克治疗（选项 B）；患者有咯血、呼吸困难症状，应气管切开，呼吸机辅助呼吸（选项 C）。患者还应外科手术取栓（选项 F），采取溶栓治疗（选项 G）和抗凝治疗（选项 H）。

第二十一章　肺动脉高压

一 A1 型题

1. 高血压患者出现以下哪些表现，能最早提示心功能由代偿期进入失代偿阶段
   A. 心尖区第一心音降低
   B. 肺动脉瓣第二心音亢进
   C. 室性期前收缩
   D. 劳力性呼吸困难
   E. 夜间阵发性呼吸困难
2. 评价肺动脉高压患者活动耐量最重要的检查方法是
   A. D-二聚体
   B. 6 分钟步行距离试验
   C. 胸部正位 X 线片
   D. 纤维支气管镜
   E. 肺部 CT 平扫
3. 特发性肺动脉高压的病理改变不包括
   A. 肺血管的收缩
   B. 肺血管的重塑
   C. 原位血栓形成
   D. 血管内皮损伤
   E. 血管内皮细胞过度凋亡
4. 引起肺动脉高压的原因不包括
   A. 基因突变
   B. 药物
   C. 免疫性疾病
   D. 分流性心脏畸形
   E. 电解质紊乱
5. 肺动脉高压的常规检查项目不包括
   A. 心电图检查
   B. 胸部 X 线检查
   C. 右心导管检查
   D. 运动平板试验
   E. 6 分钟步行距离试验
6. 肺动脉高压最为常见的体征是
   A. 二尖瓣收缩期杂音
   B. P_2亢进
   C. 三尖瓣收缩期杂音
   D. 颈静脉充盈或怒张
   E. 下肢水肿
7. 属于磷酸二酯酶抑制药，最初用于改善勃起功能障碍的药物是
   A. 贝前列素钠
   B. 西地那非

C. 伐地那非　　D. 依前列醇

E. 伊洛前列素

8. 如无禁忌，治疗心功能Ⅱ级、Ⅲ级肺动脉高压患者的首选治疗药物是

A. 波生坦　　B. 西地那非

C. 伐地那非　　D. 依前列醇

E. 伊洛前列素

9. 肺动脉高压的靶向治疗药物中，属于内皮素受体拮抗药的是

A. 波生坦　　B. 伊洛前列素

C. 贝前列素钠　　D. 伐地那非

E. 依前列醇

10. 临床应用时间最长的口服靶向治疗药物是

A. 波生坦　　B. 西地那非

C. 伐地那非　　D. 依前列醇

E. 伊洛前列素

11. 肺动脉高压的首发就诊症状是

A. 胸痛　　B. 晕厥

C. 咯血　　D. 活动后气短

E. 下肢水肿

12. 6 分钟步行距离试验（6MWT）的绝对禁忌证是

A. 有恶性室性心律失常患者　　B. 静息心率>120 次/分

C. 收缩压>180mmHg　　D. 舒张压>100mmHg

E. 近 1 个月出现过不稳定型心绞痛或心肌梗死

13. 与格雷厄姆·斯蒂尔（Graham Steell）杂音有关的病变是

A. 主动脉瓣关闭不全　　B. 右心室扩大

C. 二尖瓣关闭不全　　D. 肺动脉高压

E. 左心室扩大

14. 先天性心脏病中，不可能并发肺动脉高压的疾病是

A. 肺动脉口狭窄　　B. 动脉导管未闭

C. 房间隔缺损　　D. 室间隔缺损

E. 主动脉窦瘤破入右心室流出道

15. 引起肺动脉高压的重要因素不包括

A. 缺氧　　B. 肺血管解剖结构改变

C. 血液黏稠度增加　　D. 血容量增高

E. 电解质紊乱

二 A2型题

1. 患者，女性，26岁。因心悸、气急伴下肢水肿入院。查体：心界轻度扩大，心尖部S_1亢进，有舒张期隆隆样杂音，胸骨左缘第3肋间可闻及舒张期叹气样杂音，向心尖部传导。无周围血管征。应该诊断为
   A. 二尖瓣狭窄伴主动脉瓣关闭不全
   B. 主动脉瓣关闭不全伴相对二尖瓣狭窄
   C. 二尖瓣狭窄伴肺动脉高压
   D. 主动脉瓣关闭不全伴Austin-Flint杂音
   E. 二尖瓣狭窄伴相对肺动脉瓣关闭不全
2. 患者，女性，36岁。患风湿性心瓣膜病二尖瓣狭窄8年，平时气急，经常发生大咯血，关于该病大咯血的说法不正确的是
   A. 是肺动脉高压的首发症状
   B. 支气管黏膜下静脉曲张破裂引起
   C. 咯血于几小时可自行终止
   D. 极少发生出血性休克
   E. 要警惕咯血引起的窒息

三 A3/A4型题

（1~4题共用题干）

患儿，女，7岁。因反复晕厥伴喘息5个月入院。查体：口唇轻度发绀，颈静脉充盈，心率100次/分，律齐，$P_2>A_2$，三尖瓣区可闻2/6级收缩期杂音。无杵状指、趾，双下肢轻度水肿。患者不能进行任何体力活动，有右心衰竭的征象，休息时可有气短和/或乏力，任何体力活动都可加重症状。

1. 患者最可能诊断为
   A. 血管迷走性晕厥
   B. 癫痫发作
   C. 肺动脉高压
   D. 心肌炎
   E. 肺动脉栓塞
2. 患者的功能分级为
   A. Ⅰ级
   B. Ⅱ级
   C. Ⅲ级
   D. Ⅳ级
   E. Ⅴ级
3. 下列检查中可作为确诊依据的是
   A. 超声心动图
   B. 心电图
   C. 胸部CT检查
   D. 胸部X线检查
   E. 右心导管检查
4. 患者使用的靶向治疗药物不包括

A. 波生坦　　B. 前列地尔
C. 伊洛前列素　　D. 伐地那非
E. 依前列醇

（5~7 题共用题干）

患者，女性，25 岁。因活动后胸闷、气短 5 年，加重 1 年入院。查体：颈静脉充盈明显；双肺呼吸音清，无啰音；心率 96 次/分，律齐，肺动脉瓣第二心音亢进，三尖瓣听诊区可闻及 4/6 级收缩期杂音；腹平软，肝剑突下 2cm，质软；双手无杵状指，双足有杵状趾；双下肢水肿明显。

5. 患者应诊断为
A. 特发性肺动脉高压　　B. 结缔组织病相关性肺动脉高压
C. 动脉导管未闭相关性肺动脉高压　　D. 慢性血栓栓塞性肺动脉高压
E. 门静脉高压相关性肺动脉高压

6. 下列检查最有助于明确诊断的是
A. 超声心动图　　B. 上、下肢动脉血气分析
C. CTPA　　D. 右心导管检查
E. 肺功能检查

7. 如患者合并肺部感染，胸闷、气短症状明显加重，下列基础治疗不正确的是
A. 静脉应用抗生素　　B. 小剂量多巴胺持续静脉泵入
C. 鼻导管吸氧　　D. 口服茶碱缓释片
E. 静脉应用前列地尔

四 B 型题

（1~4 题共用备选答案）
A. Ⅰ级　　B. Ⅱ级
C. Ⅲ级　　D. Ⅳ级
E. Ⅴ级

1. 患者体力活动不受限，日常体力活动不会导致气短、乏力、胸痛或黑矇，此患者肺动脉高压的功能分级是
2. 患者体力活动轻度受限，休息时无不适，但日常活动会出现气短、乏力、胸痛或近乎晕厥，此患者肺动脉高压的功能分级是
3. 患者体力活动明显受限，休息时无不适，但低于日常活动量时即出现气短、乏力、胸痛或近乎晕厥，此患者肺动脉高压的功能分级是
4. 患者不能进行任何体力活动，有右心衰竭的征象，休息时可有气短和/或乏力，任何体力

活动都可加重症，此患者肺动脉高压的功能分级是

五 X型题

1. 肺高血压的诊断标准有

A. 在海平面状态下，静息时，右心导管检查肺动脉收缩压>30mmHg

B. 在海平面状态下，静息时，右心导管检查肺动脉平均压>25mmHg

C. 运动时肺动脉平均压>30mmHg

D. 肺毛细血管楔压（PCWP）≤15mmHg

E. 肺血管阻力>3 Wood 单位

2. 肺动脉高压的靶向治疗药物中，属于5型磷酸二酯酶抑制药的是

A. 波生坦

B. 伊洛前列素

C. 西地那非

D. 伐地那非

E. 依前列醇

3. 肺动脉高压的靶向治疗药物中，属于前列环素（PGI_2）类药物的是

A. 波生坦

B. 依前列醇

C. 伊洛前列素

D. 西地那非

E. 贝前列素钠

4. 6分钟步行距离试验（6MWT）的相对禁忌证有

A. 有恶性室性心律失常患者

B. 静息心率>120次/分

C. 收缩压>180mmHg

D. 舒张压>100mmHg

E. 近1个月出现过不稳定型心绞痛或心肌梗死

5. 下列疾病属于肺动脉高压的是

A. 慢性血栓栓塞性肺动脉高压

B. 特发性肺动脉高压

C. 左心疾病相关性肺动脉高压

D. 肺部疾病相关性肺动脉高压

E. 多种未知因素导致的肺动脉高压

6. 肺动脉高压的胸部X线检查的表现有

A. 肺动脉段凸出

B. 右下肺动脉扩张

C. 伴外周肺血管稀疏

D. 左心房和左心室扩大

E. 右心房和右心室扩大

六 案例分析题

（1~5题共用题干）

患者，女性，42岁。因活动后胸闷、气短2年入院。2小时前突然出现咯血，量约

200ml。既往史无特殊。查体：体温 36.5℃，脉搏 86 次/分，呼吸 24 次/分，血压 90/50mmHg；口唇无发绀，颈静脉怒张；心率 86 次/分，律齐，肺动脉瓣第二心音亢进，三尖瓣区 3/6 级收缩期杂音；双下肢轻度水肿。

1. 为明确诊断应立即进行的检查项目包括
 A. 心电图　　B. 胸部 X 线检查
 C. 血常规　　D. 肺功能检查
 E. 血生化　　F. 动脉血气分析
2. 患者入院 1 小时仍有咯血，量约 50ml，且呼吸急促，30 次/分，面色苍白。心率 110 次/分，血压 90/62mmHg，双肺可闻及湿啰音。血常规示血红蛋白 120g/L，动脉血气分析示 SaO_2 78%。此时应尽快做的处理包括
 A. 吸氧　　B. 静脉应用二羟丙茶碱
 C. 快速大量补液　　D. 静脉应用小剂量多巴胺
 E. 静脉应用地塞米松　　F. 静脉应用血管升压素
3. 患者治疗 1 周后不再咯血，安静状态下呼吸困难不明显，血压 120/72mmHg。双肺呼吸音清，心率 80 次/分。SaO_2 95%。为明确诊断应考虑做的检查有
 A. 超声心动图　　B. 肺功能检查
 C. 右心导管检查　　D. 心脏 MRI
 E. CTPA　　F. 冠状动脉造影
4. 目前应主要考虑的疾病有
 A. 消化性溃疡　　B. 结缔组织病相关性肺动脉高压
 C. 支气管扩张　　D. 特发性肺动脉高压
 E. 先天性心脏病相关性肺动脉高压　　F. 肝硬化
5. 右心导管测量肺动脉平均压为 82mmHg，CO 2.5L/min，PCWP 10mmHg，PVR 17.6Wood 单位，肺动脉造影未发现血栓栓塞。此时进一步处理方法是
 A. 利尿药　　B. 大剂量多巴胺持续静脉泵入
 C. 吸氧　　D. 口服西地那非
 E. 口服波生坦　　F. 静脉应用前列地尔

参考答案与解析

一、A1 型题

1. D【解析】高血压患者出现劳力性呼吸困难能最早提示心功能由代偿期进入失代偿阶段。因为劳力性呼吸困难是左心功能不全最早出现的临床表现。

2. B【解析】6 分钟步行距离试验（6MWT）是评价肺动脉高压患者活动耐量最重要的检查方法。

3. E【解析】特发性肺动脉高压是指原因不明的肺血管阻力增加引起持续性肺动脉压力升高，其病理改变为肺血管的收缩和重塑、原位血栓形成和血管内皮损伤。

4. E【解析】肺动脉高压（PAH）是指由多种原因，包括基因突变、药物、免疫性疾病、分流性心脏畸形、病毒感染等侵犯小肺动脉，引发小肺动脉发生闭塞性重构，导致肺血管阻力增加，进而右心室肥厚扩张的一类恶性心脏血管疾病。选项 E 对肺动脉压的增高没有影响。

5. D【解析】心电图检查、胸部 X 线检查、右心导管检查、6 分钟步行距离试验均是肺动脉高压的常规检查。选项 D 不是肺动脉高压的常规检查项目。

6. B【解析】肺动脉高压的体征没有特异性，P_2亢进最为常见，其他常见体征有三尖瓣收缩期杂音；右心功能不全时可出现颈静脉充盈或怒张，下肢水肿；先天性心脏病合并肺动脉高压可出现发绀，杵状指（趾）等。另外还需对背部仔细听诊，如发现血管杂音应考虑肺动静脉畸形可能。

7. B【解析】西地那非的商品名万艾可，是一种有效的、高度特异性的磷酸二酯酶抑制药，最初用于改善勃起功能障碍。所以，选项 B 符合题意。选项 A“贝前列素钠”、选项 D“依前列醇”和选项 E“伊洛前列素”均属于前列环素（PGI_2）类药物。选项 C“伐地那非”属于磷酸二酯酶抑制药，可有效改善肺动脉高压患者的运动耐量、心功能分级及血流动力学指标。

8. A【解析】波生坦是非选择性内皮素受体阻断药，是临床应用时间最长的口服靶向治疗药物，也是除了 FLOLAN 之外，目前唯一有 5 年生存率随访结果的治疗方法。如无禁忌，波生坦是治疗心功能Ⅱ级、Ⅲ级肺动脉高压患者的首选治疗。

9. A【解析】参见 A1 型题第 8 题解析。波生坦属于内皮素受体阻断药。伊洛前列素、贝前列素钠和依前列醇均属于前列环素（PGI_2）类药物，伐地那非属于 5 型磷酸二酯酶抑制药。

10. A【解析】参见 A1 型第 8 题解析。

11. D【解析】肺动脉高压的首发就诊症状是活动后气短，其后依次为胸痛、晕厥、咯血、心悸、下肢水肿及胸闷。

12. E【解析】6 分钟步行距离试验（6MWT）的绝对禁忌证：近 1 个月出现过不稳定型心绞痛或心肌梗死。相对禁忌证：静息心率 > 120 次/分，收缩压 > 180mmHg，舒张压 >100mmHg。所以，选项 E 符合题意。

13. D【解析】继发于肺动脉高压者，在胸骨左缘第 2~4 肋间有第二心音后立即开始的舒张早期叹气样高调递减型杂音，吸气时增强，称为格雷厄姆·斯蒂尔（Graham Steell）杂音。所以，肺动脉高压与 Graham Steell 杂音有关。

14. A【解析】先天性心脏病中，室间隔缺损、动脉导管未闭、房间隔缺损及主动脉窦瘤破入右心室流出道均有血液的左向右分流，可能并发肺动脉高压。而肺动脉口狭窄时，肺动脉瓣口流量减少，肺动脉压力是不会增高的。

15. E【解析】电解质紊乱对肺动脉压的增高并无影响，其余各项均为肺动脉高压的形成机制。

二、A2 型题

1. C【解析】患者应该诊断为二尖瓣狭窄伴肺动脉高压。肺动脉高压的首发就诊症状是活动后气短，其后依次为胸痛、晕厥、咯血、心悸、下肢水肿及胸闷。根据“心界轻度扩大，心尖部 S_1 亢进，有舒张期隆隆样杂音，胸骨左缘第 3 肋间可闻及舒张期叹气样杂音，向心尖部传导”可诊断为二尖瓣狭窄。

2. A【解析】风湿性心瓣膜病二尖瓣狭窄者左房压力增高，从而使肺静脉压力增高，因肺静脉与支气管静脉相通，故可使支气管静脉及其毛细血管淤血，后者压力升高到一定程度引起支气管静脉曲张，进而导致破裂产生大咯血。大咯血在肺动脉高压时已属后期，因曲张静脉壁增厚，大咯血反而少见。大咯血后使压力下降，因此可以自行中止，很少发生出血性休克。咯血量大时，患者因恐惧而不敢咯出，易引起窒息。所以选项 A 错误。

三、A3/A4 型题

1. C【解析】患者最可能诊断为肺动脉高压。肺动脉高压的首发就诊症状是活动后气短，其后依次为胸痛、晕厥、咯血、心悸、下肢水肿及胸闷。肺动脉高压的体征没有特异性，P_2 亢进最为常见，其他常见体征有三尖瓣收缩期杂音；右心功能不全时可出现颈静脉充盈或怒张，下肢水肿；先天性心脏病合并肺动脉高压可出现发绀，杵状指（趾）等。

2. D【解析】肺动脉高压患者的功能分级。Ⅰ级：患者体力活动不受限，日常体力活动不会导致气短、乏力、胸痛或黑矇。Ⅱ级：患者体力活动轻度受限，休息时无不适，但日常活动会出现气短、乏力、胸痛或近乎晕厥。Ⅲ级：患者体力活动明显受限，休息时无不适，但低于日常活动量时即出现气短、乏力、胸痛或近乎晕厥。Ⅳ级：患者不能进行任何体力活动，有右心衰竭的征象，休息时可有气短和/或乏力，任何体力活动都可加重症状。

3. E【解析】右心导管检查是确诊肺动脉高压，评价肺动脉高压程度、性质，检测肺血管反应性，判断手术指征和评估预后，指导药物治疗，以及随访治疗效果的标准方法。

4. B【解析】波生坦、伊洛前列素、伐地那非、依前列醇均属于肺动脉高压的靶向治疗药物。选项 B“前列地尔”在临床上主要用于治疗心肌梗死，血栓性脉管炎、闭塞性动脉硬化等症。

5. C【解析】患者应诊断为动脉导管未闭相关性肺动脉高压。根据“肺动脉瓣第二心音亢进，三尖瓣听诊区可闻及 4/6 级收缩期杂音”可诊断为动脉导管未闭。根据“活动后胸闷、气短”“颈静脉充盈明显”及“双手无杵状指，双足有杵状趾。双下肢水肿明显”可诊断为肺动脉高压。

6. D【解析】参见A3/A4型题第3题解析。

7. E【解析】前列地尔在临床上主要用于治疗心肌梗死，血栓性脉管炎、闭塞性动脉硬化等症，治疗范围与此题不符，故不应使用。

四、B型题

1~4 A、B、C、D【解析】肺动脉高压患者的功能分级参见A3/A4型题第2题解析。

五、X型题

1. ABC【解析】肺高血压的诊断标准：在海平面状态下，静息时，右心导管检查肺动脉收缩压>30mmHg和/或肺动脉平均压>25mmHg，或者运动时肺动脉平均压>30mmHg。而诊断肺动脉高压的标准，除了上述肺高压标准之外，尚需肺毛细血管楔压（PCWP）≤15mmHg，肺血管阻力>3Wood单位。所以，选项ABC符合题意。

2. CD【解析】肺动脉高压的靶向治疗药物中，5型磷酸二酯酶抑制药有西地那非、伐地那非。所以，选项CD符合题意。选项A“波生坦”属于内皮素受体阻断药，选项B“伊洛前列素”和选项E“依前列醇”均属于前列环素（PGI_2）类药物。

3. BCE【解析】肺动脉高压的靶向治疗药物中，前列环素（PGI_2）类药物有依前列醇、伊洛前列素和贝前列素钠。所以，选项BCE符合题意。选项A“波生坦”属于内皮素受体阻断药，选项D“西地那非”属于5型磷酸二酯酶抑制药。

4. BCD【解析】参见A1型题第12题解析。

5. ABCDE【解析】肺动脉高压分五大类型。①特发性肺动脉高压：可能包括家族遗传性肺动脉高压、基因突变性肺动脉高压。②左心疾病相关性肺动脉高压：多数表现为左心系统心力衰竭或者是心脏瓣膜病引起的肺动脉高压。③肺部疾病相关性肺动脉高压：多数是间质性肺病COPD所致，缺氧引起的肺动脉高压。④慢性血栓栓塞性肺动脉高压：这样的患者多数是既往有一些肺栓塞的一些证据，然后血栓没有完全溶解，停留在肺动脉里面，出现肺部狭窄和肺动脉高压。⑤多种未知因素导致的肺动脉高压。

6. ABCE【解析】肺动脉高压患者胸部X线检查征象可能有肺动脉段凸出及右下肺动脉扩张，伴外周肺血管稀疏——“截断现象”，右心房和右心室扩大。

六、案例分析题

1. ABCEF【解析】根据题中所述可诊断为肺动脉高压。“活动后胸闷、气短，然后咯血”是肺动脉高压的症状表现。体征表现为没有特异性，P_2亢进最为常见，其他常见体征有三尖瓣收缩期杂音；右心功能不全时可出现颈静脉充盈或怒张，下肢水肿。为明确诊断应立即进行的检查项目包括心电图、胸部X线检查、血常规、血生化、动脉血气分析。选项D“肺功能检查”需要患者配合，患者目前咯血，检查过程中可能会出现风险，故非应立即检查的项目。

2. ABDE【解析】此时应尽快做的处理包括吸氧、静脉应用二羟丙茶碱、静脉应用小剂量多巴胺、静脉应用地塞米松。吸氧、二羟丙茶碱、小剂量多巴胺有血管活性效果，可缓解心衰，同时利用地塞米松缓解症状。而快速大量补液（选项C）和静脉应用垂体后叶素（选项F）均可加重心衰。

3. ACDE【解析】为明确诊断应考虑做的检查有超声心动图、右心导管检查、心脏MRI、CTPA。明确肺动脉高压原因，超声心动图、心脏MRI及右心导管检查均可评价右心结构功能，而无右室心肌瘤；CTPA可明确有无肺动脉栓塞。肺栓塞脆性存在可导致肺动脉高危。

4. BCDE【解析】患者临床表现符合肺动脉高压症，选项B、D、E均为临床常见肺高压，故均有可能。选项C患者咯血表现，故支气管扩张不排除，需进一步进行鉴别。

5. ACDE【解析】患者慢性肺高压可吸氧，使用利尿药、口服波生坦及西地那非，静脉应用前列地尔效果差，多巴胺大剂量持续泵入升压更明显，效果差。